REHAB SCIENCE

HOW TO OVERCOME PAIN AND HEAL FROM INJURY

리햅 사이언스

통증 관리 및 손상 회복 방법

저자 DR. TOM WALTERS WITH GLEN CORDOZA

감수 **오재근**(PhD, KMD) 한국체육대학교 운동건강관리학과
한국퍼포먼스학회 회장
대한스포츠한의학회 명예회장

역자 **강성우**(PhD, CSCS) 3Ps Performance Lab
김동우(PhD) 퀄핏퍼포먼스센터
김병곤(PhD, ATC) K 퍼포먼스 기능연구소
김상훈(PhD, ATC) 오산대학교 건강재활과
김알찬(PhD, ATC) 서경대학교 스포츠앤테크놀로지학과
김영주(PhD, CEP, ATC, UNC-CCES) 성신여자대학교, 스포츠과학부(운동재활)
박시원(PhD) 시원필라테스
송기재(PhD, ATC) 나사렛대학교 스포츠재활전공
송호규(PhD, ATC) (주)파프짐
윤진호(PhD, ATC) 한국체육대학교 체육학과
임유은(PhD) 바디컨피던스
장세인(PhD, KMD) 바른한의원
지무엽(PhD, ATC) 건강운동관리사 건강운동과학연구소
차영남(PhD) 고신대학교 태권도학과

Hansol

리햅 사이언스_통증 관리 및 손상 회복을 위한

2025년 11월 30일 발행

저 자 Tom Walters and Glen Cordoza
역 자 강성우외
발행처 한솔의학(Hansol medical Publish)
주 소 서울시 마포구 월드컵북로 64-1 1층
전 화 02-325-6788, 3144-6788
정 가 75,000원

ISBN 979-11-89657-73-4(93510)

* 낙장이나 파본된 책은 교환하여 드립니다.

목 차

5 / 서론

PART I: 통증(PAIN)

10 / chapter 1: 통증이란?

16 / chapter 2: 통증의 작용 방법

26 / chapter 3: 통증의 종류

34 / chapter 4: 통증에 영향을 미치는요인들

46 / chapter 5: 통증을 극복하는 방법

PART II: 손상(INJURY)

60 / chapter 6: 손상이란?

64 / chapter 7: 손상의 유형

78 / chapter 8: 손상 치유에 걸리는 시간

86 / chapter 9: 손상에 영향을 미치는 요소들

98 / chapter 10: 손상 치유 방법

PART III: 재활(REHAB)

108 / chapter 11: 프로토콜 개요

118 / chapter 12: 트러이닝 및 프로그래밍 지침

126 / chapter 13: 재활 운동을 위한 도구 및 장비

132 / chapter 14: 보완 및 대체 의학 중재

146 / chapter 15: 머리와 목 프로토콜

186 / chapter 16: 어깨 프로토콜

234 / chapter 17: 팔꿈치 프로토콜

260 / chapter 18: 손목과 손 프로토콜

280 / chapter 19: 허리와 척주 프로토콜

328 / chapter 20: 엉덩관절 프로토콜

382 / chapter 21: 무릎 프로토콜

426 / chapter 22: 발목과 발 프로토콜

472 / REFERENCES

487 / INDEX

신체 지도(Body Area Map)

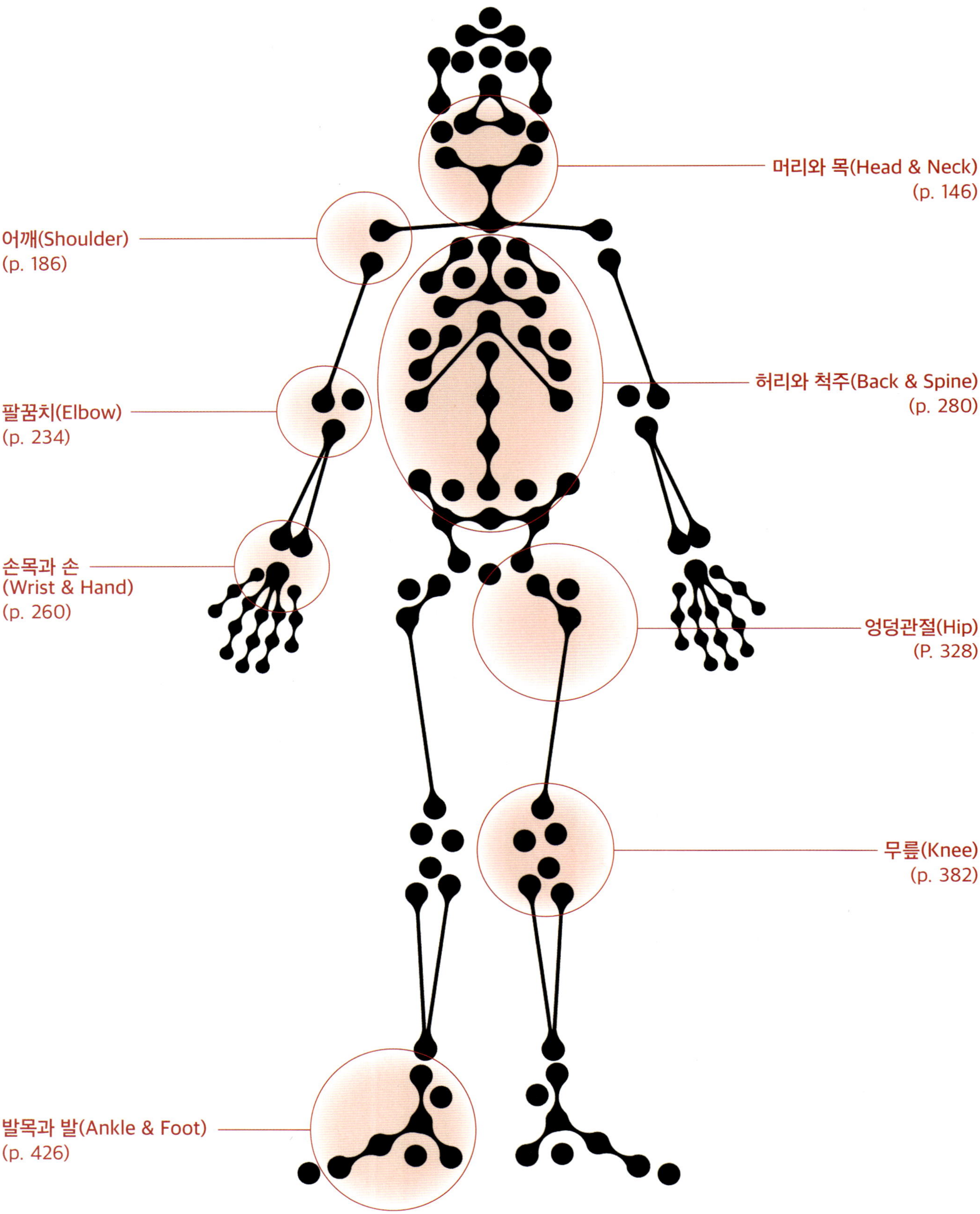

서론(Introduction)

현행 재활 시스템은 여러 측면에서 그 기능을 온전히 발휘하지 못하며 한계점을 드러내고 있다. 이는 재활 전문가가 제공하는 운동이 비효율적이거나 재활 프로그램 자체가 무의미하다는 것을 의미하지 않는다. 오히려 재활 시스템의 근본적인 구조적 결함, 운동 전문가의 역할과 재활 시스템의 목적, 그리고 환자의 실제 요구 간의 불일치에서 기인하는 문제로 볼 수 있다.

타인을 돕고자 하는 신념으로 물리치료사(PT)의 길을 걸어온 필자는, 약 20년 전 정형외과 클리닉에서 첫 근무를 시작하며 건강보험 제도로 인한 다양한 제약에 직면했다. 당시 하루 약 12명의 환자를 담당해야 했고, 운동 치료에 할당된 시간은 충분하지 않았으며, 환자들의 재방문 간격 또한 과도하게 길었다. 심지어 많은 환자가 완전한 회복에 이르기도 전에 보험 적용이 종료되어 치료가 중단되는 상황이 빈번했다. 이러한 상황은 통증으로 고통받는 환자들에게 충분한 치료를 제공할 수 없다는 무력감으로 이어졌고, 많은 치료사들이 점차 지쳐가는 결과를 초래했다.

안타깝게도 이러한 구조적 한계는 현재까지도 지속되고 있다. 환자들은 보험이 있음에도 불구하고, 자신의 건강을 최우선으로 고려하는 클리닉이나 운동센터를 찾는 데 어려움을 겪고 있다. 설령 이러한 기관을 찾는다 하더라도 예약까지 수개월을 기다려야 하는 경우가 많다. 더욱이 상당수의 사람들은 진료비를 감당할 재정적 여유가 없어, 최소한의 보험 적용조차 받지 못하는 실정이다.

이러한 경우 환자들은 몇가지 상황들에 놓이게 된다.

- 첫째, 아무런 조치 없이 통증이 자연스럽게 사라지거나 손상이 저절로 치유되기를 바라는 경우.
- 둘째, 재정적 제약으로 인해 스스로 해결할 수 있는 대안을 모색하는 경우.
- 셋째, 직접 손상 부위를 치료하려 시도하는 경우입니다.

필자는 이러한 현실을 바탕으로 본 책에서 제시하는 통증 및 손상 회복 방법에 대한 핵심 개념을 제시하고자 한다. 이 책이 무엇을 다루며, 누구를 위한 것인지, 그리고 스포츠 및 재활 분야에 관심 있는 독자들이 어떻게 이 책을 최대한 활용할 수 있을지에 대해 심도 있게 얘기하고자 한다.

OPTION 1: 아무것도 하지 않기(Do Nothing)

특정 통증이나 경미한 손상은 문제가 되는 동작이나 활동을 피하는 것만으로도 시간이 지나 자연스럽게 해소되기도 한다. 이러한 경우, 아무런 적극적 처치 없이 통증이 조절되는 것처럼 보일 수도 있지만 이러한 접근법은 갑작스러운 급성 통증의 초기 단계에만 제한적으로 유효하다.

대부분의 손상들은 초기 며칠 동안 부종을 줄이고, 혈액순환을 증진시키며, 통증을 완화하기 위한 처치들이 필요하다. 더 나아가, 손상된 부위를 회복시키기 위한 운동과 움직임이 필요하다. 그러나 대부분의 사람들은 이와 반대로 행동한다. 손상 부위의 보호는 회복을 위한 초기 단계의 자연스러운 반응이지만, 이 과정이 통증을 피하기 위한 수동적 대처 단계로 전환될 수 있다. 활동이 제한되고 움직임을 기피할수록 손상 부위의 컨디션은 저하되며, 재손상의 위험성과 만성통증으로 발전될 가능성이 높아지게 된다.

OPTION 2:
스스로 치료할 수 있는 대안찾기

제공되는 치료서비스의 질을 더 우선시하는 의료기관에서 제공하는 과학적 근거기반 방법으로는 개개인이 직접하는 치료방법보다 좋은 결과를 얻기는 쉽지 않다. 병원 내 운동 재활 전문가들은 환자 개개인의 특성과 증상을 고려한 평가를 바탕으로 프로그램을 설계하고, 맞춤 운동 및 물리치료를 제공한다. 손상 정도가 심각하거나, 재건수술이 필요한 경우에는 과학적 근거기반의 접근이 가장 좋은 옵션이 될 수 있다.

그러나 힘줄병증tendinopathy이나 근육좌상muscle strain, 관절염좌joint sprain, 또는 갑작스런 통증이나 만성 통증과 같이 심각하지 않거나 삶을 위협할 정도의 문제가 아닐 경우, 병원에서 제공하는 치료시스템이 통증 완화 및 회복에 효율적이지 않을 수도 있다. 이럴 때 우리는 침이나 마사지 또는 카이로프랙틱 등과 같은 대체의학적인 방법을 통해서 문제를 해결 하기도 한다. 자연스럽게 우리는 통증회복 및 신체건강을 위해 도움될 수 있는 다른 방법들에 더욱 관심을 갖게 되는 것이다. 그러나 이런 대체의학을 통한 통증 개선 방법들은 건강보험 체계에서 보상되지 않는 서비스가 많아 비용지불이 필요할 수 있다. 또한 이러한 대체의학 치료방법들도 각각의 한계점이 존재한다. 대체의학 치료는 높은 비용이나 신뢰할 만한 서비스를 제공하는 곳을 찾는게 쉽지 않아 치료를 원하는 분들에게는 접근성이 용이하지 않다. 설령 이러한 대체의학 치료 기관을 찾더라도, 통증해소와 손상재활에 도움이 되는 가동성 운동이나 근력운동을 잘 시키는 운동센터를 찾는 것은 쉽지 않다.

더욱 우려스러운 점은, 대부분의 대체의학들이 환자의 건강을 유지하기 위해서는 본인들의 처치가 필수적이라는 근거로 본인의 센터들을 운영하고 있어, 실제 환자가 더 이상의 치료나 처치가 필요하지 않은 상황에서도 지속적인 방문이 중요하다고 강요하는 경우도 있다. 건강 관리 전문가의 역할은 환자들이 끊임없는 치료와 운동에만 의존하게 하는 것이 아니라, 통증을 해소하고 손상에서 회복하여 궁극적으로는 자신의 신체 건강을 스스로 관리할 수 있는 능력과 자신감을 길러주는 것이어야 한다. 이러한 의존적인 접근 방식은 오히려 환자의 자기 관리 역량과 신체 자신감을 저해할 수 있다.

OPTION 3: 자가 관리

이 책의 가장 중요한 목표는 스스로 통증이나 손상을 관리할 수 있는 능력을 키우는 것이다. 이러한 목표는 교육, 움직임, 그리고 운동을 기반으로 한 능동적인 대처를 통해 통증과 손상에 접근하는 것이다. 교육을 통해 독자는 통증에 영향을 미치는 잠재적 원인을 식별하고 효과적으로 관리하는 방법을 배우게 될 것이다. 움직임과 운동을 통해 통증을 유발하는 신체적 연결고리를 끊을 수 있게 될 것이고, 신체조직을 튼튼하게 만들고, 자기효능self-efficacy을 높일 수 있는 자신감을 갖게 될 것이다.

수술, 약물, 수동적 처치에 대한 의존도를 낮추고 자신에게 필요한 지식을 습득할수록, 신체적·정신적 건강과 탁월한 회복 능력을 갖추게 될 것이다. 그러나 문제는 대다수 개인이 자신의 증상, 마음과 몸의 연관성, 그리고 문제 개선을 위한 올바른 과정에 대해 명확히 알지 못한다는 것이다. 올바른 방향의 치료 계획을 세우기 위한 정확한 정보를 찾는 방법과 문제 해결을 위한 전문가를 만나는 것은 생각보다 쉽지 않다. 사람들은 무엇을 해야할지 몰라 답답해 할 수 도 있고, 운동을 뒤죽박죽 순서에 맞지 않게 진행할 수도 있다.

자신만의 운동전문가 되기

이 책을 쓴 나의 의도는 누구나 쉽게 접근할 수 있고 가장 일반적인 근골격계 문제들을 해결하기 위한 체계적인 방법들을 제공하는데 있다. 나는 두 그룹을 고려하여 이 책 작업을 하였다.

- 근골격계 통증 및 손상을 스스로 해결하고자하는 사람들
- 의료인 및 운동재활 전문가 (본인의 지식을 확장하고 싶거나, 고객에게 더욱 근거기반의 운동프로그램을 제공하고 싶거나, 참고하거나 사용할 수 있는 운동방법이나 프로그램을 찾고 있는 전문가들)

책을 보는데 도움을 주기 위해 이 책은 세개의 장으로 나누어져 있다.

1장: 통증 파트와 **2장: 손상 파트**는 관련된 교육에 초점을 맞추었다. 통증이 무엇인지, 어떻게 우리에게 영향을 미치는지, 어떤 형태의 통증들이 있는지 알게 될 것이며, 이를 통해 급성 및 만성 통증을 효과적으로 관리하거나 예방하는 방법에 관한 목적과 그 의미를 알게 될 것이다. 제2장에서는 동일한 방식으로 손상을 분석하며, 손상 유형별 예상 회복 기간을 파악함으로써 최적화된 재활 프로그램을 적용할 수 있도록 한다. 통증에 대한 이해가 높을수록 더욱 빠르게 회복할 수 있으며, 손상의 형태나 회복에 소요되는 시간에 대해 잘 알고 있을 경우 손상 악화 가능성은 감소시킬 수 있으며, 회복은 더 빠르게 앞당길 수 있다. 손상 회복을 위한 재활과정에서 집중력과 꾸준함은 매우 중요하다. 재활 과정에 대한 명확한 이해는 집중력을 더욱 높일 수 있으며, 이러한 향상된 집중력은 꾸준한 실천으로 이어질 것이다.

1장과 2장은 통증과 손상의 차이점 및 이러한 주제를 분리하여 설명하는 근거를 다룰 것이다. 일반적으로 손상은 급성 통증을 유발하므로, 통증과 손상은 서로 관련된 것으로 보인다. 하지만, 만성 통증처럼 신체 조직에 실제적인 손상 없이도 통증이 발생할 수 있다. 이처럼 통증이 반드시 손상과 직접적으로 연관되지 않을 수 있기 때문에 통증 유발에 영향을 미칠 수 있는 생활방식의 변화에 대한 필요성을 아는 것도 매우 중요하다. 4장에서 이와 관련된 내용이 다뤄질 것이다.

3장: 재활 파트는 신체 주요 부위와 관절(117쪽, 신체 전신지도)의 통증과 손상을 위한 전체적인 재활 프로토콜을 제공한다. 각각의 프로토콜은 운동재활 전문가가 제공하는 프로그램과 유사한 움직임 동작과 운동 프로그램들을 포함되어 있다. 각각의 운동프로그램은 통증 증상, 치유 단계, 신체기능 수준을 기반으로 세 단계로 구분되어 작성되어 있다.

바로 통증이나 손상을 바로 조절하고 싶다면 3장을 바로 보는걸 추천한다. 본인의 증상이나 진단에 맞는 운동 프로토콜을 찾아 제시된 운동들을 실시하면 된다. 운동 프로토콜이 어떻게 작성되었는지 그 원리와 각각의 운동의 목적을 이해할 수 있는 서론 부분은 확실히 읽기를 권한다.

운동효과를 보기 위해 통증이나 손상을 참아가면서 운동을 따라할 필요는 없음을 참고하길 바란다. 운동의 목적이 몸의 약한 부위를 강화 시키고자 하는지, 움직임 또는 가동범위 향상을 통한 가동성 향상이던지 아님 특정 부의의 근력 향상이던지, 이 책에서 제공하는 3단계 운동프로그램은 원하는 목적의 운동을 잘 제시해 줄 것이다. 방법은 아주 간단하다. 본인이 향상 시키고자 하거나 유지 시키고자하는 신체부위 파트로 가서 거기에서 제시된 운동 프로그램을 따라하거나 본인만의 운동 프로그램을 만들고자 한다면 그 파트에서 제공되는 운동들 중 원하는 운동들을 선별하여 운동을 진행하면 된다.

한가지를 기억하길 바란다. 재활을 위해 당신이 하는 운동들은 당신의 몸의 건강을 향상 시키고 유지시키기 위해 하는 운동들과 동일한 운동들이다.

만약 당신이 곧바로 3장의 내용을 보기를 원한다면, 그렇게 해도 아무 문제는 없다. 제시된 운동프로그램을 통해 본인에게 도움되는 내용을 얻고자 한다면, 통증이나 손상에 관한 과학적 근거들을 이해할 필요는 없다. 비록 나는 이러한 지식적 내용들이 치유과정을 더 촉진시킬 수 있으며, 앞으로 발생될 수 있는 재손상을 방지하고, 더욱 효율적으로 재활을 진행 할 수 있게 하는데 과학이 중요한 역할을 한다고 믿지만, 3장에서 제시되는 재활운동 프로그램들이 이 책의 하이라이트라고 할 수 있다. 충실하게 제시된 프로그램을 잘 이행했을 때, 환자들은 더 빠른 회복을 보였다. 그러나 환자들이 프로그램을 진행하고 그 이점들을 경험했을 때, 1장과 2장에서 제시하고 있는 과학적 근거들에 대해 흥미를 갖기 시작했다는 것을 깨달았다.

비록 약이나 수술적 접근을 통해 증상을 치료하는 의료 시스템과 최상의 회복을 제공하는데 어려움이 있는 운동재활 프로그램일지라도 당신의 건강을 지키는게 그 무엇보다 가장 중요한 일이며, Rehab Sicence에서 당신을 도울 수 있는 방향과 정확하게 일치한다. 이책에서 다루게 될 통증관련 내용과 체계적인 운동프로그램을 통해 당신이 일반적인 근골격계 문제들을 스스로 해결할 수 있게 할 것이고, 당신이 가지고 있던 통증을 해소하고 손상을 치유할 수 있게 할 것이다.

PART I

통증 (Pain)

CHAPTER 1

통증이란? (What Is Pain?)

"통증이란 무엇인가?"라는 질문은 우리가 처음 통증을 경험했을 때 즉시 떠올리기 어려운 물음일 수 있다. 하지만 우리에게 굉장히 중요한 질문이다.

통증은 정상적인 생리적 현상이며, 신체의 건강을 유지하기 위해 필수적인 경고 신호이다. 즉, 통증은 실제적인 손상 또는 잠재적인 손상 위험이 있을 때, 신체가 우리에게 그 위험을 알리기 위해 생성하는 불쾌한 감각적·정서적 경험으로 정의할 수 있다. 이러한 통증 신호는 우리 신체에서 무엇인가 잘못되고 있음을 알려주고 더 큰 손상이 발생되지 않게 그 순간 취하고 있는 자세나 동작을 멈추거나 변경할 수 있는 기회를 제공한다. 통증은 매우 복잡한 현상이며, 많은 요인들에 의해 영향을 받는다.

이 장에서는 통증이 발생할 때 신체 내부에서 일어나는 과정과, 통증을 완화하거나 예방할 수 있는 방법에 대해 다룰 것이다. 만약 오랜 기간 통증으로 고통받고 있고 기존의 치료가 효과적이지 않았다면, 본서에서 제시하는 운동 프로그램이 도움이 될 수 있다. 통증에 대한 올바른 이해는 통증 관리의 첫걸음이며, 나아가 적극적인 회복의 출발점이 될 것이다.해 다시 생각하게 될 것이며, 통증 해소를 위해 첫발을 내딛을 수 있게 될 것이다.

본격적으로 통증 해소와 운동 재활 프로그램을 다루기 전에, 우리는 먼저 통증에 대한 과학적 접근의 수준과 현재 우리가 알고 있는 통증의 메커니즘을 이해할 필요가 있다. 이러한 이해는 이후 제시될 재활 접근의 기초가 된다.

데카르트 통증 모델(The Cartesian model of pain)

우리가 과거에 통증에 대해 믿었던 많은 것들은 철학자이자 수학자, 과학자인 레네 데카르트René Descartes가 1644년에 출간한 L'Homme(인간)에서 정리된 데카르트 모델에 기반을 두고있다. 그는 통증은 몸에 있는 수용기들에 의해 감지되어 통로를 타고 뇌로 전달되는 메시지라고 하였다. 이러한 메시지는 우리가 신체에 발생된 문제를 인지할 수 있게 하여 더 큰 해를 입지 않도록 한다.

당시 통증은 뇌와 독립적으로 존재하는 외부 감각을 신경계가 단순히 감지하는, 상당히 단순한 감각 경험으로 여겨졌다.

통증이 항상 그런 방법으로 조절될 수 있었다면 너무 좋았을 것이다. 고통을 유발하는 행동을 멈추기만 하면 고통이 사라질 것이다. 하지만 안타깝게도, 그것은 그렇게 명확하지 않다.

데카르트 모델의 문제는 심신이원론mind-body dualism과 같이 몸과 마음을 분리하는 마음-몸 이원론을 기반으로 하여, 사람들이 경험하는 다양한 고통을 설명하지 못한다는 점이다. 이에 따라 연구자들은 물리적 자극과 사람이 느끼는 통증의 정도 사이의 불일치를 연구하면서 사람들의 관점을 넓히기 시작했다. 결과적으로 연구들은 통증과 관련된 뇌의 역할 대한 관점의 변화를 반영하기 시작 하였다.

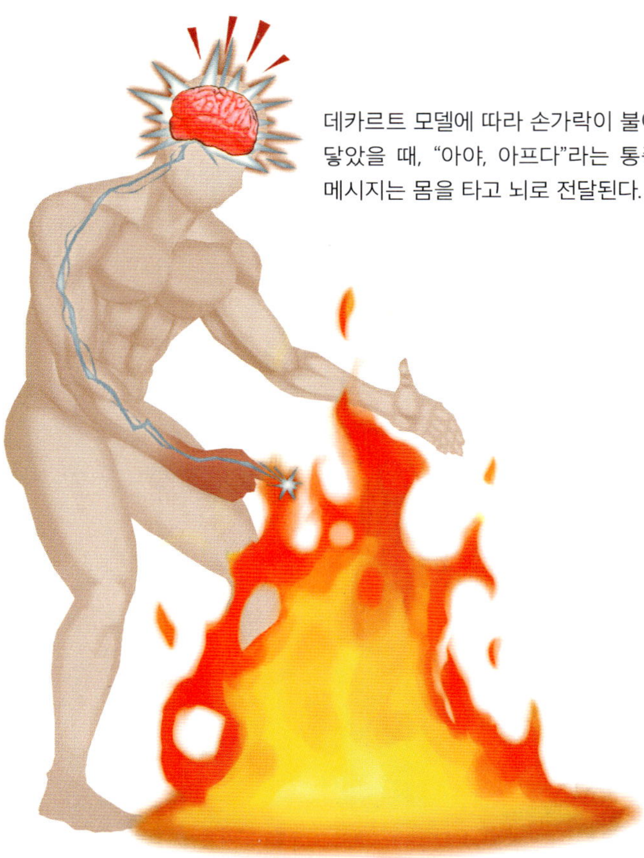

데카르트 모델에 따라 손가락이 불에 닿았을 때, "아야, 아프다"라는 통증 메시지는 몸을 타고 뇌로 전달된다.

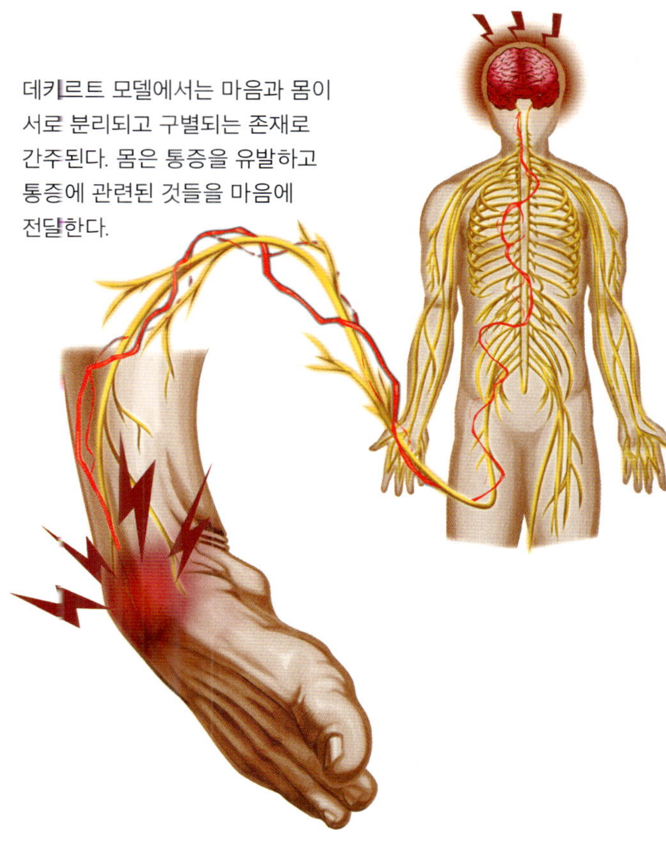

데카르트 모델에서는 마음과 몸이 서로 분리되고 구별되는 존재로 간주된다. 몸은 통증을 유발하고 통증에 관련된 것들을 마음에 전달한다.

현대의 통증 과학

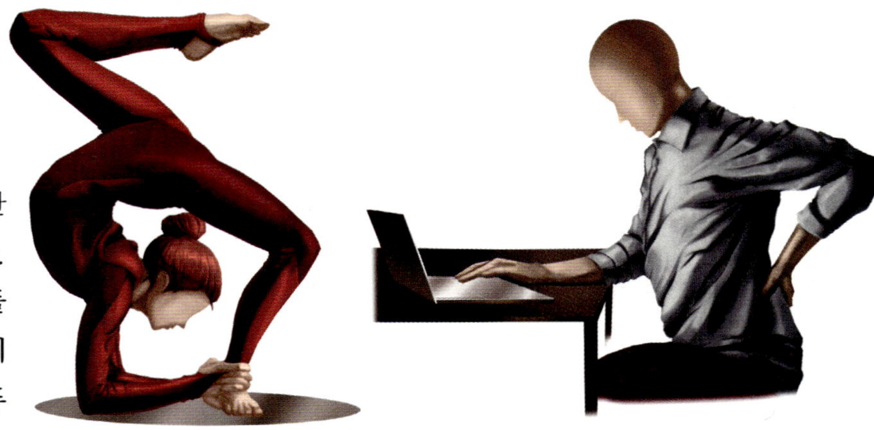

통증은 단순하게 항상 신체 조직이 위험한 상황에 놓였을 때 나타난다고 볼 수는 없다. **곡예사처럼 비정상적으로 몸을 꺾는 동작들은 통증을 유발할 수 있지만, 때로는 통증이 전혀 유발되지 않을 때도 있다. 반대로 컴퓨터 작업을 하면서 앉아 있을 때처럼 전혀 위험하지 않은 동작 임에도 통증이 나타나는 경우도 있다.**

이처럼 통증에 대한 새로운 이해는 절단 환자의 85%가 경험하는 환지통phantom limb pain에 대한 연구들을 통해서 대두되었다. 환지통은 절단 환자가 이미 절단 수술을 받은 후에도 절단된 부위에 통증을 호소하는 증상을 얘기한다.[3-6] 이런 연구들에서는 통증이 얼마나 복잡한 원인들이 있는지를 밝혀내고 있으며, 뇌의 착각으로 인해 발생되는 통증의 원인을 설명하고 있다. 사지가 절단된 상태에서는 그 신체 부위에서 뇌로 전달되는 감각메시지가 있을 수 없으며 이를 통해 마음이 실제 느껴지는 통증에 영향을 미친다는 것을 알 수 있다.

다른 연구들에서는 신체 조직이 손상되지 않고 위험에 노출되지 않더라도 통증을 느낄 수 있음을 증명하고 있다. 이 연구들에서 시각적 자극을 통해 신체에 해를 끼칠 것처럼 했을 때 신체 손상을 방지하기 위해 뇌에서 통증을 유발하는 것으로 나타났다. 또 다른 연구에서는 금속 막대를 손등에 닿기 전에 붉은색 불빛과 파란색 불빛을 연구 대상에게 보여주고 그 반응을 연구하였다. 연구에 사용된 막대의 온도는 모두 일정 했음에도 불구하고 붉은색 불빛을 비췄을 때 더 통증이 큰 것으로 보고하였다. 이는 파란색은 차가운 이미지를 가지고 있는 반면에 붉은색은 뜨거운 이미지를 가지고 있기에 나타난 결과로 보고되었다. 추가적으로, 막대로 손등을 닿는 장면을 직접 볼 수 있게 한 연구대상자는 이를 보지 못하게 시각적 차단을 한 연구집단보다 더 큰 통증을 느낀 것으로 보고하였다.[7]

환지통(Phantom Limb Pain)

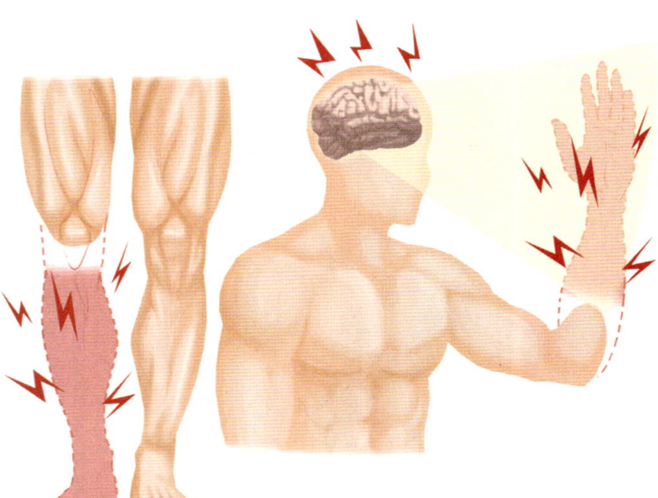

시각적 신호와 통증 자각

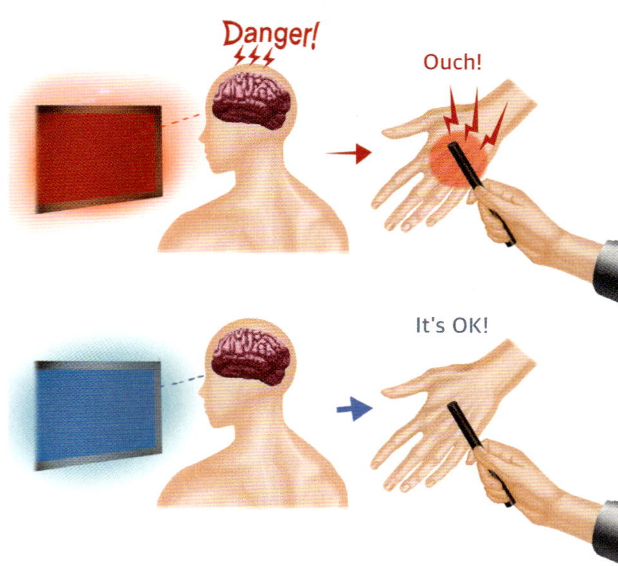

우리는 MRI나 X-ray 상 손상의 흔적이 발견되었음에도 불구하고 사람들은 통증을 느끼지 못하는 경우를 종종 볼 수 있다. 많은 연구들에서 통증이 없음에도 연구대상자의 30~80%는 디스크 팽윤[8]bulging disc, 34%는 돌림근띠손상[9-11]rotator cuff tear, 30%는 퇴행성 반원판연골손상[12,13]meniscus degeneration 증상이 있는 것으로 발견되었다.

한 연구에서는 X-ray 검사를 하던 군인의 목 부위에서 총알이 발견되었는데, 그는 아무런 통증도 전혀 느끼지 못했다.[14] 이러한 상황은 마치 그의 뇌가 "이건 위험하지 않아. 통증을 만들 필요가 없어."라고 판단한 것과 같았다.

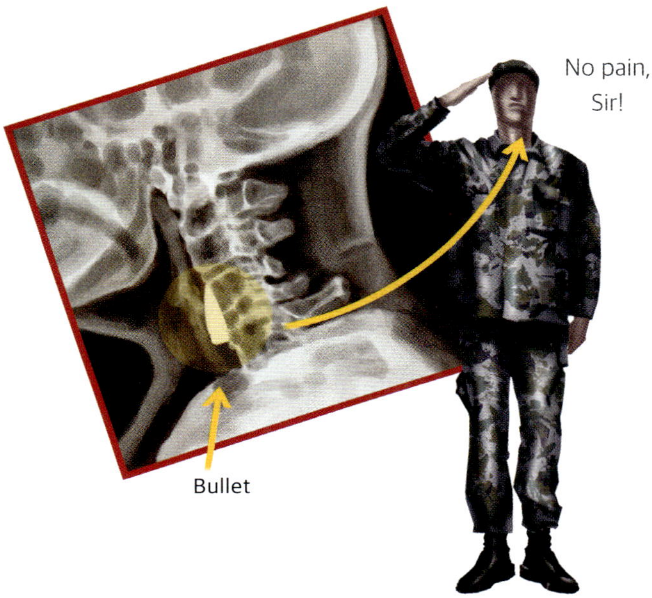

이와 같은 연구들과 많은 검증들을 통해 통증이 우리 몸에 있는 통각 수용기나 경로에서 발생하는 것이 아니라, 오직 뇌에서만 생성된다는 사실을 보여준다. 이 새로운 이해를 바탕으로 연구자들은 뇌가 자극을 받아들이고, 그 자극이 통증 반응을 일으킬 필요가 있는지 판단하는 양방향two-way 모델을 고려하기 시작했다.

이 모델은 뇌를 다수의 입력과 출력을 가진 신경망neuromatrix(신경세포 연결망)으로 보는 관점이다. 여기서 입력은 감각을 의미하지만, 단순히 만지고 보고 듣고 냄새 맡는 것만을 포함하지 않는다. 관절 수용기인 고유수용기proprioceptors를 통해 신체가 공간에서 어디에 위치하는지 정보를 받으며, 감정적 입력을 통해 생각과 감정 또한 신경망에 전달된다. 뇌는 이러한 모든 입력을 지속적으로 평가하여 주변 환경이 안전한지 여부를 판단한다.

예를 들어 뜨거운 난로를 만지면 유해 자극을 감지하는 수용기 역할을 하는 통각 수용기nociceptors가 활성이 된다. 이런 자극들은 열(뜨거운 물체), 화학적 자극(부식성 물질), 기계적 자극(손가락 눌리기)이 될 수도 있다.

어떤 물건을 만지면, 단축성 신호afferent message라고 하는 감각 신호가 척수를 타고 올라가 해당 정보의 형태에 맞는 뇌의 특정 부위에 도달하게 된다. 이 신호가 어떤 종류인지에 따라 전달 경로가 달라진다. 감각 신호라면 보통 감각 피질sensory cortex로 전달되며, 위험 신호일 경우 통각 과정nociception을 통해 처리된다. 이 과정에서 뇌는 다음과 같은 세가지 형태로 출력 형태를 결정하게 된다.

- 통증(몸의 손상 발생)
- 움직임(몸을 이동시키기)
- 긴장 보고(불안을 느낌)

첫 번째 출력 형태인 통증은 몸에서 통증이 전달된다는 가정을 하고 있는 데카르트 통증 모델과는 직접적으로 상반된다. 대신에, 감각 감각 신호는 뇌로 꾸준히 전달된다. 뇌는 이러한 모든 입력을 평가하고 상황을 판단하여 최적의 방식으로 신체를 보호할 수 있는 결정을 내린다. 그 과정에서 통증을 출력으로 발생시키기도 한다. 본질적으로 뇌는 현재 처한 상황이 위험한지, 손상을 피하기 위해 행동을 바꿀 필요가 있는지를 판단한다.

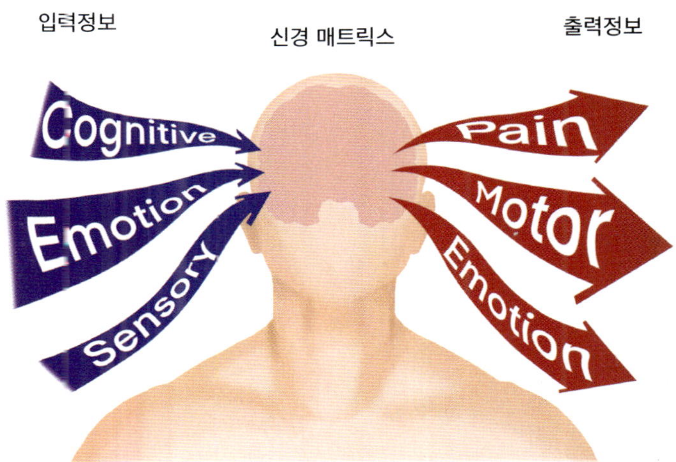

통증은 뇌에서 온다.
(Pain Comes From The Brain)

이제 뇌의 역할에 대한 새로운 이해를 바탕으로, 통증은 단순히 신체에서 보내는 신호가 아니라 우리의 생각, 감정, 신념, 기억, 스트레스 수준, 신체 감각, 시각 정보 등 다양한 요소에 의해 형성되는 복합적인 경험임을 알 수 있다.

많은 사람들은 통증이 주로 높은 스트레스, 정신 건강 문제, 수면 부족 등과 같은 요인으로 인해 발생하기도 한다. 그러나 단순히 이러한 요인들을 나열하는 것만으로는 충분하지 않다. 중요한 것은 이러한 요인들이 통증에 어떻게 영향을 미치는지 이해하고, 더 나아가 이를 어떻게 관리하고 치료할 수 있는지를 아는 것이다. 이후 장에서는 통증의 경험과 유형을 보다 심층적으로 다루어, 자신의 상황을 정확히 평가하고 적절한 재활 프로토콜을 선택할 수 있도록 안내할 것이다.

정리하면, **우리가 느끼는 통증의 100%는 뇌에서 생성된다.**[15,16] 뇌가 복잡하듯이 통증도 복잡하다. 다만 "통증이 뇌에서 발생한다"는 말이 흔히 "통증은 모두 머릿속에서만 존재한다"로 오해되지만, 이는 사실이 아니다. 통증은 뇌에서 만들어지지만 실제로 존재하며, 개인마다 그 경험은 고유하다. 이를 이해하기 위해서는 통증이 어떻게 작용하는지 더 깊이 탐구해야 하며, 이는 다음 장에서 다룰 핵심 주제이다.

생물심리사회적 모델(BPS): 통증 치료를 위한 포괄적 접근

통증을 손쉽게 고칠 수 있는 단 하나의 직접적인 원인을 찾고자 하는 것은 자연스러운 반응이다. 대부분의 재활 프로그램에서, 물리치료사나 트레이너들은 통증을 조직 중심의 생체역학적 문제로 사고하도록 교육받는다. 우리는 이런 접근을 자세-구조-생체역학(PSB, Posture-Structure-Biomechanical) 모델이라 부른다. 그러나 시간이 지나면서, 이 모델은 특히 통증 과학 연구에서 도출된 근본적인 통찰을 충분히 반영하지 못한다는 것이 밝혀졌다. 일부 환자는 이러한 전통적 접근으로는 호전되지 않는다.

그럼에도 불구하고, 대부분의 물리치료사들은 학교에서 PSB 모델을 배우며, 많은 트레이너와 의사들도 치료 접근을 통증과 손상의 원인을 구조, 자세, 또는 생체역학적 움직임에서 찾는 이 사고방식에 기반한다. 그러나 이러한 제한된 관점은 해부학보다 통증과 더 밀접하게 관련된 다른 요인들을 배제하게 된다.

PSB 모델에서는 모든 문제에 기계적(mechanical) 해법이 존재한다고 가정하지만, 기계적 치료만으로 모든 환자가 호전되는 것은 아니다. 이러한 한계를 극복하기 위해, 현대 통증 과학과 신경과학은 생물심리사회적(biopsychosocial, BPS) 모델을 적용하여 문제를 다각도로 분석한다.

생물심리사회적 이란 용어를 설명하기 위해서, 이 용어를 세가지 요소로 구분하여 알아보자.

- 생물(BIO): 이 요소는 전통적인 PSB 모델에 포함되는 신체구조, 자세, 생체역학, 해부학적 접근을 모두 포함한다. 많은 사람들이 신체 조직의 문제에 의해 통증을 갖게 되기 때문에 이 요소들은 대우 중요하다. 우리는 몸에 전달되는 힘이나 부하가 얼마나 몸에 영향을 미치는지, 어떤 자세나 움직임이 통증을 유발하는지 살펴보게 된다. 많은 사례에서 여러문제들은 실제 신체적인 부분에서 나타나기에 신체 조직을 간과하는 것을 원치 않는다. 따라서 "생물(bio)"은 필수적인 요소이다. 통증이 생물학적 조직에 관한 역학적 문제와 연관이 되었을 경우 그 원인을 파악하는 것이 재활 과정에서 첫번째로 진행할 일이다. 손상 직후 통증이 즉시 느껴지는 이 과정을 급성 통증 단계라고 한다. 급성 통증단계에 있는 환자가 신체적 외상의 특징을 보인다면 "생물" 단계에 머물러 있는 것이다.
- 심리(PSYCHO): 생각, 감정, 신념은 우리 주변의 세상과 자신의 몸을 평가하고 판단하는데 있어 너무나도 중요하다. 결국 통증이란 우리의 생존을 돕는 방어기전이다. 이 말은 설령 몸에 손상이 발생되지 않았더라도 뇌가 그 상황을 위험으로 인식했다면 통증이 발생될 수 있다는 의미다. 정상적인 손상회복시간을 넘어선 만성통증을 관리할 때도 통증은 "심리"적인 부분을 고려하게 만드는 생활환경과도 밀접한 관련이 있다.
- 사회(SOCIAL): 우리가 서로 관계를 맺고 있는 사람 또한 통증을 이해하는데 있어 매우 중요한 요인이다. 우리는 전체적인 건강과 관련하여 사회적 상호관계의 중요성을 점차 더 많이 알게 될 것이다. 예를 들어, 외로움은 통증을 앓고 있는 대상에게 매우 중요한 요소가 될 수 있다. 사회적 유대가 부족한 대상은 우울증에 쉽게 노출되며, 이는 만성통증으로 연결될 수 있다.

이 세가지 요소들은 서로 밀접하게 연관되어 있다. 우리가 어떻게 우리의 마음, 신체, 환경이 증상에 서로 연관되어 있는지 알게 될 경우 통증을 유발하는 잠재적 요인들을 모두 조절할 수 있게 되기 때문에 이 세가지 요소들의 연관성을 잘 이해하는 것은 매우 중요하다.

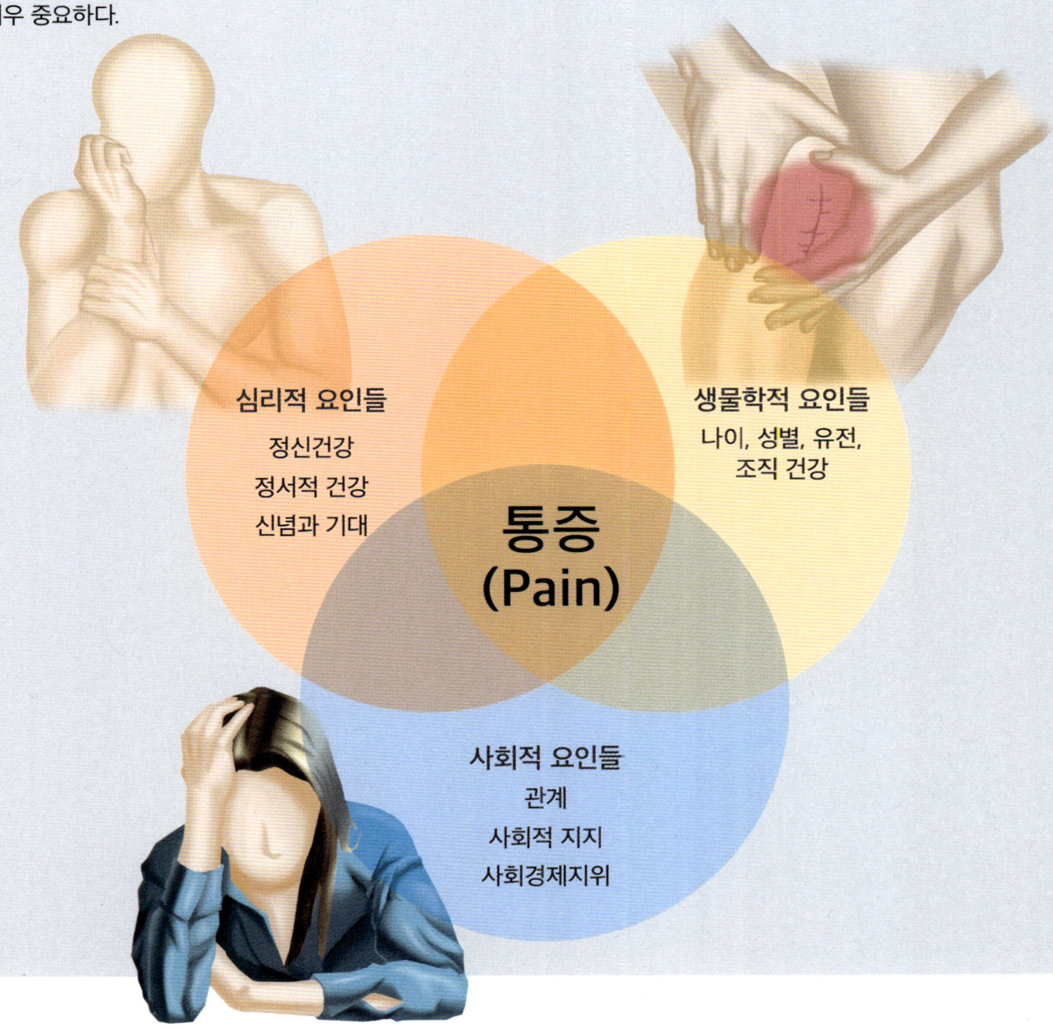

CHAPTER 2

통증의 작용 방법 (How Pain Works)

우리는 통증이 뇌에서 생성되며, 개인마다 통증 경험이 서로 다르다는 사실을 알고 있다.[12] 그러나 통증에 대한 이해가 과거보다 깊어졌음에도 불구하고, 많은 사람들이 여전히 스스로 통증을 관리하는 데 어려움을 겪고 있다.

럼에도 불구하고 통증은 대부분 절망적이지 않다. 우리가 통증이 무엇이고 어떻게 작용하는지 알게 된다면, 통증에 대한 사고방식을 재구성하고 우리의 통증 경험에 영향을 끼쳤던 근거 없는 믿음에 대한 오류를 밝혀낼 수 있을 것이다. 예를 들어, 흔히 신경이 통증을 만든다고 오해하지만, 실제로 신경은 통증과 연관되어 있을 뿐 직접적으로 통증에 영향을 미치지는 않는다. 연구에 따르면, 자신의 신경 기능을 이해한 사람들은 통증에 대한 두려움과 위협감을 덜 느끼며, 이는 증상을 완화하는 데 도움을 준다[3-8]

이 장에서는 통증의 작용 원리와 그 과정에서 신경계가 수행하는 역할을 보다 심층적으로 다룰 것이다. 먼저, 통증 고리(pain loop)와 함께 시작해보자.

통증 고리를 통한 감지 (Sensing Through The Pain Loop)

신경계는 피부, 근육, 관절 및 기타 조직에 존재하는 감각 수용기sensors 에서 시작하는 통로를 가지고 있다. 이러한 수용기들은 말초신경계를 구성하고 있으며 온도, 움직임, 압력과 같은 감각을 감지하고 척추와 뇌로 구성된 중추신경계로 그 정보들을 전달한다.

간단히 말해서, 신경은 몸에서 뇌와 신체 사이에서 정보를 전달하는 통로 역할을 한다. 신체로부터 끊임없이 전달되는 정보는 뇌에서 분석된다. 1장에서 다뤄졌던 것처럼 신체에는 통증 센서나 통증 경로가 존재하지 않는다. 대신, 위험에 놓일 수 있는 상황을 감지하는 수용기receptors가 존재하며, 이 수용기들이 우리 몸의 감각 경로를 따라 몸에 관한 메시지를 전달할 뿐이다.

가벼운 접촉이든 날카로운 물체와의 접촉이든, 신체로부터 전달되는 모든 정보–상행성ascending 또는 구심성afferent 입력–은 뇌로 전달되어 감각 입력을 분석하고, 필요 시 행동이 필요한지를 판단한다. 행동이 필요하다고 판단되면, 뇌는 정보를 하행성descending 또는 신장성efferent 출력 형태로 신체에 전달하여, 움직임과 같은 반응을 생성한다. 이것이 기본적인 통증 고리pain loop의 구조이다.

신경계(Nervous System)

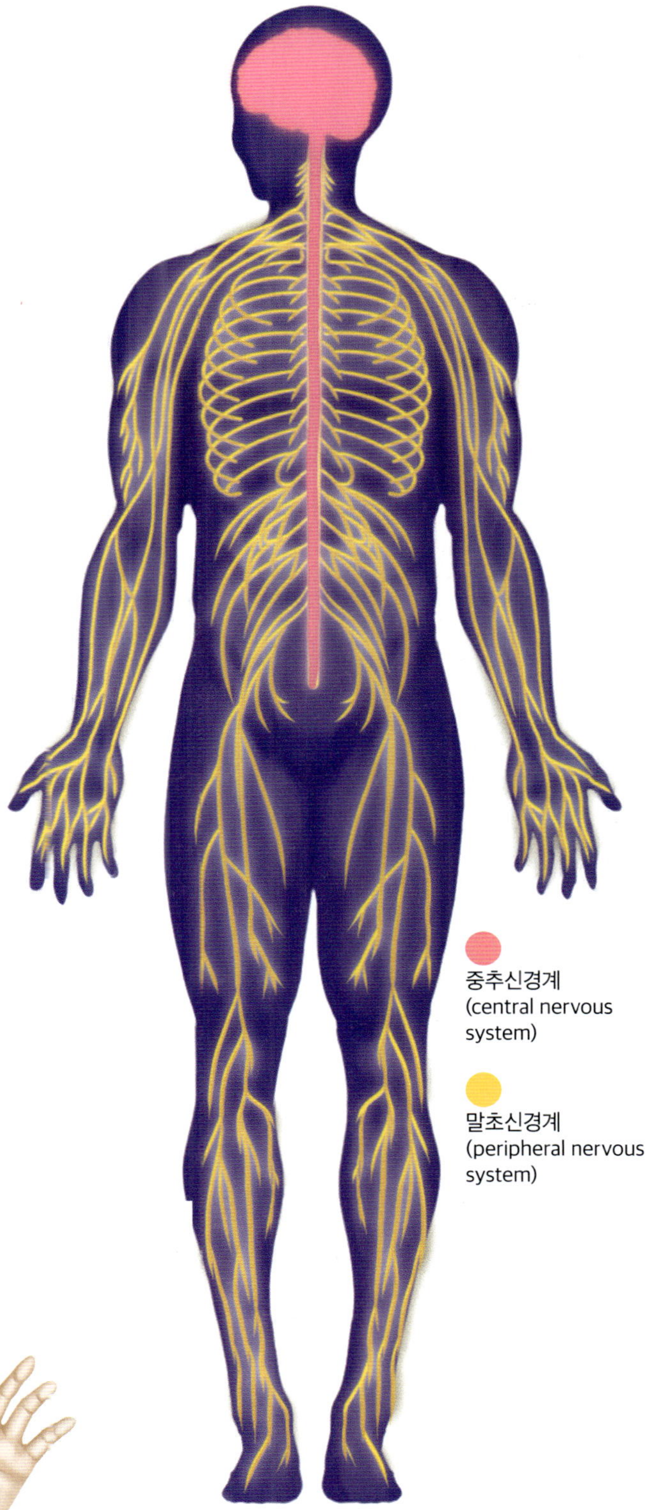

통증 고리(구심성 경로와 신장성 경로)
Pain Loop (Afferent And Efferent Pathways)

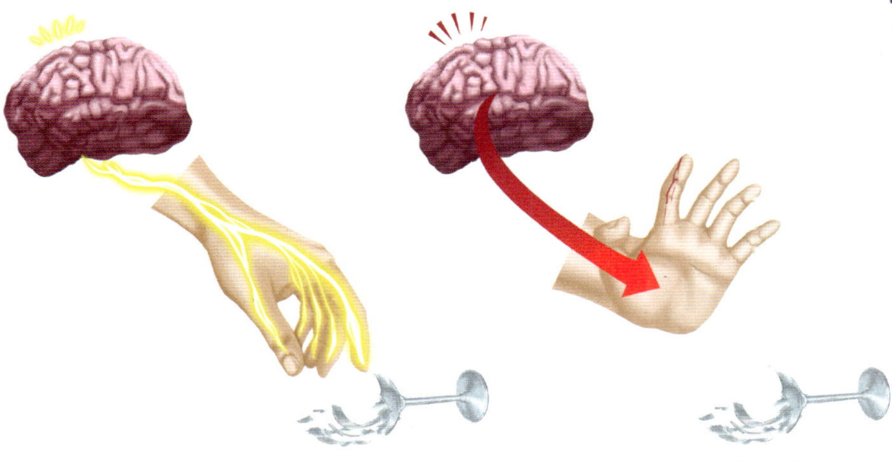

우리 몸의 감각 센서들은 항상 함께 작동되며, 다양한 요소들이 이들의 민감도에 영향을 미친다. 우리 몸에는 다음과 같은 정보들을 감지하는 센서들이 존재한다.

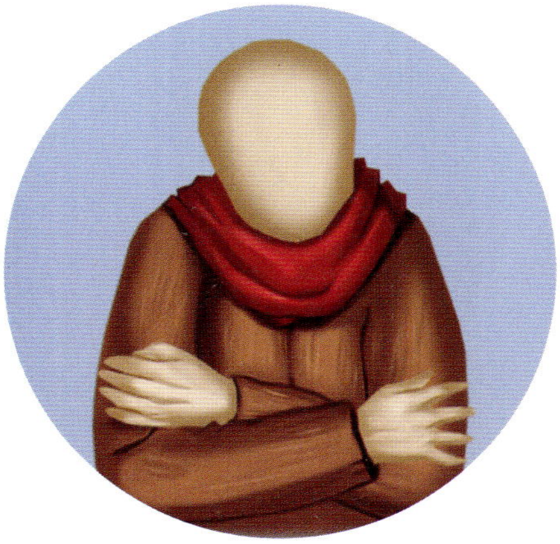

• **온도**(Temperature). 주요 감각 센서 중 일부는 뜨거움과 차가움을 감지한다. 예를 들어 누군가가 "밖이 추우면 통증이 심해진다"고 말할 때, 이는 신경계가 상황을 평가하여 추운 날씨를 주의할 필요가 있는 위험으로 판단했음을 의미할 수 있으며, 그 결과 온도 수용기가 더 민감해질 수 있다.

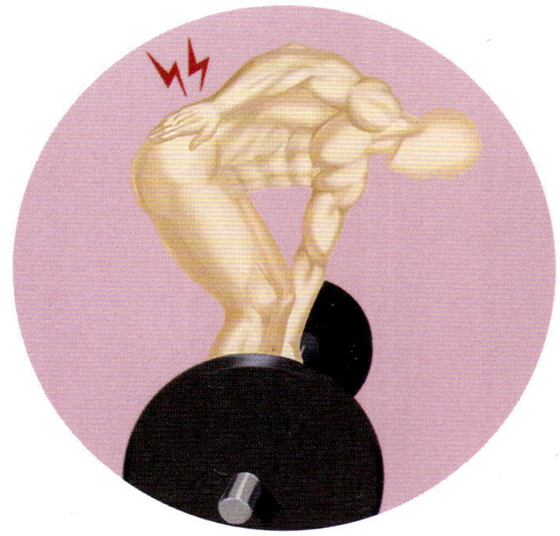

• **움직임**(Movement). 기계적 수용기와 고유수용성 감각 수용기는 신체의 위치와 움직임을 감지하는 기능을 한다. 많은 사람들은 특정 움직임이나 자세에서 통증을 느낀다. 운동재활치료에서는 이런 자세나 동작에서 감각 수용기들의 민감도를 줄이기 위한 치료를 한다. 이런 접근 방법은 이 책에서 소개하는 운동재활 프로그램에서 가장 강조되는 부분이다.

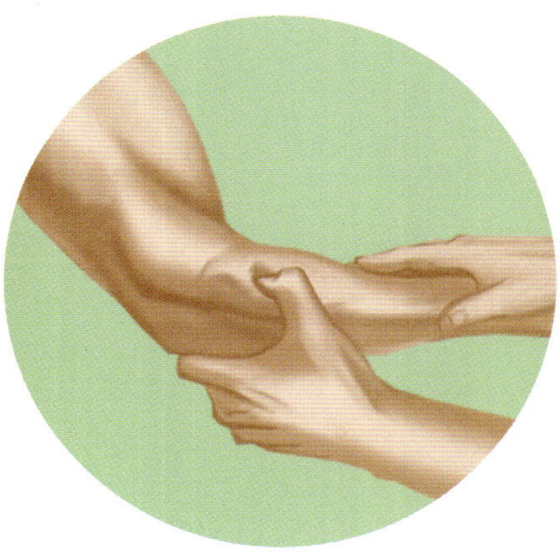

• **압력**(Pressure). 피부나 근육에서 가장 많이 존재하는 감각 센서는 메이스너 소체Meissner's corpuscles나 파시니 소체Pacinian corpuscles처럼 독특한 이름을 가지고 있으며, 조직에 가해지는 압력의 정도를 평가한다. 수용기가 민감해지면, 해당 부위를 누르거나 물체에 부딪히는 것만으로도 통증이 발생할 수 있다. 운동재활에서는 증가된 압력 민감도가 어떤 구조물이 환자의 증상에 영향을 미치고 있는지 판단하는데 도움이 될 수 있다. 촉진을 통해 특정 신체부위를 눌러서 만성적 통증을 확인 할 수 있다.

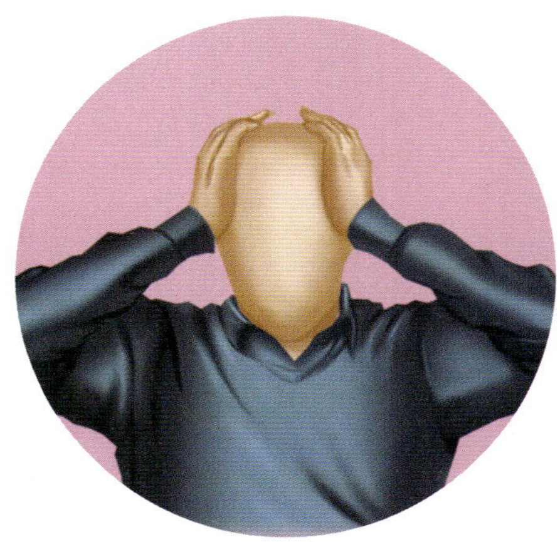

• **스트레스**(Stress). 스트레스 수치가 올라갈 경우 스트레스 호르몬에 반응하는 센서가 활성화 되며, 신경계가 그 상황을 위험으로 인지할 수준까지 민감도를 증가시키게 된다. 결과적으로, 어떤 사람들은 스트레스만 받더라도 통증을 느끼게 된다. 환자가 가만히 앉아 아무런 증상을 느끼지 않다가도, 스트레스가 유발되는 생각을 하게 되면 혈류 내 스트레스 호르몬 수치가 증가하고, 수용기가 활성화되어 위험 신호가 뇌로 전달되며 통증이 발생할 수 있다. 즉, 생각과 감정이 신체에 영향을 미친다는 점을 기억해야 한다.

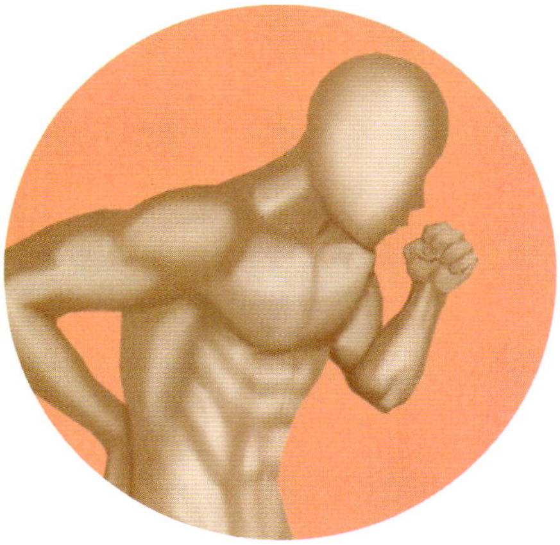

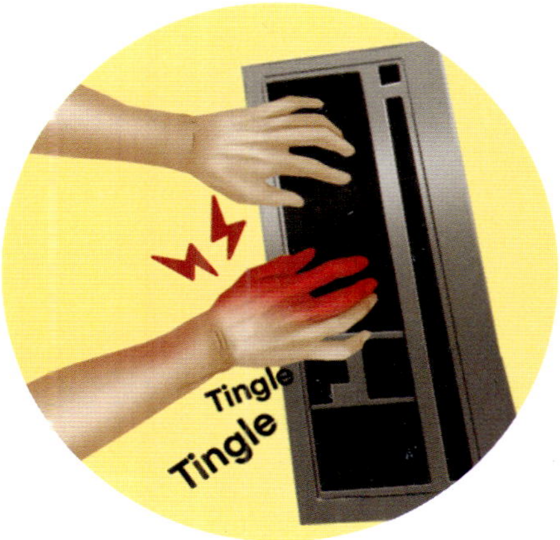

• **면역력**(Immunity). 이 센서들은 면역계의 분자들을 감지하는 기능을 한다. 예를 들어, 몸살에 걸렸을 때 허리 통증을 느끼게 되는 것이다. 이러한 증상은 신경계에서 이와 유사한 기억을 가지고 있기 때문에 발생하게 된다. 만약 이전에 허리통증을 앓은 적이 있었다면, 몸이 아팠을 때 같은 부위에 통증을 경험하게 될 수 있다. 질병 자체가 허리를 다치게 한 것은 아니지만, 순환하는 면역계 분자가 수용기를 활성화할 수 있다. 만성 염증도 같은 영향을 미치게 된다. 일반적으로 면역계는 손상된 조직을 회복시키기 위해 분자를 방출하며, 이는 염증 반응을 유발한다. 회복이 완료되면 이러한 분자의 수치는 정상으로 돌아간다. 그러나 때때로 만성 염증 상태에서는 이러한 분자 수치가 지속적으로 높게 유지될 수 있다.

• **혈류**(Blood Flow): 움직임이 통증을 감소시키는데 도움이 되는 이유는 움직임이 조직으로의 혈류 부족(허혈, ischemia)을 감소시키기 때문이다. 혈류가 제한되면 산소와 영양 공급이 줄어들어 통각 수용기가 활성된다. 이러한 현상은 신체를 위험한 상황에 놓이게 하기 때문에 혈류량 감소를 감지하는 것은 우리 몸에 매우 자연스러운 현상이다. 이러한 경고 신호에 대해 우리는 무의식적으로 반응한다. 예를 들어 손목을 책상 가장자리에 걸친 자세로 오랜 시간 타자를 치는 작업을 하는 경우 손목 정면의 손목굴을 지나쳐가는 정중신경으로 전달되는 혈액량이 감소된다. 수용기들은 정중신경의 혈액량이 감소되는 문제를 감지하고, 손목의 혈류량이 정상으로 돌아올 수 있도록 자세를 바꾸도록 신호를 보낸다.

자동차 계기판의 경고등을 떠올려 보자. 오일 압력, 엔진 온도, 타이어 압력, 연료량 표시등은 조치를 취하지 않으면 장치가 고장 나거나 손상될 수 있음을 경고한다. 각 경고등에는 해당하는 센서가 자동차에 내장되어 있다. 이와 동일한 유형의 센서들이 우리 신경계에도 존재한다.

감각 민감성(Sensory Sensitivity)

간단히 요약하면, 자극stimulus은 조직에서 시작되며, 수용기sensors가 이를 감지한다. 신경계는 우리를 보호하기 위해 이런 센서들의 민감도를 증가시키게 되는데 이 말의 의미는 적은 자극으로도 수용기가 활성화될 수 있음을 의미한다.[9] 이런 과정은 신경가소성neuroplasticity을 통해 일어나며, 신경계가 현재 상황을 위험하다고 판단하면 2~3일 만에도 발생할 수 있다.[9-11]

정상적인 치유 기간인 3개월을 넘어 지속되는 만성 혹은 지속적 통증은 종종 수용기가 너무 민감해져 더 이상 조직 상태를 정확히 반영하지 못할 때 발생한다. 그러나 희망적인 점은, 본서에서 제시하는 점진적 개입graded interventions, 즉 재활 운동 프로토콜을 통해 수용기의 민감도를 감소시켜 다시 신체 상태를 정확하게 반영하도록 만들 수 있다는 것이다.

예를 들어, 한 남성이 트럭에서 트레일러를 들어 올리려다가, 추운 날씨에 너무 빠르게 움직여 손상을 입었다고 가정하자. 초기 손상은 신체적 손상으로 시작되지만, 인간관계의 어려움이나 작업환경의 악조건, 수면부족과 같은 환경에서 오는 다른 스트레스가 신경계를 더욱 예민하게 만들 수 있다. 그 결과, 손상 6개월에서 1년 후에도 무거운 물건을 들지 않아도 몸을 숙일 때 여전히 통증이 나타날 수 있다. 심지어 가벼운 물건을 들어올려도 통증이 있을 수 있다.

이런 경우 급성 통증(단기 통증)에서 만성 통증(장기 통증)으로 상태가 변하게 된다. 현재 느끼는 통증은 실제 신체 상태를 정확히 반영하지 않을 가능성이 높다. 이는 손상된 근골격 조직이 이미 치유되었어야 하기 때문이다. 대신, 신경계는 과거 특정 동작에서 손상이 발생했기 때문에, 그 동작에 대해 자신을 보호해야 한다고 판단할 수 있다. 예를 들어, 신발 끈을 묶거나 연필을 집기 위해 몸을 숙일 때, 신경계는 해당 자세를 잠재적 위험으로 인식한다. 뇌에서 위험상황을 감지하면 허리부위의 움직임 센서들은 더욱 예민한 상태로 있게 되며, 항상 그 자세를 위험한 자세로 판단할 것이다. 심지어 주변 조직에 다른 손상이 없더라도 통증과 유사한 반응이 나타날 것이다. 이러한 움직임 기반의 문제를 굽힘 민감성flexion sensitivity이라 한다. 굽힘 민감성 문제를 해결하기 위해서는 점진적으로 높은 스트레스를 감각 센서에 노출시키는 운동프로그램을 만들어야 한다. 통증을 유발하는 정확한 굽힘 동작을 반복하는 대신, 예를 들어 환자는 등을 대고 누운 상태에서 무릎을 가슴 쪽으로 당기는 동작을 수행할 수 있다. 이 동작은 통증을 유발하지 않는 다양한 방식으로 굽힘을 만들어 수용기를 점진적으로 둔감화desensitize하는 데 도움을 준다.

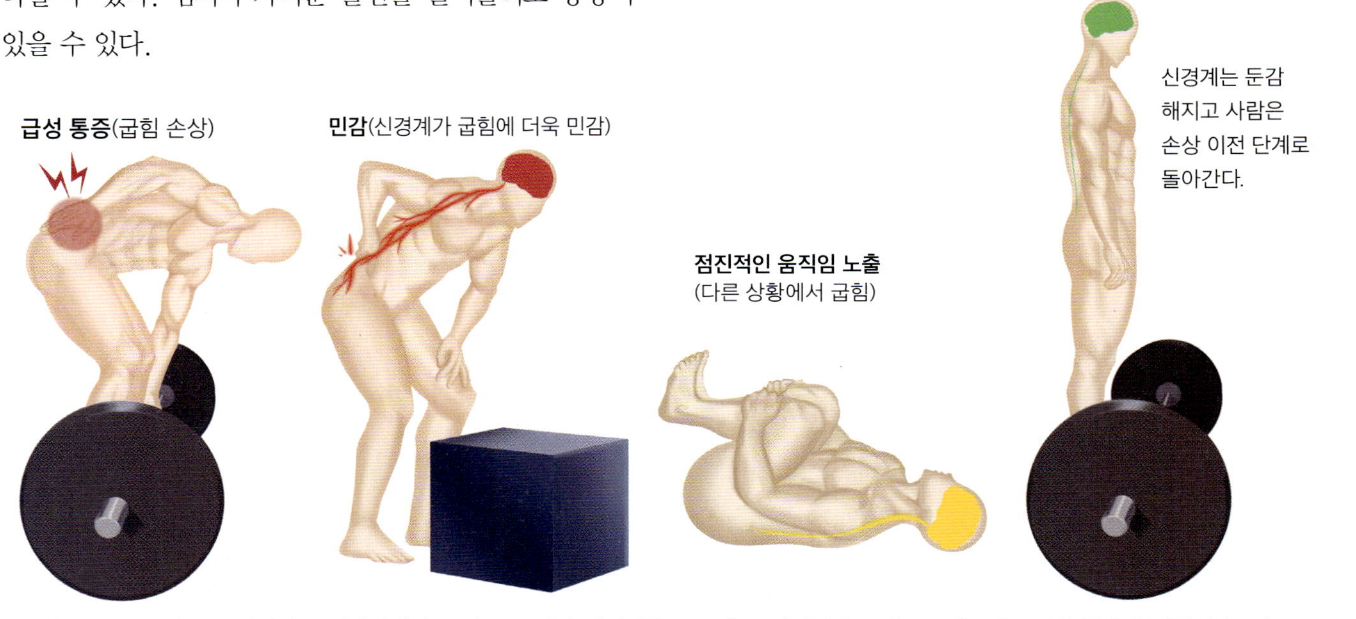

급성 통증 다음에 오는 신경계는 예민해지며, 수면부족, 직장/사회생활 스트레스, 영양부족 등의 스트레스에도 반응한다. 긍정적인 뉴스는 점진적으로 움직임을 이용한 부하를 몸에 노출 시키는 것은 신경계를 민감도를 감소시킬 수 있으며, 회복을 촉진시킬 수 있다.

신경가소성과 통증의 연결
(How Neuroplasticity Works To Rewire Pain)

대부분의 사람들은 신경가소성이 오직 뇌에서만 일어난다고 생각하지만, 사실 뇌는 신경계의 일부에 불과하다. 신경가소성은 뇌 뿐만 아니라 척수, 손끝과 발끝까지 닿아있는 말초신경계안에서 신경계를 서로 연결시킨다.

신경계는 신경전달물질Neurotransmitter이라는 분자를 통해 소통한다. 포도당glucose이나 단백질과 같은 다른 분자들과 함께, 세포의 보호막에 있는 막관통 수용체receptors라는 채널을 통해 뉴런(신경을 구성하는 길고 세포막으로 보호된 세포)을 따라 들어가거나 빠져나간다.

예를 들어, 팔에는 움직임을 감지하는 센서들이 있다. 움직임을 수행하기 위해 뇌는 신경전달물질을 혈류로 방출하고, 이 물질들이 뉴런에 접근하면 세포막의 막관통 수용체appropriate membrane receptor와 결합하려 시도한다. 신경전달물질이 수용체 모양과 일치될 경우 세포의 문gate이 열리고, 그 물질이 세포 안으로 들어가 세포의 기능에 영향을 미치게 된다.

신경계의 소통
(How The Nervous System Communicates)

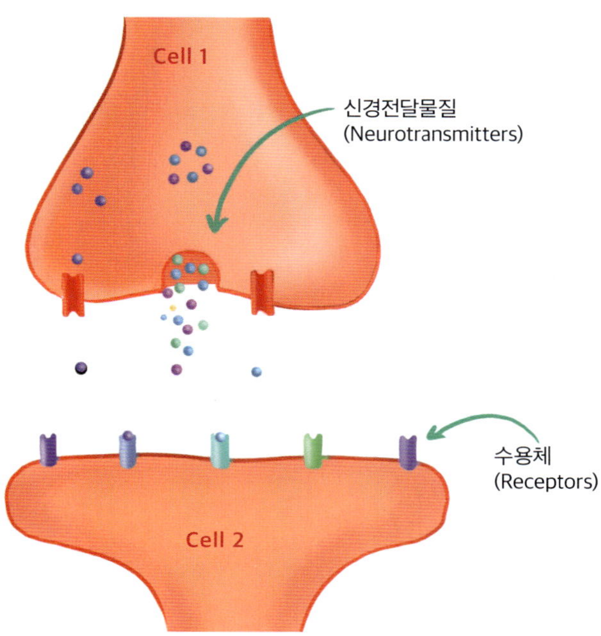

집에 미닫이문이 많이 있다고 생각해보라. 집밖에는 벌레들이 있고 한쪽 문을 열게 되면 벌레들이 안으로 들어올 것이다. 그런데 더 많은 문을 열게 될수록, 더 많은 벌레들이 안으로 들어오게 될 것이다. 여기서 미닫이문은 신경계에 의해 방출되는 화학물질에 의해 열리고 닫히는 신경세포의 수용체와 같은 역할을 하는 것이다.

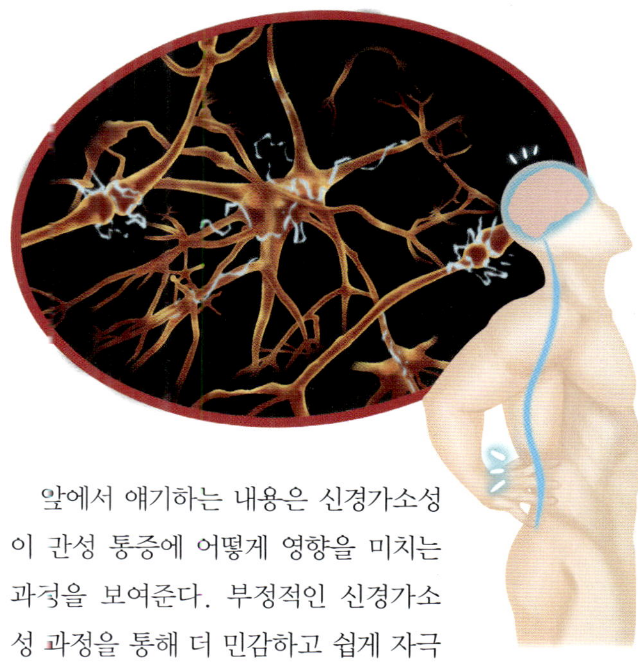

앞에서 얘기하는 내용은 신경가소성이 관성 통증에 어떻게 영향을 미치는 과정을 보여준다. 부정적인 신경가소성 과정을 통해 더 민감하고 쉽게 자극될 수 있는 수용체들이 신경세포에 더 많이 만들어지게 된다.

그러나 신경가소성이 우리 몸에 부정적인 것은 아니다. 움직임 센서가 더욱 예민해졌을 경우 특정 움직임이 잘 활성 되지못하게 되어 통증을 경험하게 된다. 그러나 몸에 위협이 되는 움직임을 다시 경험했을 경우 우리 몸에 도움이 되는 신경가소성을 사용하여 세포에 있는 수용체의 수를 감소시킬 수 있다. 우리가 그 움직임이 위험한 동작이 아니라고 신경계에 인지시켰을 경우 신경계는 세포내 부정적인 반응을 하는 수용체들을 모두 제거할 것이다.

통증의 상행신경로(구심성)

[Ascending (Afferent) Pathways For Pain]

신경계는 고속도로의 연결망과 같다. 몸에는 총400개의 신경이 존재한다. 길이는 72.5km정도되며, 상행신경로(구심성)와 하행신경로(신장성)로 나뉘어져 있다.

우리의 신체조직은 신경계의 시작지점이 된다. 피부, 근막, 근육, 힘줄, 인대, 관절에는 감각 센서들이 존재하며, 신경들은 이런 신체조직에서 몸의 상태와 주변 환경을 감지하기 위해 계속 작동하고 있다. 감각 센서들이 자극되어 역치에 도달할 경우 몸에 관한 메시지가 뇌로 보내지게 된다. 뇌로 전달되는 정보는 상행신경로를 통해 이동하게 된다.

신경은 전기적 자극을 통해 전달되며, 안정 시 막전압은 −70mv이다. 신경전달물질이 감각 센서를 활성시켰을 때 안정시 막전압은 활동역치를 향해 점차 상승한다. 대부분의 신경의 활동역치는 −55mv이다. 활성된 센서는 몸에 발생된 상황에 관한 분석을 위해 메시지를 중추신경계로 전달한다.

통증고리pain loop에서는 상행 위험 메시지를 통각 또는 "위험 수용Danger reception"이라고 부른다. 뇌는 끊임없이 신체정보를 받고 있으며, 이러한 정보에는 고유의 통각 수용기에 의해 특정 위험 자극에만 반응하는 위험감각도 포함된다. 강한 압력이나 뜨거운 열과 같은 자극이 신체조직에 손상을 입혔을 경우 높은 역치의 통각 수용기들이 활성 되며, 위험 메시지들이 상행신경로를 통해 뇌로 전달된다. 하지만, 이런 정보들이 항상 통증을 유발하는 것은 아니다.

예를 들어, 하루 종일 컴퓨터에 앉아 있을 경우 엉덩이 특정 부위에 혈액순환이 잘 되지않아서 엉덩이 부위 통각 수용기가 활성 될 수 있다. 그러나 뇌에서 이 정보를 통증으로 해석해서 몸으로 전달하는 대신 움직임 프로그램을 통해 의자에서 일어서게 하거나 옆으로 엉덩이를 이동시키게 했을 경우 혈액순환은 회복이 되고 통각 수용기는 다시 활성을 멈추게 될 것이다.

앉기 동작의 통각 수용기 활성
(Sitting Activates Nociceptors)

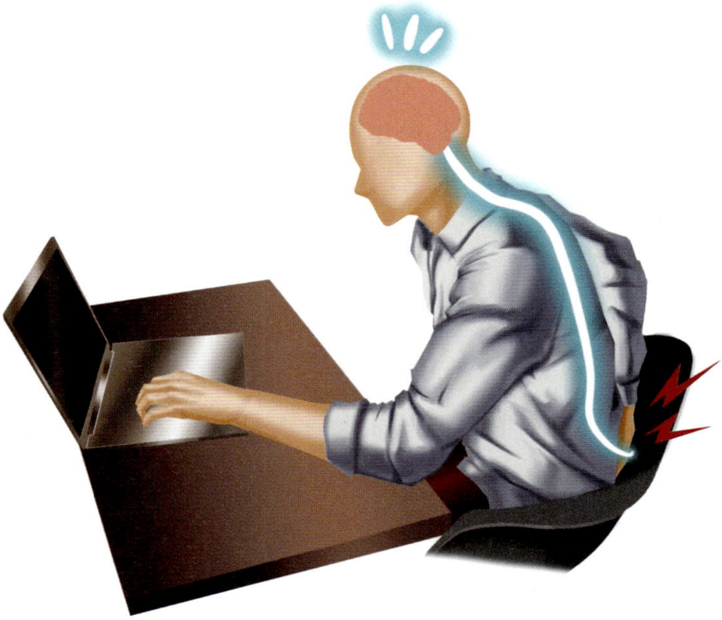

뇌의 움직임 프로그램 전달
(Brain Sends Movement Program)

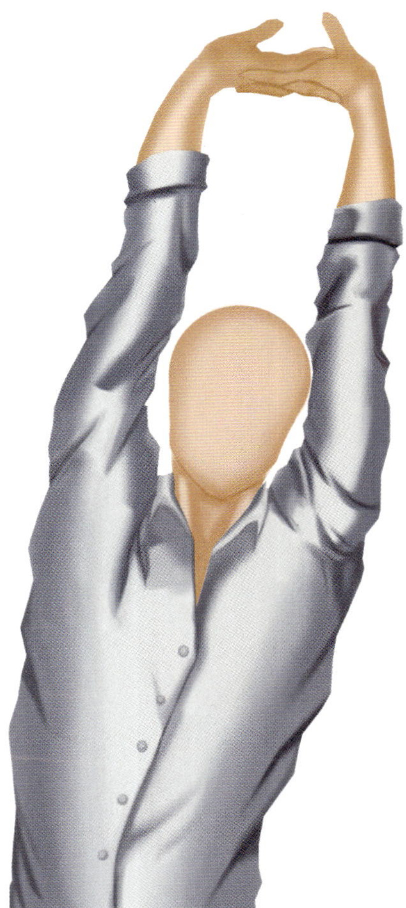

통각 수용기nociceptor를 작은 손가락처럼 생각해보자. 이들은 말초신경계에 존재하는 자유 신경종말free nerve endings 로, 끊임없이 위험 신호를 탐지하고 있다. 예를 들어 손가락에 압력을 가하면 일반적인 감각 수용기가 활성화되어 그 압력에 대한 감각 정보가 뇌로 전달된다. 그러나 압력이 일정 수준 이상으로 커지면, 통각 수용기가 활성화되어 '위험 신호'를 뇌로 전달한다.

각 감각이 뇌로 위험 신호를 전달하려면 일정한 역치threshold를 넘어야 한다. 신경에는 기본적인 안정 상태, 즉 안정막전위resting potential가 있으며, 신경과 조직, 세포 내의 통각 수용기수용기는 항상 위험을 감지하기 위해 준비되어 있다.

이들이 높은 역치에서 활성화되면, 뇌로 보내는 활동전위action potential라는 신호를 뇌로 전달한다. 즉, 신경이 일정한 안정막전위 상태에 있다가 어떤 자극이 가해지면 세포막 전압이 역치 수준으로 올라가게 되면 감각 센서가 자극이 되고 활동 전압은 척수를 타고 뇌의 해당부분까지 전달된다.

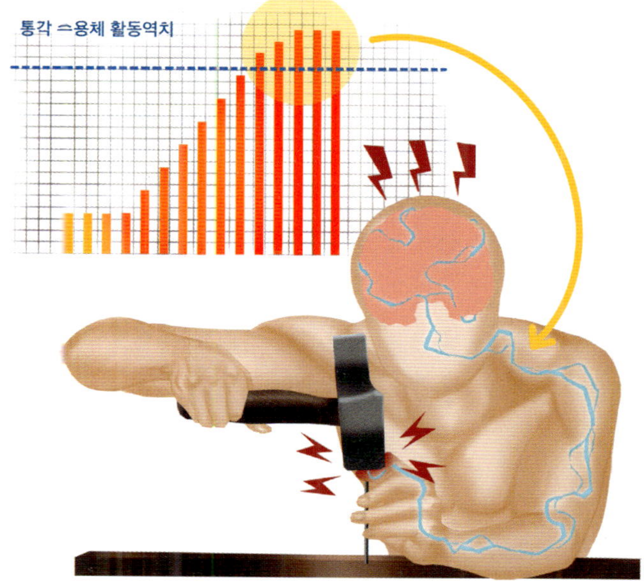

우리는 몸 전체에 감각 센서를 가지고 있다. 센서가 높게 자극이 되었을 때 높은 역치의 통각 수용체가 활성화되고, 위험 신호가 상승경로를 통해 뇌로 보내져 분석된다.

뇌의 통증 생성 방법
(How The Brain Creates Unique Pain)

통증의 생성에는 뇌의 여러 영역이 관여한다. 상행신경로ascending pathways는 대부분 감각정보sensory input를 처리하기 때문에 활성된 감각 센서에서 전달된 메시지는 운동감각피질somatosensory cortex로 먼저 전달된다. 우리의 뇌는 후두엽에서 전달되는 시각정보와 측두엽에서 전달되는 청각정보 등을 종합하여 함께 현재 발생되는 모든 상황을 고려하여 해당 정보를 분석한다. 신경매트릭스neuromatrix에서 다뤘던 것처럼 이 모든 영역은 함께 작동된다.

예전에는 뇌에 '통증을 느끼는 한 곳pain center'이 존재한다고 생각했지만, 지금은 특정한 통증 부위가 아니라 뇌의 여러 구조들이 특정패턴으로 함께 작용하여 통증이라는 '환상illusion of pain'을 만들어낸다는 것이 밝혀졌다. 우리는 이런 패턴을 신경지문neurosigniture이라고 한다.[1,2]

이름에서 알 수 있듯이, 모든 사람의 신경지문은 각각의 특징이 있다. 예를 들어 100명의 사람이 비슷한 허리통증을 겪더라도, 그들의 통증이 유사한 뇌 영역을 포함하더라도, 모든 사람의 뇌는 다양한 입력 정보를 이용하여 고유의 특별한 통증 패턴을 만들어 내기 때문에 신경지문은 조금씩 서로 다르다.

이러한 신경매트릭스 입력 정보는 감각sensory, 감정emotional, 심리psychological 세 가지 범주로 나눌 수 있다. 통증은 모든 사람에게 다르게 나타나며, 뇌는 이 세 가지 입력으로부터 얻은 다양한 정보를 종합적으로 처리해 통증을 만들어낸다.

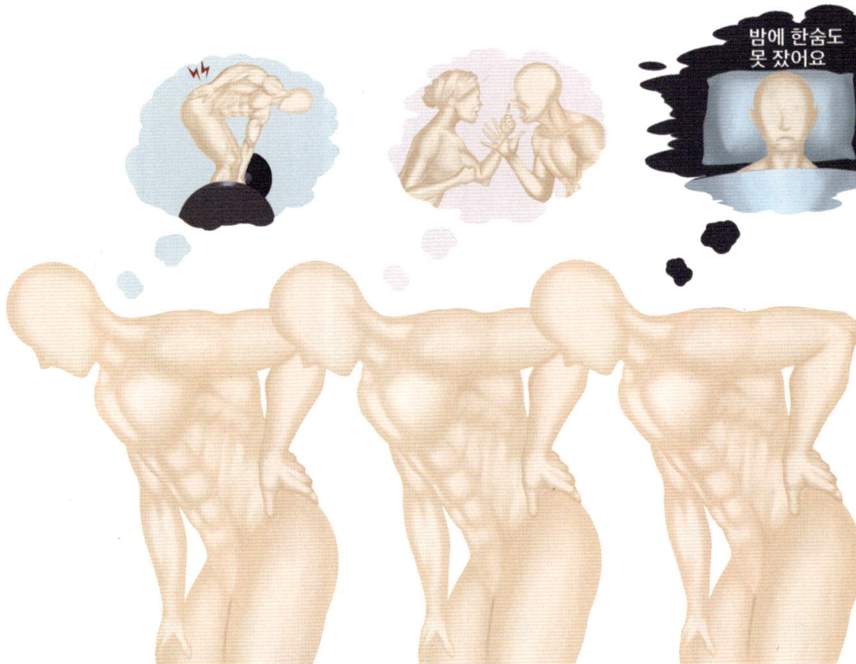

이 말의 의미는 **통증 해결을 위해서 자신만의 통증 경험을 정확히 파악하고 동일한 자극에 대한 신경계의 예민함을 감소시킬 수 있는 트레이닝을 통해 신경가소성을 유발 시켜 통증이 느껴지지 않는 신경지문과 다시 연결될 수 있는 과정으로 접근해야 한다는 것이다.** 만약 6개월 이상 지속된 만성 통증이 있다면, 이 책에서 당신의 증상에 맞게 운동재활 프로그램을 찾아서 무조건 따라하길 바란다. 우리는 우리의 몸에 귀를 기울일 필요가 있으며, 스트레스와 같은 다른 요인들을 잘 조절하고 증상에 맞는 운동을 통해 통증 증상을 잘 관리 할 필요가 있다. 그렇지않으면, 통증을 유발하는 신경지문이 더 민감해져, 통증을 유발하는 악순환이 반복될 수 있다.

이런 과정이 신경매트릭스 모델의 핵심이다. 뇌의 여러 구조들은 끊임없이 정보를 받고, 분석하고, 반응하면서 통증이 발생할 때마다 고유한 신경지문을 만들어낸다. 이 신경지문이 한 번 형성되면 아주 작은 자극만으로도 통증유발 패턴이 다시 활성화되어 통증이 통증이 재현될 수 있다.

통증의 하행신경로
[Descending(Efferent) Pathways For Pain]

하행신경로descending pathway, 또는 신장성 신경로efferent pathway는 몸을 작동시키기 위한 메시지를 전달하는 통증 고리의 한 부분이다. 구심성 신경로를 타고 뇌로 올라가는 대부분의 신호가 감각sensory 정보라면, 신장성 신경로를 따라 내려가는 신호는 주로 운동motor 신호로, '행동 프로그램action program'이라 불린다.

행동 프로그램은 보통 움직임 형태로 나타난다. 차가운 물이 담긴 양동이에 손을 집어 넣을 경우, 손가락의 온도감지 센서가 차가움에 반응해 활성화되고, 그 자극이 충분히 강하면 통각 수용기가 반응한다. 이때 발생한 활동 전위action potential는 팔을 따라 척수를 거쳐 뇌의 운동감각피질somatosensory cortex로 전달된다.

신경매트릭스의 여러 영역을 통해 뇌는 이 자극을 위험하다고 판단하고, 통증과 함께 행동 프로그램을 동시에 내보내게 된다. 운동 피질motor cortex은 이 신호를 척수의 겉질척수로corticospinal tract를 통해 아래로 전달하여 팔꿈치를 굽히는 근육에 전달한다. 결과적으로 팔꿈치가 굽혀지고 손이 얼음물에서 빠져나오게 된다.

신경매트릭스에서 만들어지는 대부분의 출력 결과는 운동 실행프로그램이나 운동반응이지만, 통증과 감정 또한 다른 출력 형태가 될 수 있다. 예를 들어, 길을 가다 가장자리 모서리를 밟아서 발목이 돌아갔을 때 발목 주변 인대와 다른 연부조직들은 정상범위보다 길게 늘어날 것이며, 이 순간 발목의 통각 수용기nociceptor가 즉시 활성화된다. 위험 신호를 전달받은 뇌는 통증을 만들어 부위를 보호하도록 하고, 새로운 움직임(절뚝거림)을 유도하며, 두려움을 일으켜 다음 번에는 같은 상황을 피하도록 학습시킨다.

우리의 뇌가 위험 신호를 억제할 수 있다고 얘기 했었는데 기억하시나요? 우리의 뇌와 척수의 하행신경로를 통해 위험 신호를 차단할 수 있다. 뇌는 자연적으로 모르핀morphine을 분비시키는 내인성 아편유사제endogenous opioics를 만들어내고, 척수에 다른 강력한 화학물질을 분비혀 통증 신호nociceptive messages를 차단시킬 수 있다. 이런 과정을 통해 감각 정보는 뇌에 도달되지 못하게 되며, 통증도 느끼지 못하게 된다.

이 현상은 격투기 선수들에게서 자주 볼 수 있다. 이종격투기 선수들은 경기 도중 심각한 조직 손상을 입기도 하지만, 경기가 끝나거나 긴장상황이 제거될 때까지 통증을 느끼지 못할 때가 있다. 비슷하게, 전투 중 손상을 입은 군인이 총상을 입고도 기지로 복귀해 치료를 받기 전까지는 통증을 인식하지 못하는 경우도 있다.

다음은 신경계에 관한 얘기들이다: 신경은 함께 활성되며, 함께 연결된다.[15]

이렇게 뉴런들이 특정 패턴으로 함께 작동할 때 형성되는 것이 바로 신경지문Neurosignatures 이다. 같은 패턴이 반복될수록 그 연결은 더욱 견고해진다.

이것이 바로 운동 기술을 배울 때 일어나는 신경가소성neuroplasticity의 원리이기도 하다. 만약 우리가 농구 슈팅을 배울 경우 우리의 뇌는 슈팅 기술을 위한 신경지문을 만들기 시작할 것이며, 더 많이 연습할수록 그 회로가 강화되어 실력이 향상될 것이다. 이러한 과정은 통증의 경우에도 동일하게 발생된다. 우리가 통증을 느끼게 될 경우 감각 센서를 둔감하게 해줄 움직임을 하게 되며, 통증이 느껴지지 않는 새로운 신경지문을 만들기 시작할 것이다. 이런 접근이 통증고리에서 신경가소성을 긍정적인 방향으로 사용하는 방법이다.

그러나 운동재활 프로그램의 효과는 다음 장에서 다룰 통증 형태에 따라 달라질 수 있다.

신경매트릭스 출력(Neuromatrix Output)

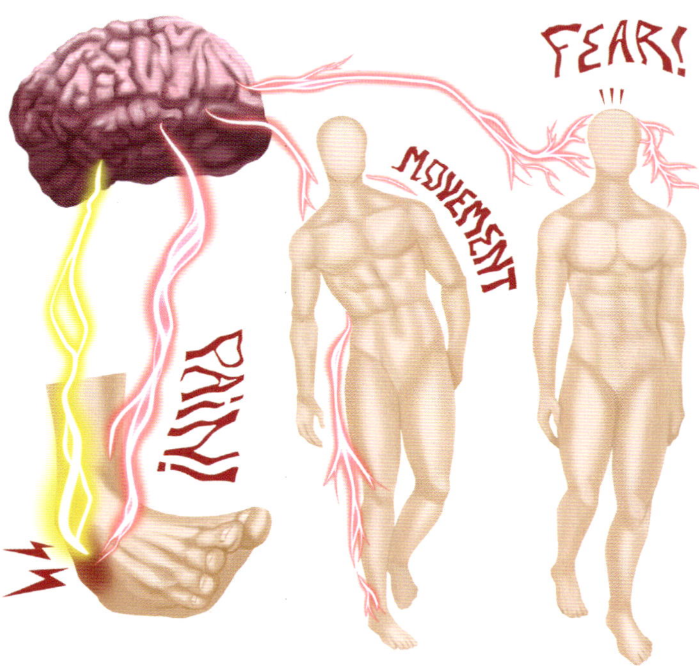

기분 좋은 통증(Pain That Feels Good)

심부조직 마사지처럼 때론 통증이 기분 좋게 느껴질 때도 있다. 마사지의 강한 압박은 여러 감각 수용기를 활성화하지만, 우리는 "이건 몸을 풀어주는 좋은 자극이야" 라고 인식하기 때문에 뇌는 엔도르핀(endorphin)을 분비해 척수를 따라 올라가는 위험 신호를 일부 차단한다. 예민해진 신체 부위를 새로운 움직임을 통해 점진적으로 통증 부위에 노출시켜 통증 부위에 대한 신경계의 인지를 변화시킬 수 있다. 이러한 움직임으로 통증에 예민했던 신체부위를 사용 가능하게 만들 수 있다.

CHAPTER 3

통증의 종류 (The Different **types Of Pain**)

통증은 크게 세 가지 유형으로 나뉘며, 각각 고유한 특성, 징후, 증상을 가지고 있다.

- **기계적 통증**(Mechanical or nociceptive)
- **신경성 통증**(Neuropathic or nerve)
- **만성 통증**(Chronic or persistent)

어떤 유형의 통증인지 파악하는 것은 통증의 특성에 맞는 운동재활훈련 전략을 결정하는데 도움이 된다. 그렇게 하기 위해서 통증의 특징 및 증상과 함께 통증이 생긴 원인 또는 현재 자각하는 통증 정도 등을 함께 잘 고려해야 한다. 이와 같은 정보를 사용하여 자신의 상태와 가장 잘 맞는 통증 완화 및 치료를 위한 효율적인 운동재활 프로그램을 선택할 수 있게 된다.

급성 통증 vs. 만성 통증: 차이점은 무엇인가?

급성과 만성이란 말은 일반적으로 증상의 시간적 기준(통증이 지속되는 기간)을 의미한다.

- **급성 통증**(Acute Pain)은 예측 가능하며, 일반적으로 갑작스럽게 발생된다. 그리고 몸이 회복 됐을 때 통증은 사라진다(12주 미만).
- **만성 통증**(Chronic Pain)은 예측하기 어려우며, 일반적인 손상 치유 시간을 지나서도 증상이 지속되게 된다(12주 이상).

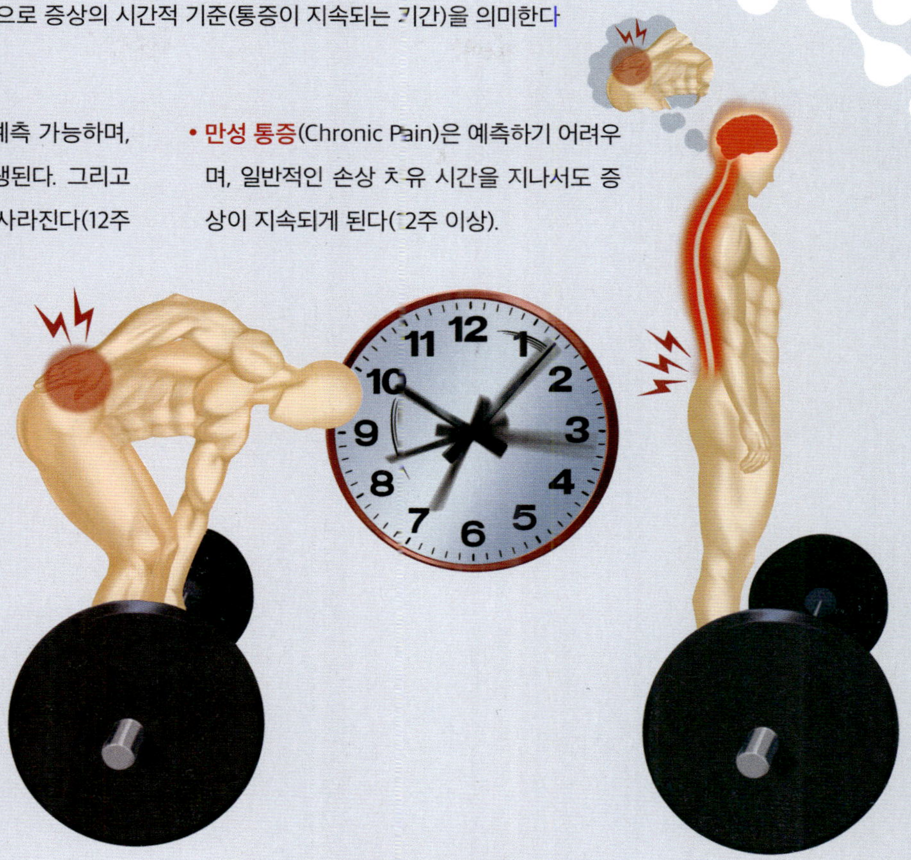

이러한 통증 분류가 도움이 될 수 있지만, 이 용어들이 혼용되어 사용되는 경우가 많고, 엉뚱한 방향으로 해석을 될 경우 재활에 혼란을 야기하고 치료 전략이 잘못된 방향으로 진행 될 수 있기 때문에 두 가지 통증을 구분 짓는 것은 매우 중요하다.

예를 들면, 반복적인 과사용이 문제일 경우 초기 손상이 악화되어 급성 통증은 12주 이상 지속될 수 있다. 완전하게 치유가 되기 전에 손상부위에 스트레스를 주는 행동을 할 경우 통증은 사라졌다가 다시 재발 될 수 있다.

일반적인 치유시간을 넘어 급성 통증이 지속되는 경우 재발된 급성 통증을 만성 통증으로 잘못 분류할 수 있다. 그리고 이 통증이 만성 통증으로 분류될 경우 우리의 심리 상태나 운동 재활에 대한 접근방법이 변할 수 있다. 통증은 더 복잡해지고 지속될 것이며, 통증이 완전히 사라지지 않을것 같은 생각이 들기 시작할 것이다.

그러나 대부분의 상황에서 통증 재발은 반복적으로 급성 통증이 다시 나타나는 것이다. 통증 체계는 우리 몸에서 어떤 일이 일어나는지 정확하게 알려준다. 간단하게 통증을 악화시키는 자세, 움직임 또는 행동과 같은 요소들을 피하거나 수정하고, 3단계의 재활 프로그램을 잘 수행한다면 우리의 몸은 더 좋아질 것이다.

그러나 통증이 개선되지 않는다면, 통증은 만성 통증으로 바뀔 수 있으며, 약간 다른 접근방법이 필요하게 될 것이다. 만성 통증의 경우 신체 조직은 치유되었어도 신경계는 여전히 손상부위를 보호하기 위해 작동되고 있게 된다. 뇌는 손상을 일으켰던 움직임을 기억할 것이며, 동작이 손상을 유발하지 않음에도 불구하고 통증 반응을 일으킬 것이다. 또는 만성 통증은 환경(안전하지 못한 작업환경)이나 생활방식(수면부족 및 식이습관), 심리상태(과도한 스트레스 또는 우울증)와 관련될 수 있다.

만성 통증을 치료하기 위해서는 운동재활 프로그램을 잘 수행하는게 도움될 수 있으며, 4장에서 소개되는 통증 요인들을 다루는 포괄적인 접근방법을 시도하는게 좋다.

기계적(통각 수용성) 통증
[Mechanical (or Nociceptive) Pain]

통증의 첫번째 형태는 근육, 힘줄, 인대와 같은 신경조직이 아닌 조직에서 발생되는 통증이다. 기계적 통증은 몸에 가해지는 위험을 감지하는 역할을 하는 통각 수용기의 활성과 관련이 있다. 이러한 특징은 기계적 통증이 통각 수용성 통증nociceptive pain으로 불리는 이유이기도 하다.

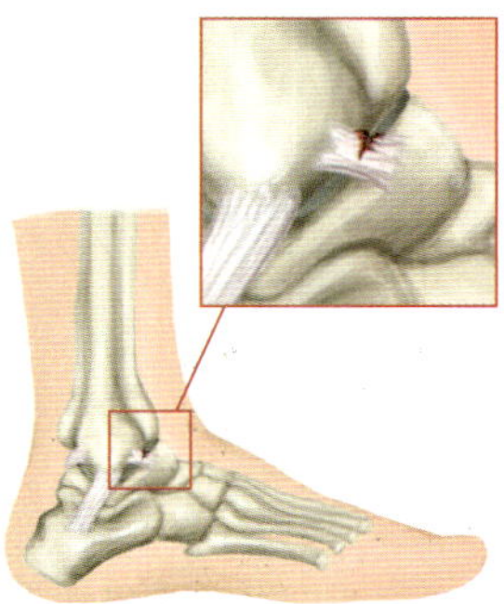

인대 염좌(Ligament sprain)

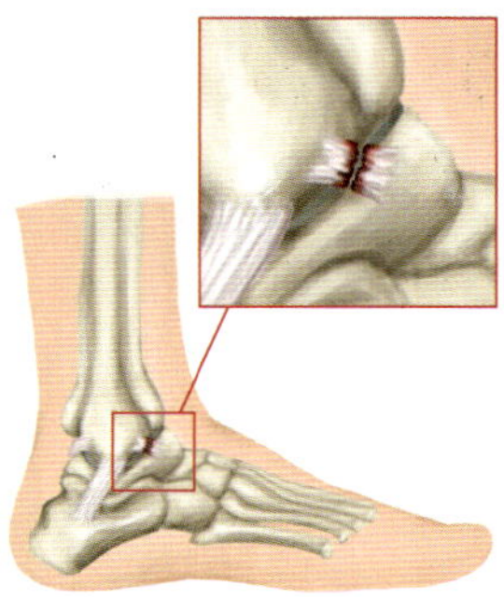

인대 파열(Ligament tear)

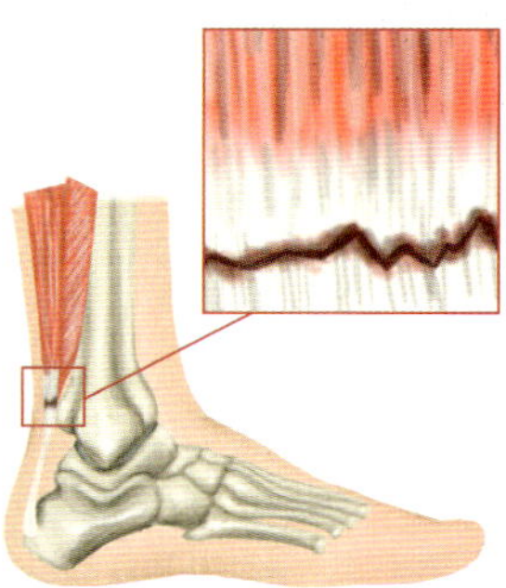

힘줄 손상(Tendon injury)

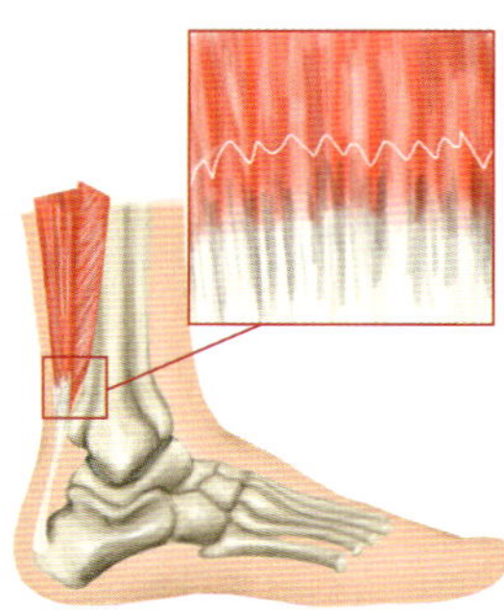

근육 좌상(Muscle strain)

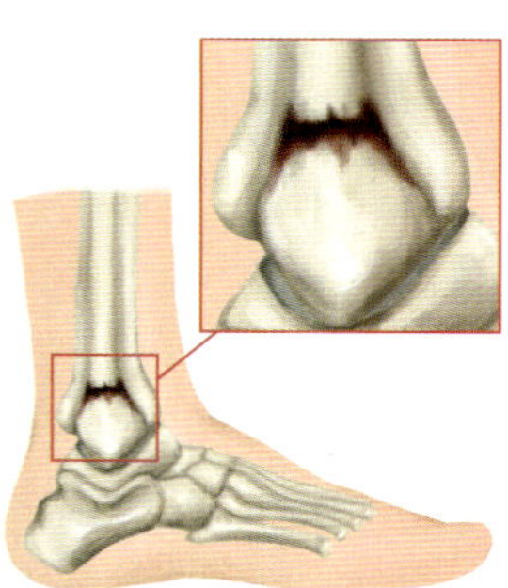

골절(Fracture)

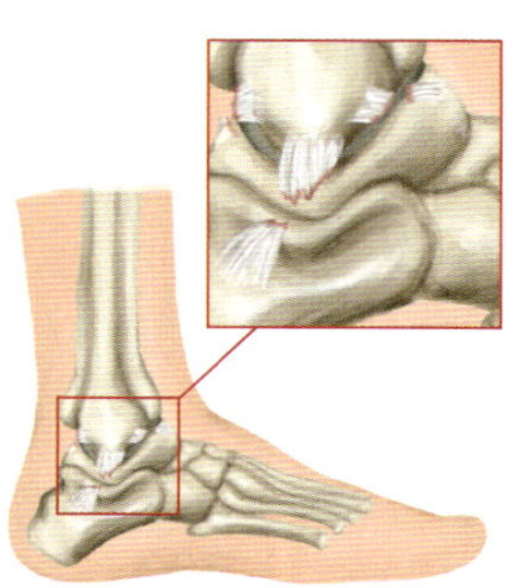

관절 탈구(Dislocated joint)

신체 조직의 기계적 손상은 통증의 가장 일반적인 원인이다. 우리는 신체 활동을 하는 동안 발목 염좌, 반원판연골 손상, 골절과 같은 손상을 당할 수 있으며, 이런 손상과 관련된 통증을 생길 수 있다.

기계적 통증: 징후, 증상 및 특징
(Mechanical Pain: Signs, Symptoms, And Characteristics)

- 통증의 형태는 자세나 동작에 따라 명확하게 구분된다. 몸을 회전시키거나 특정 방향으로 움직일 경우 통증이 발생되고, 다시 해당 동작을 벗어나게 되면 통증은 사라지게 된다.
- 통증이 처음 겪는 부위이고 통증 부위에 스트레스를 가했을 때 날카로운 통증이 느껴지게 된다. 예를 들어, 최근 발목 염좌를 당했고 다시 같은 발목 부위를 뒤틀리게 한다면 날카로운 통증을 느끼게 될 것이다.
- 손상부위가 치유중이거나 직접적인 충격이 가해지지 않으면 기계적 통증은 둔dull한 통증이 느껴진다.
- 기계적 통증은 일반적으로 명확한 증상을 보이며 손상부위 또한 명확하다. 예를 들어 햄스트링 손상을 당했을 경우, 햄스트링 부위를 스트레칭 하거나 수축하거나 또는 만졌을 때 통증을 느낄 것이다. 기계적 통증 부위와 관련이 없는 햄스트링 부위를 만졌을 경우에는 통증이 느껴지지 않을 것이다.

대부분의 기계적 통증은 급성으로 나타난다. 손상을 당하게 되면 3개월의 치유시간이 소요되며, 그 기간에 통증은 사라진다. 그러나 어떤 조직들은 일반적인 조직보다 치유가 오래 걸려 통증이 오래 지속될 수도 있다. 슬관절 반원판 연골의 경우 혈액순환이 원활하지 못하기 때문에 손상이 심하게 발생될 경우 일반적인 급성 통증 회복 기간보다 오래 시간이 소요될 수 있다. 오랜 회복시간이 필요하기 때문에 손상부위의 예민함도 3개월 이상 지속되게 된다. 그러나 긴 치유시간이 만성 통증으로 연결된다는 의미는 아니다.

이러한 부분이 재활 운동에 들어가기 전 통증의 특징을 잘 파악해야하는 이유이다.

허리통증의 초반에는 급성 통증의 형태로 나타나게 되나 만약 통증이 다시 재발하게 될 경우 스스로에게 다시 통증이 악화되는지? 또는 치유에 오랜 시간이 소요되고 있는지? 허리 부위의 감각 센서들이 민감해져 있는지? 등에 관해 생각해 봐야한다. 이런 특징들에 대한 대처는 통증을 회복하기 위한 운동재활 프로그램과 같은 다양한 요인들에 의해 달라질 수 있다.

대부분의 기계적 통증은 운동재활을 통해 효과를 볼 수 있으며, 통증과 관련된 과거 행동이나 상황들에 대한 정보가 통증과 연관된 원인과 통증 회복에 방해되는 요소를 파악하는데 도움이 될 것이다.

신경병성 통증(신경) 통증
[Neuropathic (or Nerve) Pain]

신경병증Neuropathic이나 신경통nerve pain은 신경계 일부분에 손상이 발생되거나 자극이 일어났을 때 발생된다. 신경병증은 급성 손상이나 급성 염증이 원인이 되기도 하고 당뇨와 같이 신경계에 영향을 미치는 질병에 의해서도 발생된다.

신경은 몸 전체로 퍼져있으며, 미세순환을 통해 혈액 공급이 되며, 위험을 감지하는 통각 수용기도 분포되어 있다. 이러한 특징 때문에 팔꿈치쪽을 부딪혔을 때 자신경이 자극 받아 높은 역치의 신경 통각 수용기가 활성되어 통증이 발생된다. 신경 손상은 신경병증 통증을 유발하게 되며, 증상에는 무딘증상이나 특정부위가 찌릿한 통증, 정신이 번쩍드는 날카로운 통증 등이 나타난다.

궁둥신경통은 가장 흔한 신경병증 통증 중 하나이다. 궁둥신경은 하부 허리에서 각각 다른 5개의 신경근으로 구성되어 있으며, 이 신경근들이 하나로 합쳐졌을 때 연필 굵기만한 아주 큰 말초신경을 이루게 된다.

궁둥신경통은 염증이 일어나거나 기계적인 통증이 발생될 수 있는 신경자극과 연관된다. 그러나 이런 신경자극이 항상 신경이 눌려지거나 부딪힌다는 것을 의미하지는 않는다. 만약 우리가 허리를 삐끗할 경우 염증이 발생될 수 있고 큰 궁둥신경의 작은 신경분지에 자극이 될 수 있다. 궁둥신경은 정강이에서 분지되기 전까지 엉덩이와 햄스트링을 타고 내려오고, 무릎 뒤에서 분지되어 정강이, 발, 발가락으로 내려가게 된다. 간단히 말하면, 궁둥신경이 지나치는 전체 경로에서 어느 부위에서라도 신경에 손상이 발생될 경우 증상은 악화될 수 있다.

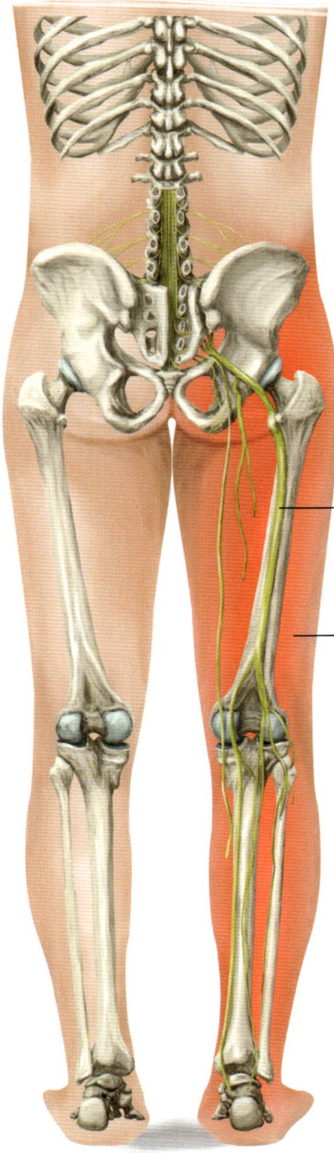

신경병증 통증: 증상과 특징

(Neuropathic Pain:
Signs, Symptoms, And Characteristics)

- 대부분의 경우 신경병증 통증의 증상은 무딤, 화끈거림, 찌릿거림, 돌아다니는 통증 등이 있다.
- 신경병증 통증은 손상부위 주변에 걸쳐서 통증이 있는 통각 수용기 통증과 달리 보통 신경경로를 따라 퍼진다. 통증이 심해질수록 퍼지는 범위도 넓어진다. 예를 들어, 하부 허리가 자극 받았을 때 통증은 대퇴나 둔부 근처에서 나타나지만, 더 큰 자극이 발생 됐을 경우에는 말초부분으로 더 퍼지게 되며 다리를 거쳐 정강이나 발까지 아래로 더 퍼지게 된다.

이처럼 신경 경로를 따라 전파되는 통증을 방사통radicular pain이라 한다. 방사통은 신경외 다른 신체구조에서 통증이 나타나는 연관통referred pain과는 다르다. 방사통은 신경이 아닌 구조, 주로 장기에서 근골격계로 통증을 전달할 때 발생한다. 예를 들어, 심장에서 발생한 통증이 왼쪽 팔로 전달되거나, 신장 결석Kidney stone으로 인해 통증이 허리로 전달되는 경우가 이에 해당한다.

손상이 없는데 통증이 있다면 연관통이라는 것을 명심한다. 암과 같은 심각한 의료적 처치가 필요한 상황인지 확인하기 위해서 의사의 진료를 받드시 받아야한다. 연관통이 방사통과 다른 점은 주요 증상이 장기와 관련이 있다는 것이며, 재활로 회복이 되지 않는다는 것이다. 만약 신장 감염이 있다면 허리통증은 개선되지 않을 것이며, 움직일 때마다 더 악화될 것이다. 신장이 활동을 할 때마다 통증이 발생하며, 통증을 기계적으로 재현할 수 없다.

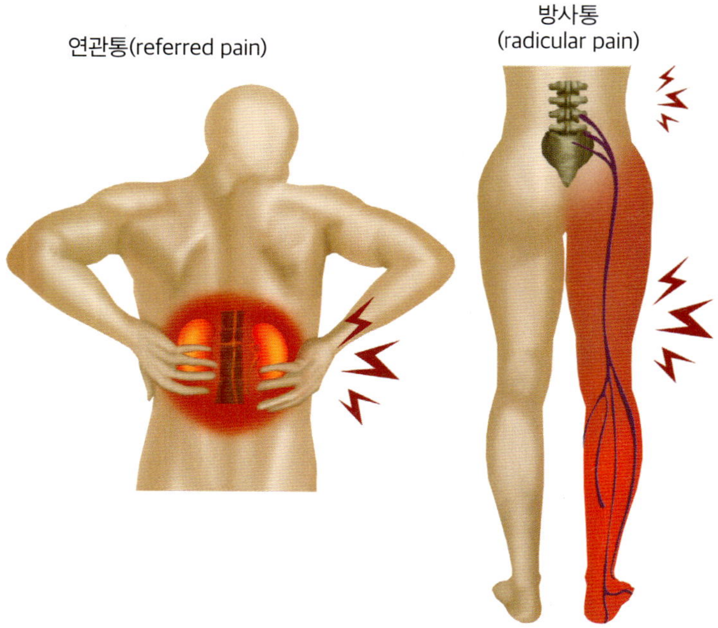

물리적 스트레스로 인한 신경 자극이 손상을 일으키는 궁둥신경통과 손목터널증후군은 신경병증성 통증의 대표적인 예이다. 뇌졸증이나 척수손상, 당뇨성 신경병증과 같은 신경계 질병이나 손상은 무딘감각이나 찌릿함 또는 다른 감각 이상이 동반된 만성 신경병증 통증을 유발 시킬 수 있다. 신경병증은 보통 신경계에 손상을 일으키는 전신 질환을 말한다.

만약 자세나 움직임에 의해 무딘감각이나 찌릿함, 통증이 퍼지는 경우, 이 책에 나와있는 운동재활 프로그램들이 적용가능하다. 그러나 뇌나, 척수에 영향을 미치는 질환을 앓고 있다면, 운동재활이 도움이 될 수는 있으나 신경계 증상을 변화시킬 수는 없을 것이다. 이러한 경우 의학적 치료가 가장 좋은 방법일 수 있다. 예를 들어 당뇨와 연관된 통증을 앓고 있다면 주요 증상을 치료하기 위해서 병원진료를 받아야한다. 이 책은 근골격계가 원인이 되는 통증을 해결하는데 목적이 있다. 신경병증의 문제를 해결하는것이 아니라 기계적 통증을 해결하는 것이라면 이 책에서 제공하는 운동재활 프로그램은 도움이 될 것이다.

신경병증 통증은 중추신경계나 말초신경계에서 발생될 수 있다. 궁둥신경통은 말초신경계 내에서 통증이 발생 될 수도 있고, 척수나 뇌의 손상에 의해 중추신경계에서 통증이 발생될 수도 있다. 중추신경계 통증은 의료적 관리가 필요하고 운동이나 움직임 등과 같은 신체적 중재에 개선될 가능성이 적기 때문에 이 책은 말초신경계 통증을 개선하는데 초점을 맞춰져 있다.

그러나 운동이나 움직임 같은 걸 하지 말라는 의미는 아니다. 척수 손상을 위한 운동재활은 통증 개선에 큰 변화를 줄 수는 없지만, 넓은 가동범위에서 몸을 안전하고 효율적으로 움직일 수 있게 되어 신체적 기능에 많은 영향을 미칠 수 있다. 비록 가지고 있는 통증의 형태를 알아내는 것이 앞으로의 개선 방향을 결정하는데 도움이 될 수는 있지만, 전체적인 건강과 기능을 위한 운동의 이점을 간과해서는 안된다.

만성 통증(Chronic or Persistent pain)

만성 통증은 신경계가 더 이상 신체 변화에 반응하지 않는 질환 및 기능부전 상태를 의미한다. 만성 통증 상태가 주변에서 흔하기 때문에 종종 정상처럼 생각될 때가 있다.

통증은 정상적인 현상이며, 우리 자신에게 몸의 상태를 알려주는 역할을 한다. 그러나 통증 상태가 오래 지속되고 더 이상 우리 몸의 신체적 건강상태에 대해 반응하지 못한다면 통증은 정상적인 기능이 불가능해지고 몸의 기능에 도움이 되지 못한다. 이런 상황에서는 우리가 느끼는 통증과 실제 신체 조직에서 일어나는 현상이 서로 일치되지 못하게 된다.

이런 종류의 통증은 MRI나 X-ray 상에서 정상으로 보일 수 있지만, 여전히 통증이 존재하며, 몸에서 느껴지는 감각과 실제 영상 소견이 일치하지 않는 경우가 있다. 예를 들어, 연필을 줍기 위해 몸을 구부리다가 몇일 동안 몸을 가눌 수 없을 정도의 심한 통증이 생겼을 경우, 그 통증은 근골격계의 실제적인 상태를 정확하게 반영한다고 볼 수 없다.

만성 통증의 종류

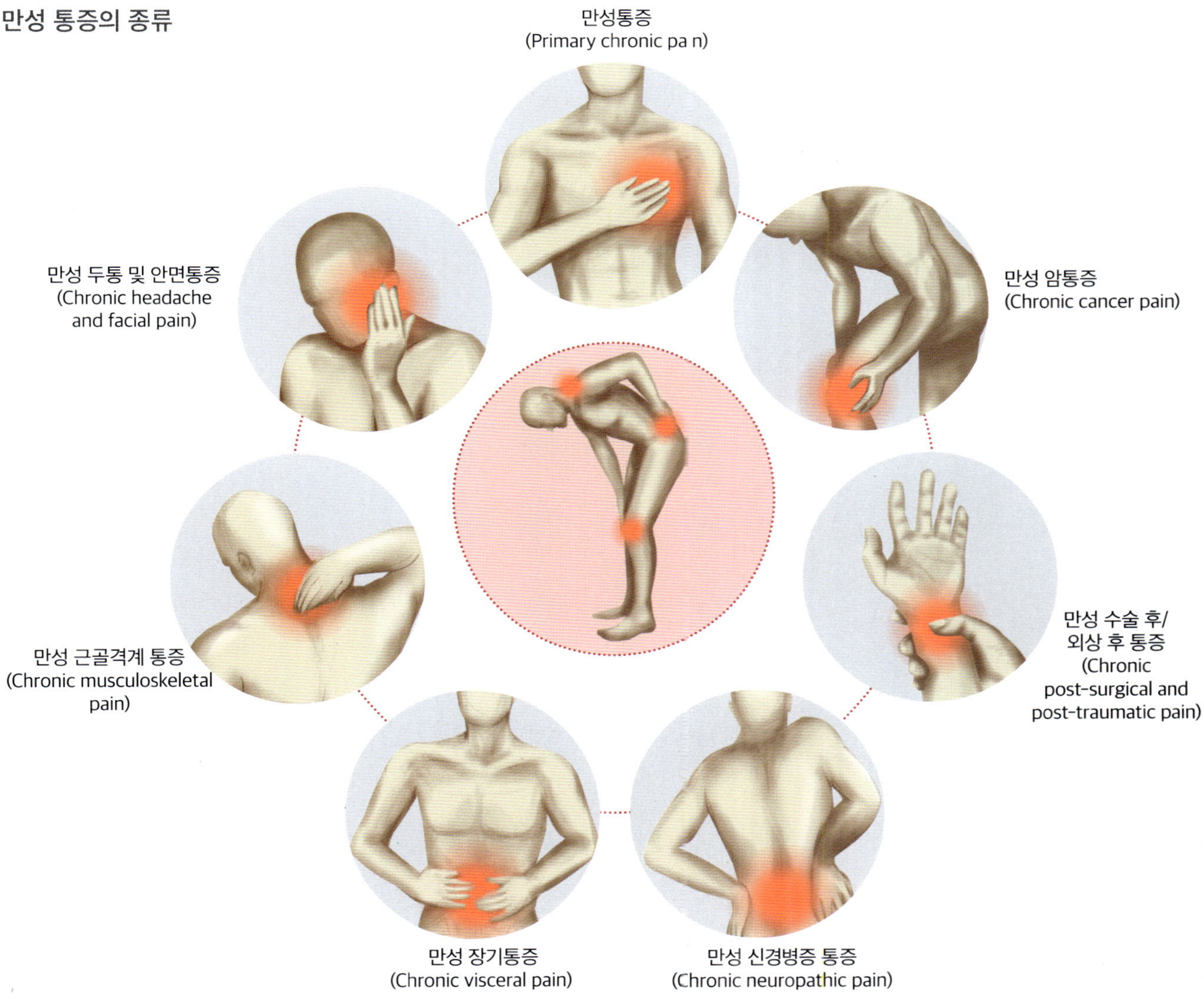

만성 통증과 회복 과정(두려움-회피 모델)
[Path to Chronic Pain and Recovery (Fear Avoidance Model)]

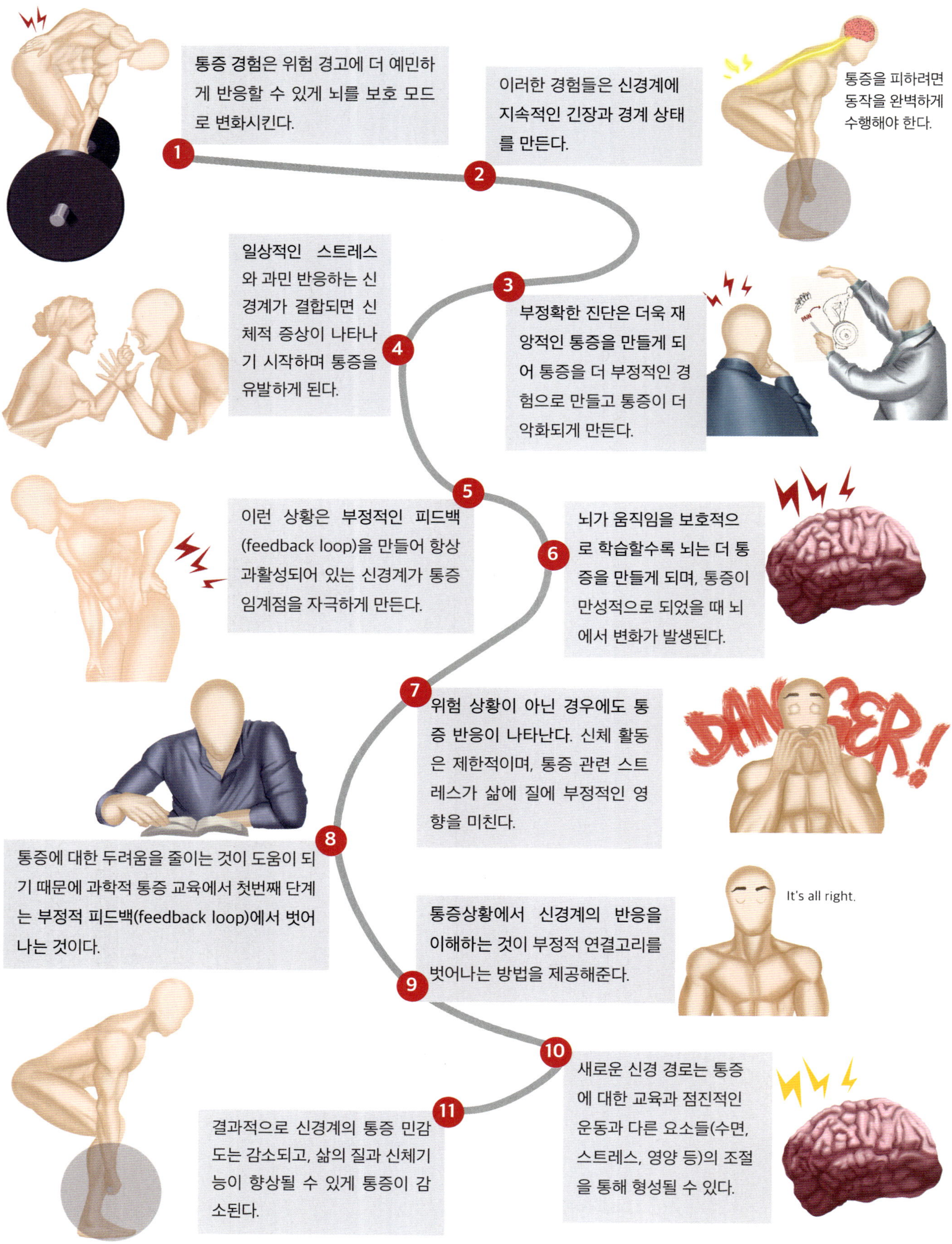

만성 통증: 증상과 특징
(Chronic Pain: Signs, Symptoms, And Characteristics)

- 증상을 명확히 구분하기 어렵고, 특정 자세나 움직임으로 기계적으로 재현하기 어려운 경우가 많다.
- 만성 통증은 명확한 기준없이 통증의 경계가 모호하며, 다른 신체 부위로 퍼질 수도 있다. 반면 기계적 통증이나 심지어 일부 신경병증 통증을 가진 환자는 통증 부위를 명확히 구분할 수 있는 경우가 많다.
- 움직임, 신체 접촉, 정신적 스트레스, 온도 변화 등에 의해 과장되거나 증폭된 통증 반응이 나타난다. 예를 들어, 어떤 사람들은 에어컨 바람 아래 앉아 있을 때 차가운 공기가 통증을 유발하는 것처럼 느끼기도 한다.
- 통증의 양상(질)이 일정하지 않다. 어떤 날은 쑤시듯 아프고, 또 다른 날은 날카롭거나, 타는 듯하거나, 저리는 느낌으로 나타나기도 한다.

만성 통증은 급성 통증과 특징을 보이기도 하며, 라임병Lyme disease처럼 신체적인 통증을 유발하는 심각한 질환의 증상과도 비슷하게 나타날 수 있다. 이러한 이유로, 한 가지 검사만으로 원인을 명확히 밝혀내기가 어렵다. 그래서 첫컨째 과정은 자가면역질환이나 전신질환, 장기에 의한 연관통을 구분하는 것이다. 만약, 의사가 지속되는 통증을 만성 상태로 판단판단했다면, 통증 유발 원인과 개선 방안을 찾아야 한다. 다가올 일에 대한 걱정 같은 비신체적 요인이 통증을 유발할 수도 있다. 투쟁-도피fight-or-flight 반응이 신경을 민감하게 만들어, 스트레스 자체가 통증을 재현시키는 경우이다. 이런 경우에는 신체 구조의 손상보다는, 다른 생리적 시스템의 이상이 근골격계 통증을 활성화시키는 것일 수 있다.

이런 상황에서는 통증 감소를 위해 단순히 움직임이나 운동뿐만 아니라 수면 관리, 식습관 개선, 스트레스 조절, 염증 완화와 같은 다양한 방법들을 사용할 수 있다. 비록 이 책에서는 저항성 운동과 가동성 운동에 주로 초점을 맞추고 있지만, 만성 통증 완화를 위해 중요한 다른 요소들에 관한 근거들을 제시 할 것이다.

핵심 내용은 이 책에서 제시하는 운동 프로그램과 환경과 행동 변화를 통해 몸의 균형을 회복시킬 수 있음을 이해한다면 통증은 조절될 수 있다는 것이다. 통증 시스템은 스스로 변할 수 있는 신경가소성neuroplasticity을 지니고 있어, 꾸준한 훈련을 통해 통증 반응을 조절하고 회복할 수 있다.

세가지 통증 유형의 교차점
(Where the Three Types Overlap)

기계적 통증. 신경병증 통증. 만성 통증. 이 세 가지 통증 유형은 서로 겹치는 부분이 있다.

무거운 물건을 들어올리다 허리를 삐끗해서 발생한 허리통증은 기계적 통증과 관련이 있다. 하지만 궁둥신경통으로 인해 허리통증이 발생되었다면 이는 신경병증 관련 통증이 된다. 그리고 무엇이 잘못되었는지 정확한 원인을 모른다면 만성 통증일 수 있다. 이런 통증은 신체적인 요인보다는 정신적 상태, 사고방식, 스트레스 등과 더 깊이 연관되어 있을 수 있다.

다음 장에서는 통증에 긍정적이면서 동시에 부정적인 영향을 미치는 다양한 요인들을 살펴보고, 수면, 식습관, 스트레스 관리 같은 요소를 개선함으로써 각 통증 유형을 완화할 수 있는 방법을 설명할 것이다.

chapter 4

통증에 영향을 미치는 요인들

(The Factors That Influence Pain)

통증은 일반적으로 재활클리닉을 찾는 사람들에게 가장 흔한 증상이다. 운동재활 전문가로서 나의 주요 역할은 움직임과 운동을 통해 신체의 기능을 회복하고 통증을 완화하는 것이다. 이 책 또한 그 목표를 중심으로 다루고 있다. 그러나 하지만 손상 회복을 방해하거나 통증을 장기화시키는 요인은 신체적인 부분 외에도 다양하다. 생각, 믿음, 스트레스, 수면, 인간관계, 자세, 운동 습관, 해부학적 구조 그리고 환경은 통증 경험에 영향을 줄 수 있는 요인들 중 일부이다.

그렇기 때문에 이러한 요소들에 관련된 교육은 통증이 발생되는 원리를 이해하고 통증을 없애는데 매우 도움이 될 수 있다. 통증 해결을 기계적 관점(움직임과 운동 중심)에서만 접근했을 경우 신체 시스템에 영향을 미칠 수 있는 다른 요인은 해결하지 못했기 때문에 통증은 개선되지 않을 수도 있다. 반대로 자세나 생체역학과 같은 요인에만 지나치게 초점을 맞출 경우 통증의 원인이 되는 다른 중요한 요인을 놓칠 수 있다. 움직임은 분명 통증 유발에 큰 비중을 차지하고 해결되어야 할 문제이지만, 장기적인 통증의 가장 큰 요인은 생활습관, 신념, 환경과 관련이 있는 경우가 많다. 따라서 통증 조절을 위한 적절한 조치에는 의학적 치료, 심리 상담, 영양 관리가 함께 필요할 수 있다.

이 책의 재활 전략은 신체에 초점을 맞추고 있기 때문에 주로 움직임과 운동을 통한 통증 치료에 대해 논의한다. 그러나 다른 요인들도 똑같이 중요할 수 있다. 따라서 이 장에서는 연구를 통해 근거가 가장 확실한 요인들을 함께 다루며, 각 요인을 다루기 위한 실질적인 방법과 가이드라인을 제시한다. 이는 단순히 잠재적인 요인(긍정적이든 부정적이든)에 대한 인식을 높이고, 보다 통합적이고 체계적인 치료 접근법을 세우며, 특별한 주의가 필요한 요인을 정확히 찾아내는 등 통증을 해결에 보다 포괄적인 접근 방식을 취하는 데 도움이 될 것이다.

통증 역치: 자각 vs. 내성
(Pain thresholds: perception vs. tolerance)

통증에 영향을 미치는 요인과 이러한 요인이 통증 경험에 어떤 영향을 ㅁ 치는지 논의할 때는 통증 과학의 두 가지 주요 기준점인 통증 자각과 통증 내성에 대해 이해하는 것이 중요하다.

- **자각**(Perception): 잠재적으로 위험한 자극의 강도가 증가함에 따라 통증 자각 역치는 당신이 처음으로 불편함을 느끼는 순간을 의미한다.
- **내성**(Tolerance): 불편함을 느끼기 시작한 후, 통증 내성 역치는 더 이상 그 통증을 견디거나 참을 수 없는 지점을 의미한다.

얼음물에 손을 담그고 있다고 상상해 보라.
차가움을 통증으로 인식하는 순간이 통증 자각 역치이다.

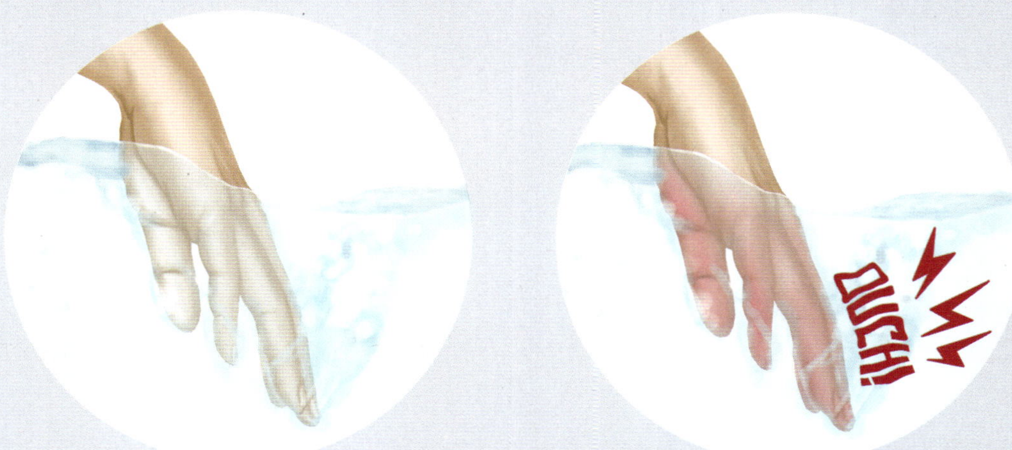

통증 내성 역치는 그 후 얼마나 오랫동안 물 속에 손을 담글 수 있는지에 따라 정의된다.

어떤 사람은 다른 사람보다 더 민감하지만, 사람마다 "기본" 통증 자각 역치는 큰 차이가 없는 것으로 알려져 있다.[1,2] 반면에, 통증을 '견뎌내는' 능력인 내성은 이와 성격이 다르다. 통증 내성 역치는 훈련이나 특정 경험을 통해 변화시킬 수 있다. 예를 들어, 지속적인 훈련을 통해 신체적 고통을 이겨내는 데 익숙한 지구력 운동선수나 무술 수련자는 통증 내성 역치가 높은 경향을 보인다.[3-6] 더불어, 출산처럼 그 결과가 매우 중요하고 긍정적인 상황에서는, 얻게 될 좋은 결과 때문에 극심한 통증도 기꺼이 감내하고 버틸 수 있게 되기도 한다.[7,8]

신체 활동 부족(Physical Inactivity)

통증에 영향을 미칠 수 있는 첫 번째 요인은 신체 활동 수준이다. 미국 스포츠의학회(ACSM)나 미국 질병통제 예방센터(CDC) 같은 곳에서는 건강한 성인이라면 매주 총 150분 정도의 중간 강도 유산소 운동 (하루 20~30분 정도)을 하고, 일주일에 최소 두 번은 근력 운동을 하라고 권장하고 있다. 이런 권고는 오래전부터 있었지만, 신체 활동 부족과 좌식 생활의 비율은 전 세계적으로 계속 증가하고 있다.

신체 활동이 부족하면 우리 몸의 신경계와 면역계에 해로운 변화가 일어나고 만성 통증이 발생할 가능성이 높아진다.[9-11] 인간 및 동물 대상 연구에 따르면 신체활동 부족은 통증 민감도(통각 과민증hyperalgesia)를 증가시키는데, 이는 중추 신경계의 변화로 인해 통각 신호를 억제하는 능력이 떨어지기 때문으로 추정된다.[12-15] 또한 신체활동부족은 염증 사이토카인cytokines(면역계 분자) 수치를 높이고 항염증 사이토카인 수치를 낮추는 것으로 밝혀졌다. 염증성 사이토카인은 통각 수용기의 수용체를 활성화하여 통증을 경험할 가능성을 높이는 반면, 항염증성 사이토카인은 통각 수용기의 활동을 줄이는 데 도움이 되는 것으로 알려져 있다.[16-19]

좋은 소식은 당신이 어떤 운동을 하느냐보다 '일단 몸을 움직이는 것' 자체가 중요하다. 걷기, 달리기, 자전거 타기, 수영 같은 유산소 운동부터 저항 운동, 요가, 필라테스, 스트레칭에 이르기까지 다양한 형태의 운동이 통증 민감도를 줄이는데 도움이 되는 것으로 나타났다.[20-21]

가장 중요한 것은 자신이 좋아하는 운동을 선택하고 30분 동안 적당한 강도의 운동을 20분씩 꾸준히 하는 것이다. 이렇게 하면 통증 관련 시스템의 건강을 개선하고 현재 통증 증상을 줄이고 만성 통증으로 발전할 가능성을 줄일 수 있다.

움직임과 생체역학(Movement And Biomechanics)

생체역학은 움직임의 물리학과 근골격계를 포함한 생물학적 시스템에 어떤 영향을 미치는지를 연구하는 학문이다. 통증의 관점에서 보면, 힘(하중)과 기계적인 스트레스가 조직에 미치는 영향과 그것이 통증으로 이어지는지 여부를 살펴보자.

BPS(생물·심리·사회) 모델에서 '생물학적' 요소가 우리 몸 자체, 신체가 받는 힘(밀고 당기는 힘), 통증 경험에서 조직이 수행하는 역할을 포함한다. 기계적 통증(통각 수용성nociceptive)이나 급성 신경병증성 통증의 경우, 움직임의 물리적인 측면(자세나 기술)은 통증이 발생하는 이유를 설명하는데 도움이 된다. 근골격계는 뼈, 근육, 힘줄, 인대 등 물리적인 조직으로 이루어져 있으며, 이러한 조직이 손상이나 자극으로 인해 민감해지면 통각 수용체가 활성화된다. 아주 적은 스트레스에도 통각 수용기가 활성되어 위험 신호를 뇌로 전달한다. 즉, 급성 통증이 발생 됐을 경우 자세, 기술 및 훈련 방법에 더 많은 주의를 기울여야 한다.

반면 만성 통증에서는 BPS 모델의 '생물학적', 즉 조직 자체에서 오는 영향의 중요성은 상대적으로 줄어들게 된다. 여전히 중요하지만, 새로운 손상이나 통증 문제만큼 중요하지는 않다. 조직이 이미 회복되었기 때문에, 움직임에 가해지는 힘 자체보다 움직임과 통증의 관계를 이해하고 시간에 따라 움직임에 대한 민감도를 줄이는 방법에 집중하는 것이 중요하다.

"나쁜" 동작은 없다.

많은 사람이 통증이 자세나 생체역학과 관련된 자세 및 기술과 직접적으로 연관되어 있다고 생각한다. 특정 자세나 동작이 통증을 유발하기도 하고, 자세와 동작을 바꾸면 통증을 줄일 수 있다는 것은 사실일 수 있다.

하지만 통증에 영향을 미치는 수많은 요인과 마찬가지로 단순히 움직이는 방식을 바꾼다고 해서 통증이 해결되지 않을 수도 있다. 게다가 이러한 사고방식은 일반적으로 특정 자세와 동작을 나쁜 것으로 분류한다. 특정 방식으로 움직이면 통증이 발생하거나 '기능 장애'가 있다고 말하는 것은 불안감과 두려움을 유발하고 신체가 연약한 것처럼 느끼게 하여 통증과 회복 시간을 늘릴 수 있다. 그이러한 점을 감안할 때, 재활 및 피트니스 전문가는 개인의 움직임 및 운동 관련 통증 문제에 개입하는 과정에서 활용하는 언어에 세심한 주의를 기울여야 한다.

어떤 움직임을 "나쁘다"고 단정 짓기보다는, 통증이 있을 때 특정 움직임에 대해 민감해지는 것은 흔한 일이라는 점을 알려주는 것이 필요하다. 예를 들어, 허리를 숙일 때 통증이 발생한다고 해서 '숙이는' 동작 자체가 영구적으로 금지된 유해한 움직임이라는 의미는 아니다. 오히려 현재 신체가 해당 동작에 대해 과민 반응을 보이고 있다는 일시적인 신호로 해석해야 한다. 따라서 현 단계에서는 허리가 아픈 부위에 과도한 부하가 가해지지 않도록, 허리를 너무 깊이 숙이기보다는 등허리를 편 상태를 유지하거나 복부를 단단히 지지하는 등 '움직임 패턴'을 일시적으로 조정할 필요가 있다는 의미이다.

일반적으로 통증의 원인은 몸의 자세나 특정 움직임 '패턴' 자체보다는 해당 자세를 '얼마나 오래', 그리고 그 움직임을 '얼마나 많이' 하느냐에 달려 있다. 다시 말해, 자세나 움직임보다는 측정 위치와 움직임의 양(volume)이 더 중요하다. 움직임과 운동에는 약물과 유사하게 적정 용량(dosage)이 있다. 지나치게 오래 유지하거나, 과도하게 반복하거나, 너무 빠르게 많이 하면 복용량이 과도해질 수 있다. 우리 신체 조직이 해당 부하와 힘을 감당할 준비가 되어 있지 않은 상태(즉, "과부하" 상태)에서는 조직이 자극되거나 손상되면서 통증과 손상이 발생한다.

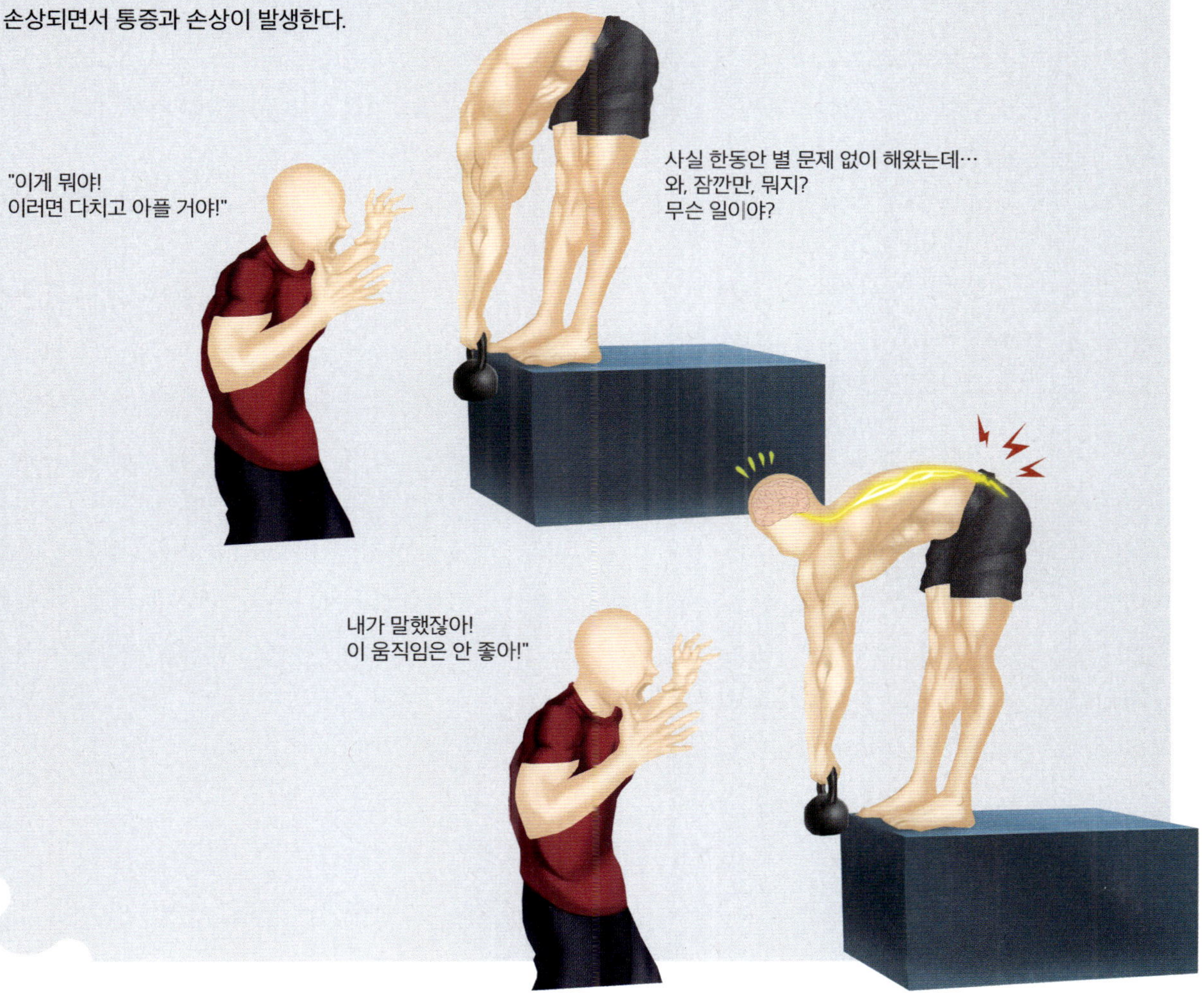
"이게 뭐야!
이러면 다치고 아플 거야!"
사실 한동안 별 문제 없이 해왔는데…
와, 잠깐만, 뭐지?
무슨 일이야?
내가 말했잖아!
이 움직임은 안 좋아!"

이 과정이 혼란스러울 수 있지만, 핵심은 이러한 차이가 통증 완화를 위해 사용하는 운동 '종류'를 반드시 바꾸는 것은 아니며, 운동을 '어떻게 적용하느냐'가 달라진다는 점이다.

예를 들어, 두 사람이 허리 통증을 겪고 있다고 가정해 보자. 첫 번째 사람은 며칠 전에 무거운 물건을 들다가 기계적 근육 손상(긴장)이 발생했다. 이 사람은 손상이 치유되는 동안 재손상을 입지 않도록 움직임의 생체 역학에 대해 생각해야 한다. 또한 며칠에서 몇 주 동안 몸에 가해지는 부하에 주의하고(무거운 것을 들지 않도록), 통증을 줄이기 위한 운동을 통해 등 근육의 근력과 회복력을 다시 회복해야 한다.

두 번째 사람은 지난 몇 년 동안 허리통증이 반복되고 있다. 최근에 손상을 입은 적은 없지만 특정 활동이나 장시간 앉아 있을 때 통증을 느낀다. 이 경우 움직임과 운동이 통증을 줄일 수 있지만, 이 사람은 전반적인 움직임을 사용하여 통증 민감도를 줄이는 방법에 대해 고려해야 한다. 예를 들어, 근력이나 안정성을 키우기 위한 것이 아니라 단순히 허리를 움직여 신경계에 모든 것이 괜찮다는 신호를 주기 위해 코어 운동을 시행할 수 있다. 또한, 만성 허리통증 환자의 경우 일반적인 움직임이 보다 구체적인 코어 운동과 비교하여 통증 감소에 유사한 결과를 얻을 수 있는 규칙적인 걷기 운동을 할 수도 있다.[21]

급성 통증이든 만성 통증이든 이 책에 소개된 재활 운동 프로토콜은 효과가 있다. 급성 통증의 경우, 일반적으로 특정 동작이 특정 조직을 어떻게 자극하는지에 더 많은 주의를 기울이고 해당 부위를 진정시킨 다음 운동을 통해 탄력성과 운동성을 높이는 데 주력한다. 만성 통증의 경우, 특정 조직을 자극하는 것보다는 통증 부위를 위협적이지 않은 방식으로 움직여 통증 시스템을 둔감하게 만드는 것에 더 중점을 둔다.

움직임과 운동은 신체 조직이 잘 적응될 수 있게 스트레스를 가한다. 통증이 있을 경우 적절한 움직임은 증상을 개선시킬 수 있으나 적절하지 못한 움직임이 신체에 가해졌을 경우 치유과정에 어려움이 생기며 통증이 심해질 수도 있다. 다시 말해서, 재활은 알맞은 시점에 대상에 맞는 움직임과 운동이 사용되는 것까지 모두 고려되어야 한다. 이것이 통증 치료 과정이 조직을 진정시키고 급성 통증에서 벗어난 다음(1단계), 점진적으로 움직임과 유연성 운동을 통합하여 조직을 다시 만들기 시작하고(2단계), 저항 훈련을 통해 신체 부위를 강화하는(3단계) 순서로 진행되는 이유이다.

정신건강(Mental Health)

많은 연구에서 정신 건강 문제, 특히 우울증 및 불안이 만성 통증 발병과 연관되어 있음을 보여준다.[22–25] 예를 들어, 사람들은 앉아 있을 때 허리 통증을 호소하지만, 이 통증이 직장에 있을 때나 작업 중일 때와 같이 스트레스가 많은 환경에서만 나타나고, 집에서 TV를 볼 때는 나타나지 않을 수 있다. 정신 건강은 만성 증상의 큰 요인이 될 수 있지만, 치료 관점에서는 우울증이 통증을 유발했는지, 통증이 우울증을 유발했는지를 구분하는 것이 어려울 수 있다. 만약, 통증이 있고 불안이나 우울증을 겪고 있다면 정신 건강 전문가에게 도움을 요청한다. 이 전문가들은 여러분의 생각과 감정을 정리하고, 현재 상황에 대처할 수 있는 계획을 세우는 데 도움을 줄 수 있다. 정신 건강을 해결하는 것은 통증 조절 능력에도 큰 영향을 미칠 수 있다.

생각과 신념(Thoughts and Beliefs)

통증이 어떻게 작용하는지, 통증에 대한 교육이 우리의 전반적인 건강과 기분에 어떤 영향을 미치는지에 대한 생각과 믿음의 중요성에 대해 이미 설명한 바 있다.

대부분의 사람들은 치료가 효과가 있을 것이라고 믿으면 실제로 효과가 나타날 수 있다는 위약 효과placebo effect에 대해 잘 알고 있다. 통증이 있는 환자를 무작위로 실제 수술 그룹과 가짜(모조) 수술sham surgery 그룹에 배치하는 많은 연구에서 이러한 효과가 입증되었다. 첫 번째 그룹에는 정상적인 수술 절차를 시행하고, 두 번째 그룹은 수술을 받은 것처럼 보이도록 피부에만 절개 부위를 만들었다. 몇 달 후 두 그룹을 비교했을 때, 두 그룹 모두 수술이 자신의 몸에 긍정적인 영향을 미칠 것이라고 믿었기 때문에 통증이 비슷하게 감소했다고 보고하는 경우가 많다.[26-28]

하지만 많은 사람들은 신체와 관련된 무언가에 대한 신념이 부정적인 결과를 초래하고 궁극적으로 해를 끼칠 때 발생하는 노시보 효과nocebo effect에 대해서는 잘 알지 못한다. 예를 들어, 연구에 따르면 신체에 대한 의심과 관련된 부정적인 메시지는 통증을 악화시킬 수 있으며 만성 통증이 발생할 가능성을 높일 수 있다.[29-32] 당신이 35세이고 MRI 후에 의사가 당신의 척추가 70세와 같다고 말한다면 그 메시지는 당신에게 해를 끼칠 수 있다. 더 이상 달리거나 역기 들기를 하지 말라는 말은 신체에 대한 느낌에 부정적인 영향을 미치고 시스템에 대한 신뢰(아마도 평생)에 영향을 미칠 수 있다. 손상으로 인한 급성 기계적 통증이 느낄 수도 있지만, 두려움과 불안감을 유발하는 메시지는 장기적인 건강에도 해로울 수 있다.

노시보 효과의 가장 흔한 예 중 하나는 허리나 목에 통증이 있는 사람이 MRI나 엑스레이를 찍고 손상이나 퇴행이 있다고 진단받는 경우이다. 디스크 돌출 및 관절염과 같은 문제는 종종 노화의 정상적인 부분이지만, 이미지에서 확인된 "문제"가 전혀 문제가 되지 않는 경우에도 의료 전문가가 우려된다고 말하는 경우 비정상적인 nocebic 패턴을 생성할 수 있다. 전문가가 자신있게 이론을 전달할 때 대부분의 환자는 설명을 믿고 자신이 더 나아지려면 이 새로운 문제를 해결해야 한다고 생각한다. 그러한 믿음은 재활 결과에 부정적인 영향을 미칠 수 있다. 두려움과 불안감은 스트레스를 유발하며, 이는 회복을 방해하고 급성 통증을 만성 통증으로 바꿀 수있다.[33,34]

물론 특정 징후와 증상에는 영상 촬영이 필요하다. 심각한 기능 상실, 갑자기 나타나는 근육 약화 또는 심각한 손상이 있는 경우 영상 촬영은 여러분과 의료 팀이 적절한 치료 전략을 세우는 데 도움이 될 수 있수 있다. 그러나 이런 촬영 사진들imaging은 퍼즐의 한 조각일 뿐이다.

인터넷이든 의료인이든 사람들은 여러분의 통증에 대한 의견을 제시할 것이다. 통증에 영향을 미치는 요소에 대한 사실을 알면 이러한 의견을 보다 효과적으로 탐색하고 메시지가 경험에 얼마나 영향을 미칠 수 있는지에 대한 완충 장치를 만들 수 있다. 자신의 고통을 더 많이 이해할수록 고통은 덜 위협적이다.

전문가와 함께 운동을 할 때, 의견을 제시하고 질문을 하라. 담당 의사가 질문에 답변하기를 꺼려하거나 의사소통을 할 수 없는 경우 문제를 이해하는 데 도움이 되는 방식으로 2차 또는 3차 소견을 얻으라. 특히 수술과 같은 침습적인 조치가 권장되는 경우에는 더욱 그렇다.

스트레스(Stress)

스트레스는 특정 생활 사건에 대한 정상적인 반응이다. 교감 신경계는 정신적 또는 육체적 위협을 감지했을 때 촉발되는 투쟁-도피fight-or-flight 반응을 제어한다. 때로는 이러한 반응이 유용하고 정상적인 경우도 있지만, 때로는 해롭고 비정상적인 경우도 있다. 이런 형태의 스트레스 반응은 통증 반응과 유사하다. 통증이 급성일 때는 생명을 유지하고 위험을 피하는 데 도움이 된다. 만성적일 때는 실제로 위협이 없는 상황에도 과도하게 과잉 반응하게 만든다.

우리 중 상당수는 직접적인 생존을 위협하지 않는 요인에도 불구하고 스트레스 반응을 경험하게 된다. 예를 들어, 만성 스트레스는 신체적 위협보다는 심리적인 두려움과 관련이 있다. 여기에는 직장에서 곧 발표를 해야 하는 상황, 배우자와의 말다툼, 갑작스러운 실직 등이 여기에 해당한다. 사건이나 사건에 대한 두려움은 교감 신경계를 활성화하고 코티졸cortisol과 같은 호르몬을 분비하여 위협에 맞서거나 도피할 수 있도록 행동할 준비를 하게 한다. 하지만 투쟁-도피 시스템이 장기간 활성화된 상태로 유지되면 스트레스성 사건과 이와 관련된 불안에 점점 더 민감해진다. 이는 면역 기능과 신경계에 부정적인 영향을 미치고 통증에 더 민감하게 반응하게 만들 수 있다.[35-37]

스트레스와 그로 인한 통증을 줄이는 것은 스트레스 유발 요인을 이해하고 그러한 스트레스 요인을 피하기 위해 행동을 변화시키는 것에서 시작된다. 여기에는 건강한 사회적 연결을 강화하고 해로운 연결을 제거하여 사고방식과 관계를 개선하고, 수면, 식습관 및 운동 습관을 개선하여 건강을 관리하는 것이 포함될 수 있다. 호흡 운동과 명상 연습도 도움이 될 수 있다. 심호흡은 부교감 신경계를 활성화하고 몸과 마음을 고요하고 편안한 상태로 되돌리는 반면, 마음챙김Mindfulness 명상은 불안을 유발하는 사고 패턴의 조건화를 깨뜨릴 수 있다. 이러한 관행에 대한 자세한 내용은 52페이지를 참조하라.

수면(Sleep)

목 통증, 허리통증, 두통 등 수많은 통증 질환은 수면 부족과 관련이 있다.[38] 통증 때문에 잠을 잘 이루지 못할 수도 있으며, 수면 부족으로 인해 통증이 악화되어 악순환의 고리loop가 생성된다.

수면 중 우리의 근골격계와 신경계는 재구성되고, 신체적 손상을 치유하며, 신경세포를 재생하고, 신경가소성을 통해 변화한다. 수면이 방해를 받거나 수면 습관이 좋지 않은 경우(예: 취침 시간에 너무 가까워서 카페인이나 알코올을 마시는 등) 몸이 재생하는 데 어려움을 겪게 되어 통증의 증상에 영향을 미치거나 악화시킬 수 있다.

필요한 수면 시간은 사람마다 다르지만, 대부분의 성인은 하룻밤에 7~9시간을 자도록 권장된다.[39] 그러나 CDC의 데이터에 따르면 미국인의 약 35%가 평균 수면 시간이 7시간 미만인 것으로 나타났다.[40] 만성 통증이 있는 경우, 수면을 개선하면 상당한 도움이 될 수 있다. 자기 전에 긴장을 풀고, 완전히 어두운 방에서 자고, 온도를 화씨 70도(섭씨 21도) 안팎으로 유지하고, 휴대폰을 보거나 스트레스를 유발할 수 있는 일을 하지 않는다. 심호흡이나 가벼운 스트레칭(재활 프로토콜에 포함된 1단계 운동이 좋은 예임)과 같이 부교감 신경 상태를 촉진하는 다른 전략들도 더 나은 휴식을 유도하는 루틴을 만드는 데 도움이 될 수 있다.

식이조절(Diet)

일부 연구에 따르면 염증성 식품, 즉 정제 탄수화물, 트랜스 지방, 과도한 양의 설탕을 포함하는 고도로 가공된 제품들은 신경 섬유를 민감하게 만들어 쑤시거나, 아프거나, 둔한 통증을 유발할 수 있으며, 이로 인해 음식이 만성 통증의 발생과 심각성에 영향을 미치는 요인이 될 수 있다.[41–44] 특히 만성 통증 상태이거나 자가 면역 질환이 있는 경우, 건강이 좋지 않을수록 통증에 더 취약하다.

그러나 통증의 원인이 무엇인지 항상 확실하지는 않다. 건강에 해로운 식습관은 스트레스, 수면 등 다른 많은 요인과 관련이 있을 수 있으며 통증에도 영향을 미친다. 불확실성의 또 다른 원인은 식단 요구 사항이 개인마다 다르다는 점이며, 따라서 영양사에게 문의하여 자신에게 맞는 식단을 결정하는 것이 좋다. 그럼에도 불구하고, 식단이 만성 통증의 요인이 될 수 있으며, 염증을 유발할 수 있는 음식을 제거하거나 줄이면 도움이 될 수 있다는 점을 강조하는 것이 좋다. 전반적으로 통곡물 식품과 에너지 균형(체중 관리)에 초점을 맞춘 건강한 식단을 위해 노력하는 것은 좋은 방향이다.

앞서 언급했듯이 이러한 모든 요소는 서로 연결되어 있다. 수면의 질이 낮으면 몸이 찌뿌듯하게 느껴질 수 있다. 피곤할 때는 좋지 않은 음식 선택을 할 가능성이 높고 활동량도 줄어들게 되는데, 이는 익숙한 통증 증상으로 이어질 가능성이 높아진다.

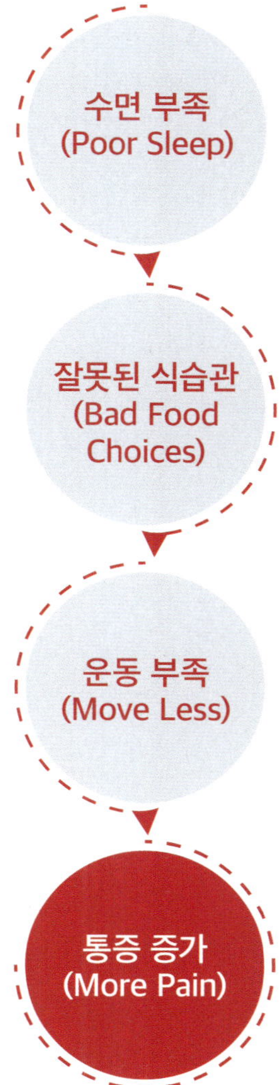
수면 부족
(Poor Sleep)
잘못된 식습관
(Bad Food
Choices)
운동 부족
(Move Less)
통증 증가
(More Pain)

유전학, 환경 및 과거력(트라우마)
[Genetics, Environment, And History (Trauma)]

만성 통증은 종종 염증이나 외상성 손상으로 시작되지만, 모든 사람에게 만성 통증이 발생하는 것은 아니다. 자동차 사고로 채찍질 손상Whiplash을 당한 사람 중 만성 채찍질 손상이 나타나는 경우는 30~50%정도이다.[45,46] 그렇다면 이러한 손상이 만성 통증으로 발전하는 이유는 무엇인가?

일부 연구는 유전과 환경 사이의 상호 작용을 제안하여 어떤 사람들은 치유되고 다른 사람들은 만성 증상이 발생하는 이유를 설명한다.[47] 대부분의 연구는 두 요인 모두 통증에 역할을 한다고 보여주지만, 유전적 요인은 통제할 수 없기 때문에 우리가 영향을 미칠 수 있는 요인인 환경을 좀 더 살펴보도록 하자. 좀 더 살펴보도록 하

자. 환경적 요인에는 가족, 가족력 및 관련 사회적 압력이 포함될 수 있다. 예를 들어, 사회적 압력은 종종 접촉 스포츠에 참여하는 사람들에게 더 큰 통증 내성을 갖도록 강요한다.

반대로, 자녀의 상처나 멍에 과민하게 반응하는 부모는 통증 내성 역치가 낮은 민감한 아이로 키울 가능성이 더 높다.[48] 신생아 집중 치료실(NICU)에 입원하여 주사나 IV 같은 침습적인 시술을 받은 아이들도 그러한 경험을 하지 않은 아이보다 더 민감한 경향이 있다.[49] 하지만 이러한 민감성은 나중에 환경 변화를 통해 수정될 수 있다. 적절한 강도로 신체와 정신을 도전시키는 활동을 선택하면, 통증 내성을 높여 일상적인 활동 중 통증을 경험할 가능성을 줄일 수 있다.

따라서 당신의 유전자와 환경은 당신에게 유리할 수도 있고 불리할 수도 있지만, 거기에는 많은 가변성이 존재하며 섬세한 균형이 중요하다. 핵심은 자신이 통제할 수 있는 것에 기초하여 결정을 내리고 생활 방식을 바꾸는 것이다. 셀리악병celiac disease과 같은 자가면역 질환과 관련된 유전자가 있는 경우(글루텐에 알레르기가 있는 경우) 특정 음식을 제거하면 건강과 통증 증상이 극적으로 개선된다.

수술이나 우발적 손상(자동차 사고, 스포츠 손상, 낙상, 폭력 행위 등)에 따른 신체적 트라우마와 심리적 트라우마는 모두 만성 통증 상태의 발생과 관련이 있다. 과거에 통증 반응을 활성화시키는 트라우마를 견뎌낸 적이 있다면, 그 유발 요인을 제거하고 치유하기 위해 그 트라우마에 맞서야 한다. 이는 이 책에 나오는 것과 같은 움직임과 운동을 수행하면서 경험한 트라우마와 관련된 부정적인 생각과 감정을 극복하는 데 심리학자가 도움이 될 수 있다.

문화와 의미(Culture And Meaning)

문화는 통증에 영향을 미칠 수 있는 가장 흥미로운 요인 중 하나이다.[50] 아마존의 사테레 마웨Sateré-Mawé 부족을 예로 들면, 이 부족은 소년들이 통과 의례로 총알개미에게 쏘이게 한다. 사람들이 문화적 관행으로 고통스러운 행동을 할 때, 그들은 종종 통증을 덜 느낀다고 보고한다.

통증 과학은 의미Meaning가 통증 경험을 조절할 수 있음을 보여준다. 손을 총알개미 집에 넣는 것과 같은 행위가 의미가 있다고 생각하면 두려움이 덜해지고 고통도 덜 느낄 수 있다.[51,52] 그러나 그 행위가 문화적 의미가 없다면 위협은 다르게 느껴질 것이다.

나는 태양의 서커스Cirque du Soleil와 작업하면서 이 요인이 실제로 작용하는 것을 직접 목격했다. 러시아 출신의 세 명의 곡예사들은 물리 치료를 받으러 오고 싶어 하지 않았다. 그들 중 한 명은 항상 고통을 겪고 있었지만 결코 그것에 대해 이야기하지 않았다. 그녀는 그것을 약함의 신호로 생각했다. 내가 그녀가 치료를 받도록 설득하는 데는 많은 노력이 필요했다. 일부 사람들은 문화적 강인함의 표시로 통증을 무시한다. 이러한 차이점을 알아두는 것이 좋다. 통증은 약함이 아니며, 그것을 인정하는 것 또한 약함이 아니다. 통증을 무시해야 한다는 태도는 심각한 손상을 초래할 수 있다. 반면에 통증을 과장하는 법을 배웠다면(부모의 관심을 끌기 위해 그렇게 했을 수도 있다), 실제 손상이 아닌데도 통증에 민감하게 반응하는 사람이 있을 수 있다.

나는 유도를 하며 자랐고, 통증에 유난히 민감한 사람은 무술을 해봐야 한다고 항상 생각해 왔다. 스스로 선택한 운동이기 때문에 의미가 있고, 목표를 추구하다 보면 통증에 둔감해지고 회복력이 향상될 수 있다.

이는 다른 형태의 운동에도 적용된다. 근골격계 통증이 있고 특정 유형의 움직임이나 운동이 통증을 유발한다면, 가장 좋은 전략은 적은 양의 신체 활동을 실시하고 시간이 지남에 따라 운동량을 늘리는 것이다. 이렇게 하면 신체 활동에 등급이 매겨질 뿐만 아니라 자신이 가치 있게 여기는 활동에 참여하고 있기 때문에 신경계의 민감도를 낮추는 데 도움이 된다.

사회적 상호작용과 유머 (Social Interaction And Humor)

이 요인은 통증의 심리사회적 역학의 일부이다. 규칙적이고 건강한 사회적 상호 작용은 면역 체계를 강화하고 통증을 극복하는 데 중요하다.[53]

만성 통증을 겪는 사람들은 종종 불편함을 느끼고 증상이 악화될 위험을 감수하고 싶지 않기 때문에 사회적 상호 작용을 꺼리는 경우가 많다. 연구에서 자주 인용되는 또 다른 이유는 그들이 자신의 고통에 너무 집착해서 항상 그것에 대해 이야기한다는 것이다. 이들은 고통에 대해 듣는 것에 지친 친구와 가족의 반응에 민감해지며, 이로 인해 자신의 고통이 검증되지 않는다고 느끼고 확인되지 않는다고 느끼게 되어 고립으로 내몰린다. 그들은 사회적 상호작용과 고통 사이의 연관성을 형성하기 시작한다. 사회적 상황에 참여하는 것에 대해 불안해져서 외출을 줄이는 것은 하향 나선형이다. 그러다가 외로움을 느끼고 우울증에 더 깊이 빠져들어 통증을 더욱 악화시키고 치료하기 어렵게 만든다.

이러한 상황에서 치료의 목적은 사회로부터 고립되고 싶은 충동을 거부하고, 긍정적인 사회적 상황에 자신을 통합하려고 노력하는 것이다. 이때 자신을 지지하는 관계를 파악하는 것이 좋은 출발점이 될 수 있다. 친구, 가족, 의료진 등 공감 능력이 있는 사람이 당신의 증상에 대해 공감하고 그 가치를 인정해 줄 수 있다. 하지만 여러분을 부정적인 사고방식에 빠뜨리는 사람들은 통증에 악영향을 줄 수도 있다. 특히 의료진으로부터 무시당한다고 느낌을 받을 수도 있다. 그러므로 자신에 대한 긍정적인 감정을 느끼게 해주는 관계를 파악하고, 통증을 악화시키는 사람들은 피하는 것이 좋다.

유머는 면역 체계의 건강과도 관련이 있다. 그래서 재미있는 것을 보거나 웃음을 유발하는 활동에 참여하라는 권권그를 자주 접하게 되는데, 이 두 가지 모두 통증을 다룰 때 긍정적인 경험을 제공할 수 있다.[53] 심지어 미소를 짓는 것만으로도 기분이 좋아질 수 있다.

모든 것은 서로 연결되어 있다. 웃으려는 노력 하는 것은 생각하고 느끼는 방식뿐만 아니라 주변 사람들에게도 긍정적인 영향을 미쳐 인간관계를 개선할 수 있다.

해부학(Anatomy)

해부학은 신체 구조, 즉 태어날 때부터 가지고 태어나는 신체의 구조를 말한다. 골격과 연부조직의 구조와 특징은 특정 범위 내에 속하는 경향이 있지만, 일부 사람들은 특정 손상과 통증 문제에 취약한 편차를 가지고 있다. 예를 들어, 관절의 가동성이 클 경우 관절 아탈구나 탈구와 같은 손상에 더 취약할 수 있다. 마찬가지로 엉덩관절 소켓의 방향에 변화가 생기면 나중에 엉덩관절 파열, 엉덩관절 충돌 및/또는 골관절염이 발생할 가능성이 높아질 수 있다.

흔히 해부학적 변형이 통증과 손상에 취약하다고 오해하지만, 근골격계는 놀라울 정도로 적응력이 뛰어나며 어린이에서 성인으로 성장하면서 점진적인 스트레스에 노출되어 더 튼튼하게 성장할 수 있다.

많은 사람들이 기능 장애로 분류될 수 있는 근골격계 문제를 가지고 있지만, 통증 없이 활동하는 이유는 시스템이 스트레스에 적응했기 때문이다. 종종 통증 없이 놀라운 일을 해내는 패럴림픽 장애인 운동선수들의 예를 생각해보라. 해부학적 구조는 여러 통증 요인 중 하나일 뿐이다.

통증과 관련이 있을 수 있는 해부학적 소견이 있는 경우, 손상과 통증의 위험을 높이지 않고 좋아하는 활동에 계속 참여할 수 있도록 해당 부위의 불편함을 해결할 수 있도록 동작 수정을 찾아보라.

예를 들어, 넙다리뼈머리 엉덩관절 충돌(FAI) 환자는 엉덩관절 소켓Socket 뼈(절구Acetabulum)나 허벅지 뼈(넙다리뼈Femur)에 편차가 있어 스쿼트 자세와 같은 극단적인 자세로 엉덩이를 움직일 때 뼈가 조기에 접촉하고 통증이 발생한다. 이러한 불편함을 완화하기 위해 이러한 사람들은 스쿼트 할 때 더 넓은 스탠스를 취하거나 발끝을 바깥으로 향하게 하는 자세를 자주 취하는 경우가 많다.

재활과 행동 수정으로 해부학적 이상에 큰 도움이 되지 않는다면 수술을 고려할 수 있다. 예를 들어 엉덩관절 충돌의 경우 외과의는 비구 또는 넙다리 뼈의 돌출부를 제거하여 더 나은 움직임과 통증을 줄일 수 있다. 이러한 원칙과 옵션에 대해 최신 정보를 알고 있는 신뢰할 수 있는 의사(또는 여러 명의 의사)의 의견을 구하라.

자세(Posture)

자세는 척추뿐만 아니라 신체 전체와 모든 부분의 정렬과 방향을 나타낸다. 생체 역학 및 움직임과 마찬가지로 자세는 특정 자세가 증상을 유발할 수 있다는 점에서 통증에 영향을 미친다. 예를 들어, 최근 인대 염좌와 같은 손상을 입은 경우 특정 자세가 치유 조직에 스트레스를 주어 통증을 유발할 수 있다. 이는 통증을 유발하는 자세가 나쁘다는 의미는 아니다. 그것은 단지 당신의 몸이 아직 준비가 되어 있지 않다는 것을 의미할 뿐이다.

다른 경우에는 해당 부위에 손상을 입지 않았더라도 신체 자세가 다르면 통증이 유발될 수 있다. 어떤 자세를 취하면 해당 자세를 유지할 수 있는 조직에 낮은 수준의 스트레스가 가해진다. 예를 들어, 무언가를 내려다보는 경우(예: 노트북으로 기사를 읽기 위해) 목 신근 근육은 머리를 제자리에 고정하기 위해 등척성으로 수축해야 한다. 매일 이 자세를 장기간 유지하고(사무직 등) 조직의 용량을 초과하면 목 통증이 있는 일종의 자세 민감성이 나타날 수 있다.

그러나 자세는 생각만큼 통증에 큰 역할을 하지 않는다.[54-56] 일시적으로 자세를 수정하면 둔감해지고 회복하는 데 도움이 될 수 있지만, 연구에 따르면 신체 부위에는 상당한 변동성이 있으며 자세는 통증의 발달과 잘 연관되지 않는 것으로 나타났다. 요컨대, 대부분의 통증 증상에 대해 "나쁜" 자세를 탓할 수 없는 이유는 "좋은" 자세로 간주되는 것은 사람마다 다르기 때문이다.

일반적으로 더 중요한 것은 역동적인 자세나 형태이다. 특히 역도를 할 때와 같이 시스템에 부하를 가할 때 더욱 그렇다. 많은 사람들이 서 있거나 책상에 앉아 있을 때 자세에 얽매이게 되지만, 짧은 시간 동안 쉬는 자세는 그다지 스트레스를 받지 않으므로 통증과 관련이 거의 없다.

어떤 자세가 통증을 유발할 때는 대개 그 자세를 너무 오랫동안 유지했기 때문이다. 한 자세로 오랜 시간을 보내면 허혈(혈류 감소)이 발생하여, 화학 물질이 체내에 축적되고 센서를 활성화시켜 위험 신호를 생성하게 된다. 몸을 움직이고 싶은 충동을 느낄 수도 있지만, 어떤 자세에 있느냐가 문제가 아니라, 가만히 있는 것이 문제이다. 인체공학 전문가들은 흔히 이렇게 말한다:

"다음 자세가 가장 좋은 자세입니다."

"비정상적Dysfunctional" 자세가 통증을 일으키는 것이 아니다. 스트레칭이나 저항 운동 같은 운동도 기본적인 자세를 영구적으로 바꾸지는 않는다. "나쁜" 자세를 가진 사람들은 "이상적인" 자세를 가진 사람들보다 더 편안함을 느낄 수도 있다. 그리고 너무 오랫동안 "좋은" 자세를 유지해도 결국 불편해진다. 본질적으로 어떤 자세든 오랫동안 유지하면 통증이 생길 수 있다. 자세는 고정된 것이 아니라 항상 움직이는 상태여야 한다. 신경계가 움직이도록 신호를 보내면 그 신호를 따라 자연스럽게 움직인다.

접촉(Touch)

신체 터치는 옥시토신oxytocin 분비를 유도하여 통증을 완화 시킨다. 신체 터치를 통해 옥시토신 호르몬이 분비되는데, 이는 사회적 유대감을 높이고 두려움과 불안을 줄이는 역할을 한다.[57] 반대로 터치가 부족하면 사회적 고립과 우울을 초래해 신체가 더 민감해질 수 있다. 치료사가 손을 대는 것만으로도 치료적 신뢰 관계therapeutic alliance를 형성하여 도움을 줄 수 있다. 결국, 내분비계나 신경계 모두에서 터치는 통증을 완화하는 데 도움을 준다.

하지만 통각 과민증hyperalgesia이나 이질통allodynia과 같이 신체가 지나치게 예민해지는 질환도 있다. 이러한 질환이 있는 사람은 일반적으로 통증이 유발되지 않는 자극 정도의 터치에도 통증을 느끼게 된다. 하지만 촉각에 민감하다고 해서 터치가 나쁜 것은 아니다. 터치를 사용하여 신체의 민감도를 낮추는 훈련이 가능하지만, 문제를 정확히 파악하고 이러한 상태를 헤쳐나가는 데 신중해야 한다.

통증고리 깨기(Breaking The Loop)

이 장에서 설명한 모든 요인인은 통증에 영향을 줄 수 있다. 세계 최고의 통증 관리 기관들은 통합적 접근을 사용하여, 사회복지사, 심리학자, 물리치료사, 요가 강사 등 다양한 전문가들과 함께 생물·심리·사회적Biopsychosocial 요인 전체를 다룬다. 항상 희망은 있다. 하지만 통증의 원인이 되는 모든 변수를 고려해야 한다. 통증에 접근하는 가장 좋은 방법은 가능한 한 많은 요인을 해결하는 것이다. 이러한 영향을 해결하기 위해 자신과 상황에 맞는 전략을 적극적으로 적용하는 것이 중요하다. 이러한 단계들이 증상을 완화하는 데 도움이 될 수 있다.

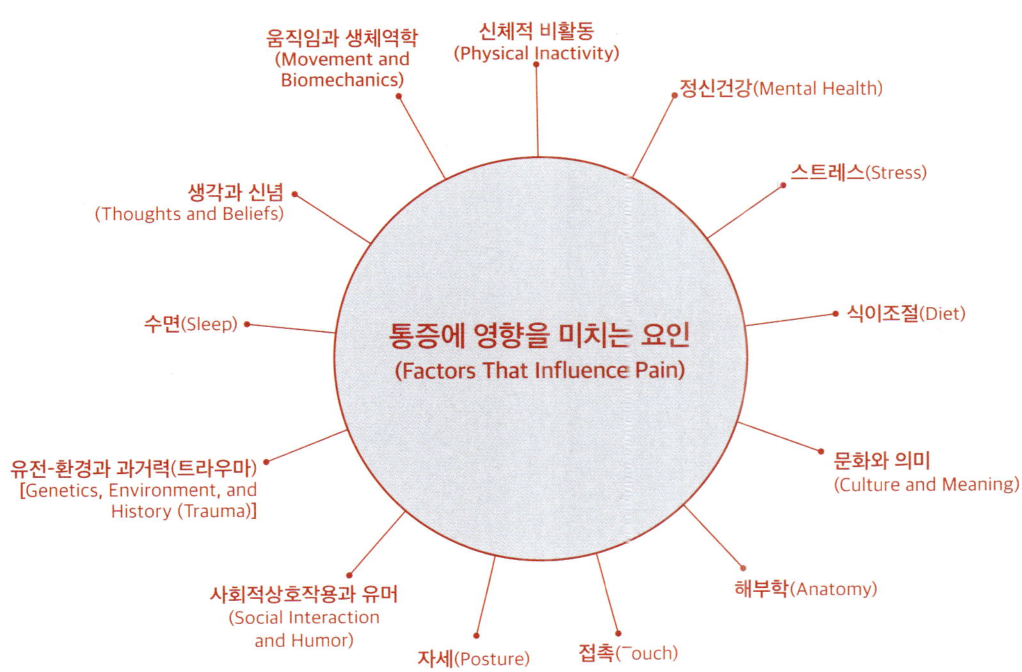

chapter 5

통증을 극복하는 방법 (How To **Overcome Pain**)

손상으로 인한 갑작스러운 급성 통증, 원인을 알 수 없는 통증, 지속적인 만성 통증 등 증상을 관리하고 해결하는 전략과 이러한 전략에 접근하는 일반적인 순서는 동일하다.

1단계: 통증 완화 (Reduce pain symptoms)

통증은 우리가 좋아하는 일을 하기 어렵게 만들기 때문에 첫 번째 통증 극복 단계는 통증을 조절하는 것이다. 현재 통증을 해결하려면 통증을 유발하는 활동을 피하거나 수정하고(이를 악화 요인이라고 한다) 증상을 완화할 수 있는 전략을 실행해야 한다. 연부조직 긴장완화(셀프 마사지), 유산소 운동, 유연성 및 가동성 운동은 긴장완화를 위한 완벽한 방법이다. 이러한 전략은 통증을 줄이고 다음 단계를 위해 몸을 준비한다.

2단계: 통증으로 인해 발생한 기능 저하나 결손 (예: 근력 약화 및 운동 범위 제한) 회복하기

통증은 근육 활성화를 억제하고, 움직임 능력을 저하시킬 수 있다. 따라서 통증이 점차 완화되면, 가동성(mobility)과 운동(movement)을 늘리고, 등척성(isometric) 및 신장성(eccentric) 저항 운동을 통해 신체의 기능적 문제(기능 저하나 불균형 등)를 향상시켜야 한다. 이 단계에서는 여전히 가벼운 통증이나 중간 정도의 불편감이 남아 있을 수 있지만, 움직이거나 특정 활동을 해도 통증이 악화되지 않는다면, 그것이 바로 회복이 진행되고 있다는 신호이며 마지막 단계로 넘어갈 준비가 되었다는 것이다.

3단계: 신체를 강화하여 회복력을 높이고, 통증의 재발을 예방하기

어느 정도 기능적 능력을 회복했다면 다음 단계는 전 가동범위에서 저항 운동을 통해 몸에 부하를 주는 것이다. 이러한 유형의 운동은 인대와 척추 디스크를 튼튼하게 만들고 근력을 강화하며 골밀도, 근섬유 직경, 힘줄 크기를 증가시키는 등 근골격계에 긍정적인 변화를 일으켜 신체를 더욱 탄력적으로 만들어 준다.

통증 증상 감소	장애 해결	신체능력 강화
• 연부조직 가동술(Soft tissue mobilizations) • 유산소운동(Aerobic exercise) • 유연성 및 가동성운동 (Flexibility and mobility exercises)	• 유연성과 가동성운동(계속) • 등척성과 신장성 저항트레이닝 운동들(Isometric and eccentric resistance training exercises)	• 모든 범위의 동작 저항 훈련 연습

통증을 완화하고 해결하기 위한 이 3단계 접근 방식은 손상 재활 시 취하는 3단계 접근 방식과 유사하다(10장 참조). 그렇기 때문에 제3부의 프로토콜은 통증과 손상을 모두 해결하는 데 사용할 수 있으며, 이 장의 전략이 재활에서 사용하는 전략과 동일한 이유이다.

그러나 모든 손상이 통증을 유발하는 것은 아니며 모든 통증이 손상으로 인해 발생하는 것은 아니므로 단계를 진행할 때 통증과 손상을 구분해야 하는 경우도 있다. 손상을 입었을 때는 통증 증상과 기능적 능력뿐만 아니라 손상된 조직과 그리고 일반적인 치유 시간도 고려해야 한다. 순전히 통증으로 인한 문제라면 손상이 없거나 조직이 이미 치유되었기 때문에 조직에 대해 걱정하지 않아도 된다. 대신 통증의 유형, 통증이 얼마나 오래 지속되었는지, 움직임에 대한 민감도를 고려해야 한다. 이 장의 전략을 실행하고, 10장의 손상 관리 단계를 검토하고, 파트 3의 프로토콜을 탐색할 때 이를 염두해 두라.

능동적 VS 수동적 전략: 차이점은 무엇인가?

운동 재활치료에서, '능동적 전략(active strategies)'은 내적인 힘에 의해 발생하는 움직임을 의미하는 반면, '수동적 전략(passive strategies)'은 외적인 힘의 영향을 받는 움직임을 의미한다. 역기 들기와 걷기를 할 때는 근육을 수축하여 몸을 움직이는데, 이는 내적인 힘에 의해 발생하는 움직임이기 때문에 능동적인 전략이라 할 수 있다. 밴드를 사용하여 햄스트링을 스트레칭하는 것, 폼 롤러 위에서 움직이는 것, 신체 부위에 열을 가하거나 얼음을 대는 것은 수동적인 전략이다. 왜냐하면 이러한 움직임이나 자극은 자신의 근육을 움직여서 발생하는 것이 아니라, 외부 물체나 힘에 의한 것이기 때문이다.

지속적인 변화를 만들어 내기 위해서는 가동성, 유산소 운동, 저항 운동과 같은 능동적 전략을 활용해야한다. 가동성, 유산소 운동, 저항 운동과 같은 능동적 전략은 지속적인 변화를 만들어낸다.[1-3] 연부조직 가동술(soft tissue mobilizations)이나 유연성 운동(flexibility exercises)과 같은 수동적 전략들은 주로 증상을 완화하고 운동 장애의 범위를 해결하는데 사용된다. 수동적인 전략을 통해 통증을 완화시키고(1단계), 그 후에 능동적인 전략을 통해 통증으로 인한 장애를 해결하고, 건강을 유지하도록(2단계 및 3단계) 한다.

이 책의 3부에서는 특정 통증 및 손상 재활 프로토콜을 제공하고, 허용 가능한 통증 수준에 대한 정보와 함께 해당 프로토콜의 운동을 탐색하는 데 도움을 준다. 일반적으로 능동적 및 수동적 운동을 할 때 약간의 불편함을 느끼는 것은 괜찮다. 시스템을 둔감화하고 지속적인 통증 주기를 깨기 위해 일정 수준의 불편함을 감수하며 운동하는 것이 중요하다. 재활 훈련은 운동 후 몇 시간 동안 기본 증상이 악화되지 않는다면 안전하다.

그러나 모든 운동이 도움이 되는 것은 아니며, 특정 운동은 통증을 악화시킬 수도 있다. 만약 운동을 한 후 증상이 악화될 경우 잠시 휴식을 취하고 통증을 일으킨 동작은 하지 않도록 한다. 운동은 약처럼 복용량이 중요하므로, 반드시 프로토콜과 12장의 운동 지침을 검토하도록 한다.

연부조직 가동술(Soft Tissue Mobilizations)

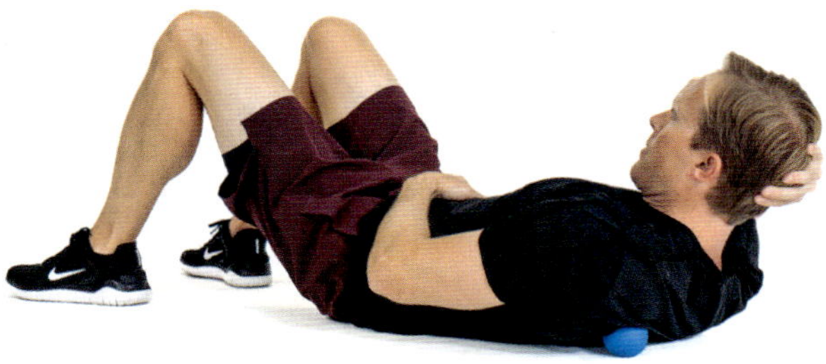

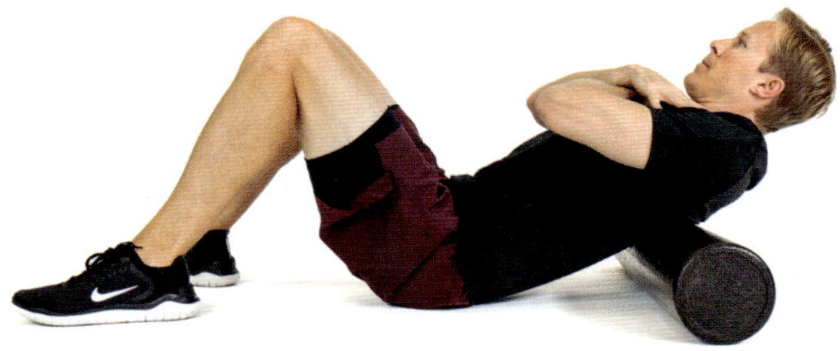

연부조직 가동술(또는 근막 이완 기술)은 주로 재활의 첫 번째 단계에서 통증 완화를 위해 사용된다. 폼롤링, 마사지 등이 이에 포함된다.

연부조직 가동술은 운동 장애의 범위를 더 빠르고 편안하게 개선하기 위해 종종 다른 이완기법과 함께 실시한다. 즉, 연부조직(근육, 힘줄, 근막)을 느슨하게 만들어 주어 가동성 운동을 위한 준비를 할 수 있다. 또한 근육이나 관절에 있는 압통점을 해결하고 뻣뻣하다고 느껴지는 모든 부위의 긴장을 완화는데 활용 될 수 있다. 뻣뻣한 느낌이 드는 부위-팔을 머리 위로 올리는 것(어깨 굽힘)에 제약이 있는 경우, 등뼈 및 넓은등근 부위에 폼롤러를 사용했을 경우 일시적으로 가동성이 향상될 수 있다.

폼 롤러, 마사지 볼(라크로스 볼, 땅콩 모양 등), 그리고 마사지 건과 같이 자가근막이완을 위한 많은 도구들이 있다. 각각의 도구에는 장단점이 존재한다. 일반적으로 폼 롤러는 넙다리네갈래근이나 넓은등근과 같이 큰 근육에 좋은 반면, 작은 볼은 관절과 닿는 곳(움직임이 발생하는 근육의 부착점) 주변 영역과 같이 더 정밀한 부위를 목표로 하기에 좋다. 마사지건은 위의 두 가지 이점을 모두 가지고 있지만, 어떤 사람들에게는 자극이 너무 강할 수 있고, 등과 같이 손이 닿기 어려운 부위에는 사용하기 어렵다. 가장 좋은 방법은 특정 상황과 부위에 대해 어떤 도구를 선호하는지 알아내기 위해 몇 가지 실험을 행하는 것이다.

연부조직 가동술은 사용하는 도구와 관계없이 다음과 같은 두 가지 방식으로 사용한다.

- 조직을 움직이거나 마사지하게 되면 혈관 확장이 일어나 해당 부위로 가는 혈류를 개선시켜 통증을 완화시킬 수 있다. 상처가 부어있는 경우 혈류가 증가함으로써 영양소 전달이 개선되어 부종과 염증의 원인이 되는 화학적 자극물이 제거된다.
- 연부조직 가동술은 신경계를 교란시키는 것처럼 새로운 자극을 줌으로써 통증을 조절한다. 조직을 기계적으로 변경하기보다는 신경학적 메커니즘을 통해 통증 경험을 변화시킬 가능성이 더 높다. 연부조직 가동술은 조직을 기계적으로 변형시키기보다는, 신경학적 메커니즘이 통증을 변화시킨다. 허리에 통증이 있는 상태에서 공을 사용하여 근육을 마사지한다고 가정해 보자. 많은 사람들이 그런 경우 근육의 매듭이 끊어지거나 유착이 발생할 것으로 생각하지만, 허리 감각수용기에 새로운 자극이 주어지면 해당 부위로의 혈류가 증가하여 오히려 일시적으로 통증 증상을 줄이는 데 도움이 된다.

압력을 사용할 때는 "시원한 아픔" 정도로 느껴져야만 한다. 즉, 치료 효과가 느껴지는 아픔이어야 하고 통증을 악화시키지 않아야 한다. 너무 많은 압력을 가하게 되면 통증이 재발하거나, 경련이 일어나고 근육이 긴장될 수 있다. 날카로운 통증이나 통증이 다른 부위로 퍼지는 방사통, 찌릿찌릿함, 저릿함이 느껴지면 치료를 중단한다. 치료 후 통증이 악화된 경우, 추가적인 연부조직 치료를 행하기 전에 통증이 완화될 때 까지 기다려야 한다.

근육의 길이를 따라 마사지하거나 또는 선호에 따라 근육 전체를 마사지할 수 있다. 민감한 부분은 하지 않고, 압통점은 1분에서 2분 가량 마사지한다. (더 오래 마사지 하더라도 효과가 없다.) 근접한 관절과 근육들을 (위, 아래, 그리고 주변 부위) 마사지 하는 것은 도움이 될 수 있다.

압통점을 찾았을 경우, 아래의 세 가지 방법을 활용하여 해당 부위를 풀어주면 통증 부위의 민감도를 떨어트리는데 도움을 준다:

- 숨을 크게 들이마신 다음, 숨을 내쉬면서 긴장을 풀어주고, 사용 중인 도구가 조직에 더 깊숙히 들어가도록 해준다 (더 많은 압력을 가하도록 한다).
- 마사지 할 근육을 몇 초 동안 수축시킨 다음 이완시킨다(고유수용성 신경근육 촉진 또는 PNF라고도 함).
- 특정 부위에 머물면서 움직임을 추가한다. 예를 들어, 폼 롤러로 넙다리네갈래근을 굴리는 경우 무릎을 구부렸다가 펴준다.

사람들은 연부조직 가동술을 지나치게 복잡하게 만들고 연부조직 가동술의 개입을 지나치게 강조하는 경향이 있다. 연부조직 가동술은 장기적인 전략이 아닌 일시적인 전략으로 20분에서 30분간만 수행하도록 한다. 기분이 좋을지라도, (적어도 현재로서는) 손상과 통증을 예방하기 위한 "사전 치료"로서 연부조직 가동성을 활용하는 것을 뒷받침하는 증거는 없다. 건강하고 통증이 없는 경우라면, 9장과 10장에서 다룬 손상 예방 및 관리 전략을 따르고 가동성 및 저항 훈련 프로그램을 지속하는 것을 권장한다. 하지만 증상에 도움이 되는 경우 원하는 빈도로 연부조직 가동술을 수행해도 무방하다. 몇 시간에 한 번씩 특정 부위를 폼 롤러로 롤링함으로서 통증이 감소하고, 뻣뻣함이 완화되며, 움직임이 좋아진다면 좋은 방법일 수 있다. 그러나 이는 가동성, 유산소 운동, 저항 훈련과 같은 능동적인 전략을 대체하는 필수 루틴이 아니라 시스템의 민감도를 낮추기 위한 일시적인 행동 교정이어야 한다.

통증 유발점(trigger point)과 근육 결절(muscle knot)

여러분은 "통증 유발점"과 "근육 결절"이라는 용어에 익숙할 것이다. 이 두 가지 모두 통증이나 손상 부위에 근접한 연부조직에서 흔히 발견되는 극도로 민감하거나 과민성의 부위를 말한다.

이러한 용어와 치료법에 관해 부정확한 정보가 많이 퍼져 있으며, 이에 관해 의사와 치료사들 사이에 논쟁이 분분하다. 일부 사람들은 통증을 완화하고 기능을 최적화 하기 위해서는 유발점을 파악하고 근육 결절을 풀어주어야 한다고 주장한다. 연부조직을 다루는 것이 통증을 완화하고, 긴장을 해소하며, 잠재적으로 치유를 촉진할 수는 있지만, 그것이 모든 것을 해결하는 만능 치료 전략은 아니다. 다른 많은 치료법과 마찬가지로, 가장 많이 활용되는 조언이라고 해서 과학적으로 입증된 것은 아니기 때문이다. 근막이완술은 보완적이고 일시적인 치료법으로 행해져야 하며, 다른 저항 및 가동성 훈련법과 함께 주로 통증, 긴장 및 기타 증상의 단기적인 완화를 위해 사용되어야 한다.

우리들은 누구나 압력에 민감한 통증 유발점을 가지고 있다. 사람들은 항상 존재할 수밖에 없는 통증 유발점을 "고치려고" 너무 많은 돈과 시간을 허비한다. 휴식 중이거나 움직일 때 압통이 있는 부위(활동성 유발점)가 있는 경우 연부조직 가동성을 통해 이를 해결해야 한다. 그러나, 휴식 중에는 통증이 없고, 눌렀을 경우에만 경미한 불편함(잠재성 유발점)이 느껴진다면, 기능적인 능력이나 통증 증상에 영향을 미치는 것은 아니기 때문에 걱정할 필요가 없다.

소위 말하는 근육 결절 또한 마찬가지다. 우리 몸에는 불편한 느낌을 주는 부우들이 있다. 유발점과 마찬가지로, 이것들은 일반적으로 우리 몸의 해부학적 구조를 구성하는 자연스러운 요소들이다. 많은 사람들이 어깨뼈를나 등세모근(Trapezius)에 팽팽한 근육 결절을 느끼고, "아, 내가 큰 결절을 가지고 있나보다"라고 생각하고, 그 크기를 줄이려고 엄청난 시간을 투자한다. 하지만 그것은 결절이 아니라 단지 근육의 해부학적 구조이며, 마사지를 받았다고 해서 구조적으로 달라지는 것은 없다. 하지만 만약 수술을 받았거나 피부, 근육, 근막이 어떤 종류의 외상을 받은 상태인 경우에는, 종종 흉터 조직에 유착이 형성되어 근막과 근육의 움직임에 영향을 미칠 수 있다. 그런 경우에는, 증상을 완화하고 기능을 회복하기 위해 그 부위에 시간을 투자하는 것이 도움이 될 수 있다.

유발점과 근육 결절은 크게 지각과 신경계 민감성에 관한 것이다. 연부조직의 구조에 유착이나 염증이 있다면 영상으로 확인이 가능하지만, 이 경우에는 그렇지 않다. 이러한 문제는 MRI나 실시간 초음파로는 볼 수 없기 때문에 실제 근육이 뭉치거나 조이는 것보다는 자유 신경 말단의 활동 증가와 관련이 있다는 이론이 존재한다.[67]

중요한 점은 다음과 같다. 만약 어떤 부위가 꽉 조이거나 압통이 느껴진다면, 근육이 이완되거나 통증이 사라질 때까지 그 자리에서 휴식을 취한 후에 움직이도록 한다. 튀어나온 부위나 "결절"을 없애려고 할 필요 없다. 왜냐하면, 정상적인 신체의 일부인 경우 굳이 제거할 필요가 없기때문이다.

유산소 운동(Aerobic Exercise)

유산소 운동은 재활 프로토콜에 포함되지는 않지만, 통증을 관리하고 손상으로부터 회복하기 위한 중요한 요소이다.[8] 증가한 혈류는 몸 전체에 영양분과 산소를 운반하면서 신경 민감성을 증가시킬 수 있는 염증성 화학 물질을 제거해 통증을 완화하고 회복을 촉진시킨다. 지속적인 유산소 운동은 또한 뇌로 가는 혈류를 증가시켜 새로운 뉴런Neuron의 성장을 촉진한다(신경 발생 과정 Neurogenesis). 뇌가 통증에 있어 어떤 역할을 하는지를 고려했을 때, 뇌로 향하는 혈류가 증가한다는 것은 좋은 현상이라고 볼 수 있다.[9]

만성 또는 최근에 입은 손상의 여부와 관계 없이 통증이 있는 경우 걷기, 수영, 자전거 타기, 하이킹 등의 유산소 운동을 20~30분 정도 실시할 경우 증상을 완화시킬 수 있다. 그러나 손상으로 인한 급성 통증이 있는 경우, 올바른 종류의 유산소 운동을 주의해서 선택해야한다. 최근에 발목을 삔 경우, 한 시간 정도 산책을 하면 통증 재발의 위험이 있으며 회복 시간이 길어질 수 있다.

이 연구는 만성 통증 상태에 대한 가동성과 저항 훈련을 뒷받침하지만, 유산소 운동은 많은 지속적인 증상을 감소시키는 데 있어 더 강력한 근거를 제시하고 있다.[2,10] 저항 운동을 통해 신체 시스템을 둔감하게 하고 힘과 기능을 강화하는 것도 추천하지만, 만성 통증이 주요 문제라면 유산소 운동을 우선시하는 것이 좋다.

움직여라: 운동과 통증의 과학

유산소 운동, 특정 관절 또는 근육을 타겟으로 고안된 치료 운동, 요가나 필라테스와 같은 전신을 위한 운동에 대한 연구에 따르면 규칙적이고 지속적인 움직임은 통증 민감도를 감소시키고 통증을 경감시킨다.[11] 예를 들어, 운동을 하면 뇌로 향하는 혈류를 증가하고 통증을 변화시킬 수 있는 신경가소성이 촉진된다. 이는 중추 신경계 내의 흥분성을 감소 시킴으로서, 들어오는 인지 신호를 억제하는 능력을 향상시켜, 통각과민증 (자극에 대한 민감도 증가)을 예방하는데 도움이 된다.[12] 또한 항염증성 사이토카인 수치는 높이고, 염증성 사이토카인 수치는 감소시켜 면역체계에 긍정적인 영향을 미친다. 이러한 분자는 통증과 매우 높은 관련이 있는데, 염증성 사이토카인은 통각수용체를 활성화시키는 반면에, 함염증성 사이토카인은 통각수용체 활성을 감소시켜 통증 발생을 예방할 수 있기 때문이다.[12]

신체에 미치는 영향 외에도, 규칙적으로 운동을 하는 사람들은 상대적으로 앉아있는 시간이 긴 사람들에 비해 심리적으로나 정신적으로 긍정적인 양상을 나타낸다. 헬스장을 포함해 어떤 방식으로든 운동을 할 경우, 사회적인 상황에 놓여질 가능성이 높아지고, 이로 인해 스트레스가 감소하게 된다. 내 몸에 자신감이 생기고, 기분이 좋아지는 이러한 행동을 통해 우울증과 같은 여러 요인에 도움이 될 수 있다.

앞서 말했듯이, 통증에 영향을 미치는 모든 요소는 서로 연관되어 있다. 즉, 한가지 요소가 해결되면 다른 요소에도 도움이 된다는 뜻이다. 그 중에서도 운동은 가장 중요한 요소라고 할 수 있다. 유형과 상관없이 20~30분 동안 수행하는 운동은 건강에 긍정적인 영향을 미칠 뿐만 아니라 통증 완화에도 도움이 될 수 있다. 이는 급성 및 만성 통증과 관련된 수 많은 요인에 영향을 미치기 때문에 통증 관리에 있어 운동은 매우 중요하다.

유연성(스트레칭) 운동
[Flexibility (Stretching) Exercises]

유연성 운동은 일반적으로 스트레칭이라고 생각하는 동작들이다. 가동성 운동(다음 섹션 참조)과 마찬가지로 유연성 훈련은 주로 프로토콜의 1단계와 2단계에서 볼 수 있다.

정적 스트레칭 동작을 유지하면 연부조직(근육, 힘줄, 근막 등)의 유연성 뿐만 아니라 스트레칭 내성도 향상된다.[13–15] 즉, 보다 높은 강도의 동작에 덜 민감하게 반응하도록 신경을 조절하는 것이다. 이는 신경가동술 및 신경플로싱운동Nerve flossing과 같은 기법의 주요 요소이다.

예를 들어, 허리 통증을 일시적으로 완화하기 위해 햄스트링을 스트레칭하면 신경계의 스트레칭 내성에 영향을 미칠 수 있다. 궁둥신경sciatic nerve은 햄스트링과 허리 사이에 위치하기 때문에, 궁둥신경과 그 가지 뿐만 아니라 근육과 힘줄도 같이 스트레칭 된다. 연부조직 가동술과 유사하게 궁둥신경으로 향하는 혈류가 개선되면서 신경 건강이 강화되고 통증도 완화된다.

유연성 운동을 올바르게 수행하기 위해 다음 두 가지 방법을 사용한다.

- 통증이 없는 상태에서 최대한의 스트레칭 자세를 취하고 이를 유지한다. 호흡에 집중한다. 숨을 내쉬면서 긴장을 푼 상태에서 최대한 늘릴 수 있는 만큼 늘려준다.
- 제한된 지점에서 근육(PNF)을 수축하고 이완시키면 수 스트레칭 내성을 향상시킨다. 많은 사람들이 정적인 상태를 버티는 것 보다 이 방법을 사용했을 때 더 빨리 가동범위를 늘릴 수 있게 된다. 이를 위해서는 5~7초 동안 스트레칭 중인 근육을 수축시키고, 10~15초 동안 긴장을 풀고 유지하는 것을 2~4회 반복하도록 한다.

스트레칭을 할 때 주의해야할 점은 통증을 유발하지 않게 하는 것이다. 뻗침수용기stretch receptors가 위협을 감지하면 우리 몸은 근육을 수축하거나 통증을 유발하여 스트레칭 범위가 늘어나지 못하도록 만든다. 따라서 이러한 신호에 주의를 기울여야한다. 제한 지점에서 멈추고, 자세를 유지한 상태에서, 뻗침수용기가 더 이상 위협을 감지하지 못할 때까지 숨을 들이 쉬고, 그 다음 숨을 내쉰다.

일반적으로 통증이 있는 사람들의 경우 15~30초를 유지하는 운동을 2~3세트 반복하면 충분하다. 그 이상을 운동할 경우 증상이 악화 될 위험이 있다. 아무 증상이 없는 경우, 유지하는 동작을 30초에서 최대 몇 분까지 더 오래 수행한다면 유연성을 더 많이 향상시킬 수 있다.

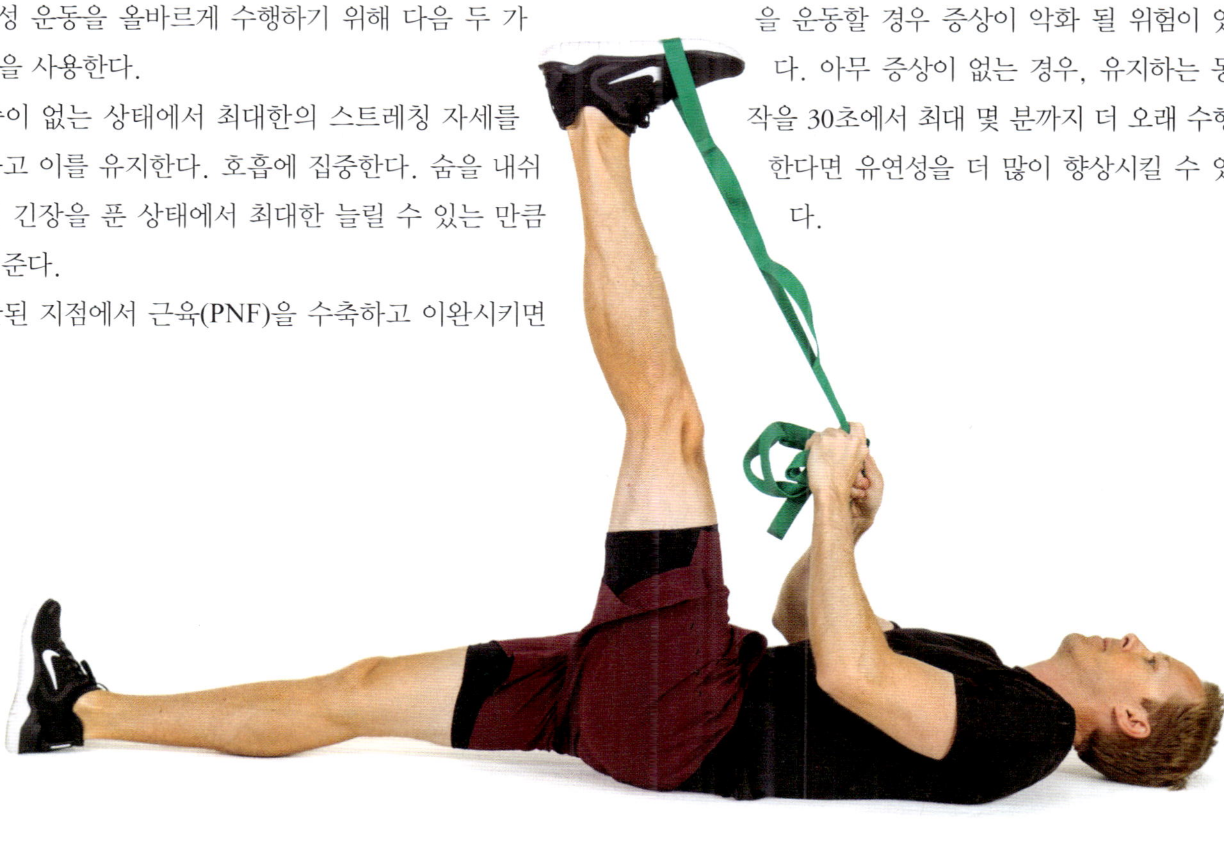

휴식과 명상(Relaxation and Meditation)

호흡은 전신의 계통에 영향을 미치기 때문에 통증 관리에 있어 핵심적인 요소이다.[16,17] 또한 스트레스와 직접적으로 연결되므로 운동이나 심한 움직임은 아님에도 호흡은 직접 치료로 간주된다. 여전히 통증에 맞서 싸우고 있다면, 연구에 따르면 명상과 호흡 운동은 교감 신경계 활동을 감소시키고, 건강에 관련된 모든 부분을 개선하는데 도움이 될 수 있다는 것이 입증되었다.[18,19]

가로막(Diaphragm)은 갈비뼈 사이의 갈비사이근(Intercostal muscles)의 도움을 받는 주요 환기 근육이다. 우리가 스트레스를 받거나 위협을 느끼게 되면 복부 또는 가로막 호흡에서 "가슴 호흡"으로 호흡 방식을 바꾸게 되는데, 이때 목과 어깨뼈의 보조 근육이 뭉치면서 상체 전체가 긴장하게 되고, 이로 인해 아드레날린이 혈류로 몰리면서 통증을 악화시킨다.

"코를 통해 숨을 들이 쉬고 내보내는 방법" 또는 "코를 통해 숨을 들이 쉬고 입으로 내쉬는" 방식의 가로막 호흡은 우리 몸을 진정시키고, 조화시켜, 현재 상태를 알아차리는데 도움이 될 수 있다. 박스 호흡법은 스트레스를 줄이는 운동으로 잘 알려져 있다. 천천히 넷을 세면서 코로 숨을 들이 마시고, 천천히 넷을 세면서 숨을 참고; 천천히 넷을 세면서 숨을 내쉬고, 다시 천천히 넷을 세면서 숨을 참는다. 이 과정을 최소 3회 이상 또는 마음이 진정될 때까지 반복한다.

산소의 증가, 교감신경계 활동의 감소, 또는 신체 상태에 대한 인지의 증가 등 여러 이유로, 이러한 명상 과정은 스트레스를 줄이고 만성적인 근골격계 통증을 줄일 수 있다. 통증에 대한 걱정 때문에 우리 몸은 교감신경적 투쟁-도피 반응에 놓일 수 있지만, 호흡을 통해 이를 활성화시키거나 둔화시킬 수 있다. 위협을 많이 느낄수록, 호흡이 빨라지게 되는데 이는 통증을 유발하거나 더 악화시킨다. 하지만 호흡을 늦추는 것으로 뇌와 신경계에 괜찮다는 신호를 보냄으로써, 뇌와 신경계의 반응을 낮춰 잠재적인 증상을 줄이고 몸과의 교감을 강화하는데 도움이 될 수 있다.

따로 시간을 내어 온전히 호흡에만 집중하는 명상은, 마음 상태를 극적으로 바꿔주고 통증 증상을 완화시킬 수 있다. 이러한 마음 챙김 훈련은 의식해서 생각하려 하지 않고 자연스럽게 떠오르는 본인의 생각을 관찰하는 것이 핵심이다. 이는 4장에서 다룬 스트레스를 줄이고 통증에 영향을 미치는 다른 요인을 해결하는 것과 관련이 있다.

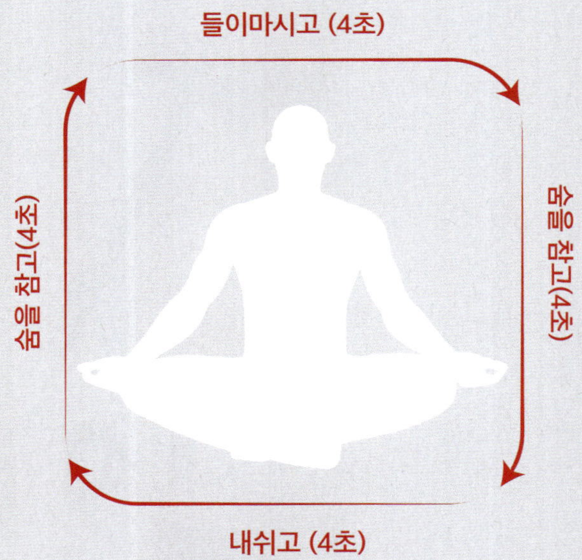

가동성 운동(Mobility Exercises)

가동성 운동은 재활 프로토콜의 1단계와 2단계에 등장하며, 주로 손상 부위의 가동 범위를 다룬다는 점에서 유연성 운동과 유사하다. 그러나 유연성 운동이 스트레칭(유연성)을 통해 연부조직을 대상으로 하는 것과 달리, 가동성 운동은 움직임(가동성)을 통해 관절을 운동 대상으로 한다. 가동성은 관절을 최대 가동 범위(최대 저항 위치)까지 또는 전체 운동 범위(관절의 최대 움직임 능력)까지 운동시킴으로서, 움직임을 통해 시스템의 민감도를 낮추고, 스트레칭 내성을 향상시키고, 영향을 받는 관절의 통증을 감소시킨다.

유연성flexibility과 가동성mobility은 유사하기 때문에, 상호보완하는 역할을 한다. 스트레칭은 연부조직의 제한을 완화하는데 도움을 주고, 가동성은 관절의 제한을 개선시킨다. 하지만 처치를 집중하는 부분과 방법이 조금 다르다.

이 운동 프로토콜에서는 수동passive, 능동보조active assisted, 능동active 운동범위range of motion의 세 가지 가동 방법을 접하게 된다. 이는 일반적으로 통증의 심각도와 기능적 능력에 따라 단계적으로 진행된다.

- 수동운동범위(PROM, Passive Range Of Motion) 가동성 운동을 할 때는 통증이 있거나 손상을 입은 관절을 움직이기 위해 스틱, 스트레칭 스트랩 또는 밴드와 같은 도구가 필요하다. 돌림근띠Rotator cuff 힘줄이 찢어졌거나 통증으로 인해 어깨를 움직일 수 없는 상태라고 가정해보자. 이런 경우에는 아프지 않은 팔로 스틱이나 유사한 도구(빗자루나 골프채 등)를 잡고, 이를 사용하여 손상된 어깨의 관절이 가동할 수 있는 위치까지 움직여본다. 통증으로 인해 움직임에 제한이 있거나, 보조 없이 움직이면 통증이 악화되는 경우 PROM을 시작한다. 이 운동은 손상을 입거나 통증이 있는 관절과 주변 조직에 가해지는 스트레스를 줄여 통증을 최소화하는 것이 핵심이다. 통증이 감소하고 기능이 좋아지면 다음 단계를 진행한다.
- 능동보조운동범위(AAROM, Active Assisted Range Of Motion) 가동성 운동 또한 운동을 보조하기 위한 스틱이나 스트랩과 같은 도구를 사용하지만, 통증이 있는 관절과 주변 연부조직을 완전히 이완시키는 대신에 관절을 적극적으로 움직이기 시작한다. 어깨를 예로 들어보면, 움직임을 돕기 위해 스틱을 사용하는, 통증이 있거나 손상된 어깨를 가동 범위의 끝까지 움직임으로서 양 팔이 모두 움직이도록 한다. 기능적 능력이 향상되고 통증이 악화되지 않고 움직임이 자유로워지면 다음 단계를 진행한다.
- 능동운동범위(AROM, Active Range Of Motion) 가동성 운동은 외부의 보조 없이 진행된다. 이는 대부분의 사람들이 "능동적 가동성active mobility"이라는 용어를 들었을 때 생각하는 운동이다. 본인의 근육을 사용하여 통증이 있거나 손상된 관절을 최대 범위까지 적극적으로 움직이는 운동이다.

수동운동범위와(PROM)와 능동보조운동범위(ARROM) 어깨 굽힘

PROM: 움직임의 90-100%를 수행하기 위해 스틱을 사용

AAROM: 움직임의 50%를 수행하기 위해 스틱을 사용

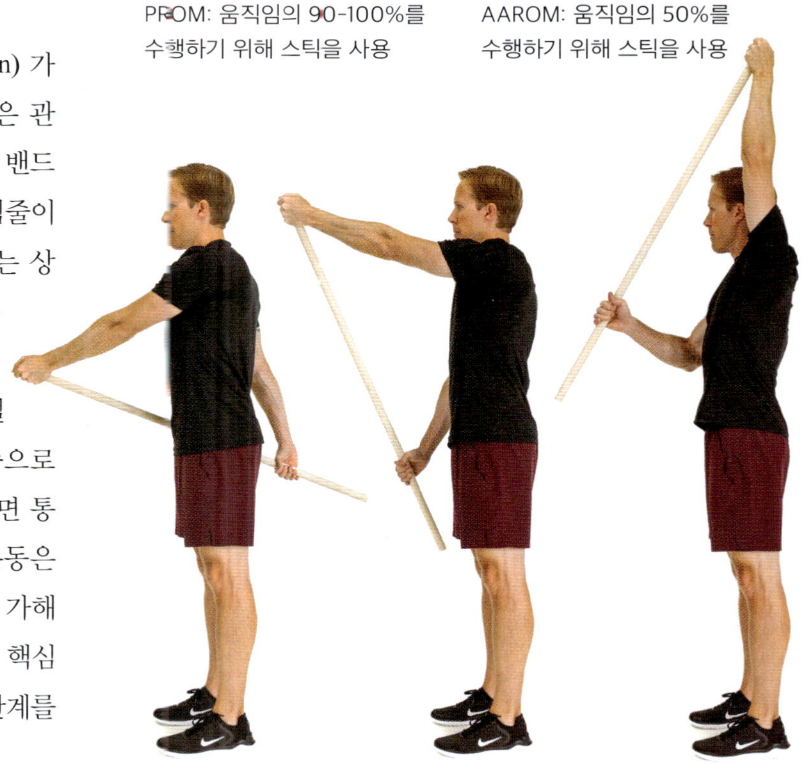

능동운동범위(AROM) 어깨 굽힘(Arom Shoulder Flexion)

능동운동범위(AROM): 움직임의 100%를 수행하기 위해 스틱을 사용한다.

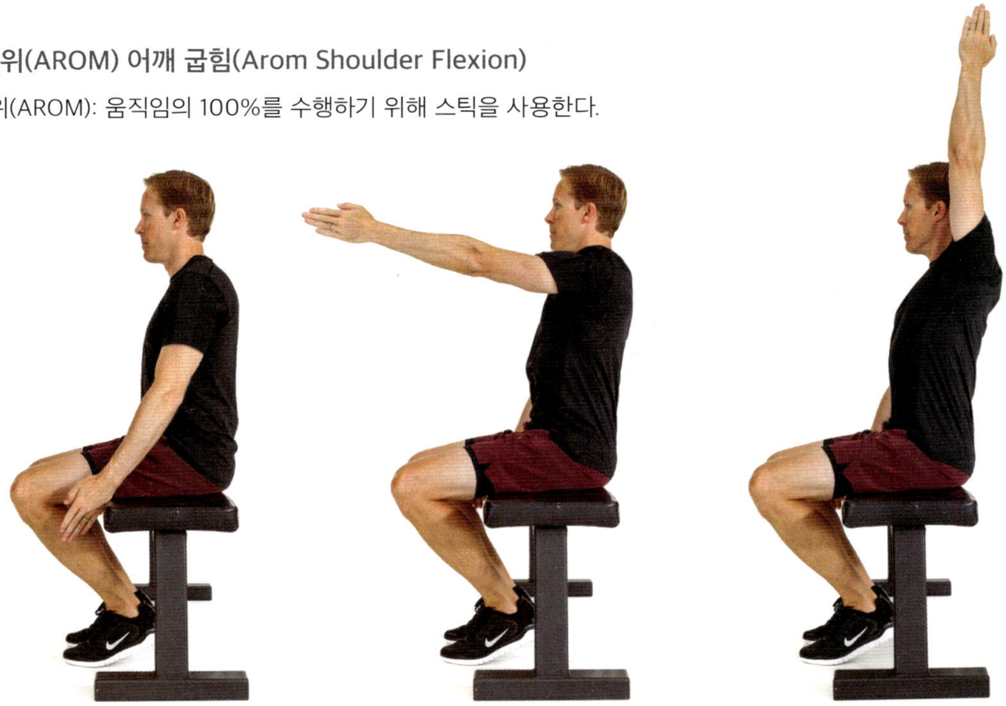

세 가지 방법 모두, 목표는 관절을 천천히 전체 가동범위로 움직이고, 끝 범위end-range 자세를 몇 초 동안 유지하는 것이다. 어떤 동작들을 행하는지 프로토콜 운동 사진을 참고하도록 한다.

유연성 운동과 마찬가지로, 통증을 느껴서는 안된다. 가동성 운동은 살짝 불편한 느낌은 들 수 있지만, 통증이 악화되지 않는 범위 내에서 천천히 움직였다가 돌아오는 동작을 반복해야 한다. 통증 없이 능동운동범위AROM를 조절하고 수행할 수 있게 되었다면, 저항 훈련 운동으로 넘어가 관절에 부하를 가해도 된다.

만약 당신이 구축Contracure(아래 참고) 또는 관절의 제한으로 인해 특정 범위로 움직일 수 없는 경우, 해당 위치에서 고립한 상태로 저부하 장기LLLD 스트레칭을 수행해야 한다.[20-22] 예를 들어, 어깨 굽힘 제한이 있는 경우, 팔을 머리 위로 올리려고 할 때 더 이상 움직이지 않는 지점이 있다. 그럴 때는 저강도low-load의 외부 힘을 사용해 그 위치를 유지한다. 여기서 "저강도"란 견딜 수 있는 정도의 가벼운 힘으로 오래 유지할 수 있는 스트레칭을 말한다. 스틱을 사용하거나 벽에 팔을 대고 제한된 위치에서 유지하는 방법으로도 할 수 있다.

구축 대응과 관절 제한 관리

움직임이 뻣뻣하거나 결리는 느낌이 드는 자세나 제한 범위는 장기간의 활동 부족으로 인한 관절 주변의 조직에 변화와 관련이 있는 경우가 많다. 심각한 손상이나 큰 수술을 받은 후 움직이지 못했거나, 만성 통증으로 인해 움직이지 않게 되었을 수도 있다. 우리 몸은 움직임과 자세, 또는 움직임 감소나 자세 불균형에 적응하게 되어있다. 관절의 잠재력을 최대한 발휘하여 사용하면, 조직이 탄력을 유지하면서 움직일 수 있게 된다. 그렇지 않은 경우, 탄력성이 떨어지고 움직임이 제한된다. 이 상태로 방치할 경우, 피부, 근육, 힘줄, 또는 인대에 구조적인 단축이 일어나기 시작하고(이를 구축이라고 한다) 움직임이 제한되거나 움직일 수 없는 상태가 된다. 이것이 재활 과정 초기에 가동성 운동을 수행하는 이유이다. 사소한 손상이 영구적으로 쓸 수 없는 상태로 변할 수 있기 때문이다.

대부분의 구축은 하루에 3~5회, 몇 주 또는 몇 달 동안 지속적으로 수행되는 저강도, 장시간(Low Load, Long Duration: LLLD) 스트레칭으로 개선될 수 있다. 그러나 몇 주 동안 꾸준히 노력했음에도 상태가 개선되지 않는다면, 도수 치료 및 관절 가동을 전문으로 하는 전문의를 찾아야 한다.

LLLD는 매일 3~5회 스트레칭하고 한 번에 2~10분 동안 유지한다 (총 끝 범위 시간TERT, Total end range time라고 함). 관절은 결합 조직이 더 조밀하므로 원하는 결과를 얻기 위해서는 더 긴 유지시간과 세션을 필요로 한다. 목표는 재발을 방지하고 통증이 발생되지 않는 선에서 TERT를 최대화 하는 것이다.

관절 가동 및 교정

관절 가동 또는 교정은 의료인(주로 물리치료사 또는 카이로프랙터)이 환자의 통증을 줄이거나 가동성을 높이기 위해서 주로 진동을 주거나 미는 방식의 환자 스스로 할 수 없는 방법을 통해 관절을 움직이는 기술이다. 관절 가동 및 교정은 서로 맞닿아 연결 되어 있는 2개의 뼈를 움직이는 것이 포함된다. 따라서, 어깨를 가동하면, 위팔뼈(Humerus)의 관절(소켓)과 위팔뼈 머리(Humeral head)(볼)이 맞닿는 절구 관절이 움직이게 된다. 운동 범위, 안정성 및 가동성에 영향을 미치는 인대 및 기타 구조들과 함께 이를 둘러싸고 있는 관절 주머니도 움직인다. 관절에는 기계적 수용기가 있기 때문에, 관절에 진동을 주면 수용기가 자극되어 해당 부위에 대한 뇌의 인식이 바뀔 수 있다.

다른 형태의 도수 치료와 마찬가지로 관절 가동 및 교정은 대다수의 경우에는 일시적으로 통증을 줄이고 가동성을 향상시키는 효과가 있다.[23-26] 관절과 관련된 것으로 추정되나 운동만으로 개선되지 않는 고질적인 문제를 겪고 있다면, 도수 치료를 전문으로 하는 물리 치료사 또는 카이로프랙터를 찾아 함께 증상을 줄여주고 장기적으로 시스템을 건강하게 유지할 수 있는 운동 프로그램을 지속하는 것을 고려할 필요가 있다.

Examples of LLLD shoulder flexion stretches

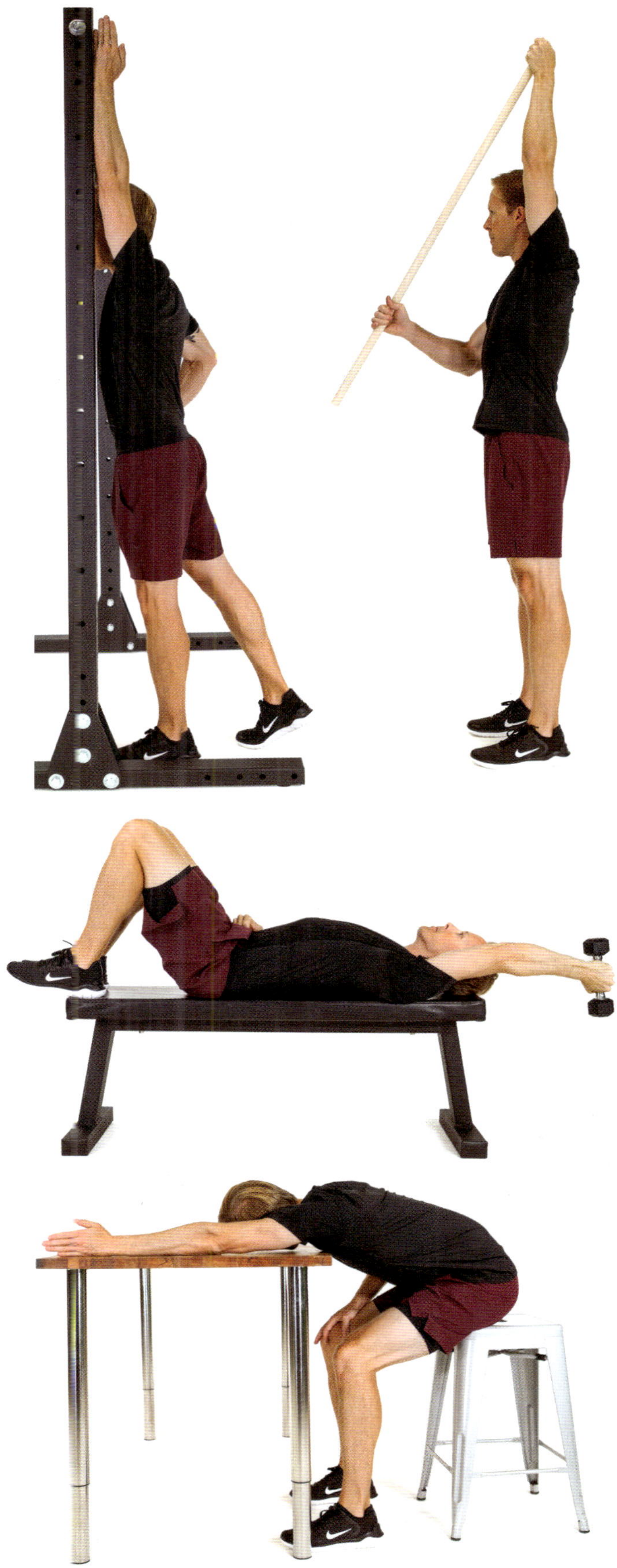

저항 운동(Resistance Exercises)

등척성 수축(Isometric contraction)
근육은 수축하지만 길이는 짧아지지 않음

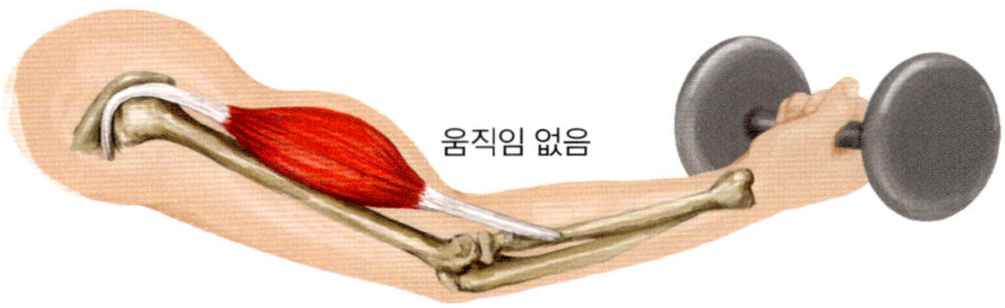

단축성 수축(Concentric Contraction)
근육은 수축하고 길이는 짧아짐

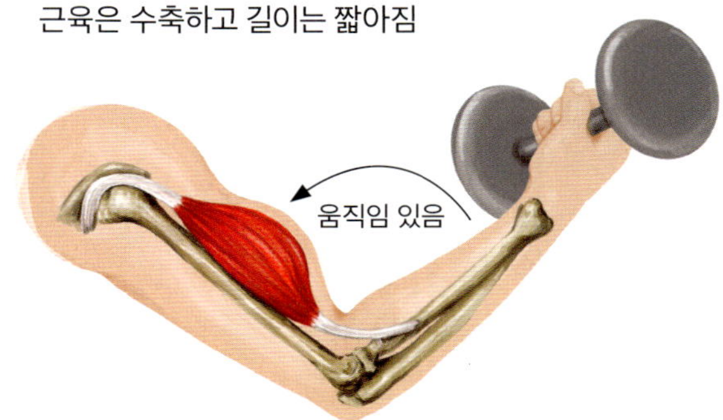

신장성 수축(Eccentric Contraction)
근육은 수축하고 길이는 늘어남

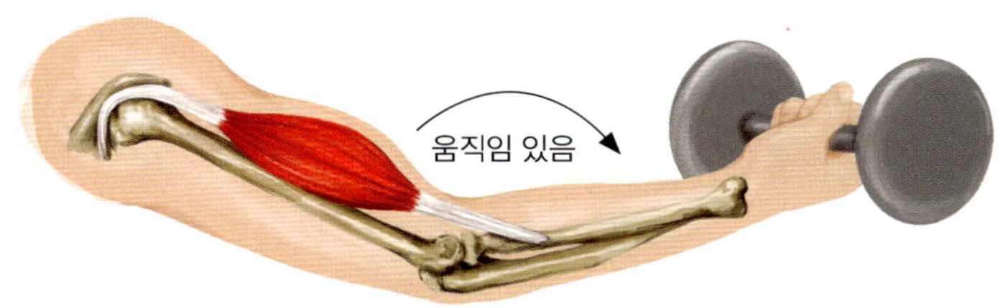

저항 훈련은 외부 저항이나 힘에 저항하는 정적 또는 동적 근육 수축을 포함하는 운동을 말한다.

재활 과정에서 급성 통증 초기 단계에서는 주로 등척성 및 신장성 저항 운동을 사용하게 된다. 등척성 운동은 움직임 없이 근육을 수축하는 운동이다. 바이셉스 컬biceps curl을 하다가 중간에 멈추고 그 상태를 유지한다고 상상해 보자. 근육의 길이는 변하지 않지만, 근육은 수축하고 있다. 재활 중이거나 수술 후에 통증이 있는 경우, 일반적으로 힘줄에서 통각저하 반응(통증 완화)을 생성하기 위해 등척성 운동으로 운동을 시작한다.[27] 환자들에게 있어 이 과정은 천연 이부프로펜Ibuprofen과 같은 작용을 한다. 일반적으로 4~5회 반복하고 30~45초 동안 유지한다. 등척성 수축은 손상이나 통증의 초기 단계에서 중요하며, 약한 운동 범위에 대한 근력을 향상시키기 위해 운동시 스쿼트를 한 상태로 유지하기와 같은 방법으로 사용된다.

신장성 수축Eccentric contractions은 근육의 수축과 이완을 포함한다. 바이셉스 컬을 예로 들면, 하강 단계에 해당한다. 팔꿈치가 펴지면서, 팔꿈치 굽힘근이 수축하며 길어진다. 신장성 운동은 통증 증상을 줄이는 동시에 통증 및 손상에 관련된 운동 범위 및 근력 손상을 해결하는 매우 좋은 방법이다.[28] 운동 및 손상 예방 관점에서, 신장성 운동은 근육을 더 길게 만들어주고, 유연성에 도움이 되며, 미래에 있을 수 있는 좌상 가능성을 줄여준다.(신장성 수축 중에 좌상이 자주 발생하기 때문이다.)

프로토콜은 주로 등척성(1단계 및 2단계)으로 시작한 다음 신장성(2단계)으로 진행하고, 단축성 수축을 포함하는 전체 범위 운동(3단계)이 추가된다. 그림 자료는 바이셉스 컬을 할 때 "위쪽"부분으로, 근육이 수축하고 짧아지는 부분이다. 일반적으로 가장 어렵고 가장 큰 불편함을 유발하기 때문에 통증이 거의 사라진 후에 3단계에서 사용된다.

저항 운동은 다음과 같은 두 가지 이유로 다양한 유형의 통증을 치료하는데 효과적이다.

첫번째로, 근신경계 내의 힘과 조절력을 향상 시킴으로서 능동적 하부구조의 요소(근육 및 신경)를 더 효율적이고 탄력있게 만든다.

힘줄 관련 질병(힘줄염 통증 및 기능 장애), 근육 피로, 그리고 특정 자세를 장시간 동안 유지하거나 반복적인 작업을 수행하는 것으로부터 발생하는 근골격 통증과 같은 문제를 완화하기 위해서는 재활 과정에서 신체에 점진적으로 하중을 늘리는 저항 운동을 수행하는 것이 핵심이다. 이러한 운동 방법은 통증을 완화해줄 뿐만 아니라 기능을 향상시켜 향후 문제가 재발할 가능성을 줄이는데 도움이 된다.

직장 환경과 관련된 근막성 목-어깨 통증의 경우를 살펴보자. 이 분야의 연구에 따르면 위등세모근Upper trapezius, 어깨올림근Levator scapulae과 같은 목과 어깨근육에 수행한 규칙적인 단기 저항 운동이 과활성화된 근육을 이완시켜 통증을 완화시킨 것으로 나타났다. 아킬레스 힘줄Achilles tendon 및 무릎 힘줄Patellar tendon과 같은 통증을 유발하는 힘줄에 대한 저항 운동의 이점을 연구한 결과, 통증을 유발하는 힘줄에 부하를 가하는 것이 이 문제를 해결하는데 가장 효과적인 방법일 수 있다.[29,30] 적절한 수준의 저항 훈련은 힘줄 통증을 상당히 감소시키며, 주당 몇 차례 실시할 경우 재발을 방지하는데도 도움이 된다.

통증을 유발하는 수동적 하부구조에 대한 저항 운동의 이점을 파악하기 위해, 골관절염과 관련된 무릎 통증이 있는 환자들을 살펴볼 필요가 있다. 이러한 경우 무릎 통증은 주로 뼈 끝을 덮고 있는 보호 연골의 악화되어 발생한다. 이 연골이 망가지면 끝부분에 신경이 많이 분포되어 있는 기저 뼈가 닿을 때마다 통증이 발생하게 된다. 하지만 이 문제를 겪고 있는 개인들 중 주당 몇 차례 저항 운동을 실시하는 경우, 통증이 감소하고 기능적 능력이 향상되는 것으로 나타났다.[31,32] 여러 메커니즘이 작용한 것으로 보이지만, 신경근육의 효율성과 강도를 향상시켜 근육이 하중을 더 잘 버티게 되면 뼈에 가해지는 스트레스가 감소할 수 있다. 이는 능동적 하부구조 훈련을 통해 수동적 하부구조의 민감성이 감소될 수 있음을 보여주는 훌륭한 예시이다.

두번째로, 통증이 악화 되지 않는 선에서 신체에 점진적으로 부하를 가함으로서, 저항 운동은 신경계의 민감성을 감소시키는데 도움을 주고 부하에 대한 내성을 향상시킨다.

먼저 통증을 악화시키는 움직임을 찾은 다음 서서히 부하를 늘려 신체의 민감도를 낮추는 방법으로 점진적 노출을 시작한다. 이때 목표는 "의도적으로 자극"을 주고 점차 위협에 노출시켜 이전의 자극 수치를 깨는 것이다. 통증에 민감한 움직임이나 자세를 찾아내고, 세세하게 나눈 다음, 점차적으로 그 자극에 스스로를 노출시키는 것이다. 그러나 만성 통증이 신체 상태를 정확히 나타내주는 지표는 아니라는 것을 기억해야한다. 만약 어떤 동작이 통증을 악화시킨다면, 그 동작 때문에 손상을 입은 게 아니라 과민함 때문일 수도 있다. 우리는 얼마나 많은 부하를 견딜 수 있는지를 찾아서 통증이 악화되기 시작하는 시점을 바꾸려고 하고 있다. 그런데 만약 통증이 악화된다면, 부하를 줄이거나 수행하고 있는 재활 프로토콜의 이전 단계로 돌아가도록 한다.

개인마다 서로 다른 통증 경험을 가지고 있기 때문에, 사람마다 다른 프로토콜이 적용된다. 교육이 중요한 이유 중 하나는 개개인에 맞춰 훈련 빈도와 양을 결정할 줄 알아야 하기 때문이다. 카테고리, 원칙, 그리고 자신의 통증 유형과 수준을 이해하고 있다면, 자신의 필요에 맞게 저활 운동을 조정할 수 있고, 물리적 스트레스에 신체를 서서히 노출 시킴으로서 자신만의 점진적인 노출 프로그램을 만들 수 있다.

교정이 아닌 치료

저자는 일반적으로 환자에게 "교정 운동(Corrective exercise)"이라는 용어를 사용하지 않는다. 만약 해당 용어를 사용해야 할 경우에는 "이 운동이 통증 완화에 도움이 되고 있다고 해서, 환자분의 체내 생체역학적 결함이나 자세가 교정되고 있는 건 아닙니다" 라는 교육적인 메세지와 함께 사용한다.

"교정적"이라는 용어의 문제는 이 단어가 사람들로 하여금 통증을 기계적인 문제로 생각하고, 마치 자동차 부품을 교체하는 일처럼 기계적인 해결책이 필요하다는 생각을 하게 만든다는 것이다. 심지어 실제로 통증이 기계적인 문제에서 비롯 된 것이라 할지라도, 이 단어를 사용하게 되면 사람들이 신체와 통증 사이에 선형적인 관계를 찾게 된다. 즉, 하나의 물리적인 요인만 수정하면 통증도 개선될 것이라는 생각을 갖게 만든다. 그러나 많은 사람들이 물리적인 문제를 "교정"하더라도, 통증이 개선되지 않는다. 따라서 "치료적 운동(Therapeutic exercise)"이라는 용어가 더 적절하다. 왜냐하면 이 동작이 통증을 감소시키고 기능을 향상시킨다는 것은, 치료적인 효과가 있다는 뜻이기 때문이다.

PART II

손상 (Injury)

Chapter 6

손상이란?
(What Is **an Injury?**)

간단히 말하자면 손상은 힘줄 파열, 인대 파열, 근육 긴장, 뼈 골절 등 근골격계 조직의 물리적 손상을 말하며, 손상에는 여러 유형이 있고 치유 기간도 매우 다양하며, 손상을 진단하면 이를 해결하기 위해 따라야 할 치료 전략의 틀이 마련된다.

어떤 조직이 손상과 관련되어 있는지, 해당 조직이 일반적으로 어떻게 치유되는지, 손상을 악화시키는 요인(또는 원인이 될 수 있는 요인)과 이를 가장 효과적으로 해결하는 방법을 아는 것은 최적화된 회복과 해당 조직 강화를 통해 원하는 활동으로 복귀를 하고 손상 재발을 방지하기 위한 효과적인 재활 프로그램 설계의 일부가 된다.

이러한 지식을 갖췄을 경우 자신감과 목적을 가지고 통증과 같은 손상에 적극적으로 맞설 수 있다. 경상이든 중상이든 손상을 입는 것은 종종 두렵고 절망적이다. 손상으로 인한 통증은 운동 요법을 방해하고 일상을 방해할 수 있다. 아이를 돌보거나, 운동을 하거나, 기분 좋게 움직이거나 하는 당연한 일들이 미뤄지고, 정신적인 고통을 줄 수 있다. 이를 방치하면 최악의 결과가 떠오르고 손상 이전으로 돌아갈 수 있을지 의심하며 걱정하게 된다.

이러한 생각과 감정은 지극히 자연스러운 것이지만 만성 통증과 직접적으로 연관된 통증을 더 악화시킬 수 있다. 통증에 적극적으로 대처해야 하는 것처럼 손상과 그와 관련된 증상은 일시적인 것이며, 이를 관리하고 예방하기 위해 할 수 있는 일이 많다는 것을 인식해야 한다.

손상을 통해 얻을 수 있는 통찰력
(The Insight Injury Provides)

손상은 불행한 일이지만 생활습관과 훈련의 약점을 드러내는 일종의 경고 신호이기도 하다. 예를 들어, 체력이 부족해서 손상을 당했을 수도 있고, 재활 과정을 통해 더 많은 신체활동이나, 일관된 저항 훈련 및 운동 프로그램이 필요하다는 점을 깨닫게 될 수도 있다. (이 내용은 4장과 9장에서 자세히 다룬다.)

또는 손상이 당신의 훈련 방식에 문제가 있음을 알려줄 수도 있다. 예를 들어 프로그램 설계, 훈련 빈도나 양, 회복 시간 또는 운동 다양성과 같은 훈련의 일부분을 수정해야 함을 강조할 수도 있다. 이러한 변화들은 사소해 보이지만 정상적인 활동으로 복귀할 때 당신의 몸 상태와 수행 능력에 큰 영향을 미칠 수 있다.

생활양식의 문제이든 훈련과 관련된 문제이든지 통증과 손상의 원인이 되는 요인을 해결하는 것은 더 강한 몸으로 복귀하는데 도움이 되며, 운동 능력과 전반적인 건강을 개선시키기 위한 습관을 향상시켜 회복을 좀 더 잘할 수 있고, 다른 손상을 예방할 수도 있다.

움직임에 지장을 주는 힘줄 손상에 대해 가정해 보자. 이러한 유형의 손상은 일반적으로 너무 빠른 동작 또는 너무 많은 양의 훈련을 할 때 발생하며 일반적으로 과사용 손상으로 분류된다. 몸을 움직이거나 불편한 동작을 하면서 느끼는 신체가 보내는 통증 신호에 주의를 기울이면 통증을 악화시키고 잠재적으로 유발할 수 있는 요인을 정확히 파악할 수 있으며 적절한 재활 프로토콜을 따라 개선할 수 있다. 그런 다음 습득한 내용을 적용하고 생활 방식과 훈련에 필요한 조정을 통해 다른 부위의 힘줄병증을 예방할 뿐만 아니라 완전 파열과 같이 상태가 악화되는 것을 막을 수 있다.

또는 무거운 물건을 들다가 허리를 삐끗했는데 준비운동을 제대로 하지 않았거나 잘못된 자세로 움직였거나 다른 실수를 했다고 가정해 보자. 이러한 실수를 깨닫기까지 손상을 당한 것은 안타까운 일이지만, 이 정보는 앞으로의 연습에 적용할 수 있는 전략을 강화시킬 수 있다. 재활 중에 이러한 전략을 실행하면 습관화 될 수 있고, 손상을 일으킨 활동으로 복귀할 때 동일한 손상(또는 관련 손상)을 당할 가능성이 훨씬 낮아진다. 또한 성공적으로 재활하면 손상에 대한 두려움이 줄고 예방과 치료 도구를 갖추고 있다는 사실을 알고 마음 편히 운동할 수 있다. 물론 모든 손상의 정확한 원인이나 요인을 파악하고 악화나 재발을 방지하기 위해 노력할 수 있는 것은 아니다.

때로는 교통사고, 자전거를 타다 넘어지거나 스포츠를 즐기다가 부딪히는 등 갑작스럽고 충격적이며 통제할 수 없는 손상이 발생하기도 한다. 하지만 가장 불행한 상황에서도 낙관적이고 목적의식이 있는 적극적인 대처 전략을 채택할 수 있다. 손상에 대한 훈련을 통해 이전에는 시도하지 않았지만 즐겁고 도움이 되는 운동 방식과 운동 변형에 눈을 뜨게 되고, 손상 후 루틴에 통합시킬 수 있으며, 재활을 통해 형성한 습관은 전반적으로 더 건강해질 수 있으며, 지식을 얻게 되는데 결국 긍정적인 변화로 이어진다.

이러한 적극적인 대처 관점에서 손상을 바라보는 것은 언제든지 손상을 당할 수 있다는 점을 고려하면 꼭 필요하다. 규칙적인 운동, 움직임, 훈련, 특히 근력, 가동성, 유연성, 고유수용성 훈련은 위험을 크게 줄일 수 있다. 하지만 손상을 100% 예방할 수는 없기 때문에 불행한 결과를 피하려면 손상에 대해 생각하는 방법과 본인의 능력을 알아야 한다. 재활 프로토콜에 돌입하기 전에 손상의 유형, 원인 요인, 예방 및 관리를 위해 할 수 있는 일, 치유에 걸리는 시간 등 이 책의 이 부분에서 다루는 모든 내용을 알아두는 것이 중요하다. 이 장에서는 특정 손상에 대한 재활 전략을 실행하는 이유를 설명하고 각자의 상황에 맞게 조정할 수 있는 자율성을 제공한다.

이후의 파트 3에서는 특정 손상에 대한 재활 운동 프로토콜을 제공한다. 하지만 이는 단순히 손상을 해결하기 위한 것이 아니라 통증이나 증상을 해결하기 위한 것이기도 하다. 그러면 통증과 손상이 다르냐고 생각할 수도 있지만 통증과 손상은 분명 관련이 있으나 구분하는 것은 중요하다.

통증과 손상 구별하기
(Separating Pain From Injury)

통증이 있는 대부분의 사람들은 통증은 손상에서 비롯되었다고 생각한다. 또한 통증을 유발하는 분명한 물리적 손상이 있는 경우도 있다. 이런 식으로 손상과 통증은 서로 연결되어 있다. 하지만 그 관계가 항상 명확한 것은 아니다.

통증은 실제 또는 잠재적 손상으로부터 신체를 보호하기 위해 뇌가 만들어내는 신경에서 유래한 현상이라는 걸 기억해라.[2] 통증은 중요한 생존 메커니즘이지만 때로는 물리적 손상이 발생하지 않았는데도 뇌가 통증을 만들어내는 경우도 있다. 반대로, 신경계가 손상을 위협적인 것으로 인식하지 않는다면 통증을 느끼지 않고도 손상을 입을 수 있다. 즉, 손상을 당하고 통증을 느끼거나, 손상을 당하고도 통증을 느끼지 않거나 심지어 통증을 느끼지만 손상이 없을 수도 있다.

그렇다면 손상이 항상 통증과 직접적으로 연관되어 있는 것이 아니라면 둘 사이의 연관성에 대해 어떻게 생각해야 할까? 이 질문에 답하기 위해서는 과학이 손상과 통증의 이러한 역설적인 관계를 어떻게 설명하고 있는지 살펴볼 필요가 있다.

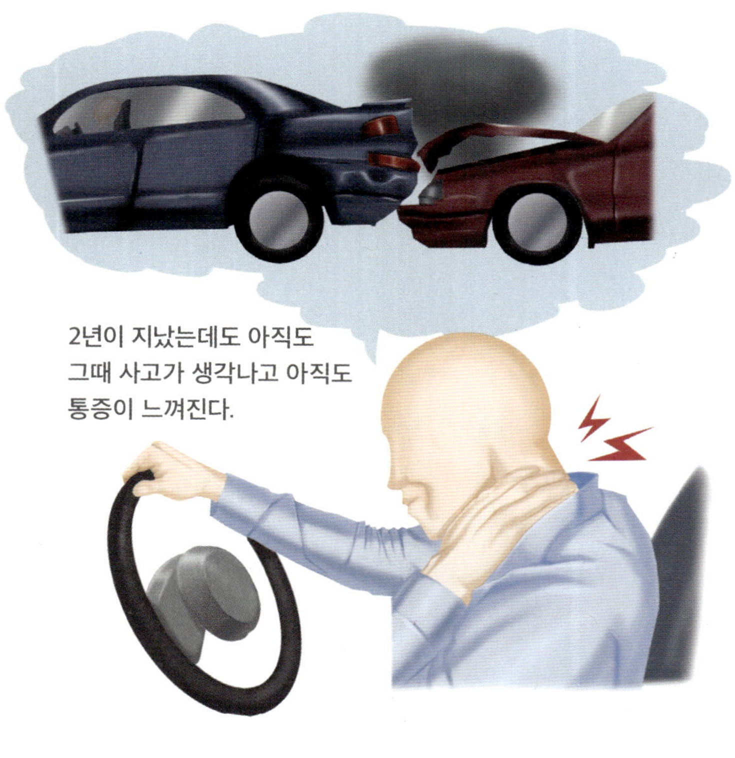
2년이 지났는데도 아직도
그때 사고가 생각나고 아직도
통증이 느껴진다.

한때는 사람이 통증을 느끼면 몸에 손상을 입었다고 생각했다. 그리고 손상이 있으면 항상 통증으로 이어지는 인과 관계를 생각했다. 하지만 영상진단학의 발전으로 손상은 있지만 통증이 없는 사람들에 대한 연구가 본격화 되었다. 연구자들은 무증상, 즉 통증 증상이 없는 사람들을 MRI로 촬영하기 시작했고, 이들 중 상당수가 근골격계 조직에 감별 가능한 손상을 가지고 있다는 사실을 알게 되었다. 인구의 약 40~50%는 십자인대 손상, 반월판 파열, 디스크, 힘줄 손상, 관절염 등이 있음에도 불구하고 아무런 증상이 없다.[3–8]

연구자들은 통증과 손상을 구분하기 시작하면서 통증은 있지만 식별할 수 있는 손상이 없는 사람들도 있다는 사실을 알게 되었다. 허리통증 진단의 상당수(90~95%)가 비특이적인데, 이는 특정 근본 원인이나 문제를 통증과 연관시킬 수 없다는 것을 의미한다. 통증을 경험하는 많은 사람들이 통증을 탓할 만한 신체적 문제를 찾으려는 생각에 사로잡혀 있다. 하지만 MRI 검사에서 이상이 없다고 해서 통증이 타당하지 않거나 진짜가 아니라는 의미는 아니다. 단지 손상과 통증은 다르다는 뜻이다.

통증이 있을 수 있고 MRI에서 손상을 확인할 수 있지만 통증과 손상이 항상 직접적으로 연관되어 있는 것은 아니기 때문에 손상이 통증의 원인이라고 증명할 수 있는 방법은 없다. '손상'은 피부에 주름이 생기는 것과 같이 정상적인 노화 과정의 일부분일 수 있다.

허리 통증이 있는 사람이 척추 검사를 위해 병원에 간다고 가정해 보자. 방사선 검사 결과 경미한 디스크 탈출증, 관절염, 협착증이 있다는 진단이 나왔다. 이러한 진단에 집착하고 눈에 보이는 손상 징후가 없어야 통증이 나아질 것이라고 믿는다면 재활을 통해 통증과 기능이 개선되더라도 다시는 자신의 몸에 자신감을 갖지 못할 수 있다.

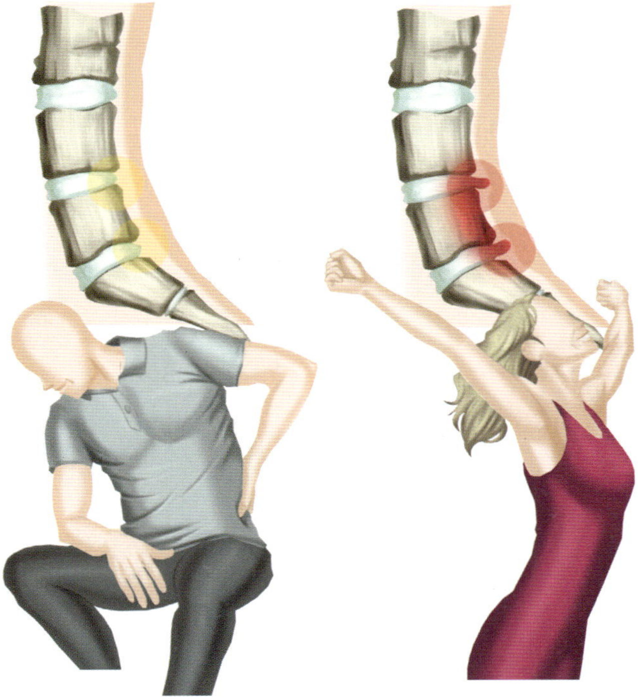

손상없는 "통증"　　　　통증없는 "손상"

영상 촬영의 주된 문제점은 이러한 결과가 불안감을 유발하여 회복을 방해한다는 것이다.[10,11] 환자는 손상이 악화될까 봐 걱정하기 시작하고 어떤 식으로든 해당 부위에 스트레스를 주지 않으려 노력한다. 그 결과 해당 부위의 컨디션이 저하되고 신체는 위축되어 해당 활동을 다시 할 때 손상당할 가능성이 더욱 높아진다.

손상 부위에 너무 많은 스트레스가 가지 않도록 주의해야 하지만, 손상이 두려워 움직이지 않는 것도 마찬가지로 부정적인 영향을 미친다. 그것이 애초에 손상을 입게 된 원인일 수도 있다.

손상과 통증을 구분하는 것이 중요한 이유는 손상된 조직만 생각하다 보면 통증을 유발하거나 유발할 수 있는 다른 요인을 놓칠 수 있기 때문이다. 증상과 신체 기능이 얼마나 잘 유지되는지가 회복 상태를 훨씬 더 잘 파악할 수 있는 척도가 된다. 손상이 아직 남아 있는 것과 별개로 손상이 개선되는 것을 느끼고 볼 수 있기 때문에 나아지고 있다는 것을 알 수 있다. 이 모든 과정이 내 몸에 대한 자신감과 인식을 높인다. 통증과 기능적 능력에 귀를 기울이고 통증이 항상 손상을 의미한다는 생각을 버리면 통증이 발생해도 덜 두려워할 수 있다. 통증을 걱정해야 할 손상이 아니라 쉽게 해결할 수 있는 일시적인 민감성으로 인식하게 될 것이다.

이 섹션의 핵심으로 넘어가면서 통증이라는 요소와는 별개로 손상에 대해 이야기할 것이므로 이 부분에서도 이 개념을 이해해야 한다. 이러한 개념을 이해하려면 통증은 손상을 의미하고 손상은 통증을 의미한다는 사고방식을 바꿔야 한다. 이러한 사실이 늘 그런 것은 아니지만, 재활 프로토콜은 두 가지 접근 방식에 따라 달라진다.

즉, 손상이 통증과 관련이 있거나 기능적 문제로 이어지는 경우 어떤 조직이 손상되었는지 알면 재활 과정을 어떻게 진행할지 결정하는데 도움이 될 수 있다. 여기에는 움직임과 운동 프로토콜과 같은 치료법이 포함되며, 조직마다 치유에 다양한 기간이 소요되기 때문에 치유 일정을 예견할 수 있다. 통증 여부와 관계없이 손상을 치료할 때는 손상된 조직과 치유에 걸리는 시간을 고려해야 하며 이에 대해서는 다음 장에서 다룰 예정이다.

chapter 7

손상의 유형 (The Types Of Injuries)

손상에 있어 통증과 여러 증상을 특정 조직과 연관시켰을 경우 향후 치료계획을 수립하는데 도움이 된다.

근긴장, 인대 파열, 신경 자극, 힘줄병증(Tendinopathy) 등이 어떤 손상을 입었는지 아는 것은 최상의 결과를 얻기 위한 재활 프로토콜을 위해 중요하다. 많은 재활 프로토콜이 유사하지만, 각 손상에는 관련 장애와 함께 자체적인 악화 요인(재발방지를 위해 수정해야 하는 행동)과 증상에 가장 많이 관여하는 조직에 기반한 치료 전략이 있다. 손상 유형을 정확히 파악할수록 치료 계획은 더 명확해질 수 있다.

근육-염좌(Muscles-Strains)

많은 사람들이 근육과 관련된 통증을 호소하며, 대부분 좌상Strain의 형태로 나타난다.

근육에는 일종의 '근육의 배belly'를 형성하는 섬유가 있고, 양쪽 끝에는 힘줄이 근육과 뼈를 연결한다. 근육은 섬유 형태로 구성되어 있다. 따라서 본질적으로 근육 손상은 이러한 근 섬유 구조가 물리적으로 파괴되는 것을 의미한다.

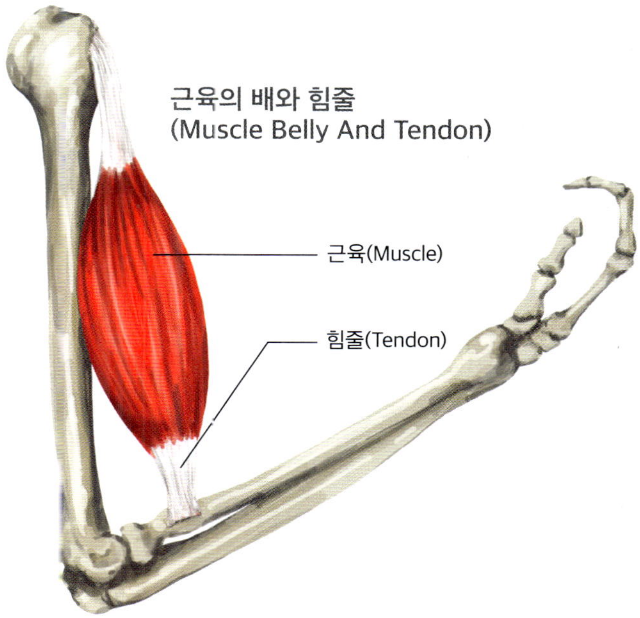

손상 메커니즘(손상 발생)

근육 좌상은 일반적으로 근육이 신장성 수축eccentric contractions을 할 때, 즉 근육을 강하게 쥐어짬과 동시에 스트레칭 될 때 발생한다. 무거운 배낭을 바닥에서 들어 올린다고 상상해 보자. 이것은 단축성 수축concentric contraction으로, 배낭을 들어 올릴 때 팔꿈치 굽힘근이 수축하며 짧아진다. 배낭을 내릴 때 역시 근육은 수축하지만 근섬유의 길이는 길어진다. 이것은 신장성 수축이다.

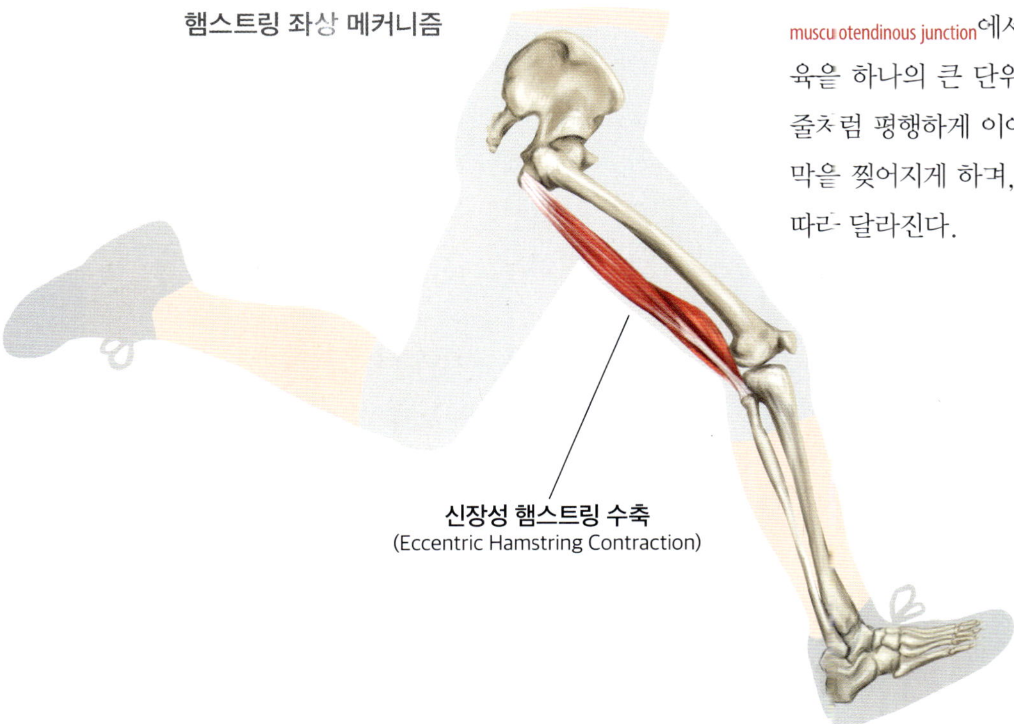

예를 들어 단거리 달리기 선수는 강하게 발을 내딛기 위해 무릎을 편 처로 착지하게 되는데 이때 햄스트링에 무리가 갈 가능성이 높다. 무릎이 앞으로 나아갈 때 햄스트링이 수축하면서 브레이크처럼 작동하여 속도를 줄이는데 이때 신장성 수축을 통해 브레이크 역할을 한다. 흔히들 이 제동 동작에서 좌상이 발생한다.

좌상은 근육이 힘줄로 변하는 근육힘줄이음부musculotendinous junction에서 가장 흔하게 발생한다. 우리는 근육을 하나의 큰 단위로 생각하지만, 그 안에는 작은 밧줄처럼 평행하게 이어진 근막이 있다. 긴장은 이러한 근막을 찢어지게 하며, 긴장의 정도는 찢어진 근막의 수에 따라 달라진다.

상해 정도(심각성)
[Injury Grades (Gauging Severity)]

근육 좌상은 손상의 심각성과 기능 정도에 따라 구분된다:

- 1도 좌상은 통증을 유발하지만 기능에 미치는 영향은 미미한 근육 손상을 나타낸다. 근육의 힘과 스트레칭 및 수축 능력은 심각하게 손상되지 않는다.
- 2도 좌상은 통증을 유발하고 운동 범위와 손상된 근육을 강하게 수축하는 능력을 제한하여 기능에 영향을 미친다. 부종과 경미한 약화가 있으며 근육을 스트레칭 할 때 통증이 있다.
- 3도 좌상은 영상진단 결과에서 명백히 드러나는 근육 파열이다. 2도와 유사한 증상과 기능 장애를 동반하지만 더 심하고 치유에도 더 오랜 시간이 필요하다. 3도 좌상은 일반적으로 부종이 증가하고 근육 기능이 완전히 상실된다.

넙다리곧은근(rectus femoris)의 좌상 손상 등급

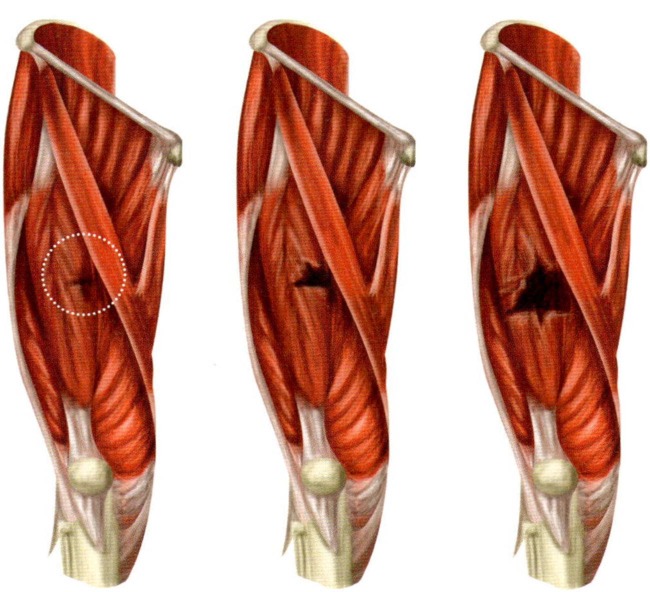

징후 및 증상(Signs And Symptoms)

좌상 등급이 올라갈수록 비슷하게 느껴지지만 강도는 더 심해진다. 2도 혹은 3도 좌상의 경우 주변 조직에 멍과 출혈이 나타날 수 있지만, 1도 좌상은 통증이 있을 수 있지만 피부색이 변하지는 않는다.

2도나 3도 좌상은 주변 조직으로 혈액이 새어 나와 멍과 출혈을 일으킬 수 있다. (이는 근육 파열에서는 발생하지만 대부분의 다른 유형의 손상에서는 발생하지 않는다.) 근육과 힘줄은 서로 연결되어 있기 때문에 근육이 심하게 긴장되거나 파열되면 근육이 갈라지거나 끊어져 손으로 느낄 수 있는 근육이 더 이상 연결되어 있지 않은 부분이 생길 수도 있다.

새로운 근육 손상에 스트레스를 가하면 날카로운 통증이 느껴진다. 휴식 시에는 통증이 아프거나 욱신거리거나 맥박이 뛰는 것처럼 느껴진다. 하지만 근육의 독특한 점은 손상된 근육을 수축하거나 압박하면 수축 구조가 손상되어 통증이 재현될 수 있다. 근섬유는 서로 잡아당겨 지다가 다치고 찢어진다.

예를 들어 햄스트링이 긴장되면 걸을 때 다리를 내딛는 동작, 즉 신장성 수축eccentric contraction 시 통증을 느낄 수 있다. 무릎이 곧게 펴지면서 다음 발걸음을 내딛을 때 햄스트링이 브레이크 역할을 하여 다리를 천천히 내려놓기 시작하면 통증이 생긴다.

일반적으로 근육이 늘어날 때 좌상이 발생한다. 누워 있는 자세에서 누군가 당신의 다리를 가슴쪽으로 스트레칭 시키면 파열된 근육에 긴장이 가해져 통증이 재현된다.

근육 손상과 관련된 장애
(Impairments Associated With Muscle Injuries)

근육은 수축성 신체부위이기 때문에 근육 동원이 필요한 상황에서 근육 좌상과 관련된 가장 두드러진 장애는 근력 약화나 파워 감소이다. 이러한 약화는 통증에 의해 억제되거나 근육의 연결 부위가 손상되는 물리적 손상에 의한 것일 수 있다. 특히 2 또는 3도 좌상인 경우 큰 힘

을 낼 수 없게 된다.

유연성 감소 또한 흔하게 나타나는 근육 손상과 관련된 장애이다. 근육을 신장 시킬 경우 손상된 조직이 당겨지게 되어 통증이 유발되며, 손상부위를 보호하게 우리는 자연스럽게 스트레칭 범위를 제한 시키게 된다.

전문가의 도움을 받아야 할 때
(When To Seek Professional Help)

3도 근육 좌상은 비교적 증상이 뚜렸하다. 해당 부위에 멍과 출혈이 있고 힘이 약해지고 움직임에 어려움을 겪을 경우(기능 상실 및 운동 범위 장애) 의사나 운동재활전문가와 상담해야 한다. 대부분의 심한 좌상은 재활 치료를 통해 관리할 수 있으며 신체가 스스로 회복할 수 있지만, 때론 손상된 근육군에 따라서 재건술을 통해 근기능을 정상으로 회복시켜야 하는 경우도 있다.

이 책의 3부의 프로토콜 부분에서 수술에 관한 몇 가지 기본적인 지침을 제공한다. 하지만 특히 2도 혹은 3도 좌상인 경우에는 구체적인 상황에 맞는 해답이 필요할 것이다. 때문에 손상이 무엇인지 파악하고, 이를 통해 상황에 맞는 최선의 조치를 취할 수 있도록 도움을 주고자 한다.

경우에 따라, 운동선수의 경우 기능 손상을 교정하고 손상 전 수준으로 운동 능력을 회복시키기 위해 재건술이 필요할 수 있다. 여가 수준의 운동참가자들도 손상 검사를 받는게 나쁠 것은 없다. 대부분의 근 긴장 상태는 재활에 잘 반응하고 손상으로 인해 기능이 크게 손상되지 않고 잘 치유된다.

근육은 하나가 아닌 여러 근육들로 구성되어있기에 한 근육에 좌상이 발생한 상태에서 움직임을 지속할 경우 주변 근육을 사용하여 기능을 유지 할 수 있다. 근육의 손상 정도에 달려있지만, 완전 파열인 경우 근육이 제 기능을 하지 못할 수도 있다. 하지만 어떤 경우에는 파열된 근육의 아래쪽과 주변 근육이 부하를 견딜 수 있기 때문에 파열이 기능상에 큰 문제를 일으키지 않을 수 있다. 하지만 2도 및 3도 파열의 경우 전문가를 찾아가 적절한 치료법을 결정하는 것이 좋다.

기타 결합 조직-근막

근막은 근육과 장기에 부착되어 안정화하며 감싸고 있는 피부 아래에 있는 결합 조직 또는 띠를 말한다. 근막은 통증, 손상 및 움직임에 중요한 역할을 한다.

근막은 근육, 힘줄, 인대, 뼈와 평행하게 이어져 있다. 근막은 팔 소매처럼 근육을 감싸고 힘을 전달하는데 도움을 주는 역할을 한다. 소시지 포장을 생각하면 훨씬 더 이해가 쉽다. 근막은 근육처럼 움직일 때 에너지를 저장한다. 근육이 토크를 만드는 것 외에도 근막이 에너지를 저장하여 더 많은 부하를 처리할 수 있기 때문에 신장성 수축을 할 때 더 큰 힘을 내는 이유가 여기에 있다. 따라서 근육에 무리가 가면 근막도 손상될 수 있다.

이러한 상호 연결성 때문에 근육과 근막 손상은 종종 같은 느낌으로 동시에 발생하기 때문에 구별하기 어렵다. 다행히도 근막 구조에 대한 재활은 근육 재활과 매우 유사하다. 근막 손상이 의심되는 경우 해당 부위의 근육을 목표로 삼고 프로토콜을 따라야 한다.

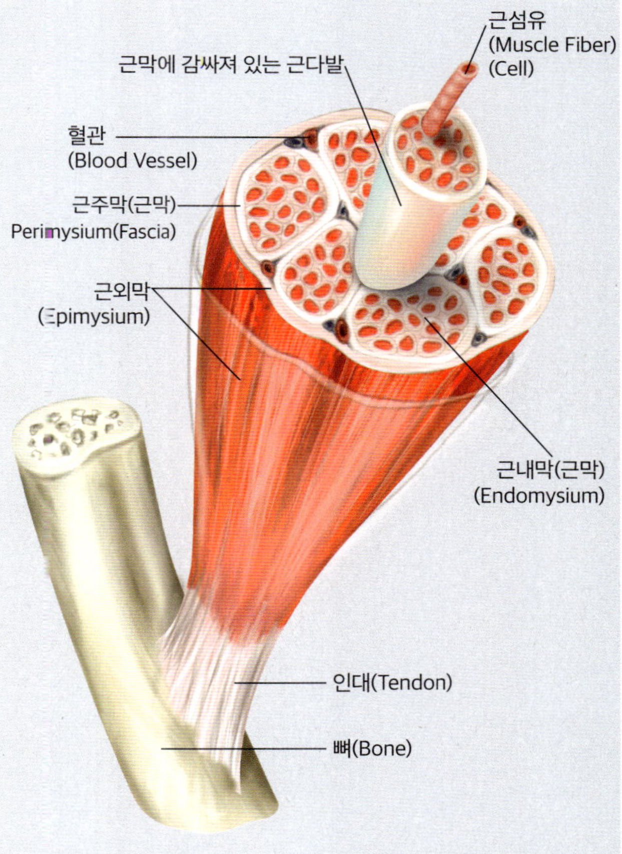

힘줄-힘줄병증 및 파열 (Tendons-Tendinopathy And Rupture)

앞서 언급했듯이 힘줄은 근육과 뼈를 연결한다. 이 세 조직은 선로 위의 기차처럼 일렬로 놓여 있다. 힘줄은 근육이 수축하여 뼈와 관절을 움직일 수 있도록 힘을 전달하는 역할을 하며, 근육은 힘줄을 통해 뼈에 연결되고 힘줄은 뼈를 잡아당겨 관절을 회전시킨다. 이것이 바로 우리가 움직이는 방식이다.

손상 메커니즘(손상유발)

대부분의 힘줄 손상의 문제는 '과사용' 또는 반복적인 스트레스 손상과 관련이 있는데, 예를 들어 달리기나 장거리 걷기와 같이 적은 양의 힘이 반복적으로 가해지는 경우 발생한다. 본질적으로는 너무 많은 움직임으로 인해 조직의 용량을 초과하는 것이다. 때론 완전히 새로운 활동이나 익숙하지만 평소보다 훨씬 더 많이 하는 활동일 수 있고, 그 결과 힘줄이 자극을 받게 된다.

힘줄은 또한 반복적인 사용과 같이 점진적으로 발생하기보다는 갑작스럽게 발생하는 큰 힘에 노출될 때도 손상을 입을 수 있다. 이러한 상황에서는 힘줄에 붙어 있는 근육이 일반적으로 강하게 수축하여 힘줄이 뼈에서 뜯겨질 정도로 세게 당겨 지기도 한다.

손상 등급(심각도 측정)

힘줄 손상은 크게 두 가지 유형으로 구분된다. 힘줄 손상 등급에서 가장 가벼운 손상은 힘줄병증tendinopathy이다. 힘줄병증은 가장 흔한 손상 중 하나이며 전체 근골격계 상담의 30% 이상을 차지하는 것으로 알려져 있다. 힘줄병증은 예전에는 힘줄염이라고 불렸지만 이는 진정한 염증 상태가 아니므로 정확한 용어가 아니다. 오히려 힘줄병증은 힘줄의 구조적 변화를 일으키는 불편감으로서, 지속적인 자극은 힘줄이 비대해지는 힘줄증tendinosis이 발생할 수 있다.

힘줄 손상 범주의 가장 심각한 단계는 힘줄이 파열되거나 뼈에서 뜯겨지는 박리되는 것이다. 아킬레스 힘줄 파열은 이러한 손상의 하나로 종아리 근육의 강한 수축과 함께 발목이 급격하게 발등굽힘dorsiflexion되면서 발꿈치뼈에서 힘줄 이 늘어나고 찢어지는 것을 포함한다. 아킬레스 힘줄 파열 환자들은 점프 후 착지한 후 다시 점프하거나 한 발로 뒤로 물러섰다가 차고 나가는 동작과 같은 빠르고 폭발적인 동작을 하다가 발목 뒤쪽에서 펑하고 터지는 느낌을 받았다고 말한다. 이들 중 다수는 심각한 통증을 경험하지는 않지만, 종아리 근육 사용에 어려움을 겪는다. 예를 들어 뒤꿈치 들기를 할 수 없게 된다.

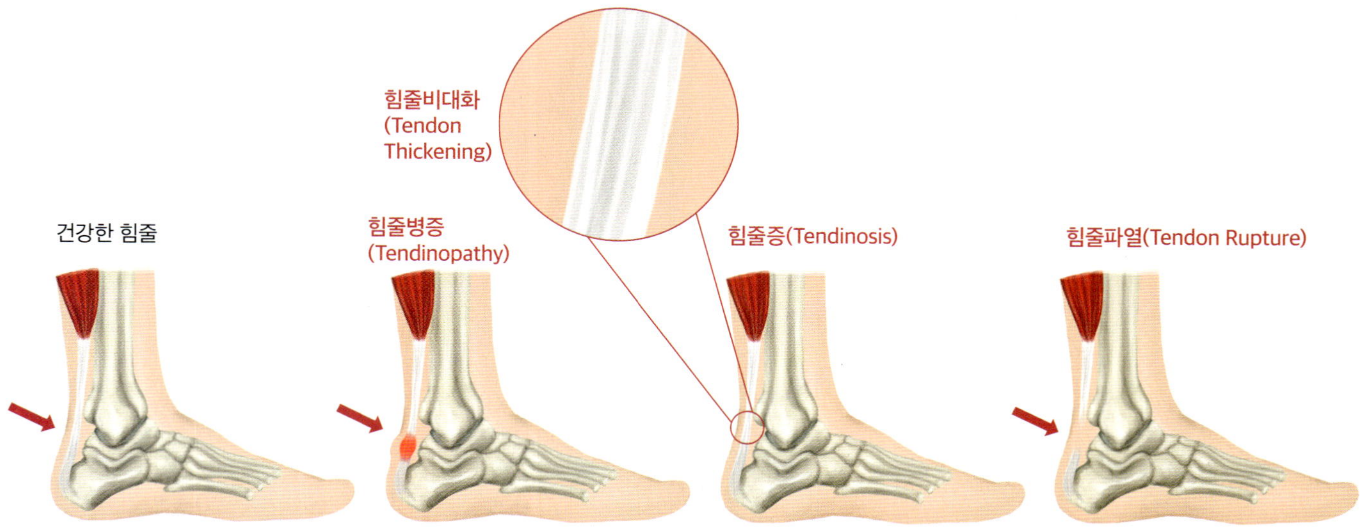

힘줄이 뼈에서 떨어져 나갈 경우, 전체 근-힘줄 복합체가 짧아지고 뭉쳐서 해당 사지에 변형이 생긴다. 대표적인 예는 위팔두갈래근biceps 파열인데, 힘줄이 팔꿈치 또는 어깨 근처 부착 지점에서 찢어지는 경우를 말한다. 두 경우 모두 위팔두갈래근이 수축하여 아직 부착되어 있는 쪽으로 당겨 올라가며, 팔에 비정상적으로 보이는 조직 덩어리가 생긴다. 힘줄이 완전히 찢어지면 해당 부위가 아프거나 끊어지는 느낌이 들 수 있다.

징후 및 증상

힘줄 손상의 통증은 근육이 아니라 근육과 뼈를 연결하는 부위에서 발생하기 때문에 관절 가까이에서 나타난다. 아킬레스 힘줄 손상과 같은 경우에는 어떤 힘줄이 손상되었는지 쉽게 알 수 있다. 아킬레스 힘줄은 종아리 근육에 붙어 있지만, 통증은 근육이 아닌 힘줄 자체에 나타난다. 이 부위의 통증(힘줄병증)은 힘줄이 스트레스를 받을 때, 보통 붙어 있는 근육을 쥘 때 힘줄 바로 위 부분에서 통증이 느껴진다. 따라서 아킬레스 힘줄에 문제가 있는 경우 뒤꿈치 들기를 하면 종아리 근육을 압박하여 힘줄을 잡아당겨 통증을 유발할 수 있다.

힘줄에 염증이 생기면 가만히 있을 때는 묵직하고 둔한 통증이 느껴지고, 힘줄과 연결된 근육을 쥐어짜면 더 날카로운 통증이 나타난다. 일단 파열된 힘줄은 진정되는데 며칠이 걸릴 수 있다. 하지만 힘줄병증은 멍이나 출혈이 생기지 않기 때문에 힘줄 손상과 근육 긴장을 구별할 수 있다. 또한 근육이 아닌 뼈에 가까운 힘줄 부위에서만 아프다. 테니스 엘보우는 대표적인 힘줄병증으로 통증이 팔꿈치 바깥쪽, 즉 손목을 펴는 근육(손목 폄근wrist extensor)의 힘줄이 뼈에 붙는 지점에서 나타난다. 하지만 팔뚝forearm 중앙 근육 부위에서는 통증이 느껴지지 않는다.

힘줄 손상(예: 돌림근띠 손상)은 힘을 주면 날카로운 느낌이 들 수 있지만, 통증이 오래 지속되고 나중에 욱신거릴 수 있다. 또한 추울 때 힘줄이 더 아프고 몸을 따뜻하게 하면 통증이 완화되는 통증 사이클을 경험할 수도 있다. 이는 아킬레스 힘줄병증이 있는 러너에게 흔히 발생한다. 달리기를 시작할 때 더 많은 통증을 느끼고 달리기 후반에는 조직이 따뜻해지면서 통증이 줄어든다.

힘줄이 늘어날 때에도 통증이 발생할 수 있다. 아킬레스 힘줄이 손상된 상태에서 종아리를 스트레칭하면 통증이 힘줄 부위에서 직접적으로 느껴진다. 많은 힘줄은 압박에 의해서도 자극을 받는다. 엉덩이뼈 아래의 골반에 붙어 있는 햄스트링 힘줄은 골반과 의자 사이에 눌려 장시간 앉아있을 때 통증이 악화되는 것으로 알려져 있다.

힘줄 손상과 관련된 장애

힘줄은 근-힘줄 수축 단위의 일부이기 때문에 힘줄 손상과 관련된 장애는 근육 손상과 유사하다. 힘줄병증의 경우 일반적으로 힘줄에 하중을 가하거나 손상된 힘줄이 연결된 근육을 수축할 때 통증이 발생한다. 이 통증은 약화 또는 억제를 유발하며, 신경계는 추가 손상을 방지하기 위해 자극을 받은 건에 연결된 근육을 차단한다.

테니스 엘보우(가쪽위관절융기통증)
[Tennis Elbow (Lateral Epicondylalgia)]

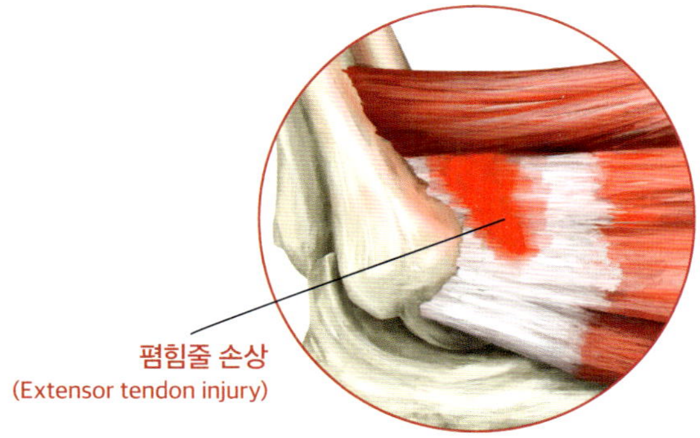

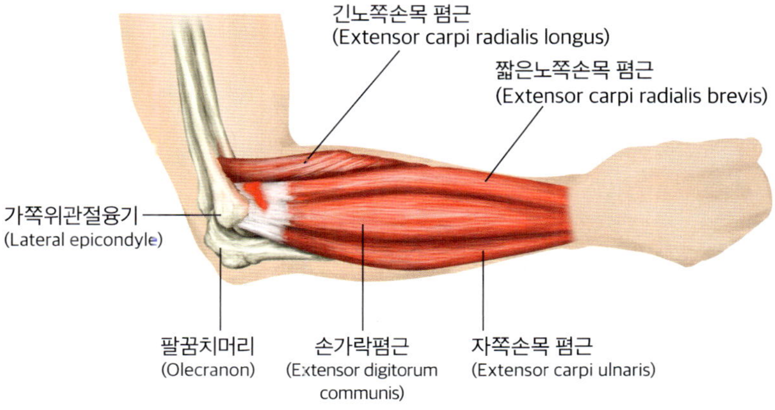

부분 혹은 완전한 힘줄 파열tendon rupture이 발생하면, 힘줄이 물리적으로 손상되어 정상적으로 근육의 힘을 전달할 수 없기 때문에 근력 약화가 뚜렷하게 나타난다.

근육통과 마찬가지로 힘줄병증tendinopathy 관련 통증은 유연성을 제한한다. 근육과 힘줄을 스트레칭하면 힘줄에 부하가 걸리고 통증이 악화되어 스트레칭 할 수 있는 범위가 제한된다.

전문가의 도움을 받아야 할 때

힘줄병증과 힘줄증tendinosis은 일반적으로 전문적인 치료가 필요하지 않으며, 악화 요인을 제거하거나 수정하면 재활에 잘 반응한다. 하지만 파열이 의심되는 경우에는 의사와 상담하는 것이 좋다. 힘줄이 파열된 경우 완전한 기능을 회복하기 위해 재건 수술을 받아야 할 수도 있다.

인대-염좌 및 파열(Sprains And Ruptures)

인대는 뼈와 뼈를 연결한다는 점을 제외하면 힘줄과 같은 결합 조직이다. 힘줄과 달리 인대는 자발적으로 조절할 수 없다. 앞십자인대ACL, Anterior Cruciate Ligament와 같은 인대는 움직임을 유도하고 억제하여 뼈와 관절이 서로 움직이거나 미끄러져 다른 구조물을 손상시키지 않도록 단단히 고정하는 역할을 할 뿐, 수축하는 것은 불가능하다. 인대 손상을 염좌라고 하며, 가벼운 염좌부터 완전한 파열까지 다양한 손상이 발생할 수 있다. 예를 들어 발목 염좌는 인대 손상에 해당한다.

손상 메커니즘(발생 방식)

인대 손상은 관절이 비틀리거나 인대가 너무 많이 늘어났을 때 강한 힘이 가해지면 발생하는 경우가 많다. 축구 선수가 경기장을 전력으로 뛰어가다 방향을 전환하는 과정에서 앞십자인대가 손상되었다고 상상해 보자. 몸의 방향이 바뀌면서 무릎 관절이 뒤틀리면서 관절 안쪽에 위치한 앞십자인대가 어긋난다.

오랜 기간에 걸쳐 스트레스가 누적되면 반복적인 사용에 의한 인대 손상이 발생할 수 있다. 예를 들어 야구 투수는 보통 한 순간에 가쪽자뼈곁인대lateral ulnar collateral ligament가 파열되지만, 파열되기 전에 이미 미세손상이 발생된다.

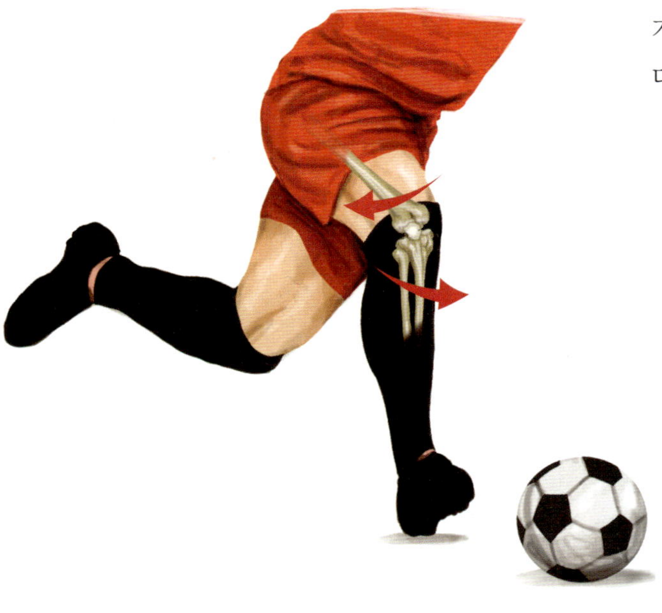

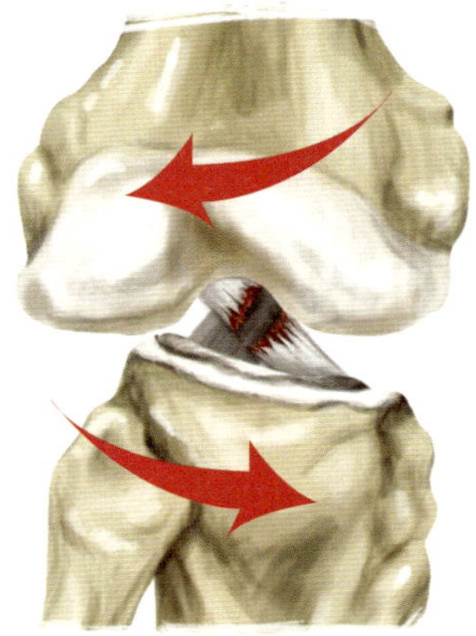

손상 등급(심각도)

인대 손상은 근육 좌상과 마찬가지로 3점 척도로 등급을 매겨 손상 정도를 표현한다:

- 1도 인대 염좌의 경우 인대 부근에 통증이 있지만 관절 불안정성은 없다. 발목을 접질린 후 발을 안쪽으로 돌리는 등 인대에 무리를 주는 동작을 할 때 불편함을 느낄 수 있지만 통증이 줄어들지 않고, 관절을 움직일 때 관절이 빠지는 듯한 느낌은 들지 않는다.
- 2도 염좌는 인대가 보통 관절 내부에 있기 때문에 근육 좌상처럼 출혈이나 멍이 생기기보다는 더 심한 통증과 부종이 발생한다. 따라서 관절 내부가 풍선처럼 부어오르고 약간의 불안정성이 생긴다. 특정 동작을 하면 관절의 완전성을 일부 상실됐기 때문에 뼈가 미끄러지거나 약간 벌어지는 것을 느낄 수 있다.
- 3도 염좌는 인대가 완전히 찢어지거나 파열된 경우다. 이 경우 관절 불안정성이 훨씬 더 명확하게 확인되며, 뼈가 쉽게 분리되거나 관절이 연결되지 않는 것처럼 느껴진다. 예를 들어, 앞십자인대가 완전히 파열된 경우 정강이뼈와 넙다리뼈가 분리되고 무릎이 구부러진다.

1도 염좌는 "폄 상해stretch injury"이라고 생각할 수 있다. 인대가 늘어나고 부어 오르지만, 찢어지지는 않으며 영구적인 변화는 일어나지 않는다. 그러나 2도와 3도의 경우 일반적으로 영구적인 변화가 발생한다. 2도 염좌는 어느 정도 치유될 수 있으며 관절의 안정성을 회복하는 경우도 있다. 하지만 3도 염좌에 이르면 대개 어느 정도의 불안정성이 남아 있어 재건수술이 권장되는 경우가 많다.

징후 및 증상

인대 염좌는 근육 및 힘줄 손상과 마찬가지로 날카롭고 아픈 통증을 동반한다. 따라서 통증을 유발하는 주요 요인이 무엇인지 파악하는 것이 중요하다(이를 악화 요인이라고 한다). 인대 손상이 있으면 근육을 수축시켜 통증을 유발할 수 있는 가능성이 줄어든다. 일반적으로 관절을 특정 방향으로 움직일 때만 통증을 느낄 수 있다. 발목을 안쪽으로 돌아가서 발목을 삐었다고 가정하자. 같은 방향으로 발목을 돌리면 손상된 인대가 늘어나면서 통증이 재현된다

인대 통증은 모든 인대 손상이 관절 근처에서 발생하기 때문에 근육통과 쉽게 구별할 수 있다. 인대와 힘줄 손상은 뼈 주변에서 통증과 약간의 불안정성(근육이 억제되면 불안정한 느낌이 들 수 있음)을 유발할 수 있기 때문에 구분하기가 더 어려울 수 있다. 인대 손상의 경우 관절이 구조적으로 안정성을 잃은 상태인 반면, 힘줄 손상의 경우 관절을 잡고 움직이려고 해도 관절이 벌어지지 않는 차이점이 있다.

발목 인대 손상 등급(Ankle Ligament Grades of Injury)

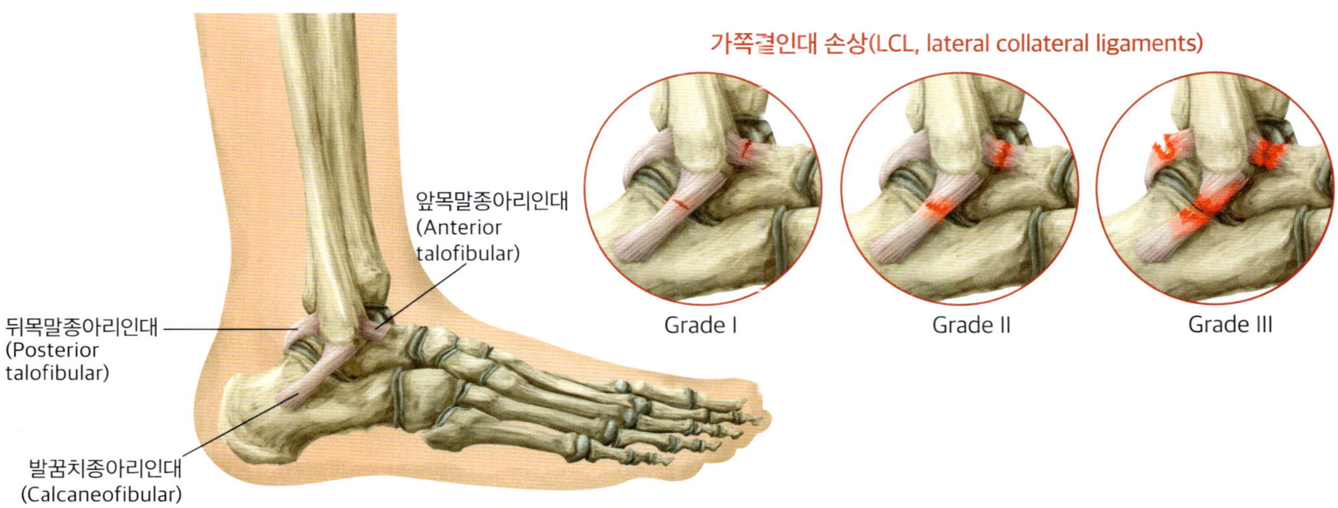

또한 인대가 더 심하게 파열되면 '퍽'하는 소리가 나는 경우가 많다. 이는 힘줄 파열에서도 발생할 수 있으므로 손상 부위를 자세히 살펴보고 힘줄 손상인지 인대 손상인지 확인해야 한다.

인대 손상과 관련된 장애 (Impairments Associated With Ligament Injuries)

인대 손상, 특히 2도 및 3도 손상과 관련된 대표적인 특징은 관절 불안정성joint instability이다. 인대는 뼈를 서로 잡아주어 관절을 보호하도록 설계된 수동적 안정 장치이다. 인대가 손상되면 관련 관절을 구성하는 뼈가 정상보다 서로 멀리 떨어져 미끄러질 수 있다. 예를 들어, 앞십자인대가 파열되면 넙다리뼈femur와 정강이뼈tibia가 서로 단단히 붙잡지 못하고 미끄러지게 된다. 무릎 안정성이 필요한 서 있는 동작(예: 서기, 피벗)을 수행할 때 관절이 제자리에서 벗어나 흔들리는 것처럼 느껴질 수 있다.

인대 손상은 불안정성 외에도 관절 운동 범위 손상으로 이어지는 경우가 많고, 특히 손상된 인대가 늘어나는 자세로 관절을 움직일 때 더욱 심해진다. 예를 들어, 넘어져 스스로 잡으려다 손목을 삐끗하는 경우 손목을 펴는 자세로 움직이면 인대가 늘어나면서 불편함을 느낄 수 있다. 손목의 다른 동작도 통증이 있을 수 있지만, 손목을 펴는 동작이 가장 심할 것이다.

전문가의 도움을 받아야 할 때

인대가 완전히 파열된 경우(3도) 대부분의 사람들은 수술이 필요하다. 예를 들어 넙다리네갈래근quadriceps과 햄스트링 근육은 무릎의 안쪽 곁인대MCL, Medial Collateral Ligament 또는 가쪽 곁인대LCL, Lateral Collateral Ligament 손상으로 인한 불안정성을 보완하기 위해 근신경 시스템을 작동하여 대처하고 수술을 피할 수 있다. 하지만 대부분의 심각한 인대 손상의 경우 관절 기능을 완전히 회복하려면 수술이 필요하다. 통증이 있는 경우, 특히 불안정성이 느껴진다면 전문가의 도움을 받는 것을 권장한다.

기타 결합 조직-관절낭

관절낭은 관절을 둘러싸고 있는 풍선 모양의 결합 조직으로 활액이라고 하는 관절액을 담고 있다. 관절 내부에 손상을 입으면 관절낭이 부기를 잡아두기 때문에 관절 주변이 붓는다. 따라서 관절은 부풀어 올랐지만 주변 근육은 크게 부어있지 않다.

관절낭은 인대와 비슷한 조직으로 만들어졌기 때문에 유사한 범주에 속한다. 인대처럼 관절을 서로 고정하고 뼈가 너무 많이 미끄러지지 않도록 보호하는 역할을 한다. 강한 힘으로 관절을 비틀면 관절낭이 심하게 찢어질 수 있지만 인대와 연골은 보통 동시에 손상된다. 예를 들어 어깨가 탈구되면 연골의 일종인 관절와순도 함께 찢어질 수 있다. 탈구가 심할 경우 어깨관절낭도 찢어질 수 있다. 따라서 일부 사람들은 인대 및 절구테두리와 함께 어깨관절낭을 치료해야 한다. 관절낭은 주변부에 위치하기 때문에 일반적으로 인대와 연골을 찢어 뼈가 손상을 입을 정도로 충분히 부드럽게 만들어야 한다.

Shoulder Joint Capsule

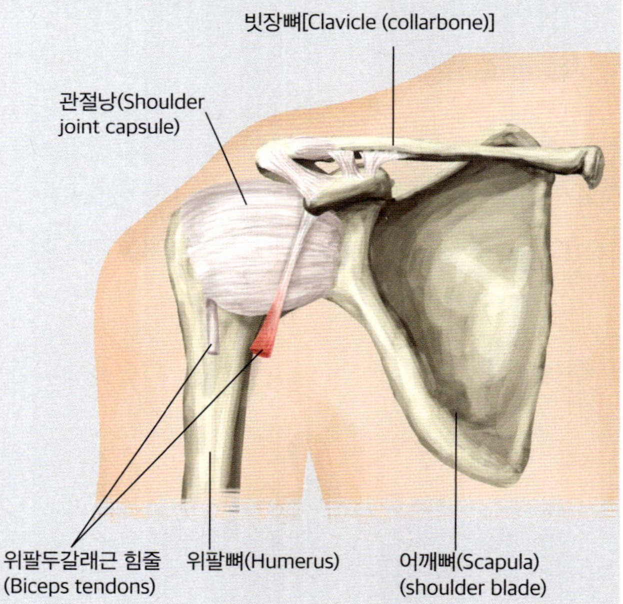

연골-외상성 및 퇴행성 손상 (Cartilage-Traumatic And Degenerative Injuries)

근골격계는 피부, 신경, 근육, 결합 조직으로 구성되어 있다. 결합 조직 네 가지는 힘줄, 인대, 뼈, 연골이다. 연골은 충격을 흡수하고 관절 마찰을 줄이며 인대와 마찬가지로 안정성을 제공한다.

연골에는 여러 종류가 있다. 섬유연골Fibrocartilage은 반달연골판meniscus, 엉덩관절과 어깨뼈의 절구테두리labra, 척추 디스크discs가 여기 해당한다. 또 다른 중요한 유형은 관절연골articular cartilage 또는 초자연골hyaline cartilage로 뼈와 관절의 끝을 덮어 마찰을 줄여준다. 초자연골이 없으면 골관절염osteoarthritis처럼 관절이 서로 마모된다. (세 번째 유형의 연골은 귀와 코에 있는 탄력소elatin이지만 근골격계로 다루지 않는다.)

손상 메커니즘(발생 방식)/손상 등급(심각도 평가)

연골 손상은 외상성traumatic 연골 손상과 퇴행성degenerative 연골 손상cartilage injuries 두 가지로 나눌 수 있다.

외상성 연골 손상은 한 순간에 발생하며 손상된 위치에서 조직에 과도한 힘이나 하중이 가해진다. 한 예로, 머리 위로 손을 뻗을 때 팔이 몸 뒤로 넘어가면서 위팔뼈 머리가 관절에서 앞으로 돌출되어 어깨가 탈구되고 관절와순이 찢어져 손상되거나, 데드리프트를 처음 접하고 무리하게 중량을 들어 올리려다 척추가 구부러질 수도 있다. 이로 인해 디스크가 부풀어 오르거나 디스크 벽이 찢어질 수 있으며, 이 역시 연골 손상으로 분류된다.

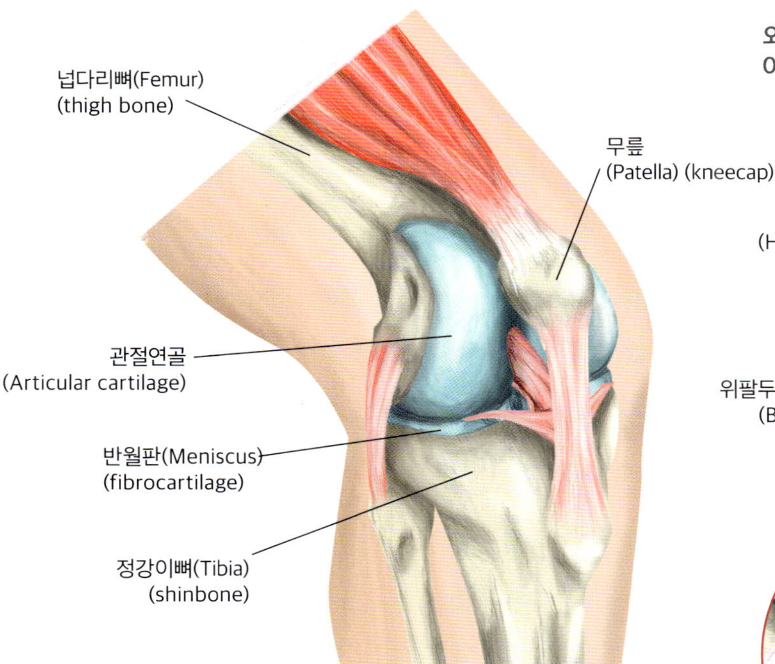

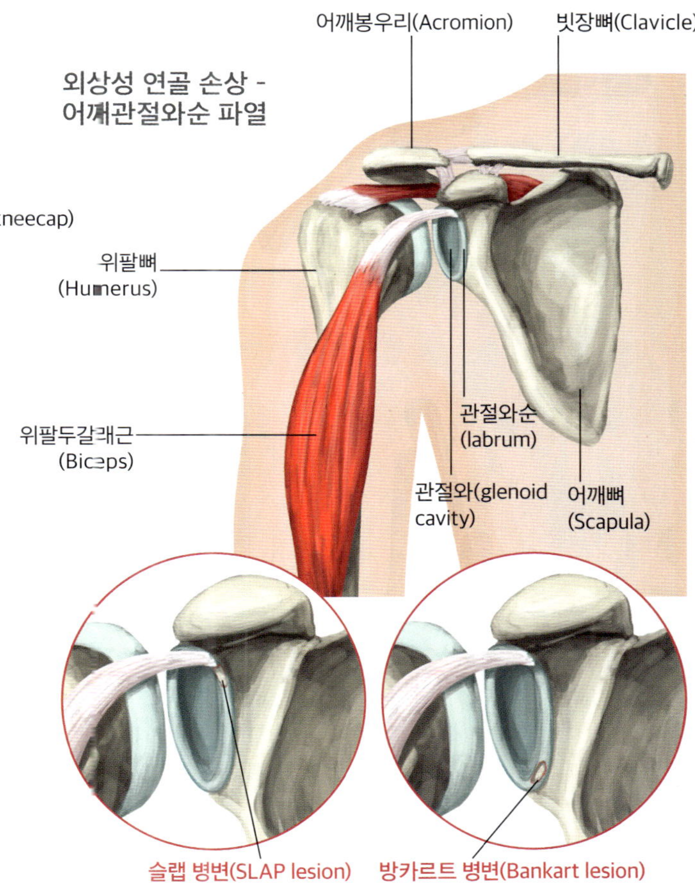

미세한 파열이나 조직 모양의 변화와 같은 퇴행성 연골 손상은 흔하게 발생되며, 정상적인 노화 과정의 일부로 간주된다. 많은 반달연골판과 척추 디스크 손상은 조직의 변화를 MRI로 볼 수 있기 때문에 퇴행성으로 분류되지만, 한 순간에 발생하기보다는 수년에 걸쳐 발생한다.

대부분의 관절 또는 초자연골 손상은 퇴행성 골관절염에서 퇴행성 범주에 속한다. 연골이 파괴되면 수많은 신경 종말이 있는 관절 뼈가 접촉하여 심한 통증을 유발한다.

무릎의 퇴행성 연골손상
(Degenerative Cartilage Injury)

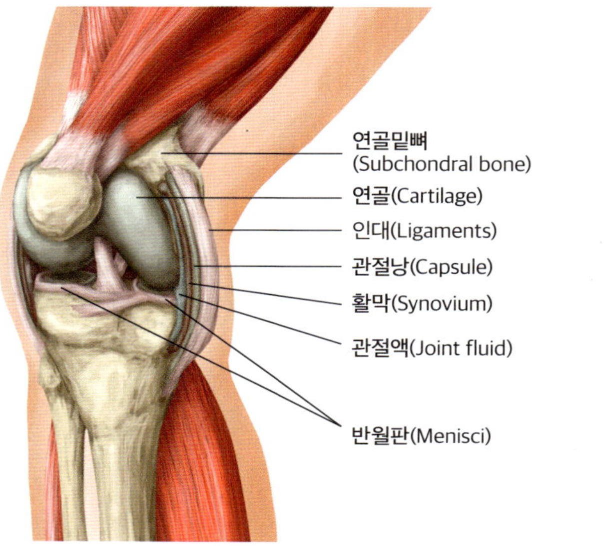

Normal knee

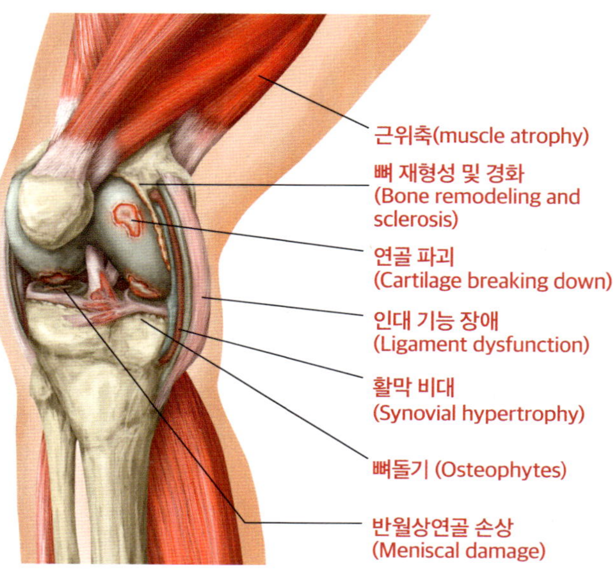

골관절염(Osteoarthritic knee)

흥미롭게도 초자연골을 건강하게 유지하는 방법은 일생 동안 적당한 스트레스를 받는 것이다. 연골은 반복적으로 너무 많은 스트레스를 받거나 스트레스를 충분히 받지 않으면 악화될 수 있다. 예를 들어, 적당한 양의 달리기는 무릎과 엉덩관절의 연골을 보호하는 것으로 나타났다. 하지만 장시간 앉아 있거나 달리기를 많이 하면 초자연골이 더 빨리 악화될 수 있다.

징후 및 증상

대부분의 퇴행성 연골 손상은 통증이나 기타 증상이 없지만 관절의 다른 부위(앞, 뒤 또는 옆)에 부종과 심한 통증을 유발하여 기능에 영향을 줄 수 있다.

돌림근띠 및 반달연골판 파열meniscus tear과 같은 외상성 연골 손상도 통증과 부종을 유발하지만 인대 손상과 유사하게 관절 불안정성을 초래할 수 있다. 예를 들어 어깨나 엉덩관절의 절구테두리은 관절 가장자리를 둘러싸고 있어 인접한 뼈를 단단히 고정한다. 이 테두리가 찢어지면 관절이 쉽게 미끄러져 안정성을 잃고 향후에 탈구될 가능성이 높아질 수 있다. 반달연골판이 손상되면 무릎을 구부리거나 곧게 펼 때 걸리거나 불안정한 느낌이 들 수 있다. 체중이 실리면 무릎이 아프거나 잠금 현상이 발생할 수 있다.

연골 손상과 관련된 장애

연골 손상은 통증으로 인한 관절 운동성 장애와 약화를 유발할 수 있지만, 특히 외상으로 인한 경우 대부분은 관절 불안정성과 관련이 있다. 어깨가 탈구되고 절구테두리가 찢어지면 관절이 안정성을 잃게 된다. 신경 근육 시스템neuromuscular system이 문제를 보완할 수 있지만, 어깨가 관절에서 다시 미끄러질 것 같은 불안정한 느낌이 계속될 수 있다.

반달연골판 파열과 같은 손상을 입으면 관절이 불안정해지는 것이 일반적이며, 통증이나 반달연골판 조각이 관절을 정상적으로 움직이지 못하게 방해하여 관절 움직임 장애를 경험할 수 있다.

전문가의 도움을 받아야 할 때

연골 손상으로 인한 통증이 6~12개월이 지나도 해결되지 않거나 특정 동작과 자세에서 지속적인 관절 불안정성 및/또는 관절 제한이 느껴진다면 전문가의 도움을 받아야 한다. 예를 들어, 어깨관절와순 파열의 경우 재활 치료를 받은 후에도 어깨 탈구가 재발하는 경우도 있다. 이러한 경우, 향후 탈구를 예방하기 위해 관절와순 재건 수술이 최선의 방법일 수 있다. 반달연골판 파열이 더 심해지면 무릎이 휘거나 구부러진 듯한 느낌이 들고 다리를 구부리거나 펴는 데 어려움을 겪을 수 있다. 이 경우, 특히 젊은 운동선수인 경우 반달연골판의 수술적 치료가 최선의 선택일 수 있다.

반던에 퇴행성 파열의 경우, 근거기반 자료에 의하면 가능한 한 수술을 피해야 한다. 실제로 여러 연구에 따르면 퇴행성 반달연골판 파열은 물리치료와 관절경 수술을 비교했을 때 똑같이 잘 호전되는 것으로 나타났다. 수술이 더 빠른 방법일 수 있지만 관절염이나 감염 발생 등의 위험이 훨씬 더 높다. 이러한 이유로 저자는 통증이 주요 증상인 퇴행성 연골 손상 환자에게 수술 대신 재활 치료를 1차 치료로 선택할 것을 늘 권장한다.

신경-긴장 및 압박(Tension And Compression)

신경은 감각 피드백을 제공하고, 감각을 인지하고 근육을 수축하며 움직일 수 있게 몸 전체에 전기 신호를 전달한다. 신경 손상은 특유의 증상을 일으키기 때문에 다른 손상에 비해 간단하게 확인될 수 있다.

손상 메커니즘(발생 방식)

신경은 긴장, 압박 또는 열상(신경이 너무 많이 늘어나거나, 너무 오랫동안 압박되거나, 절단되는 경우)을 통해 손상될 수 있다. 외상이나 과도한 사용으로 인해 손상을 입을 수도 있다.

외상성 신경 손상Traumatic nerve injuries은 일반적으로 폄 또는 긴장이 원인이다. 편타손상 같은 외상성 손상은 신경이 지나치게 늘어나게 된다. 목에서 나오는 모든 신경이 신속하게 늘어나면서 팔쪽으로 향하는 모든 신경 경로에 신경 마비, 저림, 무감각 및 약화를 유발할 수 있다.

외상성 압박 손상Traumatic compression injuries은 자동차 또는 접촉 스포츠 관련 사고와 같은 상황에서 발생할 수 있다. 후방 추돌 사고로 인해 목이 앞으로 구부러졌다가 다시 펴지면서 관절이 부딪혀 목에서 나오는 신경이 압박을 받으면 목이 앞으로 뻗었다가 다시 뒤로 젖혀지면서 신경이 압박을 받는다.

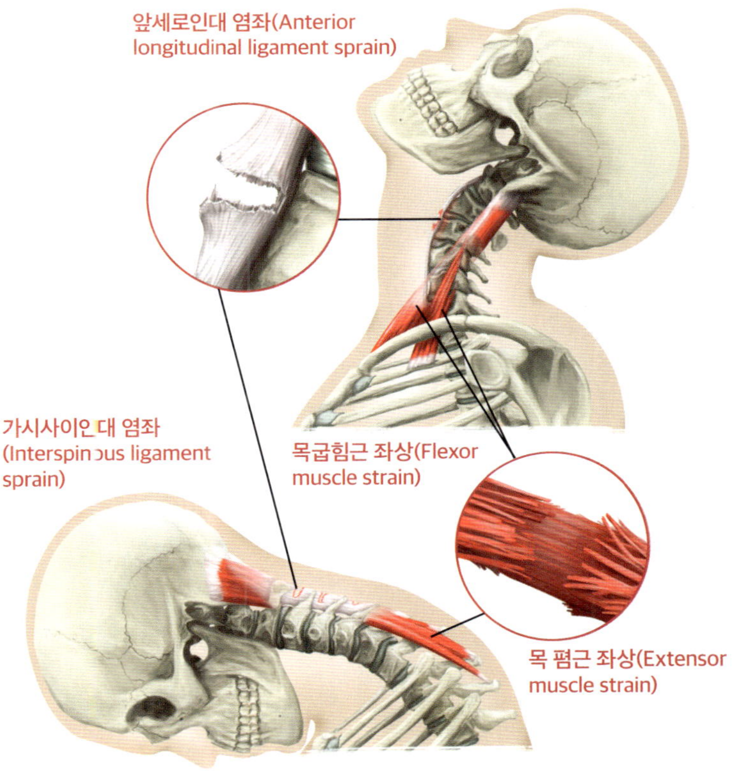

수근관증후군
(Carpal Tunnel Syndrome)

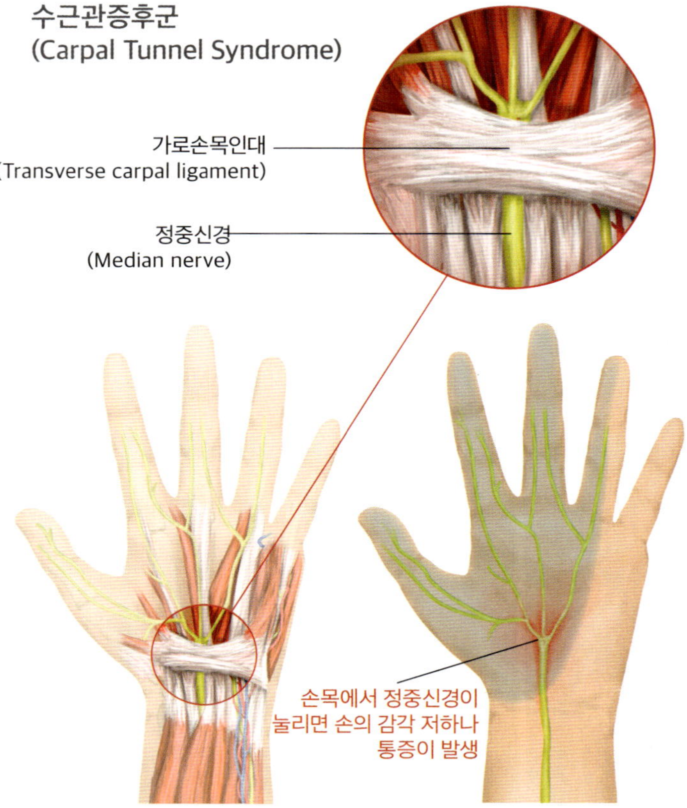

파트 3의 프로토콜은 주로 다른 유형보다 더 흔한 과사용 압박 손상을 다룬다. 예를 들어 손목굴증후군은 타이핑을 할 때 책상이 손목굴에 부딪히거나 마찰되어 신경을 압박하고 자극하는 과사용 압박 신경성 질환이다.

손상 등급(심각도 측정)

말초 신경 손상은 신경이 얼마나 심하게 손상 되었는지에 따라 분류된다. 신경 구조가 손상되지 않은 가벼운 손상부터 신경이 완전히 절단되거나 두 부분으로 분리되는 심각한 손상까지 다양하다. 그러나 신경 관련 문제로 물리치료를 받는 대부분의 사람들은 통증, 저림, 따끔거림, 무력감 등이 주된 증상인 상대적으로 덜 심각한 신경 문제를 경험하고 있다.

재활 치료에서는 증상이 얼마나 멀리 퍼지는지, 힘이 약해지는지 여부에 따라 신경 자극 정도를 측정한다. 목이나 허리의 신경이 자극을 받아 증상이 팔이나 다리의 일부분만 내려가는 경우에는 손이나 발까지 증상이 내려가는 경우보다 손상이 덜 심각한 것으로 간주한다.

팔이나 다리 아래로 더 멀리 내려가는 신경 증상(말초화라고 함)은 일반적으로 상황이 악화되고 있다는 신호이다. 반대로 팔이나 다리를 거쳐 척추 쪽으로 이동하는 신경 통증은 중추화라고 하며 일반적으로 신경이 치유되고 있음을 나타낸다. 신경 관련 상해를 재활 목표는 신경이 진정되고 사지의 불편한 증상이 사라지는 것이다.

징후 및 증상

신경은 그 경로를 따라 통증을 유발한다는 점에서 독특하며, 따끔거림, 무감각 또는 작열감으로 나타날 수 있고 심지어 번개같은 통증이 팔이나 다리로 퍼져갈 수도 있다. 따라서 신경 손상은 다른 조직의 손상과는 느낌이 많이 다르기 때문에 일반적으로 진단하기 쉽다.

또한 신경성 통증은 자세를 오래 유지하거나 신경을 건드릴수록 더 심해지는 경향이 있다. 그래서 많은 사람들이 신경통으로 잠에서 깬다. 수면 중에 목을 돌렸는데 그 자세를 몇 시간 동안 유지하면 신경이 자극을 받을 수 있다.

저림과 따끔거림이 흔하지만 묵직함, 약화 및 기타 증상을 느낄 수도 있다. 신경은 근육을 압박하기 때문에 신경 문제가 더 심각해지면 신경이 지나가는 근육이 약해지는 것을 느낄 수 있다. 예를 들어 목에 C5-C6 신경이 심하게 손상된 경우 위팔두갈래근이 약해질 수 있다.

신경 손상과 관련된 장애

신경은 근육에 전류를 공급하여 주변을 감지할 수 있게 해준다. 신경이 손상되면 감각 변화(저림, 따끔거림 등)와 통증이 가장 큰 문제이다. 이러한 증상은 민감한 신경에 스트레스를 주지 않기 위해 움직임 패턴을 바꾸면서 운동 성과 및 유연성 장애를 유발할 수 있다.

신경자극이 증가하면 근육이 더 이상 정상적인 수준의 힘을 생성하지 못하기 때문에 근력 약화가 나타나기 시작한다.

전문가의 도움을 받아야 할 때

대부분의 신경통은 재활 치료에 잘 반응한다. 하지만 손목굴증후군이나 궁둥신경통과 같은 지속적인 신경 문제가 재활 치료를 통해 개선되지 않고 관련 근육이 점차 약해지거나 위축되는 것이 느껴진다면 다른 접근이 필요할 수 있으므로 즉시 의사와 상담해야 한다. 의사는 신경 문제의 심각성과 최선의 치료 전략을 결정하는데 사용할 수 있는 신경전도속도(NCV) 검사를 실시할 수 있다.

손상이나 염증으로 인해 신경이 더 손상되면 통증을 유발한다. 무감각, 저림 등의 증상이 나타나고 신경이 담당하는 근육의 힘이 약해지기 시작한다. 예를 들어, L4 신경근 근처의 허리에 심한 염증이 있는 경우 정강이 앞쪽의 발목 굽힘근ankle dorsiflexor muscles의 약화와 함께 다리 아래로 통증, 저림, 따끔거림이 느껴질 수 있다. 치료하지 않고 방치하면 신경이 영구적으로 손상될 수 있다.

기타 결합 조직-뼈

이상하게 보일 수 있지만 뼈도 결합 조직의 일종이다. 인대, 힘줄, 연골은 골격을 하나로 묶어주는 부드러운 결합 조직인 반면, 뼈는 골격의 단단한 구조를 형성한다.

뼈 손상이라고 하면 골절을 떠올리기 쉽지만, 뼈 손상은 모든 종류의 피로 또는 부러짐을 의미한다. 뼈는 다양한 방식으로 구부러지거나 부러질 수 있다. 대부분의 사람들에게 익숙한 굽힘 골절, 압박을 받아 뼈가 부러지는 압박 골절, 뼈가 떨어져 나가는 박리골절, 뼈가 뒤틀리는 나선형 골절 등이 있다. 그리고 뼈가 손상될 정도로 반복적으로 부하가 가해져 발생하는 스트레스 골절이 있다.

대부분의 뼈는 혈액 공급이 원활하기 때문에 골절은 대가 거의 완전한 강도로 회복된다. 하지만 뼈에는 수많은 신경이 있기 때문에 골절 시 극심한 통증을 동반한다. 일반적으로 큰 골절은 소리가 나고, 외형상 변화가 보이며, 많이 아프다. 또한 부종이 심하고 팔다리의 움직임도 제한된다. 통증이 너무 심해서 움직일 수 없을 정도라면 즉시 의사의 도움을 받아야 한다.

뼈에는 많은 신경 종말이 있기 때문에 손상을 입으면 날카로운 통증이 생긴다. 예를 들어 달리기를 하다가 정강이뼈나 발뼈 중 하나에 스트레스 골절이 발생한 경우 특정 부위가 아프고 그 부위를 누르면 통증이 다시 생길 수 있다. 뼈가 피로하거나 약해지면 뼈에 하중이 가해져 스트레스를 받으면 통증을 느낄 수도 있다. 뼈에 통증이 있는데도 나아지지 않는다면 의사의 진찰을 받아야 한다. 대부분의 경우 엑스레이로 문제를 발견할 수 있다.

Chapter 8

손상 치유에 걸리는 시간

(How Long Injuries Take To Heal)

어떤 유형의 손상을 입었는지 알았다면 다음 질문은 "치유하는데 시간이 얼마나 필요한가?"이다.

이 질문에 대한 답은 다양한 변수가 고려된다. 근육, 힘줄, 인대, 연골 또는 뼈의 손상은 회복하는 데 걸리는 시간이 다르고, 회복 시간은 손상의 정도, 생활 방식(손상에 영향을 미치는 다른 요인들), 재활 방법에 따라 달라진다.

7장의 정보를 사용하여 손상을 파악한 후(또는 의료 전문가가 진단을 내린 경우), 손상을 치료하는 데 걸리는 대략적인 기간을 결정할 수 있다.

치유 기간에 영향을 미치는 요인 (Factors That Influence Healing Time)

아시다시피 손상은 심각도에 따라 정도가 평가되고, 손상 정도에 따라 치유에 걸리는 시간이 달라진다. 예를 들어 인대 완전 파열과 같은 3도 인대 손상은 1도 손상보다 치유하는데 더 오래 걸린다. 간단히 말해, 조직에 손상이 많을수록 치유 시간이 더 오래 걸린다.

조직의 유형도 중요하다. 1도 근육 좌상과 1도 인대 염좌와 다르다. 조직으로 가는 혈류는 조직 회복을 위한 구성 요소 역할을 하는 산소와 기타 영양분을 공급한다. 연골과 같이 혈류량이 적은 조직은 근육과 같이 혈류량이 많은 조직보다 치유하는데 시간이 더 오래 걸린다. 같은 조직 유형 내에서도 혈류는 중요하다. 마찬가지로 신체의 한 부위의 힘줄은 다른 부위의 힘줄보다 혈류가 더 좋을 수 있으며, 혈류가 더 좋은 쪽이 더 빨리 치유된다.

파트3에서 제공하는 재활 운동 프로토콜은 혈류를 증가시키기 위해 고안되었으며, 적절한 프로토콜을 따르면 다음과 같은 도움이 될 수 있다. 조직에 적절한 강도로 스트레스를 주기 때문에 재손상을 방지할 수 있다. 또한 프로토콜에 나열된 악화 요인은 문제를 악화시킬 수 있는 활동을 피하고 더 이상의 자극을 유발하지 않는 수준의 움직임을 유지하면서 손상된 조직이 치유될 수 있는 시간을 주는 데 도움이 된다.

때때로 의료 전문가들은 손상을 입었을 때 휴식만 취해야 한다고 조언하기도 한다. 휴식은 일시적으로 손상된 조직을 진정시킬 수 있지만 이동성, 근력 또는 신경근 조절(조정된 근육 활동을 통한 움직임 조절)과 관련된 손상이나 결손을 해결하는 데는 도움이 되지 않는다. 이러한 장애를 해결하지 않으면 재손상의 가능성이 높아진다. 따라서 재활 프로토콜은 조직이 진정되도록 한 다음 주요 결핍과 손상을 해결함으로써 급성 통증 단계에서 벗어날 수 있도록 도와주는 과정을 거치도록 설계된다. 이렇게 하면 회복 속도가 빨라지고 재손상 가능성이 줄어든다.

흡연 및 음주

4장과 9장에서 다룬 많은 요인이 치유 시간에 부정적인 영향을 미칠 수 있지만, 흡연과 음주도 언급할 가치가 있다.

흡연은 치유를 크게 저해한다. 담배는 피우든 씹든 혈관에 해를 끼쳐 혈류를 방해하여 조직이 훨씬 더 느리게 치유된다. 그 결과 일부 외과의사는 흡연자는 수술을 하지 않는 경우도 있다.

음주는 단백질 합성을 억제하여 근육 적응에 부정적인 영향을 미치고 회복을 늦출 수 있다. 확인 가능한 조직 손상이 있는 경우 음주는 치유과정을 지연시킬 수 있다. 또한 수면에 부정적인 영향을 미칠 수 있으며 스트레스와 같이 치유에 영향을 미치는 다른 요인을 악화시킬 수 있다.

치유 단계(The Phases Of Healing)

치유에는 염증inflammation, 성숙maturation, 리모델링remodeling의 세 가지 주요 단계가 있으며, 이는 파트3의 3단계 재활 운동 프로토콜과 연관되어 있다. 프로토콜을 진행하면서 근력 운동을 할 때와 마찬가지로 손상된 조직에 점진적으로 더 많은 스트레스를 가하여 그 능력을 키우게 된다. 이 장의 뒷부분에서는 손상의 유형에 따라 각 단계에 얼마나 오래 걸리는지 설명한다.

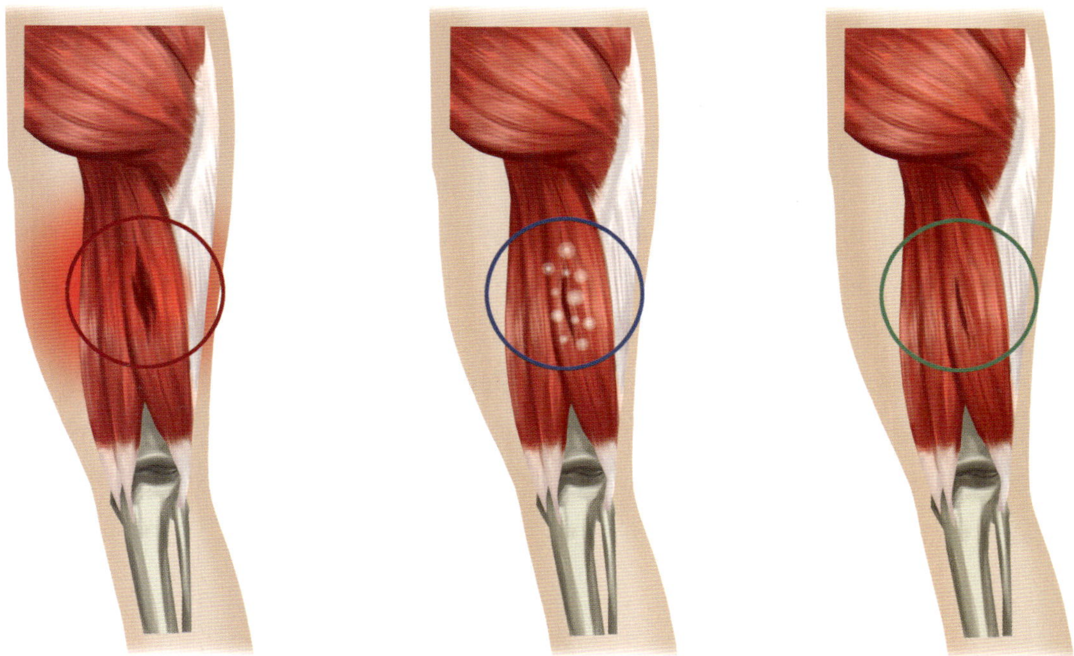

1단계: 염증(Inflammation)

처음 손상을 입으면 보통 약 72시간 동안 지속되는 염증 단계가 있다. 하지만 손상이 심하거나 계속 악화되면 더 오래 지속될 수 있다. 발목을 삐었다면 여전히 걸어 다녀야 한다. 손상을 더 많이 자극할수록 통증이 더 오래 지속되고 회복도 더 느려진다. 하지만 적절한 휴식을 취하고 통증을 조절하면 염증 단계는 일반적으로 3일 정도 지속된다.

이 첫 번째 치유 단계에서는 면역 체계가 손상된 조직을 적극적으로 복구하기 때문에 해당 부위가 더 민감해진다. 발목 염좌의 예로 돌아가서, 발목에 부하가 걸리면 치유 과정이 지연되므로 뒤꿈치 들기로 재활을 시작하지 않는다. 대신 혈류를 증가시키고 축적되기 쉬운 부종과 체액을 제거하는 일반적인 무부하 동작을 해야 한다. 이 단계를 "통증 관리 및 일반적인 움직임" 단계라고 생각하면 된다.

2단계: 성숙기(Maturation)

약 72시간이 지나면 일반적으로 최대 3주까지 지속되는 섬유아세포 또는 성숙기라고도 하는 단계에 접어든다. 이 단계는 조직의 완전성을 재건하는 초기 단계로 구성된다. 이 단계에서도 여전히 통증 및 기타 증상이 있을 수 있다.

이 3주 동안에는 이동성, 근력 및 안정성을 해결하기 위해 더 많은 움직임과 방법을 통합하기 시작해야 한다. 움직임이 불가능한 경우, 조직이 뻣뻣해지거나 구축되지 않도록 초기에 이를 조절하는 것이 좋다.

3단계: 리모델링(Remodeling)

약 3주가 지나면 세 번째 단계인 리모델링 단계에 들어간다. 이 단계는 경미한 손상(1, 2등급 파열 및 힘줄병증)의 경우 짧게는 4-6주, 더 심각한 손상(인대 또는 힘줄 파열)의 경우 길게는 1년까지 걸릴 수 있다. 우리 몸은 끊임없어 조직을 리모델링하지만, 인대같이 혈류가 원활하지 않은 조직에 손상이 발생되었을 대 1년에서 12년후까지 리모델링 과정이 발생된다고 보고된 연구 결과도 있다. 그렇기 때문에 ACL 파열과 같은 손상 후 9개월이 지나기 전에 스포츠로 복귀해서는 안 된다.

특정 인대, 힘줄, 연골 손상은 더 이상 통증이 없더라도 치유하는데 오랜 시간이 걸린다. 조직이 준비되기 전에 무리하게 운동을 하면 재손상의 가능성이 높아진다. 그렇기 때문에 3단계에서는 저항 훈련을 통해 조직 능력을 재건하고 손상 이후 피했던 신체 활동과 스포츠에 서서히 복귀하는 것이 좋다.

일반적인 치유 기간 (Typical Time Frames For Healing)

각 치유 단계와 관련된 기간은 일반적인 추정치이며 손상의 정도에 따라 달라질 수 있다는 점을 이해하는 것이 중요하다. 예를 들어, 1도 발목 염좌의 경우 모든 치유 단계에 최소한의 시간이 소요될 가능성이 높으므로, 1도 인대 손상의 예상 총 치유 기간은 1-3주에 불과하다. 그러나 3도 발목 염좌는 치유에 2-12개월이 걸릴 수 있으므로 각 단계, 특히 재건 단계에 훨씬 더 많은 시간이 소요될 수 있다.

각 손상 유형에 대해 나열된 기간은 평균적인 기간이다. 프로토콜을 진행할 때 이러한 기간을 염두에 두되, 자신의 증상과 기능적 능력에 초점을 맞추는 것도 잊지 말아야 한다. 회복 상태와 다음 재활 단계로 넘어가야 할 시기를 판단하는데 도움이 된다.

또한 재활 프로토콜을 수행하는 데 권장되는 시간이 해당 손상 정도에 명시된 치유 기간을 넘어서는 경우가 많다는 것을 알 수 있다. 이러한 불일치는 의도적인 것이다. 손상이 대부분 치유되었더라도 주변 근육을 계속 강화하여 해당 부위를 보호하고 재손상 가능성을 낮추고자 하기 위함이다. 중상(3도) 손상을 입은 경우에는 프로토콜에 명시된 것보다 훨씬 더 오랫동안 3단계 운동을 계속해야 할 수도 있다. 예를 들어, 3도 인대 또는 힘줄 손상을 입은 경우 해당 조직이 최대 1년 동안 재형성될 수 있으므로 4-6주 후에 3단계 운동을 중단하지 말아야 한다. 오히려 조직의 완전성과 관절 안정성이 완전히 회복될 때까지 6-9개월 동안 3단계 운동을 해야 한다. 이 시기를 놓치면 재손상의 위험이 훨씬 높아진다.

근육 손상(Muscle Injuries)

GRADE I: 1-3 주	GRADE II: 4-12 주	GRADE III: 3-6 개월

1도 근육 좌상은 근육의 혈류가 양호하기 때문에 1-3주 정도의 비교적 빠른 치유 기간을 보인다. 덜 심한 근육 손상의 경우, 프로토콜 단계를 상당히 빠르게 진행하며 1단계는 수일, 2단계는 일주일, 3단계는 4-6주 정도 소요될 수 있다. 손상이 경미하더라도 근육 조직이 완전한 기능과 힘을 회복하려면 이 정도의 훈련 시간이 필요하다.

2도 좌상 회복기간은 4주에서 12주가 걸릴 수 있다. 이러한 좌상은 단순히 불편함을 넘어 근력 및/또는 이동성을 손상시킨다. 회복 초기에는 근육을 스트레칭하거나 부하를 가할 수 없다. 때로는 MRI로 확인할 수 있는 손상, 즉 근육 불일치나 파열이 있을 수도 있다. 이 정도의 긴장이 있으면 재활의 각 단계에 더 많은 시간을 할애하게 된다. 통증 감소에 중점을 두는 1도 좌상은 2주 정도 지속될 수 있다. 2단계에서는 유연성과 이동성 운동을 시작하는데, 보통 2도 좌상을 입은 사람은 유연성과 이동성이 다소 손상되기 때문에 모든 운동을 가벼운 통증 없이 전체 운동 범위로 수행할 수 있을 때까지 2단계에서 벗어나지 않아야 한다. 이 단계는 2주 정도 더 소요될 수 있다. 2도 좌상은 치유까지 최대 12주가 소요될 수 있으므로 조직이 최대한의 힘으로 치유될 수 있도록 3단계 저항 운동은 6-8주 동안 일주일에 서너 번 더 실시하는 것이 좋다.

3도 좌상인 경우 회복을 위해 수술이 필요할 수 있으며, 수술 후 3-6개월의 회복 기간이 소요될 수 있다. 심한 좌상은 수술이 필요한 경우가 많기 때문에 운동재활 전문가의 도움을 받아 개인의 필요에 맞는 재활 프로그램을 설계해야 한다. 이 책의 프로토콜은 치료를 보완할 수 있지만, 손상을 평가하고 구체적인 권장 사항을 제시할 수 있는 전문가와 협력하는 것이 최적의 회복에 도움이 된다.

힘줄 손상(Tendon Injuries)

힘줄병증: 2-12주	힘줄증: 3-6 개월	파열: 3-12개월

힘줄 손상tendon injuries은 심각도에 따라 힘줄병증tendinopathy부터 파열까지 다양하다. 대부분의 연구에 따르면 힘줄병증tendinopathy에서 회복하는 데는 2-12주가 걸린다. 반복적으로 통증이 발생하고 진정되었다가 다시 통증이 발생하는 힘줄병증의 경우 힘줄 모양이 변하고 MRI에서 두꺼워 보일 수도 있다. 이러한 손상은 회복하는 데 3-6개월이 걸릴 수 있지만 재활 프로토콜을 따르고 증상이 나타나기 시작하면 악화 요인을 수정하거나 피함으로써 그 시간을 크게 줄일 수 있다.

힘줄병증의 경우 통증 증상의 심각도에 따라 단계별 진행 속도가 결정된다. 처방된 운동을 하는 동안 가벼운 힘줄 통증은 일반적으로 훈련 세션 후에 증상이 다시 나타나지 않는 한 괜찮다. 가벼운 통증 없이 모든 운동을 수행할 수 있다면 다음 단계로 넘어갈 준비가 된 것이다. 일반적으로 재활 프로토콜의 1단계는 1-2주, 2단계는 2주, 3단계는 4-6주가 소요될 것으로 예상할 수 있다.

손상이 치유된 후에도 재발 가능성을 줄이기 위해 3단계 운동을 일주일에 두세 번은 반드시 수행해야 한다. 이는 힘줄병증을 유발한 고강도 활동으로 복귀하는 경우 특히 중요하다. 예를 들어 달리기 선수로 러닝 거리를 늘린 후 아킬레스 힘줄 또는 무릎힘줄병증이 발생하면 힘줄을 튼튼하고 건강하게 유지하기 위해 3단계 강화 운동을 계속하면서 규칙적인 달리기 프로그램을 다시 시작해야 한다.

힘줄증Tendinosis은 반복적인 힘줄병증으로 인해 발생하며, 이는 지속적인 재발로 인해 완전히 치유되지 않는 과사용 손상을 의미한다. 6개월에서 1년 정도의 장기간에 걸쳐 힘줄이 두꺼워지기 시작한다. 이 경우 치유 기간이 3-6개월로 늘어나므로 1, 2단계에서는 12주, 3단계에서는 8~12주를 더 보낸 후 서서히 운동에 복귀하는 것이 권장된다.

마지막으로 힘줄파열tendon rupture은 그 정도와 재건술의 필요 여부에 따라 치유까지 3개월에서 1년 정도 걸릴 수 있다. 예를 들어 아킬레스 힘줄은 정상으로 돌아오는 데 최대 1년이 걸릴 수 있다. 3도 근육 손상과 같은 힘줄 파열은 일반적으로 보다 개별화된 치료가 필요하다. 수술 여부와 관계없이 숙련된 정형외과 또는 운동 재활 전문가와 상담하고 이 책의 프로토콜을 보조 자료로 활용하는 것을 적극 권장한다.

인대 손상(Ligament Injuries)

GRADE I: 1-3 주	GRADE II: 4-6 주	GRADE III: 2-12 개월

통증과 부종은 있지만 인대의 완전성에는 큰 손실이 없는 1도 인대 염좌의 경우(예를 들어 발목을 삐끗해서 약간 부어오르는 경우) 회복 기간은 근육 좌상과 비슷하게 1-3주 정도이다. 이 정도의 손상을 입었다면 증상에 따라 1단계와 2단계 프로토콜을 따른다. 1단계 운동으로 통증과 부기를 조절하면 1-2주가 소요될 수 있다. 그런 다음 2단계 운동을 추가하여 통증이 거의 없거나 전혀 없이 모든 운동 범위를 완전히 가동할 수 있을 때까지 해당 동작을 계속 수행하며, 약 1-2주가 소요된다. 마지막으로 관절이 안정되었더라도 근력, 운동 조절 및 고유수용성감각을 향상시키기 위해 최소 4-6주 동안 3단계 저항 훈련 운동을 수행해야 한다.

2도 염좌는 인대 스트레칭이 필요하며 치유까지 4-6주가 소요된다. 2도 염좌의 치료 과정은 1도 염좌와 비슷하지만 부종이나 통증을 조절하기 위해 1단계 재활보다는 1-2주 시간이 추가로 소요될 것이다.

특히 근신경 조절 운동들이 포함된 2단계 운동은 관절이 다소 불안정한 상태이기 때문에 더 많은 집중과 연습이 필요하기에 2-3주의 시간이 추가적으로 필요할 수 있다. 3단계 운동으로 넘어가기 전에 관절이 안정된 느낌이 드는지 확인해야 한다. 일상적인 작업과 2단계 운동을 할 때 통증이 최소화되면 3단계로 넘어갈 수 있다. 다시 언급하지만, 3단계 운동은 최소 4-6주 동안 일주일에 서너 번, 또는 통증이 없거나 불안정한 느낌이 들지 않을 때까지 수행한 후 더 복잡한 스포츠 관련 활동으로 돌아갈 것을 권장한다.

인대 완전 파열인 3도 손상을 입은 경우 8주에서 1년의 회복 기간이 소요된다. 예를 들어, 앞십자인대 완전 파열의 경우 대부분의 사람들은 9개월에서 1년이 지나야 완전한 기능을 회복할 수 있다. 다시 말하지만, 3도 손상은 수술과 개별 맞춤형 재활 프로그램이 필요한 경우가 많으므로 운동재활 전문가와 함께 하는 것이 가장 이상적이다. 모든 3도 인대 손상이 수술이 필요한 것은 아니지만 정형외과 의사와 상의하여 최선의 치료 방법을 결정하는 것이 가장 좋다.

연골 손상(Cartilage Injuries)

일반적인 회복시간: 3개월-2년

연골로 가는 혈류 전달은 충분하지 않다. 많은 연골은 무신경성 및 무혈관성으로 신경 종말과 혈류가 모두 부족하다. 연골은 마찰을 줄이고 충격을 흡수하는 역할을 하기 때문에 뼈와 관절 사이의 연골에 신경 종말이 있어 모든 충격을 느낄 수 있다면 좋은 일이지만, 그렇지 못하다.

연골은 혈관이 빈약하기 때문에 잘 낫지 않고 3개월에서 2년까지 오랜 시간이 걸릴 수 있다. 예를 들어 척추원반 탈출증은 때때로 재흡수되어 사라지기도 하지만 그 과정은 몇 달 이상 걸릴 수 있다. 하지만 반달연골판, 절구테두리, 디스크 파열과 같은 연골 손상을 입은 많은 사람들은 통증 증상이나 기능 장애를 느끼지 못한다.

어떤 경우에는 연골 손상이 전혀 낫지 않는 경우도 있지만, 회복될 수 있으니 너무 걱정하지 말자. 다시 강조하지만, 손상과 통증을 구별하는 것이 중요하다.

손상이 있다고 해서 통증이 있거나 기능이 손상된 것은 아니다.

필자도 반달연골판 파열로 몇 달 동안 기능을 일부 상실하고 불안정했던 적이 있었지만 400페이지에 있는 무릎 불안정성 프로토콜을 따르고 활동을 계속한 결과 결국 증상이 사라졌다. 하지만 오늘 무릎을 MRI로 찍는다면 여전히 파열의 흔적이 남아있을 것이다.

그렇다면 연골 손상이 항상 치유되지 않는다면 프로토콜은 어떤 역할을 할까? 이 프로토콜은 나머지 신경근 사슬, 즉 우리가 통제할 수 있는 모든 신경근의 성능을 개선한다. 예를 들어 무릎 손상 직후에는 무릎 주변 근육, 특히 넙다리네갈래근이 억제된다. 통증과 부기가 사라지고 조직이 치유되기 시작하면 다른 신경 근육 요소들이 다시 활성화되어 불안정성이 감소한다.

연골 손상의 경우, 대부분의 다른 손상과 마찬가지로 통증 정도를 기준으로 재활 과정을 진행하면서 일반적인 치유 시간과 관절 불안정성과 같은 다른 증상도 고려해야 한다.

예를 들어 디스크 탈출증disc herniation, 엉덩관절 관절와순파열labral tear 또는 관절염arthritis 등은 주로 통증으로 인해 활동을 제한한다. 증상에 주의를 기울이고 신체가 운동에 반응하는 방식에 따라 재활 단계를 진행해야 한다. 초기에는 휴식 시 통증이 있을 수 있으며, 약 1-2주 동안 1단계 운동을 통해 통증을 줄일 수 있다. 휴식 중 통증이 사라지면 2단계로 넘어가서 2-3주 동안 운동을 해야 한다. 2단계 운동을 최소한의 통증과 통제 가능한 운동 범위로 완료할 수 있으면 3단계로 진행할 수 있다. 3단계 운동은 일상 업무로 증상이 해결될 때까지, 그리고 그 후 몇 달 동안 주변 근육을 강화하고 연골 구조를 재손상으로부터 보호하기 위해 수행한다.

다른 연골 손상, 특히 특정 반달연골판 파열meniscus tears이나 탈구 후 어깨관절와순 파열labral tears과 같은 외상성 연골 손상의 경우 프로토콜을 진행하면서 관절이 얼마나 안정적으로 느껴지는지도 주의해야 한다. 예를 들어 2단계에서는 운동 제어 및 안정성 연습을 시작한다. 관절 사용에 자신감과 안정감을 느낄 때까지 이러한 운동을 연습한 후 3단계로 넘어가서 더 어려운 난이도나 부하를 추가한다. 또한 외상성 손상은 치유하는 데 시간이 오래 걸리기 때문에 본격적인 스포츠 관련 활동으로 복귀하기 전에 주변 근육이 해당 부위를 보호하고 조직이 대부분의 치유 과정을 완료할 수 있도록 4~6개월 동안 2단계 조절 운동과 3단계 강화 운동을 유념해야 한다.

신경 손상(Nerve Injuries)

신경통IRRITATION: 4-6주	열상LACERATION: 3-12개월

가장 흔한 신경 손상으로는 궁둥신경통sciatica과 손목굴증후군carpal tunnel syndrome과 같은 가벼운 자극이 있다. 열상과 같은 심각한 신경 손상은 드물며 일반적으로 말초 신경이 절단되는 수술을 받았거나 자동차 사고나 낙상과 같은 외상을 경험한 환자에게서 발생한다.

외과의사들은 감각 신경 종말이 한번 절단되면 완전히 회복될 가능성이 낮거나, 환자는 평생 무감각한 상태로 지낼 수 있다고 말한다. 하지만 신경계의 흥미로운 점은 척추에서 손가락과 발가락 끝까지 이어지는 긴 스파게티 면발과 같은 이러한 말초 신경은 치유 능력이 있다는 것이다. 말초 신경이 치유되는 속도는 손상의 정도에 따라 다르지만 대부분의 경우 신경 기능은 회복된다. 치유 과정에 오랜 시간이 걸릴 수 있지만, 신경 재생은 하루에 밀리미터의 속도로 하루에 1밀리미터, 한 달에 약 1인치의 속도로 재생될 수 있다.

궁둥신경통과 같은 신경 자극은 4-6주 안에 호전되는 경향이 있는 반면, 수술로 인한 더 심한 신경 손상은 3개월에서 1년까지 치유되는데 시간이 걸릴 수 있다. 방사통(30페이지 참조)과 같은 다른 문제는 실제 손상보다는 염증이나 자극과 더 관련이 있기 때문에 보통 한두 달 이내에 치유된다.

신경 문제의 경우 일반적으로 재활 프로토콜의 각 단계에 약 2주가 소요되지만, 증상이 얼마나 빨리 사라지느냐에 따라 시기가 달라질 수 있다. 또한, 신경 통증이 재발하는 경우도 드물지 않기 때문에 특정 단계에서 더 많은 시간을 보내거나 이전 단계로 돌아가 통증을 조절해야 할 수도 있다. 신경이 지나가는 근육의 약화를 유발하는 더 심각한 신경 문제가 있는 경우 재활에 더 오래(몇 개월) 걸릴 수 있으며, 약화가 악화되는지 주의 깊게 살펴봐야 한다. 다른 신경 증상과 관련된 점진적인 힘의 상실을 발견하면 즉시 의사와 상담하는 것이 중요하다.

점진적으로 악화되는 신경 문제는 영구적인 문제로 바

뀔 수 있으므로 미리 대비해야 한다. 재활은 여기서 해답이 아니다. 수술, 주사 또는 기타 치료가 필요할 수 있다. 예를 들어 손목굴증후군이 있고 손 근육이 약해지고 위축된 경우, 신경에 가해지는 압력을 완화하기 위해 수술이 필요할 수 있다. 또 다른 일반적인 예로는 팔이나 다리에 약화를 일으키는 목과 허리 디스크 탈출증이 있다. 염증을 줄이기 위해 경막외 마취를 하거나 디스크 돌출을 제거하기 위해 디스크 절제술이 필요할 수 있다. 조기 발견이 중요하므로 신경 관련 문제가 있는 경우 주저하지 말고 전문의와 상담하라.

뼈 골절(Bone Fractures)

단순골절: 6-8주	복합골절: 3-6개월

뼈는 근육 다음으로 혈류가 잘 흐르기 때문에 놀라울 정도로 회복력이 뛰어난 조직이다. 하지만 치유 시간은 골절의 복잡성에 따라 달라진다. 스트레스 골절이거나 변위가 없고 다시 붙이기만 하면 되는 단순 골절의 경우 6-8주 안에 95-100%까지 회복될 가능성이 높다.

복잡한 골절이라도 치료하는 데 6개월 이상 걸리는 경우는 거의 없다. 뼈가 떨어져 나간 경우 치료팀은 플레이트, 막대, 나사 등을 사용하여 뼈를 고정할 수 있으며, 비교적 잘 치유된다. 심지어 이전보다 더 튼튼해질 수도 있다. 한 가지 주의할 점은 이러한 종류의 골절, 특히 피부 밖으로 튀어나온 복합 골절은 뼈의 날카로운 끝이 신경을 절단할 수 있기 때문에 신경 손상을 일으킬 수 있다는 것이다.

뼈 손상으로 깁스를 했거나 수술을 받은 경우, 뼈가 치유된 후에도 운동 범위와 힘에 약간의 장애가 있을 수 있기 때문에 의사의 지시가 있으면 운동재활 전문가와 상담하는 것을 권장한다. 특히 관절 주변에 골절을 입은 경우 적절한 중재와 운동으로 해결하지 않으면 영구적인 이동성 제한이 발생할 수 있어 주의해야 한다.

이 책에서는 골절 재활에 대해서는 다루지 않았지만, 파트3의 프로토콜은 재활을 받는 동안 훌륭한 보조 자료가 될 수 있다. 또한 퇴원한 후에도 근력, 조절력, 이동성을 계속 유지하여 스포츠 등의 활동으로 복귀할 때 손상 위험을 줄일 수 있도록 도와줄 수 있다.

이 모든 회복 기간은 예상치일 뿐이라는 점을 다시 한 번 강조하고 싶다. 회복과 재활에 쏟는 노력 등 여러 요인에 따라 달라질 수 있다. 다음 장에서는 손상에 영향을 미치는 요인을 살펴보고, 이를 통해 손상 위험을 줄일 뿐만 아니라 현재 손상을 입은 경우 회복 속도를 높일 수 있다.

chapter 9

손상에 영향을 미치는 요소들 (Factors That Influence Injury)

아무도 손상을 원치 않지만, 현실은 때에 따라 손상에 대한 대비를 해야한다. 어떤 손상들은 우리가 통제할 수 없는 범위에서 발생되는 반면, 어떤 손상들은 잘못된 계획과 훈련 때문에 발생된다.

우리가 손상 위험을 완전히 제거할 수는 없지만 손상 위험을 증가시키는 요인을 파악하고 있을 경우 손상 유발 요인을 완화시키기 위한 적극적인 대처가 가능해져 손상에 대한 취약성을 줄일 수 있다. 4장에서는 이러한 요인들에 초점을 맞추고 있으며, 그 중 일부는 수면건강, 영양, 식이, 스트레스, 정신건강 등 통증에도 영향을 미치는 요인으로 4장에서 다루고 있다. 두 장을 모두 학습하고 각 맥락에서 이러한 요소를 해결하는 방법을 배우는 것이 중요하다.

이 장을 학습하는데 도움이 되도록 훈련 요인, 신체 요인, 정신 요인, 외부 요인의 네 가지 그룹으로 손상발생요인을 분류하였다. 각 범주에 포함된 요인도 마찬가지이다. 어떤 요인들은 특별한 상황에 따라 다른 요소들보다 더 많은 영향을 미칠 수 있어 완벽한 시스템은 아니지만 손상 위험을 줄일 수 있는 요인에 접근하고 우선순위를 정하는 틀을 제공한다.

손상 예방 요인 분류 체계

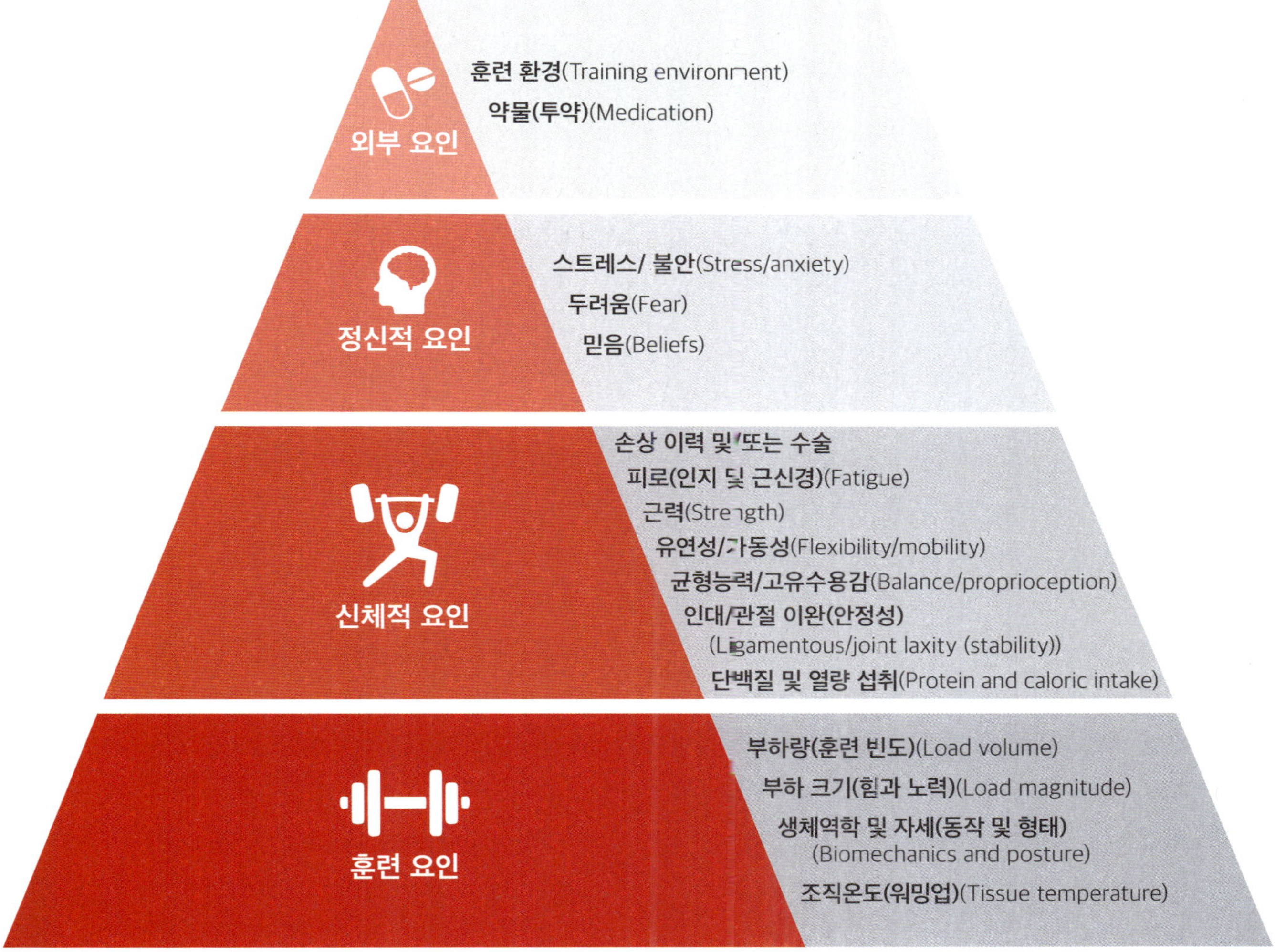
외부 요인
훈련 환경(Training environment)
약물(투약)(Medication)
정신적 요인
스트레스/ 불안(Stress/anxiety)
두려움(Fear)
믿음(Beliefs)
신체적 요인
손상 이력 및/또는 수술
피로(인지 및 근신경)(Fatigue)
근력(Strength)
유연성/가동성(Flexibility/mobility)
균형능력/고유수용감(Balance/proprioception)
인대/관절 이완(안정성)
(Ligamentous/joint laxity (stability))
단백질 및 열량 섭취(Protein and caloric intake)
훈련 요인
부하량(훈련 빈도)(Load volume)
부하 크기(힘과 노력)(Load magnitude)
생체역학 및 자세(동작 및 형태)
(Biomechanics and posture)
조직온도(워밍업)(Tissue temperature)

훈련 요인(Training Variables)

훈련 요인에는 훈련 유형, 훈련 기간, 조직에 가하는 힘, 움직임 속도 그리고 위치가 포함된다. 이러한 요인들은 손상의 가장 흔한 원인이기 때문에 손상 원인의 우선 순위가 된다.

부하량(훈련 빈도) [Load Volume (Training Frequency)]

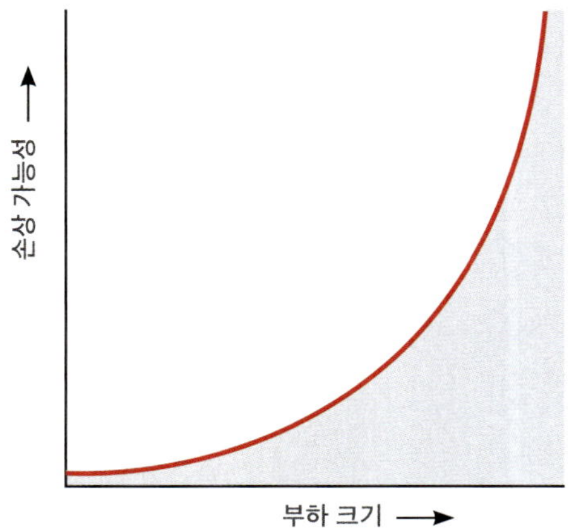

부하량은 훈련 빈도, 또는 얼마나 자주 운동하는지, 세트 및 반복 횟수, 특정 운동 또는 활동을 수행하는데 소요되는 시간을 말한다. 한번의 운동이나 여러 번 운동을 할 때 너무 빨리 운동을 할 경우 조직에 부하가 축적되어 감당할 수 없는 상태가 된다.

통증 문제가 있는 대부분의 사람들은 반복적인 사용으로 인해 손상을 겪는데, 일반적으로 근골격계가 전체 부하량을 감당할 능력이 부족할 때 발생된다. 부하량이 너무 강하거나 무거운 것이 아니라, 너무 많이 움직여서 조직이 피로해져 스트레스 골절이나 힘줄병증과 같은 손상을 입을 수 있다.

일반적인 예로 발바닥근막염plantar fasciitis이 있다. 집에서 1.6km 이상 걷는 일은 거의 없지만, 새로운 도시에서 휴가를 보내고 매일 8km를 걷는다면 부하가 그리 무겁지는 않지만, 더 많은 양이 조직이 감당할 수 있는 범위를 초과한다.

이런 종류의 손상을 예방하려면, 그 부하량을 감당할 수 있도록 조직의 상태를 조절해야 한다.장거리 하이킹이나 마라톤과 같이 부하량이 많은 활동을 할 경우, 부하량을 견디기 위한 준비 훈련을 해야 한다. 훈련의 특수성은 중요하지만, 컨디션 조절 중에 너무 빨리 뛰어들어 손상의 위험을 가져서는 안된다. 훈련자가 감당할 수 있는 것보다 더 적은 부하량으로 시작하고 신체가 어떻게 반응하는지 살펴야한다. 근육통을 훈련량이나 훈련속도를 판단하고 훈련 조절을 하기 위한 지표로 사용하고, 회복을 위해 몇일 휴식을 하고 더 낮은 부하량에서 다시 훈련을 해보라. 적은 량의 훈련 후 상태가 좋다면, 이 느낌을 참고하여, 더 높은 부하량의 훈련을 하기 전 그 부하량에 몸을 적응 시켜야 한다. 이것이 점진적 과부하(시간이 지남에 따라 더 많이)의 예시이다.

활동을 쉬면 감당할 수 있는 부하량이 감소한다는 것을 기억해야한다. 훈련을 하지 않는 기간동안 컨디션은 감소되기 때문에(훈련 중지 기간 동안 체중을 증가시키거나 조직을 강하게 유지하기 위해 다른 일을 하지 않는 한) 같은 부하량으로 다시 운동을 시작하는 것은 손상 위험성을 증가시키게 된다. 훈련자들에게 중요한 것은 스포츠를 지속적으로 유지하는 것이므로, 더 낮은 부하량으로 시작해서 점진적으로 향상하는 것이 더욱 중요하다. 이것은 훈련 중단 이유와 상관없으며, 특히 손상을 입은 경우에 더욱 해당된다. 반복적인 사용으로 손상이 발생되기전에 자신의 몸 상태를 천천히 테스트하는 것이 필요하다.

부하 크기(힘과 노력) [Load Magnitude (Force And Effort)]

부하의 크기는 구체적으로 조직에 가해지는 힘, 즉 무거워지거나 빠르게 증가하는 힘을 말한다. 이런 경우는

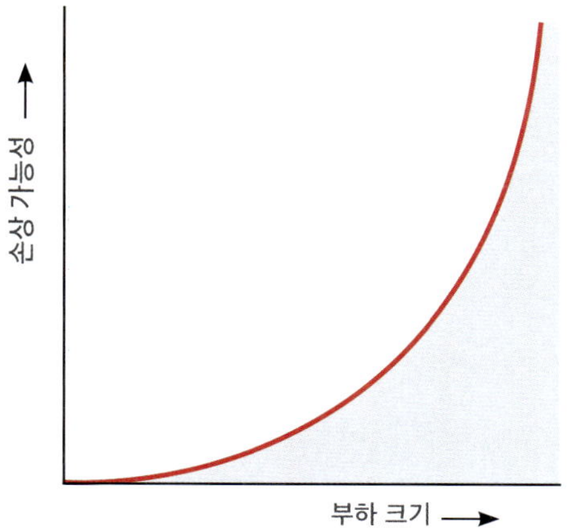

외상성 손상이 발생될 가능성이 크다. 힘줄이 파열되거나 뼈가 골절될 때 일반적으로 가해지는 힘의 크기가 조직이 감당할 수 있는 힘보다 크기 때문이다.

더 빠르게 움직이는 것과 부하를 증가시키는 것 모두 근골격계에 가해지는 힘을 증폭시킨다. 부하의 크기와 마찬가지로 다른 방식으로 조직이 감당할 수 있는 용량을 초과할 수 있다. 배구를 하던 사람이 이제는 책상에서 일을 하고 20파운드(약 9kg)가 쪘다. 한동안 경기를 하지 않은 그는 친구들과 주말 비치발리볼 경기에 참여하고 금방 피로에 지친다. 하지만 그는 여전히 젊고 건강하고 가벼웠던 자신의 상태와 같은 열정과 힘으로 뛰고 점프하고 있다. 그는 폭발적이고 높은 크기의 움직임을 하고 조직에 가해지는 힘의 증가로 아킬레스 힘줄이 찢어질 수 있다.

생체역학과 자세
[Biomechanics And Posture (Movement And Form)]

생체 역학은 움직임 중에 형태를 말하며, 자세는 앉거나 서 있는 자세와 같은 정적 자세일 때의 신체적 위치뿐만 아니라 점프에서 착지하고 달리기와 같은 동적 움직임 중에 신체 분절의 정렬과 관련이 있다.

일쿠 트레이너와 운동전문가들은 생체 역학과 자세가 통증과 손상의 직접적인 원인이라고 강조한다. 하지만 형태와 통증/손상은 많은 사람들이 생각하는 것처럼 밀접한 상관관계가 없다.

움직임의 질이 중요하지 않다는 말은 아니다. 관절의 안정성을 극대화하고 움직임의 효율성을 높이는 것은 일반적으로 긍정적인 것이다. 생체 역학과 자세는 신체 자세를 유지하거나 동작을 수행하는데 사용되는 근육에 영향을 미치며, 다양한 자세에서 관절의 안정성을 제공하기 위해 근육을 단련시킬 때도 영향을 미친다.

문제는 동작과 자세가 "기능 부전" 또는 "나쁨"으로 평가되고, 특정 방향의 움직임이 손상을 발생시키고 통증을 증가시킨다는 생각을 갖는 경우이다. 불안정한 자세에서 이동하는 것이 통증과 손상의 원인이 될 수 있지만, 다른 요인들이 훨씬 더 큰 영향을 미칠 것이다.

통증과 손상을 예방하는 것은 어떻게 움직이는지에 대한 것이 아니라 관절과 조직이 얼마나 준비되어 있는지에 더 더 관련이 있다. 이 말은 부하량과 크기 요인으로 거슬러 올라간다. 훈련을 너무 빨리 너무 많이 하거나, 너무 오랜 시간 동안 너무 많이 하거나, 신체가 제어할 수 있는 범위를 넘어서 부하가 가해졌을 경우에는 움직임이 "좋은"지 "나쁜"지에 관계없이 손상 가능성은 높아진다.

분명한 것은, 폼과 테크닉이 중요하다는 것이다. 일반적으로 안정성을 극대화시키기 위해 근육을 단련시킬 때 손상이 적다. 갑작스런 부하량 증가든 반복적인 과사용이든, 또는 뼈와 같은 수동적 시스템의 문제이든, 근육과 같은 능동적 시스템의 문제이든 기능적 안정성은 손상을 줄이는데 도움이 된다.

하지만, 움직임이나 자세를 "기능 부전" 또는 "나쁨"으로 표현하는 것은 일상 생활과 스포츠에서 움직임을 인식하고 접근하는 방식에 부정적인 영향을 미칠 수 있다는 것을 알고 있어야 한다. 대신 다른 사람들이 자신의 몸에 귀를 기울이고, 편안함이 느껴지는 범위에서 움직이도록 권장해야 한다.

조직 온도 (워밍업=준비운동)
[Tissue Temperature (Warm-Ups)]

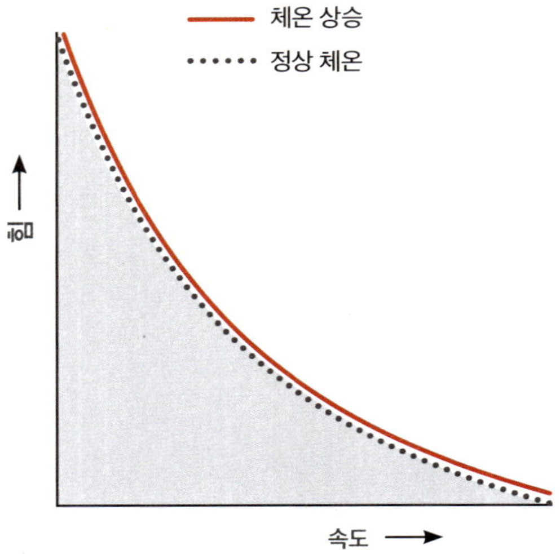

워밍업을 하면 더 빠르게 움직이고 더 큰 힘을 낼 수 있어 손상 위험을 줄이고 운동 성과를 높이는 데 도움이 된다.

준비운동은 경기력을 높이고 손상 위험을 줄이는 데 도움이 될 수 있다. 이러한 목적을 위해 준비운동은 대체로 긴 시간의 정적 스트레칭에서 시작하여 낮은 강도의 움직임을 이용한 동적인 준비운동으로 전환되는 이유이다. 심박수를 높이고 혈액을 순환시켜 조직의 온도를 상승시키고 근육을 자극하여 더 격렬한 움직임이 가능하도록 유도한다. 연구에 따르면 조직의 온도를 올리면 조직이 탄력을 받게 되고, 이는 부하 부피와 크기의 영향을 변화시켜 더 많은 부하를 감당하고 손상을 당하기 전에 더 빠른 수축을 완료할 수 있게 된다. 더 큰 이점은 근육의 신경전달능력을 변화시켜 준비운동 후 근육 섬유의 동원이 더 빠르게 이루어지도록 한다.

일반적으로, 준비운동은 수행할 동작과 유사해야 한다. 예를 들어, 고중량의 스쿼트를 하려고 한다면, 체중을 활용한 스쿼트를 수행한 다음 무게를 점진적으로 증가하라. 스프린트를 하거나 픽업 농구를 할 경우 폭발적이고 높은 크기의 움직임을 위해 몸을 준비시키는 역동적인 준비운동을 하라(동적인 준비운동의 예시는 "동적 대 정적 스트레칭" 관련내용 참조).

또한 준비운동은 스트레칭 자세처럼 보이지만 정적이거나 장시간 자세를 유지하지 않는 능동적인 움직임 훈련을 위해 좋은 시간이 될 수 있다. 대신 관절의 완전한 움직임을 실행하기 위해 끝 지점까지 도달하는 것을 반복해야한다. 이 동작에서의 목표는 조직의 온도를 높이는 것뿐만 아니라 움직임 위치의 개선, 관절 가동범위, 안정성을 향상시켜 보다 효율적인 움직임과 경기력을 제공하는 것이다. 이러한 유형의 준비운동은 일반적으로 중량 운동과 기타 고강도 훈련 전에 동적 스트레칭과 함께 수행한다.

동적 스트레칭 대 정적 스트레칭(Dynamic vs. Static Stretching)

폭발적인 운동을 하기 전에 스트레칭을 할 수 있지만, 손상을 피하고 근육 기능을 높이기 위해서는 정적 스트레칭보다는 동적 스트레칭이 더욱 효과적이다.

동적 스트레칭은 스포츠를 하는 것처럼 길이 변화를 통해 조직을 움직이게 한다. 예를 들어, 햄스트링 긴장이 흔한 단거리 경주에서는 높은 무릎 걷기(high-knee marching), 프랑켄슈타인 걷기, 동적 다리 스윙(dynamic leg swings)으로 준비운동을 한다. 이러한 스트레칭은 조직의 길이가 빠르게 변해야 하며, 수행할 동작과 유사하게 시행한다. 스프린트와 같은 폭발적인 스포츠에서 빠르게 힘을 발생시키는 것이기 때문에 수행할 동작과 유사하게 하는 것은 중요하다. 반면, 정적 스트레칭은 최대 근파워와 근력을 감소시키는 것으로 나타났으며, 이는 경기력을 감소시킬 뿐만 아니라 손상 가능성을 높일 수 있다.

동적 햄스트링 스트레치

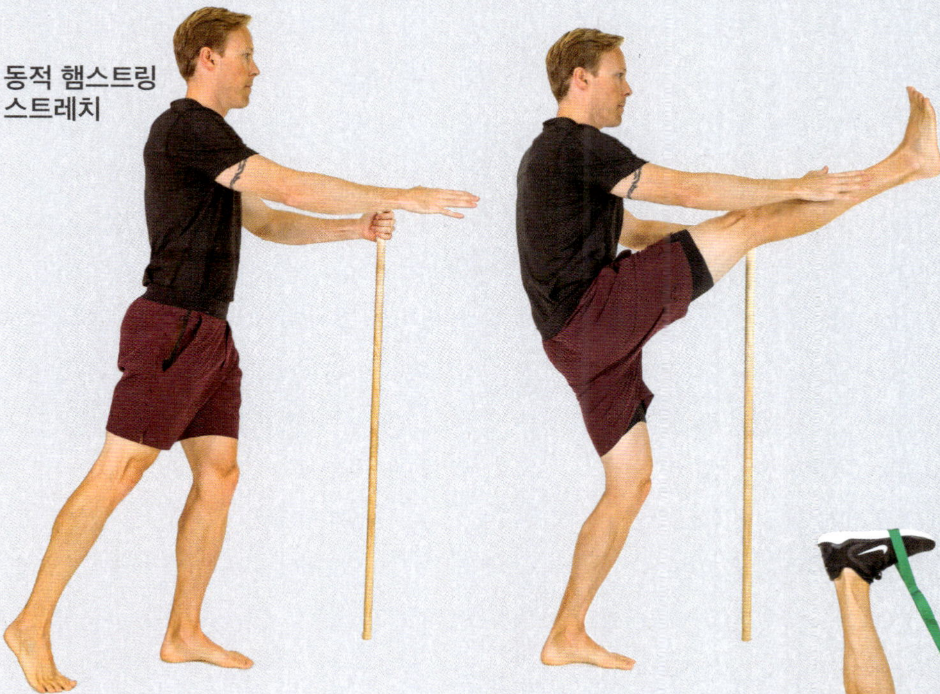

정적 햄스트링 스트레치

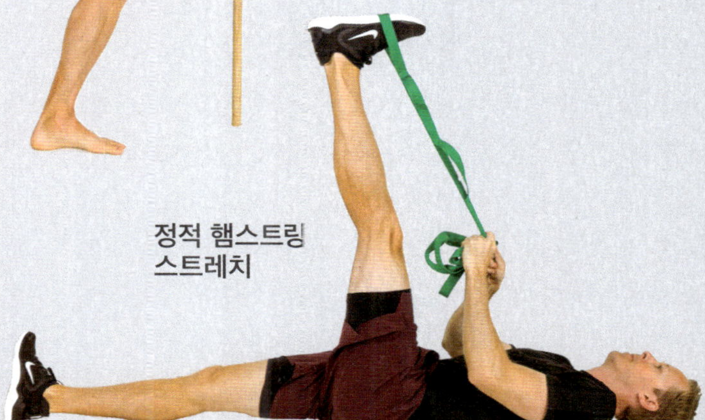

운동 전에 정적 햄스트링 스트레칭과 같은 높은 강도의 움직임을 했을 경우, 우리 몸은 특정 수용기로부터 신경계가 전달 받은 피드백을 변경하게 되고, 이러한 신경감각 피드백의 변화는 해당 근육에서 효율적인 파워 생산이 어려워질 수 있어 손상 가능성이 높일 수 있게 몸의 반응을 변화시킬 수도 있다.

예를 들어 요가와 같은 활동을 할 때처럼 조직에 폭 발적인 힘을 가하지 않을 것이라면 정적 스트레칭으로 준비운동을 하는 것은 좋다. 그러나 폭발적인 스포츠에 참여하는 경우라면 정적 스트레칭을 운동 후 나중에 하라. 역동적인 자세와 정적인 자세를 모두 채택할 수 있는 주짓수와 같은 스포츠에는 정적과 동적을 혼합해서 할 수도 있다. 활동에 필요한 자세를 취할 수 있도록 능동 및 수동 스트레칭 운동을 모두 수행한다.

하지만 일반적으로, 운동의 정리는 정적인 스트레칭을 하기에 가장 적절하다. 이미 몸이 풀렸기 때문에 유연성을 높이기에 좋은 시기이다. 장시간의 정적인 스트레칭은 폭발적인 활동 후 추가적인 동작을 하지 않을 거라면 정리운동을 위해 좋은 방법이 될 수 있다. 어떤 사람들은 심지어 운동 후 정적 스트레칭은 지연성 근육통(DOMS)에 도움을 줄 수 있다고 믿는다.

신체적인 요인(Physical Variables)

이 섹션은 정신적 요인(다음 범주)과 밀접하게 연결되어 있지만, 신체적 요인이 정신적 및 외부적 요인보다 다루기 쉽기 때문에 정신적 요소들은 후순위로 다룰 예정이다.

손상 이력 및/또는 수술 (Previous Injuries And/Or Surgery)

특정 부위를 다쳤다면 그 부위를 다시 다칠 가능성은 손상을 당하지 않은 신체부위보다 훨씬 높다. 예를 들어, 반월상연골이 찢어지고 무릎이 약간 불안정하거나 훈련에 복귀했을 때 조직이 여전히 민감한 상태라면 조직이 아직 완전히 회복된 상태가 아니기 때문에 또 다른 손상을 입을 가능성이 더 높다. 완전히 회복되지 않은 관절은 인대가 약간 늘어났거나 관절의 일치성과 안정성이 상실된다.

수술을 했을 경우에도 같은 과정이 적용되며, 특히 재건수술을 했을 경우 더욱 그렇다. 적절한 회복 단계나 완전한 기능 회복이 이루어지기 전에 움직임이나 신체활동을 가져갈 경우 손상 위험성은 더욱 증가될 수 있다.

손상 위험을 감소를 위한 첫 단계는 이전 손상부위를 더 의식하는 것이다. 이 장에서 논의된 다른 요소들에 대해 생각해보고, 손상 재발에 대한 민감성을 줄이기 위해 적절한 조치를 취해야한다. 이번 장에서 논의되는 다른 요소들을 생각해보고 재손상 위험을 감소시키기 위한 적절한 단계를 진행해야한다. 앞십자인대 손상과 같은 손상의 경우 손상 부위의 재손상 뿐만 아니라 반대쪽의 손상 가능성도 더 높아진다. 이러한 이유는 부하 크기와 양에 관련된 부분으로서 손상을 입지 않은 쪽에서 체중 지지를 보상하고 상대적으로 더 많은 체중 부담을 하고 있기 때문에 양쪽 부위에 많은 훈련이 필요하다. 이러한 이유 때문에 양쪽 모두 재활 운동을 하는 것을 추천한다. 예를 들어, 아킬레스 힘줄 파열 후 재활을 하는 경우 건강한 쪽 아킬레스 힘줄을 강화하고 보호하기 위해 손상을 입지 않은 쪽에서 재활 3단계 운동을 수행하는 것이 현명하다.

피로(인지 및 근신경) [Fatigue (Cognitive And Neuromuscular)]

이번 요인은 인지적 피로와 근신경적 피로의 두 가지 하위 범주로 나눌 수 있지만, 이 두 요소는 상호 관련되어 있으며, 수면은 두 가지 모두에서 큰 요인이다. 수면과 신체적 수행능력과의 관련성에 대한 대부분의 연구는 수면장애가 수행능력과 저하로 이어져 손상 위험이 증가한다는 것을 보여주고 있다.

수면 부족은 분명히 인지적 피로와 근신경적 피로에 영향을 미치지만 인지에 더 큰 영향을 미친다. 스트레스는 인지적 피로를 악화시키는 또 다른 요인이다. 정신적으로 지쳐있는 상태에서 집중력을 발휘해야 활동을 하는 상황이라면, 주의력에 대한 요구가 높아지면 한 발짝 뒤로 물러설 수도, 뒤처질 수도 있다는 불안감이 생기게 되어 실수를 더 하게 되고 손상을 당할 가능성이 높아진다.

근신경 피로나 신체활동으로 인한 피로도 중요하다. 대부분의 사람들은 몸이 피곤해 질 때까지 운동을 했을 때 근육 피로를 경험한다. 많은 사람들은 신경계 피로가 존재하고 말초 신경계나 중추 신경계에 영향을 미칠 수 있다는 사실을 잘 모르고 있다.

대부분의 사람들이 근육에서 타는 듯한 피로를 겪는 것은 말초신경계 피로이다. 하지만 중추신경계 피로는 좀 다르다. 중추신경계는 뇌와 척수를 말하며, 신체활동으로 인해 피곤해 질 수 있다 라는 것을 기억해야한다. 이런 종류의 피로는 종종 전신 증상, 예를 들어 온몸에 심한 피로를 일으킨다.

운동을 하든 웨이트를 하든 몸에 귀를 기울이고 다른 요소들에 주의를 기울여야 한다. 전날 밤에 충분한 휴식을 취했는지? 피곤한지? 기분이 나쁜지?

집중력을 흐트러트리는 스트레스 상황이 있는지? 이

질문들에 어떻게 대답하느냐가 신체 활동 접근 방법에 중요한 영향을 미친다. 하루를 더 자주 쉬고, 활동을 줄이거나, 혹은 더 자주 쉴 필요가 있을지도 모른다.

손상을 당한 경험이 많은 선수들은 손상을 당하기 전에 집중력이 떨어지거나 피곤해지는 것처럼 뭔가 이상이 있다는 것을 알았었고, 그러한 것들이 손상 발생에 영향을 미쳤다고 말한다.

힘(Strength)

다음 네 가지 요소는 약간 손상을 핵심으로 다루게 된다. 신체적 손실은 부하량이나 크기와 같은 훈련 요인과 밀접한 관련이 있다. 예를 들어, 근력이 부족한 경우 큰 힘에 노출되면 손상을 입을 가능성이 더 높아진다.

'근력strength'은 단순히 근육의 힘만을 의미하지 않고, 힘줄, 뼈, 그리고 그 밖의 조직들이 외부 부하에 적응하며 가지는 강도와 구조적 완전성integrity을 포함한다. 이는 모든 관련 조직들이 부하에 어떻게 적응하는지에 대한 것이다.

연구에 따르면 저항 훈련은 척추의 척추원반, 골격, 건, 인대를 강화하고 두껍게 만든다고 한다. 이것은 조직이 점진적으로 적응하고 더 강해질 것이라는 개념을 설명하는 울프의 법칙Wolff's law이 적용된다고 할 수 있다.

따라서 근력은 손상 위험과 관련된 신체적 요인 중 하나이며 유연성, 가동성, 균형 또는 고유 감각보다 더 중요한 것으로 나타난다. 조직의 장력은 조직이 손상되기 전까지 얼마나 많은 힘을 발휘할 수 있는지를 결정한다. 더 강한 조직은 손상을 입지 않고 더 많은 부하를 감당할 수 있다. 이것이 운동전문가 대부분이 근골격계 손상 후에 저항 훈련에 집중하는 이유이다.

재활 뿐만 아니라 일반적인 건강과 장수를 위해서는 저항 훈련 프로그램을 수행하는 것은 중요하다. 근골격계의 부하를 증가시키고 운동 제어를 통해 몸을 움직이는 방법을 학습하여 근골격계 조직의 강도를 높이면 손상에 대한 쉽게 노출되는 것을 크게 줄일 수 있다.

유연성/가동성(Flexibility/Mobility)

유연성과 가동성은 손실이 일어날 수 있는 다른 신체 부위이다. 유연성은 수동적으로 늘려지거나 늘어나는 근육의 능력을 의미하고, 가동성은 사용 가능한 운동 범위에서 관절을 능동적으로 그리고 수동적으로 움직일 수 있는 능력을 의미한다.

다양한 근육과 관절에 대한 유연성과 가동성 테스트가 있지만 일반적으로 하고 싶은 동작을 수행할 수 있는 운동 범위를 가지고 있는지 확인하게 된다. 하고자 하는 활동을 수행할 수 있는 가동성이 부족하거나 익숙하지 않은 형태로 미끄러지고 다리가 구부려지는 등 평소 하지 않던 행동이 갑자기 발생한 경우에 손상과 관련이 되어진다.

유연성은 종종 근력보다 통제하기 어렵지만, 손상을 피하는 가장 좋은 방법은 스쿼트, 데드 리프트, 팔굽혀펴기, 풀업과 같이 가동범위를 증가시키는 전체 가동범위 저항성 운동을 하는 것이다. 이러한 운동은 복합운동 또는 기능성 움직임이라고도 부른다. 이러한 운동은 가동성과 근신경 조절능력을 향상시킬 것이다. 가동성은 손상을 피하기 위한 당신의 무기고에 있는 또 다른 도구이다. 수동적인 스트레칭이든 전체 가동범위 저항성 훈련이든, 수행하고자 하는 동작에서 필요한 위치에 내 몸을 두어야 한다. 필요한 자세를 취했을 때 신체 조직은 필요한 동작을 위해 더 잘 훈련될 것이다.

스스로에게 하고 싶은 동작이 무엇인지? 자신에게 필요한 움직임을 수행하고 요구되는 동작에 맞는 자세를 취할 수 있는지? 질문해 보라. 그렇게 할 수 없는 경우 손상 위험이 높아지며, 관절과 조직의 가동 범위를 늘리기 위해 능동적·수동적 가동성과 유연성 훈련을 병행해야 한다.

균형/고유수용성 감각
(Balance/ Proprioception)

나이가 들어감에 따라 넘어지지 않고 무게 중심을 유지하고 이동 시킬 수 있는 능력을 의미하는 균형 능력은 중요한 요인이다.

대부분의 젊은이들은 균형이 자연적으로 이뤄지기 때문에 균형에 대해 많은 생각을 하지 않는다. 그러나 노인들, 특히 스포츠나 다른 규칙적인 신체 활동을 하지 않는 사람들에게 균형 능력은 손상 위험에 훨씬 더 큰 영향을 미친다. 많은 사람들이 낙상으로 고통 받고, 어떤 사람들은 다시 넘어질 것 같은 두려움 때문에 심지어 좌식 생활을 하게 된다. 그리고 좌식 행동은 컨디션 저하로 이어지고, 이것은 손상 뿐만 아니라 모든 종류의 건강 문제의 위험을 증가시킨다.

발목은 정적 균형에 관여하는 주요한 관절이므로 낙상에 취약한 노인이라면 종아리와 정강이 근육에 힘과 조절하는 능력을 갖는 것이 주안점이 되어야 한다. 정강이뼈 전방과 종아리(가자미근과 장딴지근)는 거의 일정한 교차 패턴으로 사용되는 근육으로, 넘어지지 않도록 발목 안정성을 유지하기 위해 수축한다. 또한 시력, 내이, 관절 수용체 모두 균형을 유지하는 역할을 하며, 시력이 주된 영향을 미친다. 그래서 눈을 감으면 몸이 흔들린다.

젊고 건강한 사람들을 운동전문가가 테스트할 때, 30초에서 1분 동안 한쪽 다리의 균형을 유지하도록 요청한다. 하지만 발목 염좌나 앞십자인대 파열같은 손상을 당하거나 나이가 많을 경우 균형 장애balance impairment가 있을 수 있다. 훈련은 당신의 몸이 어디에서 어떻게 움직이는지를 알려주는 고유수용성 감각proprioception과 체성 감각kinesthesia을 향상시키는데 도움이 된다. 내 신체가 어디에 있는지 더 잘 감지하는 것은 당신의 신경계로 들어오는 감각 정보를 더욱 명확하게 하여 더 나은 움직임 프로그램을 만들어내고 더 효율적인 방법으로 근육을 동원할 수 있게 해줄 것이다. 많은 하체 프로토콜에서, 근력과 운동 조절 능력을 향상시킬 뿐만 아니라 균형과 고유 수용성 감각을 개선시킬 수 있는 아래와 같은 CLOCK 동작, 스케이트 선수 스쿼트 동작, 그리고 오르고/내리기 동작과 같은 운동들을 접할 수 있을 것이다.

Clock

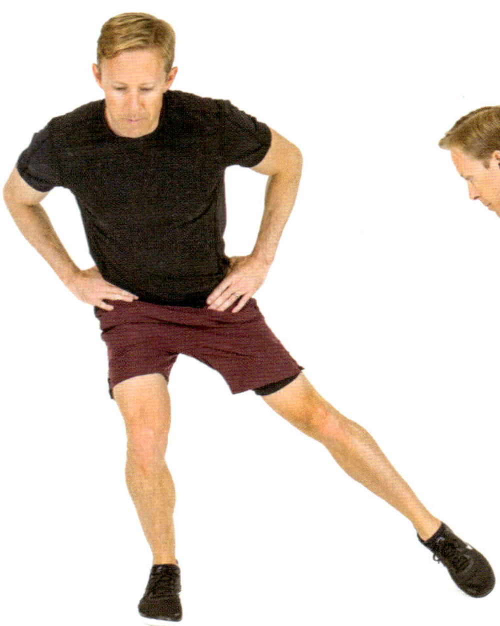

Skater Squat

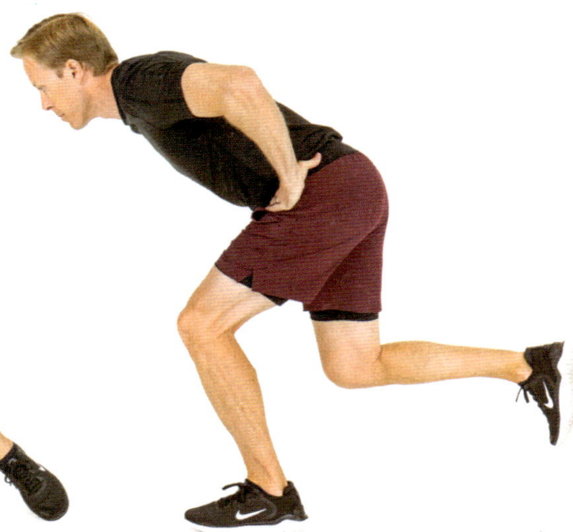

Step-Up/Down

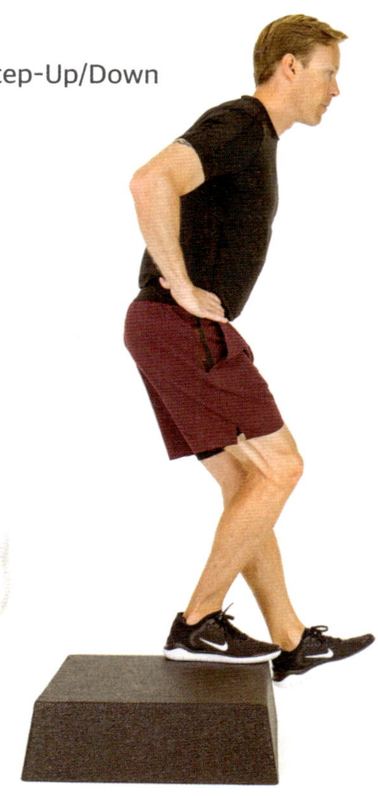

인대/관절 느슨함(안정성)
[Ligamentous/Joint Laxity (Stability)]

특정 결합조직의 장애는 생각하는 것보다 더 널리 발생되고 있다. 이러한 장애를 가진 사람들은 결합조직의 변화를 보이며, 이는 인대 및 관절낭과 같은 결합 조직에 영향을 줄 수 있다.

이러한 장애들 중 일부는 심지어 종종 선천적인(태어나면서 존재하는) 관절 과가동성hypermobility을 유발할 수 있다. 결과적으로, 이러한 수동적인 하위 시스템은 종종 전반적으로 덜 안정성을 제공한다.

관절 과가동성 문제가 있는 경우 근신경 시스템 전반에 걸쳐 안정성을 유지하기 위해 더 열심히 노력해야 한다. 하지만 우리 몸은 연속적으로 다 연결되어져 있다. 어떤 사람들은 경직되어 있고 가동성과 유연성에 더 노력해야 하는 반면, 어떤 사람들은 과가동성으로 안정성에 초점을 맞춘 훈련을 더 많이 해야 한다.

재활 프로토콜은 건강한 범위의 움직임이 어떤 것인지 보여준다. 관절 중 하나 또는 둘 이상이 그 범위를 벗어나면 선천적으로 과가동적일 수도 있고, 추가적인 가동성이 발생하는 손상을 입었을 수도 있다. 이러한 수동 하위 시스템 중 하나에서 문제가 발생되면 관절의 안정성이 낮아지기 때문에 손상 가능성이 높아진다. 예를 들어, 어깨가 탈구되면 영구적인 관절 불안정성이 일반적이며, 재손상을 피하기 위해 근신경계를 발달시키는 것에 더욱 집중해야 할 수 있다.

저항 훈련을 하고 기술, 운동역학, 자세에 신경을 쓰면 좋은 자세를 유지할 수 있도록 근육을 동원하여 관절의 안정성을 훈련할 수 있다. 저항 훈련을 "올바르게" 하는 것은 안정성 훈련의 하나의 형태이다.

비록 모두가 가동성의 스펙트럼에 존재하지만, 활동 중에 위치를 위한 이상적인 "영역"이 있으며, 영역은 개인과 활동에 따라 더 크거나 더 작을 수 있다. 보통 근육이 제대로 작동하는지, 관절이 불안정한지 느낄 수 있는 것이다.

단백질 및 열량 섭취
(Protein And Caloric Intake)

일부 연구는 단백질과 열량 섭취가 손상에 영향을 미칠 수 있다고 말하지만, 대부분은 손상을 입은 사람의 치유를 빠르게 하는 것에 초점을 맞추고 있다.

조직을 최대한 튼튼하게 다시 만들 수 있는 것은 손상을 다시 입지 않는 데 중요한 부분이다. 그리고 바로 열량과 단백질이 그 역할을 한다.

대부분의 사람들이 단백질과 열량 "필요성"에 대해 생각할 때, 그들은 근육의 유지나 성장에 대해 생각한다. 열량 요구량은 목표에 따라 다르다. 체중을 감량하기 위해 열량 부족 상태에 있고 싶다면, 열량 부족이 운동 성과를 방해할 수 있다는 것을 알아야 한다. 정신적, 신체적 피로도 더 빨리 시작될 것이다.

손상을 입었을 때, 열량 요구를 충족시키는 것은 매우 중요하다. 회복하는 동안 운동을 중단하더라도, 몸은 염증 반응을 겪고 손상된 조직을 복구하는 데 에너지(열량)를 여전히 필요로 한다. 그리고 조직의 대부분이 단백질로 이루어져 있기 때문에 적절한 단백질 섭취 수준이 특히 중요하다. 학자들은 손상 후 더 빨리 낫기 위해 체중 1kg당 1.6~2.5g의 단백질을 섭취할 것을 권장하지만, 단백질 요구량은 목표와 개인의 생물학적 상태에 따라 달라질 수 있다. 열량과 단백질 요구량을 결정하기 위해 영양사나 영양 전문가와 상담하는 것을 제안하고 싶다.

정신적 요인: 스트레스, 두려움, 불안 및 신념 (Mental Variables: Stress, Fear, Anxiety, and Beliefs)

정신적 요인으로는 스트레스, 두려움, 불안, 신념 등이 있는데, 4장에서 다루었다. 그래서 이 장에서는 한 그룹으로 묶었으나, 손상 예방과 치유에 중요한 역할을 하기 때문에 다시 한 번 학습할 필요가 있다.

이혼이나 가족의 질병과 같은 외부 스트레스 요인은 신체 활동 중에 주의를 산만하게 할 수 있다. 그리고 수행하는 활동에 주의를 덜 기울일 때, 상해 위험이 증가된다. 만약 당신이 100% 집중 할 수 없다면 그 활동에 참여하는 것은 좋은 결정이 아닐 수 있다.

또 다른 변수는 손상 재발에 대한 두려움이다. 이 두려움은 운동 수행 방식movement patterns에 영향을 미칠 수 있다. 역설적으로, 손상에 대한 두려움은 운동 수행 방식을 비정상적으로 변화시키고 자신감을 저하시켜, 오히려 실제 손상의 발생 위험을 증가시키는 경향이 있다. 이러한 상황에서는 움직임 시스템에 대한 신뢰를 재구축하는 것이 필수적이며, 이는 개별 손상에 최적화된 재활 프로토콜 적용을 통해 달성될 수 있다. 이는 손상 부위에 과도한 부하를 주지 않는 범위 내에서 점진적인 단계별 접근graded steps을 활용하여, 해당 스포츠 활동을 모방하는 동작을 수행하는 것을 의미한다.

신념, 특히 부정적인 신념은 손상 위험의 또 다른 요인이다. 만약 당신이 어떤 것에 대해 부정적인 신념을 가지고 있다면, 손상이 발생될 가능성을 높일 수 있다. 만약 특정 활동이 손상을 유발할 것이라는 신념을 가지고 있다면, 이러한 신념은 해당 활동에 대한 움직임 패턴이나 참여 방식에 부정적인 영향을 미쳐 결과적으로 해로운 결과를 초래할 수 있다.

이러한 요인들은 개인마다 다르다. 각자 다른 신념과 스트레스 요인을 가지고 있기 때문이다. 결국 중요한 것은 '자기 인식awareness' 이다. 스트레스, 두려움, 또는 부정적인 생각은 현재 순간에 집중하는 능력을 떨어뜨리고, 그로 인해 손상을 피하기 위해 반응하고 움직이는데 필요한 능력에 영향을 미칠 수 있다.

3장의 프로토콜은 조직에 대한 스트레스를 점진적으로 증가시키는 단계를 수행하도록 설계되어 있다. 단계를 진행함에 따라 안정감을 느낄 수 있어야 한다. 단계를 따라가며 훈련을 진행할수록 통증이 줄어들고, 근골격계에 대한 자신감이 높아져 손상 위험을 효과적으로 감소시킬 것이다.

외부 요인(External Variables)

이러한 외부 요인에 대해서는 일정 부분 통제할 수 있으나, 대부분은 개인의 통제 범위를 벗어난 외적 영향에 해당한다. 예를 들어, 하이킹을 갔는데 등산로가 하나뿐이라면 지형을 바꿀 수는 없지만, 착용할 신발을 선택하는 것은 통제할 수 있다. 결론적으로, 외부 요인을 기반으로 한 개인의 의사결정은 손상 위험을 증가시키거나 감소시키는 요인으로 작용할 수 있다.

훈련 환경(Training Environment)

훈련 환경에는 날씨, 훈련하는 지면 및 장비와 같은 외적 요인을 포함한다.

고온다습한 환경은 발한량 증가로 인한 체내 수분 감소와 피로를 유발한다.[37] 또한 달리기와 같은 활동에서는 콘크리트나 모래와 같은 다양한 지면이 각기 다른 손상 위험을 초래할 수 있다. 이처럼 외부 요인들은 조직에 가해지는 스트레스 수준을 변화시키므로, 이에 대한 적절한 적응이나 준비 없이는 손상으로 이어질 수 있다.

신발은 근골격계에 영향을 미치는 가장 주요한 외부 요인 중 하나로, 맨발 보행, 미니멀리스트 신발, 혹은 지지력이 높은 신발 등 최적의 형태에 대한 논의가 활발하다. 연구 결과에 따르면, 발 유형(높은 아치 vs. 낮은 아치)보다는 착용 시 편안함을 느끼는 신발을 선택하는 것이 권장된다.[38,39] 특히 달리기 관련 손상은 편안한 신발 착용 시 위험이 가장 낮게 나타나며[40], 신발 착용 시 불편감이나 통증이 발생한다면 교체를 고려해야한다.

웨이트 트레이닝 장비도 손상의 위험과 연관된다. 항상 머신으로 운동을 하다가 기본적으로 안정성이 다른 프리웨이트를 시도하면 갑작스러운 변화로 인해 손상 위험이 높아질 수 있다. 손상 예방을 위해 부하와 운동량을 조절하고 집중도를 높이는 예방적 조치가 필요할 수 있다.

훈련 환경과 관련된 모든 것은 상황에 따라 인지되고 현명하게 결정되어야 한다. 날씨나 다른 환경적 요인을 직접 통제할 수는 없지만, 이에 맞춰 훈련 계획을 세우고 손상 위험을 줄이는 선택을 할 수 있다.

약물(Medication)

손상 후 급성 통증 및 염증기 동안 항염증제는 증상 경감에 유용할 수 있다. 코르티졸 주사cortisone injection는 스포츠 활동 복귀를 촉진할 수 있는 반면, 조직의 강도를 일정 부분 저하시켜 손상 위험을 유발할 수 있다.

다양한 약물이 상처 치유에 미치는 영향에 대한 연구 결과에 따르면, 코르티졸 주사를 포함한 스테로이드와 이부프로펜과 같은 비스테로이드성 항염증제NSAIDs는 치유 과정을 가장 크게 지연시키는 것으로 나타났다.[41–43] 항생제 역시 주의가 필요한 약물이다. 경고 라벨에는 항생제가 조직의 완전성을 약화시키고 잠재적으로 손상에 대한 민감성을 증가시킬 수 있기 때문에 격렬한 운동을 피하라고 나와 있다.[44,45]

통증 관리를 위한 코르티손 주사는 다른 치료법으로 통증이 개선되지 않을 경우에만 고려해야 하며, 가급적 1회 이상의 주사는 피하는 것이 바람직하다. NSAIDs도 마찬가지다. 만약 복용하기로 결정했다면, 일시적으로 복용하는 것을 권장한다. 항염증제의 장기적인 사용은 다양한 부작용을 초래할 수 있으며, 이는 급성기를 넘기기 위한 단기적인 해결책으로 활용되어야 한다.

이러한 약물들을 복용하고 있다면, 이는 회복 중이기 때문에 저항 훈련이나 손상된 조직에 스트레스를 주는 다른 활동을 해서는 안된다. 이 약들은 운동을 계속하는 것을 돕기 위해 고안된 것이 아니다. 통증을 숨기고 운동에 참여하기 위해 약물을 사용하지 않아야 한다. 이는 오히려 손상 위험을 증가시키고 치유를 지연시킬 뿐이다. 사실 손상을 입은 상태에서 운동을 해야 한다면, 통증을 느끼는 것이 몸의 소리에 귀 기울이고 손상이 더 악화되는 것을 것을 피하는 데 더 좋다.

재활치료 프로토콜의 2단계 또는 3단계에 진입했다면, 통증이 감소했을 것이므로 더 이상 이러한 약물을 복용해서는 안 된다. 단, 통증이 재발flare-up하는 경우에는 1단계로 되돌아가야 한다.

chapter 10

손상 치유 방법 (How to Heal from Injury)

손상의 심각성이나 유형에 관계없이 일반적으로 도움이 되는 기본 재활 과정이 있다. 이 장에서는 앞으로 학습하게 될 재활의 세 단계에 대해 설명을 할 것이며, 손상 간의 연결되는 내용, 치유 단계, 그리고 이 책의 3부에서 다룰 단계적 재활 운동 프로토콜을 연결시키는데 이 장의 내용이 도움이 될 것이다.

5장을 읽었다면 여기에 정리된 세가지 단계와 운동 전략이 통증 극복을 위한 단계 및 전략들과 중복된다는 것을 알게 될 것이다. 이런 사실은 통증과 손상에는 교집합이 존대한다는 것이다. 치료 단계는 유사한 구성을 가지므로 3부에서 소개되는 불명확한 원인에 인한 손상이나 일반적 또는 특정 통증을 치료하는데 사용되는 프로토콜과 유사하게 진행된다.

그러나 손상이 있다는 것을 알게 되면 재활에 대한 추가적인 정보를 얻을 수 있는 재활 시설 이용을 고려해야만 한다. 여전히 재활 단계에 맞는 운동 진행을 위해서 통증 정도와 기능적 능력이 평가기준으로 사용되지만, 손상 형태 및 치료소요시간, 잠재적 손상들 또한 고려해야한다.

단계 변화(Moving Through The Phases)

발목 염좌의 경우, 가장 먼저 생각해야 할 것은 치유 과정의 단계가 어디에 있느냐 하는 것이다. 손상 초기일 경우, 첫 번째 목표는 조직을 진정시키고 염증을 줄여 손상을 평가할 수 있게 하는 것이다.

대부분의 발목 염좌는 발목 바깥쪽을 따라 있는 4개의 인대 중 하나 이상의 문제를 얘기한다. 가벼운 염좌 (1도 염좌)는 치료하는데 약 3주가 걸릴 수 있다. 더 심한 염좌 (2도 염좌)는 최대 6주가 걸릴 수 있다. 의사의 진단 없이는 정확히 상처가 어느 정도인지 알기 어렵지만, 통증, 부종, 멍의 정도(7장에서 다루고 있음) 등을 가이드로 삼을 수 있다.

작은 움직임에도 날카롭고 욱신거리는 통증이 느껴지고 72시간 후 상당한 부종과 멍이 든다면 2도 염좌가 될 수 있다. 그럴 때는 증상이 진정될 때까지 재활1단계 상태를 유지해야 한다. 이런 염좌가 치유되는데 6주가 걸린다는 것을 알 경우, 손상으로 인한 가동성, 힘, 안정성 손상을 해결하기 위해 3~4주 더 재활 2단계에 머무를 수도 있다. 운동 범위와 근력이 향상되고 통증이 더 관리 가능해질 경우 재활 3단계로 넘어가 조직 형성 재구축을 위한 저항 운동에 집중해야 한다. 통증이 사라지고 모든 장애가 해결될 때까지 재활 3단계 운동이 수행되어야 하며, 4주에서 6주가 걸릴 수 있다.

통증이 항상 조직 상태를 나타내는 좋은 지표는 아니라는 것을 기억해야한다. ACL 파열과 같은 인대 손상은 통증이 빨리 사라지기 시작하지만, 조직은 아직 초기 치유 단계이기 때문에 얼마나 열심히 훈련을 하고 재활 단계를 빠르게 진행 할지에 대하여 주의를 기울어야 한다.

이러한 방식은 인대, 힘줄, 반월상연골 그리고 절구테두리 등의 재건술을 포함한 많은 수술 후 프로토콜에도 해당된다. 통증이 감소된 것을 경험할 수 있지만, 회복된 조직이 너무 빨리 부하를 가해서는 안된다. 회복되어졌기 때문에 운동의 부하를 올리는 것이 괜찮다고 생각할 수 있지만, 손상된 조직의 이해 및 치유되는데 필요한 소요 시간을 파악하지 못한다면 다시 손상을 입을 수 있다.

특히 인대 및 연골 손상에 대해서는 1단계와 2단계에서 더 많은 시간을 보낸 후 3단계를 몇 달 동안 유지한 후에 폭발적인 활동으로 복귀해야 한다는 것을 의미한다.

이번 장의 나머지 부분에서는 각 단계에 대해 논의하고 일반적인 진행 지침과 소요 기간을 제시한다. 그러나 프로토콜은 대상자의 고유한 상황에 따라 수정되어야 한다는 것을 기억해야한다. 반복해서 강조하지만, 단계를 안전하고 효과적으로 진행하기 위해서는 징후와 증상, 기능 능력, 손상에 대한 지식을 활용해야한다.

각 단계에서 사용하는 운동 전략과 시간은 손상 유형에 따라 다를 수 있지만, 최종 목표는 항상 동일하다. 즉, 통증에서 벗어나게 하고, 완전한 기능으로 돌아가며, 미래의 손상에 대한 취약성을 줄이는 것이다.

1단계: 통증 관리(염증 단계)
[Pain Management (inflammatory phase)]

손상 초기 단계에서는 통증 감소가 재활의 최우선 목표이다. 모든 프로토콜의 1단계에는 연부조직 가동성, 관절 가동성 및 스트레칭, 그리고 경우에 따라 염증을 감소시키고 혈류를 증가시키고 통증을 조절하는데 효과적인 등척성 훈련과 같은 저부하 저항 훈련 운동이 포함된다.

통증 관리 단계의 또 다른 큰 부분은 손상된 조직에 추가적인 스트레스를 가하여 통증을 더 악화시키지 않도록 일시적으로 행동을 바꾸는 것이다. (프로토콜의 악화 요인 부분에서 더 자세히 다룰 것이다.) 이것은 깊게 뿌리 내려진 습관을 수정해야 하기 때문에 많은 사람들에게 어렵게 느껴지는 과정이다. 예를 들어, 돌림근띠 손상이 있는 경우, 손상된 쪽으로 수면하거나 특정 방식으로 움직이면 통증이 유발될 수 있다. 또는 허리를 다쳐서 책상에 너무 오래 앉아 있을 때마다 통증이 재발한다고 호소할 수 있다. 그것이 일상적인 작업이든 즐기는 활동이든, 치유의 초기 단계에서 조직에 스트레스를 주는 것은 회복이 느려지게 할 수 있다. 따라서, 악화 요인을 파악하고 손상된 조직이 진정될 수 있는 시간을 주기 위해 행동을 수정해야 한다

14장에서 다뤄질 보완대체의학(CAM) 전략은 통증 및 염증을 줄일 수 있다. 이러한 보완대체의학 전략에는 전기 자극, 아이싱과 온열, 압박 등이 있으며, 통증을 조절하고 치유를 진전시키는데 도움이 되는 모든 치료 전략은 좋은 선택이 될 수 있다. 재활 프로토콜을 구성하는데 있어서 CAM으로 다른 전략을 대체하지 말고, 반드시 운동에 우선 순위를 가져야 한다. CAM 치료는 보조적인 것이며, 운동하는 것 외에 추가적으로 이러한 치료를 진행하라는 것을 의미한다.

1단계의 일반적인 기간은 며칠에서 몇 주까지이다. 다시 말하지만, 자신의 몸에 관심을 기울이고 손상의 심각성을 평가해야 한다. 안정 시 더 이상 통증이 없고 1단계 운동을 거의 통증이 없는 수준에서 수행할 수 있을 때 2단계로 진행하는 것을 권하고 싶다.

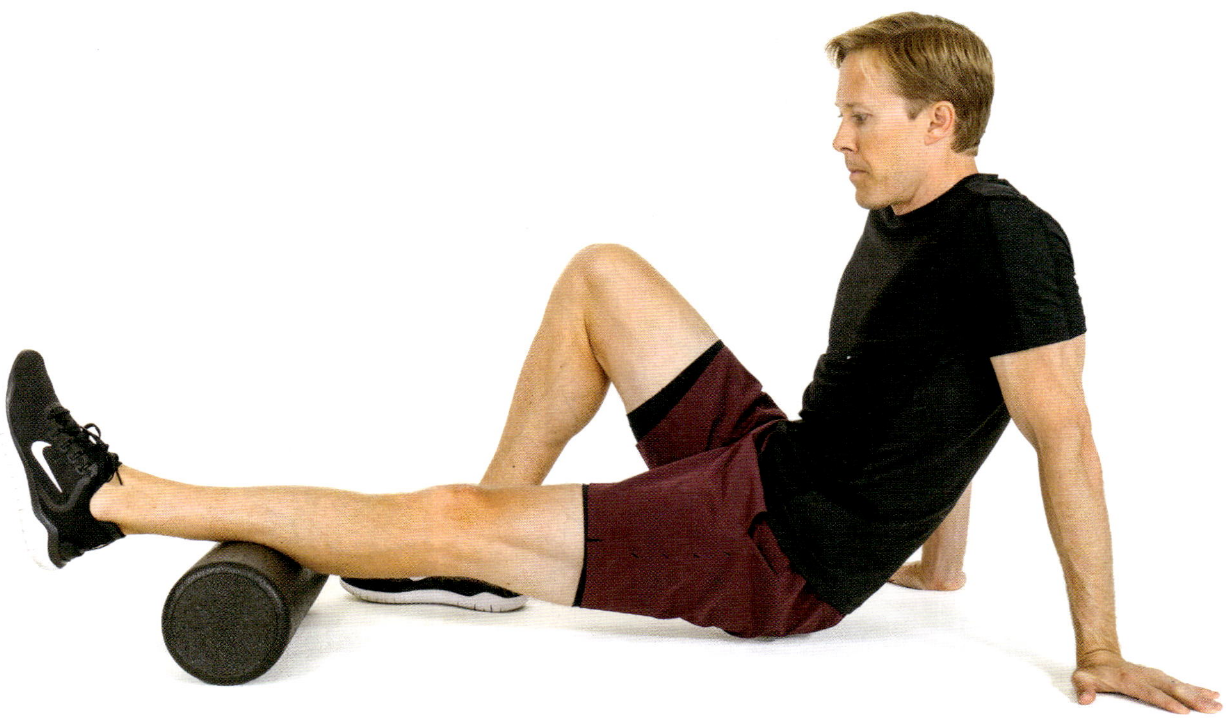

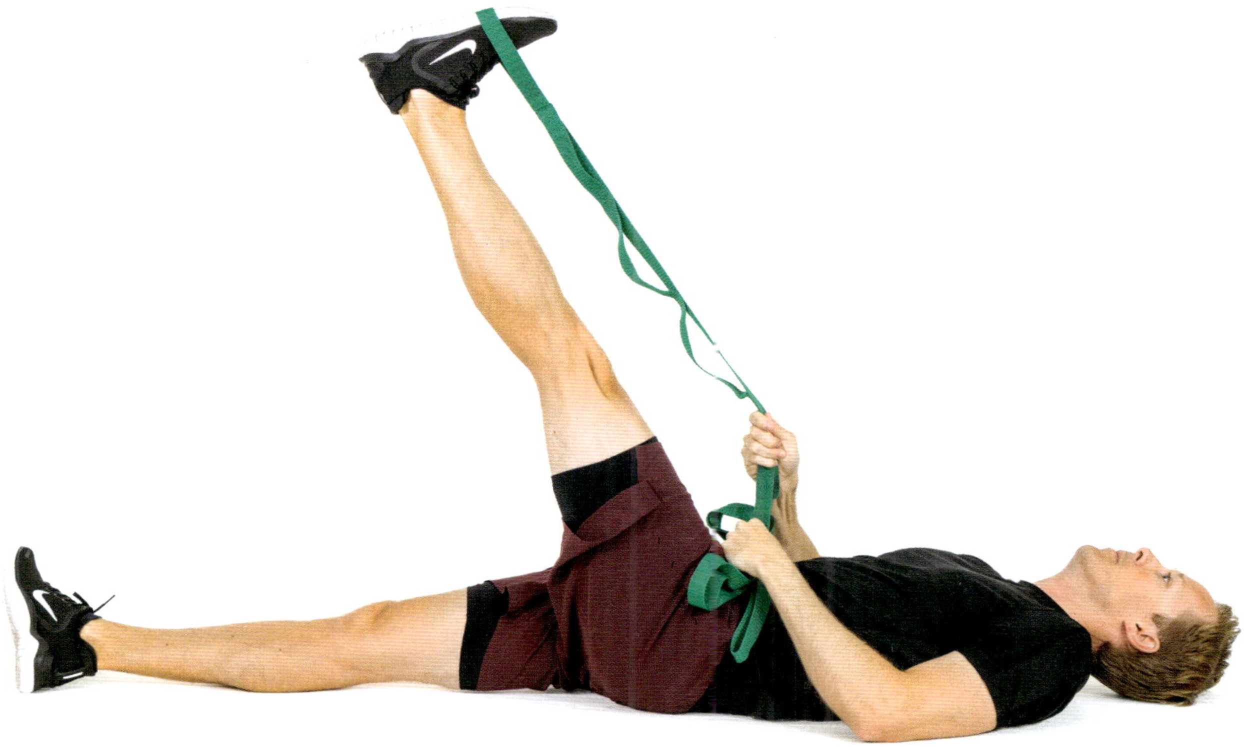

2단계: 관절가동범위 및 감각 운동 제어 (성숙 단계) [Range Of Motion And Sensorimotor Control (Maturation Phase)]

급성 통증 단계에서 벗어나면 성숙기 또는 회복기에 들어간다. 여기서 관절 가동 범위, 감각 운동 조절, 경우에 따라 손상으로 인한 손상들이 악화되기 시작한다.

재활과정에서, 손상을 입은 후 처음 몇 주 동안 가동성 손상에 대한 조치를 취해야 한다. 만약 그렇게 하지 않으면, (손상의 부위와 심각 정도에 따라) 손상된 관절이 경직되고, (골이 아닌 조직의 구조적 변화) 단축이 발생하고, 심지어 고착될 수 있다. 예를 들어, 반월상연골 손상을 입고 몇 달 동안 무릎을 움직이지 않으면 무릎을 완전히 펴거나 구부리는 능력을 제한하는 관절 구축이 발생할 수 있다. 또는 돌림근띠 손상을 입고 장기간 전체 관절가동범위의 움직임을 피하면 유착성 관절낭염이 발생할 수 있다. 이전보다 더 심각한 상태가 되어 더 많은 과정이 필요하게 되어 재활 단계가 오히려 후퇴할 수 있다.

가동성 문제를 해결하기 위해 가동성과 유연성 운동을 수행하는 것 외에도, 2단계에서는 감각 운동감각문제가 조절되어야 한다. 이것은 신경계와 관련된 부분이며 운동 사슬을 조절하기 위한 근육을 사용 방법에 관련된 것들이다 감각 운동을 통해 몸을 천천히 움직이고 움직임의 질에 집중함으로써 운동조절능력과 협응력을 향상시키고자 한다. 그렇게 함으로써, 근육과 관절에 있는 감각들과 중추 신경계(뇌와 척수) 사이의 소통을 개선시킬 수 있고. 이를 통해 더 나은 자세를 수행하고 회복중인 조직에 전달되는 스트레스를 감소 시킬 수 있게 된다.

근육 및 관절 감각수용기와 신경계 사이의 연결은 감각 신경은 입력을 감지하고 운동 신경은 해당 입력에 반응하는 고리형태이기 때문에 감각운동 조절 시스템이라

한다. 이 연결고리는 시스템 전반 대한 제어를 개선한다.

예를 들어, 반월상연골 손상 후 단순히 휴식만 취했다면 회복이 오래 걸릴 수 있다. 하지만 만약 손상 입은 부위에 너무 많은 스트레스를 주지 않는 선에서 신체를 조절하기위한 감각 운동sensorimotor 시스템을 훈련하면 회복 속도를 크게 높일 수 있다.

반월상연골 손상을 입은 경우, 측면 스텝 다운step-down 운동을 사용하여 볼기근gluteal muscles과 넙다리네갈래근quadriceps을 이용한 무릎관절 제어능력을 향상시킬 수 있다. 신경계가 이러한 근육을 동원하는데 더 능숙해 짐에 따라 손상된 다리로 서는 동작을 하는 운동이나 신체활동 기능이 개선될 것이다. 이러한 긍정적인 움직임의 질적 변화는 회복중인 반월상연골에 너무 많은 힘이 가해지지 않도록 충격 흡수를 하는 근육의 역할이 잘 되고 있다는 것을 의미한다. 그 부위의 기능적 안정성을 높이고 손상된 조직에 대한 스트레스를 제한하여 치유를 촉진하는 것이다.

재활 2단계에는 등척성 운동isometric exercises과 신장성 운동eccentric exercises도 포함되어 있는데, 이 운동은 주로 통증을 더욱 줄이고 조직의 힘을 향상시키기 위해 사용되는 저항 훈련의 초기 형태이다. 5장에서 다루었듯이, 3단계에서 하게 될 단축성수축concentric muscle contractions은 근육이 짧아지면서 긴장이 발생하고 치유 초기에 통증이 발생하는 경우가 많다. 그렇기 때문에 등척성 운동과 신장성 수축으로 시작하는 것은 치유 과정에 방해를 주거나 통증을 더 악화시키지 않으면서 시스템에 적은 스트레스를 주기 시작하고 조직을 재건할 수 있기 때문이다.

2단계 운동을 쉽게 수행할 수 있게 될 경우 즉, 전체 관절가동범위의 동작을 제어하고 경미하거나 통증이 없는 상태로 완료하면 3단계로 넘어갈 수 있다. 2단계의 움직임이 증상을 유발하는 경우 즉, 해당 부위에 급성 통증이 있거나 전체 관절가동범위를 수행할 수 없거나 운동 제어(협응 및 안정성)가 좋지 않은 경우 3단계로 진행하지 않는다. 다시 말하지만, 자신의 몸에 관심을 기울이고 회복 중인 손상의 치료 시간을 준수해야 한다.

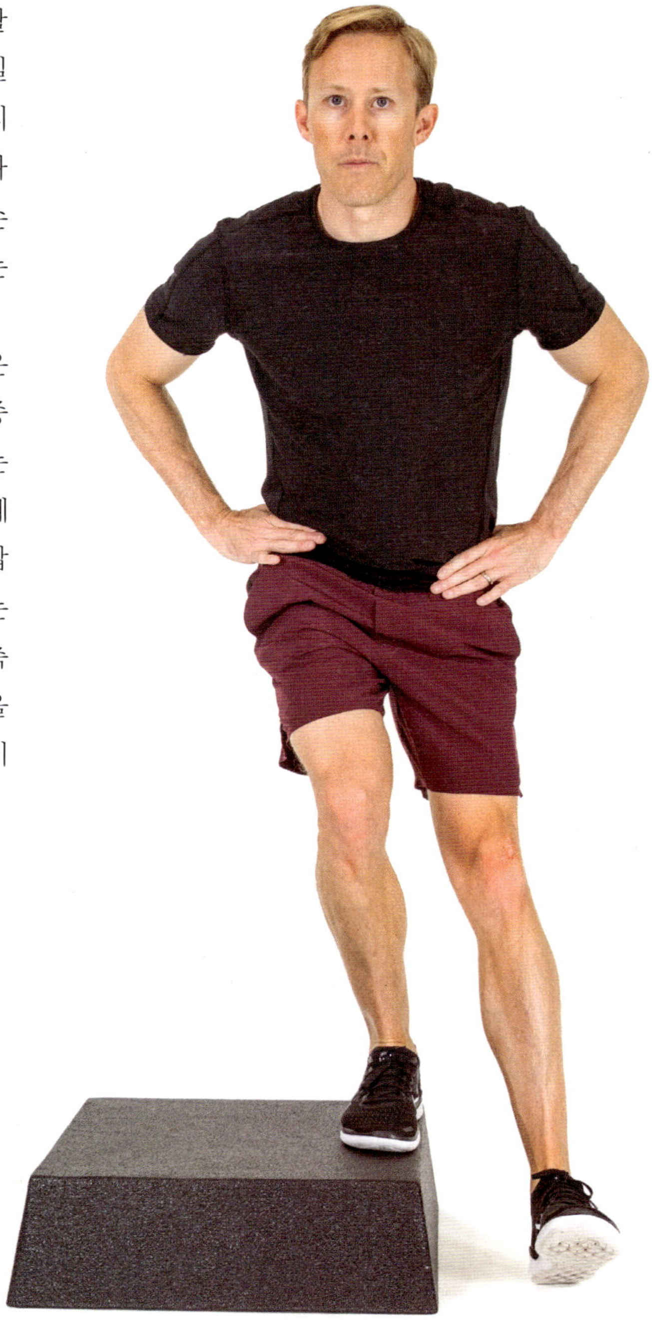

3단계: 저항 훈련(리모델링 단계) [Resistance Training (Remodeling Phase)]

어떤 조직에든 손상을 입으면 이전에 수행하던 활동 중 일부를 제대로 수행할 수 없게 된다. 그 결과 그 부위의 근육이 약해지고 위축되어 조직의 완전성tissue integrity이 떨어지고 근골격계의 기능이 손상 된다.

인체는 복잡하지만 기계적이기도 하다. 그리고 기계적인 구조가 가능한 가장 높은 능력을 갖기를 원한다. 한 곳이 약한 다리는 무너지기 쉽다. 몸도 마찬가지이다. 손상으로 힘이 약해진 힘줄이나 인대가 있다면 그 조직을 재건하여 다시는 다치지 않도록 해야 한다.

이것은 주로 저항 훈련을 통해 이루어진다. 리모델링 단계에서, 체중을 이용한 운동(팔굽혀 펴기나 스쿼트)과 덤벨, 케틀벨, 밴드와 같은 외부 저항을 포함한 저항이 가해진 움직임이 포함된다. 우리가 해야 할 노력은 손상된 조직과 주변 조직을 강화하는 전면적인 근육 수축(단축성 수축concentric contractions과 신장성 수축eccentric contractions)을 통해 여러분 몸의 완전성과 신체능력을 향상시키는 것에 집중된다.

재활 3단계에 접어들면 종종 큰 통증이 없기 때문에, 시간이 지남에 따라 신체에 점진적으로 더 큰 부하를 가하는 것이다. 이를 점진적 과부하progressive overload principle라고 한다. 즉, 손상이 계속 치유됨에 따라 운동 범위, 부하, 훈련량(훈련 빈도, 세트 또는 반복 수), 훈련에 대한 의지(움직임 속도)를 증가시켜야 한다는 것을 의미한다.

재활 3단계에서는 일반적으로 권장되는 일반적인세트 수와 반복 횟수에 맞는 일반적인 손상을 재활 시키는 저항성 운동을 소개할 것이다. 하지만, 모든 사람은 자신에 맞는 재활 시작점과 경험 수준을 가지고 있으며, 이를 통해 프로그램에 어떻게 접근하는지를 결정할 수 있다.

스포츠 및 신체활동으로 복귀

재활 3단계는 대부분의 사람들이 제한적이었던 활동을 다시 시작하는 단계이다. 예를 들어, 여러분이 달리기 선수라면, 여러분은 달리기는 동작을 다시 회복시킬 것이다. 이것은 까다로운 단계인데, 왜냐하면 여러분은 많은 신체요인들을 연결시켜야 하고, 신체활동량의 증가는 많은 근골격계 문제를 야기 시킬 수 있기 때문이다. 이것은 신체활동이 나쁘다는 것을 의미하는 것은 아니지만, 너무 많은 스트레스를 너무 빨리 추가할 경우 염증 단계로 다시 돌아갈 수 있고, 그 부분을 다시 진정시키기 위한 단계를 다시 거쳐야 한다. 비록 두번째 다시 프로토콜을 진행 할 경우 더 빠르게 프로토콜을 통과할 수도 있지만, 선택된 신체 활동과 재활 운동이 여러분의 치유 조직에 가하는 전체 스트레스를 면밀히 관찰함으로써 이 악순환을 피할 수 있다. 일반적인 스포츠나 다른 신체 활동과 대조적으로 재활 운동을 하는 데 소요되는 시간의 측면에서, 점진적인 과부하 원리 사용 할 수 있다. 대부분의 근골격계 질환에서, 규칙적인 신체 활동을 멈출 수 없거나 컨디션이 나빠질 경우, 재활에 집중하는 시기에는 2주에서 4주 동안 회복중인 신체부위를 악화시키는 신체 활동들을 자제해야 한다. 달리는데 사용되는 조직을 진정시키는 동안에는 달리기 대신 수영을 할 수 있을 것이다. 2주에서 4주 정도의 시간이 지나면, 천천히 달리기를 하기 시작할 수 있으며 한 번에 조금씩 운동을 하면서 몸의 반응을 확인해야 한다.

신체 활동과 상관없이, 손상당하기 전에 했던 것과 같은 훈련량으로 곧바로 돌아 갈려고 하면 안된다. 그 활동을 악화시키는 요인으로 생각해야 한다. 통증이 다시 나타난다면, 훈련량을 줄이고 매주 조금씩 훈련을 하면서 다시 원래의 훈련량으로 회복해야 한다.

저항 훈련을 처음 해보는 것이라면, 처방된 운동을 잘 지켜서 하고, 자세에 집중하고, 자신의 몸에 귀를 기울이면서 해보길 바란다. 예를 들어, 어떤 특정한 움직임이 통증을 유발한다면, 운동을 수정해야 할 수도 있다. 12장의 운동지침은 운동 처방에서 다루지 못할 수도 있는 일반적인 문제들에 답이 될 수 있고, 개인적인 필요에 적합한 운동에 적응하는데 도움이 될 것이다.

만약 여러분이 좀 더 발달된 운동선수나 리프터라면, 일반적인 운동지침으로 12장의 프로그램과 운동들을 사용하길 권장한다. 손상의 정도에 따라, 더 많은 부하를 가하거나, 세트와 연습 계획을 수정하거나, 선호하는 다른 운동 목적을 위해 운동을 다른 형태로 변경할 수도 있다. 한가지 기억해야할 것은 그 운동들이 효과적이기 때문에 그 운동들을 선택했다는 것이다!

어떤 동작은 기본적이고 쉬워 보일 수 있지만, 손상과 관련된 특정한 장애를 해결하기 위해 신중하게 운동을 선택하였다. 만약 어떤 동작을 다른 동작으로 변경할 경우, 같은 움직임 패턴과 운동면이 사용되는 형태의 운동을 선택해야 한다. 그렇게 했을 때, 같은 근육군을 운동을 시킬 수 있고 목표하는 신체부위를 단련시킬 수 있다.

재활치료를 마치고 통증이 없는 상태에서도 운동 목록에 재활 3단계 운동들을 포함시켜는게 중요하다. 다시 말하지만, 이러한 강화 운동은 재손상으로 인해 통증이 발생되는 것을 방지하는데 매우 도움되는 훈련들이며, 특히 힘줄병증tendinopathies에 가장 좋은 방법이다. 예를 들어, 여러분이 테니스 엘보우tennis elbow나 무릎힘줄염jumper's knee 전력이 있는 상태에서, 손상 부위에 통증이 더 악화되는 활동에 참여할 것이라고 가정해 보라. 운동을 하기 전에 3단계 운동들을 사용하여 그 부위의 상태를 조절하고 강화시킬 경우 통증이 더 증가될 가능성은 크게 줄어들 것이다.

무엇보다 중요한 것은 저항 훈련이 습관이 되는 것이다. 일단 훈련 프로토콜을 소화하고 손상이 회복되어 통증이 사라졌더라도 재활 과정이 다 끝난 것은 아니다. 신체적 회복력과 장기적인 건강을 유지하기 위해서는 유산소 운동, 가동성 운동, 유연성 운동뿐만 아니라 저항 훈련도 중요하다. 가장 좋은 생각은 평생의 건강을 위한 운동을 지속하는데 도움이 되는 즐길 수 있는 루틴을 개발하여 규칙적인 운동이 제공하는 수많은 이점을 계속 얻는 것이다.

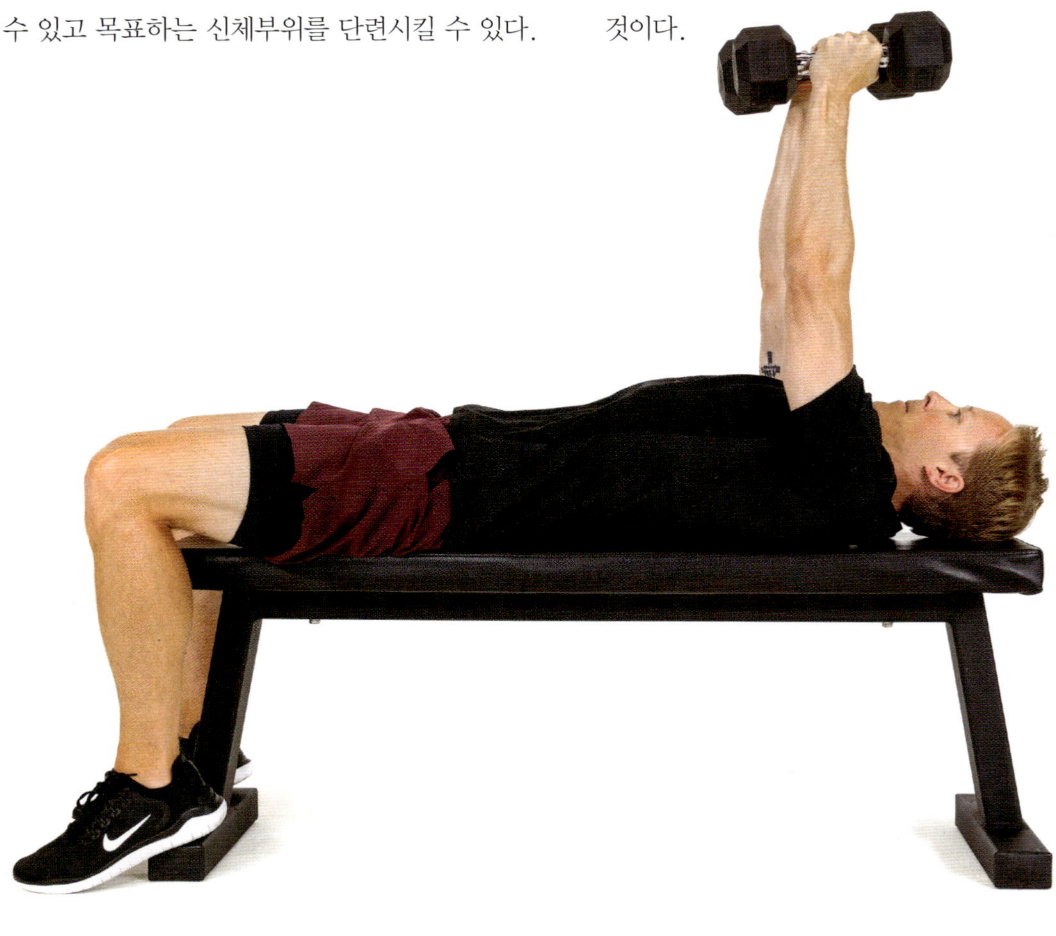

동일한 재활운동 전략, 다양한 연습 전략 (Same Framework, Different Exercise Strategies)

3단계 재활 프로토콜은 모든 손상에 공통적으로 적용되지만, 구체적인 운동 전략 및 그 적용 순서는 손상 유형, 영향을 받는 신체 부위, 그리고 동반되는 관련 장애 및 통증 증상에 따라 달라진다.

예를 들어, 허리통증, 목 통증 및 기타 일반적인 통증을 해결하는 재활 프로토콜은 일반적으로 연부조직 가동술 및 스트레칭으로 시작하고 가동성 및 저항 훈련으로 순으로 진행된다. 연부조직 가동과 스트레칭은 증상을 완화시키고 후반부 재활 단계에서 진행될 가동성 운동과 저항성 운동에 신체를 준비시킬 수 있기 때문에 이러한 접근은 경미한 통증 손상을 치료하는 데 효과적인 기본 틀이 될 수 있다. 그러나 이러한 접근을 전체적인 손상 재활을 위한 청사진이라고 할 수는 없다.

근육과 힘줄 손상의 경우, 증상이 재발될 수 있기 때문에 연부조직 가동술와 스트레칭은 피하거나 신중하게 접근해야 할 수 있다. 근육 좌상$_{strain}$이 있는 부위를 스트레칭하거나 일반적으로 연부조직 가동술와 함께 손상된 힘줄을 압박하는 것은 통증을 더 악화시키고 치유를 늦출 수 있기 때문에 좋지 않은 방법이다. 대신에 비록 등척성 운동과 신장성 운동이 일반적인 저항성 운동이지만, 근육이나 힘줄의 통증을 완화시킬 수 있고, 손상과 관련된 주요 손상인 근력 약화를 조절 할 수 있기 때문에 재활 1단계나 2단계에서 진행되는 등척성 수축 및 신장성 수축 운동을 진행 할 수 있다.

인대 및 연골 손상의 경우 운동 전략의 순서도 달라진다. 연부조직 가동 및 스트레칭은 도움이 되지 않을 수도 있고 재활 프로그램에서 포함되지 못할 수도 있다. 이러한 손상들의 주요 장애는 관절 불안정성이기 때문에 능동적 가동성 및 근신경계 조절(저강도 저항 운동) 운동이 주요 운동 전략이 되어야 하고, 근육 및 힘줄 손상이나 일반적인 통증을 조절하기 위한 프로토콜보다 재활 초기에 진행되어야 한다.

모든 통증과 손상을 위한 명확하고 대처 가능한 운동 전략이 있길 바라지만 불행하게도, 재활 운동에서는 효과적이지 않는 접근이다. 운동 프로그램 구성에 관련해서 많은 미묘한 차이들과 개인적인 다양성이 존재한다. 이는 일부 운동프로그램들이 서로 다르며, 어떤 운동 전략이 때론 재활 초기 단계에 진행되고 때론 후기 단계에서 진행되는 이유이다.

이 내용이 다소 혼란스럽더라도 염려하지 마십시오. 본 교재는 불확실성을 최소화하고 명확한 지침을 제공할 수 있도록 재활 프로토콜을 설계하였다. 자신의 손상에 해당하는 운동 프로토콜을 찾아 제시된 운동을 수행함으로써, 통증 경감, 기능 장애 교정 및 정상 기능으로의 회복을 기대할 수 있다.

3부에서는 프로그램 진행 방법과 필요에 따른 운동 수정 지침을 제공할 것이다. 재활을 도와줄 운동전문가가 없다면 적절한 프로토콜을 선택하고 이를 각 개인의 고유한 상황 및 증상에 맞춰 적용하는 방법을 이해하는 것이 중요하다. 3부에서는 올바른 방향으로 재활을 이끌며, 프로토콜로부터 최대한의 이점을 얻을 수 있도록 도움을 줄 것이다.

PART III

재활

(Rehab)

chapter 11

프로토콜 개요 (Protocols Overview)

당신은 첫 번째 단계로 이 챕터에 도착했을 것이다. 통증이나 손상 또는 통증과 손상이 동시에 발생했을 경우 여러분은 이에 대한 대처방법을 알고 싶을 것이며, 바로 이 시점이 재활이 시작되는 곳이다. 이번 장에서는 가장 일반적인 근골격계 질환에 대한 재활 운동 프로토콜(치료 프로그램)을 제공한다. 각 프로토콜은 통증 증상 해결, 움직임 및 회복 개선, 손상 재활 및 예방을 위해 단계별 전략을 고려해야 한다.

이번 장에서는 프로토콜의 구성 및 구조와 환자에 맞는 가장 효과적인 프로토콜을 선택하는 방법을 설명한다.

프로토콜 선택(Selecting A Protocol)

재활 프로토콜은 신체부위별로 구성되어 있으며, 머리와 목, 어깨, 팔꿈치, 손목과 손, 등과 척추, 엉덩이, 무릎, 발목과 발 등이 포함되어 있다. (전신을 보려면 117페이지를 참조.)

각 신체 부위에 해당하는 장의 시작 부분에는 해당 섹션의 프로토콜을 나타내는 그림이 있다. 예를 들어 어깨에 통증이 있는 경우 어깨 파트로 가서 그림을 보고 증상에 가장 적합한 프로토콜을 선택하면 된다. 또는 이미 의료 서비스 제공자로부터 진단을 받았거나 통증의 원인에 대한 일반적인 생각이 있는 경우에는 해당 손상에 맞는 프로토콜로 변경할 수 있다.

하나의 재활 프로토콜은 다양한 손상들에 적용이 될 수 있기 때문에 대부분의 프로토콜들은 여러 손상들에 적용될 수 있다. 예를 들어, 329페이지에서 시작되는 엉덩관절 통증 프로토콜에는 엉덩관절 충돌hip impingements, 관절와순 파열labral tears, 골관절염osteoarthritis, 볼기근힘줄염gluteal tendinopathy 및 넙다리돌기 윤활낭염trochanteric bursitis이 포함되어 있다.

동일한 신체 부위에 대해 두 개 이상의 프로토콜을 포함했는데 어떤 프로토콜을 따라야 할지 모르거나 증상에 대한 문제점을 명확하게 알고 싶을 경우 증상에 맞는 손상을 확인하기 위해 설명과 기타 범주를 읽으면 된다. 대부분의 신체 부위 프로토콜은 유사하거나 동일한 운동을 많이 포함하지만, 같은 부위에 다른 치료 전략이 필요할 수 있는 부위에 대상으로 하는 프로토콜들도 있다. 예를 들어 어깨관절와순 파열Shoulder labral tears과 위팔두갈래근 힘줄병증biceps tendinopathy은 모두 어깨 앞쪽에 통증을 유발하지만 치료 프로그램이 다르기 때문에 올바른 치료법을 선택하는 것이 중요하다. 손상에 맞는 프로토콜을 결정하는데 도움을 주는 것이 설명과 기타 범주를 확인하는 목적이다.

재활은 예방이다.

많은 사람들은 재활 운동이 손상을 당한 경우에만 유용하다고 잘못 생각한다. 이는 특정 운동에는 해당될 수 있지만 전부는 아니다. 프로토콜은 통증 증상과 손상을 해결하기 위해 설계되었지만 주로 움직임, 협응능력, 가동성 및 근력을 향상시키는 저항성 운동은 통증과 손상을 치료하는 것 만큼이나 손상예방에도 도움이 된다.

중요한 점은 모든 가동 범위를 통한 관절과 조직을 강화시키는 것은 신체 회복을 향상 시킬 수 있다. 저항 훈련은 오랜 기간 손상 재발을 방지하는데 가장 좋은 방법이다. 손상 재발 위험을 감소시킨 후에도 근골격 조직(뼈, 관절, 근육, 힘줄, 인대 및 연조직)을 튼튼하게 유지해야 한다. 운동 경험 유무와 관계없이 모든 사람은 최적의 신체 건강을 보장하기 위해 일주일 중 몇 일은 저항 훈련을 해야 한다.

수술 준비를 위해서나 단순히 손상 예방 프로그램을 위한 프리햅(Prehab)에 관련해서 프로토콜에 있는 운동들을 선별하여 필요에 맞는 프로그램을 설계할 수 있다. 이는 일반 체력 훈련에도 적용된다. 통증 및 경직 재발이나 또는 지속적인 관리가 필요한 가동범위 감소를 방지하는데 도움이 되는 연부조직 가동술도 여기에 해당된다. 손상재발방지에 도움이 되거나 프리햅 목적의 가동성 훈련과 신체 특정 근력 훈련 프로그램을 제공할 수 있는 프로토콜에서 가동성 및 저항 훈련 운동을 선택하는 것이 이러한 관점의 접근이 된다.

재활 프로토콜 개요(Rehab Protocol Overview)

각 프로토콜에는 설명, 징후 및 증상 목록, 악화 요인, 예후, 치료 전략 및 3단계로 구분된 재활 운동 프로그램이 포함되어 있다. 이러한 범주는 프로토콜과 관련된 통증 및 손상을 구분하고, 치료 및 예방하기 위한 포괄적인 틀을 제공할 수 있다. 또한 카테고리에서 다뤄지는 내용들을 배우게 될 것이며, 재활 프로그램을 진행하기 위해 필요한 정보를 더 잘 이해하게 될 것이다.

설명(Description)

운동 프로토콜의 첫 번째 부분에서는 어떤 조직이 영향을 받고 해당 상태나 손상이 얼마나 자주 발생하는지 설명한다. 본질적으로 이는 통증이나 손상이 무엇인지, 일반적으로 누구에게 영향을 미치는지, 어떤 활동으로 인해 발생하는지, 그리고 이로 인해 발생하는 잠재적인 취약성은 무엇인지에 대한 간략한 개요이다.

이런 내용은 손상 문제를 식별하는 것뿐만 아니라 손상과 통증의 잠재적인 메커니즘을 정확히 찾아내기 위해 읽어봐야 할 중요한 섹션이다. 손상이나 통증 재발은 우리를 좌절시키고 빈번하게 발생되는 상황이다. 하지만 손상의 원인을 이해하고 필요한 처치를 통해 우리는 우리 자신을 보호하고 위험을 줄일 수 있다. 필요한 처치들에는 훈련량 줄이기, 충분한 회복시간 제공, 기술이나 자세 수정, 염증이나 통증에 영향을 미치는 생활 요인 조절 등이 있다.

징후와 증상(SIGNS AND SYMPTOMS)

일반적인 징후와 증상에는 통증이 있는 위치와 통증의 느낌(무감각, 통증, 따끔거림, 뻣뻣함, 약화 등)이 포함된다. 증상에 알맞은 프로토콜을 결정하기 위해 증상 확인 symptom check을 수행하라.

악화 요인(Aggravating Factors)

평가 시 환자에게 어떤 신체활동, 과제, 움직임이 통증을 유발하거나 악화시키는지 묻게 된다. 이런 요인들을 악화 요인이라 한다. 나는 나만의 진단방법으로 이런 악화요인들을 사용하고 있으며, 여러분도 같은 방식으로 사용할 수 있다.

간단히 말해서 악화 요인 섹션을 검사 도구로서 사용할 수 있다. 이를 통해 치유를 촉진시키고 손상 재발을 예방하기 위해 어떤 움직임과 활동을 피하거나 수정해야 하는지를 알 수 있으며, 적절한 프로토콜을 진행하고 있는지 확인하는 데 도움이 될 수 있다.

의도적으로 고통을 느낄 필요는 없지만, 통증이 느껴지는 상황에서 무슨 동작을 하고 있는지 주의 깊게 살펴봐야 한다. 또한 많은 상황에서 치유 과정 중 악화 요인이 바뀔 수 있다는 점을 유의해야 한다.

프로토콜은 악화 요인이 더이상 통증을 유발하지 않는 단계로 가기 전 조직을 진정시키는 방법을 알려준다. 악화 요인은 흔히 기능성 동작/상황인 경우가 많기 때문에 악화 요인을 영원히 피할 수는 없고, 신체 조직은 악화 요인들로 인해 너무 민감해지거나 그에 맞는 기능을 즉시 수행 할 준비가 되지 않을 수 있다. 예를 들어 계단을 오르면 무릎 문제가 악화됨에도 불구하고, 어느 순간에는 계단을 오를 수 밖에 없다. 각각의 프로토콜에는 회복 후 기능적 테스트에 도움이 되는 운동들이 포함되어 있다.

위험 신호 증상:
프로토콜을 시작하기 전에 이것을 읽으시오

통증이 있어 의사를 방문하면 가장 먼저 할 일은 "위험 신호"를 배제하는 것이다. 이는 재활 운동으로 해결되지 않는 더 심각한 기저 질환의 잠재적 징후이다. 이러한 증상이 나타나면 이 책에 있는 프로토콜을 시작하기 전에 의사와 상담하라.

위험신호에 포함되는 항목(Red Flags Include)[1,2]

- **최근 트라우마**. 자동차 사고나 심각한 낙상과 같은 사고는 골절이나 의료 조치가 필요한 기타 손상을 초래할 수 있다.
- **암 병력**. 암에 걸렸다면 근골격계 통증을 유발하는 유형의 암이 발생할 위험이 높아진다.
- **휴식/야간 통증**. 휴식 때와 밤에 나타나는 끊임없는 통증은 더 심각한 의학적 상태와 관련될 수 있다.
- **원인불명 체중 감소**. 식이 요법이나 활동의 변화와 관련이 없는 3개월 만에 10(4.54kg)파운드 이상의 체중 감소는 감염이나 암과 관련이 있을 수 있다.
- **엉덩이 마비**. 안장(항문주위) 부위에 감각이 없으면 허리 신경의 심각한 손상과 관련될 수 있으며 즉각적인 수술이 필요할 수 있다.
- **발열, 오한 또는 식은땀**. 이러한 유형의 체질적 증상은 감염이나 암에 이르게 된다.
- **하지 신경학적 결핍**. 엉덩이 마취와 같이 다리의 점진적인 약화 및 기능 상실은 허리 신경의 심각한 손상을 나타낼 수 있다.
- **최근 감염**. 최근 감염으로 인해 근골격계 통증을 유발할 수 있는 또 다른 감염이 발생할 위험이 높아진다.
- **방광 기능 장애**. 방광 기능의 변화(예: 요실금, 혈뇨 또는 통증)는 감염 또는 신경 손상과 관련될 수 있으며 허리 통증을 유발할 수 있다.
- **50세 이상**. 50세가 넘으면 감염, 골절, 암, 대동맥류의 위험이 높아진다.

이러한 증상이 항상 경각심을 불러일으키는 것은 아니다. 예를 들어 야간 통증은 일부 사람들에게 관절염의 증상이다. 근골격계 문제의 약 1%만이 심각한 병리로 인한 것이므로 가능성은 낮지만 생명을 위협하는 상태를 놓치고 싶지는 않다.[3-5] 이러한 위험 신호 중 몇 가지를 결합하면 야간 통증과 병력이 있다. 암에 걸렸고 50세 이상이면 이 프로토콜을 시작하기 전에 의사와 상의하여 다른 문제가 없는지 확인해야 한다.

위험 신호가 없으면 대부분의 의사는 운동치료를 받도록 할 것이다. 그렇기 때문에 재활 운동을 스스로 진행하는데 실질적인 단점이 없다(명백한 위험 신호를 배제했다는 가정 하에). 그런 다음 스스로 자신의 신체기능을 평가하고 실제로 운동전문가가 제공하는 운동 및 처치를 실시할 수 있다. 그러나 이 책의 프로토콜은 대부분의 근골격계 질환을 다루지만 직접적인 의료적 치료를 대체할 수는 없다는 점을 명심해야 한다.

예후(Prognosis)

이 범주에는 일반적인 회복 시간, 즉 증상이 호전되기까지 예상되는 시간이 나와 있다. 예후는 주로 손상의 유형과 심각도, 손상된 조직의 유형(힘줄, 근육, 인대 등)에 따라 결정된다는 점을 기억해야 한다. 7장에서는 손상의 다양한 등급을 다루고, 8장에서는 다양한 조직 유형과 그것이 통증 및 치유와 어떤 관련이 있는지를 다루고 있다.

예후 기간은 종종 몇 주에서 몇 달까지 다양하다. 그 범위가 넓어 보일 수도 있지만 대상이나 손상에 따라 다르기 때문에 다른 사람보다 더 오랜 시간이 걸린다고 하더라도 개의치 않아도 된다.

예후 부분에서는 전문적인 진료를 받을 권장 시기도 제공한다. 예를 들어, 약 2주동안 약간의 긍정적인 변화가 느껴지기 시작해야 하며, 악화 요인을 수정하거나 제거하였다면 최소 6주 동안 재활 운동 프로그램을 진행해야한다. 만약 상태가 호전되지 않는다면 직접 평가를 실시해야 한다.

치료전략(Treatment Strategy)

치료 전략에서는 치유를 촉진하기 위한 일반적인 치료 방법에 대해 설명한다. 치료 및 재활 운동과 이러한 방법들을 선택하는 방법에 대한 일반적인 요약이라고 생각하면 된다.

이 범주에서는 약물 치료, 수술 가능성, 재활 기간 동안 수행 할 운동 등 세 가지 중요한 요소를 알아야 한다.

어떤 경우에는 항염증제를 권하지만 일반적으로 장기간 약을 복용하는 것은 부작용이 있을 수 있기 때문에 권하지 않는다. 그러나 단기간 자극을 받은 근골격 조직을 진정시키는 데 도움이 될 수 있다. 따라서 손상 초기 1단계에서는 일시적으로 사용할 수도 있다.

특정 손상, 특히 관절의 안정성을 손상시키는 손상(예: 무릎이 힘이 풀리면서 무너지는 경우)은 재활 운동에 잘 반응하지 않을 수 있다. 이런 경우 수술을 받아야할 수도 있고 이전에 수술을 받은 적이 있다면 특정 운동을 피해야 할 수도 있다. 치료 전략 섹션에서 이러한 상황에 대한 접근 방법을 설명한다. 또한 특정 운동을 선택한 이유와 해당 운동이 어떤 재활 단계에 부합하는지 설명하여 재활 운동 프로그램을 작성한다. 이는 프로그램 구성에 사용된 이론적 근거와 방법론, 재활 중 운동의 역할을 자세히 설명하므로 치료 전략의 핵심이라 할 수 있다.

앞에서 설명했듯이 일부 운동프로그램은 여러 손상에 적용가능하다. 이러한 운동프로토콜을 사용할 때 치료 전략에 주의를 기울이는 것이 중요하다. 특정 손상에는 좋은 운동이 될 수 있지만 다른 손상들에서는 주의를 기울이면서 접근해야 할 수도 있기 때문이다. 예를 들어, 목 통증 프로토콜은 비특이적인 목 통증이나 편타성 손상과 같은 손상을 치료하는 데 사용될 수 있다. 만약 비특이적인 목 통증이 있는 경우, 프로그램에 포함된 스트레칭은 도움이 될 수 있을 것이다. 하지만 긴장(편타증)이 있는 경우 긴장된 근육을 스트레칭 할 경우 손상된 근육의 통증이 증가될 수도 있고 회복이 지연 될 수도 있으므로 각별히 주의해야 한다. 그렇다고 스트레칭이 나쁘다는 의미는 아니다. 운동이 손상 회복에 도움이 되는지는 환자의 손상 심각성과 현재 치유 과정에 따라 다르다. 치유 과정에서 스트레칭을 실시 할 수도 있고, 운동 프로그램을 수정(운동 강도 및 가동범위 제한) 할 수도 있으며, 해당 운동을 건너뛰거나 다음 단계에서 진행 할 수도 있다.

가장 염려스러운 것은 운동 프로그램을 맹목적으로 따르고 증상을 악화시키는 운동을 진행하여 재활을 포기하게 되는 것이다. 이 책에서 제시되는 재활 프로그램에는 특정 통증 증상, 신체 부위 및 상태에 대한 문헌과 실습에서 검증된 가장 좋은 운동이 포함되어 있다는 점을 기억해야 한다. 그러나 이는 일반적인 프로그램이므로 특별한 상황에 처한 개인에게만 국한되지 않는다. 도움을 청할 운동전문가가 따로 없다면, 치료 전략, 지침 및 사진들을 읽은 다음 현재 느껴지는 통증과 운동 기능에 맞는 결정을 내리면 된다.

당신은 수술을 앞두고 있는가

통증이 있고 의사가 MRI에서 이상을 발견하면 수술적 처치를 권할 수 있다. 하지만 항상 그렇게 간단한 문제가 아니다. MRI상 문제점이 나타난다고 무조건 수술을 해야하는 건 아니다. 반드시 고려해야 할 다른 요소들이 있다.

예를 들어, 만성 통증을 겪고 있는데 여러처치들이 아무런 도움이 되지 않거나 아니면 8~12주 동안 적절한 운동 프로토콜을 따랐음에도 상태가 호전되지 않은 경우, 아니면 앞에서 다뤘던 다른 위험 증상들이 있을 것이다. 이들 중 하나라도 당신에게 해당된다면 수술은 시도해 볼 가치가 있는 옵션이 될 수 있다. 결정하기 전에 의사와 상담을 먼저하고, 가능하다면 도움이 될 수 있는 다른 방법을 찾아보는 것을 추천한다.

나는 이 책에 나열된 근골격 문제를 선택했는데, 그 이유는 근골격계 문제들이 가동성과 저항 훈련 위주의 재활 기반 훈련 프로그램에 잘 반응하기 때문이다. 그러나 일반적으로 운동전문가를 통한 치료에서 소용되는 8-12주간의 훈련 후에도 원하는 결과를 얻지 못했다면 비재활 전문가들에 의해 제공되는 약물치료나 수술과 같은 다른 처치방법들이 옵션이 될 수 있다.

손상이 발생되어 치유 과정이 더디고 손상부위가 악화되고 있는지 인지하는 것도 중요하다. 나는 일년동안 통증이 지속되는 손상을 입었다. 재활은 효과가 없었으며 손상 부위는 점점 악화되었고 컨디션은 떨어져갔다. 호전되는데 어려움이 있다고 생각이 되었으며, 수술을 해야 할지도 모른다고 생각하게 되었다. 우리는 "뭔가 잘못되었는데, 수술을 받는게 나을 것 같다"라는 생각을 쉽게 할 수 있다. 실제로는, 이건 단순한 손상이며, 신체조직을 안정시키고 다시 좋아지게 하면 된다고 생각해 봐야 한다. 진실은 다음과 같다. 퇴행성 손상과 대부분의 경미한 손상에 대한 수술은 보장된 치료가 아니며 위험이 따른다. 재활 프로그램을 따르고 악화 요인을 피하는 것과 같은 더 나은 옵션이 있다. 심지어 13장에서 제공되는 일부 CAM 개입도 먼저 살펴볼 가치가 있다. 이러한 노력이 도움이 되지 않으면 더 침습적인 옵션을 고려해야 할 때이다.

운동재활(Rehab Exercises)

마지막으로 통증이나 손상을 치료하기 위한 단계별 프로그램을 찾을 수 있다. 모든 프로토콜에는 세 가지 재활 운동 단계가 있다. 5장과 10장에서 다루었듯이, 이러한 단계를 어떻게 진행하는지는 증상, 즉 통증의 정도와 기능적 능력의 정도는 물론 손상 유형과 일반적인 치유 시간에 따라 달라진다.

프로토콜에는 각 단계에서 수행해야 하는 운동과 수행 방법이 나열되어 있다. 각 단계에서 소요되는 시간은 손상 및 관련 장애를 얼마나 빨리 해결할 수 있는지에 따라 달라진다.

다음은 각 단계에 대한 요약과 각 단계를 진행하는 방법이다.

- **1단계**는 통증 조절을 위한 것으로 주로 연조직 동원(자가 마사지)을 포함한다. 이는 손상 후 또는 재발이 발생할 때마다 수형할 수 있다. 손상을 입지 않았지만 악화 요인으로 인해 경미한 통증이 있을 때 수행할 수 있다. 휴식 시 통증이 더이상 존재하지 않으면 2단계로 이동한다.
- **2단계**에서는 가동성, 유연성, 등척성 운동, 신장성 운동을 사용하여 운동 범위, 감각운동 조절 및 근력 장애를 다룬다. 통증이 경미하거나 전혀 없이 2단계의 동작을 수행할 수 있게 되면 3단계로 이동한다.
- **3단계**는 전체 범위의 저항 훈련을 통해 능력과 조직의 완전성을 재건하는 것이다. 통증이 해결되거나 손상이 완전히 치유될 때까지 3단계 프로그램을 계속 따라야 한다.

각 단계에는 훈련 빈도(운동 빈도), 각 운동의 세트 및 반복 횟수(반복 횟수)와 함께 운동 수행 방법에 대한 지침이 포함된 일련의 운동이 포함되어 있다. 반복수는 운동을 수행하는 횟수이고 세트는 각 운동에 대해 완료하는 사이클 수이다.

다음은 몇 가지 일반적인 지침이다.

- 순서대로 연습을 수행한다. 즉, 다음 운동으로 넘어가기 전에 각 운동의 모든 세트와 반복 횟수를 수행하여야 한다.
- 세트 사이에 30초에서 1분 동안 휴식을 취한다.
- 일반적으로 다양한 반복 횟수와 유지 시간을 제공한다. 당신에게 어려운 기간 동안 반복 횟수를 수행하거나 유지하여야한다.
- 동작 범위와 노력(반복 횟수 또는 유지 시간)을 매주 점차적으로 늘린다.
- 움직임이 통증을 유발하는 경우, 움직임 범위를 줄이거나 부하, 반복 횟수 또는 유지 시간을 줄인다. 문제가 악화되면 동일한 동작 패턴을 공유하는 다른 운동으로의 변형을 고려하거나 건너뛰고 다음 단계에 추가하도록한다.

일반적인 문제를 해결하기 위한 훈련 변수 및 수정 연습에 대한 자세한 내용은 12장을 참조하면 된다.

수술 후 또는 수술 전 프로토콜

일부 프로토콜에는 수술 후 움직임과 운동이 포함되어 있다. 어쩌면 방금 절차를 거쳤거나 곧 절차를 앞두고 있을 수도 있다. 아마도 수술이 필요하다는 말을 듣고 옵션을 고려하고 있을 수도 있다. 어떤 상황이든, 다음에 무슨 일이 일어날지 궁금할 것이다.

어떤 단계에 있든 이러한 프로토콜은 수술 후 회복에 도움이 될 수 있다. 그리고 수술 전에 이를 해결하는 것도 도움이 될 수 있다. 더 나은 신경근 조절을 통해 강해지는 것은 더 빨리 회복하는 데 도움이 될 것이다. 그러나 외과의사는 종종 특정 프로토콜을 지정해 줄 것이며, 이 책에 나열된 프로토콜로 이를 대체해서는 안 된다는 점을 명심하여야 한다.

수술 후 환자라면 운동재활 전문가와 함께 하고 있는 재활을 보충하기 위해 이 책을 활용하는 것이 좋다. 수술 후에는 당신의 필요에 맞는 프로그램을 마련하고 보다 쉬운 운동과 보다 구체적인 검사를 통해 과정을 안내할 수 있는 전문가와 협력하는 것이 중요하다. 하지만 여기에 있는 교육은 훌륭한 보완책이 될 수 있다. 이는 신체에 무슨 일이 일어나고 있는지 이해하고 운동재활 전문가에게 올바른 질문을 하는 데 도움이 될 수 있다. 운동재활 전문가가 제시하는 추천 사항에 대한 맥락과 책임성을 제공하고 당신이 직접 제안할 수 있도록 해준다. 무력감을 느낄 때 힘을 줄 것이다.

시작 위치 및 단계 구현 방법
(Where To Start And How To Implement The Phases)

앞서 말했듯이, 통증 증상은 어디서부터 재활을 시작할지, 언제 다음 재활단계로 넘어갈지 결정하는데 도움이 될 수 있다. 일부 프로토콜에서는 손상에 따른 일반적인 지침과 일정을 제공한다. 다른 경우에는 일반적으로 VASVisual Analog Scale를 사용한다. 0은 고통이 없음을 의미하며, 10은 상상할 수 있는 최악의 고통을 의미한다. 통증이 10점 중 3점보다 크면 1단계부터 시작해야한다.

통증이 10점 만점에 3점 미만이면 2단계로 진행한다. 증상이 심하지 않고 모든 운동을 쉽게 완료할 수 있으면(조절 가능한 전체 가동범위) 3단계로 진행하면 된다.

사람들은 종종 자신의 통증에 대해 정확한 숫자를 정하는 데 어려움을 겪기 때문에 경증, 중등도, 중증으로 생각할 수도 있다. 가벼운 통증은 1~3 범위에 있다. 중등도 통증은 4~7, 심한 통증은 8 이상이다.

통증이 없더라도 순차적으로 단계별로 진행하는 것을 추천한다. 3단계부터 시작하더라도 괜찮을 수 있지만 1단계와 2단계 운동은 약간의 이점을 제공한다. 이는 준비운동의 역할을 하고, 운동 범위를 개선하고, 부하가 걸린 움직임에 대비하여 몸을 준비시키고, 잠재적인 장애를 식별하고 해결하는 데 도움이 된다.

각 단계 내에서도 나아질 수 있는 경로가 선형인 경우는 거의 없다. 재활 과정을 거치다 보면 가끔 좌절과 재발이 불가피하다. 이런 증상이 나타나면 조직이 진정될 수 있는 시간을 주고 이전 단계로 돌아가서 진행한다.

여러 부위에 통증이 있으면 어떻게 하나요?
(What if i have pain in multiple areas?)

둘 이상의 영역에 통증이 있거나 둘 이상의 프로토콜이 자신에게 적합다하고 느끼는 경우 어떻게 해야 하는지 궁금할 수 있다. (이것은 일반화된 통증에 더 많이 적용된다. 손상은 일반적으로 매우 구체적이다.)

프로토콜 내에서 모든 재활 운동은 특정 문제를 해결하도록 설계되어 있다. 치유 단계를 거치면서 시간이 지남에 따라 통증이 감소할 것으로 예상할 수 있다. 그러나 하나 이상의 신체 부위(하나의 신체 부위 또는 두 개의 서로 다른 신체 부위)의 통증은 상황을 약간 변화시킨다.

예를 들어 어깨와 같이 한 신체 부위에 두 가지 다른 통증이 있는 경우 더 고통스러운 부위나 더 기능을 제한하는 통증을 다루는 프로토콜을 선택하는 것이 좋다. 한 관절에서 두 가지 프로토콜에 따라 모든 운동을 수행하는 것은 운동량이 너무 많아 문제를 더욱 악화시킬 수 있으며, 재활이 최선의 방법이 아닐 수도 있다는 의심을 불러일으킬 수 있다.

어떤 면에서는 움직임이 다르기 때문에 두 개의 서로 다른 신체 부위에 통증이 있는 것이 같은 부위에 두 개의 통증이 있는 것보다 더 쉽다. 까다로운 부분은 한 부위의 운동이 다른 부위의 손상을 악화시키지 않도록 하는 것이다.

손상된 신체 부위가 두 개 이상인 경우 다양한 방법으로 프로토콜에 접근할 수 있다. 두 프로토콜의 운동을 단일 훈련 세션으로 결합하거나 하루는 한 영역에 집중하고 다음 날에는 다른 영역에 집중할 수 있다. 특히 목과 어깨 등 인접한 부위에 통증이 다른 경우에는 운동 간에 약간의 중복이 있음을 알 수 있다. 운동이 2개의 프로토콜에 모두 있을 경우 같은 운동을 두번 수행 할 필요는 없다. 두 영역을 모두 커버하려면 한 번만 운동을 수행하면 된다.

신체의 양쪽 훈련하기
(Training Both Sides Of Your Body)

통증과 손상은 일반적으로 신체의 한 관절, 사지 또는 측면에 영향을 미친다. 그럼에도 불구하고 나는 여러분이 '양쪽'의 사고방식을 가지고 이 책에 나오는 재활 운동을 하기를 권한다. 이는 특히 단일 관절 또는 편측 운동에 적용된다.

오른쪽 발에 발바닥근막염이 생겼다고 가정해 보자. 반대쪽도 운동해야 할까? 대답은 '그렇다'이다. 확실히 아프지 않으며 길에서 통증과 손상으로부터 왼발을 보호할 가능성이 높다. 또한, 손상되지 않은 쪽에서 운동을 수행하면 손상된 쪽으로 이동할 때 움직임이 어떻게 완료되어야 하는지 신경근 시스템에 알리는 데 도움이 된다. 이를 교차 전달Cross-transfer 교육이라고 한다(134페이지 참조).

종종 환자들에게 손상을 입지 않은 쪽에서 시작하도록 하여 움직임이 어떻게 느껴져야 하는지에 대한 아이디어를 얻을 수 있도록 하며, 이는 일반적으로 손상된 쪽의 움직임 성능을 향상시킨다.

당신의 몸을 가이드로 이용하라.
(Let Your Body Be The Guide)

프로토콜을 진행하면서 신체가 움직임에 어떻게 반응하는지 주의를 기울여야 한다. 내가 당신을 직접 평가하는 것이 아니기 때문에 이 프로토콜은 당신에게만 국한되지 않고 모든 사람에게 일반화된다. 클리닉에서는 신체와 증상이 신체적 스트레스에 어떻게 반응하는지 알아보기 위해 테스트를 해준다. 이 책에서는 그렇게 할 수 없기 때문에 자신의 몸을 인지하고, 직접 테스트해보고, 몸이 어떻게 반응하는지 살펴보아야 한다.

프로토콜은 간단하게 따라하면 결과를 볼 수 있도록 구성되어 있지만, 최대한 활용하려면 개인의 상황, 기능적 능력, 증상에 맞게 수정해야 한다. 예를 들어, 움직임이 통증을 유발하거나 악화시킬 때는 신체가 어떻게 반응하는지에 따라 훈련 및 프로그래밍 계획을 수정하는 방법을 알아야 하며, 이에 대한 방법은 다음 장에서 배우게 된다.

신체 지도(Body Area Map)

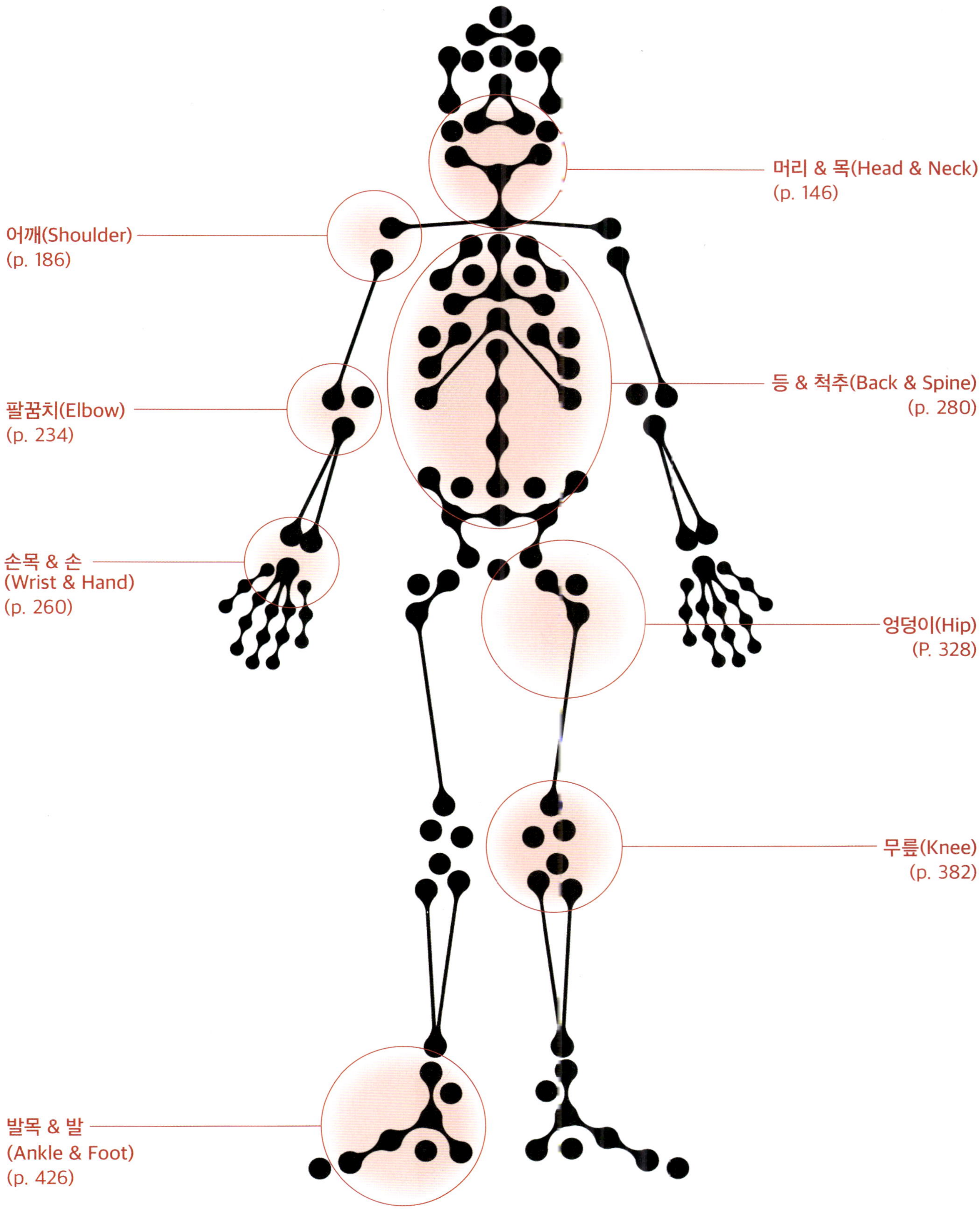

chapter 12

트레이닝 및 프로그래밍 지침 (Training & Programming Guidelines)

이 장에서는 이 책의 모든 재활 프로토콜에 적용되는 교육 및 프로그래밍 지침을 제공한다. 통증, 부하(무게), 운동 범위, 템포(이동 속도) 등 운동과 관련된 가장 일반적인 문제와 질문에 대한 해결책은 훈련 및 운동 지침을 살펴보고, 프로그램 구조에서 운동 세트 및 반복회수, 휴식 기간, 훈련 빈도를 분류하기 위해서는 프로그래밍 지침을 살펴보면 된다.

프로토콜을 시작하기 전에 이 지침을 읽어보는 것이 좋다. 그렇게 하면 훈련 루틴을 최대한 활용하는 데 도움이 되고 운동과 프로그램을 수정할 때 방향을 제시할 수 있다.

트레이닝 및 프로그램 지침
(Training And Exercise Guideliness)

재활 프로토콜을 시작하면 특정 운동에 대한 문제에 직면하게 되어 질문이 생길 수 있다. 운동을 하다가 통증이 생기면 어떻게 해야 할까? 당신에게 고통이 있다면 어떨까?

다음날 더 심해지나요? 운동에 적합한 부하를 어떻게 결정합니까?

이 지침은 통증이 있거나 움직임의 질이 떨어지는 경우 운동을 수정하는 가장 좋은 방법을 보여준다. 부하, 운동 범위, 신경근 조절(안정성), 템포, 자세/자세 및 변형(보너스로 정신-근육 연결 포함)을 다루게 된다. 문제가 생긴다고 해서 운동을 포기하지 않아야 한다. 자신의 능력에 닿게 운동을 조정하는 방법에는 여러가지가 있지만 프로토콜의 모든 운동이 중요하기 때문에 운동을 완전히 제거하면 회복을 방해할 수 있다. 동작 중 하나라도 어려움을 겪는다면 이 지침을 참조하여 프로그램을 계속 유지할 수 있는 해결책을 찾을 수 있기를 바란다.

운동을 하다가 통증이 생기면 어떻게 해야 하나요?

가벼운 불편함은 일반적으로 괜찮다. 통증 척도가 10점 중 3점 이하인 경우에는 운동을 계속해도 된다. 그러나 너무 고통스럽거나 재발을 일으키는 경우 운동을 수정하여야 한다.

통증은 일반적으로 사람들이 경험하는 첫 번째 큰 문제이다. 운동을 하면 통증이 생기고 움직임의 질이 떨어진다. 전체 동작 범위를 수행할 수 없거나 신경근 조절력을 잃거나 운동을 잘못 수행하여 보상하게 된다. 재활에서는 통증에 대한 시각적 아날로그 척도를 사용하며 0부터 10까지 표시한다. 0은 통증이 없음을 의미하고 5는 중간 정도의 통증을 의미하며 10은 상상할 수 있는 최악의 통증을 의미한다.

운동할 때 약간의 불편함은 허용된다. 이는 조직에 도전하기에 충분한 스트레스를 가하고 있음을 의미한다. 운동이 매우 쉽고 아무런 느낌이 없다면 근골격계에 적응을 일으킬 만큼 충분한 스트레스를 생성하지 못하고 있는 것이다. 그러나 통증이 4 이상이면 조직에 너무 많은 스트레스를 가하여 치유 과정을 방해할 수 있다. 이 경우 후속 지침에 따라 운동을 수정해야 한다. 부하, 동작 범위 또는 훈련량(세트 및 반복)을 줄인다. 또는 건너뛰고 다음 단계에 추가하거나 변형하는 방향으로 전환해야 한다.

'가벼운 불편함'이란 정상적인 운동 피로나 근육이 쑤시는 느낌을 의미하는 것이 아니다. 즉 당신이 해결하기 위해 재활 중 나타나는 고통을 의미한다. 당신은 그 고통을 가볍게 유발하고 싶어해야 한다. 많은 경우 증상이 활성화되기 시작한다는 것은 긍정적인 적응을 촉진하고 시스템을 둔감하게 만들기 위해 적절한 양의 스트레스를 가한다는 것을 의미한다. 그러나 10점 중 3점 이상으로 통증을 강요하면 조직이 손상되거나 재발을 일으킬 위험이 있어 차질을 겪을 수 있다.

단계를 거치면서 시스템이 덜 민감해지면 통증 반응을 유발하기 전에 더 많은 부하를 처리할 수 있게 된다. 3단계에 도달하면 통증이 줄어들고 근육에 더 많은 어려움과 피로감을 느끼게 될 것이다. 그러나 단계에 관계없이 고유한 통증 경험을 인식하고 경미한 불편함을 지나치지 않도록 노력해야 한다. 이는 연조직 동원, 등척성 운동, 스트레칭, 가동성 및 저항 운동에 적용된다

훈련 세션 다음 날 통증이 더 심해졌다. 어떻게 해야 하나요?

다음날 통증이 심해지면 문제를 일으키는 운동을 수정하거나 건너뛰고 다음 단계에 추가해야 한다.

24시간 동안의 통증을 생각해 보자. 운동한 다음날 휴식 중 통증이 심해지면 운동을 수정해야 할 수도 있다. 월요일 아침에 운동을 했는데 운동을 하면서 약간의 불편함을 느꼈다면 괜찮다. 그러나 월요일에 휴식 상태가 10점 만점에 2점이었고 화요일 아침에 기본 통증 수준이 4로 증가했다면 너무 많이 자극한 것일 수 있다. 이 경우 다음 훈련 세션 동안 부하, 반복 횟수, 동작 범위 등을 줄여 운동을 수정해야 한다.

휴식 중 통증이 심하다면 전날 무엇을 했는지 생각해 보아야 한다. 특정 운동이 다른 운동보다 더 많은 통증을 유발했습니까? 몇세트와 반복수를 하셨나요? 무게는 얼마나 사용하셨나요? 통증 악화의 원인이 무엇인지 확인하기 위해 검토할 수 있는 로그를 보관하여야 한다.

휴식 중 통증이 증가했다면 몸이 회복되어 기본 상태로 돌아가도록 해야한다. 그래야만 통증이 다시 유발되지 않도록 운동을 수정할 수 있다. 여기에는 시행착오가 수반된다. 당신은 끊임없이 적응하고 있는 것이다.

기본 통증 수준을 줄이는 것이 목표이다. 해당 기준선 이하에 머무르는 것은 복용량이 적절하고 운동을 수정할 필요가 없음을 나타낸다. 그러나 그것이 폭발한다면 그것은 큰 문제가 아니다. 해당 부위를 유발하는 어떤 움직임도 하지 말고 며칠 동안 휴식을 취해야 한다. 많은 사람들이 휴식 시간을 갖는 것에 대해 걱정하지만, 통증을 원래 상태로 되돌리는 것이 우선적으로 중요하다. 훈련을 재개한 후에는 운동 중에 느끼는 감정에 주의를 기울여야한다. 특정 운동이 통증을 악화시키는 경우 부하와 운동 범위를 수정하거나 운동을 건너뛰고 다음 단계에 추가할 수 있다.

특정 동작 범위에서 통증을 느끼거나 통제력을 상실한다. 운동을 어떻게 수정해야 하나요?

통증 제한 또는 신경근 조절/안정성 상실을 해결하기 위해 운동 범위를 줄이거나 부분 반복을 수행한다.

운동 부하를 줄였지만 통증이 여전히 3보다 높거나 운동으로 인한 신경근 조절 능력이 상실된 경우, 다음 단계는 일시적으로 운동 범위를 줄이거나 부분 반복을 수행한다.

사람들은 종종 운동의 특정 지점(일반적으로 관절이 끝 범위로 이동할 때)에서 통증이나 조절 상실(근육이 약해지거나 관절이 불안정하다고 느끼는 경우)을 경험한다. 따라서 운동을 수정해야 하는 경우 통증이 10점 만점에 3점에 도달하기 시작하거나 통제력을 잃기 시작하는 지점까지 가서 거기서 멈추게 한다. 통증이 없는 것부터 가벼운 통증까지, 또는 완전히 조절되는 것부터 조절이 떨어지는 범위에서 운동을 한다. 시스템이 둔감해지고 치유 단계를 거치면서 운동 범위가 점차 증가하고 제어력이 향상된다. 예를 들어, 스쿼트를 깊게 할 때 무릎이 아프다면 부분 범위 스쿼트를 하고 시간이 지남에 따라 범위를 늘릴 수 있는지 확인하면서 진행한다.

이는 주로 재활 프로토콜의 2단계와 3단계의 저항 및 가동성 운동에 적용된다. 스트레칭만 하여도 통증이 시작되는 지점을 지나치지 않아야 한다. 고통을 너무 멀리 밀어 넣으면 상태가 많이 악화될 수 있다. 동시에 유연성과 가동성을 향상시키기 위해 통증 역치에 부드럽게 도전해야 한다. 그렇게 하려면 부하 대신 동작 범위만 사용하는 친숙한 점진적 과부하(시간이 지남에 따라 증가) 모델을 사용한다. 기본 통증 수준에 있고 더 이상 경미한 불편함을 느끼지 않는다면 운동을 위한 전체 동작 범위를 수행할 수 있을 때까지 끝 범위에 더 가깝게 동작을 취하게 한다.

10점 중 3점에 해당하고 제어력을 유지할 수 있다면 전체 동작 범위, 특히 각 운동의 시작 및 종료 위치에 우선순위를 두어 진행하면 된다. 저항 운동 중 전체 가동

범위를 사용하면 근력과 근비대(근육 성장)가 극대화된다. 손상을 당했을 때 근력을 촉진하기 위해 근육-힘줄 단위의 장력을 최대화하기 위해 노력해야 하며, 이는 전체 동작 범위를 수행함으로써 가장 잘 달성된다.

전체 동작 범위에 우선순위를 두는 것도 활동적인 가동성에 도움이 된다. 신체 부위를 재활하고 향후 손상 위험을 줄이려면 사용 가능한 모든 동작 범위를 통해 해당 부위를 훈련해야 한다. 이는 또한 신경근 조절 능력을 보장한다. 관절이 180도 움직이지만 150도까지만 제어할 수 있다면 30도 범위에서 손상 위험이 더 높아진다.

저항 운동에 적합한 부하를 어떻게 결정합니까?

각 세트가 끝날 때마다 힘들고 지치지만 가벼운 불편함 이상을 유발하지 않거나 움직임의 질을 저하시키지 않는 하중(무게, 밴드 등)을 선택한다.

기본 통증 수준 이상으로 돌아오면 조정해야 할 첫 번째 요소는 부하이다. 지난주보다 하중이 더 쉽고, 가벼운 불편함 이상을 유발하지 않는다면 하중이나 횟수를 증가할 수 있다.

이에 접근하는 방법은 다음과 같다. 첫째, 고통을 존중하고 이를 10점 만점에 3점으로 유지하고 악화되지 않도록 노력한다. 그러나 특히 저항 훈련의 경우 몇 번의 반복만 남겨두는 부하를 선택한다. 즉, 세트가 끝날 때까지 2~3회만 더 수행할 수 있다는 뜻이다. 점진적인 과부하의 경우 근육-힘줄 단위가 지속적으로 적응하도록 부하를 늘려야하지만 여전히 통증을 고려해야 한다. 통증이 허용된다면 계속해서 부하를 늘려서 긍정적인 적응을 촉발하는 도전을 유지하도록 한다.

예를 들어, 처방된 동작이 바디웨이트 스쿼트인데 너무 쉽다면 고블렛Goblet 스쿼트나 바벨 백 스쿼트를 수행하여 부하를 늘린다. 또는 운동을 양측(양다리)에서 한쪽(한쪽 다리)으로 전환하여 운동을 수정한다(예: 맨몸 스쿼트에서 한쪽 다리 스쿼트).

운동이 너무 힘들다면 운동 범위를 줄이거나 움직임 속도를 늦춰서 동일한 운동 패턴을 공유하고 동일한 근육을 사용하는 2단계 운동을 계속한다. 체중 스쿼트의 예를 사용하여 의자 스쿼트나 벽에 앉은 자세를 수행하도록 선택할 수 있다.

운동을 더 힘들게 또는 쉽게 만들기 위해 운동을 수정할 때는, 근육-힘줄 단위에 도전하는 부하와 통증 시스템에 도전하는 부하 선택 사이의 균형이 중요하다. 하중을 너무 빨리 높이면 움직임을 제어하지 못할 수도 있다. 이것이 바로 통증을 최우선으로 생각하면서 움직임의 질을 높이는 이유이다. 부하 증가를 시작하기 전에 통증과 관련된 움직임의 질을 잘 관찰해야 한다.

어떤 템포로 운동을 해야 하나요?

움직임 속도(템포)는 천천히 시작하고 안정성과 제어력을 유지할 수 있는 속도로 움직인다.

훈련이 처음이거나 신경근 조절이 부족한 사람들은 종종 너무 빨리 움직이려고 한다. 그렇게 하면 템포가 빨라질수록 조직에 더 많은 힘이 가해지고 움직임을 제어하기가 더 어려워지기 때문에 더 많은 통증이 발생할 수 있다. 특히 시스템에 부하가 가해지면 손상 위험이 높아질 수 있다.

따라서 부하와 운동 범위를 줄인 후에도 운동이 여전히 통증을 유발한다면 속도를 늦추어야 한다. 속도를 늦추면 신경계의 감각 부분과 운동 부분 사이의 상호 작용이 향상되어 신경근 조절과 안정성을 최적화하는데 도움이 된다. 이를 통해 움직임의 질을 향상시킬 수 있는 시간을 확보할 수 있으며, 이는 종종 통증을 완화하고 손상 위험을 줄여준다.

마찬가지로, 안정성이나 제어력이 떨어지고 있다는 것을 알게 되면 아마도 너무 빨리 가고 있는 것이므로 속도를 줄여야 할 것이다. 이는 더 무거운 부하로 저항 훈련을 하는 데 익숙한 사람들에게 특히 중요하다. 재활에서는 손상당하기 전과 동일한 속도나 힘으로 운동을 하기 전까지 치유 과정의 마지막 단계에서 기다려야 한다.

운동을 수정할 수 있나요? 아니면 사진에 표시된 대로 정확하게 수행해야 하나요?

자세와 위치는 매우 개인화되어 있다. 편안하고 통증을 유발하지 않으며 잠재력을 최대한 발휘할 수 있는 자세를 선택해야 한다.

스탠스란 바닥에 발을 벌리거나 손을 바닥에 놓는 것과 같은 발과 손의 위치를 의미한다. 자세란 당신의 신체 위치를 말한다. 몸통 각도, 척추 위치 또는 움직임 중에 신체의 위치가 어떻게 바뀌는지도 포함될 수 있다.

이 책은 표준 시작 위치를 제공하지만 약간 조정해야 할 경우(스쿼트를 위해 발을 바깥쪽으로 돌려야 할 수도 있음)에도 괜찮다. 좋은 자세를 유지하면서 자신에게 편안한 자세를 찾으면 된다.

자세도 마찬가지이다. 스쿼트, 힙 힌지, 상체 덤벨 및 밴드 운동과 같은 서서 하는 동작의 경우 척추를 중립, 즉 등을 과도하게 구부리거나 지나치게 펴지 않고(아치 모양으로 굽히지 않고) 안정감을 느끼는 영역으로 유지하여야 한다. 바닥에 누워 있거나 벤치에 누워서 수평으로 움직이는 경우에는 운동 내내 척추의 자연스러운 곡률을 유지하도록 노력해야 한다.

즉, 운동 이미지와 완벽하게 일치하지 않더라도 자세와 위치를 조금씩 변경할 수 있다. 특정 시작 위치가 통증을 유발하는 경우 조정해야 한다. 특정 자세가 옳지 않다고 느껴지면 수정하면 된다. 표시된 위치는 이상에 가깝지만 모든 사람에게 항상 최선인 것은 아니다. 신체가 전달하는 내용에 따라 약간 수정해야 하는 경우에는 그렇게 하면 된다. 단, 운동 효과를 변경할 정도로 형태를 완전히 변경하지 않는 한 그렇게 해도 좋다

자신에게 가장 적합한 자세와 위치를 찾으려면 약간의 실험이 필요할 수 있다. 재활 프로토콜의 일부로 수행하든 일반적인 훈련 루틴의 일부로 수행하든 관계없이 모든 운동의 경우에도 동일하다.

하중, 운동 범위, 템포 및 자세를 수정한 후에도 운동이 제대로 느껴지지 않다. 가벼운 불편함 이상을 유발한다. 어떻게 해야 하나요?

운동이 문제를 일으키고 이전에 제안한 수정 사항을 적용해도 증상이 완화되지 않으면 해당 운동을 건너뛰고 다음 단계에 추가하거나 동일한 동작 패턴을 공유하는 다른 변형을 선택하면 된다.

동작 범위, 부하, 템포를 줄이고 자세와 위치를 조정해도 증상이 완화되지 않으면 다음 단계로 전환하여 프로그램에서 운동을 일시적으로 삭제하거나 동일한 동작 패턴을 공유하는 다른 변형을 선택하여야 한다. 내가 프로토콜에서 운동을 선택한 데에는 이유가 있다는 것을 기억해야 한다. 따라서 운동을 전환하기 전에 먼저 다른 변수를 검토해 보아야 한다.

변형으로 전환하는 경우 유사한 움직임 패턴을 갖고 동일한 근육 그룹을 훈련하는 변형을 선택해야 한다. 예를 들어, 넙다리네갈래근 운동quad exercise을 햄스트링에 작용하는 운동으로 대체하고 싶지 않을 것이다. 예를 들어, 무릎 통증이 있고 포워드 런지forward lunge가 증상을 유발하는 경우 포워드 런지를 리버스 런지reverse lunge 또는 스플릿 스쿼트split squat로 대체해 스트레스를 약간 바꿀 수 있다. 움직임 패턴은 비슷하지만 통증은 그다지 심하지 않아질 수도 있다.

나는 프로토콜에서 특정 운동에 대한 변형을 제공한다. 이러한 경우에는 두 버전을 모두 실험해보고 선호하는 버전을 선택면 된다.

운동 중 어디에 집중해야 하나요?

처음에는 작용하는 근육(마음-근육 연결)에 대해 생각해 보는 것이 좋다.

통증과 손상으로 재활을 하는 많은 사람들은 다른 것에 대해 생각하고 있다. 그러나 마음과 몸은 서로 연결되

어 있다. 연구에 따르면 근육이 수축하는 동안 사람들이 근육을 보고 그것에 대해 생각하면 주의가 산만해진 사람들보다 더 나은 성과를 낼 수 있는 것으로 나타났다.[1], [2] 따라서 처음에는 각 운동을 수행할 때 근육과 작용하는 부위에 대해 생각하는 것이 도움이된다.

재활에서는 종종 사람들에게 거울을 보게 하여 자신의 신체에 무슨 일이 일어나고 있는지 확인하게 하는데, 이는 정신과 신체의 연결을 개선하는 데 도움이 된다.

그러나 더 잘 움직이는 법을 배우면서 초점을 바깥쪽으로 옮기기 시작하고 특정 신체 부위에서 일어나는 일보다는 전체적인 움직임에 대해 더 많이 생각해야 한다. 예를 들어, 흉부 긴장이나 파열을 치료하기 위해 벤치 프레스를 하고 있다면, 내부에 초점을 맞춰 시작해야 하며, 바를 움직이기 위해 근육이 무엇을 하는지 생각해야 한다. 당신은 그 근육을 재활하는 방법에 초점을 맞추고 있으며, 그 근육을 짜내고 신경근 조절을 개선하는 방법을 배우고 싶어한다. 그러나 시간이 지남에 따라 외부 초점을 가발해야 한다. 벤치 프레스를 한다는 것은 바를 위아래로 움직이는 것에 대해 더 많이 생각한다는 것을 의미한다.

다르게 말하면, 신체 부위에 대해 생각하는 것은 정신-근육 연결 및 신경근 조절을 개선하는데 도움이 된다. 그러나 3단계에 접어들면 수축하는 특정 근육에 대해 덜 생각하고 각 동작을 올바른 형태와 제어로 수행하는 것에 대해 더 많이 생각해야 한다. 전체 동작 범위에 걸쳐 기술과 동작 품질에 집중해야 한다.

프로그래밍 지침(Programming Guidelines)

재활 프로토콜에는 권장되는 세트 및 반복 횟수와 기타 세부 사항이 포함된다. 이러한 권장 사항은 손상, 통증 증상 및 처방된 운동에 따라 다르므로 이를 따라야한다. 여기에 제공된 프로그래밍 지침은 이러한 권장 사항에 대한 기본 프레임워크와 설명을 제공한다.

운동은 얼마나 자주 수행해야 합니까?

연조직 가동술, 스트레칭, 등척성 운동, 가동성 운동을 매일 수행해야 한다. 훈련 세션 사이에 하루를 쉬고 일주일에 최소 3번 저항 운동을 수행해야 한다.

훈련 빈도 또는 주중에 운동을 수행하는 일수는 운동 유형에 따라 달라진다. 프로토콜 내에는 운동의 각 단계에 대한 훈련 빈도가 포함되어 있지만 증상이 악화되는 경우 이를 수정하는 것이 중요하다. 통증을 치료하기 위해 고안된 가동술 및 운동(1단계 및 2단계)은 일반적으로 통증이 해결되고 가동성이 향상될 때까지 매일 수행해야 한다. 단, 지연성 근육통(DOMS)이 있거나 증상이 악화되는 경우(이 경우 하루나 이틀 정도)는 제외한다. 훈련 세션 사이에 휴식을 취하는 것이 좋다.

저항 훈련 운동(3단계, 때로는 2단계)을 일주일에 3회 수행하고 세션 사이에 최소 하루의 휴식을 취해야 한다. 통증이 없고 운동 후에도 아프지 않으면 4일을 추가할 수 있다. 저항 훈련의 훈련 빈도는 움직임이 증상을 유발하는지 여부와 DOMS를 얼마나 많이 경험하는지에 따라 달라진다. 통증이 더 심하거나 경미한 근육통 이상인 경우, 하루나 이틀 더 쉬고 연조직 가동술 같은 1단계 운동이나 걷기와 같은 비운동 신체 활동을 시행하여 통증을 줄이는 것을 고려하여야 한다.

몇 세트와 반복 횟수를 해야 하나요?

재활 프로토콜에 나열된 권장 세트 및 반복 횟수를 따라야 한다.

'횟수Reps'는 운동을 몇번이나 반복하는지를 의미하고, 세트'는 해당 반복 횟수를 몇번 반복하는지를 의미한다. 예를 들어, 프로그램에 맨몸 스쿼트 10회씩 3세트가 포함되어 있다고 가정해 보겠다. 즉, 스쿼트를 총 30회 수행하고 10회가 끝날 때마다 휴식을 취한다는 의미이다.

세트와 반복 횟수는 다양하며 프로토콜에 나열되어 있다. 그러나 일반적인 권장 사항은 다음과 같다.

- 연조직 동원(근막 이완 및 자가 유도 마사지)의 경우 근육이나 부위 전체를 1~2분 동안 덮고 민감한 부위에서는 5~10초 동안 멈춘다.
- 신경 가동술nerve mobilizations 및 가동성 운동(PROM, AAROM, AROM)의 경우 10~15회씩 3세트를 수행한다. 스트레칭 운동(근육 및 힘줄 유연성)의 경우 30~60초 동안 유지하면서 2~4회 반복해야 한다.
- 등척성 운동의 경우 30~45초 동안 저항을 유지하면서 4~5회 반복한다.

세트 사이에 얼마나 오래 쉬어야 하나요?

일반적으로 세트 사이(또는 스트레칭과 등척성을 이용한 반복)에 30초~1분 동안 휴식을 취한다.

저항 운동에서는 휴식 간격이 가장 중요하다. 근육 동원 잠재력을 최대화하기 위해 세트 사이에서 회복하는 데 약간의 시간이 필요하기 때문이다. 저항 훈련과 가동성 운동의 경우 대부분의 사람들에게 30초에서 1분 정도가 좋다. 스트레칭이나 등척성 수축을 수행하는 경우 일반적으로 15~30초의 휴식이면 충분하다.

그러나 회복 시간은 사람마다 다르며 운동에 따라 다르다. 어떤 사람들은 회복하는 데 오랜 시간이 필요하고 어떤 운동은 더 힘들기 때문에 긴 휴식 시간이 필요하다. 그러나 세트 사이에 추울 정도로 너무 오래 쉬지 않아야 한다. 또한 휴식 시간을 정하는데 지나치게 걱정할 필요도 없다. 순조롭게 진행되거나 주의가 산만해질 수 있기 때문에 하고 싶다면 그렇게 하면된다. 그러나 많은 경우에는 느낌대로 진행하는 것이 최상의 결과로 이어진다. 몸의 소리에 귀를 기울이고 통증 증상과 형태에 주의를 기울이면 언제 회복되어 다음 세트를 시작할 준비가 되었는지 알 수 있다.

재활 운동을 할 때 중량을 많이 들지 않는다는 사실을 깨닫는 것도 중요하다. 3단계를 진행하고 더 무거운 무게를 들거나, 더 폭발적으로 움직이거나, 더 많은 반복수를 수행하기 시작하면 회복 시간이 더 길어질 수 있다(예: 2~3분).

3단계 운동 프로그램이 너무 쉽거나 너무 어렵다. 어떻게 해야 하나요?

귀하의 체력과 경험 수준에 맞게 총 훈련량을 조정해서 결정해야한다.

운동 프로그램이 너무 쉽고 이미 부하, 운동 범위 등을 늘린 경우에는 훈련일을 추가하거나, 반복 횟수를 늘리거나, 비슷한 근육 그룹을 사용하는 변형 운동을 추가하는 것을 고려해야 한다. 조직이 이미 치유되었고 더 이상 통증이 없다고 가정하면, 귀하의 목표와 선호도에 맞는 보다 포괄적인 저항 훈련 프로그램으로 전환하는 것을 고려할 수도 있다. 운동 프로그램이 너무 어렵다면 세트나 횟수를 줄이는 것이 좋다. 15회씩 3세트를 수행하는 대신 10회씩 2세트를 수행할 수도 있다. 또는 2단계 운동을 계속 수행하고 편안하다고 느끼는 3단계 운동만 수행해야 한다. 체력과 근력이 향상되면 3단계의 모든 운동을 완료할 수 있을 때까지 매주 3단계 운동을 한 번에 하나씩 추가해서 진행해야 한다.

내 스포츠에 더 구체적으로 프로그램을 적용하려면 어떻게 프로그램을 수정해야 합니까?

재활을 마쳤거나 후반 단계에 들어가면 훈련 초점과 목표에 맞게 세트와 반복 횟수를 수정해야한다.

재활에서 대부분의 사람들은 10~15회씩 3세트를 고수해야 한다. 그러나 3단계를 진행하면서 더 구체적인 내용이 필요할 수 있으며 세트와 반복 횟수의 분류가 변경될 수 있다. 예를 들어, 완전한 기능을 회복하기 위해 필요한 것이 무엇인지, 어떤 장애가 있는지에 따라 더 많은 근력, 힘 또는 지구력 개입을 통합할 수 있다.

지구력 운동선수이거나 피로와 관련된 장애가 있는 경우(즉, 근육이 작업을 완료하기 위해 반복적인 수축을 수행할 수 없음을 의미함) 반복 횟수를 늘릴 수 있다. 예를 들어, 햄스트링 지구력 부족은 축구 선수처럼 피로한 상태에서 질주하고 빠르게 방향을 바꾸는 운동선수의 근육 긴장 손상 위험 증가와 관련이 있다.[3] 반복 횟수를 늘리면 지구력이 향상되고 근육이 피로에 대한 저항력이 더 커질 수 있다.

- **지구력**Endurance: 3~5세트, 12~20회 이상 반복, 〈65% 최대 1회, 30~60초 휴식, 주당 2~4회

파워는 단거리 달리기와 관련된 스포츠에 필요한 빠른 힘 생성을 의미한다. 리프팅 및 기타 폭발적인 움직임과 관련이 있다. 그러나 이는 운동선수가 아닌 사람, 특히 넘어질 위험이 있는 사람에게도 영향을 미친다. 80세 노인이 넘어질 때 스스로 균형을 잡을 수 있을 만큼 볼기근과 넙다리네갈래근에 신속하게 힘을 생성하지 못하면 심각한 손상을 입을 가능성이 더 높다. 일부 신경근 장애는 신경계와 근육 사이의 연결에 결함을 일으킬 수 있으며, 또한 힘을 감소시킨다. 대부분의 파워 중심 운동은 체중을 줄이고 속도를 높이는 일반적인 저항 운동이다. 템포나 이동 속도가 느려지면 세트를 중지하여야한다.

- **파워**Power: 3~5세트, 1~3회 반복, 최대 80~85% 1회 반복, 2~4분 휴식, 주당 2~4회

근력은 최대 힘을 생성하는 능력과 관련이 있다. 근력 손상은 작업을 완료하기에 충분한 힘을 생성할 수 없음을 의미한다. 폭발적으로 움직이지 않는다는 점에서 파워와는 다르다. 느리고 연속 반복을 수행하여 가능한 가장 무거운 중량을 움직이는 운동이다.

- **근력**Strength: 3~5세트, 1~5회 반복, >85% 최대 1회 반복, 2~5분 휴식, 주당 2~4회

chapter 13

재활 운동을 위한 도구 및 장비 (Tools & Equipment for the Rehab Exercises)

이 책에 소개된 대부분의 운동은 체중을 이용한 저항 운동이며 장비가 필요하지 않지만, 프로그램을 수행하기 위해 몇 가지 필수적이고 상황에 맞는 도구를 준비해야 한다.

필수 도구(Essential Tools)

모든 프로토콜에서 다음의 필수 도구 중 하나를 사용한다. 이러한 필수 도구는 대부분 공공 체육시설에 구비되어 있어 쉽게 사용할 수 있다. 그렇긴 하지만, 책에 소개된 모든 운동은 집에서 편하게 할 수 있다. 필수 도구들은 비교적 저렴하고 쉽게 구할 수 있으며 많은 공간을 차지하지 않다. 이 책의 목표는 재활을 쉽고 접근 가능하게 만드는 것이다. 이 도구들은 재활 운동을 완료하는 데 필요한 모든 것을 제공한다. 일부 도구는 가정에서 사용하는 물건으로 대체할 수 있다. 이 책은 장비의 추천 및 대안 그리고 사용법을 제공한다

벤치(Bench)

- 추천 단단한 쿠션이 있는 웨이트 벤치
- 대안 테이블 벤치 또는 튼튼한 의자
- 용도 앉은 자세 및 누운 자세 운동

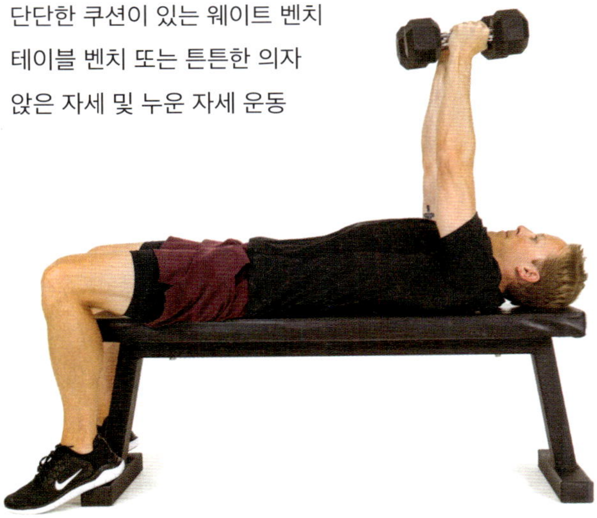

다월(Dowel)

- 추천 1인치 x 48 인치 다월
- 대안 PVC 파이프, 빗자루 또는 골프 클럽
- 용도 수동 및 능동보조 ROM 운동

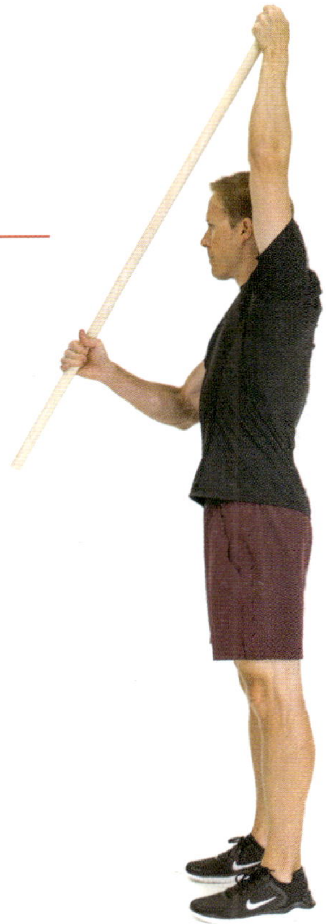

덤벨(Dumbbells)

- 추천 가벼운 덤벨 2개(5-10 파운드) 및 무거운 덤벨 1개(25-45 파운드) - 자신의 체력수준에 맞는 선호하는 브랜드와 적절한 무게를 선택하세요.
- 대안 무거운 덤벨 대신 케틀벨 사용(대부분의 경우)
- 용도 저항 운동

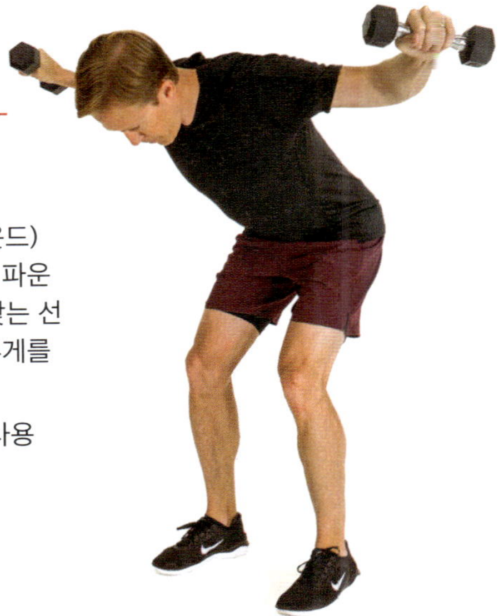

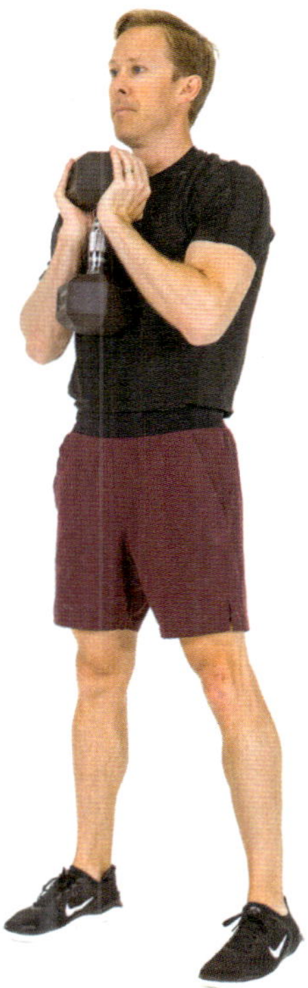

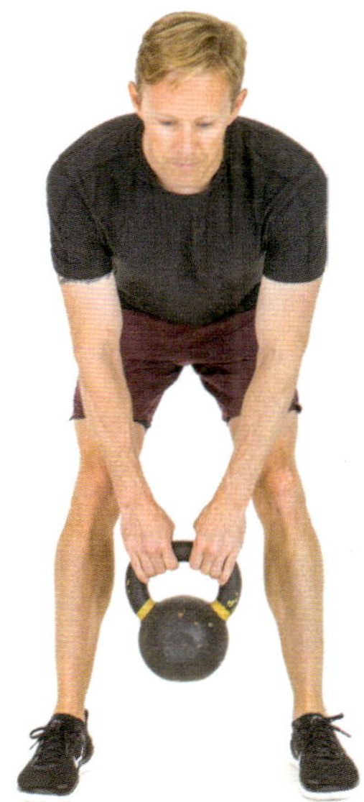

폼 롤러(Foam Roller)

- 추천: 긴(36인치), 단단한(검은색 고밀도 폼), 매끄러운 롤러
- 대안: 부드러운(흰색) 폼 롤러 또는 겉이 울퉁불퉁한 스터드 롤러(studded roller)
- 용도: 대근육 그룹을 위한 연부 조직 운동 및 어깨 가동성 운동(예: 엔젤 운동)

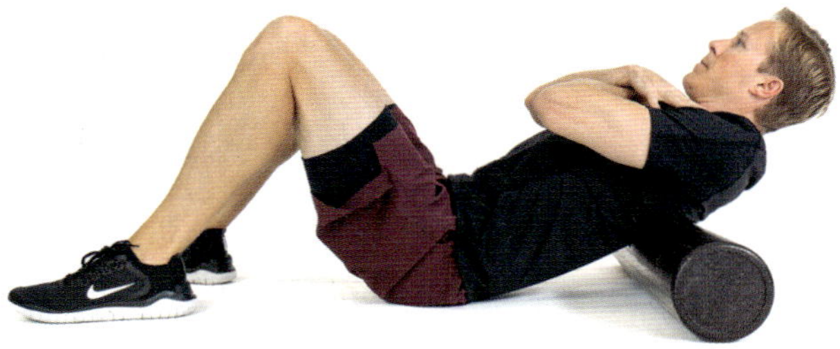

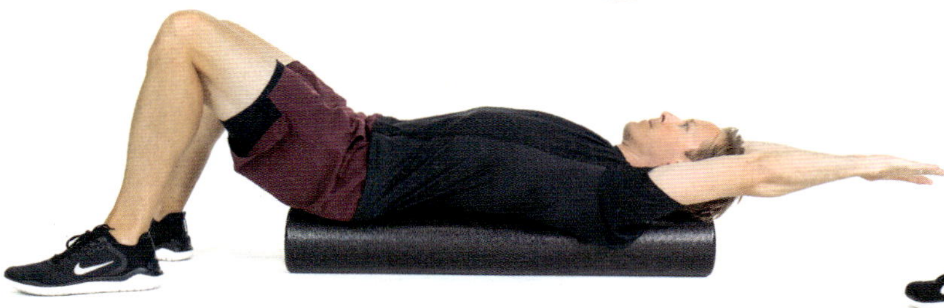

마사지 볼(Massage Balls)

- 추천: 작은 마사지 볼(테니스 또는 라크로스 볼 크기) 및 큰 마사지 볼 (소프트볼 크기)
- 대안: 트리거 포인트 테라피 및 요가 튠업과 같은 혼자서 하는 마사지를 위해 특정 브랜드에서 제공하는 다양한 도구들이 있다. 이러한 도구들 중에서 선호하는 브랜드, 단단한 정도, 그리고 표면의 질감을 고려하여 원하는 것을 선택한다.
- 용도: 작은 근육군 정지점(insertion point)을 표적으로 하는 연부 조직 가동술

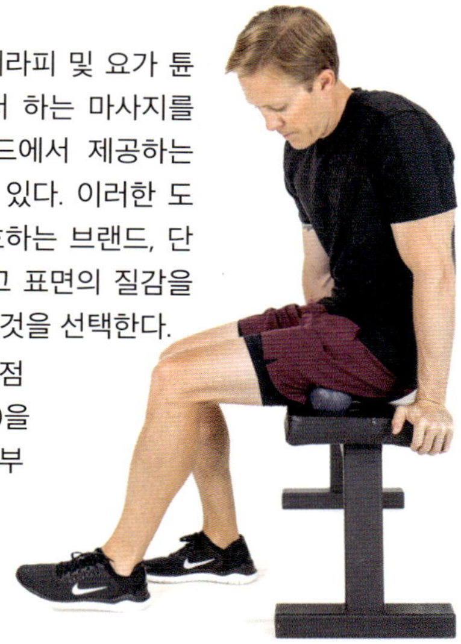

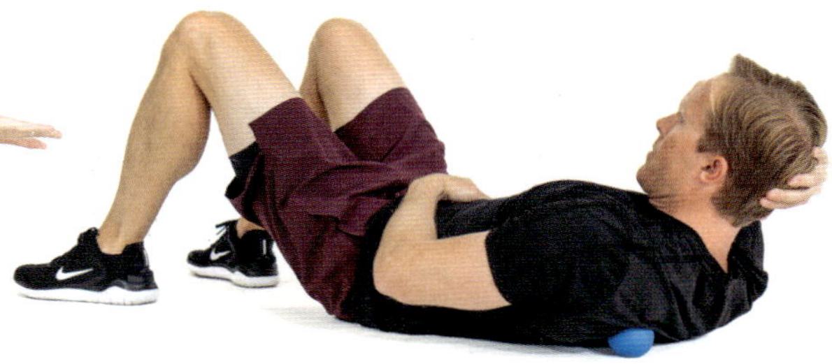

땅콩 볼(Peanut Tool)

- 추천: 땅콩 마사지 볼 롤러
- 대안: 라크로스 공 두 개를 테이프로 붙이기
- 용도: 척추(목과 등)의 연부 조직 운동

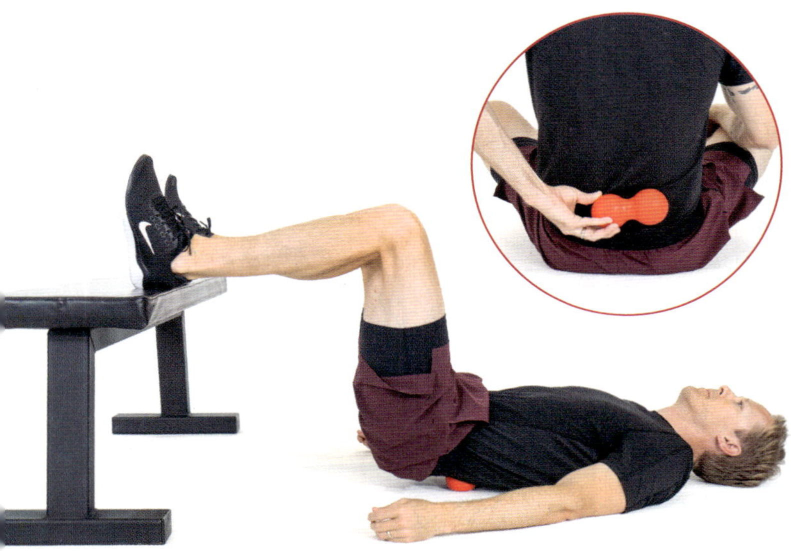

피지오(엑서사이즈)볼 [Physio (Exercise) Ball]

- 추천: 55cm 공 - 선호하는 브랜드를 선택하세요.
- 용도: 햄스트링 컬 및 코어(등과 복부)운동

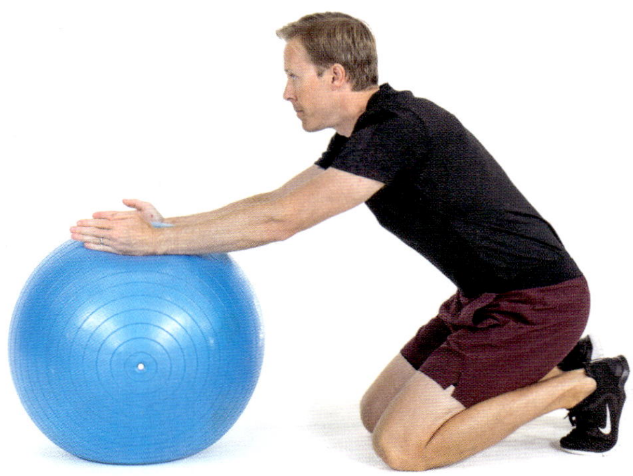

저항 밴드(롤)
[Resistance Band (Roll)]

- 추천: Thera-Band, 중간 저항(빨간색), 6야드 롤은 필요한 사이즈를 자르기에 충분한 길이를 제공한다.
- 대안: 원하는 브랜드, 길이, 탄성 수준을 선택하세요.
- 용도: 저항 운동

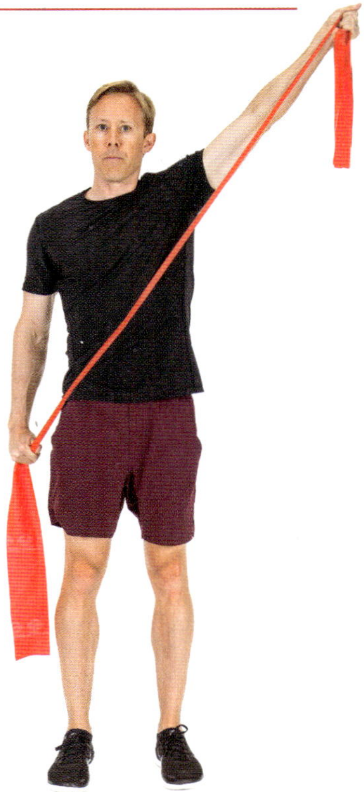

루프 밴드(Resistance Loops)

- 추천: 다양한 저항 레벨이 있는 버라이어티 팩
- 대안: 얇은 고무/라텍스(쉬움) 또는 두꺼운 탄력천 소재(어려움)
- 용도: 엉덩이 및 어깨 트레이닝 운동

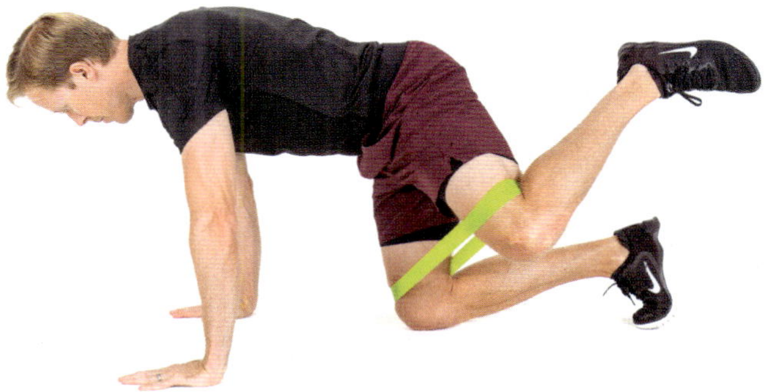

저항 튜브 밴드(Resistance Tube Bands)

- 추천: 다양한 저항 수준과 손잡이(핸들)가 있는 저항 밴드 팩, 도어 앵커(스쿼트 랙처럼 튼튼하고 안정적인 부착물이 없는 경우) - 원하는 브랜드 선택 가능
- 대안: 케이블 머신
- 용도: 저항 운동

스트레치 스트랩(Strap)

- 추천: 끝 부분이 고리로 된 탄력 없는 스트레치 스트랩
- 대안: 끊어지거나 늘어나지 않는 벨트 또는 스트랩
- 용도: 스트레칭 운동

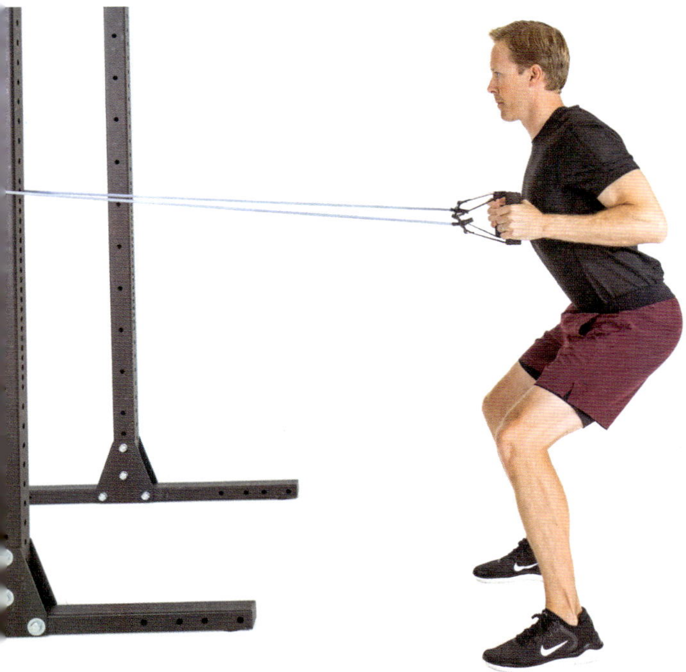

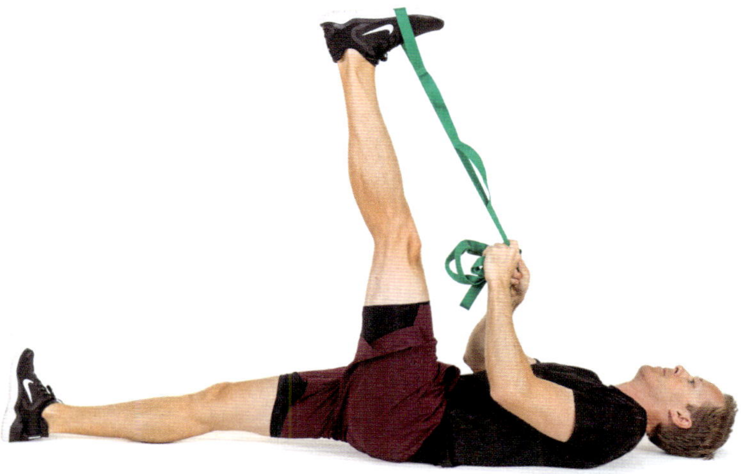

특정 상황에 맞는 도구(Condition-Specific Tools)

일부 프로그램은 특정 손상을 치료하기 위해 전문장비가 필요하다. 대부분의 프로그램은 이러한 장비 없이도 수행할 수 있으며, 가정에서 사용할 수 있는 도구로 대체할 수 있다.

밸런스 패드(Balance Pad)

- 추천: AIREX 밸런스 패드
- 대안: 모든 밸런스 패드 또는 얇고 단단한 베개 또는 쿠션
- 용도: 바닥에 무릎을 꿇을 때 무릎 보호, 모음 운동 시 높이를 높여 줌.

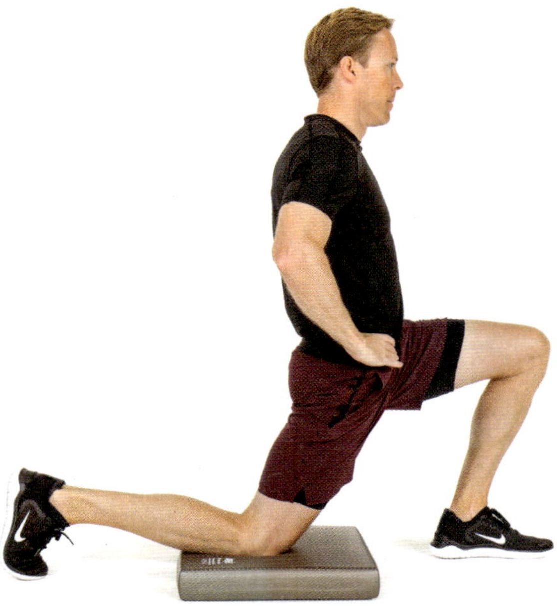

패쉬아이티스 파이터(Fasciitis Fighter), 발바닥근막 스트레칭 기구

- 추천: 패쉬아이티스 파이터
- 대안: 말린 수건
- 용도: 발바닥 근막과 엄지 발가락 스트레칭 및 강화

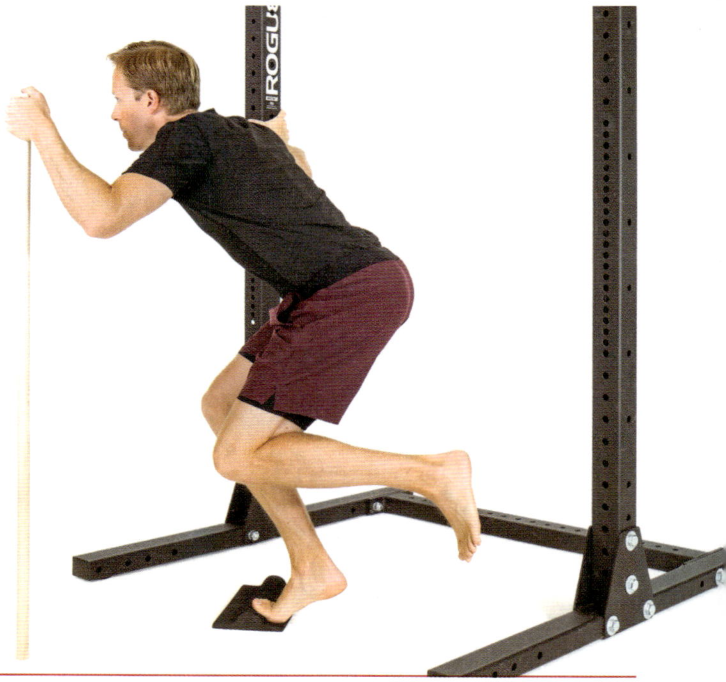

악력 강화도구(Grip Strengtheners)

- 추천: 손가락 닫는(굽히는) 힘을 위한 핸드 그리퍼 및 여는(벌리는) 힘을 위한 손가락 폄근 저항 운동기 - 원하는 브랜드와 스타일을 선택하세요.
- 대안: 손을 벌리고 닫을 때 그립에 어려움(저항)을 주는 모든 도구 또는 운동
- 용도: 테니스 엘보, 골퍼 엘보 및 손목굴증후군 치료; 손과 손가락 강화

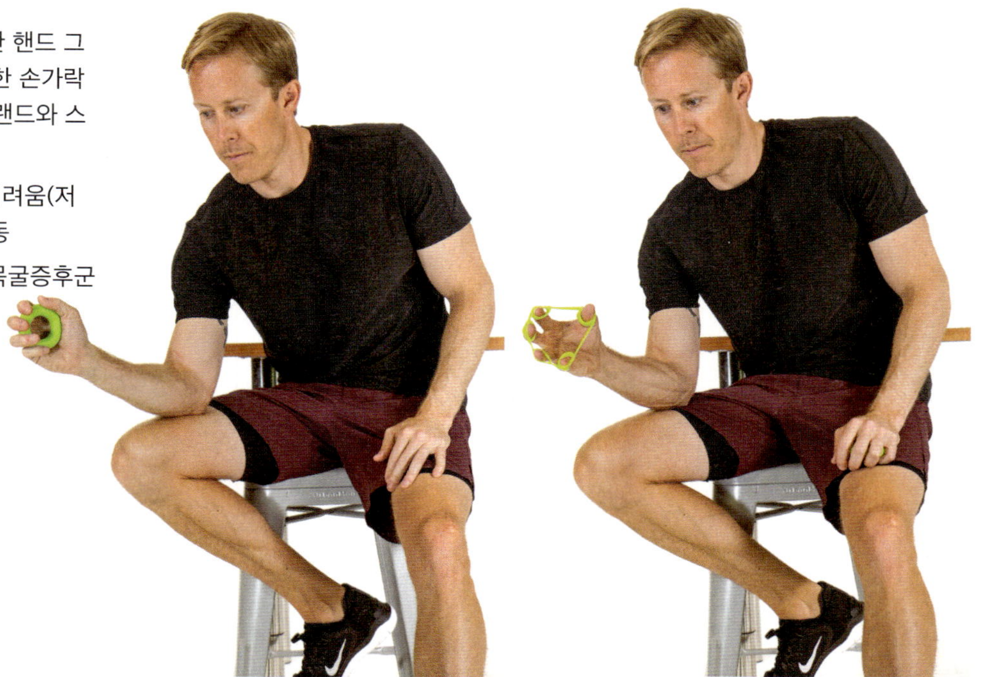

플라이오메트릭(플라이오) 박스 [Plyometric (Plyo) Boxes]

- 추천: 높이 6~8인치, 16~18인치 박스 2개
- 대안: 의자, 계단 또는 안정적인 고정된 표면
- 용도: 스텝 업 및 스텝 다운

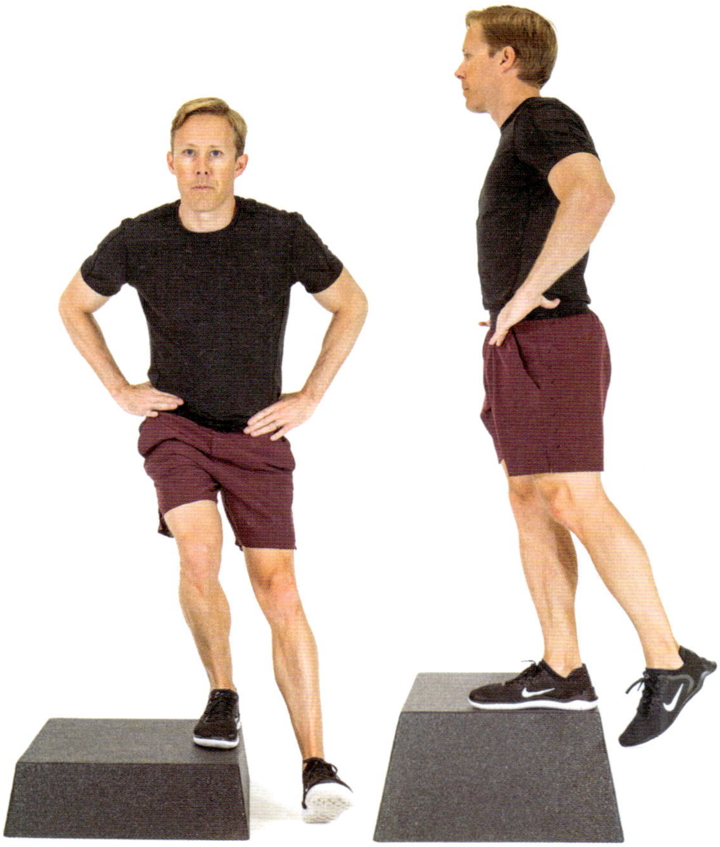

경사(슬랜트) 보드(Slant Board)

- 추천: 미끄럼 방지 표면이 있는 조절 가능한 경사 보드
- 대안: 모든 경사 스텝 (3~6인치)
- 용도: 종아리 스트레칭 및 무릎힘줄(patellar tendon) 강화 운동

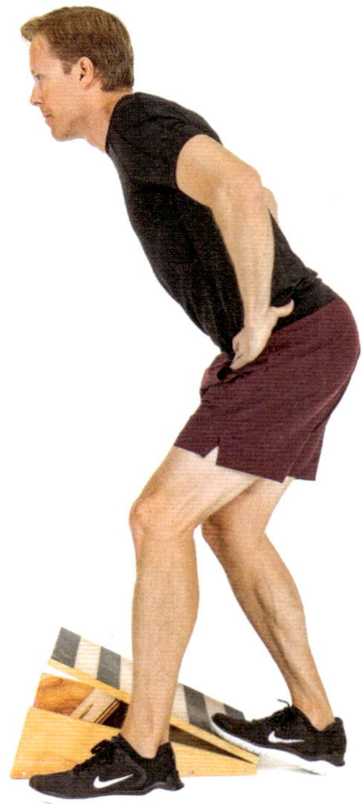

피지오볼(Sports Ball)

- 추천: 축구공, 배구공 또는 농구공
- 대안: 단단하고 안쪽의 압력을 견딜 수 있는 모든 공
- 용도: 모음, 브릿지

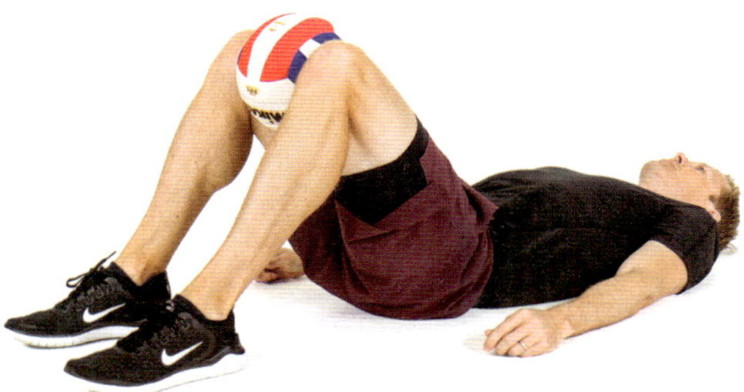

요가 블록(Yoga Block)

- 추천: 정사각형 요가 블록 - 원하는 브랜드와 스타일을 선택
- 용도: 목 연부 조직 운동

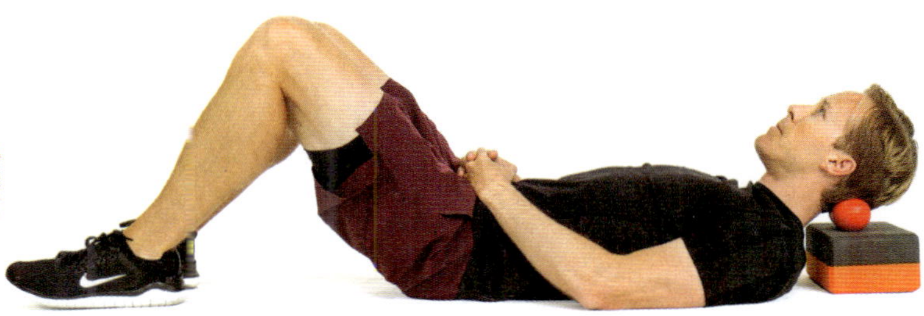

chapter 14

보완 및 대체 의학 중재 [Complementary & Alternative Medicine (Cam) Interventions]

만성 통증을 겪고 있거나 최근에 손상된 경우, 또는 통증으로 고생하는 사람을 상담하는 실무자인 경우, 아마도 가능한 모든 옵션을 탐색하고 싶어할 것이다. 통증과 손상에 대한 가장 효과적인 치료법은 교육, 단계별 운동, 도수 치료 정도이다.

그러나 이 책에 설명된 재활 프로토콜과 함께 할 수 있는 더 많은 것을 원하실 수도 있다. 몇 가지 예를 들면 사우나, 냉 요법, 침술, 신경근 전기 자극은 모두 보완 의학 또는 대체 의학(CAM) 치료법으로 간주되며 프로토콜을 보완하는 데 사용할 수 있다.

내성이 생긴 통증 문제나 기존 치료에 잘 반응하지 않는 손상이 있을 수도 있다. 또는 치유를 촉진하기 위해 합리적인 범위 내에서 무엇이든 할 의향이 있는 사람일 수도 있다. 그래서 다양한 옵션을 제공하기 위해 이러한 대체 의학 치료법을 소개하는 이유이다.

분명하게 말할 수 있는 것은, 이러한 치료법 중 상당수는 그 효과를 뒷받침하는 증거가 낮거나 보통 수준이며, 연구 결과가 결론이 나지 않는 경우도 있다. 어떤 이유로 작용하는지 알 수 없지만, 대다수 치료법이 긍정적인 결과를 가져오는 것으로 보이다. 그리고 이러한 개입에 대한 질문은 임상에서 자주 나오기 때문에 여러분이 궁금해할 만한 내용을 빠뜨리고 싶지 않다.

또한 믿음의 힘은 실제로 존재하며 결코 과소평가해서는 안 된다. 치료 방식에 대해 어떤 생각을 가지고 있는가는 매우 중요하다. 증거가 있든 없든 효과가 있을 거라고 생각한다면, 그리고 그것이 극도로 침습적이지 않으며 부작용이 없고 큰 비용을 지불하지 않는다면, 시도해보라고 말할 것이다. 만약 그 치료방법이 당신에게 도움이 된다면, 그것은 훌륭한 일이다!

이제 제가 알고 있는 내용과 이용 가능한 연구에 바탕으로 가장 인기 있는 대체 의학(CAM) 치료법 몇 가지를 요약해 보겠다. 그러나 나는 이런 분야의 전문가는 아니다. 침술과 같은 치료법은 수년간의 전문 교육이 필요하다. 이러한 치료법 중 상당수는 이미 책으로 출간되어 있다. 또한, 치료의 효과 정도는 치료가 효과가 있을 것이라고 믿는 정도에 따라 달라질 수 있다. 일부 중재방법은 과학적 근거가 있지만, 얼마나 도움이 될지는 여전히 개인과 기타 여러 변수에 따라 달라진다.

나의 의도는 어떤 치료법이 다른 치료법보다 낫다고 설득하거나 자세한 개요를 제공하는 것이 아니라 각 치료법이 어떤 경우에 좋은지, 언제 사용을 고려해야 하는지, 그 효능을 뒷받침하는 증거(있는 경우)가 무엇인지 판단하는 데 도움이 되고자 하는 것이다.

나는 이를 3가지 범주로 나누고 논리적이고 접근 가능한 순서로 나열했다. 당신이나 당신의 운동전문가는 여러 치료법 중 어떤 운동이 당신에게 효과적인지 알수도 있고, 아래 항목에 있는 중재 방법 중 특정 치료법에 관한 많은 경험을 가지고 있을 수 있다. 이러한 접근은 전혀 문제 될 게 없다. 당신과 당신의 상황에 가장 적합한 방법을 선택하면 된다. 만약 여기에 CAM 치료법이 제시되어 있다면 어떤 방식으로 든 도움이 될 가능성이 있다.

우선적으로 시도해 볼 수 있는 치료방법

이 범주의 중재는 환자에게 도움이 되고, 대체로 접근이 쉽고 일반적으로 비용이 저렴하며, 연구 지원이 뒷받침되는 치료법이 포함된다.

교차-전이(Cross-Transfer)

교차 전이는 한쪽 팔-다리를 훈련할 때 뇌와 척수의 신경 연결을 통해 전이가 발생하며, 이로 인해 훈련되지 않은 반대쪽 팔에 변화가 일어나는 독특한 현상이다.[1-5] 이 흥미로운 효과는 손상된 사지나 수술 후 근력 결핍을 줄이기 위해 사용할 수 있다.

손상이나 통증이 있는 사람, 특히 움직임이 제한적인 급성 단계에서는 전신을 계속 훈련하는 것뿐만 아니라 현재 사용할 수 없는 쪽에 영향을 미치기 때문에 반대쪽 팔다리도 훈련할 것을 거의 권장한다. 오른팔이 깁스나 보조기에 고정되어 있다고 생각하라. 왼팔로 컬, 프레스, 로우 등을 계속하면 고정된 쪽에서 발생하는 근력 결핍의 심각성을 줄일 수 있다.

손상을 입은 많은 사람들은 단순히 움직임을 멈추는 경우가 많은데, 이는 이상적이지 않다. 하지만 교차-전이는 손상부위 운동을 할 때를 대비해 신경계를 준비시킵니다. 신경계가 다른 쪽에 "정보를 전달"하고 활동에 대한 감각을 주기 때문에 다친 사지를 더 쉽게 사용할 수 있게 해준다.

그렇다고 다친 쪽을 무시하라는 뜻은 아니다. 양쪽에 동일한 부하의 운동을 할 수 있는 지점에 도달하고 싶을 것이다. 그렇기 때문에 모든 사람에게 "양쪽 모두"라는 마인드로 프로토콜을 진행할 것을 권장한다. 교차-전이 덕분에 부작용이 없이 큰 이점이 있을 것이다. 사용 중인 재활 프로토콜이나 재활 단계에 관계없이 손상되지 않은 않은 건측을 사용함으로서 손상된 반대쪽 환측 사지에 정보를 제공할 수 있다. 이는 전체 프로토콜에 도움이 될 뿐만 아니라 치유 과정의 정신적, 신체적 측면 모두에 도움이 된다.

정신적 이미지(Mental Imagery)

재활에서 심상은 일반적으로 수술 후와 같이 움직일 수 없거나 실제 움직임이 심한 통증을 유발할 때 손상 또는 통증이 있는 신체 부위를 움직이는 것에 대해 생각하는 것이다. 움직임을 상상하는 것은 실제로 움직일 때 사용되는 것과 유사한 신경망을 활성화하여 움직일 수 없을 때 재활 과정을 보완하는 데 도움이 될 수 있다. 인간은 시각적 존재이며, 연구에 따르면 정신적 이미지 운동은 손상과 관련된 불안과 손상을 입고 움직이지 못하는 사람의 근력 손실을 줄일 수 있다.[6-11]

특히 1단계에 해당하는 경우, 다치거나 통증이 있는 사지나 관절을 손상 전과 같이 다양한 방법으로 사용하는 것을 상상하면서 정신 회로를 활성화하는 데 시간을 할애해야 한다. 이는 운동을 할 때도 도움이 된다. 해당 부위를 정상적인 방법으로 사용하는 것을 상상하는 것은 회복을 촉진하는 데 도움이 된다.

만약 오른쪽 무릎을 다쳐서 완전히 무릎을 구부릴 수 없다고 가정해보자. 앉아서 왼쪽을 몇 번 구부린 다음 오른쪽도 구부린다고 마음속으로 그려보는 것은 해당 관절을 움직이게 하는 신경 근육 회로를 활성화한다. 교차-전이를 통합하여 심신 연결을 더 쉽게 형성할 수 있는 긍정적인 경험을 만들어낸다.

혈류 제한(BFR, Blood Flow Restriction)

이 치료법은 재활 분야에서 점점 더 인기를 얻고 있으며, 특히 조직에 완전히 부하를 줄 수 없는 급성 통증 기간에 손상을 입은 사람들에게 유용할 수 있다.[12-16] ACL 파열에서 특히 환자들이 넙다리네갈래근 강화를 시작할 때 많이 볼수 있다.

혈류 제한(BFR)은 주로 정맥 혈류를 차단하여 혈액이 사지에 고이게 한다. 혈액이 고이면 대사 산물이 축적되어 해당 부위의 근육을 단련하는 저항 운동이나 유산소 운동 등 운동의 부하를 낮출 뿐만 아니라 근력과 비대 변화를 변화를 유도할 수 있다. 초기 치유 단계는 체중을 많이 늘릴 수 없는 경우가 많기 때문에 매우 유용한 방법이다.

기본적으로, 스트랩을 팔이나 다리에 묶는데, 보통 겨드랑이 위쪽이나 허벅지 위쪽의 사지 윗부분에 가깝게 고정한다. 이렇게 하면 더 아래쪽으로 더 많은 효과를 볼 수 있다. 돌림근띠 파열과 같이 스트랩이 닿는 위쪽에 있는 손상에는 도움이 되지 않을 수 있지만, 아래쪽에 있는 손상에는 도움이 될 수 있다.

예를 들어 십자인대 재건술을 받았는데 아직 체중 스쿼트를 할 수 있는 허락을 받지 못했다고 가정해 보라. 간단한 체중으로 다리 뻗기를 하는 동안 BFR 스트랩을 착용할 수 있다 해당 부위를 운동할 때 발생하는 혈액과 대사 산물로 인해 운동이 훨씬 더 어렵게 느껴질 것이다. 이는 결과적으로 근육 성장을 자극하고 근력을 증가시키면서 신체에 가해지는 기계적 부담을 줄여준다. 이는 진단에 따라 1단계 또는 2단계가 끝날 때 가장 도움이 된다.

기억하세요, 스트랩을 올바르게 위치시키고 압력을 조절해야 한다. 동맥을 막으면 위험할 수 있다. 따라서 혈류 제한을 올바르게 실시하는 방법을 보여줄 숙련된 전문가를 방문하는 것이 가장 좋다.

열(Heat)

열은 혈액 순환을 촉진하고 통증을 감소시켜 치유 속도를 높일 수 있는 것으로 알려져 있다. 연구에 따르면 온열 패드와 같은 국소 열은 열에 민감한 칼슘 채널을 활성화하며, 칼슘 채널이 활성화 되었을 때 통각 수용체이자 척수에서 뇌로 위험신호를 전달하는 과정에 관여되는 말초 수용체를 억제시킨다.[21,22] 사우나 같은 다른 열원(다음에 설명할 것임)도 비슷한 효과를 낼 수 있다. 또한, 열은 조직을 더 탄성 있게 만든다. 운동 세션 전에 충분한 워밍업처럼, 조직의 온도와 탄성을 높이면 이동 및 저항 훈련을 수행할 때 손상 위험을 줄일 수 있다. 이는 프로토콜의 초기 단계를 진행할 때 특히 유용할 수 있다.

많은 연구에 따르면 사우나를 사용이 근육 위축을 줄일 수 있다고 제안하고 있다.[23-26] 예를 들어 수술 후 감염 위험이 없다는 의사의 승인을 받은 경우 급성기에 사우나가 도움이 될 수 있다. 저항 운동을 할 수 없더라도 사우나는 잠재적으로 근육을 더 오래 유지하는 데 도움이 될 수 있다. 또한 고대 스트레스 요인, 즉 수렵 채집 조상들이 자주 접했지만 지금은 많이 발생하지 않는 스트레스 요인과 관련된 염증 관리 전략도 있다. 극한의 온도도 그중 하나이다. 핫 요가 스튜디오나 사우나 등 극한의 열에 노출되면 신체의 보호 메커니즘을 활성화하는 데 적절한 스트레스를 받을 수 있다. 이는 염증을 감소시키는 장수 및 건강과 관련된 유전자 경로를 활성화하는 것으로 추정된다.(극심한 추의도 염증을 유발할 수 있다.) 염증을 줄이던 심혈관 건강을 비롯한 많은 건강 요인이 개선될 수 있다.[27-30]

급성 염증은 정상적인 면역 반응이라는 사실을 기억해라. 예를 들어 발목을 삐었을 때 염증이 발생하고 손상 부위가 따뜻해지면 이는 치유에 도움이 된다. 사우나 사용은 면역 체계가 활성 상태를 유지하며 급성기 이후에도 염증을 계속 생성하는 만성 염증 상태에 더 유익한다. 만성 염증 성분이 있는 질병이 나타나기 시작하는 시기가 바로 이때이므로 사우나는 오래 지속되는 만성 통증이 있는 사람에게 유용할 수 있다.

이 책은 주로 기계적, 통각 수용성 통증에 초점을 맞추고 있지만, 만성 통증 장애의 상당수는 만성 염증 성분이 있는 것으로 생각된다. 따라서 만성 통증이 있거나 손상 초기단계에서 사우나나 극심한 열 노출이 통증을 줄이는 데 도움이 된다면 시도해 볼 가치가 있다. 효과가 없더라도 문제가 되지 않는다. 특히 근육 위축과 염증을 줄이고 심혈관 건강을 개선하는 등 모든 건강상의 이점을 얻을 수 있으며, 몸을 회복하는 초기 단계에 있다면 굳이 움직일 필요가 없다.

신경근 전기 자극
(NMEs, Neuromuscular Electrical Stimulation)

신경근 전기 자극, 일명 전자 자극(e-stim)은 최근 손상으로 인한 통증과 부기를 조절하는 데 자주 사용된다. 기본적으로 기계는 근력을 높이고 통증을 줄이기 위해 환자의 조직에 전류를 전달한다.

급성 통증과 부기를 치료하는 데 사용되는 전자 자극 장치는 경피적 전기 신경 자극의 약자인 TENS라고 불린다. 이러한 장치는 일시적인 완화 효과를 제공할 수 있지만 일반적으로 장기적인 관점에서는 효과적이지 않다.[31-33]

전자 자극기를 사용하려면 보통 손상 부위 주변에 패드를 피부에 붙이고 기기와 함께 제공된 지침에 따라 사용하면 된다. 전기 자극은 일시적으로 신경계의 통각 감각을 분산시켜 통증을 완화하는 데 도움이 되는 것으로 알려져 있다. 이 새로운 감각 입력은 통각 수용체보다 전도 속도가 빠른 수초 뉴런을 통해 전달된다. 따라서 전자 자극기를 사용하는 동안 또는 사용 후 최대 15분 동안만 통증에 도움이 된다.

전기 자극을 사용한 근력 강화와 신경근 기능 촉진은 더 나은 결과를 보여준다. 연구에 따르면 전자 자극을 전통적인 물리 치료와 병행하면 일부 정형외과 수술 후 전자 자극을 사용하지 않는 물리 치료보다 근력 향상 효과가 더 크게 나타날 수 있다고 한다.[34-36] 예를 들어, 손상으로 인해 신경계가 넙다리네갈래근을 억제하여 넙다리네갈래근을 움직이기 힘들어졌다고 가정해 보자. 이 경우 전기 자극은 외부의 뇌와 같은 역할을 한다. 뇌가 근육을 켜지 않는다면 특정 전류를 사용하여 넙다리네갈래근을 활성화하는 데 도움이 되는 기계를 사용할 수 있다.

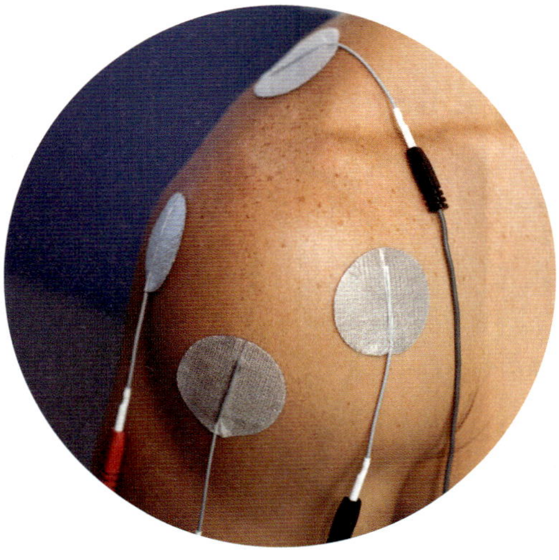

일반적으로 러시안 전류Russian current 자극 또는 고전압 전류high-voltage current를 사용하여 근육을 강화한다. 환자의 근육이 저절로 수축할 때까지 전류를 높이다. 그런 다음 전자 자극이 켜질 때 운동을 하도록 하면 교차-전이와 같은 방식으로 도움이 된다. 신경계를 장악(강제로 사용)하여 활성화와 모집을 개선하여 재활 중에 더 큰 향상을 가능하게 한다.

이 두 가지 시나리오에서 전자 자극만으로는 문제를 해결할 수 없다. 그러나 특히 수술 후 신경 근육을 강화하고 개선하기 위해 시도해 본다고 해서 해가 되는 것은 없다.

압박 의류(Compression Garments)

압박 의류에 대한 더 많은 연구가 필요하지만, 현존하는 대부분의 연구는 격렬한 운동 후에 진행되었으며, 압박 의류가 지연성 근육통(DOMS)의 심각성에 대한 개인의 인식을 줄일 수 있다는 사실이 밝혀졌다.[37-39] 일부 연구에 따르면 격렬한 운동 후 압박 의류를 착용하는 것이 기능적 근육 회복(파워 및 최대 힘 출력 측정)을 가속화하고 크레아틴 키나아제(근육 분해 시 생성되는 물질)의 농도를 감소시키는 것으로 나타났다. 이는 압박 의류가 정맥 복귀를 도와 혈액이 조직에 고이지 않고 심장으로 다시 펌핑되도록 도와주기 때문일 수 있다. 특히 점진적인 압박복의 경우 더 먼 쪽을 압박하고 혈액을 심장 쪽으로 더 가깝게 보내는 효과가 더욱 크게 나타난다.

이러한 연구의 대부분은 물리 치료나 스포츠 퍼포먼스 클리닉에서 흔히 볼 수 있는 고가의 공기 충전 장치인 첨단 압박 시스템을 사용했다. 모든 압박 의류가 똑같이 만들어지는 것은 아니다. 이 연구들 역시 격렬한 운동 후 압박이 근육 통증과 회복에 어떤 영향을 미치는지 조사했다.

손상 및 통증 재활에 있어 압박 적용은 매우 유용할 수 있다. 외상성 손상 후 대부분의 정형외과 전문의는 사지를 올리고 압박할 것을 권장한다.[40] 손상의 급성기에는 전통적으로 부종을 줄이고 움직임을 회복하는 데 압박이 도움이 되는 것으로 알려져 있다. 예를 들어, 우리는 모두 ACE 붕대를 잘 알고 있다. 또 다른 예로 손상 후 압박 슬리브는 혈액 순환, 고유 감각 및 관절 안정성을 개선하기 위해 사람들이 자주 착용하는 제품이다. 발목이나 무릎 염좌, 반달연골판 손상이나 관절염 재발 등 부종이 있는 관절 부위에 압박을 가하면 해당 부위의 체액을 빼내고 관절의 움직임을 개선하는 데 도움이 될 수 있다.

외상 후에는 대다수의 정형외과 전문의가 사지를 올리고 압박하는 것을 권장한다. 손상의 급성 단계에서는 전통적으로 부종을 줄이고 움직임을 회복하는 데 압박이 도움이 된다고 알려져 있다. 예를 들어, 우리는 모두 ACE 밴드를 잘 알고 있다. 또 다른 예로, 손상 후에는 혈액 순환, 고유감각, 그리고 관절 안정성을 향상시키기 위해 사람들이 자주 착용하는 압박 슬리브가 있다. 발목이나 무릎 염좌, 반달연골판 손상 또는 관절염 재발과 같은 부종이 있는 관절 부위에 압박을 가하면 해당 부위의 체액을 제거하고 관절의 움직임을 개선하는 데 도움이 될 수 있다.

가장 좋은 압박 방법은 일반적으로 더욱 타이트하게 시작 한다. 예를 들어 발목을 삐었다면 발가락 근처에서 시작하여 조금 더 타이트하게 감은 다음 발목 위로 올라갈수록 덜 조여지도록 천천히 느슨하게 감다. 정맥을 통해 체액을 심장 쪽으로 다시 이동시키려고 한다.

기억해야 할 것은, 압박 부위 아래가 변색되거나 멍이 들거나 또는 붉은색이 보이지 않아야 한다. 이런 증상이 보인다면 처음 압박을 시작했던 부위가 너무 꽉 조여졌을 가능성이 높다. 손상 후에는 압박기를 장시간 착용하고 싶을 수 있으며, 너무 꽉 조이지 않는다면 그렇게 해도 큰 위험은 없다. 피부를 눌러서 피가 돌아오기 전에 피부가 밝아지는 것을 볼 수 있어야 한다. 변색이 보이면 혈류를 차단하고 있을 가능성이 높으므로 장시간 사용하기에 너무 꽉 조여졌을 가능성이 높다.

잘못 착용하는 것을 우려한다면 눈금이 표시된 압박 양말이나 슬리브를 구입 한다. 하지만 랩을 사용하면 압박 정도를 더 세밀하게 조절할 수 있고, 다양한 시간대에 따라 더 공격적으로, 중간 정도 또는 약하게 압박할 수 있다는 점을 기억하도록 한다. 또한 대부분의 압박 슬리브는 관절을 충분히 안정시킬 만큼 강하지 않다는 점을 유의해야 한다. 인대 손상을 입은 경우 인대가 뼈를 고정하지 않기 때문에 프로토콜에 있는 강화 운동을 실행하는 것이 매우 중요하다. 근육은 우리 몸의 내부 안정제이다!

침술과 건식 니들링 요법
(Acupuncture And Dry Needling)

침술은 중국 전통 의학에서 비롯된 치료 방법으로, 침을 사용하기 때문에 다른CAM's 요법들에 비해 약간 더 침습적이다. 이러한 이유로 침술을 피하는 사람도 있지만, 긍정적인 효과를 기대하는 사람도 있다.

침술과 건식 니들링Needling은 여러 측면에서 유사하지만, 침술은 근육과 신경해부학이 아닌 경락과 에너지를 사용하여 바늘을 놓는 위치를 결정하는 동양 의학 기술이다. 따라서 연구 측면에서 침술은 조금 더 논란의 여지가 있다.

예를 들어, 실제 침술과 모의 침술이 유사한 결과를 보여주는 연구가 있다.[41–43] 그럼에도 불구하고, 일부 사람들은 침술이 도움이 된다고 믿다. 또한, 일부 연구에 따르면 허리통증, 목 통증, 무릎 골관절염, 특정 유형의 두통과 같은 문제에 대해서 침술이 물리 치료를 보완할 수 있다고 한다.[44–46] 다시 말하지만, 부작용의 가능성이 낮고 비용이 많이 들지 않는다면 시도해 볼 가치가 있을 수 있다.

건식 니들링 본질적으로 동일한 것이지만, 시행 방식이 다를 뿐이다. 건식 니들링은 주로 근육을 대상으로 더 깊숙이, 더 많은 부위를 자침한다. 근골격계 통증을 치료하고 기능을 개선하기 위해 근육 배, 주변 근막 또는 신경에 가까운 곳에 바늘을 삽입한다. 일부 연구에서는 건식 니들링이 가짜 치료보다 효과적이지 않으며 일차적인 방어 수단으로 간주해서는 안 된다고 제안하고 있으며, 다른 연구에서는 건식 자침이 가짜보다 우수하다는 것을 발견했다.[47–49]

다음으로 고려될 수 있는 치료법

이 섹션의 중재방법은 연구적 지지가 적고, 비용이 많이 들며, 사람들에게 가끔씩만 도움이 되는 경향이 있다(위약placebo 효과와 연관성이 높다).

테이프(Tape)

테이프는 주로 재활에서 관절의 안정성을 높이고 통증을 줄이며, 똑바로 앉는 것과 같은 특정 자세를 유지하기 위한 촉각적 신호로 사용된다.

다양한 통증 질환을 치료하기 위해 테이프를 사용하는 것은 논란의 여지가 있지만, 피부는 수백만 개의 신경 종말이 있는 기관으로, 피부를 만지는 것은 통증 경험을 조절할 수 있기 때문에 많은 중재에서 사용된다.

테이프는 피부에 감각 피드백을 제공하여 통증을 변화시킬 수 있으며, 새로운 감각 정보를 도입하여 운동 반응을 변화시킬 수 있다.[50] 압박 슬리브와 같은 다른 CAM 중재와 마찬가지로 심리적 측면을 고려하는 것이 중요하다. 어떤 사람들은 테이프를 착용할 때 신체에 더 안정감을 느끼며, 사실 위약placebo은 우리가 보는 효과의 대부분을 설명할 수 있다.[51]

또한 테이프의 종류도 다양한다. 류코테이프Leukotape는 무릎 대퇴부 통증을 완화하기 위해 무릎에 사용할 수 있는 강력한 제품이다. 이 경우 무릎을 밀어서 약간 다른 위치로 미끄러뜨린 다음 테이프를 붙이는데, 일부 사람들에게 이 테이프가 통증을 줄이는 데 도움이 될 수 있다는 증거가 있다.[52] 그런 다음 키네시오 테이프와 같은 신축성 있는 테이프도 있다. 이는 자세 테이핑처럼. 촉각 피드백 효과를 얻을 수 있다.

자세 테이핑posture taping은 정말로 일부 사람들에게 도움이 될 수 있다. 똑바로 앉게 한 다음 등을 두 줄로 테이프를 붙이다. 몸을 구부릴 때나 이전에 통증을 유발했던 자세로 이동할 때마다 테이프가 그들의 피부를 당깁니다. 여전히 고통스러운 자세를 취할 수 있지만 테이프가 이를 잡아주지는 않다. 하지만 감각 피드백을 상기시키는 데는 도움이 될 수 있다.

도구를 이용한 연부조직 이완술 [(IASTM) Instrumentassisted Soft Tissue Mobilization]

중국 전통 의학에서 비롯된 IASTM은 특별히 디자인된 도구를 사용하여 근막 제한(흉터 조직, 유착 등)을 치료하는 연조직 이완 기술로, 이는 통증 감소, 움직임 범위 향상 및 전반적인 기능 향상을 목표로 한다. 증거는 부족하지만 일부 연구에 따르면 IASTM이 단기간 관절 운동 범위를 개선하는 데 유용할 수 있다.[53-55]

예를 들어 수술을 받고 큰 흉터가 생겼다고 가정해 봅시다. IASTM은 통증을 치료하기 위해 흉터 주변을 긁어내는 것이다. 깊은 조직 마사지처럼 깊숙이 침투하지 않다. 실제로 표면을 긁는 것으로, 피부가 근막 및 기타 조직에 더 쉽게 "미끄러질" 수 있도록 근본적인 유착을 제거하는 것이 목적이다. 이러한 주장을 뒷받침하는 증거는 많지 않지만, IASTM은 비교적 비용이 저렴하고 큰 손상을 줄 가능성이 거의 없다. 발바닥근막염과 같은 질환을 앓고 있는 일부 사람들은 이 요법이 도움이 된다고 한다. 그리고 아픈 부위를 누르면 기분이 좋아질 수 있다.

만약 다른 치료를 방해하는 통증이 있고 다른 모든 방법을 시도해도 개선이 없는 것 같은 느낌이 든다면 IASTM과 같은 방법을 시도해 볼 수 있다. 하지만 한 번에 하나의 새로운 변수를 추가하고 어떤 변화가 있는지 확인하는 실험처럼 접근해야 한다는 점을 잊으면 안된다.

냉처치(ICE)

얼음 찜질은 이전에 손상 치료 계획에서 중요한 부분이었지만, 새로운 연구에 따르면 얼음이 염증 치유 단계를 억제하고 완전한 기능 회복을 늦출 수 있다는 사실이 밝혀

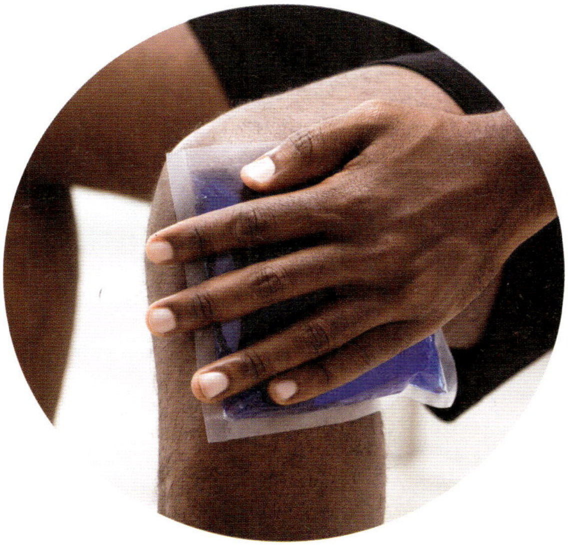

졌기 때문에 이 전략은 더 이상 권장되지 않다. 손상 부위에 얼음을 적용하면, 손상된 조직을 정화하고 치유 과정을 시작하는 대식세포와 같은 면역 세포의 침투가 느려진다.

이러한 변화는 보다 경미한 연부조직 손상(1등급)에 가장 적합해 보이다. 그러나 보다 심각한 좌상 및 파열(2등급 및 3등급) 및 수술 후에는 얼음찜질이 부종을 조절하고 통증을 줄이는 데 유용할 수 있다. 실제로 여러 연구에 따르면 ACL 재건 수술 후 얼음찜질을 하면 무릎 통증과 진통제 사용이 크게 줄어드는 것으로 나타났다.[58,59] 다른 연구에서는 근육 손상 후 염증 반응을 늦추기 위해 얼음을 사용하면 이차 손상을 줄이는 데 도움이 될 수 있다고 한다.[60]

솔직히 말하자면, 나는 오랜 시간동안 자신에게 얼음 치료를 사용하지 않았다. 손상을 입으면 며칠 동안 해당 부위를 쉬게 한 다음 서서히 운동을 시작하는 편인데, 이는 개인적인 선호도일 뿐이다. 그렇지만 최근 몇 가지의 연구 결과를 근거로 얼음을 완전히 배제하는 것은 적절하지 않을 수 있다. 많은 연구에 따르면 얼음찜질은 통증을 줄이고 부기가 과도하게 커지는 것을 방지하여 이차적인 문제를 일으키지 않는 데 도움이 될 수 있다고 보고하고 있다.[61]

모든 치료와 마찬가지로, 얼음찜질은 다양한 방법으로 사용될 수 있다. 1도 손상이 있는 경우 얼음찜질을 하지 않는 것이 좋다. 염증은 적절한 현상이며 치유에 도움이 되는 과정이다. 그러나 인대가 파열된 3도 손상의 경우 며칠 동안 얼음찜질을 하면 염증 과정이 과도하게 진행되는 것을 막는 데 도움이 될 수 있다.

냉수 요법 및 냉각 치료 (Cold Water Immersion And Cryotherapy)

많은 사람들은 전신 크라이오테라피Cryotherapy(전신냉동요법)가 국소적인 아이싱보다 염증, 부종, 그리고 통증을 줄이고 회복을 촉진하는 데 더 효과적이라고 생각한다. 차가운, 건조한 공기를 사용하는 전신 크라이오테라피는 비교적 최근에 등장한 치료법이기 때문에 연구가 부족한 편이다. 저온침수(냉수침수)는 특히 운동 회복 및 피로와 통증을 줄일 수 있는 전략을 고려할 때 더 많은 지지를 받고 있다.

이 연구에서 연구대상자는 격렬한 운동을 한 후 크라이오티라피 또는 저온침수에 노출된다. 그 결과를 비교해 보면, 저온침수 그룹이 피로와 통증에 대한 인식 감소와 염증 마커가 낮아진 것으로 나타났다.[62–64]

그렇기는 하지만, 관절염과 같은 질환의 경우 크라이오테라피가 일반적으로 근력 강화나 스트레칭과 같은 전통적인 재활 운동보다 더 우수하다는 것은 입증되지 않았다. 하지만 개인적으로 크라이오테라피가 도움이 된다고 생각하는 골관절염 환자들과 함께 일해 왔으며, 또한 다른 많은 치료법과 마찬가지로 손상과 통증의 범위를 넘어서는 이점이 있을 수 있다. 어떤 사람들은 신경계에 충격을 주기 때문에 우울증 치료에도 사용할 수 있다고 주장하기도 한다.

비교적 쉽게 접근할 수 있고 비용도 많이 들지 않는 치료법이기 때문에 시도해 볼 가치가 있다. 하지만 치유가 극적으로 빨라지거나 통증이 영구적으로 사라지는 것은 아니라는 점을 명심하길 바란다.

약물 치료(Medication)

다양한 약물이 손상 치료에 도움을 줄 수 있으며, 그 중 많은 약물은 처방전 없이 구입할 수 있다. 하지만 거의 모든 약에는 부작용이 있어 의사와 상담 후 상용하는 것이 좋다.

대부분의 경우 "일반의약품"이라고 하면 진통제나 소염제를 의미한다. 이부프로펜Ibuprofen은 가장 흔한 소염진통제 중 하나로, 통증과 관련된 증상을 완화하는 데 효과적이다. 대부분의 사람들은 이부프로펜이 보통 200mg 정제로 제공되며, 의사는 보통 이부프로펜을 3알씩 처방하거나, 1알에 600mg으로 정제된 더 강력한 이부프로펜을 처방한다.

타이레놀은 또 다른 대중적인 진통제이지만, 많은 사람이 타이레놀이 항염증제가 아니라 단순히 통증을 완화하는 데 도움이 된다는 사실을 잘 모릅니다. 또한 근육이완제와 같은 처방전 약도 있다. 특정 질환에 따라 근육이완제가 필요한 사람도 있지만, 이는 의사의 처방을 받아야 한다.

근골격계에서 가장 많이 사용되는 약물은 이부프로펜과 나프록센naproxen을 포함한 비스테로이드성 항염증제 또는 NSAIDs이다. 따라서 치료 전략에서 "약물"이라고 언급하면 NSAIDs를 의미한다.

따라서 특정 소염제는 허리를 삐끗하여 궁둥신경통sciatica pain이 다리로 퍼지거나 평소보다 많이 걸어서 발바닥근막plantar fascia이나 아킬레스 힘줄에 자극을 받은 경우와 같은 특정 경우에 도움이 될 수 있다. 이러한 상황에서는 이부프로펜 사용을 제한적으로 고려할 수 있다.

하지만 재활과정에서는 보통 이러한 약물 사용을 최소화하려고 노력하는데, 아무리 가벼운 소염제라도 만성적으로 복용 시 부작용이 있기 때문이다. 예를 들어 이부프로펜은 테스토스테론 수치를 낮추고 치유를 방해하며 위장 문제를 일으킬 수 있다.[65-69] 소염제를 장기간 복용하는 것은 바람직하지 않지만, 일시적으로 상황을 진정시키기 위해 복용해야 하는 경우에는 괜찮다. 급성기에 일시적으로 초기 통증과 염증을 관리하기위해 복용하여 1단계 운동을 시작할 수 있다.

하지만 아무리 강조해도 지나치지 않는 것처럼, 약을 복용하기 전에 의사와 상담하는 것이 중요하다. 시중에는 다양한 약물이 있으며, 일반 의약품이나 건강 보조제도 예상치 못한 상호작용을 일으킬 수 있다.

이 CAM 섹션의 모든 부분과 마찬가지로, 이 책의 내용은 단순히 치료 전략(병원 치료 안팎)에서 흔히 사용되는 부분을 설명한 것으로, 약물 복용이 여러분에게 적합한지 여부는 말할 수 없다. 재활 운동은 손상에서 회복하고 통증을 완화하는 가장 좋은 방법이기 때문에 (문제가 악화되거나 위험 신호가 나타나는 경우를 제외하고) 재활 운동을 하는 것이 좋다. 의사의 진료 하에 약물 치료가 치료 전략의 일부가 될 수 있다는 점을 말하는 것이며 항상 의사와 먼저 상의하는 것을 권장한다.

스테로이드(Steroid) 주사제

코르티손cortisone 주사, 코르티코스테로이드corticosteroid 주사 등 다양한 이름으로 불리지만 모두 스테로이드 주사이다. 정형외과 의사나 마취과 같은 통증 의학 전문의가 종종 통증과 염증을 줄이기 위해 국소 부위에 스테로이드를 주입한다. 그리고 이러한 주사는 특정 치유 단계와 특정 문제에 대한 사용을 뒷받침하는 강력한 증거가 있다.

유착성관절낭염Frozen shoulder이 좋은 예이다. 유착성관절낭염을 조기에 발견하여 급성 단계에서 코르티손 주사를 투여하면 유착성관절낭염이 후기 단계로 진행되거나 더 악화되는 것을 막을 수 있다는 연구 결과가 있다.[70] 대부분의 다른 질환의 경우, 주사를 고려하기 전에 6~8주 동안 물리 치료를 받는 것이 일반적으로 권장된다.

예를 들어, 반달연골판이나 돌림근띠가 파열되고 통증이 염증과 관련이 있다고 가정해 보자. 6~8주간의 물리 치료 후에도 어느 정도 호전되지 않는다면 수술 전에 스테로이드 주사를 먼저 처치할 수 있다.

스테로이드 주사의 한 가지 문제점은 효과가 지속되는 기간이 매우 다양하다는 점인데, 이는 주사를 맞은 횟수와 손상의 정도에 따라 달라질 수 있다. 어떤 사람들은 문제가 다시 재발하지 않을 수 있다. 다른 사람은 증상이 1~2주 동안만 완화되는 경우도 있다.

스테로이드 주사는 반창고와 같아서 도움이 되긴 하지만 문제가 계속 악화되면 치유가 되지 않다. 그러면 염증이 재발할 것이다. 하지만 주사를 맞으면 염증을 충분히 감소시켜 물리 치료를 계속하고, 가동성 및 근력 운동을 하고, 행동 수정을 하는 등 조직이 진정되어 다시 회복될 수 있도록 필요한 모든 조치를 취할 수 있다.

이는 치료 중 또는 치료 후 몇 주 동안 시행할 수 있으므로 진정한 보완 치료이다. 해당 부위가 여전히 통증이 있는 경우(호전되기는 했지만 충분하지 않은 경우) 코르티손 주사를 맞고 통증이 충분히 진정되는지 확인한 다음 진정한 회복 단계로 넘어갈 수 있다.

하지만 코르티손 주사를 맞았는데 통증이 재발하면 어떻게 될까? 처음에 효과가 있었다는 것을 알고 다른 주사를 맞고 몇 가지 악화 요인을 파악하고 다시 효과가 있는지 확인해도 괜찮을까? 수술이 더 효과적인 옵션이 되기까지 몇 번의 주기가 권장될까?

스테로이드 주사를 너무 많이 맞으면 결합 조직이 약해져 심한 경우 힘줄 파열을 유발할 수 있으므로 주의해야 한다.[71,72] 이 스테로이드 치료가 필요한 손상이 있는 경우 한 번 주사하는 것으로 치료를 시작하기 바란다. 두 번째 주사를 맞을지 여부는 첫 번째 주사가 얼마나 도움이 되었는지에 따라 결정된다. 주사가 일주일 동안만 도움이 되었다면 두 번째 주사를 맞을 필요는 없을 것이다. 실제로 대부분의 정형외과 전문의는 부작용 때문에 1년에 최대 3번까지만 주사를 맞을 수 있도록 허용한다. 일부 운동선수들은 경기 복귀를 위해 주사를 맞기를 원하지만 결합 조직에 대한 위험 때문에 이 방법은 권장하지 않다.

따라서 스테로이드 주사를 맞고 3개월 동안 효과가 있었지만 통증이 재발했다면, 두 번째 주사를 맞는 것이 합리적일 수도 있다. 그러나 이것을 결정하는 데는 첫 번째 주사에 대한 반응과 의사와의 상담이 필요 한다.

충격파(Shockwave) 치료

충격파는 초음파와 비슷하지만 훨씬 더 높은 에너지의 음파이며, 일부 연구에 따르면 천 배 더 강한 것으로 보고한다.[73] 이러한 음파를 근골격 조직에 전달하여 미세 외상을 유도하고 치유 반응을 자극하는 것으로 알려져 있다.

충격파 치료가 치유를 촉진하는지 여부는 알기 어렵지만, 통증을 감소시키고 발바닥근막염, 테니스 엘보, 아킬레스 및 슬개 힘줄병증, 힘줄에 축적된 칼슘 침착, 뼈 손상 치료에 사용된다. 충격파 사용을 뒷받침하는 많은 연구가 있지만, 테니스 엘보와 같은 통증성 질환의 경우 일부 연구에서는 충격파 치료가 위약보다 더 효과적이지 않다는 결과가 있다.[73–77]

자가혈청주사(PRP, Platelet-Rich Plasma)

PRP 주사는 의사가 환자의 혈액을 채취하여 성장과 치유에 관여하는 세포인 혈소판을 뽑아낸 다음 이 혈소판 농축액을 해당 부위에 다시 주입하여 이론적으로 통증을 줄이고 조직 재생을 촉진하는 데 도움이 되도록 하는 치료이다.

PRP는 테니스 엘보(외측 상과염), 돌림근띠 파열, 아킬레스 힘줄 손상, 무릎 골관절염 등 여러 질환에 도움이 된다고 알려져 있다.[78–80] 하지만 이 치료법이 광고한 것처럼 효과가 있었다면 더 많은 사람들이 이 치료법에 대해 이야기했을 것이다. 실제로 이를 뒷받침하는 증거는 제한적이다.

그러나 PRP는 우리가 알고 있는 것보다 더 효과적일 수 있으며, 특히 기존의 재활 치료에 잘 반응하지 않는 저항성 손상에 더 효과적일 수 있다. 내가 아는 몇몇 의사들은 PRP를 정말 믿지만, 준비 프로토콜이 충분히 문서화되어 있지 않아 연구자들이 연구를 재현할 수 없었다.[81]

따라서 PRP는 잘 낫지 않는 질환에 유용할 수 있다. 저는 확실히 수술 전에 PRP를 시도해보고 싶다. 8~12주 동안 꾸준히 재활 치료를 받았는데 남은 선택지가 수술인 경우, PRP와 줄기세포(이 장의 뒷부분에서 설명)와 같은 방법이 덜 침습적이며 통증에 도움이 될 수 있다. 다만 이러한 치료가 손상 회복을 앞당긴다는 확실한 증거는 부족 하다는 점을 명심하길 바란다.

보호대(Braces)

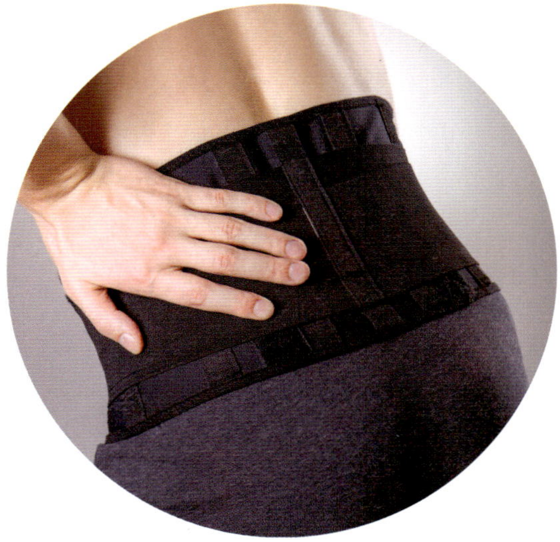

브레이스(보조기)는 특정 용도로만 사용되며, 잘못 사용할 수도 있다. 문제는 일부 사람들이 통증을 줄이거나 예방하기 위해 습관적으로 착용하다가 우리 몸의 보조기 시스템인 근건musculotendinous계가 활성화 되지 않아, 사용 후 위축과 디컨디셔닝(근력약화) 문제가 발생하게 된다. 근육, 힘줄, 인대는 우리 몸에 내장된 보조기이다. 대부분의 경우 외부 보조기를 사용해서는 안 되며, 사용해야 하는 경우에는 일시적으로만 사용해야 한다.

등 보조기, 팔꿈치 보조기, 무릎 또는 힘줄 보조기, 단단한 금속제 무릎 보조기를 사용하는 경우 신경근육계가 다소 약해질 수 있다. 수술 후, 손상 직후 또는 손상 위험이 높은 활동을 할 때 일시적으로 보조기를 사용하는 경우는 괜찮다. 하지만 대부분의 경우 보조기를 착용하지 않아도 될 정도로 신체를 강화하는 것에 초점을 맞춰야 한다. 이 책에는 안정성과 컨트롤을 위해 외부 보조기에 의존할 필요가 없도록 신체 조직을 강화하는 데 도움이 되는 프로그램이 있다.

최후로 고려될 수 있는 치료법

이 섹션의 중재법는 현재까지 임상적 효과가 낮거나 연구 지원이 미미하며, 경우에 따라 비용이 비싸거나 접근하기 어려울 수 있다.

줄기세포 치료(Stem Cell Therapy)

줄기세포는 뼈, 근육 또는 신경 세포와 같은 다른 세포 유형으로 분화할 수 있는 능력을 가진 특수 세포이다. 이러한 능력으로 인해 연구자와 임상의들은 줄기세포가 손상되거나 병든 조직을 재생하고 복구하는 데 사용될 수 있을 것으로 기대하고 있다. 정형외과적 손상의 경우 줄기세포 치료는 주사기를 사용하여 골반 뼈에서 골수를 추출하는 방식으로 이루어진다. 그런 다음 골수에서 줄기세포를 채취하여 손상이 발생한 부위에 주입한다. 이 치료법은 어깨, 무릎, 엉덩이, 근육, 인대, 뼈 등 다양한 관절과 조직에 사용할 수 있다.

개인적으로 평생 재생 의학을 연구하고 특정 질환에 대한 줄기세포 치료법을 믿는 의사들을 알고 있다. 하지만 연구를 살펴보면 일반적으로 "대체로 안전하다"고 말하고 있다. 긍정적인 결과를 나타내는 경향이 있지만 현재 연구의 질은 좋지 않다."[82,83]

가장 큰 문제는 많은 연구가 거짓sham 치료를 사용하는 대조군을 포함하지 않는다는 것이다. 대조군이 없으면 실제로 아무것도 증명할 수 없다. 사람들이 효과적인 치료를 받고 있다고 생각하면 보통 기분이 좋아진다. 이것은 통증의 문제이다. 최고의 근거를 제공하는 최고의 연구에는 항상 대조군이 포함된다.

미국에서 제공되는 대부분의 줄기세포 치료는 성인 지방, 골수, 근육 및 기타 조직에서 채취한 중간엽 줄기세포를 사용하는 정형외과용 주사이다. 특히 골수에서 이러한 세포를 채취하는 것은 매우 고통스러울 수 있다. 줄기세포 정맥주사 치료는 또 다른 옵션이다. 그러나 이것은 책을 쓰는 시점인 현재 미국 이외 지역에서만 가능 한다.

줄기세포 치료는 시도해 볼 가치가 있을까? 시도해볼만 할 수는 있다. 줄기세포 치료가 통증 완화에 도움이 되었다고 주장하는 사람들의 이야기를 들어 보았을 것이다. 이를 수행하는 훌륭한 방법이나 매우 효과적인 농도를 알고 있는 의사(그룹)가 있을 수 있지만, 이상적인 준비와 방법을 확정하기에는 충분히 연구되지 않았다.

펩타이드 요법(Peptide Therapy)

이러한 유형의 치료법은 줄기세포 치료보다 훨씬 더 논란이 많다. 대부분의 연구는 쥐를 대상으로 이루어지고 있으며, 펩타이드를 구입할 때 라벨에는 보통 "인체용이 아닙니다"라는 문구가 적혀 있다. 하지만 쥐를 대상으로 한 연구, 특히 위와 위장 계통에 관한 연구는 많이 있다.

기본적으로 위장의 보호 단백질protective protein에서 펩타이드 사슬peptide chain을 추출한 다음 체내에 주사되는 형태로 사용한다. 쥐에게 펩타이드 요법을 투여한 결과 장-뇌 축gut-brain axis의 회복, 혈관 신생angiogenesis(신생 혈관 발생), 위와 장과 관련된 많은 문제를 해결하는 데 도움이 되는 것으로 나타났다. 또한 일부 연구에서는 특정 펩타이드(BPC-157Body Protection Compound-157가 인대 및 힘줄의 재생과 치유를 촉진하는 효과를 나타낸 것으로 보고되었다.[84-86]

펩타이드 치료가 논란이 많은 이유는, 현재 알려진 펩타이드의 종류가 수천 가지에 이르며, 이론적으로 누구나 합성할 수 있기 때문이다. 따라서, 인체의 복잡한 생화학적 스위치와 조절기전을 임의로 조작하는 것은 예상치 못한 부작용이나 시스템적 불균형을 초래할 위험이 있다. 펩타이드는 새로운 연구 분야이며, 아직까지 미국 식품의약국(FDA)의 공식 승인을 받을 가능성은 낮다. 누구나 펩타이드 요법을 시행할 수 있다는 점 때문에 다소 미심쩍은 결과들이 보고되기도 했다.

그럼에도 불구하고, 일부 의사들은 잠재적 위험을 인지하고 있음에도 아직 정식 허가되지 않은 펩타이드 제제를 맞춤 조제compounding pharmacy 또는 비공식 유통 경로를 통해 확보하여 처방하고 있다.

만약 펩타이드에 대한 검증 기술이 향상되고 인체 대상 연구가 본격적으로 시작된다면, 펩타이드 요법은 재생의학의 미래를 열 수 있을 것이다. 하지만 아직까지는 그 가능성에 대해 단정하기 어렵다.

초음파(Ultrasound)

울트라사운드는 초음파 헤드 내부의 결정이 진동하여 조직으로 향하는 음파를 생성하는 압전 효과Piezoelectric effect라는 것이 있다. 의료 영상 촬영에 사용되기 때문에 당연히 효과가 있다. 초음파는 임신뿐만 아니라 근골격계 의학에서도 자주 사용되는데, MRI 없이도 특정 손상을 확인할 수 있기 때문이다.

일부 임상의는 통증을 줄이기 위해 실제로 초음파를 사용한다. 어떤 주파수를 사용하느냐에 따라 조직을 더 깊게 가열하는 것으로 알려져 있다. 기계에 설정할 수 있는 주파수는 두 가지가 있으며, 이 설정에 따라 파동이 조직을 몇 센티미터 관통하는지가 결정된다.

그러나, 실제 초음파와 거짓 초음파를 대조한 실험에서는 실제 초음파 집단과 대조군 간에 거의 차이가 없었다. 이러한 결과는 초음파 치료가 근거 기반 치료법으로 인정되기 어려우며, 얻어진 효과가 주로 위약 효과에 의한 것일 가능성이 높다.[87]

부항(Cupping)

사실 개인적으로 부항을 직접 해본 적은 없지만, 주로 근육과 근막 문제에 사용된다. 높은 수준의 연구(무작위 위약 대조 시험)에서 대부분은 부항 요법이 거짓 부항 요법보다 더 효과적이지 않다는 것을 보여주며, 이는 이 치료법에서 위약 효과가 중요한 역할을 한다는 것을 시사한다.[93-94]

간단히 말해, 의사가 석션 컵을 부착하여 피부를 컵 안으로 끌어올리는 것이다. 일부 컵은 열을 기반으로 하는 반면 다른 컵은 공기 챔버에 연결하여 흡입력을 생성한다. 부항 요법은 통증, 염증, 혈류 및 이완에 도움이 되는 것으로 알려져 있다. 부항 요법은 오래된 기술이며 다양한 유형의 흡입 컵과 습식 및 건식 방법을 사용하여 시행할 수 있다.

작동 원리를 더 자세히 설명하기 위해 실제 사례를 들어보겠다. 환자 중 한 명이 자전거에서 떨어져 손목 골절을 겪었다. 골절된 뼈는 수술로 치료되었고 내부 고정 장치가 사용되었다. 관절을 다친 많은 사람들과 마찬가지로 수술 후 8주가 지난 후에도 그녀의 손목 기능이 예전의 50%에 불과했다.

그녀가 처음 부항 요법을 시도했을 때 한의사가 침을 관절낭에 찌른 다음 석션 컵을 사용했다. 컵이 떨어지면서 피가 묻은 원반을 끌어올렸다. 그리고는 염증을 없애는 것이라며 피를 닦아냈다. 그녀의 손목에는 흔적이 남았다.

통증의 관점에서 부항 요법은 이를 뒷받침하는 연구가 많지 않지만, 많은 사람이 부항 요법이 도움이 된다고 믿고 있다. 다른 많은 치료법과 마찬가지로 부항 요법은 통증에 영향을 줄 수 있는 자유 신경 종말과 수용체가 많은 피부 및 심부 조직과 상호작용할 수 있으며, 이는 매우 주관적일 수 있다. 부항 요법에 대한 연구는 흔하지 않지만, 통증 과학계의 많은 사람들은 부항 요법이 위약 효과로 작용할 수 있다고 생각한다.

하지만 흥미로운 점은 통증이 아니라 가동성과 관련된 제 사례에서 환자가 부항 요법 후 관절가동 범위가 크게 개선되었다는 점이다. 손목을 굽히고 펼 수 있는 범위가 10도 증가했다. 지금은 한 사람에 불과하지만 수술 후 거동이 불편한 사람들을 위해 연구해 보면 흥미로운 중재가 될 것이라고 생각한다.

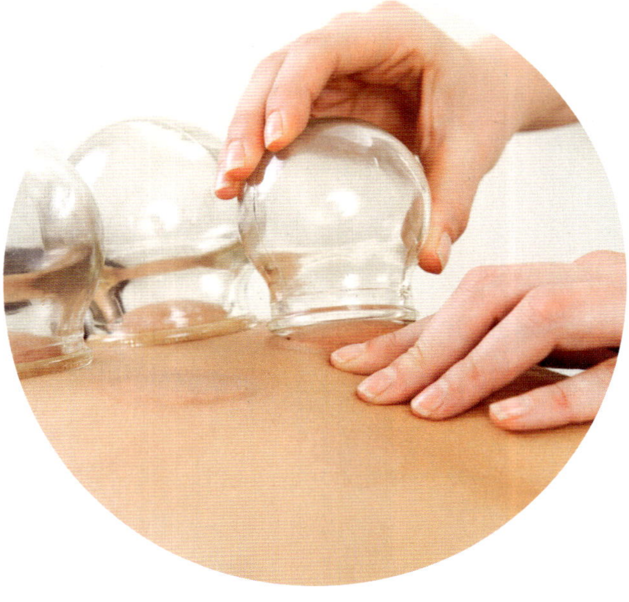

결국, 운동 루틴에 부항을 추가하고 싶다면 할 수 있다. 부항이 피부의 감각 수용체에 영향을 미치는 것일 수도 있지만, 효과가 있다면 도움이 된 것이다.

고압 산소(HBO, Hyperbaric Oxygen)

이 치료법은 챔버Chamber 내에서 100% 산소를 호흡하여 혈액 내 산소 포화도를 높이는 방식이다. 고압산소HBO 치료는 화상과 같은 상처, 뇌졸중과 같은 신경계 손상, 외상성 뇌손상 및 기타 주요 조직 손상 치료에 대한 많은 연구가 진행되어 왔다.[95-98]

근골격계에서는 말초 신경 손상, 운동으로 인한 근육 손상, 발목 염좌 및 무릎의 안쪽곁인대MCL, medial collateral ligament 파열과 같은 다양한 손상에도 적용되어 왔다. 이러한 연구 결과는 엇갈리는 양상을 보이며, 일부 연구에서는 긍정적인 결과를 제시하는 반면 다른 연구에서는 HBO와 거짓 처치sham treatment 사이에 차이가 없는 것으로 나타났다.[99-102]

고압 산소의 이론적 근거는 충분하다. 고압의 산소가 작용하여 혈액 흐름을 촉진하고 이는 치유에 매우 중요하다. 영양소 공급이 한 가지 중요한 요소라면, 더 중요한 것은 조직과 세포에 도달하는 산소량이다. 바로 이 지점에서 고압 산소 요법이 도움을 준다.

우리 몸의 세포는 산소에 의존하며, 너무 오랫동안 산소가 부족한 상태, 즉 저산소증hypoxia 이라고 불리는 세포 사멸로 이어진다. 따라서 산소를 충분히 공급하여 조직이 산소 공급을 유지함으로써 전체적인 건강에 도움이 된다.

하지만 대부분의 경우 이러한 이점을 얻기 위해서는 장기적이고 지속적인 치료가 필요하다. 그리고 HBO가 근골격계 손상 후 치유를 극적으로 개선하는지의 여부는 불분명하다. 또한 HBO 챔버가 있는 치료 센터를 방문해야 하는데, 시간이 오래 걸리고 비용도 만만치 않다.

합리적인 범위 내에서의 시도

어떤 사람들은 시중에 나와 있는 모든 중재(치료법)를 시도하고 싶어 한다. 그렇다면 어떤 치료법이 효과가 있는지 알아보기 위해 가능한 한 많은 CAM 치료법을 시도하는 것이 좋을까? 아니면 한 번에 하나씩만 사용하는 것이 좋을까? 이는 상황에 따라 다르다.

CAM 치료의 가장 좋은 점은 재활 프로토콜에 지장을 주지 않으면서 재활 프로그램에 통합될 수 있다는 것이다. 특히 교차-전위 훈련cross-transfer training, 심상mental imagery, 아이싱, 압박과 같은 자가 치료법의 경우 더욱 그렇다. 하지만 어떤 방법을 택하든, 기본적으로 검증된 재활 프로토콜을 우선적으로 따르고, 효과가 입증된 치료와 중재를 지속하는 것이 중요하다.

재활 전략을 통증을 없애고 회복을 위한 실험이라고 생각하길 바란다. 모든 실험이 그렇듯, 너무 많은 변수(치료법)를 추가하면 어떤 요인이 변화에 영향을 미치는지 알 수 없다. 어떤 치료법이 가장 효과적이었는지 알 수 없으면, 통증이 다시 발생했을 때 자가 관리가 더 어려워진다. 또한, 중재는 때때로 통증의 재발을 유발할 수 있으며, 통증이 재발하기 직전에 여러 가지 치료를 한꺼번에 적용했다면 무엇이 원인이었는지 정확히 파악하기가 어렵다.

일반적인 지침으로, 외부 전문가의 도움이 필요한 치료(건식 니들링dry needling, 크라이오테라피(전신냉동요법cryotherapy), 자가혈청주사platelet-rich plasma injections 등)의 경우, 한 번에 한 가지 치료법만을 실시하고 증상을 추적해야한다. 그렇게 함으로써 어떤 치료법이 자신에게 가장 유용했는지(또는 어떤 치료법이 통증을 유발했는지) 알 수 있다. 하지만 스스로 접근하기 쉽고 쉽게 수행할 수 있는 CAM 치료법들은 함께 병행하는 것을 선택할 수도 있다.

예를 들어 급성 통증 시기, 즉 염증 1단계에 있다고 가정해 보자. 발목을 삐어 심한 부종이 있고 휴식을 취한 후 치유에 도움이 되는 운동을 하려고 계획하고 있을 수도 있다. 그런데 전기 자극과 압박이 도움이 될 수 있다는 정보를 접하고, 부종을 관리하기 위해 이러한 방법을 시도할 수도 있다. 시간적 여유도 있어 교차-전위와 심상(정신적 이미지 연습)도 하기로 결정했다. 이 모든 시도는 괜찮다. 이러한 개입들은 아프지 않으며 통증을 완화하고 치유를 치유 가속화 시킬 수도 있다.

그러나 대부분의 근골격계 문제는 시간과 적절한 움직임을 통해 개선된다는 점을 기억하길 바란다. 단순히 프로토콜을 따른다고 해서 치유 과정이 느려질 것이라고 단정하면 안된다. 이러한 추가적인 CAM 치료법을 하지 않더라도, 여러분의 몸은 결국 치유될 것이기 때문이다.

결론: 복잡한 통증에 대한 간단한 보완책

아마도 이런 많은 치료법을 무시하는 것으로 들릴 수 있겠지만, 그런 의도는 아니다. 현재 임상적 증거가 뒷받침되지 않더라도, 도움이 되고 해롭지 않다면 무엇이든 시도해 볼 가치가 있다고 생각한다. 다만 당신이 무언가를 시도하기 전에 모든 사실을 알고 있었으면 한다.

다시 한번 강조하지만, 믿음은 통증에 큰 영향을 미친다. 만약 특정 치료방법을 선호하고 그 방법이 도움이 되며, 손상 위험이 없다면 계속해서 그 치료방법을 지속하길 바란다. 다만, 재활 프로토콜이 주된 초점이 되어야 하며, 너무 많은 CAM 개입을 과도하게 시도하는 것은 피하길 바란다. 그리고 특히 외상성 손상이나 수술 후에는 CAM 치료를 시행하기 전에 전문가와 상의하는 것이 중요하다.

chapter 15

머리와 목 프로토콜 (Head & Neck Protocols)

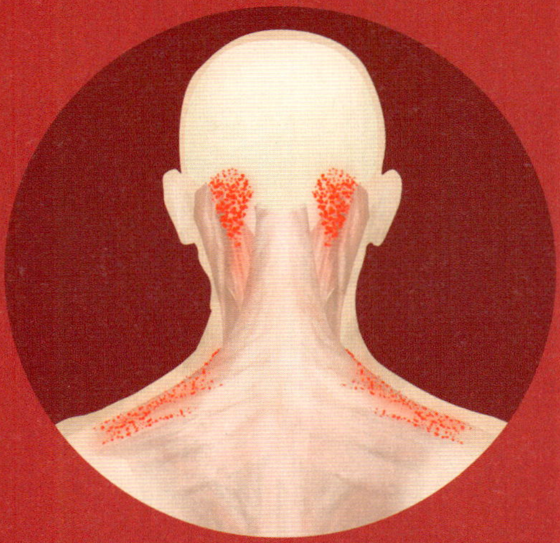

목 통증(Neck Pain)

(p. 147)

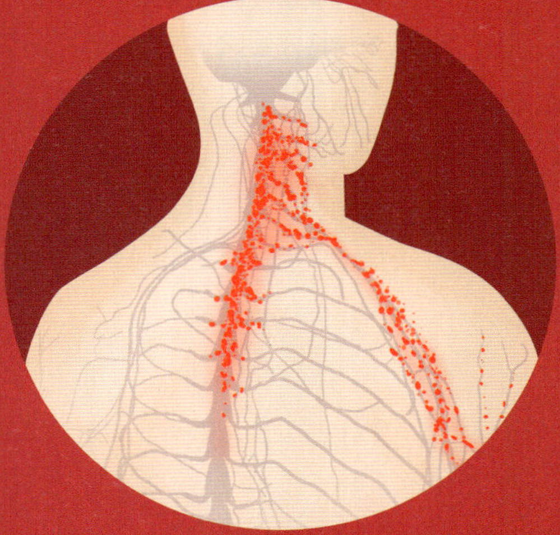

신경통(Nerve Pain)

(p. 161)

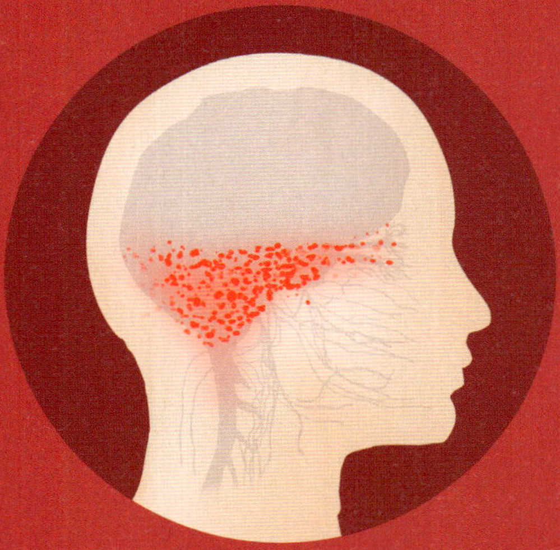

두통(Headache Pain)

(p. 172)

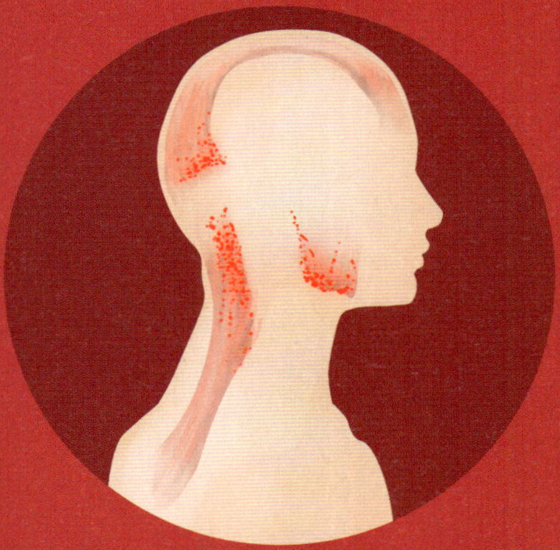

턱통증(Jaw Pain)

(p. 180)

목 통증(Neck Pain)

이 프로그램을 따라 다음을 치료한다:

- 일반적인 목 통증 및 경직stiffness(후면과 측면)
- 목 좌상strains 및 염좌sprains(채찍질/편타성 손상)
- 목뼈증Cervical spondylosis(관절염, arthritis)

일반적인(비-특이적, Non-Specific) 목 통증

설명: 약 22~70%의 사람들은 일생에서 한 번이상 목 통증을 경험하게 된다.[1] 대부분의 경우, 통증의 구체적 통증 유발 원인(디스크, 근육, 관절 등)을 명확하게 규명하는 것은 매우 어렵다. 이때문에 의학 및 재활 전문가들은 명확한 병변과 연결되지 않는 통증을 설명하기 위해 비-특이적non-specific이라는 용어를 사용한다. 비-특이적 목 통증을 경험한 사람의 3분의 1이상은 1년 후에도 증상이 지속되거나 재발하며, 일부는 통증이 만성화되기도 한다.[2,3]

징후 및 증상: 일반적으로 비-특이적 목 통증은 목 양쪽 혹은 뒤, 어깨 및 등 위쪽 부위에서 나타나는 둔하고 묵직한 통증이지만, 증상의 위치는 다양하다. 특정한 움직임에 따라 증상이 날카롭게 나타나거나 관절의 가동 범위가 제한되기도 한다.

악화 요인: 비-특이적 목 통증은 좌상strains이나 척추 원반 탈출증disc herniations 등 구조적 손상과 관련이 없는 경우가 많다. 오히려 스트레스, 수면, 일반적인 신체 활동량과 같은 다른 요인의 영향을 받을 수 있다.[4] 따라서 통증을 악화시키는 신체적 움직임과 자세뿐만 아니라 통증에 영향을 미칠 수 있는 다른 작은 요인에도 주의를 기울여야 한다(4장 참조).

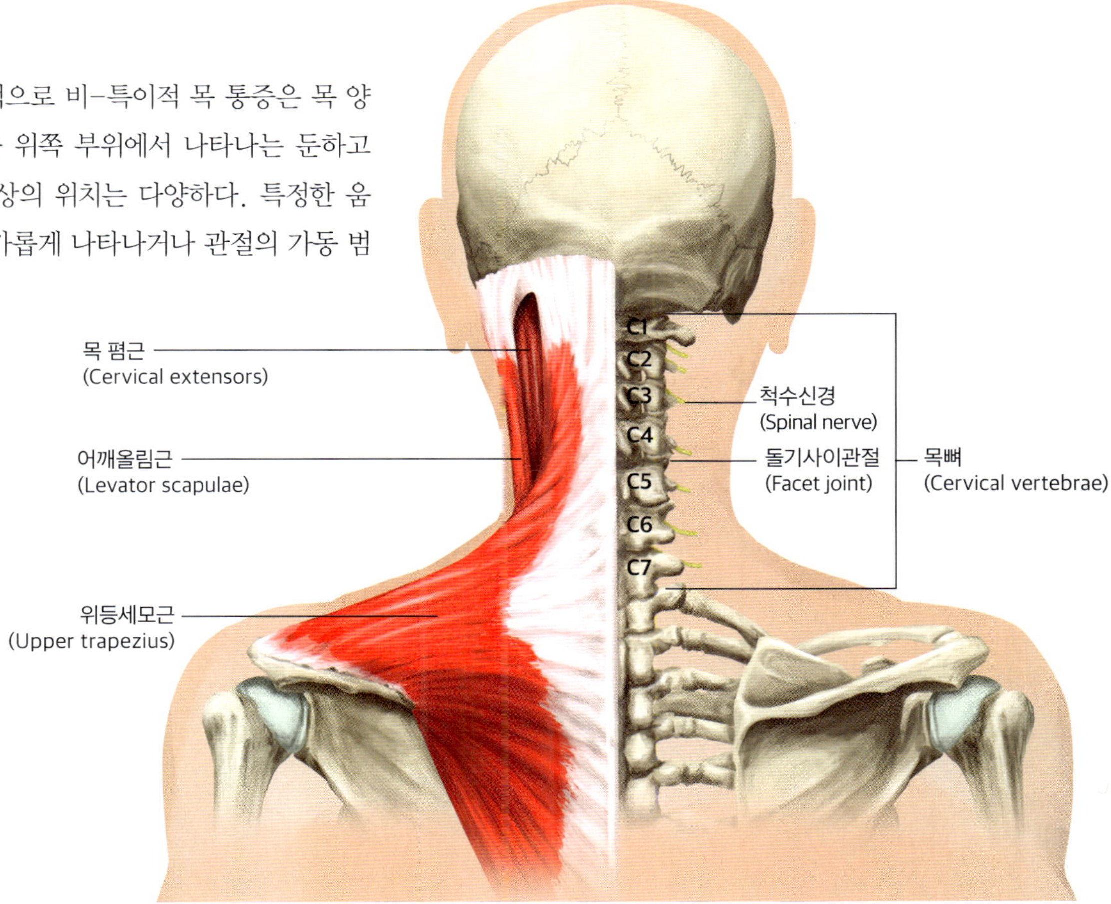

예후: 대부분의 일반적인 목 통증의 경우에는 마사지나 관절가동범위 운동 및 점진적인 강화 운동을 병행하는 재활을 시작한 후 4~6주 이내에 해결된다. 치료하지 않고 방치하거나 악화 요인을 조정하지 않으면 통증이 훨씬 더 오래 지속될 수 있다.

치료 전략: 급성 또는 만성 비-특이적 목 통증을 치료하기 위한 재활 프로그램은 수동적 전략(자가유도 연부조직 가동술 및 관절 가동술)과 가동성, 감각 운동 조절 및 저항 운동을 결합하여 구성된다.

1

1단계에서는 목과 관련된 주요 근육(목 폄근cervical extensors, 위등세모근upper trapezius, 어깨올림근levator scapulae, 마름근rhomboids, 등뼈thoracic spine)의 통증과 긴장을 완화시킬 수 있는 연부조직 가동술로 시작한다.

2

2단계에서는 어깨뼈와 목 부위의 긴장 및 통증과 관련된 목의 주요 근육(어깨올림근levator scapulae과 위등세모근upper trapezius)과 가슴근육pectoral muscles의 스트레칭을 시작한다. 이 단계에서는 목의 가동 범위 운동(굽힘flexion, 폄extension, 가쪽굽힘lateral flexion 및 회전rotation)을 통한 목뼈 가동성 운동도 진행한다. 통증은 목의 가동성을 감소시킬 수 있으므로 이러한 움직임을 목표로 하여 지속적인 관절 가동범위 장애를 예방해야 한다. 마지막으로, 초기 강화 운동으로 목뼈 등척성 운동을 시행하고 점진적으로 스트레스 내성과 능력을 향상시킨다. 프로토콜에서 설명된 각 방향으로 머리를 누르되 목 근육이 견딜 수 있는 만큼의 힘만 사용해야 한다. 팔의 저항을 조절하여 어느 정도 힘을 주되, 통증이 3/10 이하의 범위에서만 저항을 부여하도록 한다.

3

3단계에서는 모든 운동면(시상면sagittal, 관상면frontal, 수평면transverse)에서 목 조절과 근력을 키우는 감각운동 조절 및 저항 운동에 중점을 둔다. 감각운동 조절과 근력 변화는 목 통증이 있는 사람들에게 발생할 수 있지만, 이는 만성적인 목 통증의 발생이 감각운동 조절과 근력의 해결하지 못한 것과 관련되어 있을 수 있다. 목 굽힘neck curl운동은 중력과 머리의 무게를 이용하여 목의 굽힘 근육을 강화하는 운동이다. 밴드를 이용한 목뼈 뒤당김 또한 목 폄근과 중립적인 목의 중립 자세(우리 중 많은 사람들이 처해 있는 전방 머리자세forward head position)를 유지하는 데 도움이 되는 근육을 강화한다.

다른 저항 운동은 목에 붙어 있는 어깨뼈 주변 근육에 초점을 맞춘 운동이다. 연구에 따르면, 이 근육들에 부하를 가하면 목의 긴장도와 통증을 감소시키는 데 효과적이다.5,6 예를 들어, 레터럴 레이즈lateral raise, 슈러그shrug와 같은 동작은 업무 중 주기적으로 수행할 경우 작업성 목 통증을 완화하는 데 도움이 될 수 있다.

만약 어떤 운동이 경미한 불편함 이상을 유발하는 경우에는 운동 범위를 줄여 수정하거나 프로그램에서 일시적으로 제외한다. 1~2주 후에 동일한 운동을 다시 시도하여 통증 증상을 악화시키지 않고 스트레스를 견딜 수 있는지 확인한다. 비-특이적 통증의 경우, 재손상보다는 감작된 신경계의 탈감작desensitization에 더욱 주의를 기울인다. 2단계와 3단계에서는 점진적으로 목에 더 많은 스트레스를 가하는 운동이 제공되므로 증상에 주의를 기울여 현재 능력에 맞게 운동 프로그램을 수정해야 한다.

목 좌상 및 염좌(채찍질 손상)

[Neck Strains And Sprains (Whiplash)]

설명: 목 좌상strains 및 염좌sprains는 목뼈의 전후측을 따라 위치한 근육들과 척추 사이를 연결하는 작은 돌기사이관절facet joints에 발생한다. 이러한 손상은 일반적으로 과도한 외부 충격으로 인해 목의 근육이 과도하게 신장되거나, 관절이 정상 가동범위를 외상성 손상과 관련이 있다. 외상성 목 좌상 및 염좌는 자동차 사고(채찍질 손상)와 미식축구, 격투, 럭비와 같은 접촉 스포츠에서 흔히 발생한다. 채찍질 손상의 경우 신체는 전방으로 이동하는 반면, 머리는 뒤로 강하게 젖혀지는 과다폄이 일어나고, 이후 머리가 따라오면서 급격한 굽힘이 발생한다. 이러한 급격한 움직임은 근육 좌상, 돌기사이관절 염좌 또는 둘 다를 유발하게 된다.

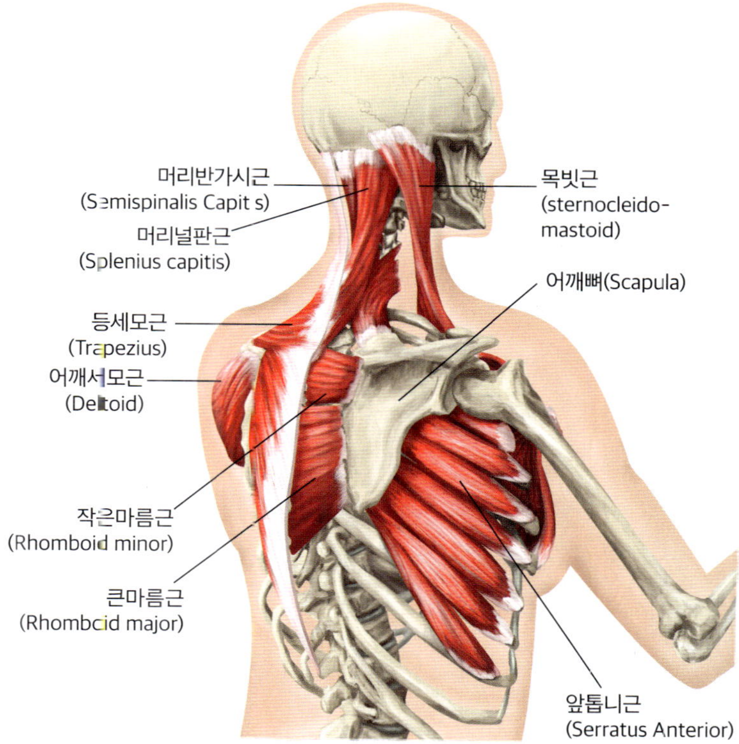

징후 및 증상: 좌상 및 염좌는 일반적으로 목 옆이나 뒤, 어깨 또는 등 상부 부위에 둔하고 묵직한 통증을 유발하며, 목이나 어깨의 특정 움직임에 따라 통증이 날카로워질 수 있다(악화 요인 참조). 특히 머리를 한쪽으로 돌릴 때 목 앞쪽에 통증이 있거나 가동범위가 제한될 수 있다.

악화 요인: 좌상의 경우 일반적으로 목 옆이나 뒤쪽의 근육을 늘리거나 수축하면 통증이 발생한다. 예를 들어, 오른쪽 목 근육이 손상된 경우, 고개를 왼쪽으로 기울여 스트레칭하거나 오른쪽으로 기울여 수축할 때 통증이 발생할 수 있다.

염좌의 경우, 조직을 최대 범위까지 압박하면 통증이 나타난다. 예를 들어, 고개를 회전하거나, 손상된 쪽으로 기울이거나, 위를 쳐다보는 자세를 했을 때 통증이 발생할 수 있다.

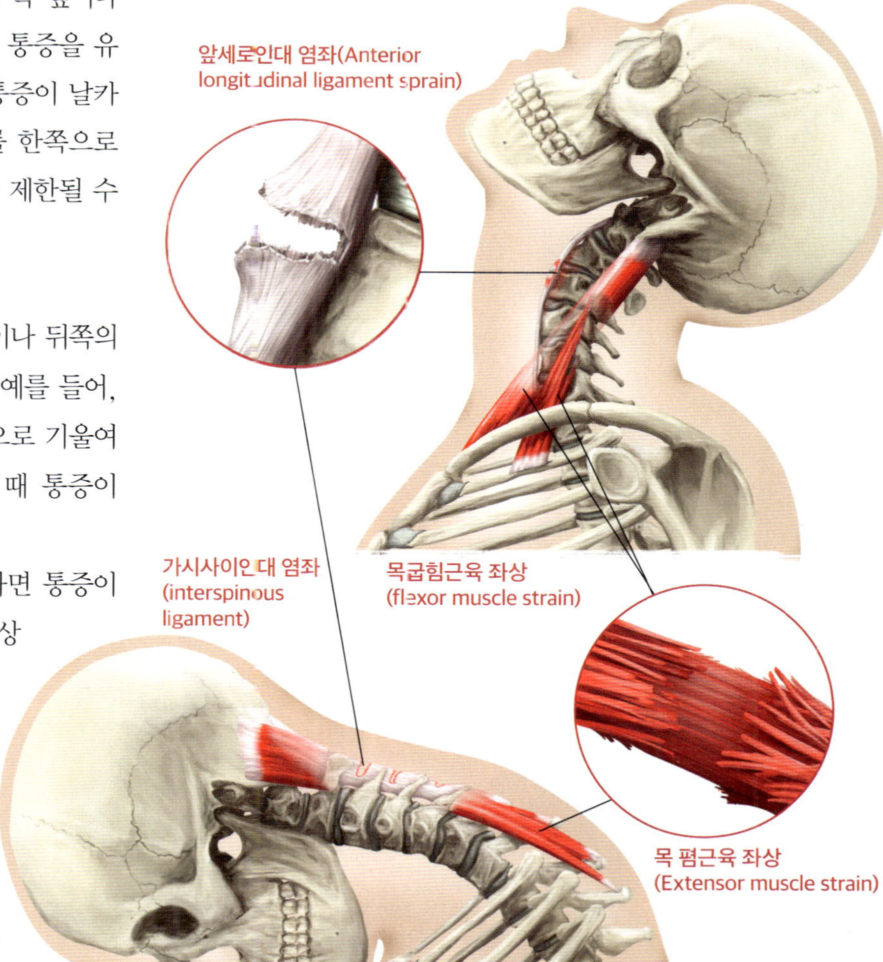

예후: 대부분의 좌상과 염좌는 마사지, 가동 범위 운동, 점진적 강화 운동 등의 적절한 회복 및 치료 프로그램을 시작하게 되면 4~6주 이내 회복된다.

치료전략: 대부분의 좌상과 염좌는 연부조직 가동술soft tissue mobilizations(1단계), 가동성 운동mobility exercises(2단계), 저항 운동resistance training(3단계)을 포함한 보존적 치료를 통해 관리된다. 손상이 염좌이든 좌상이든, 동일한 방식으로 각 단계를 진행한다.

1단계에서는 통증 감소와 가동성 향상을 목표로 한 운동을 수행한다. 하지만 좌상이 있는 근육에 과도한 압력을 가하면 치유가 지연될 수 있으므로 손상된 조직을 대상으로 하는 연부조직 가동술(목 폄근 가동술cervical extensor mobilization)에는 주의해야 한다. 핵심은 긴장과 통증을 완화시킬 수 있을 만큼의 적절한 압력을 가하되, 증상을 악화시키지 않는 범위 내에서 실시하는 것이다.

또한, 등뼈의 가동성을 증진시키면(특히 등뼈 폄 운동) 목 통증을 줄일 수 있다는 연구 결과가 있으므로 등뼈와 주변 연부조직(마름근rhomboids 등)을 움직여주는 것도 중요하다.[7] 등뼈는 목뼈에 인접해 있어, 이 부위가 뻣뻣stiff하거나 움직임이 제한hypomobile되어 있을 경우 목의 움직임과 통증에 영향을 준다.

2단계에서는 어깨올림근levator scapulae, 위등세모근upper trapezius, 큰가슴근pectoral muscle 등 주요 목 근육들의 스트레칭을 시작하게 된다. 만약 목의 좌상이 심한 경우에는 어깨올림근 및 위등세모근 스트레칭을 수행할 때 과도한 힘을 가하지 않도록 주의해야 한다. 이러한 스트레칭은 오히려 증상이 악화되고 치유(회복)가 지연될 수 있으므로 무리하게 힘을 가하지 않도록 주의해야 한다. 이 과정은 개인마다 다르게 반응한다. 어떤 사람은 스트레칭을 할 때 오히려 증상이 완화되기도 하는데, 이는 손상되지 않은 인접 근육들이 긴장하거나 경련을 일으키는 경우가 있기 때문이다. 스트레칭 후 증상이 더 악화된다면, 해당 스트레칭을 생략하고 3단계에 포함시키는 것이 바람직하다.

2단계에서는 목의 모든 동작 범위(굽힘, 폄, 가쪽굽힘 및 회전)를 통해 목을 움직일 수 있는 목의 가동성 운동이 포함된다. 좌상과 염좌는 목의 움직임을 제한하므로, 이러한 움직임을 목표로 하여 지속적인 가동성 손실을 예방하는 것이 중요하다. 마지막으로, 초기 근력 강화 전략으로서 목뼈 등척성 운동isometric exercise을 시행한다. 근육 좌상의 경우, 회복중인 조직이 다시 재손상되지 않도록 부하를 점진적으로 늘려야 한다. 등척성 운동은 점진적이고 통제된 방식으로 조직에 부하를 가할 수 있는 효과적인 방법이다. 프로토콜에 제시된 각 방향으로 손으로 머리를 밀어 저항을 주되, 목 근육이 견딜 수 있는 만큼의 부하만 사용해야 한다. 팔의 저항을 조절하여 도전이 되도록 하되, 목에 경미한 불편함(3/10)이 생기지 않도록 조정해야 한다.

3단계에서는 목과 주변 근육 조직의 탄력성과 회복 저항성을 높이는 저항 운동에 중점을 둔다. 이러한 운동은 좌상 재발 가능성을 줄이는데 효과적이다.

만약 운동으로 인해 경미함 이상으로 불편함이 발생하는 경우 가동 범위를 줄여 운동을 수정하거나 일시적으로 프로그램에서 제외한 후 진행한다. 1~2주 후에 운동을 다시 시도하여 프로그램에 동작을 다시 추가할 수 있을 만큼 회복되었는지 확인할 수 있다.

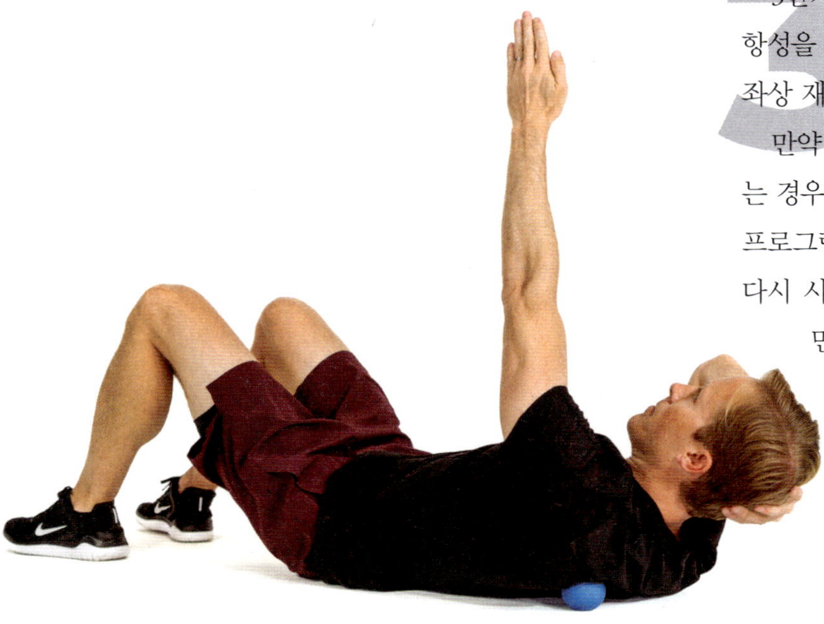

목뼈 척추증(관절염)

[Cervical Spondylosis (arthritis)]

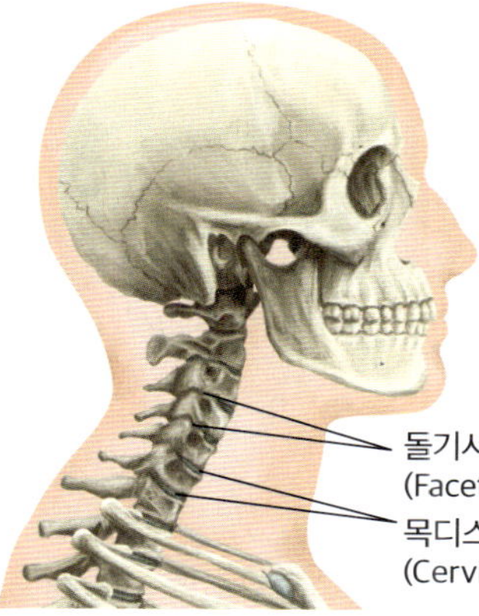

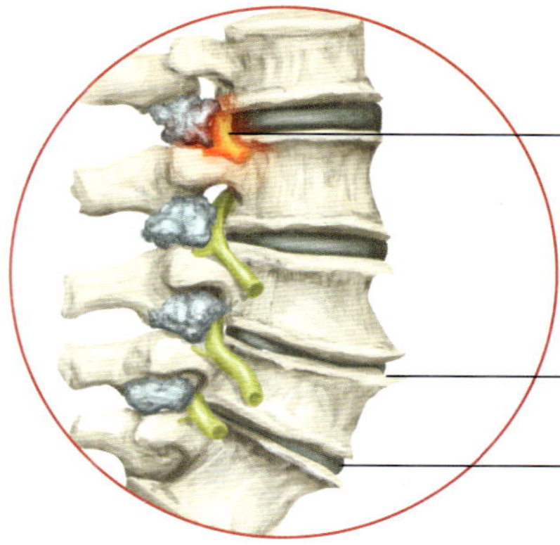

설명: 목뼈 척추증(목의 관절염)은 나이가 들면서 흔히 발생하는 퇴행성 질환이며, 종종 통증이 동반되지 않기도 한다.[8,9] 척추 사이에 있는 디스크는 시간이 지나면서 서서히 수분을 잃고 높이가 감소하게 되며, 이로 인해 척추를 연결하는 돌기사이관절facet joint에 가해지는 부담이 증가한다. 관절과 인접한 뼈에 가해지는 스트레스는 뼈돌기bone spurs형성을 포함한 퇴행성 관절 변화를 유발하게 된다. 이러한 변화는 경우에 따라 목 통증 및 강직으로 이어지기도 한다. 관절염이 있는 경우에는 사각지대를 확인하거나 천장 올려다보기, 또는 목의 전 가동범위를 사용하는 어떠한 활동을 수행할 때 통증이나 뻣뻣함을 느낄 수 있다. 목뼈 관절염은 일반적으로 목에 통증이 발생하고 운동 가동 범위를 잃기 시작한 후에 영상의학 검사medical imaging을 통해 진단된다.

징후 및 증상: 목 관절의 관절염은 일반적으로 둔하고 쑤시는 통증과 강직을 유발한다. 경우에 따라 고개를 좌우로 돌릴 때 딸깍거리는 소리나 튀는 감각이 나타나기도 하며, 고개를 한쪽 끝 범위까지 완전히 돌리려고 할 때 가동 범위 끝 부분에서 통증이 발생할 수 있다.

악화 요인: 고개를 완전히 위로 들어올리는 동작(목 폄), 좌우로 돌리는 동작(회전), 혹은 오랜 시간 한 자세로 유지(예: 운전이나 독서)하는 활동은 목뼈의 관절염 통증을 악화시킬 수 있다. 일반적인 원인으로는 유전, 노화, 이전 손상, 염증 유발 생활 습관(최근 다양한 질환들이 만성 염증 상태와 관련되고 있다고 밝혀지고 있음) 등이 포함되어 있다.

예후: 노화와 관련된 조직의 변화는 되돌릴 수 없지만 관절염 발병과 관련된 대부분의 통증은 재활 프로그램을 4-6주 동안 꾸준히 수행하면 대부분 현저하게 호전된다.

치료전략: 관절염성 변화로 인한 통증은 일반적으로 연부조직 마사지, 스트레칭 및 가동성 운동, 저항 운동과 같은 보존적인 관리로 치료 및 관리된다.

1단계에서는 연부조직 가동 기법에 중점을 둔다. 이는 목과 견갑 부위의 근육 및 등뼈 부위를 대상으로 하여 긴장과 통증을 줄이고 목뼈의 가동성을 향상시키는데 목적이 있다. 관절염은 퇴행성 질환이기 때문에, 회복 중인 조직(목의 좌상 부위)에 영향을 줄까봐 과도하게 걱정할 필요는 없다. 그러나 여전히 증상에 주의를 기울이고 "치료적"이라고 느껴지는 수준의 압력을 가해야 긍정적인 효과를 볼 수 있다. 많은 사람들이 더 강한 압력이 더 나은 결과를 단든다고 생각하지만, 이는 항상 옳지 않으며 오히려 통증 증상을 악화시킬 수 있다.

2단계에서는 목과 어깨뼈 부위 근육을 스트레칭하고 목뼈 가동성 운동을 추가한다. 목의 관절염은 통증을 유발할 뿐만 아니라 종종 관절의 가동성 감소를 초래한다. 스트레칭과 가동성 운동은 목을 가능한 모든 방향으로 움직여, 운동제한이 있는 방향(경직)을 개선하고, 통증 완화 및 기능적 수행능력 향상에 도움을 준다. 목뼈 가동성 운동을 할 때 경미한 수준의 통증(통증 척도 10점 중 3점)을 넘기지 않도록 주의하며,이를 넘어서면 관절염과 관련된 통증을 악화시킬 수 있기 때문에 무리하지 않도록 주의해야 한다. 2단계는 목 근육의 힘을 점진적으로 회복시키는 목뼈 등척성 운동으로 마무리한다.

3단계에서는 목의 힘을 향상시키는 저항 운동에 중점을 둔다. 관절염의 경우, 저항 운동은 1단계와 2단계에서 진행한 치료를 보완하여 통증과 긴장을 완화 및 관리하고, 동시에 향후 손상으로부터 목을 보호하는데 목적이 있다.

목 통증(Neck Pain)

1단계

GOOD FOR:

- 목 통증 완화
- 근육 긴장 완화
- 2단계 및 3단계 운동을 위한 워밍업

GUIDELINES:

- 매일 시행
- 도구: 작은 마사지 볼, 땅콩 볼, 요가 블록, 폼롤러
- 휴식 시 통증이 없고, 운동 시 통증이 3/10 이하인 경우 2단계를 추가한다.

연부조직 가동술 (Soft Tissue Mobilizations)

- ▶ 각 영역에 1~2분 정도 진행
- ▶ 양쪽 순서대로 시행
- ▶ 압통점에서 10~20초 동안 정지

어깨올림근 가동술 (Levator Scapulae Mobilization)

마사지 볼을 어깨뼈 모서리에 위치시키고, 엉덩이를 들어 올려 압력을 증가시킨다. 팔 움직임을 추가하여 근육 가동성을 더욱 증가시킨다.

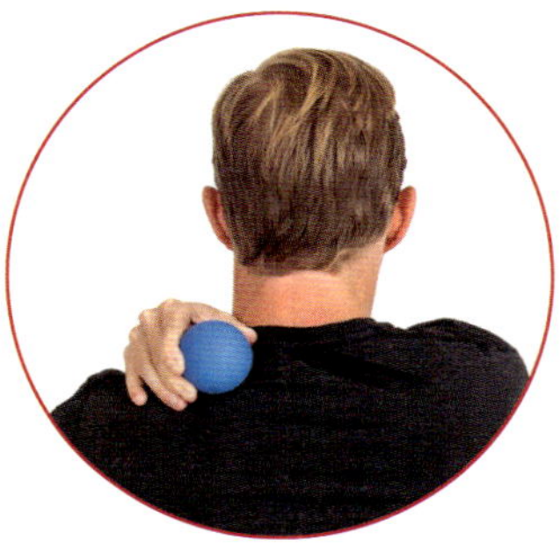

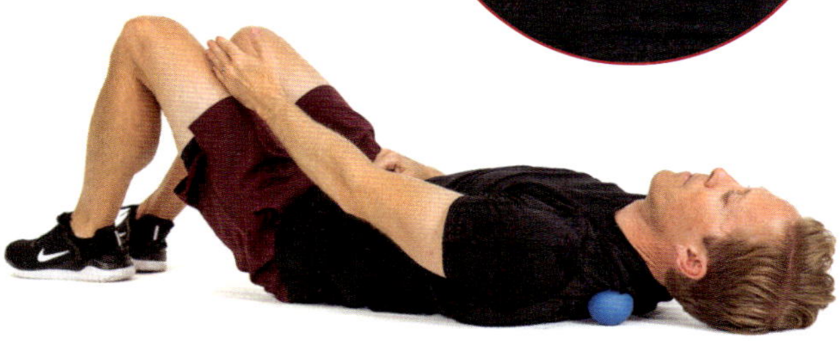

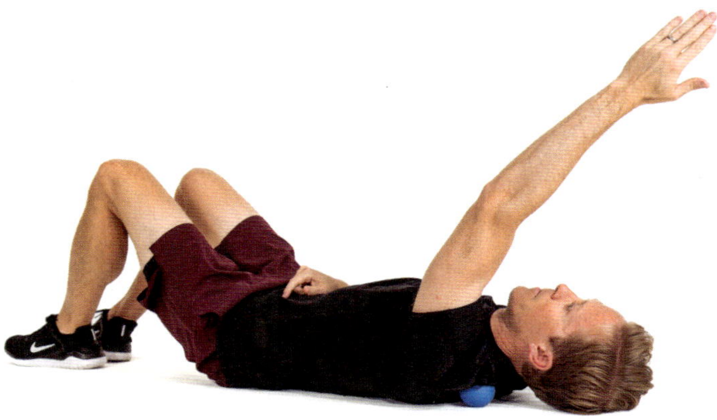

위등세모근 가동술 (Upper Trapezius Mobilization)

문틀이나 랙, 위등세모근upper trapezius 사이에 마사지 볼을 놓는다. 어깨부터 목 기저부까지 전체 근육을 따라 지그시 눌러주며 움직인다. 볼에 몸을 눌러 압력을 증가시키고, 팔(로 넘기거나 몸 앞으로 위치), 머리(아래 및 옆으로) 움직임을 추가하여 근육을 더욱 가동시킨다.

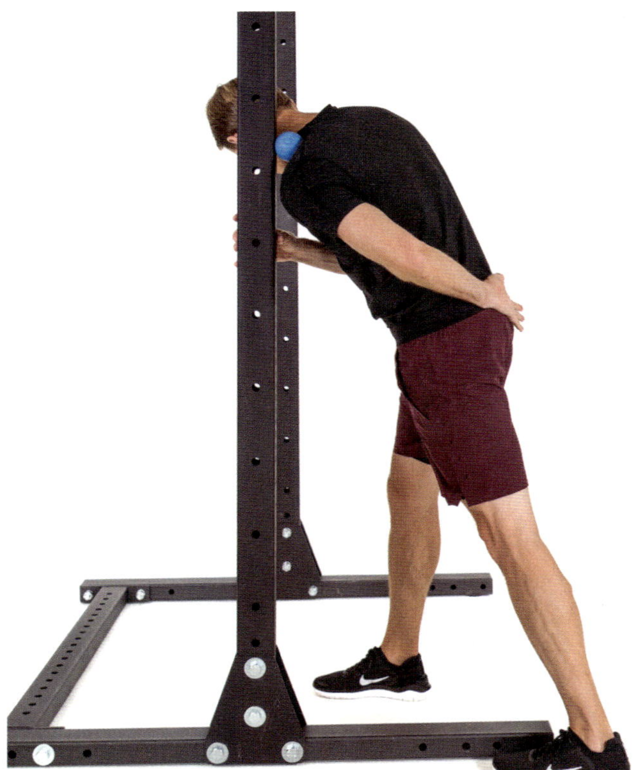

목 폄근 가동술(Cervical Extensor Mobilization)

땅콩 볼(Peanut Tool)

땅콜 볼을 뒤쪽 근육에 위치시킨다. 머리뼈 아래에서 목 아래로 천천히 움직이던서 각 척추 마디에서 정지한다.
턱을 당기거나 목을 젖히는 동작을 추가하여 가동성을 증가시킨다.
만약 이 동작이 불편감을 유발하거나, 목 염좌나 좌상이 더 심한 경우 이 동작을 건너뛰거나 손을 이용한 변형 동작으로 대체한다.

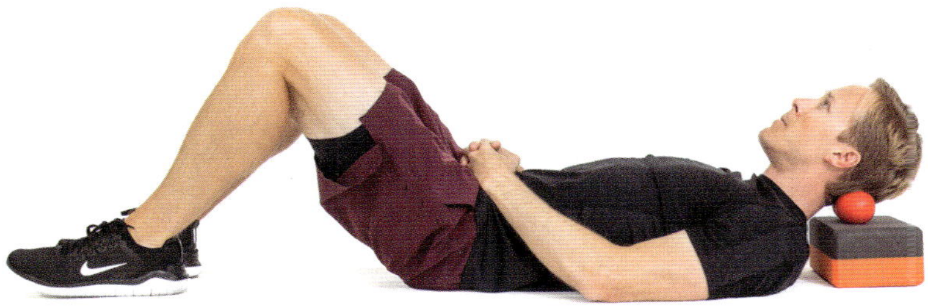

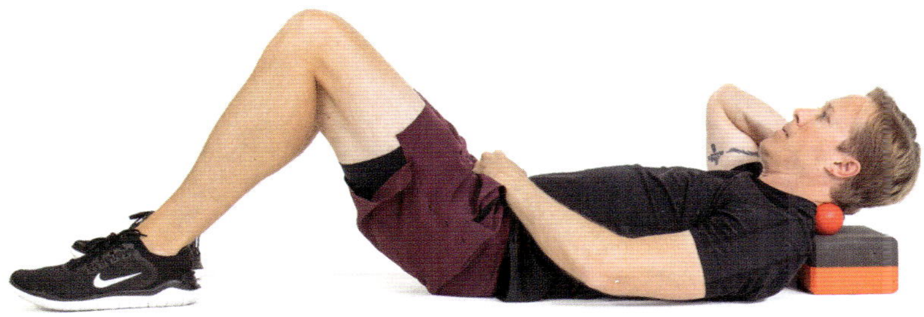

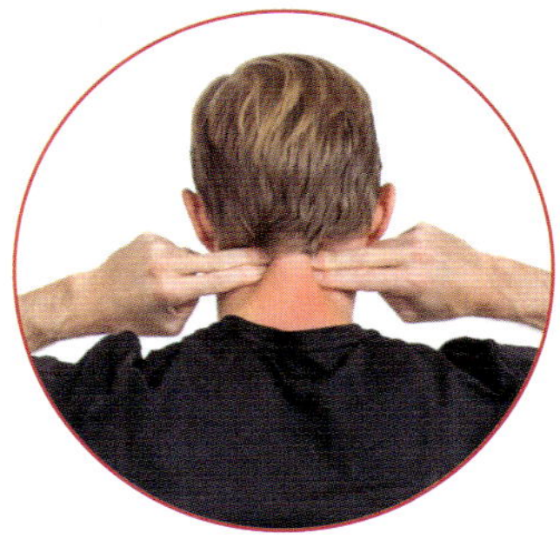

손을 이용한 변형(Manual Variation)

검지와 중지를 이용해 목 폄근을 누르고 압통점을 찾아 가볍게 마사지한다.

마름근 가동술(Rhomboid Mobilization)

작은 마사지볼을 어깨뼈와 척추 사이에 위치시킨다. 어깨뼈 주변 전체를 따라 근육을 마사지한다.
팔을 움직이거나 머리를 들어 근육을 더 가동성을 더욱 높인다.

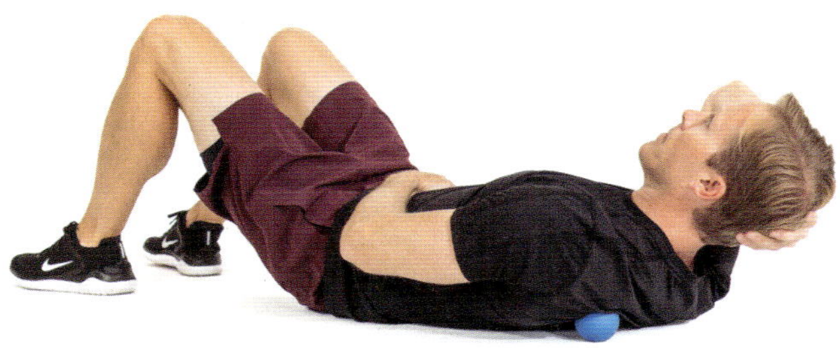

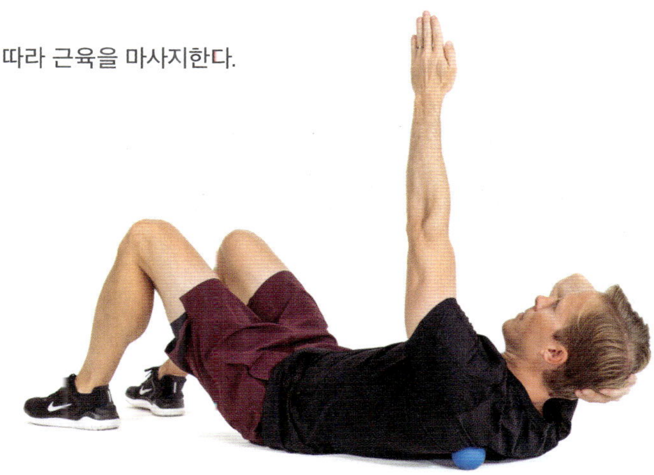

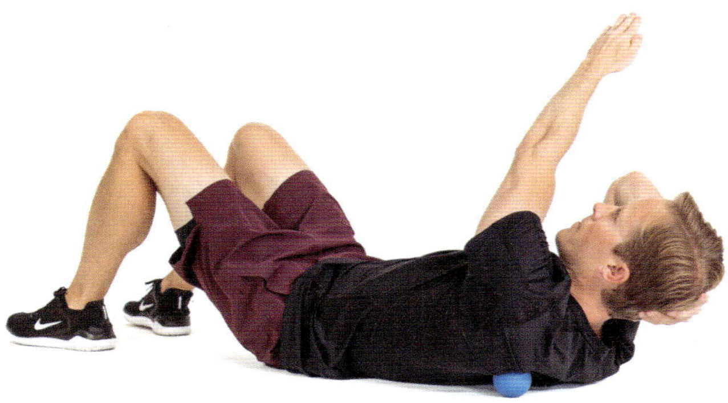

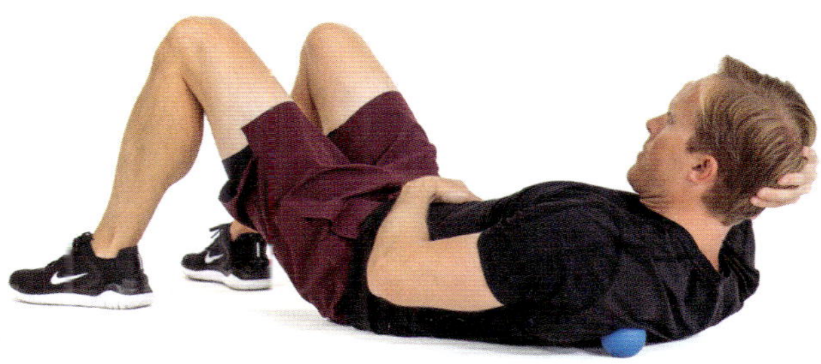

등뼈 가동술(Thoracic Mobilization)

척추 위아래로 롤링 (Roll Up And Down The Spine)

폼롤러를 등 위쪽, 척추와 수직이 되게 배치한다.
양팔을 가슴 위에서 교차시키고 엉덩이를 들어올린 뒤, 발 뒤꿈치를 지지대로 이용하여 등 위쪽 부위를 롤링한다.(※ 요추나 목 부위는 롤링하지 않음)
만약 목을 안정화시키기 어려운 경우, 다음 동작처럼 양손으로 머리 뒤를 받쳐준다.

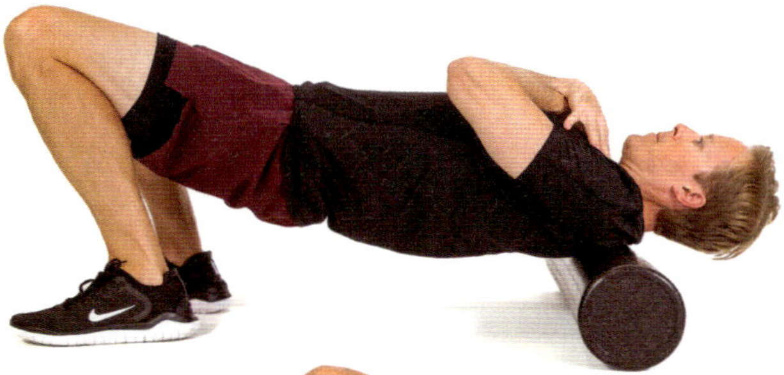

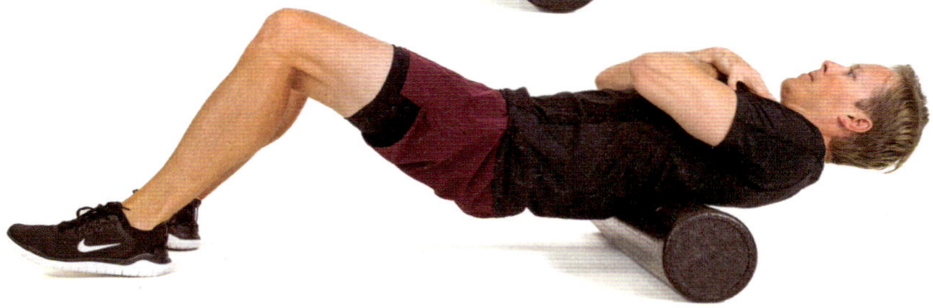

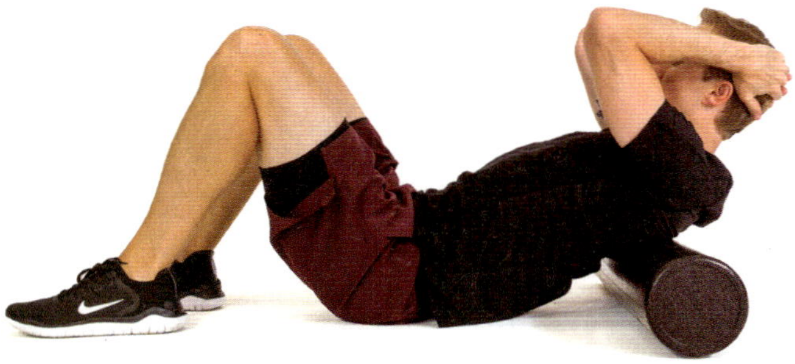

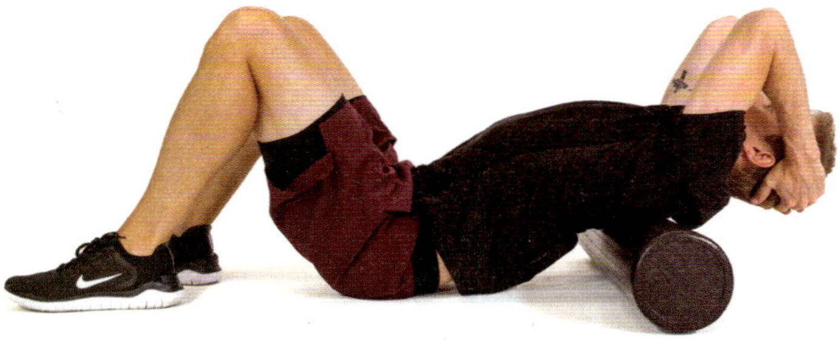

굽힘 및 폄(Flex And Extend)

엉덩이를 바닥에 붙인 상태에서, 머리를 아래로 떨어뜨리며 등 상부를 폼롤러 위로 천천히 편다.
해당 자세를 유지하거나, 폼롤러 위에서 복부 수축(크런치) 동작을 포함한 굽힘/폄 동작을 반복해도 된다.

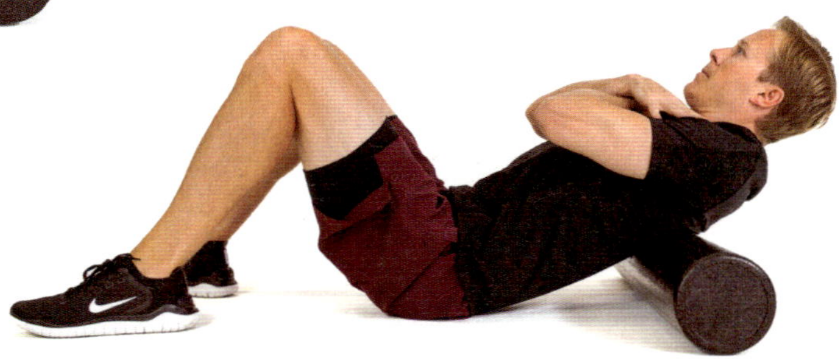

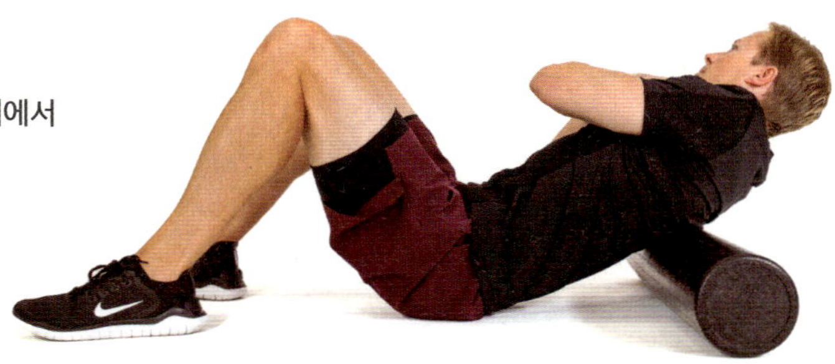

좌우로 회전하고 구르기 (Rotate And Roll Side-To-Side)

양팔을 가슴 위로 교차하거나, 손으로 머리 뒤를 받친 상태에서 뻣뻣한 부위를 중심으로 좌우로 천천히 롤링한다

목 통증(Neck Pain)

2단계

GOOD FOR:

- 목의 가동범위 향상
- 목 강화
- 3단계 운동을 위한 워밍업

GUIDELINES:

- 매일 시행
- 가벼운 통증 이하(3/10)로 운동이 가능한 경우 3단계 추가

스트레칭 운동 (Stretching Exercises)

▶ 30~60초 유지하며 3회 반복
▶ 양쪽 순서대로 수행
▶ 통증을 느낄만큼 스트레칭 하지 말것

목에 좌상이나 염좌가 있는 경우 이 스트레칭을 건너뛰거나 조심스럽게 진행한다.

큰가슴근 스트레칭(Pectoral Stretch)

팔을 문틀이나 랙에 기대고 어깨가 지면과 수평이 되게 위치시킨다(약 90도). 앞으로 한 발 내디뎌 가슴에 스트레칭을 느낀다. 팔을 약간 위쪽으로 조정하면 큰가슴근 상부 섬유를 스트레칭할 수 있다.

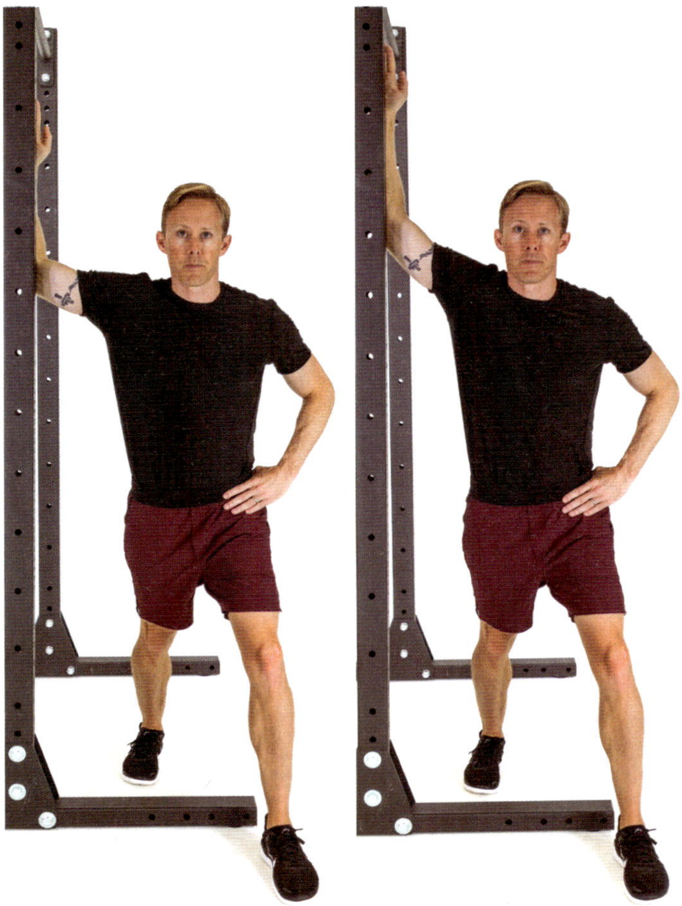

위등세모근 스트레칭(Upper Trapezius Stretch)

한쪽 팔을 등 뒤에 위치시킨 후 반대 손을 이용하여 머리를 반대쪽 어깨를 향해 당겨준다.

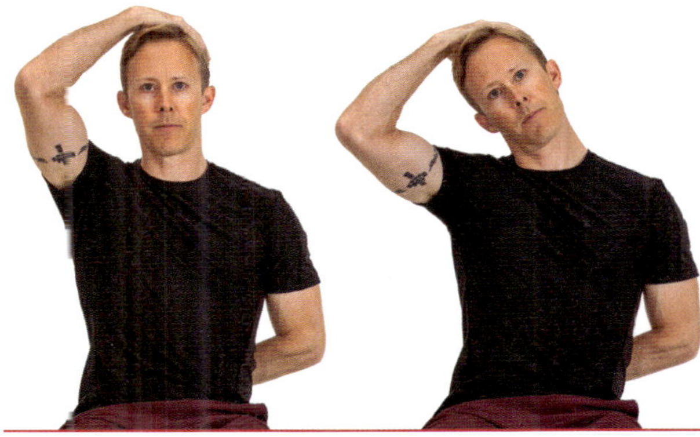

어깨올림근 스트레칭 (Levator Scapulae Stretch)

한쪽 팔을 등 뒤에 둔 채, 반대쪽 손을 이용하여 머리를 비스듬히 아래로 당겨 시선은 반대쪽 엉덩이를 바라본다.

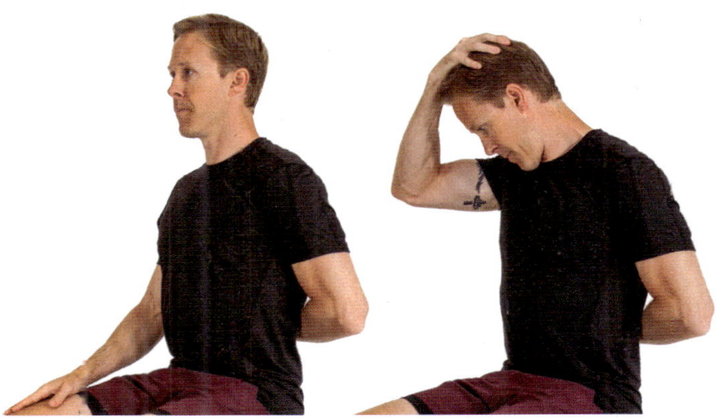

가동성 운동
(Mobility Exercises)

- ▶ 10~15회씩 3세트 실시
- ▶ 앉거나 서서 시행
- ▶ 능동적 관절 가동 범위(AROM, Active range of motion)
  - 통증이 없는 선에서 최대한 멀리 움직인다.
- ▶ 끝나는 지점에서 2~3초간 정지

목뼈 가동술(Cervical Mobility)

굽힘 및 폄
(Flexion And Extension)

중립 자세에서 시작한다. 턱을 가슴 쪽으로 천천히 내린 다음 머리를 뒤로 젖힌다.

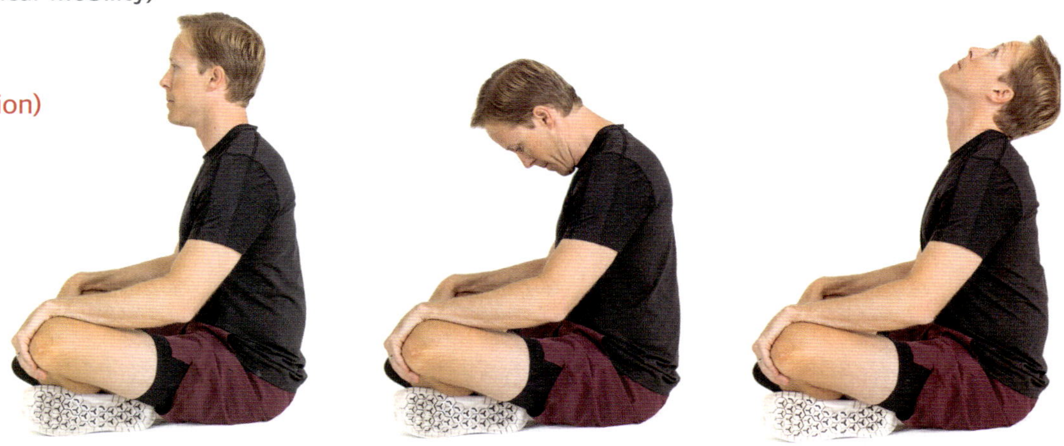

회전(Rotation)

척추를 곧게 펴고 한쪽 어깨를 향해 고개를 돌린 다음 반대 쪽 어깨를 향해 고개를 돌려준다.

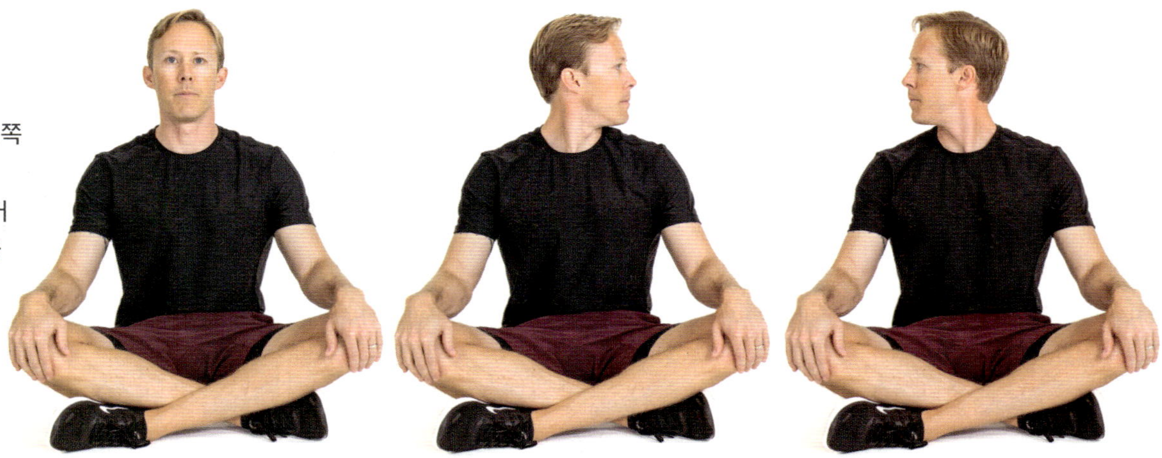

가쪽굽힘(Side-Bend)

귀를 어깨 쪽으로 천천히 움직인 후 반대쪽으로 움직인다.

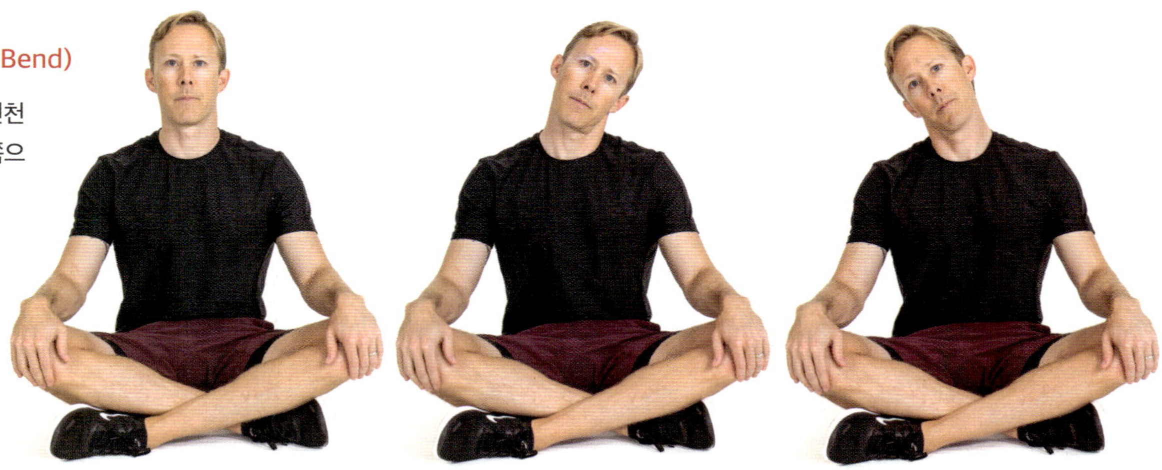

등척성 운동
(Isometric Exercises)

- ▶ 30~45초 동안 저항을 유지하면서 4~5회 반복한다.
- ▶ 목이 통증 없이 견딜 수 있는 만큼의 힘을 가한다.
- ▶ 앉거나 서서 시행한다.

손으로 저항 목뼈 등척성 운동(4방향) [Cervical Manual Isometrics (Four Directions)]

굽힘(Flexion)

턱을 살짝 당긴 상태에서, 이마에 손을 대고 뒤로 밀듯이 저항을 주며, 머리는 그에 맞서 앞으로 유지한다.

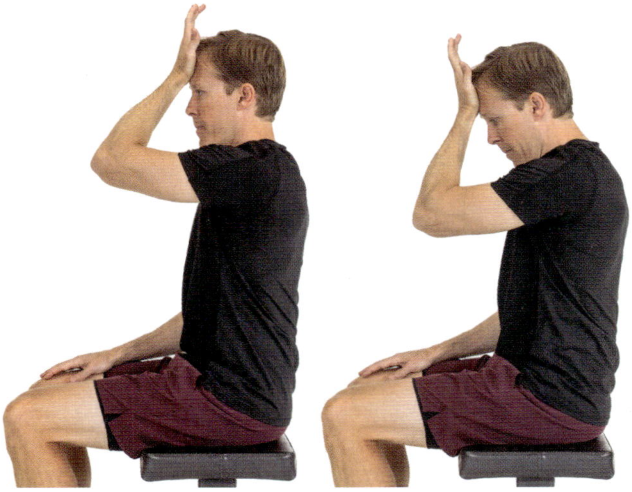

폄(Extension)

머리를 약간 뒤로 젖힌다. 후두부에 손을 대고 앞으로 밀어 저항을 주고, 머리는 그에 맞서 뒤로 밀며 유지한다.

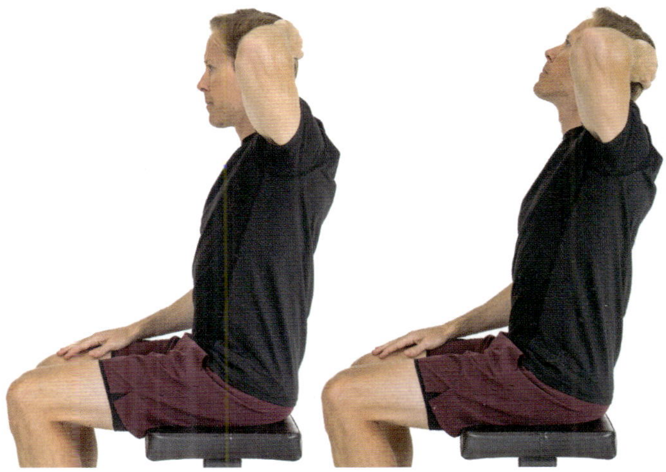

가쪽굽힘(측굴) [Lateral Flexion (Side-Bend)]

머리를 한쪽으로 기울인다.
그 방향에서 손으로 머리를 밀어 저항을 주고, 그 저항에 맞서도록 한다. 양쪽 모두 실시한다.

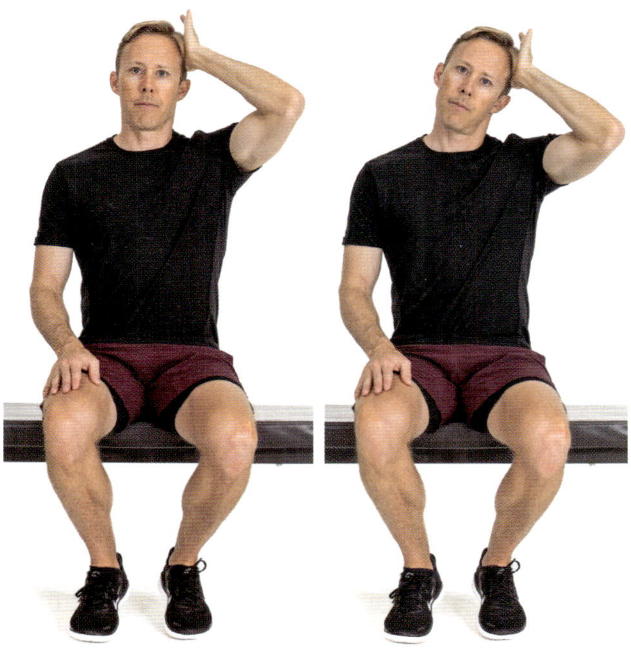

회전(Rotation)

고개를 살짝 돌린다. 돌린 방향의 측두부에 손을 대고 저항을 주며, 양쪽 모두 진행한다.

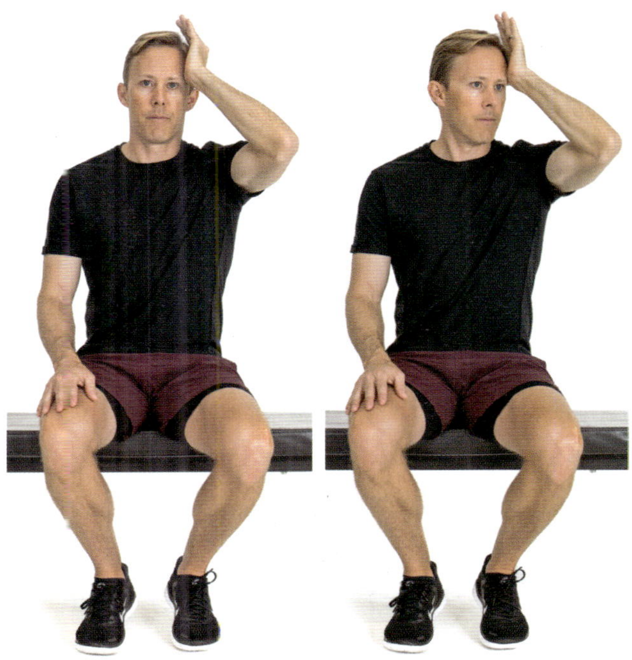

목 통증(Neck Pain)

3단계

GOOD FOR:

- 목과 주변 근육 강화
- 목 통증 및 손상 예방

GUIDELINES:

- 일주일에 3~4일 시행한다.
- 10~15회씩 3세트 반복한다.
- 세트를 지칠 때까지 진행한다.
- 난이도를 높이려면 부하나 반복 횟수를 추가한다.
- 도구: 저항 밴드, 덤벨, 벤치

목뼈 굽힘(Cervical Flexor Curl)

등을 대고 누운 상태에서 턱을 가슴에 천천히 대고 통증이 없는 데까지 최대한 멀리 움직인다.
머리가 바닥에 완전히 닿지 않도록 주의하며 내려갔다가 다시 들어올린다.

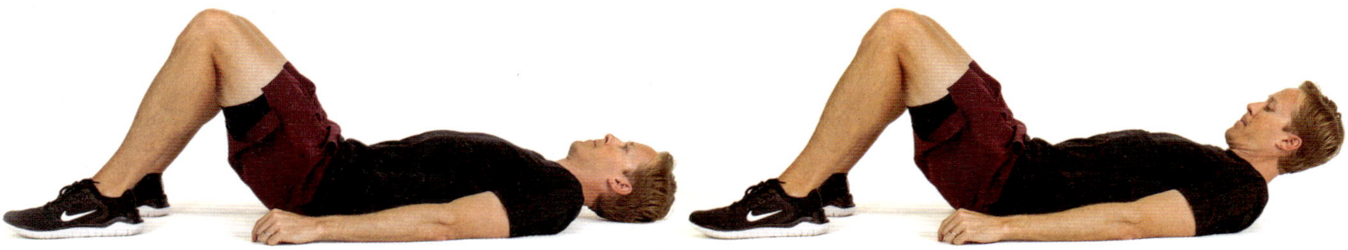

목뼈 가쪽굽힘(Cervical Lateral Flexor Curl)

옆으로 누운 상태에서 위쪽 어깨 방향으로 귀를 천천히 가져가며 통증이 없는 데까지 최대한 멀리 움직인다.
머리는 중립으로 유지하고 턱을 당기거나 머리가 뒤로 젖혀지지 않도록 주의한다. 양쪽 모두 진행한다.

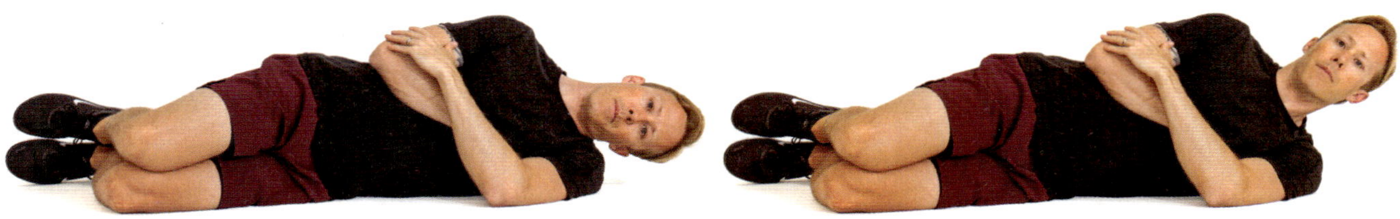

목뼈 회전굽힘(Cervical Rotator Curl)

머리를 천천히 바닥을 향해 돌린 다음 턱을 어깨 위쪽 방향으로 움직여 반대 방향으로 회전한다.
머리는 중립으로 유지하고 턱을 당기거나 머리가 뒤로 젖혀지지 않도록 주의한다. 양쪽 모두 진행한다.

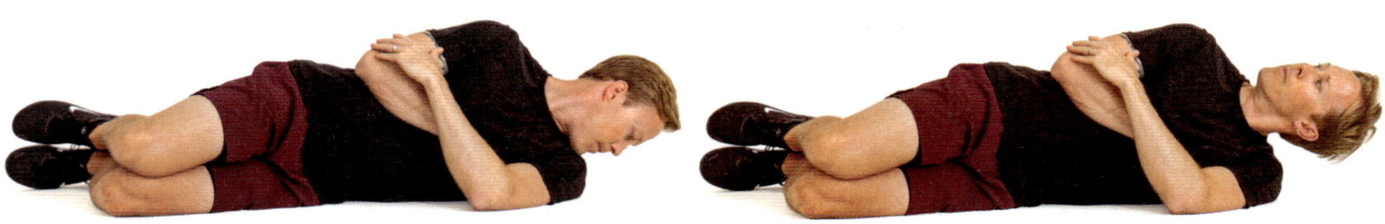

밴드 목뼈 뒤당김(Banded Cervical Retraction)

머리 뒤통수에 밴드를 감고 양손으로 양 끝 부분을 잡는다.
밴드에 저항을 주어 늘어뜨린 상태에서, 고개를 앞으로 내민 자세에서 시작하여 밴드를 저항하며 뒤로 밀어준다.

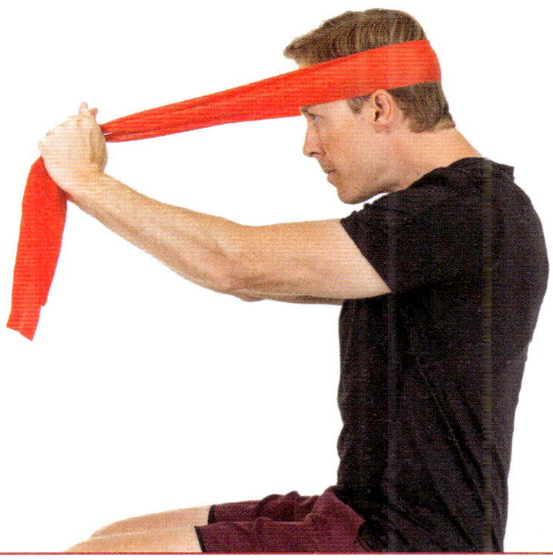

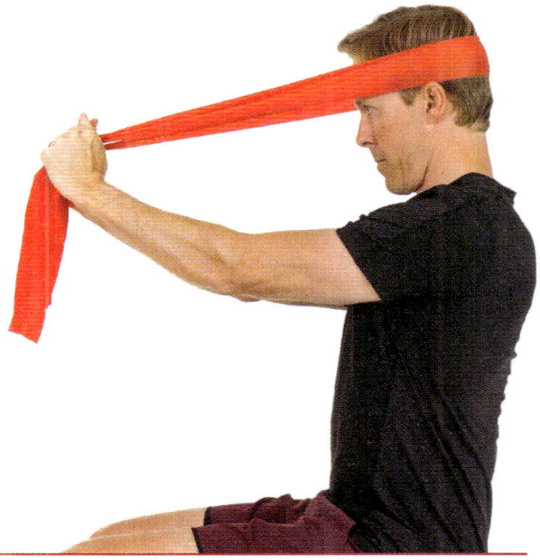

덤벨 로우(Dumbbell Row)

척추를 중립으로 유지한 후 한 손과 무릎을 벤치 위에 놓는다.
반대쪽 팔을 아래로 늘어뜨린 다음, 팔꿈치를 구부려 덤벨을 가슴 쪽으로 똑바로 당겨준다.
이 운동은 밴드, 인버티드, 머신 로우로 변형하여 진행할 수 있다.

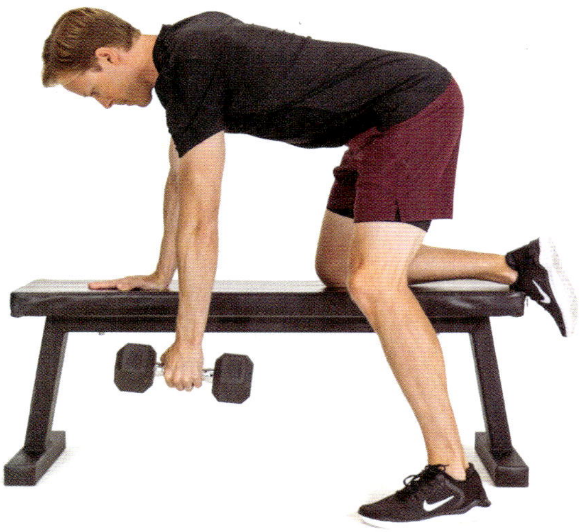

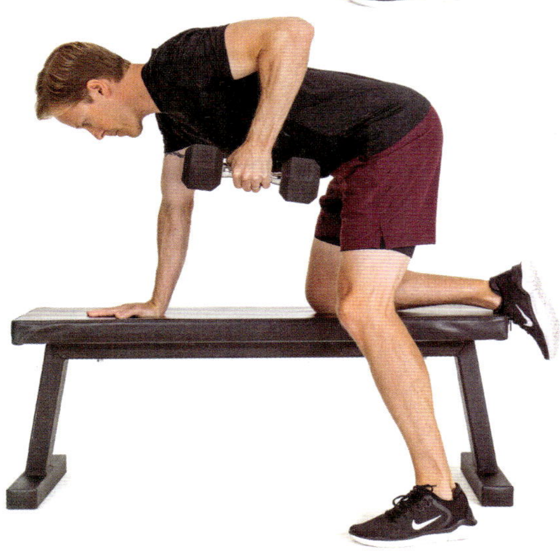

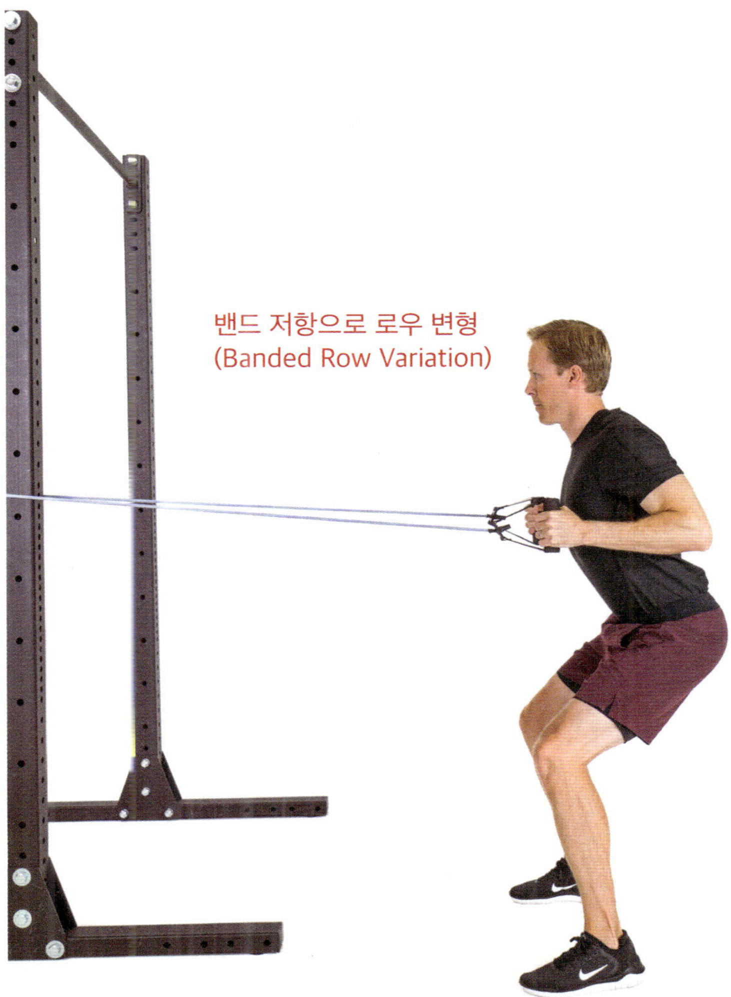

밴드 저항으로 로우 변형
(Banded Row Variation)

덤벨 슈러그(Dumbbell Shrug)

덤벨을 양손에 들고, 척추와 머리를 곧게 유지하면서 어깨를 귀쪽으로 천천히 으쓱하며 움직여준다.

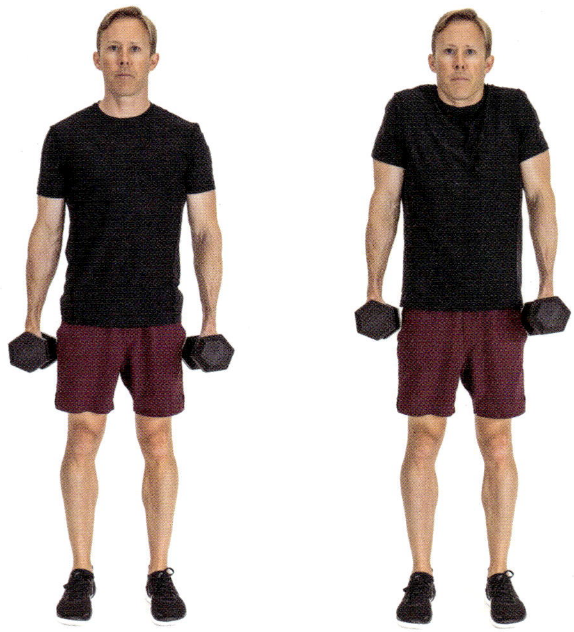

레터럴 레이즈 (Lateral Raise)

양 손에 덤벨을 쥔 채 손바닥이 아래를 향하게 하고 팔을 어깨 높이까지 들어 올려준다.

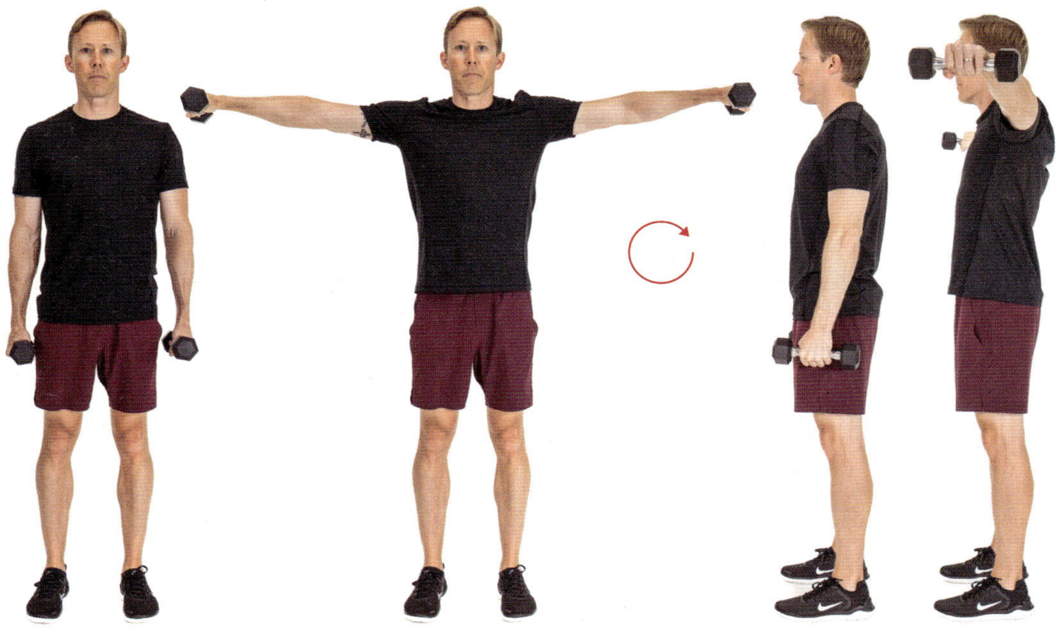

벤트오버 레터럴 레이즈 (Bent-Over Lateral Raise)

엉덩이를 구부리고 무릎을 구부려 정강이를 수직으로 유지하고 등을 편평하게 유지하여 몸통이 약 45도 각도가 되도록 한다. 팔꿈치를 약간 구부린 상태에서 손바닥이 아래를 향하도록 하고 어깨 높이까지 팔을 들어 올려준다.

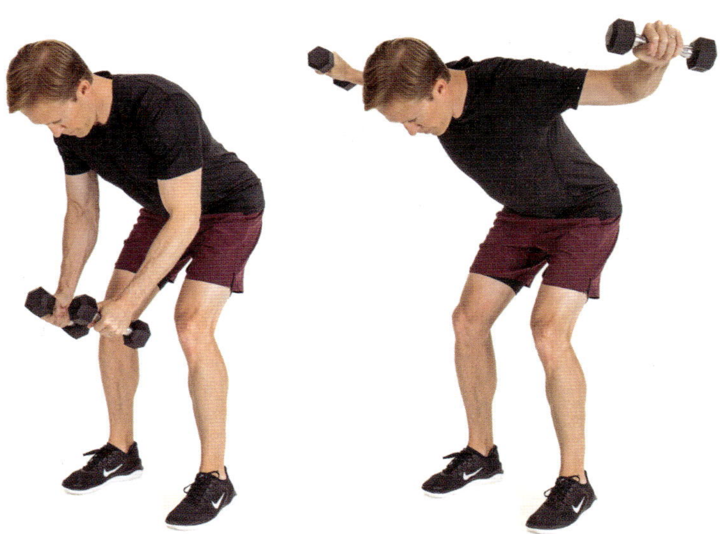

신경통(신경근병증)
[Nerve Pain (Radiculopathy)]

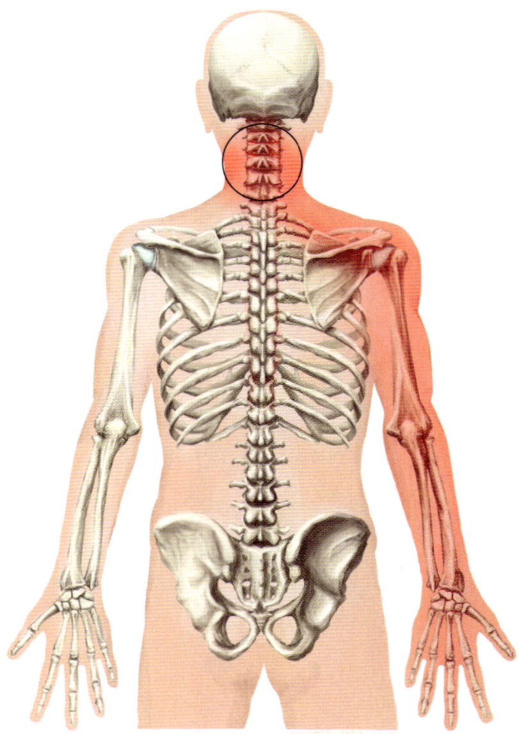

이 프로그램을 따라 다음을 치료한다.:

- 날카로운 목 통증
- 팔 아래로 방사되는 저림과 감각 이상(신경근병증radiculopathy)
- 척추원반 탈출증Disc herniation(디스크 팽윤disc bulge) 및 협착증
- 가슴문증후군Thoracic outlet syndrome

척추원반 탈출증(디스크 팽윤) 및 협착증
[Disc Herniation (Disc Bulge) And Stenosis]

설명: 팔 아래로 방사되는 신경통은 팔과 손으로 이동하는 신경이 시작되는 목에서 발생되는 경우가 많다. 이러한 유형의 통증은 신경 염증, 척추원반 탈출증, 협착(신경이 이동하는 공간이 좁아짐), 신경 건강을 손상시키는 부적절한 장시간의 자세로 인해 발생할 수 있다(악화 요인 참조). 기본적으로, 척추원반의 내부(속질핵nucleus pulposus 또는 디스크 수핵disc nucleus)는 디스크 벽(섬유테) 쪽으로 밀려나가게 된다. 이 수핵이 외측으로 강하게 이동할 경우, 디스크 벽이 찢어지고 디스크 물질이 새어 나와 염증을 유발할 수 있다.

많은 경우, 신경성 통증의 원인은 디스크 돌출 자체가 신경을 직접 누르기 때문이 아니라, 염증 반응으로 인해 신경이 과민화되었기 때문이다. 예를 들어, MRI상 디스크에 아무런 이상이 없어도 환자가 신경통을 호소하는 경우, 이는 과사용, 스트레스, 다이어트 또는 기타 요인으로 인한 염증성 자극때문일 수 있다.

다른 잠재적인 원인으로는 자동차 교통 사고로 인한 외상성 손상, 스포츠 관련 손상, 혹은 목과 어깨 근육을 새로운 방식으로 사용하는 활동(예: 새로운 웨이트 트레이닝 프로그램 등)이 있다.

징후 및 증상: 신경 자극과 관련된 불편함은 번개처럼 날카로운 통증부터 저림, 감각 이상까지 다양하게 나타날 수 있다. 증상은 신경 경로를 따라 이동하며 손가락까지 이어질 수 있다.

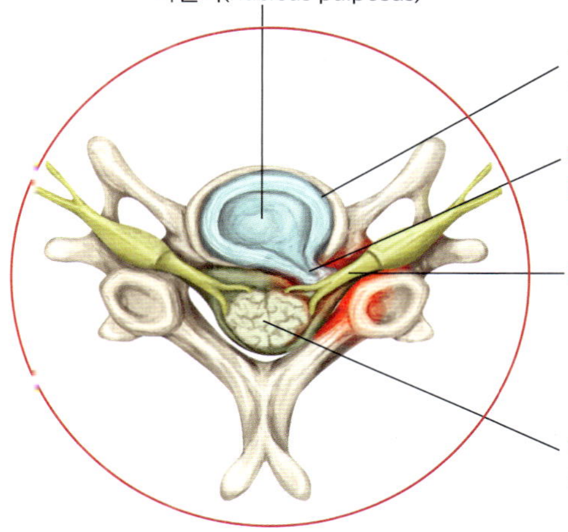

악화 요인: 신경을 압박하는 목과 팔의 움직임 또는 자세. 예를 들어, 고개를 통증이 있는 쪽을 향해 돌리거나 위를 쳐다보았을 때 목에서 발생되는 신경 통증이 대표적이다. 또한 목을 한쪽으로 기울인 채 잠이 드는 등 신경을 손상시키는 자세를 장시간 유지하게 되면 통증이 발생될 수 있다.

예후: 많은 디스크 손상(팽윤disc herniation 및 탈출bulge)과 대부분의 신경근병증은 통증을 유발하거나 악화시키는 활동을 중단하거나 수정하고, 체계적인 재활 프로그램 따르면 8~12주 내에 해결된다.

치료 전략: 척추원반 탈출증disc herniation이나 팽윤과 관련된 신경근병증은 재활프로그램을 통해 호전되는 경우가

많다.[7]장에서 설명한 것처럼 신경 통증 문제는 시간이 지나면서 가동성과 유연성 저하, 근력 약화를 동반할 수 있다. 재활 초기에는 일반 진통제나, 의사가 처방한 근육 이완제도 도움이 될 수 있다.

1단계에서는 목(목 폄근cervical extensors 및 어깨올림근levator scapulae), 가슴 근육 및 등 중간 부위를 대상으로 하는 연부 조직 가동술을 진행한다. 각 부위의 가동술은 긴장과 통증을 줄이는 데 중요한 역할을 한다. 목 가동술은 통증을 완화할 수 있다. 목 통증을 줄이는 데 있어 가슴 가동술은 직관적으로 관련 없어 보이지만, 이 부위의 긴장도는 팔로 뻗는 신경 증상에 영향을 미치므로 반드시 다뤄야 한다. 위등뼈는 목뼈와 기능적으로 연결되어 있으므로, 이 부위의 뻣뻣함(경직)을 반드시 해결해야 한다. 또한 일부 유형의 목뼈 신경근병증은 어깨뼈 내 부위(어깨뼈 사이)로 통증이 방사될 수 있으므로, 등 중앙에 불편함이 있을 경우 해당 부위의 움직임 가동성을 만들어주면 통증 감소에 도움을 줄 수 있다.

2단계에서는 척추 및 말초 신경의 가동성 향상에 중점을 둔다. 등뼈 회전 스트레칭과 목뼈 가동성 운동은 척추 움직임을 개선하고 통증을 완화시키는데 도움을 준다. 엔젤 동작angel exercises은 큰가슴근pectoral muscles을 동적으로 스트레칭하며, 이 부위는 주요 말초신경(정중신경median, 자신경ulnar, 노신경radial)이 그 아래를 지나므로, 해당 동작은 팔로 향하는 주요 말초 신경 전체의 가동성을 유도한다. 다음으로, 신경 슬라이더 운동nerve slider exercises을 통해 말초 신경 각각을 개별적으로 움직이는 운동을 수행한다. 슬라이더 또는 플로싱 기법slider or flossing techniques은 목뼈 부위에서 신경을 긴장시켰다가, 다시 손 쪽 말단에서 긴장을 주는 식으로 긴장을 교대로 유도한다. 이 과정은 신경이 앞뒤로 미끄러지듯 움직이게 되며 이는 마치 치실을 사용하는 것과 유사하다. 해당 기법은 통증을 줄이고 신경 건강을 향상시키는 것으로 보고되었다.[10] 2단계는 벽에서 시행하는 턱 당기기 운동wall chin tuck exercise으로 마무리된다. 이 운동은 보다 중립적인 목뼈 자세를 재교육하고, 전방 머리 자세forward head position를 교정하는 방법을 익히도록 돕는다. 이는 경부 긴장과 통증을 유발하는 잠재적 요인이기도 하다.

3단계에서는 '텐셔너tensioners'라고 불리는 보다 강도 높은 신경 가동술이 도입된다, 이는 신경 스트레칭이라고 생각할 수 있지만, 신경 조직은 실제로 아주 약간만 늘어날 수 있으므로 너무 많은 힘을 가하면 신경을 자극하여 통증이 더 악화될 수 있으니 주의해야 한다. 통증이 해결되고 가동성이 향상되면 목 통증 프로토콜의 3단계 운동(158~160페이지)을 함께 수행하여 향후 재발에 도움을 줄 수 있다. 이러한 운동은 신경 자극으로 인해 약화되었을 수 있는 근육을 강화하는데도 효과적이다.

통증이 지속되거나 근육 약화가 관찰되는 경우, 신경 건강을 손상시킬 수 있는 더 심각한 문제(척추 종양, 골절 또는 감염)를 배제하기 위해 신경과 전문의와 상담하는 것이 좋다. 또한, 디스크 절제술discectomy을 고려할 수도 있다. 이 수술은 목에서 방사되는 통증을 다루기 위한 가장 일반적인 시술이며, 특히 보존적 치료(재활 등)로도 호전되지 않는 큰 디스크 탈출에 주로 시행된다. 장기간 지속된 목 또는 신경통에 대해 목뼈 유합술neck fusion을 받은 경우에도 이 프로토콜을 활용할 수 있다.

척추원반 탈출증(Disc Herniation)에 대한 수술은 언제 고려해야 할까?

수술이 필요한지 여부는 일반적으로 현재 증상과 기능 수준에 따라 결정된다. 6개월 이상 통증이 지속되고, 특히 물리 치료 등 보존적 치료에도 호전이 없다면 수술 대상이 될 수 있다.

방사성 신경통과 함께 팔에 힘이 점진적으로 감소되는 경우(물건을 잡거나 들어올릴 수 없거나, 팔꿈치를 구부릴 수 없거나 팔을 옆으로 들어올릴 수 없음) 또는 갑자기 특정 근육이 마비되는 증상이 나타날 경우, 즉시 의사의 진료를 받아야 하며, 수술적 개입을 고려해야 한다. 나는 개인적으로 제때 문제를 해결하지 않아, 신경이 영구적으로 또는 부분적으로 마비된 사람들을 보아왔다. 따라서 자신의 증상이 호전되고 있는지 또는 악화되고 있는지 주의 깊게 관찰하는 것이 중요하다.

가슴문증후군(TOS, Thoracic Outlet Syndrome)

설명: 가슴문증후군(TOS)은 목에서 팔로 이어지는 신경 및/또는 혈관이 가슴문이라고 불리는 제1갈비뼈rib와 빗장뼈collarbone 사이 공간에서 자극을 받거나 손상 또는 압박을 받는 질환을 말한다. 이 질환은 어깨를 반복적으로 움직이는 스포츠(야구, 골프, 수영), 신경과 혈관에 스트레스를 주는 자세, 외상성 사고(채찍질 손상)로 인해 발생하는 경우가 많다.

징후 및 증상: 목, 팔, 손에 통증이 있으며, 종종 팔과 손이 저리거나 감각이상이 동반된다. 심한 경우 손의 근력 약화(특히 악력 감소)가 나타날 수 있다.

악화 요인: 무거운 물건을 들거나 운반하는 등 반복적인 어깨 또는 팔 움직임. 스트레스, 우울증, 수면 장애도 증상을 악화시킬 수 있다.

예후: 대부분의 경우 적절한 재활 운동을 시행한 후 4~6주 이내에 증상이 호전된다.

치료 전략: TOS는 초기에는 목과 어깨의 근육을 스트레칭하고, 신경 스트레스를 줄이기 위해 자세교정(머리, 목, 척추의 중립자세)을 가르치는 운동을 포함한 물리치료로 치료한다. 재활 초기에는 일반진통제나 의사가 처방한 근육 이완제도 통증 조절에 도움이 될 수 있다.

TOS와 관련된 신경 통증은 디스크 손상 및 협착증과 관련된 신경 통증과 매우 유사한 가동성과 유연성 제한 및 근력 약화를 유발한다. TOS는 동일한 신경을 더 말단부에서 압박하므로, 신경근병증Radiculopathy와 매우 유사한 양상을 보이며, 따라서 이 책에서는 디스크 손상, 협착증, TOS 모두를 "신경통 프로토콜Nerve Pain Protocol"에 통합하여 다루고 있다.

1단계에서는 목, 어깨 복합체 및 등뼈 부위를 대상으로 하는 연부 조직 가동술을 적용한다. 이러한 접근은 근육 긴장과 통증을 완화하고, 2단계의 보다 도전적인 운동을 수행할 준비를 하게 된다.

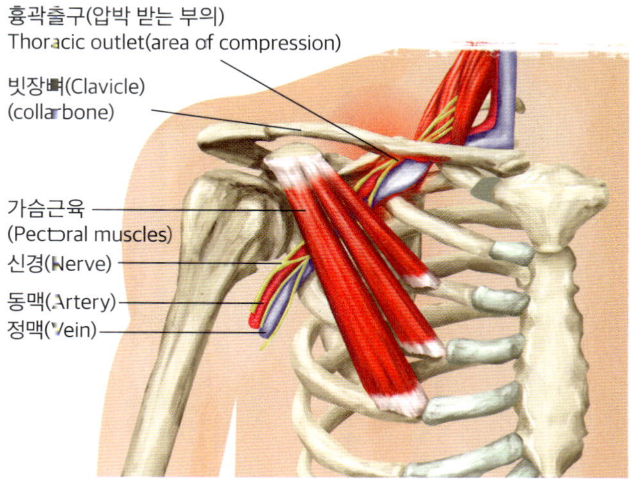

2단계에서는 척추와 말초 신경의 가동성 운동에 초점을 맞추며, 스트레칭과 신경 가동술 기법을 진행한다. 이러한 운동들은 신경 건강을 향상시키고 통증을 줄이며, 목과 팔이음뼈shoulder girdle의 움직임을 향상시킬 수 있다.[10]

3단계에서는 2단계의 슬라이더 운동보다 신경에 더 많이 자극하는' 텐셔너 신경 가동술 기법tensioner nerve mobilizations'을 진행한다. 너무 과도한 스트레칭 힘을 가하면 신경이 과도하게 긴장되어 통증이 더 악화될 수 있으므로 주의해야 한다.

통증이 해결되고 가동성이 향상되면, 3단계의 목 통증 프로토콜 운동들을 완료하여 신경통이 재발할 가능성을 줄일수 있다. 이 운동은 또한 신경 자극으로 인해 약해진 근육을 강화시키는데 도움을 준다.

재활치료로 호전되지 않는 10~20% 경우, 신경에 가해지는 스트레스를 줄이기 위해 수술이 제안될 수 있다. 이러한 수술에는 신경 건강을 방해하지 않도록 첫 번째 갈비뼈 및/또는 연조직(근육 또는 근막) 부분을 제거하는 방식이 포함될 수 있다.

주의: 혈관형 가슴문증후군(vascular TOS, 정맥 또는 동맥이 압박을 받는 경우)은 대개 신경만 영향을 받는 일반적인 TOS보다 수술이 필요한 경우가 더 많다. 만약 신경 증상(통증, 저림, 감각 이상)이 있으면서 손이 붓거나 혈액순환 저하와 같은 혈관 압박의 징후가 있다면, 더 심각한 문제(예: 혈전 등)를 배제하기 위해 의사와 상의하는 것이 반드시 필요하다.

신경통(Nerve Pain)

1단계

GOOD FOR:

- 목, 팔의 신경통 완화
- 근육 긴장 완화
- 2단계 및 3단계 운동을 위한 워밍업

GUIDELINES:

- 매일 시행한다.
- 도구: 작은 마사지 볼, 땅콩 볼, 요가 블록, 폼롤러
- 휴식 시 통증이 없고 운동 시 경미한 통증(3/10) 이하인 경우 2단계를 추가한다.

연부조직 가동술
(Soft Tissue Mobilizations)

- ▶ 각 영역마다 1~2분 정도 진행
- ▶ 양쪽 순서대로 진행
- ▶ 압통점에서 10~20초 동안 정지

큰가슴근 가동술(Pectoral Mobilization)

문 사이나 랙과 어깨 앞쪽에 큰가슴근 사이에 작은 마사지 볼을 놓는다. 팔을 등 뒤에 두고 머리 위로 손을 뻗는 역동적인 움직임을 더해 근육을 더 가동시킨다.

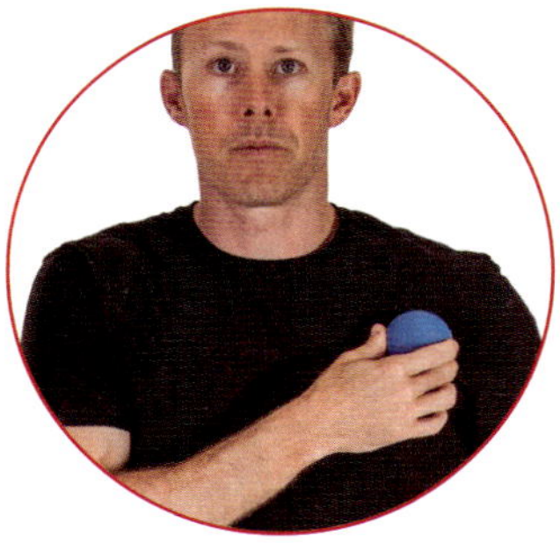

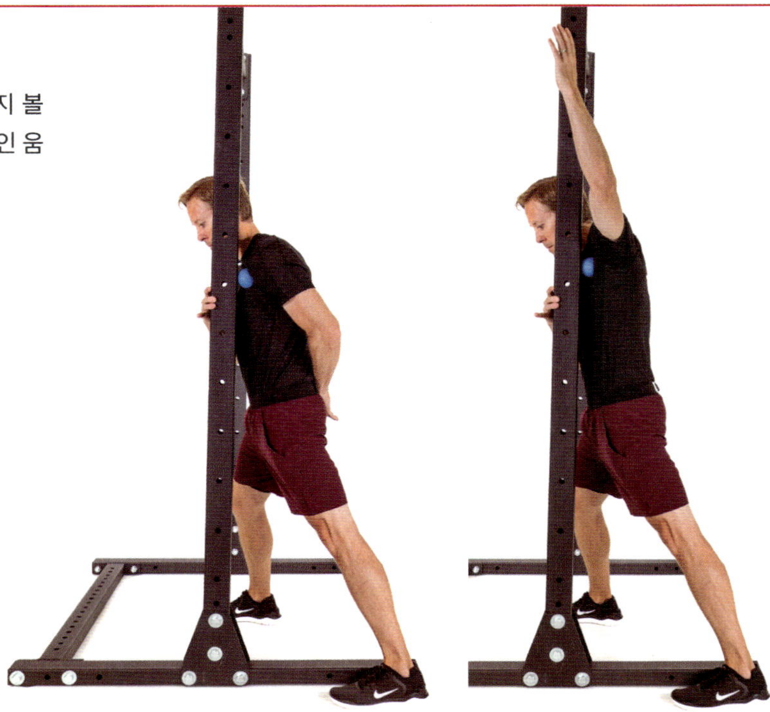

목 폄근 가동술(Cervical Extensor Mobilization)

목 뒤 근육에 땅콩 볼을 둔다. 머리뼈에서부터 목뼈 7번까지 천천히 각 척추 마디마디에서 멈춰 준다. 턱을 당기거나 목을 젖히는 동작을 추가할 수 있다. 만약 이 동작이 통증을 유발한다면, 153페이지의 손을 이용한 변형동작으로 수정하여 진행한다.

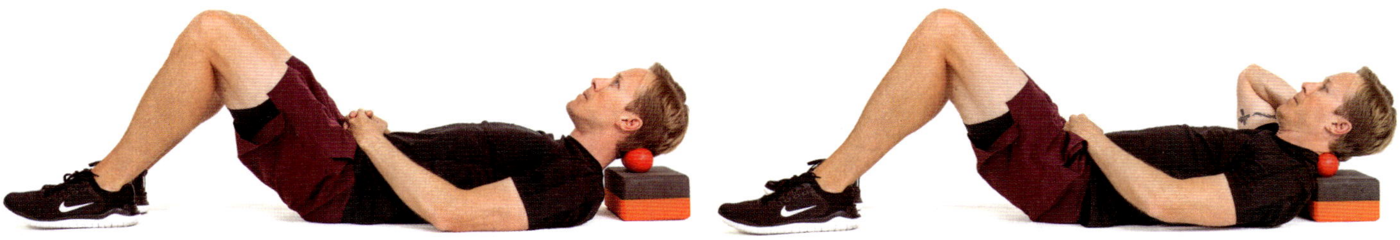

가슴뼈 가동술(Thoracic Mobilization)

등 상부에 폼롤러를 몸과 수직이 되도록 놓는다.
엉덩이를 바닥에 붙인 상태에서 천천히 머리를 바닥쪽으로 내려 놓으며 폼롤러 위에서 등뼈의 폄시킨다.
이 자세를 유지하거나 폼롤러 위에서 굽힘 및 폄(복부 크런치)를 진행할 수 있다.
엉덩이를 들어올린 상태로 등 위쪽을 위아래로 굴려 해당 부위를 마사지할 수도 있다(허리나 목은 제외).

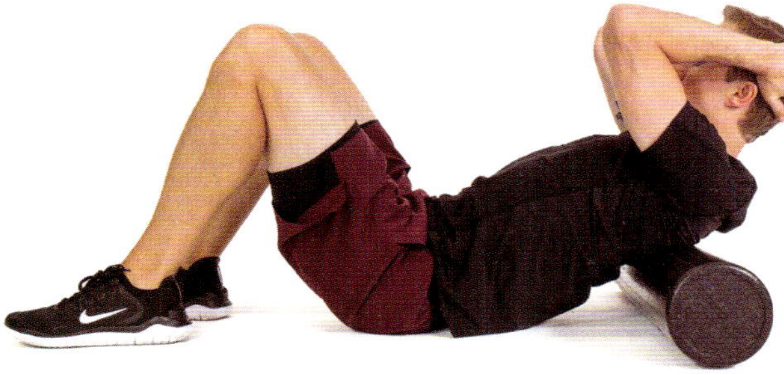
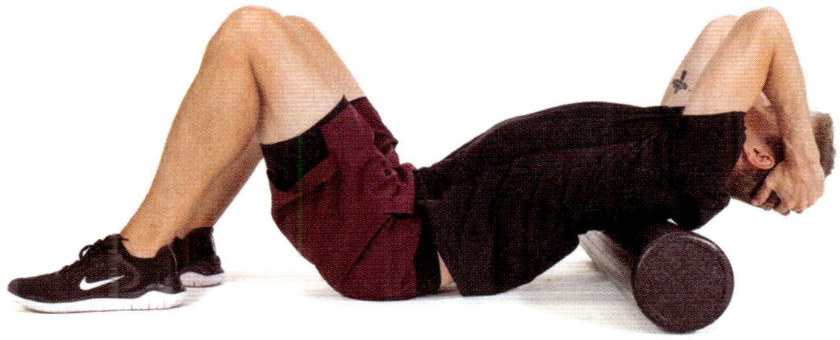

어깨올림근 가동술(Levator Scapulae Mobilization)

마사지 볼을 어깨뼈 모서리에 놓는다. 엉덩이를 들어 올려 압력을 높여준다.
팔 움직임을 만들어 근육을 더 가동시켜준다.

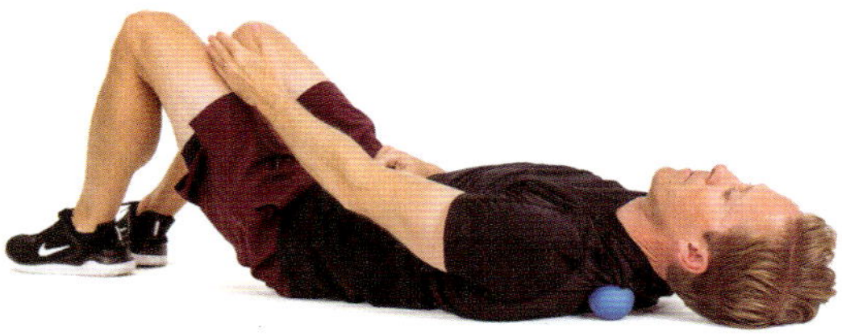
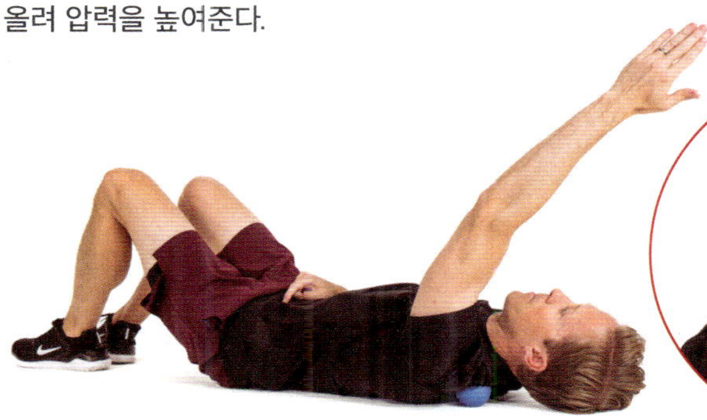
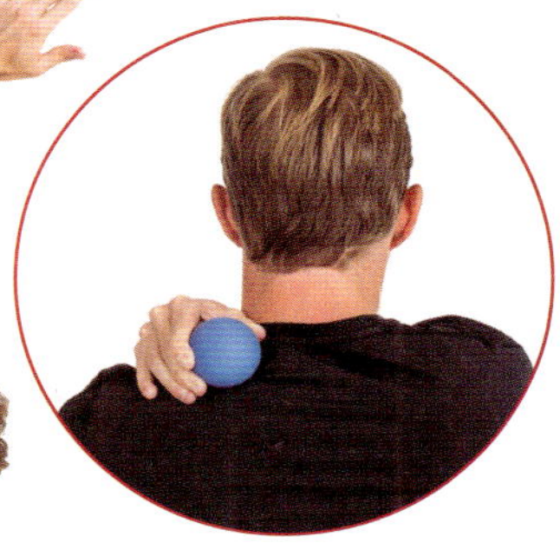

마름근 가동술(Rhomboid Mobilization)

어깨뼈와 척추 사이의 공간에 마사지볼을 위치시킨다. 어깨뼈(마름근)을 따라 뒤아래로 움직이며 가동성을 높이고, 팔 움직임과 머리를 들어올리는 동작을 추가하여 근육을 더욱 가동성을 높일 수 있다.

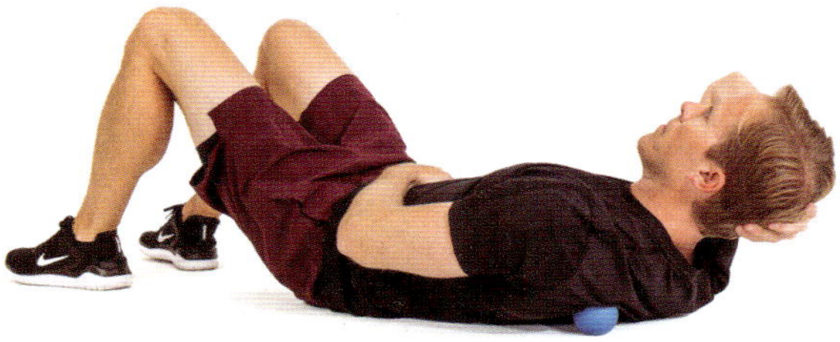
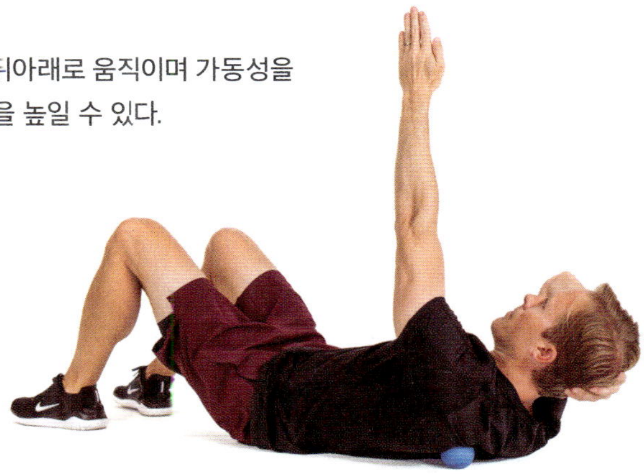
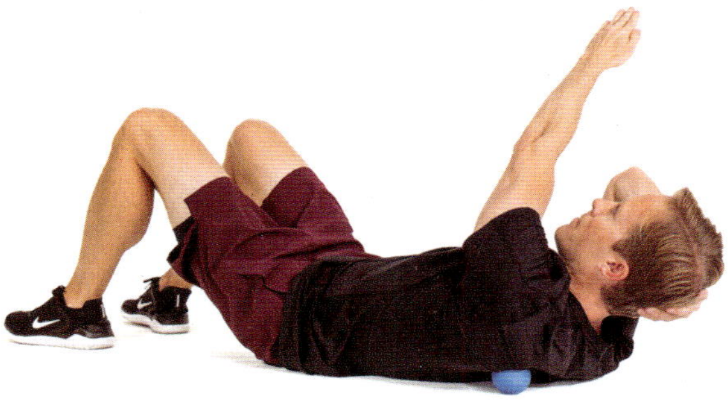
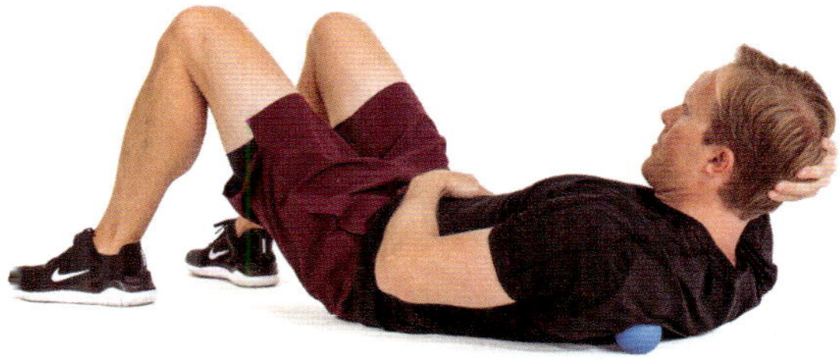

신경통(Nerve Pain)

2단계

GOOD FOR:

- 척추 및 신경 가동성 개선
- 신경 통증 민감도 감소
- 3단계 운동을 위한 워밍업

GUIDELINES:

- 매일 시행한다.
- 도구: 폼롤러
- 가벼운 통증 이하(3/10)로 운동이 가능한 경우 3단계를 추가한다.

가슴뼈 회전 스트레칭(Thoracic Rotation Stretch)

옆으로 누워 엉덩관절을 약 90도로 구부린다. 아래팔로 위 무릎의 바깥쪽을 잡는다. 위팔을 곧게 유지하면서 바닥을 향해 내리고 통증이 없는 범위에서 가능한 멀리 회전한다. 동시에 무릎을 아래로 당겨주고 양쪽 어깨가 바닥과 같은 높이가 되도록 노력한다. 양쪽에서 15~20초 동안 유지하면서 3회 반복한다.

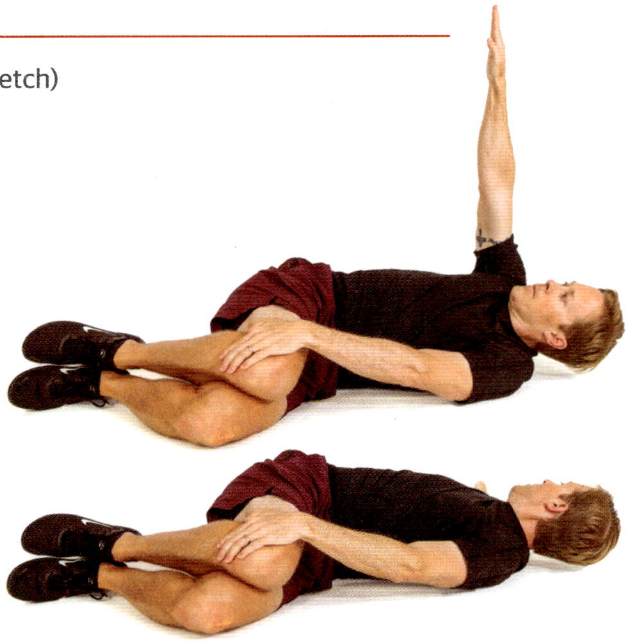

가동성 운동(Mobility Exercises)

▶ 10~15회씩 3세트 실시

▶ 능동적 관절 가동 범위(AROM)통증이 없는 선에서 최대한 멀리 움직인다.

▶ 끝 지점에서 2~3초간 정지

엔젤 운동(Angel)

폼롤러 위에 머리와 꼬리뼈가 받쳐지도록 눕는다. 팔을 옆구리에 두고 손바닥이 하늘을 향하게 한 후 통증이 없는 범위에서 머리 위로 손을 멀리 뻗어준다.

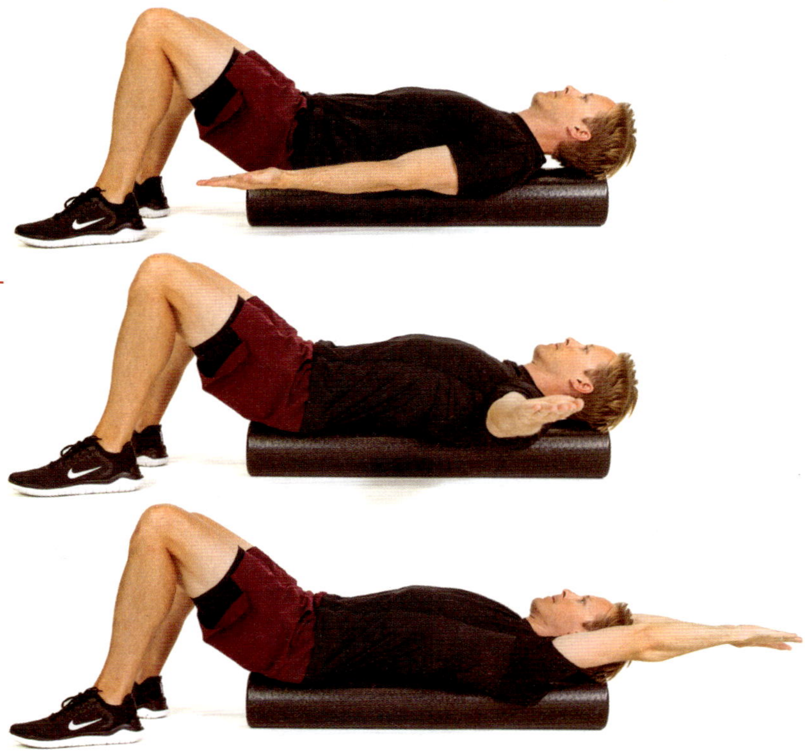

목뼈 가동술(Cervical Mobility)

굽힘 및 폄
(Flexion And Extension)

중립 자세에서 시작한다. 천천히 턱을 가슴 쪽으로 움직였다가 머리를 뒤로 젖혀준다.

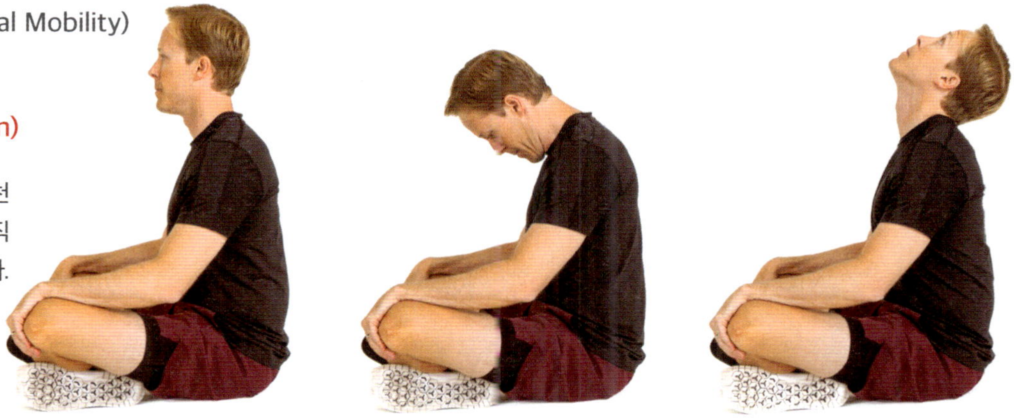

회전(Rotation)

척추를 곧게 세운 상태에서 머리를 한쪽 어깨를 향해 천천히 돌린 다음 반대 쪽으로 돌려준다.

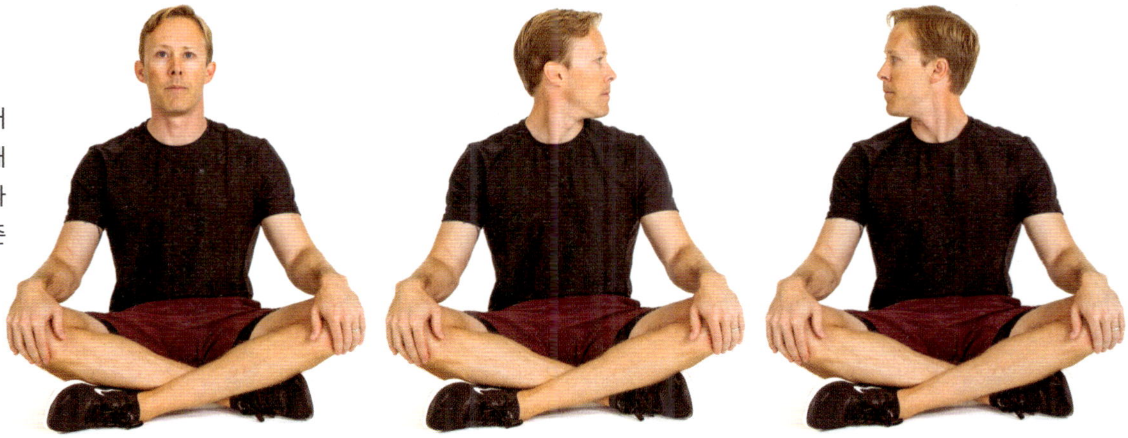

가쪽굽힘(Side-Bend)

귀를 한쪽 어깨를 향해 천천히 움직인 다음 반대 쪽으로 움직여준다,

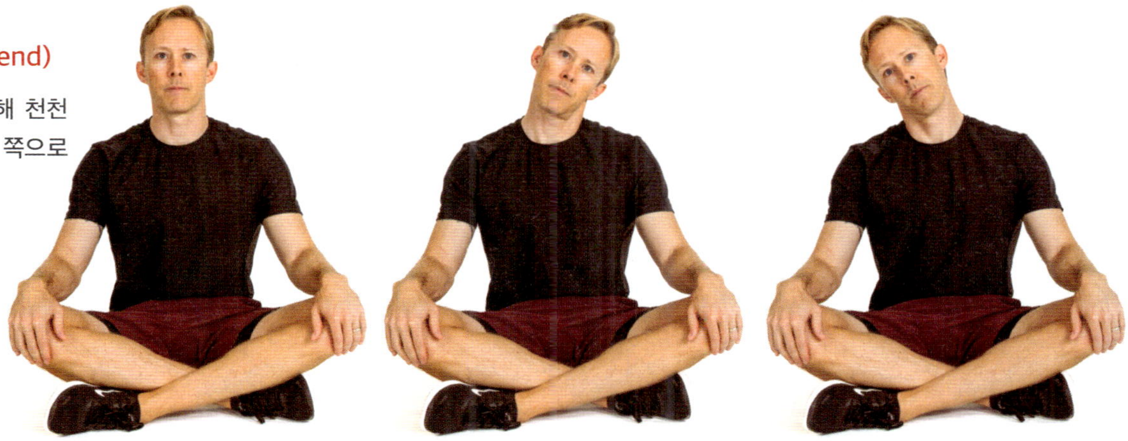

내밈 및 뒤당김
(Protraction And Retraction)

천천히 턱을 앞뒤로 움직인다.

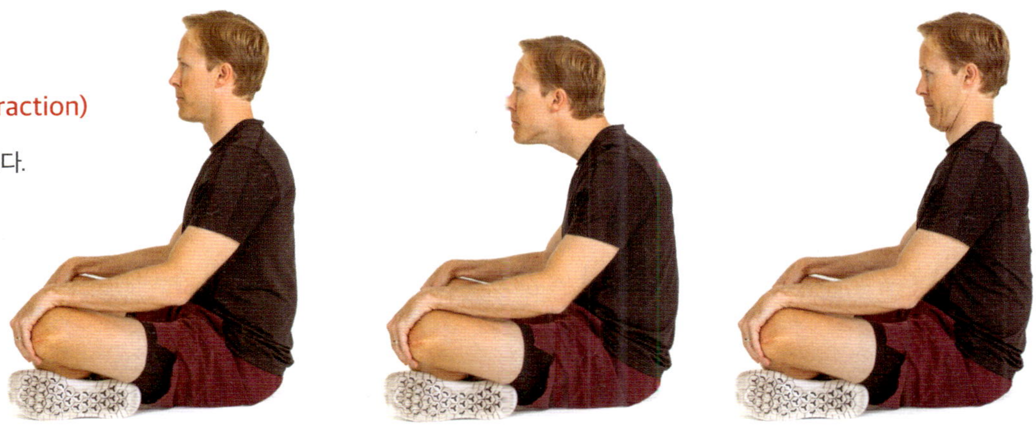

신경 가동술 (Nerve Mobilizations)

▶ 10~15회씩 1세트로 시작
▶ 증상이 나타나지 않는 경우 1~2세트 더 추가

정중신경 가동술(Median Nerve Slider Mobility)

어깨가 90도가 되도록 팔을 옆으로 뻗고 팔꿈치와 손목을 구부린 상태에서 머리를 들어 올린 팔에서 멀어지게 한다. 팔꿈치를 곧게 펴고 손목을 뻗은 다음 머리를 들어 올린 팔쪽으로 움직이면서 한번에 부드럽게 움직여준다. 이 동작을 반복하며 정중신경을 가동시킨다.

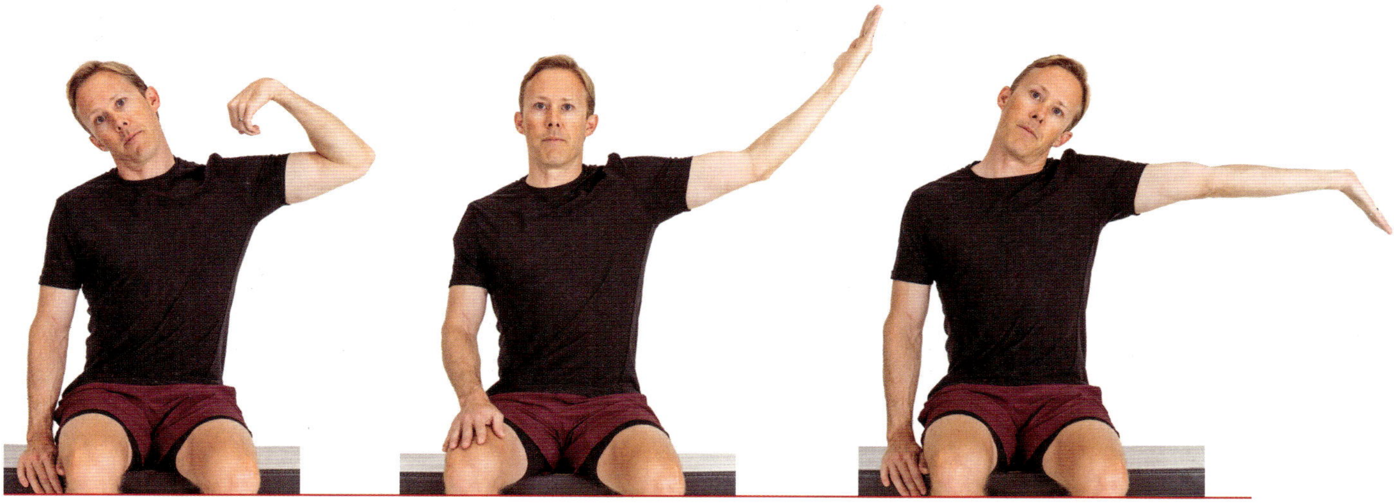

노신경 가동술 (Radial Nerve Slider Mobility)

팔을 옆으로 뻗고 손바닥이 뒤를 향한 자세로 시작한다. 손목을 앞쪽으로 구부리며 머리를 뻗은 팔 쪽으로 기울인다. 손목을 뻗듯 다시 뒤쪽으로 구부리며 머리를 반대쪽으로 기울인다.
이 동작을 반복하며 노신경을 가동시킨다.

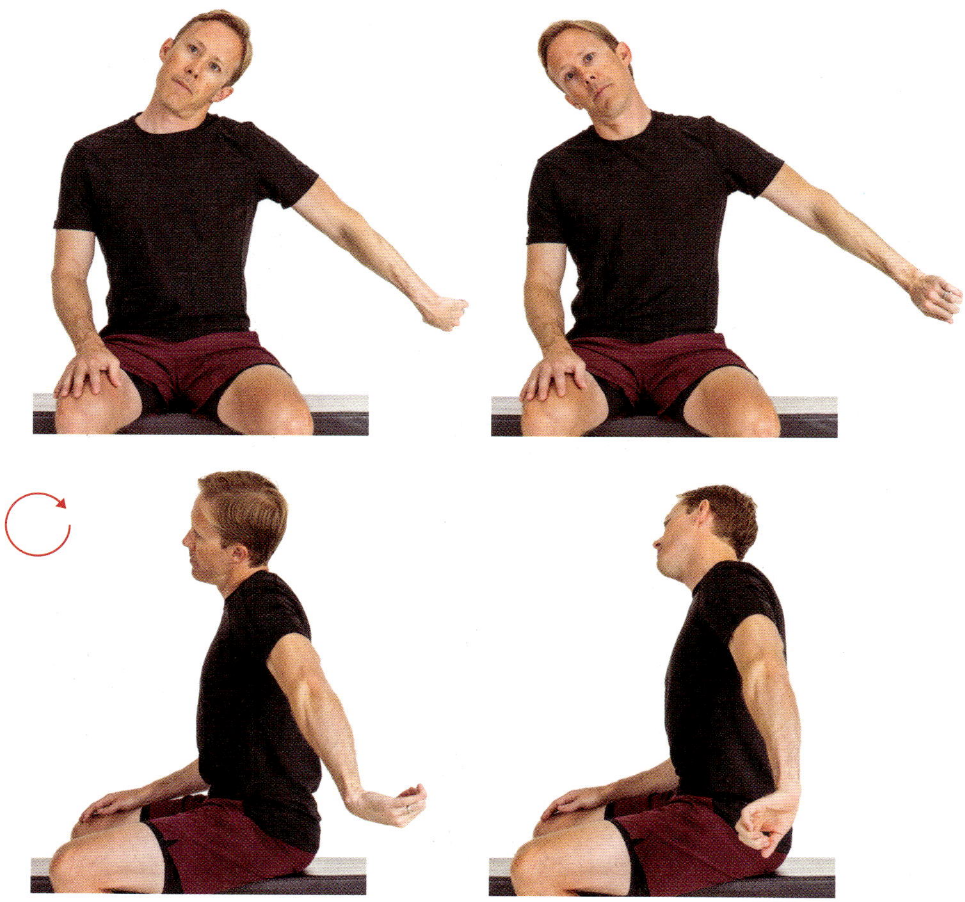

자신경 가동술

(Ulnar Nerve Slider Mobility)

어깨가 90도가 되도록 팔을 옆으로 뻗고 팔꿈치를 구부린 상태에서 손목을 펴서 손바닥이 위로 향하게 하고 머리를 팔 쪽으로 기울인 자세에서 시작한다. 팔꿈치를 곧게 펴고 손목을 구부린 다음 머리를 팔에서 멀어지게 하는 동작을 한번에 부드럽게 반복한다. 이 동작을 반복하며 자신경을 가동시킨다.

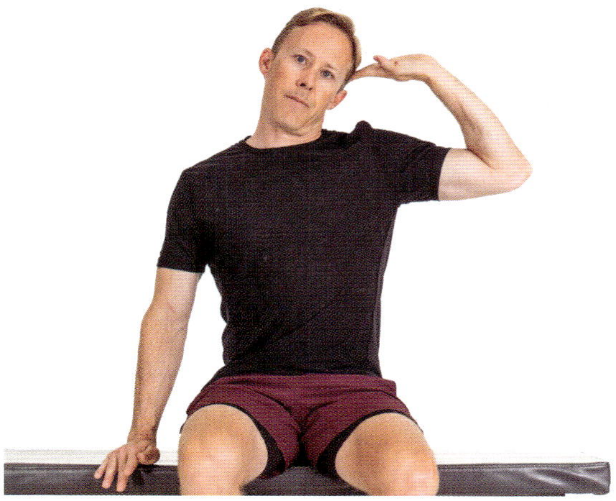

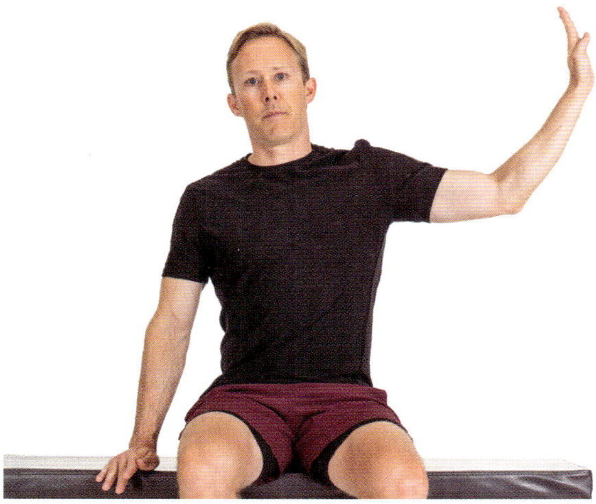

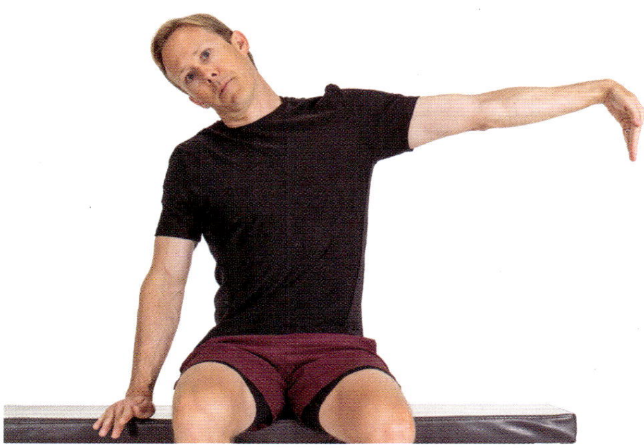

벽에서 턱 당기기(Wall Chin Tuck)

벽이나 랙에 머리와 등을 대고 선 후, 턱을 가슴에 대면서 뒤통수를 벽 위로 밀어 올려준다. 이 동작을 반복해준다.

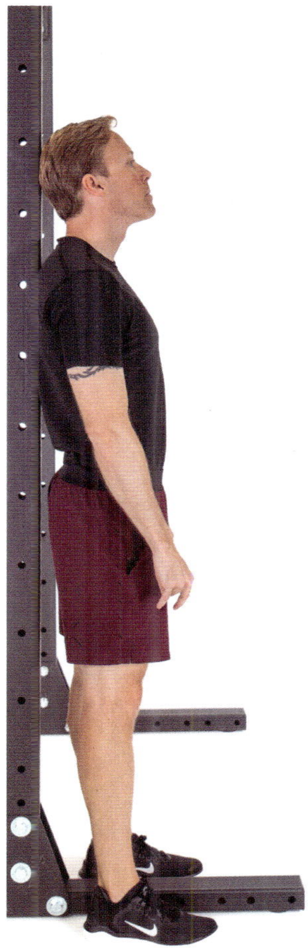

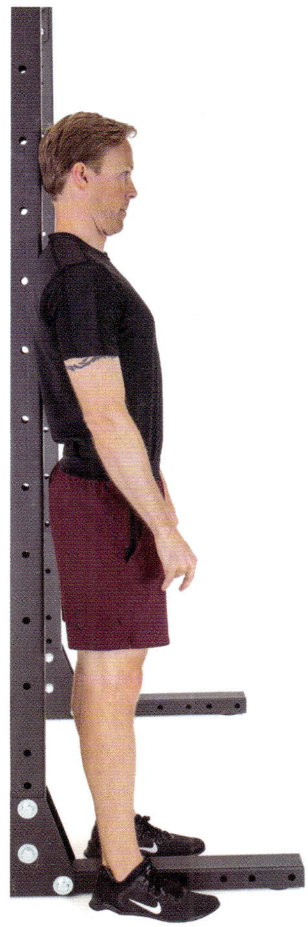

신경통(Nerve Pain)

3단계

GOOD FOR:

- 신경통 민감도 감소
- 신경 가동성 및 스트레칭에 대한 저항력 개선
- 신경 관련 목 통증 및 손상 예방

GUIDELINES:

- 일주일에 3~4일 시행
- 5~10초 동안 유지하면서 3회 반복
- 찌릿찌릿함, 저림, 찌르는 듯한 통증이 느껴지면 스트레칭을 멈추거나 뒤로 미룬다.
- 신경 민감성이 진정되면 목 통증 프로토콜(158~160페이지)의 3단계 운동을 추가하여 향후 재발을 방지한다.

정중신경 텐셔너(Median Nerve Tensioner)

어깨를 90도 직각으로 두고 손바닥이 위를 향하도록 팔을 옆으로 들어 올린다. 손목은 아래로 꺾어 손끝이 바닥을 향하게 하고, 팔꿈치는 완전히 펴준다.
이때 머리는 팔과 반대 방향으로 기울이며, 머리가 회전되지 않도록 하고 귀가 어깨에서 멀어지듯 움직인다.
통증이 없는 범위내에서 최대 장력으로 이 자세를 5~10초 동안 유지한 다음 다시 시작 위치로 돌아가 3회 반복한다.

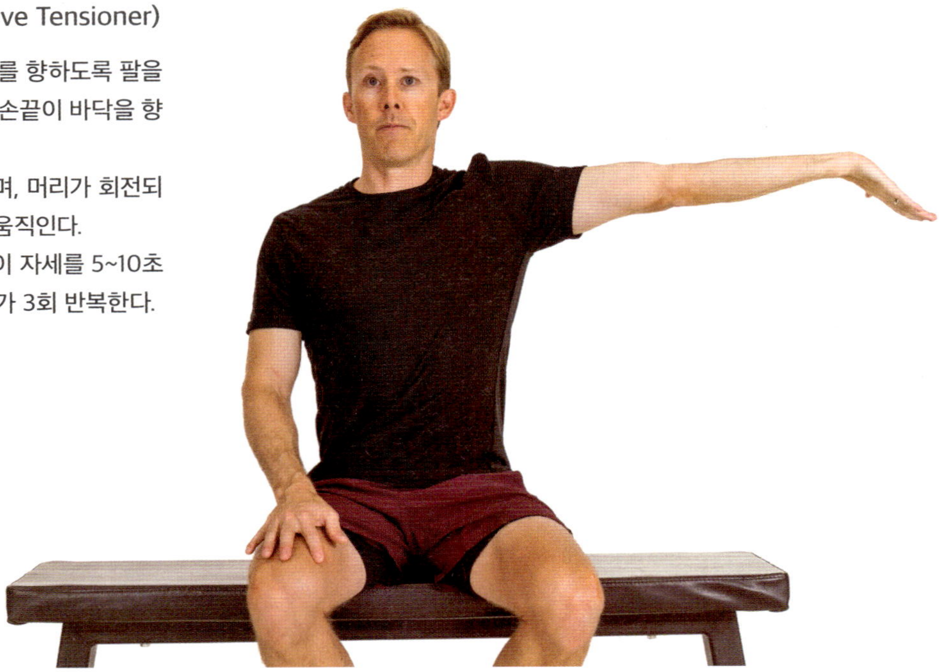

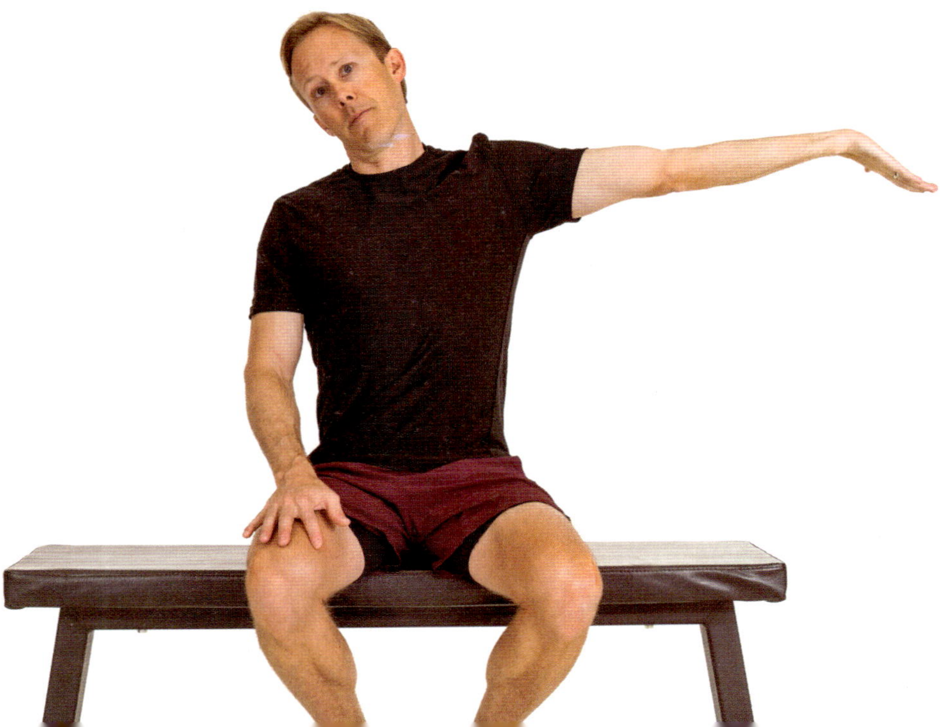

노신경 텐셔너(Radial Nerve Tensioner)

팔꿈치를 구부린 상태에서 엄지손가락이 가슴 중앙 위에 오도록 손을 위치시킨다.
그 상태에서 팔꿈치를 몸 옆으로 천천히 펴주며, 머리는 팔 반대쪽 어깨 방향으로 기울여 귀가 팔에서 멀어지도록 한다.
동시에 손목은 뒤쪽(손등방향)으로 굽혀 노신경 장력을 유도한다.
통증이 없는 범위내에서 최대 장력으로 이 자세를 5~10초 동안 유지한 다음 다시 시작 위치로 돌아가 3회 반복한다.

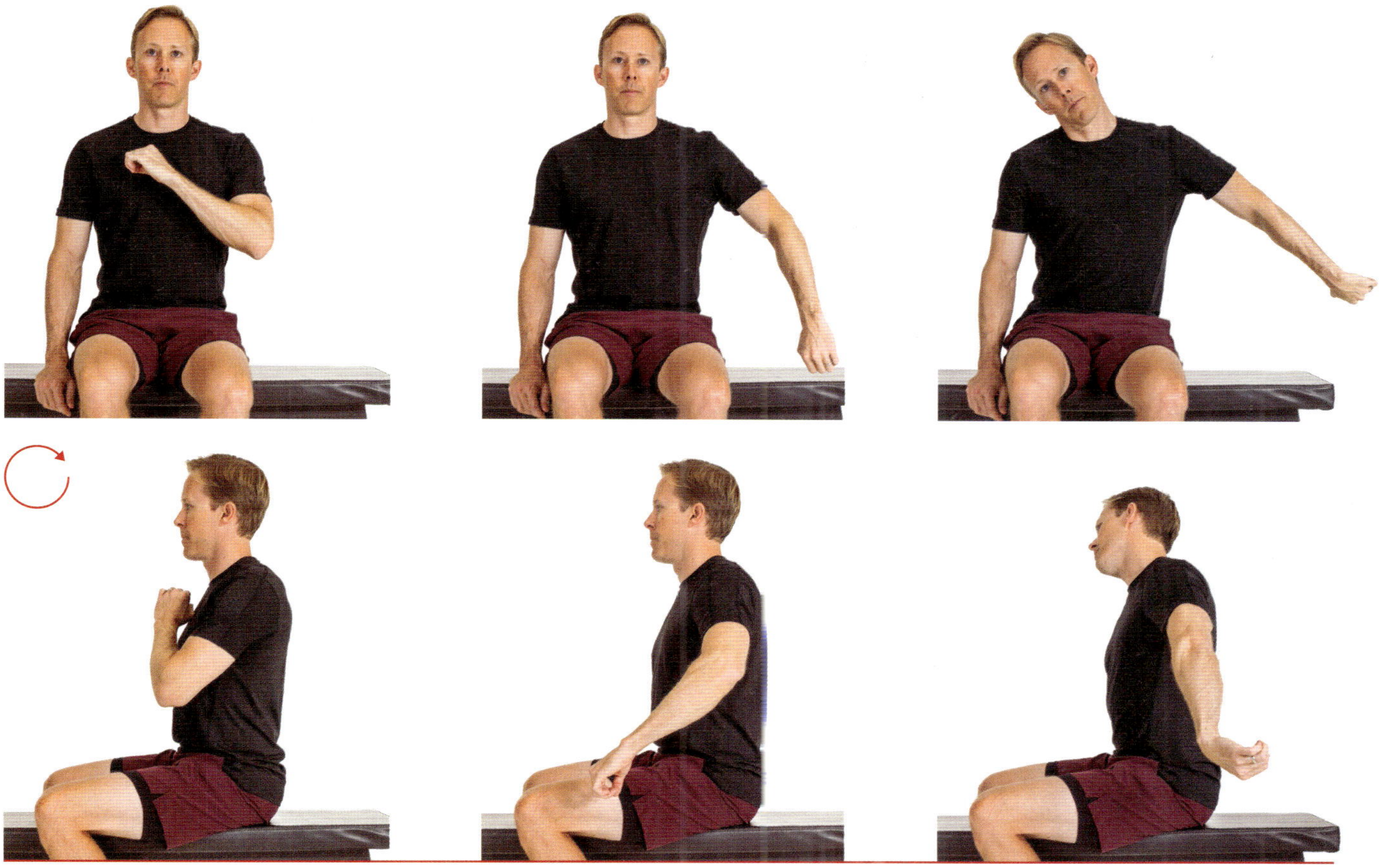

자신경 텐셔너(Ulnar Nerve Tensioner)

손바닥을 아래로 향하도록 한 상태에서, 어깨가 90도 직각이 되도록 팔을 옆으로 뻗은 자세로 시작한다.
팔꿈치를 구부리면서 손바닥이 하늘을 향하게 한 다음 머리를 향해 손을 뻗어준다. 동시에 팔꿈치를 구부리면서 머리를 반대쪽으로 기울여준다. 통증이 없는 범위내에서 최대 장력으로 이 자세를 5~10초 동안 유지한 다음 다시 시작 위치로 돌아가 3회 반복한다.

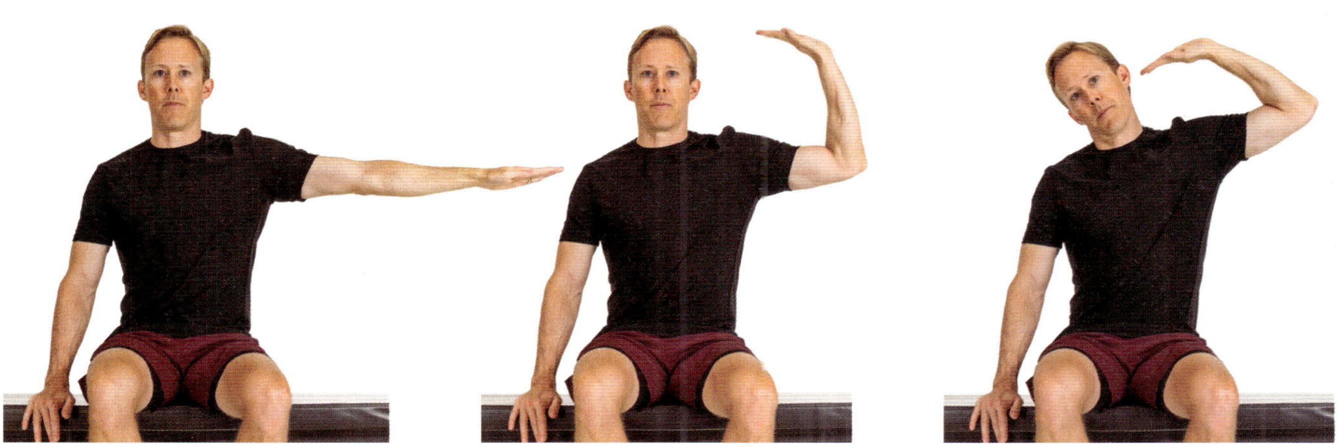

두통(Headache Pain)

이 프로그램에 따라 다음을 치료한다.

- 머리 및/또는 얼굴 앞쪽의 통증
- 목에서 발생하는 긴장성 두통Tension headaches
- 목뼈 기원성 두통Cervicogenic headache

목뼈 기원성 두통(Cervicogenic Headache)

설명: 목뼈 기원성 두통은 위쪽 목뼈(목)에서 발생하며 머리 및/또는 얼굴 부위에 통증을 유발할 수 있다. 이러한 두통의 발생에 기여하는 조직에는 근육, 관절 및 디스크가 포함되며, 특히 머리뼈과 위쪽 목뼈(C1-3) 사이의 부위에서 발생한다. 대부분의 경우, 목뼈 기원성 두통은 목에 긴장을 유발하는 활동(즉 스트레스; 컴퓨터 화면을 보는 것과 같은 오랜 시간 자세를 유지하는 것), 수면 장애(목의 위치가 불편하거나 수면의 질이 낮은 경우) 등에서 에서 비롯된다.

징후 및 증상: 주요 증상은 머리뼈 기저부 근처의 목 한쪽에 지속적이고 욱신거리지 않는 통증이 목 아래인 어깨뼈를나 또는 이마까지 이어질 수 있다. 일반적으로 통증은 어떤 특정 경로를 따라 목 위쪽, 머리 위, 한쪽 눈구멍이나 이마로 방사된다. 재채기나 기침을 할 때 목이 뻣뻣해지거나 통증이 심해질수 있다.

악화 요인: 통증을 유발하는 자세에는 일반적으로 하부 목뼈 굽힘(아래로 내려다보는 자세)과 위쪽 목뼈 폄(아래를 보면서 앞을 향하는 동작, 이때 위쪽 목뼈 뒷부분의 긴장이 동반)이 복합된 형태로 나타난다. 쉽게 말하면 머리가 앞으로 나온채 목 윗부분은 뒤로 젖혀져 시선이 정면을 바라보는 자세, '전방 머리 자세' 또는 '거북목 자세'를 취하게 된다.

예후: 일반적으로 통증 유발 자세를 교정하면 통증은 몇 주 내에 해결된다.

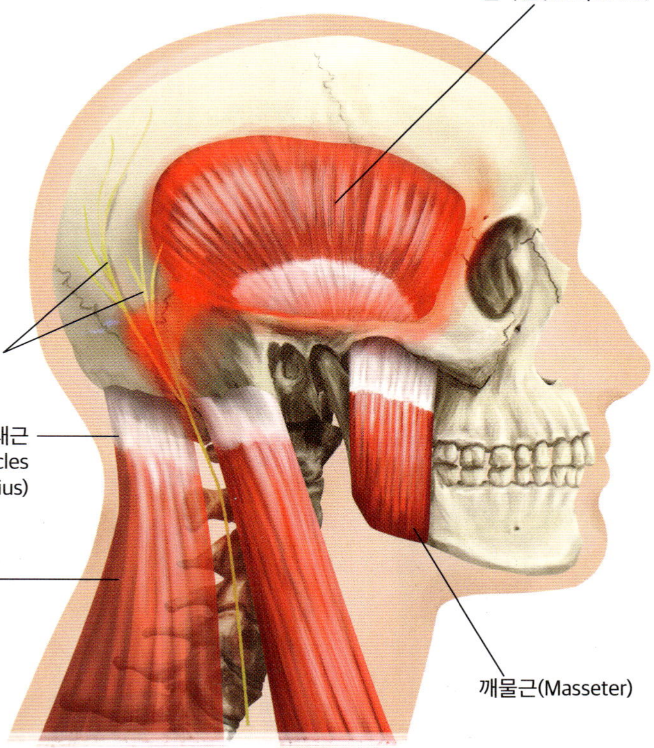

치료 전략: 목뼈 기원성 두통은 일반적으로 보존적 관리(물리 치료 및 마사지)와 행동 교정(업무/책상 위치 변경 또는 베개 구입)으로 해결되는 경우가 많다.

1단계에서는 머리뼈 바닥에 위치한 뒤통수아래근suboccipital을 이완시키는 데 중점을 둔다. 이 부위는 목 관련 통증을 유발하는 신경이 기원하는 곳으로, 해당 부위를 이완시키면 증상을 완화할 수 있다. 그러나 이 기술을 적용할 때에는 과도한 압력을 가하지 않도록 주의한다. 압력이 지나치면 오히려 두통 증상이 더 악화될 수 있다. 핵심은 근육 긴장 완화에 도움이 되는 정도의 압력을 찾는 것이다.

마사지 볼이 불편할 경우, 손가락을 사용하여 해당 부위를 자극해도 된다. 이 단계에서는 어깨올림근levator scapulae과 위등세모근upper trapezius도 이완시킨다. 이 근육들은 머리뼈과 목 위쪽에 부착되어 목 불편함, 긴장 및 두통에 영향을 줄 수 있다.

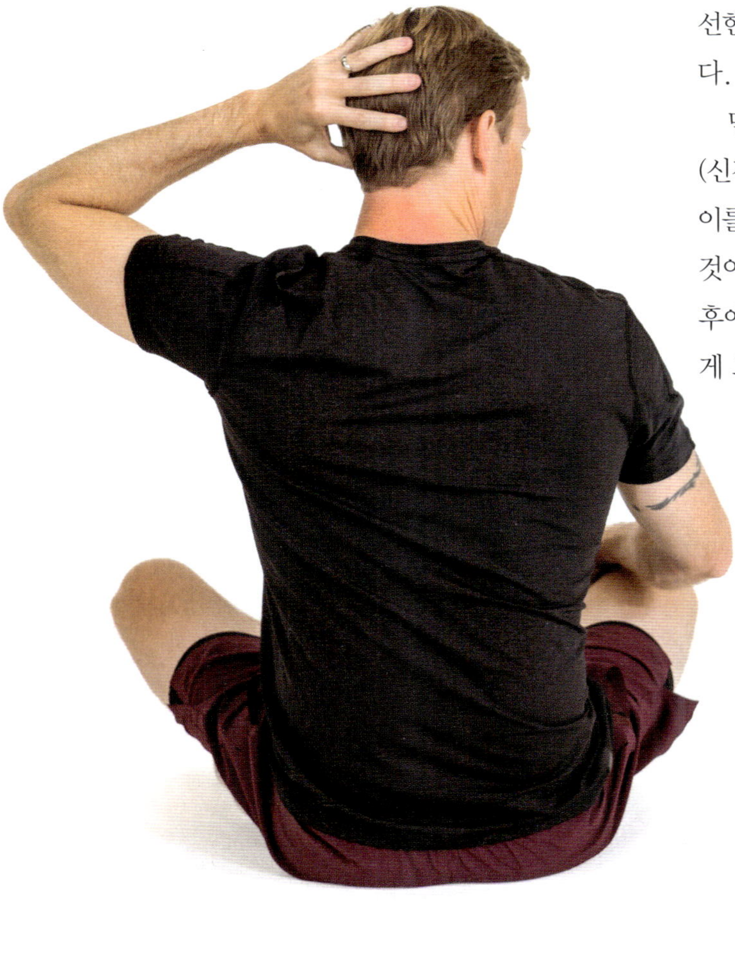

2단계에서는 두통 증상이 발생하는 근육인 뒤통수아래근을 스트레칭하는 것으로 시작한다. 2단계의 다른 스트레칭과 가동성 운동은 목, 등뼈, 어깨뼈의 가동성을 향상시키는 것으로, 모두 목의 상부에 기계적 영향을 미친다. 벽에서 턱을 당기는 운동은 위쪽 목뼈 굽힘upper cervical neck flexion과 아래쪽 목뼈 폄lower cervical extension을 유발하여, 해당 부위를 압박하고 뒤통수밑suboccipital을 통과하는 상부 목 신경을 자극할 수 있는 전방 머리 자세forward head position를 교정하는 방법들을 제시한다. 마지막으로, 목의 굽힘근 강화를 위한 등척성 자세 유지 운동isometric hold은 목의 중립 자세에서 목 근력을 강화하는 데 기여하며(마치 목의 플랭크 운동처럼), 두통 증상의 재발을 줄이는 데 도움을 줄 수 있다.

3단계에서는 다른 목뼈 근육군의 움직임에 등척성 수축을 추가하여 모든 움직임 방향에서 근력을 강화한다. 통증이 현저히 줄거나 사라지면 목 통증 프로토콜의 3단계에 있는 운동을 실시하여 목과 주변 근육의 기능을 개선한다. 이로 인해 향후 두통 발생 가능성을 낮출 수 있다.

만약 보존적 치료로 호전되지 않는다면, 신경차단술(신경차단제 주사)이 필요할 수 있다. 수술이 필요하지만 이를 피하고 싶다면 이 프로토콜을 따라 먼저 시도해보는 것이 좋다. 문제를 악화시킬 위험이 없다. 그러나 6~8주 후에도 상태가 호전되지 않으면 신경차단술을 더 심각하게 고려해야 한다.

두통(Headache Pain)

1단계

GOOD FOR:

- 목 위쪽 및 두통 통증 완화
- 근육 긴장 완화
- 2단계 및 3단계 운동을 위한 워밍업

GUIDELINES:

- 매일 시행한다.
- 도구: 작은 마사지 볼, 요가 블록
- 휴식 시 통증이 없고 운동 시 경미한 통증(3/10) 이하인 경우 2단계를 추가한다.

연부조직 가동술 (Soft Tissue Mobilizations)

- ▶ 각 영역에 1~2분간 진행
- ▶ 양쪽 순서대로 진행
- ▶ 압통점에서 10~20초 동안 정지

뒤통수아래근 가동술(Suboccipital Mobilization)

요가 블록 위에 작은 마사지 볼을 놓고 머리뼈 바닥, 목뼈 바로 옆에 공을 위치시킨다. 천천히 움직여 뒤통수아래근을 마사지한다. 고개를 옆으로 돌리거나 반대 손으로 공을 비틀어 자극 부위를 조절할 수 있다. 압박이 너무 강하거나 도구가 없으면, 손을 이용한 변형 동작으로 진행한다.

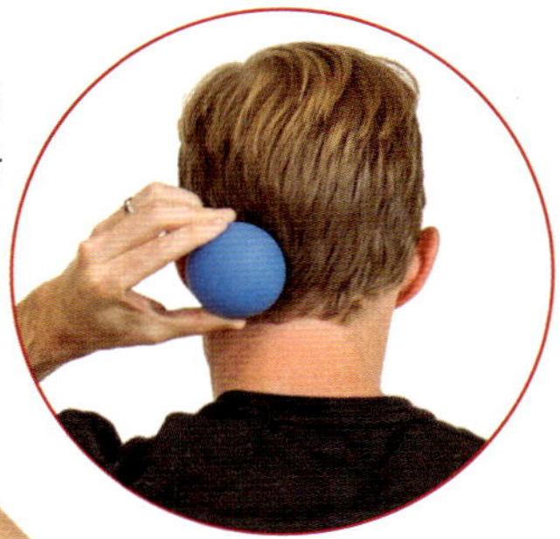

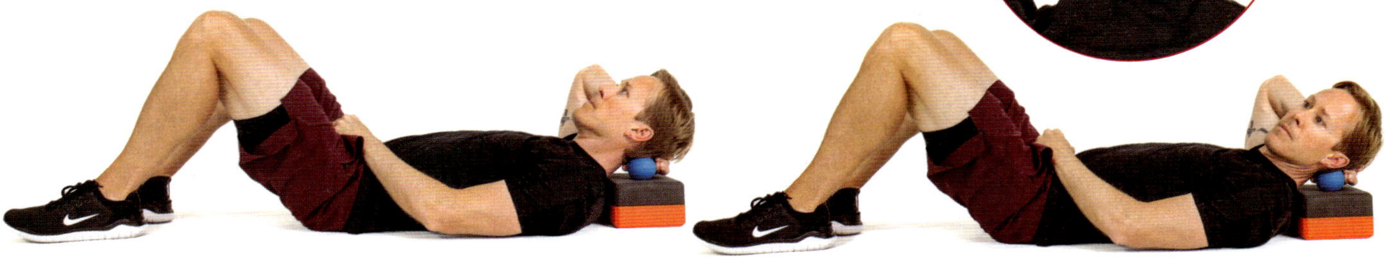

손을 이용한 변형동작 1

양손으로 귀 위쪽을 감싸듯 머리를 잡고, 양 엄지손가락을 뒤통수아래근 부위에 위치시킨다. 그 상태에서 엄지로 압박을 가하며 천천히 턱을 가슴 쪽으로 당긴다. 해당 부위를 부드럽게 눌러 자극하며, 움직이면서 뒤통수아래근을 이완시킨다.

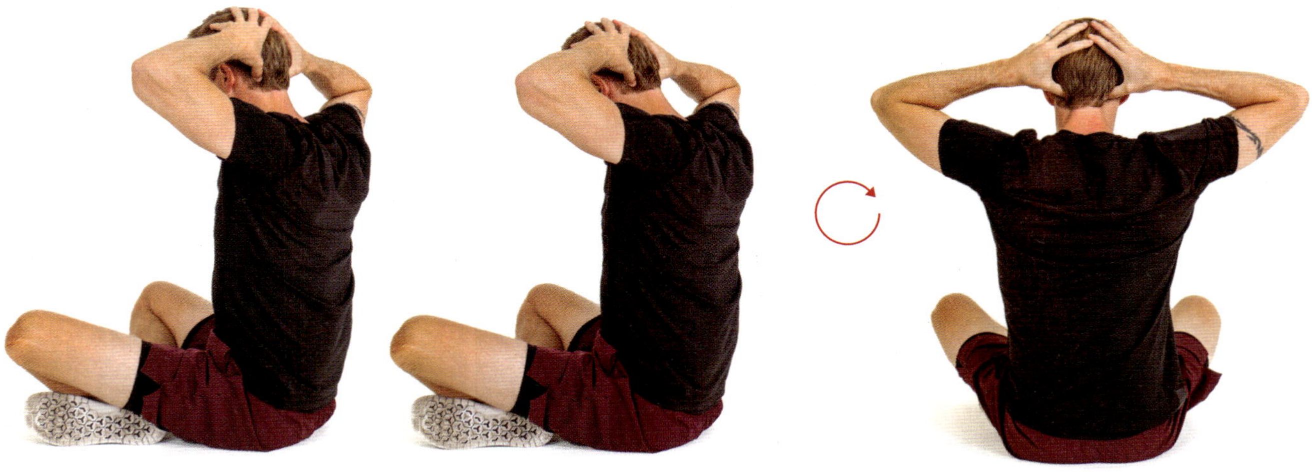

손을 이용한 변형동작 2

한 손으로 시행할 수 있다. 한 손의 엄지손가락으로 뒤통수아래근을 압박하면서, 머리를 반대쪽으로 회전시켜 턱을 어깨 방향으로 가져온다. 이 때 측굴 및 회전을 통해 근육을 더 깊게 이완시킨다.

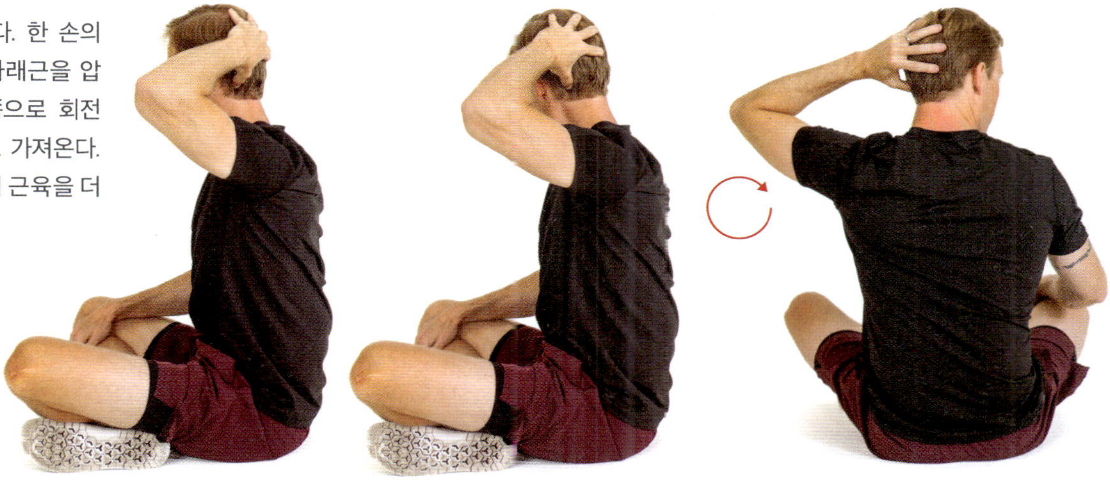

위등세모근 가동술

(Upper Trapezius Mobilization)

문틀 사이 또는 랙과 위등세모근 사이에 작은 마사지 볼을 놓는다. 어깨부터 목 밑까지 근육 전체를 마사지한다. 압력을 증가시키기 위해 팔을 등 뒤나 몸 앞쪽으로 움직이고, 몸통과 머리를 아래쪽 또는 측면으로 근육의 가동성을 높인다.

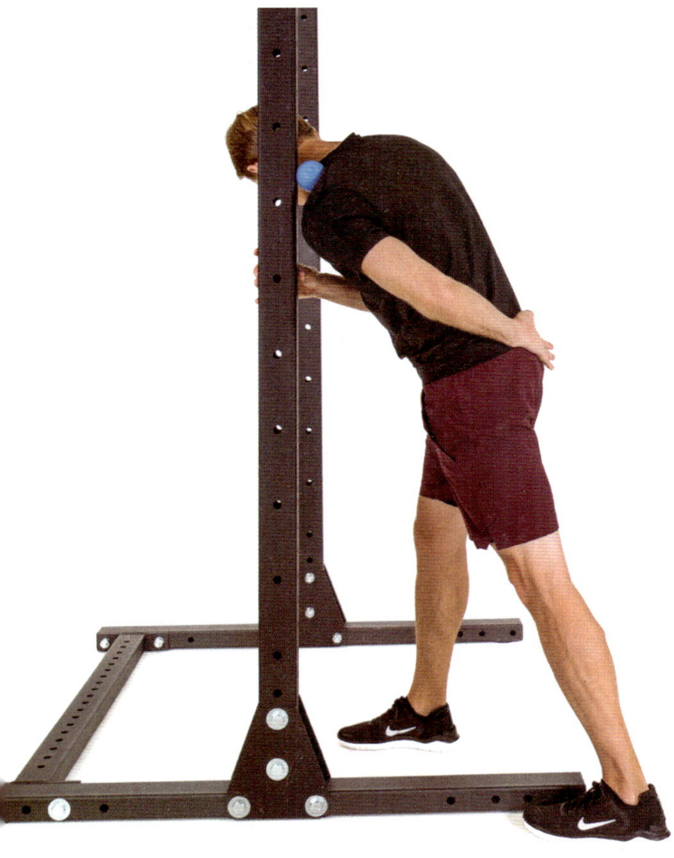

어깨올림근 가동술

(Levator Scapulae Mobilization)

공을 어깨뼈 모서리에 위치시킨다. 엉덩이를 들어 올려 압력을 높이고, 팔의 움직이면서 추가적인 자극을 준다.

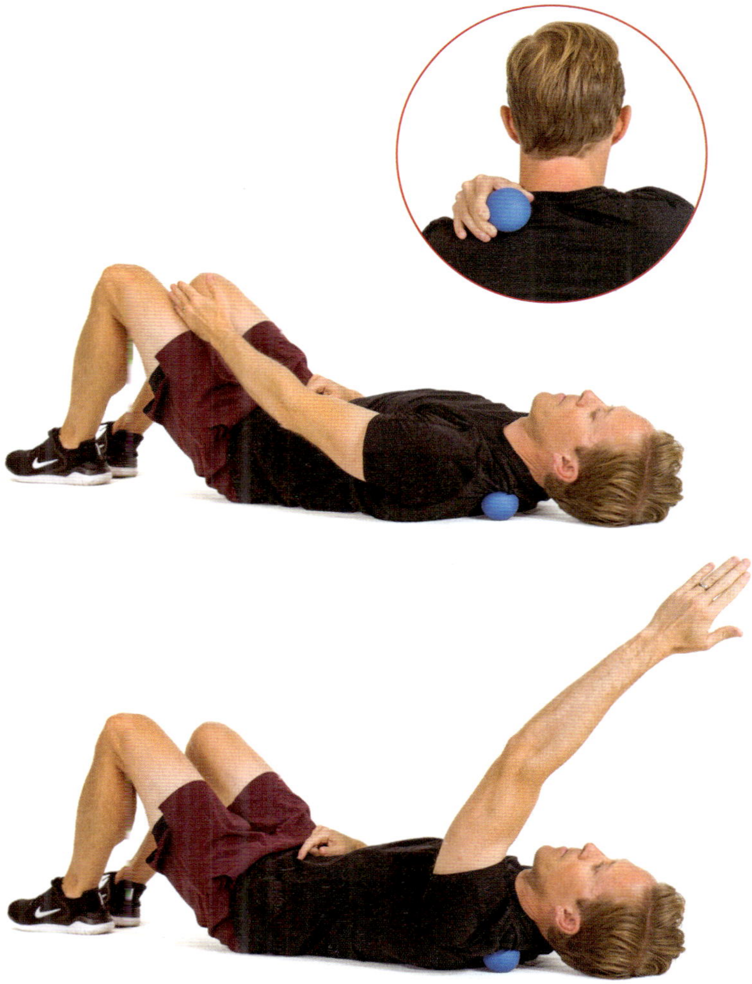

두통(Headache Pain)

2단계

GOOD FOR:

- 목의 가동범위 향상
- 두통 증상 완화
- 목 굽힘 근력 강화
- 3단계 운동을 위한 워밍업

GUIDELINES:

- 매일 시행한다.
- 도구: 폼롤러
- 가벼운 통증 이하(3/10)로 운동이 가능한 경우 3단계 추가

스트레칭 운동 (Stretching Exercises)

▶ 30~60초 유지하며 3회 반복

▶ 통증이 느껴질 경우 무리하지 말 것

뒤통수아래근 스트레칭(Suboccipital Stretch)

한 손은 주먹을 쥐고 턱 밑에 위치시킨다. 다른 손으로 머리 뒤쪽을 잡고 목 뒤쪽이 적당한 스트레칭이 느껴질 때까지 앞으로 당겨준다. 목 뒤(뒤통수아래근)에 중간 정도의 당김이 느껴지도록 스트레칭한다.

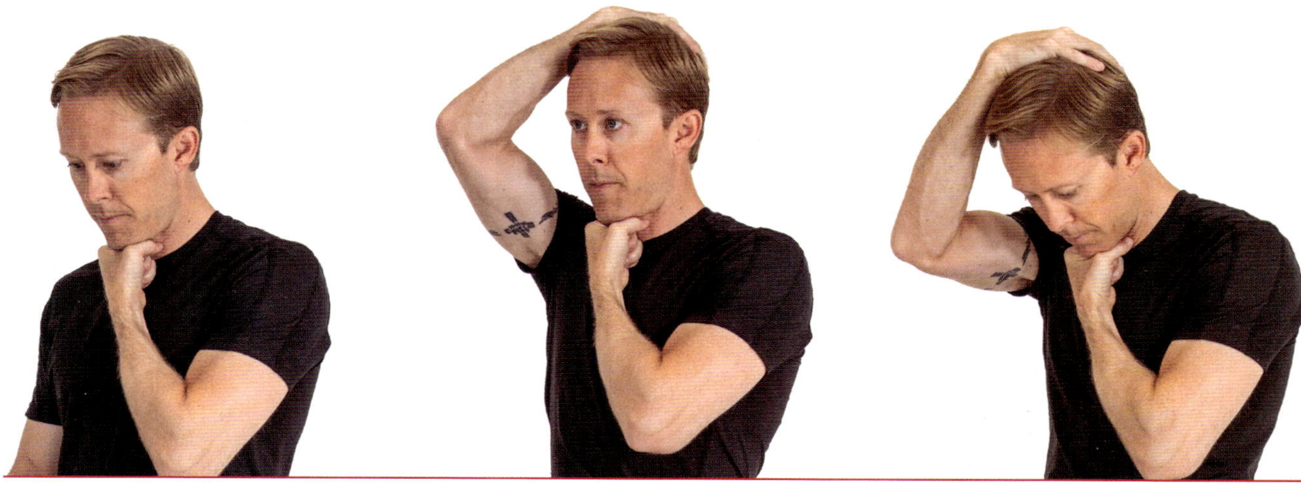

등뼈 폄 스트레칭(Thoracic Extension Stretch)

등 상부에 폼롤러를 몸과 수직이 되도록 놓는다. 양손으로 뒤통수를 감싸 목을 받쳐준다, 엉덩이를 바닥에 대고 천천히 머리를 바닥쪽으로 내려 놓으며 등뼈의 폄시킨다. 긴장을 풀고 15~20초 동안 유지하며 등뼈 폄을 향상을 유도한다.

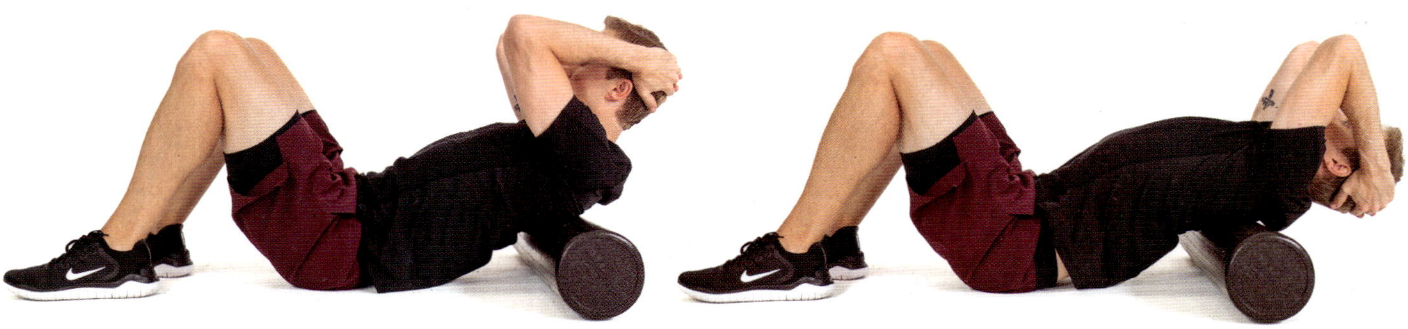

가동성 운동
(Mobility Exercises)

▶ 별도의 설명이 없는 한 10~15회씩 3세트 실시
▶ 능동적 관절 가동 범위(AROM)통증이 없는 선에서 최대한 멀리 움직인다.
▶ 끝 지점에서 2~3초간 정지

엔젤 운동(Angel)

폼롤러 위에 머리와 꼬리뼈가 받쳐지도록 눕는다. 팔을 옆구리에 두고 손바닥이 하늘을 향하게 한 후 통증이 없는 범위에서 머리 위로 손을 멀리 뻗어준다.

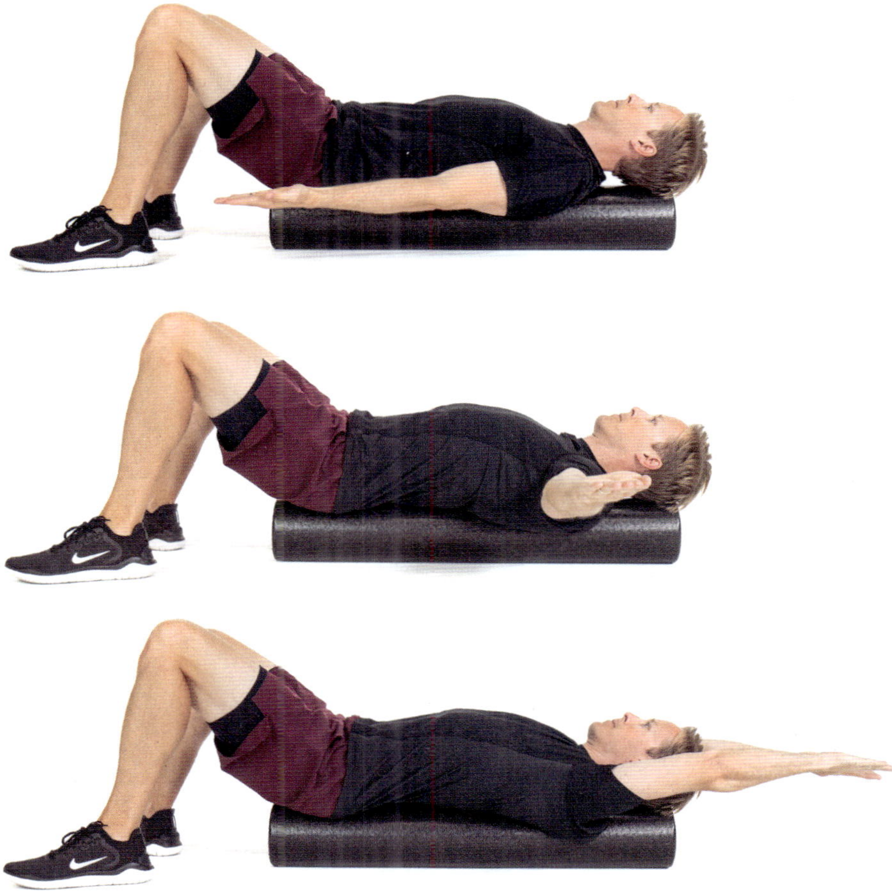

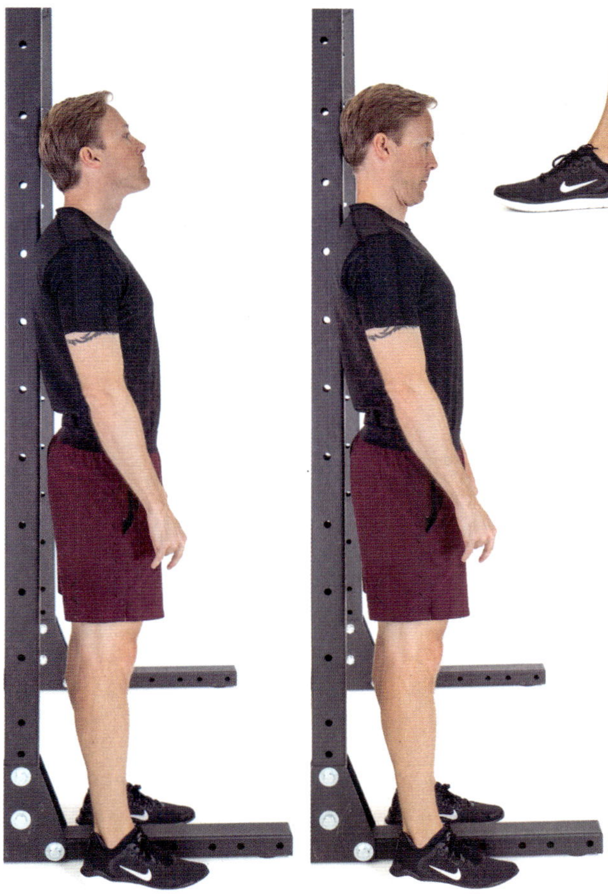

벽에서 턱 당기기(Wall Chin Tuck)

벽이나 랙에 머리와 등을 대고 선 후, 턱을 가슴에 대면서 뒤통수를 벽 위로 밀어 올려준다. 이 동작을 반복해준다.

목뼈 내밈 및 뒤당김 가동술
(Cervical Protraction And Retraction Mobility)

머리와 목을 중립 자세로 유지하고 앉은 자세에서 시작한다. 머리를 앞으로 내밀어주었다가(턱을 내밀기) 뒤로 다시 당겨준다(턱을 집어넣기). 이때 머리가 위아래로 움직이지 않도록 주의한다.

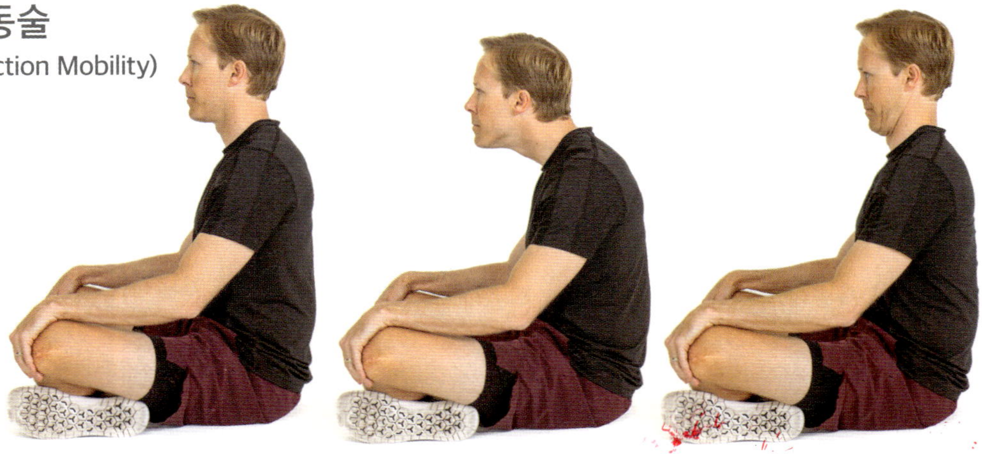

어깨뼈 내밈 및 뒤당김 가동술
(Scapular Protraction And Retraction Mobility)

어깨를 중립 자세로 유지하고 앉은 자세에서 시작한다. 어깨뼈를 앞으로 밀어 내밈하고 다시 뒤로 당겨 뒤당김한다. 이때 어깨가 올라가거나 몸통이 움직이지 않도록 주의한다.

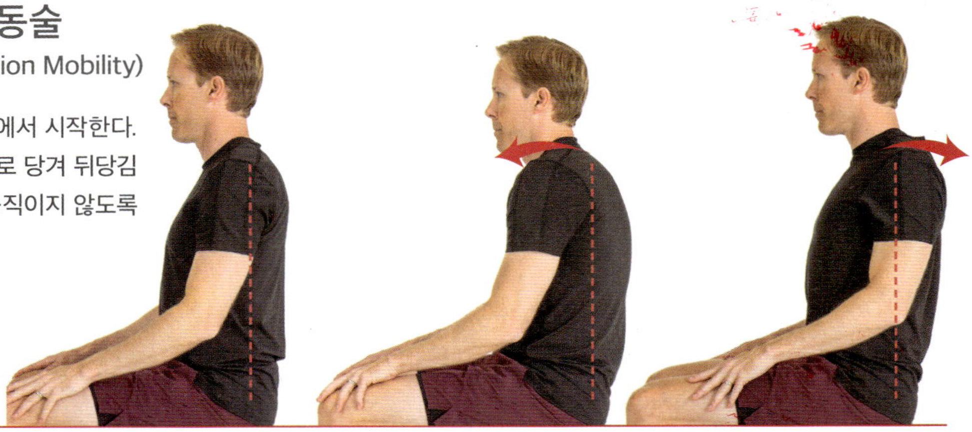

목뼈 굽힘 등척성 운동
(Cervical Flexor Isometric Hold)

턱을 당기고 목을 길게 늘리듯 누운 상태에서 시작한다. 머리를 중립으로 유지한 채 바닥에서 머리가 약간 닿을 정도로만 들어올려 자세를 유지한다. 턱 중립을 유지할 수 없거나 머리가 더 높이 올라가기 시작하면 동작을 멈춘다. 3~5회씩 3세트를 하고 최대 20~30초를 유지할 수 있도록 한다.

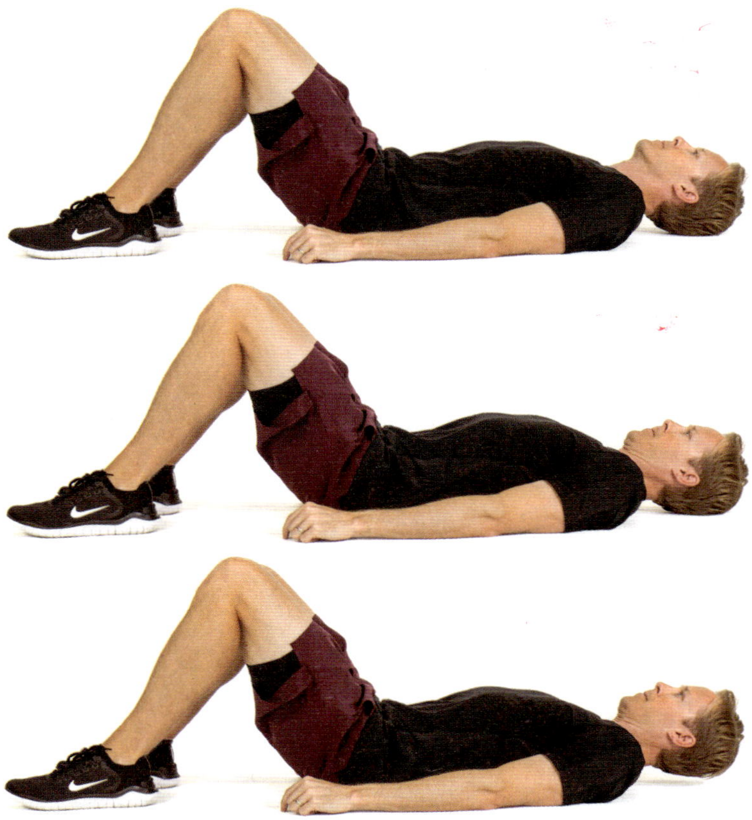

두통(Headache Pain)

3단계

GOOD FOR:

- 목과 주변 근육 강화
- 두통 통증 예방

GUIDELINES:

- 매일 시행한다.
- 증상이 호전되고 재발을 일으키지 않고 등척성 운동을 할 수 있게 되면 목 통증 프로토콜의 3단계 운동을 추가한다 (158~160페이지).

손을 이용한 목뼈 등척성 운동(4방향) [Cervical Manual Isometrics (Four Directions)]

30~45초 동안 저항을 유지하면서 4~5회 반복한다.
목이 통증 없이 견딜 수 있는 만큼의 힘을 가한다.
앉거나 서서 양쪽 수행(가쪽굽힘 및 회전)

굽힘(Flexion)

턱을 살짝 당긴 상태에서, 이마에 손을 대고 뒤로 밀듯이 저항을 주며, 머리는 그에 맞서 앞으로 유지한다.

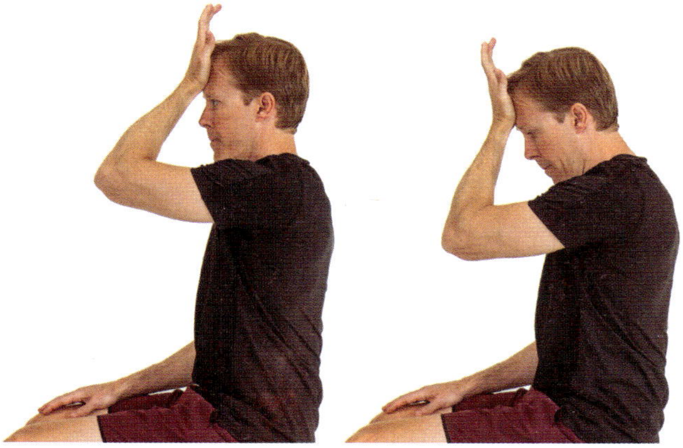

폄(Extension)

머리를 약간 뒤로 젖힌다. 후두부에 손을 대고 앞으로 밀어 저항을 주고, 머리는 그에 맞서 뒤로 밀며 유지한다.

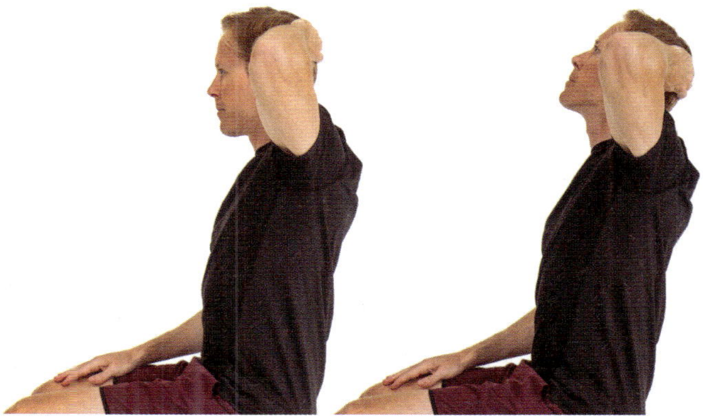

가쪽굽힘(측굴) [Lateral Flexion (Side-Bend)]

머리를 한쪽으로 기울인다. 그 방향에서 손으로 머리를 밀어 저항을 주고, 그 저항에 맞서도록 한다. 양쪽 모두 실시한다

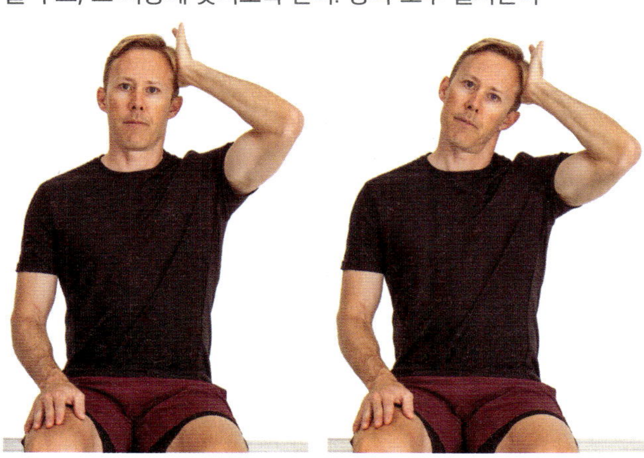

회전(Rotation)

고개를 살짝 돌린다. 돌린 방향의 측두부에 손을 대고 저항을 주며, 양쪽 모두 진행한다.

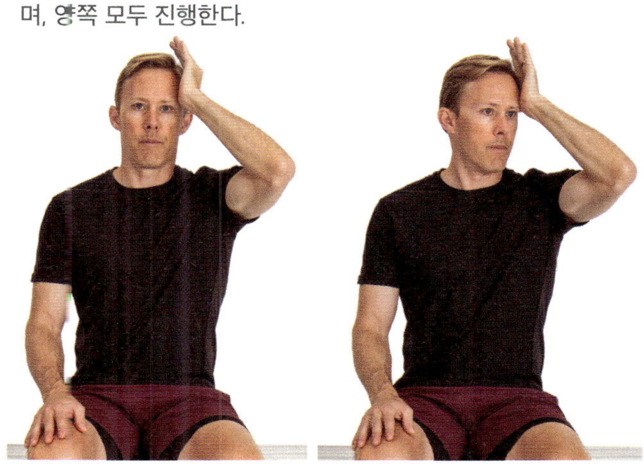

턱 통증(Jaw Pain)

이 프로그램에 따라 다음을 치료한다

- 턱관절(TMJ, Temporomandibular joint) 통증
- 턱관절 장애(TMD Temporomandibular disorder)

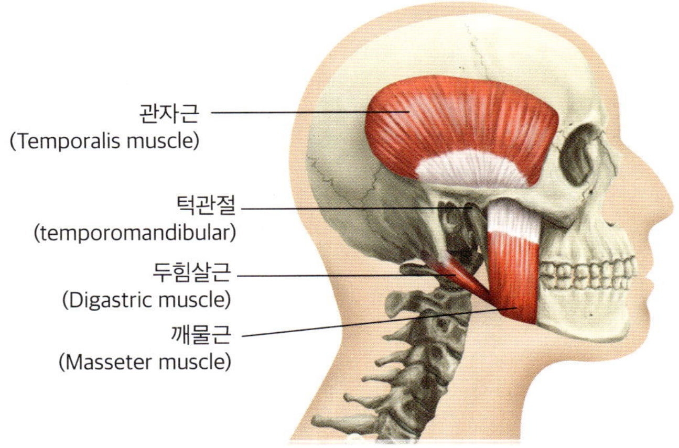

턱관절장애(TMD) (Temporomandibular Disorder)

설명: 턱관절(TMJ)은 턱뼈mandible와 관자뼈temporal bones를 연결하는 관절로, 복잡한 경첩운동과 활주 운동을 가능하게 한다. TMJ는 다른 관절과 마찬가지로 활액, 연골 및 관절낭으로 구성되어 있지만 '섬유연골 디스크' 라는 독특한 구조도 포함하고 있다. 이 구조는 식사, 호흡, 말하기 등 다양한 작업에 기여하는 여러 동작을 가능하게 한다. TMJ 장애는 직접적인 외상(충격), 관절 염증이나 해당 부위의 과도한 사용(예: 이 악물기, 이갈이, 턱근육의 긴장 등)으로 인해 발생할 수 있다. 목 염좌 및 좌상도 TMD의 원인이 될 수 있다.

징후 및 증상: TMD는 일반적으로 턱 주변 또는 귀 안쪽의 통증을 유발하고, 씹는데 어려움을 줄 수 있다. 입을 움직일 때 걸림 현상 또는 잠김 현상이 발생하기도 한다.

악화 요인: 이를 가는 습관, 턱 근육의 긴장, 딱딱하거나 질긴 음식 씹기

예후: 이 장애는 정확한 원인이 확인되지 않으면 수개월 또는 수년 동안 지속될 수 있다. 재활 운동도 중요하지만 치과 전문의에게 진찰을 받아 치아 문제가 원인이 아닌지 확인하는 것이 중요하다.

치료 전략: 대부분의 경우 TMD는 물리적 치료와 치과 치료(교정)를 병행하며 치료한다. 재활 운동 프로그램은 턱과 목 위쪽의 연부조직 가동성과 움직임 개선에 중점을 두고 있다.

1단계에서는 주요 턱 근육이자 뻣뻣함과 긴장이 자주 발생하는 부위인 깨물근과 관자근의 긴장을 완화에 초점을 둔다. 이 두 근육은 주요 저작근으로 통증과 긴장이 자주 발생하는 부위이다. 또한 이 단계에서는 뒤통수아래

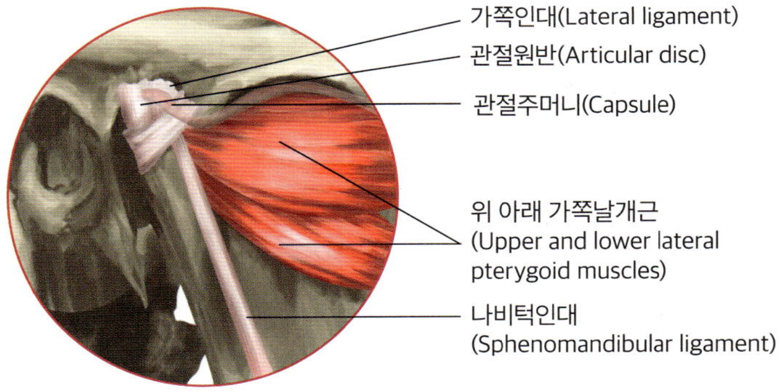

근 가동성 운동도 포함되는데, 이는 목 위쪽 근육과 관절이 턱 통증이 밀접하게 연결되어 있기 때문이다.

2단계에는 턱의 주요 움직임을 포함한 능동적 가동성 운동을 다룬다. 운동의 목적은 움직임을 느리게 수행하며 턱의 협응 능력을 향상시키는 것이다. 가쪽 번짐lateral deviation, 내밈protraction, 뒤당김retraction과 같은 움직임은 신경근 조절과 가동성 향상을 위한 집중적인 훈련이 필요하다. 천천히, 의식적으로 수행해야 하며, 정신적 집중력이 요구된다.

3단계에서는 턱의 개폐 동작을 강화하기 위한 턱 관절 특화 운동을 수행한다. 2단계에서 배운 개폐 운동을 기반으로 하며, 통증이 감소한 이후 시작하는 것이 바람직하다. 목의 가동성과 근력 강화는 턱 통증의 재발을 방지하는 데 중요하기 때문에 목 통증 프로토콜 3단계의 운동도 함께 수행하는 것을 권장한다. 목은 턱 통증과 관련이 있는 경우가 많으며, 목의 움직임과 근력을 개선하면 턱 통증의 재발 가능성도 줄일 수 있다.[11,12] 보존적 치료에 반응하지 않는 경우에는 수술이 적절할 수 있다. 하지만 수술 개입 전에 최소 6주~8주동안 재활운동과 악화 요인제거가 선행되어야 한다.

턱 통증(Jaw Pain)

1단계

GOOD FOR:

- 턱 통증 완화
- 근육 긴장 완화
- 2단계 및 3단계 운동을 위한 워밍업

GUIDELINES:

- 매일 시행한다.
- 도구: 작은 마사지 볼, 요가 블록
- 휴식 시 통증이 없고 운동 시 경미한 통증 이하(3/10)인 경우 2단계를 추가

연부조직 가동술 (Soft Tissue Mobilizations)

- ▶ 각 영역에 1~2분 정도 진행
- ▶ 양쪽 순서대로 진행
- ▶ 압통점에서 10~20초 동안 정지

깨물근 가동술(Masseter Mobilization)

손가락이나 엄지손가락을 이용하여 턱뼈를 연결하는 근육을 지그시 눌러준다.
해당 부위를 부드럽게 마사지한다. 턱을 벌렸다가 닫으면서 압통점에 압력을 가한다.

손을 이용한 변형동작 1

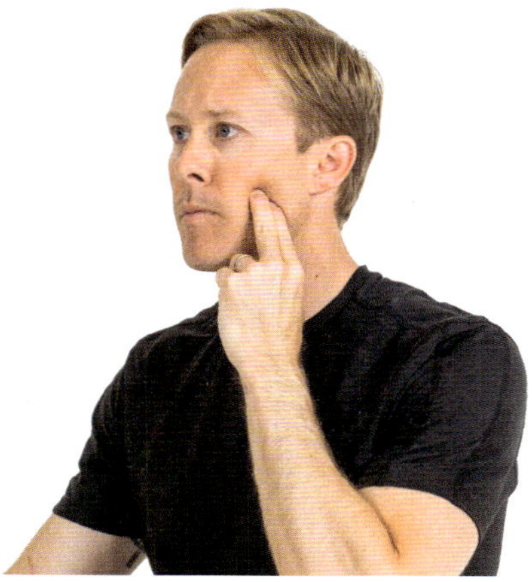
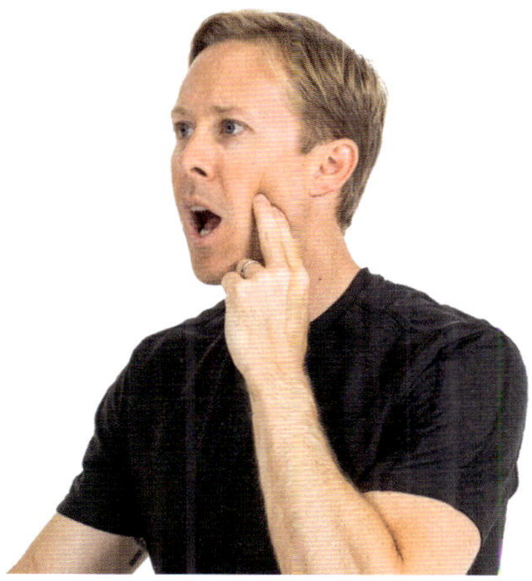
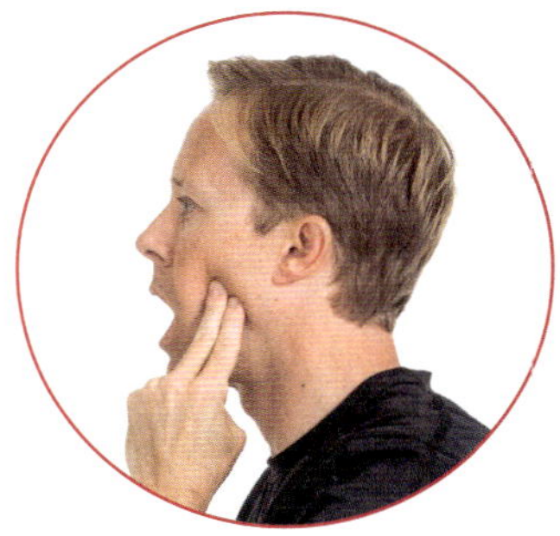

손을 이용한 변형동작 2

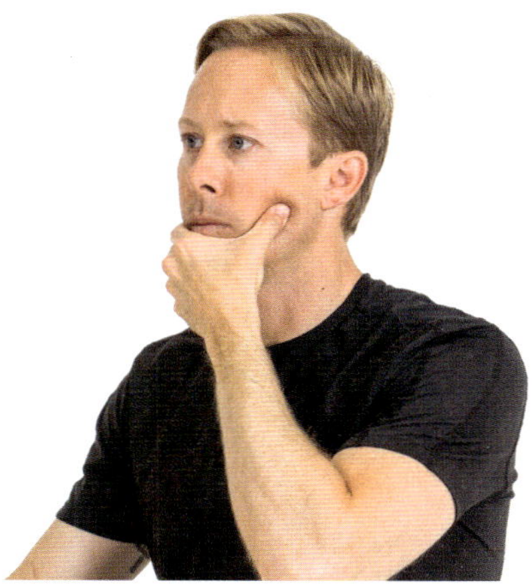
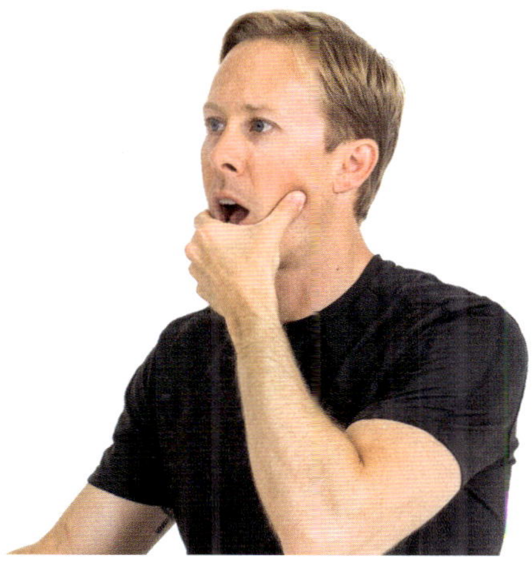
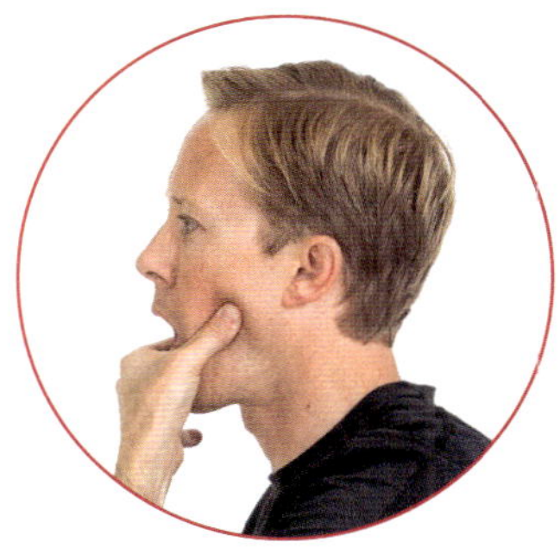

관자근 가동술(Temporalis Mobilization)

손가락이나 작은 마사지 볼을 이용하여 이마 옆 관자근을 지그시 누른다.
해당 부위를 부드럽게 마사지한다. 턱을 벌렸다가 닫으면서 압통점에 압력을 가한다.

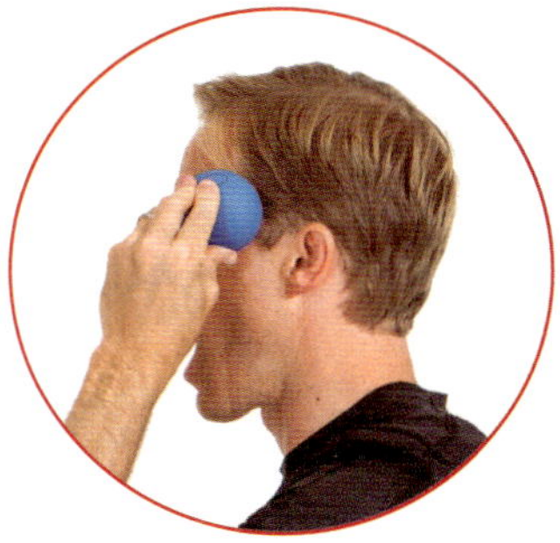

변형동작

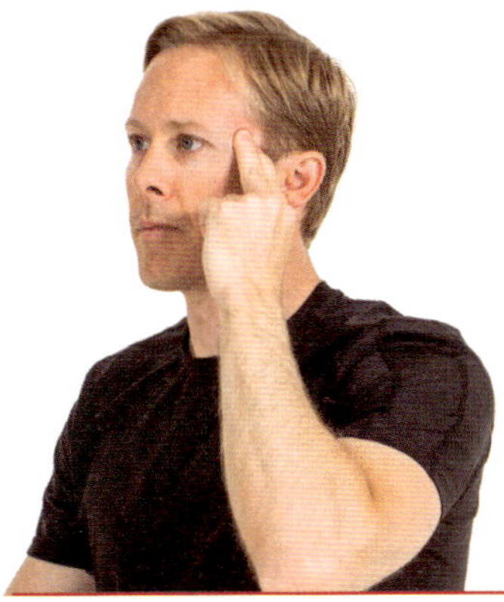

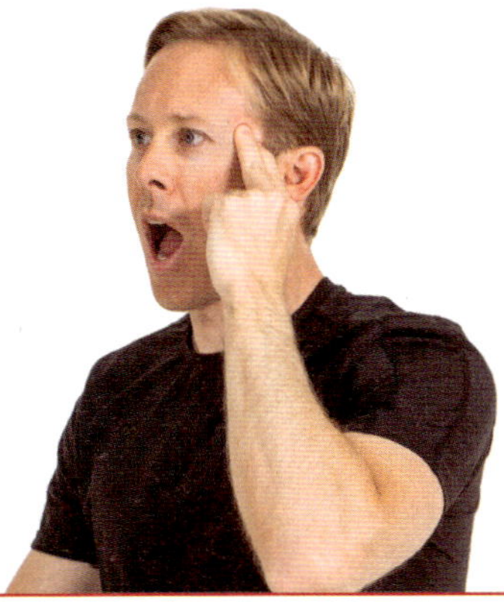

볼을이용한 변형동작

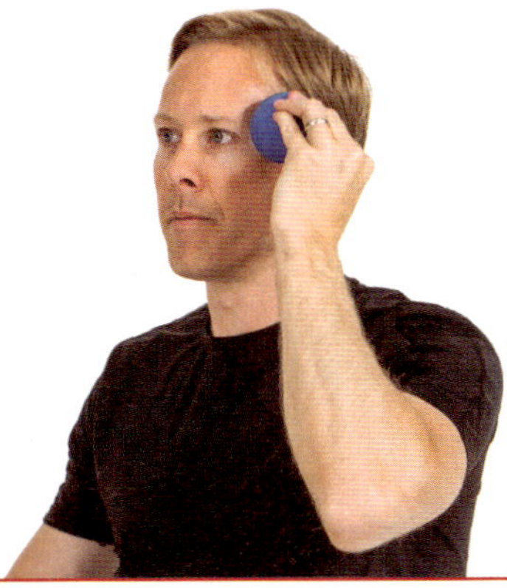

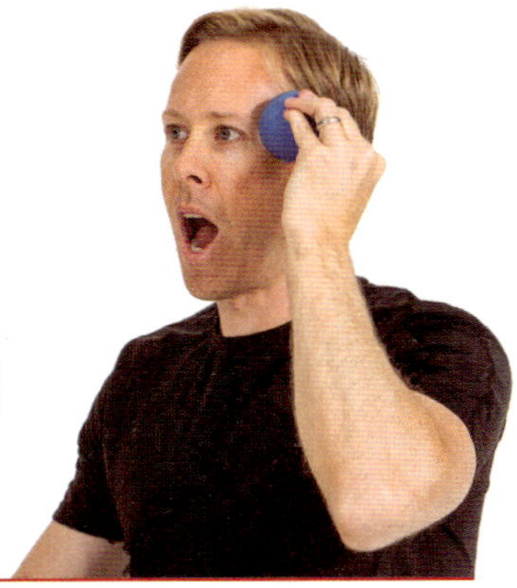

뒤통수아래근 가동술(Suboccipital Mobilization)

요가 블록 위에 작은 마사지 볼을 놓고 머리뼈 아래쪽, 목뼈 바로 옆에 공을 놓는다.
이 부위를 천천히 움직여 뒤통수아래근을 마사지한다.
머리를 옆으로 돌리거나 반대 손으로 공을 비틀어 조정할 수 있다.
174페이지와 175페이지에서 나와있는 손을 이용한 변형동작을 진행할 수 있다.

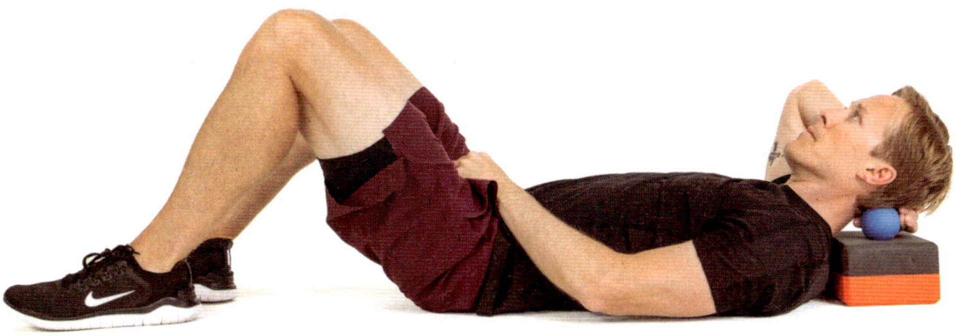

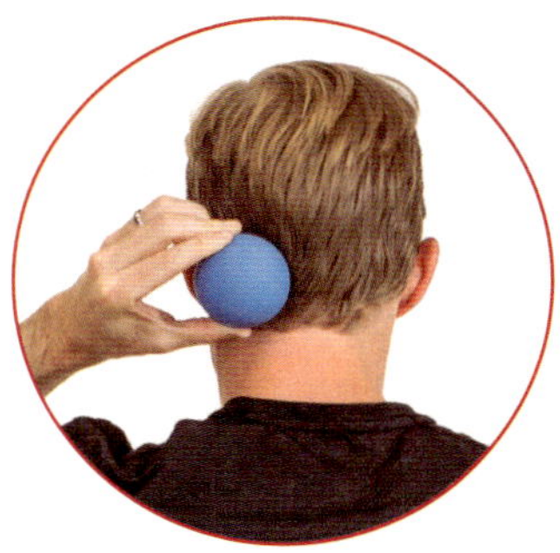

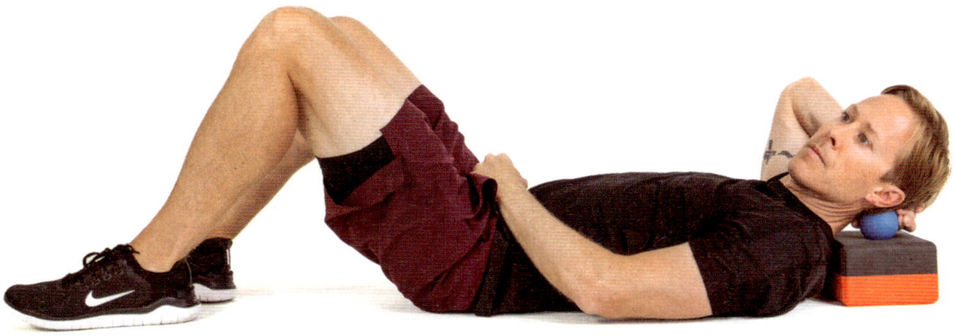

턱 통증(Jaw Pain)

2단계

GOOD FOR:

- 턱과 목의 가동범위 향상
- 3단계 운동을 위한 워밍업

GUIDELINES:

- 대일 시행한다.
- 가벼운 통증 이하로 운동이 가능한 경우 3단계 추가(3/10)

가동성 운동 (Mobility Exercises)

- ▶ 10~15회씩 3세트 실시
- ▶ 능동적 관절 가동 범위(AROM)통증이 없는 선에서 최대한 멀리 움직인다.
- ▶ 끝나는 지점에서 2~3초간 정지
- ▶ 앉거나 서서 수행

턱관절 가동성(Tmj Mobility)

입 열고 닫기 (Opening And Closing)

통증 없는 범위까지 입을 최대한 벌린다.
손가락을 이용하여 관절을 부드럽게 늘려준다.

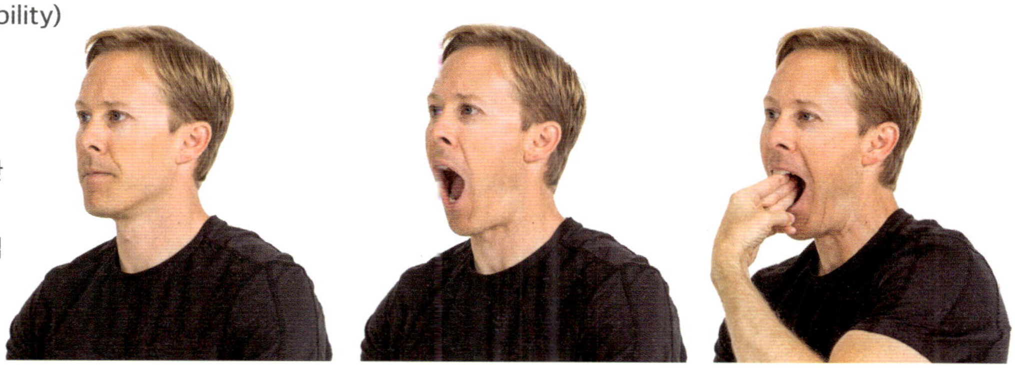

가쪽 치우침(Lateral Deviation)

입을 살짝 벌린 후 아래턱뼈를 오른쪽에서 왼쪽으로 밀어준다.

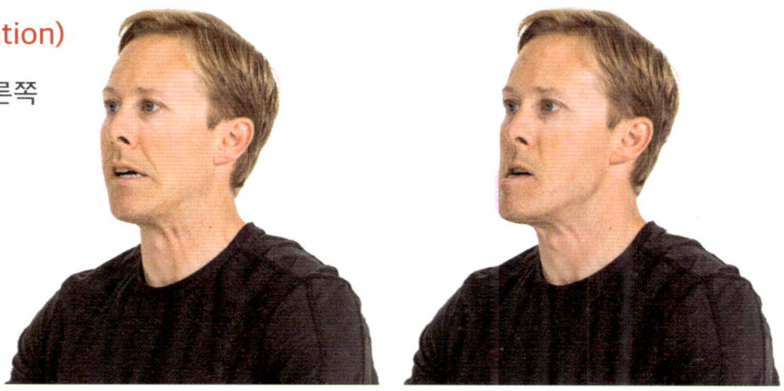

치아 사이에 펜을 대고 거리를 측정할 수 있다.

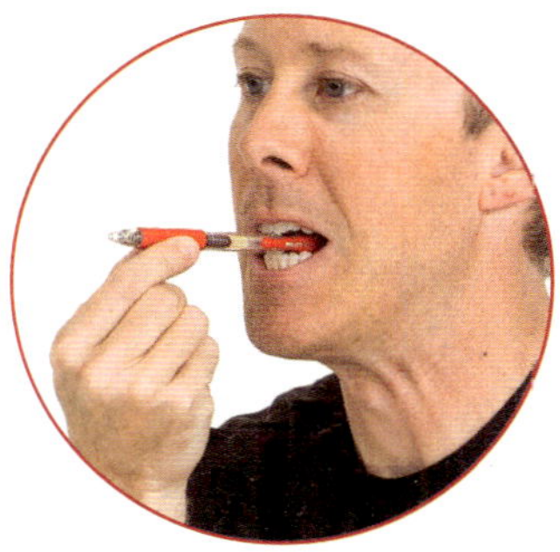

내밈 및 뒤당김 (Protraction And Retraction)

입을 살짝 벌린 후 아래턱뼈를 앞뒤로 움직인다.

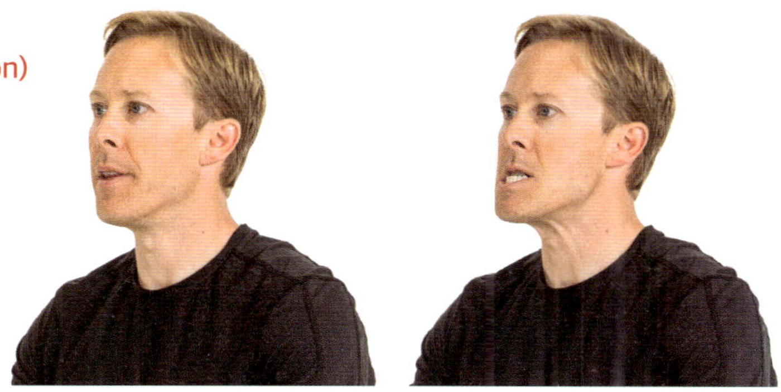

목뼈 가동성(Cervical Mobility)

굽힘 및 폄
(Flexion And Extension)

중립 자세에서 시작하여 턱을 서서히 가슴 쪽으로 끌어당겼다가, 천천히 머리를 뒤로 젖혀 준다.

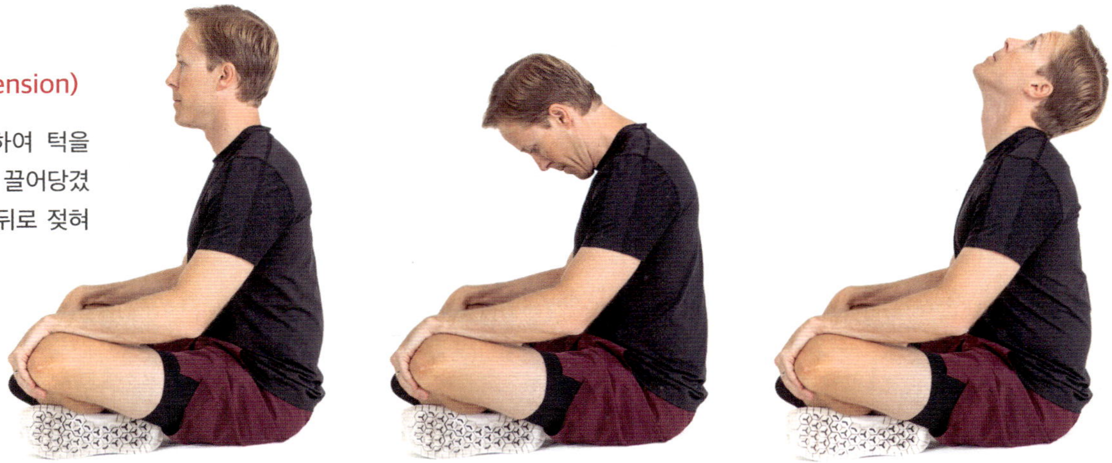

회전(Rotation)

척추를 곧게 편 상태를 유지하면서 머리를 한쪽 어깨 쪽으로 천천히 돌린 다음 반대 쪽으로 돌린다.

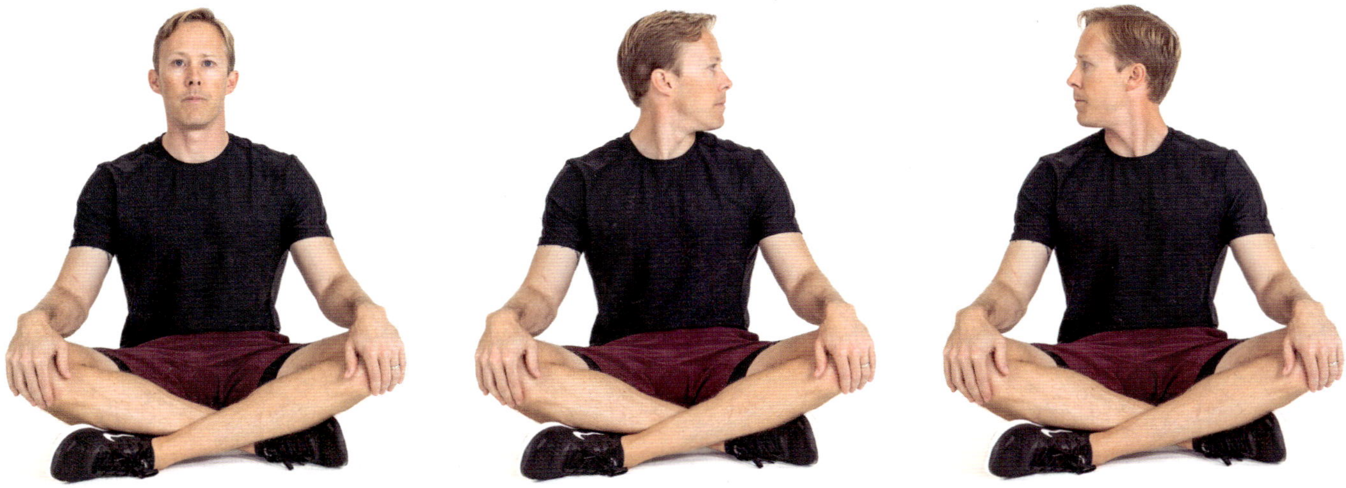

가쪽굽힘(Side-Bend)

귀를 한쪽 어깨쪽으로 천천히 기울여준 다음 반대쪽으로 기울인다.

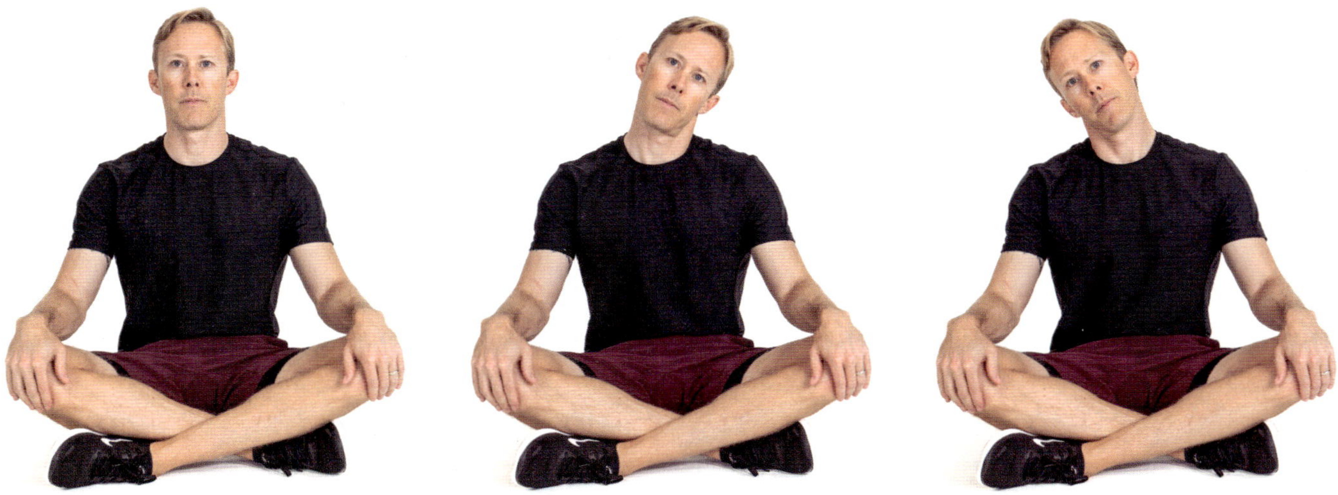

턱 통증(Jaw Pain)

3단계

GOOD FOR:

- 턱과 목 강화
- 턱 통증 예방

GUIDELINES:

- 일주일에 3~4일 수행
- 달리 명시하지 않는 한 10~15회씩 3세트 반복
- 향후 턱 통증 재발을 예방하기 위해 목 통증 프로토콜(158~160페이지)의 3단계 운동을 추가

저항하며 열기(Resisted Opening)

엄지손가락으로 턱 아래쪽을 밀어 올리며 일정한 저항을 가한다. 그 저항에 맞서 천천히 입을 열었다 닫는다.

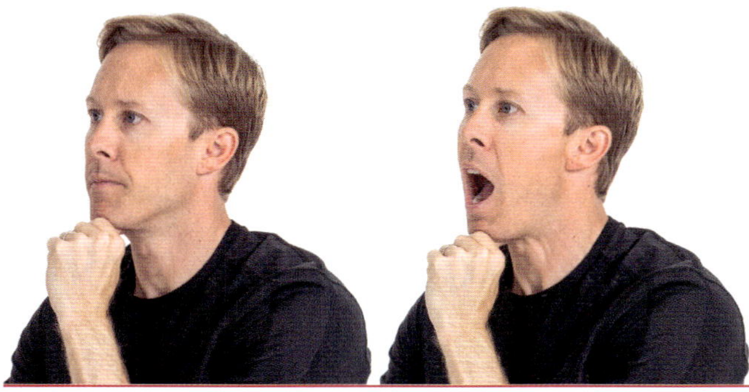

저항하며 닫기(Resisted Closing)

손가락으로 턱을 아래로 당기며 일정한 저항을 가한다. 그 저항에 맞서 천천히 입을 열었다 닫는다.

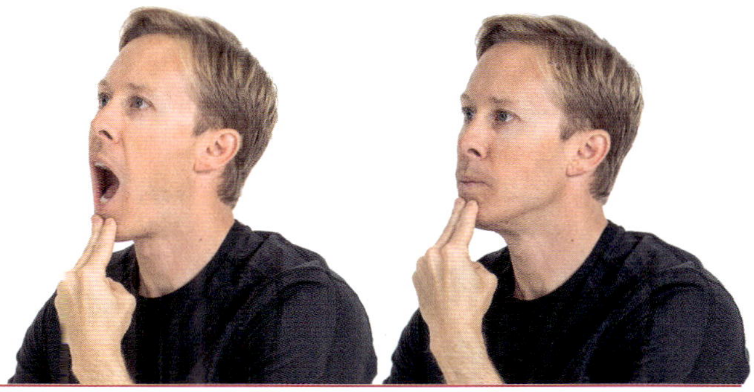

목뼈 굽힘근 등척성 운동 (Cervical Flexor Isometric Hold)

턱을 당기고 목을 길게 늘리듯 누운 상태에서 시작한다. 머리를 중립으로 유지한 채 바닥에서 머리가 약간 닿을 정도로만 들어올려 자세를 유지한다.
턱 중립을 유지할 수 없거나 머리가 더 높이 올라가기 시작하면 동작을 멈춘다.
3~5회씩 3세트를 하고 최대 20~30초를 유지할 수 있도록 한다.

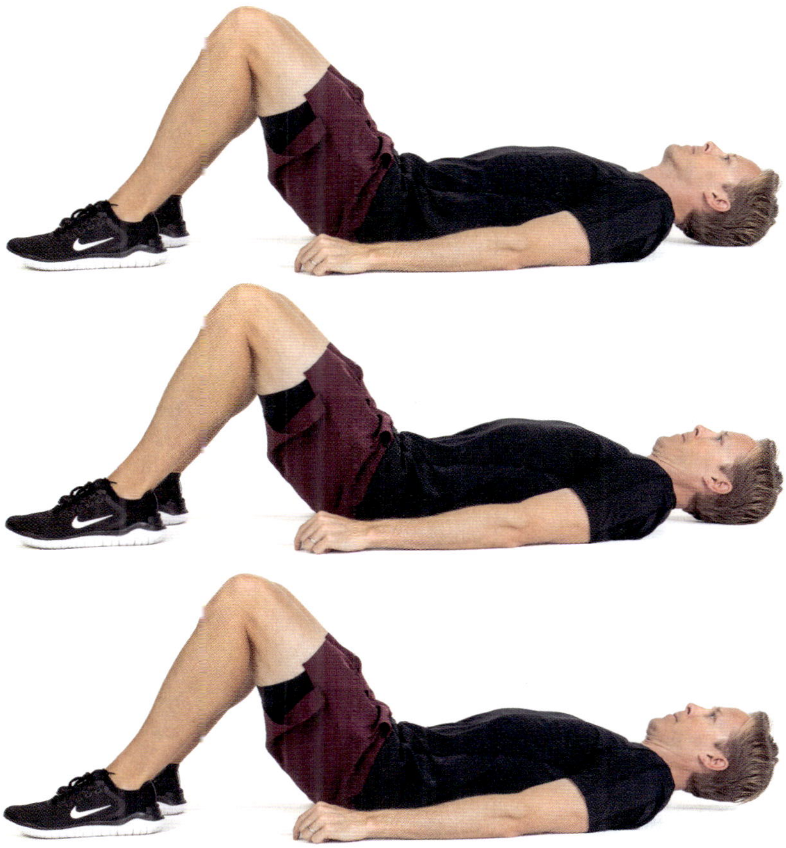

chapter 16

어깨 프로토콜 (Shoulder Protocols)

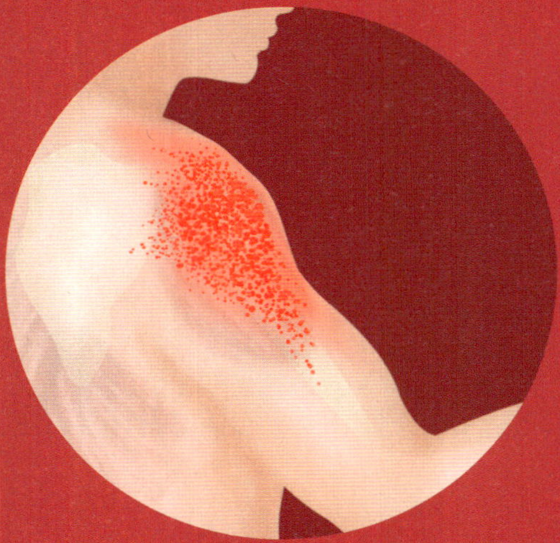

어깨 통증(Shoulder Pain)
(P. 187)

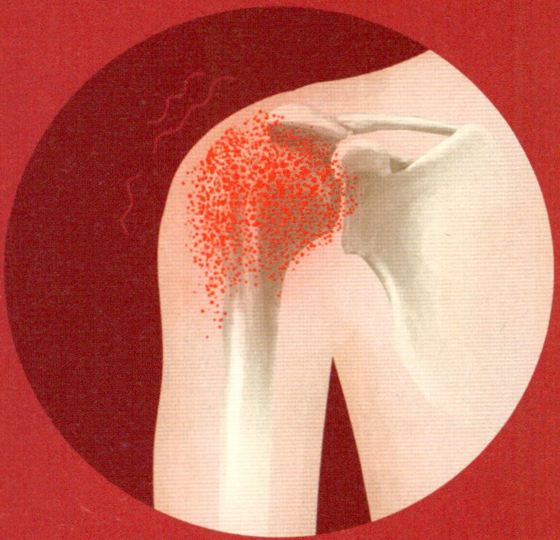

어깨 불안정성
(Shoulder Instability)
(P. 204)

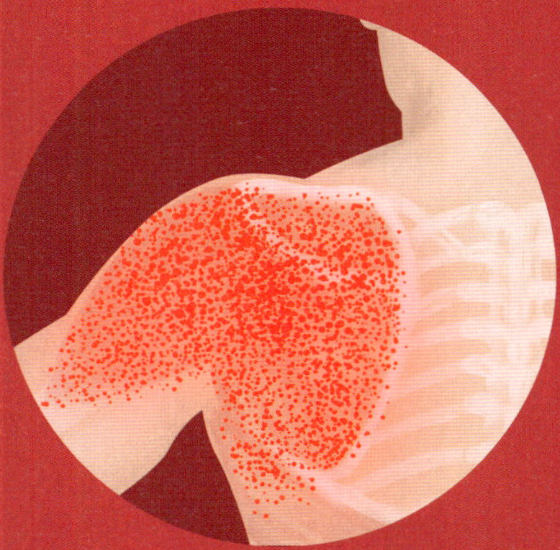

유착성관절낭염
(Frozen Shoulder)
(P. 216)

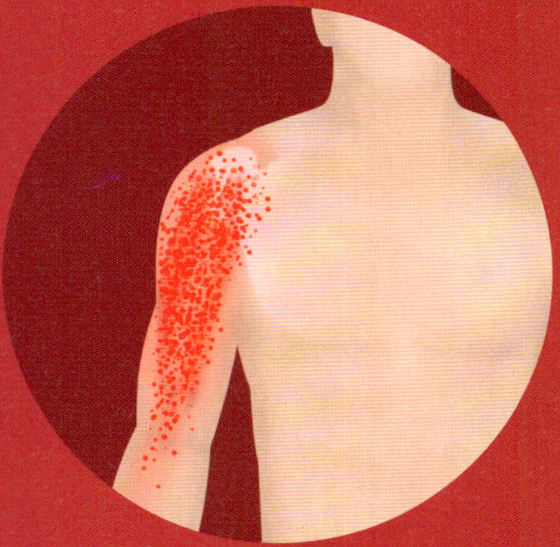

위팔두갈래근 힘줄병변
(Biceps Tendinopathy)
(P. 224)

어깨 통증(Shoulder Pain)

다음 프로그램에 따라 치료하시오:

- 어깨 위, 측면 전면부의 통증
- 몸과 머리 위로 팔을 들어올릴 때 통증
- 돌림근띠의 손상(파열/힘줄병증)Rotator cuff injury (tear/tendinopathy)
- 어깨 충돌증후군(봉우리밑 통증 증후군)
  Shoulder impingement (subacromial pain syndrome)
- 어깨 윤활주머니염Shoulder bursitis

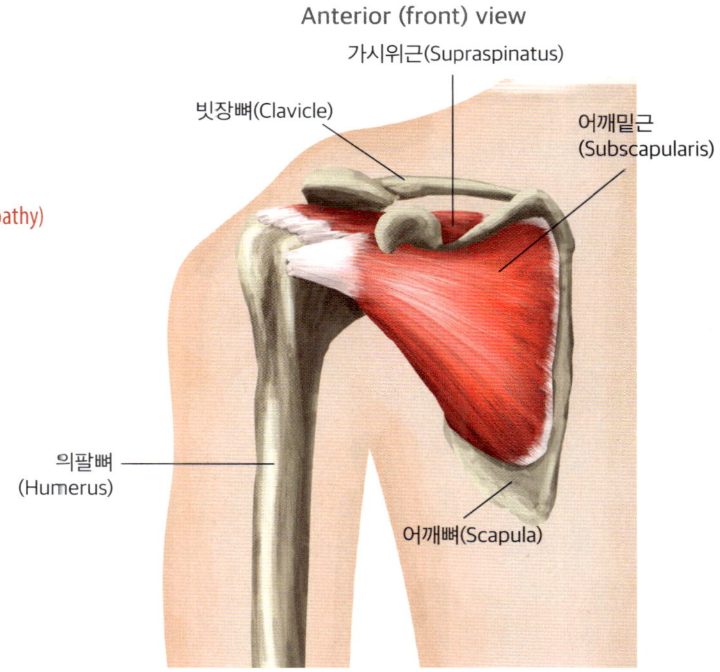

돌림근띠 손상(파열/힘줄병증)
[Rotator Cuff Injury (Tear/Tendinopathy)]

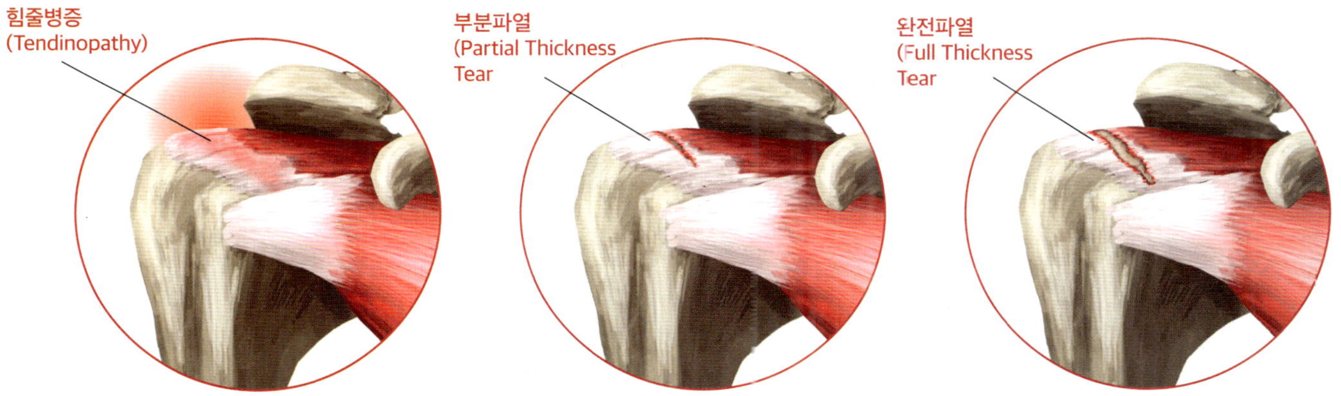

설명: 돌림근띠는 어깨관절을 안정화하고 회전시키는 네 개의 근육으로 구성된다. 이들은 어깨 위쪽에 위치한 가시위근Supraspinatus, 어깨 앞쪽의 어깨밑근subscapularis, 어깨 뒤쪽의 가시아래근infraspinatus과 작은원근teres minor이다. 이들 근육들과 힘줄은 찢어지거나 자극에 의해 쉽게 손상될 수 있으며(힘줄병증 또는 힘줄염), 특히 어깨관절에 강한 힘이 가해질 경우 손상의 위험이 높아진다. 그 중에서도 가시위근은 손상에 가장 취약한 구조물이다.

돌림근띠 손상은 모든 연령대에서 발생할 수 있다. 젊은층에서는 주로 충돌이나 낙상 또는 과사용으로 인한 외상으로 발생하며, 팔을 밀거나 뻗는 동작, 과도한 던지기와 같은 반복적인 과사용이 주요 원인이 된다.

어깨의 퇴행성 파열Degenerative tears은 나이가 들어갈수록 흔해지며 대부분 가시위근에 영향을 미친다.[1,2] 퇴행성 손상을 감소시키기 위해서는 재활 프로토콜 3단계에 제시된 것과 같은 저항 훈련 프로그램을 시작하고 꾸준히 유지하는 것이 중요하다.

징후와 증상: 손상에 취약한 가시위근의 손상을 경험하는 대부분의 사람들은 어깨 위쪽이나 측면에서 통증을 경험하게 되며, 이 통증은 종종 팔의 측면에서 내려올 수 있다. 이 통증은 일반적으로 표면에서 느껴지며 아픈 쪽

으로 눕거나 어깨위로 팔을 뻗거나(예: 높은 선반에서 물건을 잡기) 수영과 테니스와 같이 반복적인 오버헤드 동작이 포함된 스포츠를 하는 것에서 유발될 수 있다. 가시위근 외에 돌림근띠의 다른 근육이 손상되면 어깨의 후면(가시아래근, 작은원근)이나 어깨의 전면 또는 겨드랑이 부위(어깨밑근)에서 통증을 느낄 수 있다. 일반적으로 이 통증은 둔탁한 느낌이나 근육이 활동할 땐 날카로운 느낌으로 느껴질 수 있다.

악화 요인: 손을 높게 들거나 멀리 뻗는 동작, 아픈 쪽 어깨로 눕기, 물건 들어올리기. 굽은 등의 자세도 통증을 악화시킬 수 있음.

예후: 예후는 손상의 수준에 따라 다르며 힘줄병증의 경우 재활로 보통 4~12주 안에 회복이 될 수 있고 미세 파열은 최대 6개월, 완전한 파열은 수술이 필요할 수 있다.

치료전략: 돌림근띠의 힘줄병증과 미세 파열은 대체로 가동성 운동과 근력 운동같은 보존적 관리로 회복될 수 있으나, 완전한 파열은 일반적으로 돌림근띠 봉합술과 같은 외과적 수술로 치료해야 한다.

1

다음과 같은 근육의 가동기법을 적용한다. 뒤쪽 돌림근띠(가시아래근infraspinatus, 작은원근teres minor), 어깨올림근levator scapulae, 마름근rhomboids, 위등세모근upper trapezius, 가슴근육pectoral muscles, 등뼈thoracic spine의 연부조직은 돌림근띠 뿐만 아니라 어깨뼈의 움직임과 위치에 관련된 주요한 근육들로 어깨 통증과 긴장을 감소시킬 수 있다.

다음 단계: 돌림근띠 근육과 힘줄을 점진적으로 강화시키기 위해 등척성 운동을 적용한다. 등척성 운동은 낮은 단계로 부하를 적용할 수 있는 강화운동이다. 마지막 단계: 벽이나 도구를 활용하여 어깨의 수동가동범위PROM: passive range of motion 범위를 향상시키는 운동을 시작한다. 이 같은 운동을 진행할 때에는 손상된 돌림근띠의 근육을 최대한 이완된 상태로 유지하며 다른 근육을 활용하여 움직여야 한다. 능동가동범위AROM: active range of motion 운동을 너무 일찍 적용할 경우 통증과 돌림근띠 파열이 악화될 수 있으므로 수동가동범위를 향상시키는 운동으로 시작해야 된다. 또한 회복과정 초기에 수동적 가동성 운동을 시작하면 관절의 구축contracture과 유착성관절낭염frozen shoulder 등에 의한 가동범위 저하를 감소시킬 수 있다.

2

1단계에서는 해당 부위를 이완시켜 어깨가 보다 활동적으로 움직일 수 있는 기초를 마련했으며 손상된 어깨의 근육을 활성화 하여 운동 조절 능력을 향상시킨다. 2단계에서는 1단계를 보완할 수 있는 등뼈의 굽힘-폄 그리고 어깨뼈의 내밈-뒤당김과 같은 가동성운동을 추가하여야 한다. 만약 이 동작이 너무 어렵거나 통증이 심하게 느껴진다면, 다월dowel을 사용한다. 다친 팔이 완전히 수동적으로 움직이지 않도록 주의한다. 손상된 팔이 약 50%의 힘으로 스스로 움직이고, 나머지 50%는 건강한 팔이 보조하도록 한다. 이러한 방식을 능동보조가동범위운동(AAROM: Active Assisted Range of Motion)이라고 한다.

이 단계에서는 천사angel 운동을 수행하게 되며, 이는 가슴근을 동적 스트레칭하는 어깨 가동성 운동이다. 이 운동은 굽은 어깨 자세를 교정하고 보다 곧은 자세를 유지하는 데 도움이 된다. 2단계의 첫번째 강화 운동은 엎드려 T운동이다. 이 운동은 어깨와 어깨뼈 사이에 위치한 뒤쪽근육을 강화하여 천사 운동과 같이 어깨를 중립자세로 만드는데 도움이 된다.

3단계는 돌림근띠와 어깨뼈 근육들의 근력을 강화시키기 위해 저항운동을 적용한다. 저항운동은 손상으로 인해 수축된 조직에 강도를 향상시켜 재손상의 위험을 감소시킬 수 있다.

이 단계에서는 어깨뼈를 뒤당김retractors시키는 두 가지 변형된 당기기 운동을 통해 진행한다.

다음 운동은 건강한 돌림근띠를 위한 가장 중요한 운동은 가쪽돌림 밴드 운동이다. 여러가지 동작 중 측면으로 누워 시작하는 것을 권장한다. 어깨 벌림abduction 90도, 팔꿈치 90도 자세는 어깨를 자연스럽게 어려운 위치로 만들어 수축을 유도하는 동작으로 팔이 몸에서 멀어지는 동작에서 이를 조절하는 힘을 향상시킨다. 특히 던지는 동작을 하는 선수들에게 중요한 자세이다.

또한, 어깨관절을 안쪽돌림시키는 유일한 근육인 어깨밑근을 강화하기 위해 안쪽돌림 밴드 운동도 함께 수행한다.

다음으로 팔 들기 운동 중 어깨세모근deltoid muscle과 돌림근띠, 특히 가시위근supraspinatus muscle을 트레이닝한다. 이 운동은 팔을 들거나 뻗는 동작에 관련된 근력을 향상시키며 돌림근띠 근육이 어깨를 안정화 시키고 움직이는데 중요한 역할을 한다. 프로토콜에서 명시된 것과 같이 팔 들기 운동을 선택한 후 다음 단계에서는 변형된 형태로 팔을 들어올리는 운동을 진행한다. 변형된 팔 들기 운동인 D2 운동은 마치 검을 검집에서 뽑는 것과 같이 팔을 대각선 방향으로 들어 올리는 동작이며 어깨 굽힘과 가쪽돌림이 결합된 운동이다. 스캡션 운동scaption raise은 가시위근을 활성화하는데 가장 좋은 운동 중 하나이며, 레터럴 레이즈lateral raises와 프론트 레이즈frontal raises는 돌림근띠 근육이 어깨관절을 안정시키고 움직이는 데 중요한 역할을 하기 때문에 이 동작들은 중요하다.

다음은 가슴근pectoral과 앞톱니근serratus anterior을 강화시키는 다양한 밀기 운동으로, 앞톱니근은 어깨뼈를 위쪽돌림upward rotator시키는데 중요한 역할을 한다.

푸시업 플러스 운동push-up plus exercise은 일반 푸시업에 더해 앞톱니근에 집중하는 운동이다. 변형된 방법으로는 밴드를 활용한 밀기나 덤벨 벤치프레스dumbbell bench press가 있다. 따로는 밀기 운동에서 다양한 범위를 사용할 때 어깨와 위팔두갈래근 힘줄에 스트레스가 생겨 통증을 유발될 수 있다(어깨가 몸 뒤로 펴 동작이 과할 경우). 이 경우에는 어깨 펴 움직임의 범위를 줄여 밀기 동작을 수행하며 회복됨에 따라 전체의 다양한 범위로 늘려가는 것을 권장한다.

마지막 단계인 수피네이티드 바이셉스컬supinated curl 운동은 어깨와 관련된 위팔두갈래근biceps brachii muscle을 강화하기 위해 설계되었다. 위팔두갈래근 근육의 건 중 하나는 어깨관절 위로 이어지는데 이 건은 가시위근 힘줄supraspinatus tendon 곁에 위치한다. 이러한 이유로 돌림근띠 통증을 겪는 대부분의 사람들이 위팔두갈래근 힘줄의 문제를 겪게 된다. 수피네이티드 바이셉스컬 운동은 이두 근육과 건을 강화하여 어깨 통증을 줄일 수 있다. 하지만 어깨 통증의 부위가 어깨 전면부에 있다면 증상을 회복하는데 보다 적합할 수 있는 힘줄병증 프로토콜을 권장한다.

수술을 고려해야하는 시점은?

돌림근띠 완전파열은 일반적인 재활만으로는 회복되지 않는다. 언제든 통증이 재발할 수 있고 점진적으로 기능이 손실될 수 있다. 수많은 연구결과에서 어깨관절이 완전 파열된 후 수술하지 않을 경우 어깨관절의 골관절염 발병 가능성을 높이고 가속화시킬 수 있다는 것을 증명했다. 골관절염이 심해진다면 인공관절 치환술이 권장될 수 있다. 이러한 이유로 완전 파열 및 부분파열이 6개월의 재활과 치료에도 개선되지 않을 경우 돌림근띠 봉합술을 고려할 것을 권장한다. 수술은 통증이 줄어들고 기능이 회복되는데 높은 성공률을 보이고 인공관절치환술이 진행될 가능성을 낮출 수 있다.

어깨충돌증후군(봉우리밑 충돌 증후군)

[Shoulder Impingement (Subacromial Pain Syndrome)]

설명: "어깨충돌증후군shoulder impingement"이라는 용어는 현재 "봉우리밑 충돌 증후군subacromial pain syndrome"으로 대체되어 사용되고 있다. 봉우리밑 충돌 증후군은 어깨봉우리acromion(어깨 위쪽 뼈) 아래의 구조가 민감해질 때 발생한다.[7] 이러한 구조물에는 가시위근supraspinatus(돌림근띠 근육 및 힘줄), 위팔두갈래근의 긴갈래 힘줄biceps long head tendon, 봉우리밑 윤활낭subacromial bursa이 포함된다. 이 통증은 특히 팔을 뻗거나, 어깨 높이 이상으로 들기 그리고 아픈 팔쪽으로 누울 때 나타난다.

어깨충돌증후군은 돌림근띠 파열과는 다르다. 돌림근띠 파열은 네개의 돌림근띠 근육 중 어느 것에도 발생할 수 있지만, 어깨충돌증후군은 가시위근에서만 발생하기 때문이다. 어깨충돌증후군은 일반적으로 외상성 손상traumatic injury으로 인해 발생하는 경우는 드물며, 항상 찢어진 것을 의미하지는 않는다. 염증이나 자극만으로도 어깨를 사용할 때 통증을 일으킬 수 있다. 또 다른 가능성으로는 뼈 돌기bone spur가 있는데, 이는 유전적인 요인이나 반복 과사용 손상으로 인해 발생할 수 있다.

징후 및 증상: 통증은 일반적으로 휴식 시 둔탁하게 쑤시거나 봉우리밑 공간의 구조물에 스트레스가 가해질 때 날카로운 느낌으로 나타난다. 통증은 주로 어깨 위쪽, 측면 그리고 전면부에서 나타나며, 어깨 측면 아래 부위에서도 나타나고, 외상이 없더라도 머리 위로 손을 뻗을 때 특정 지점에서 통증이 발생한다.

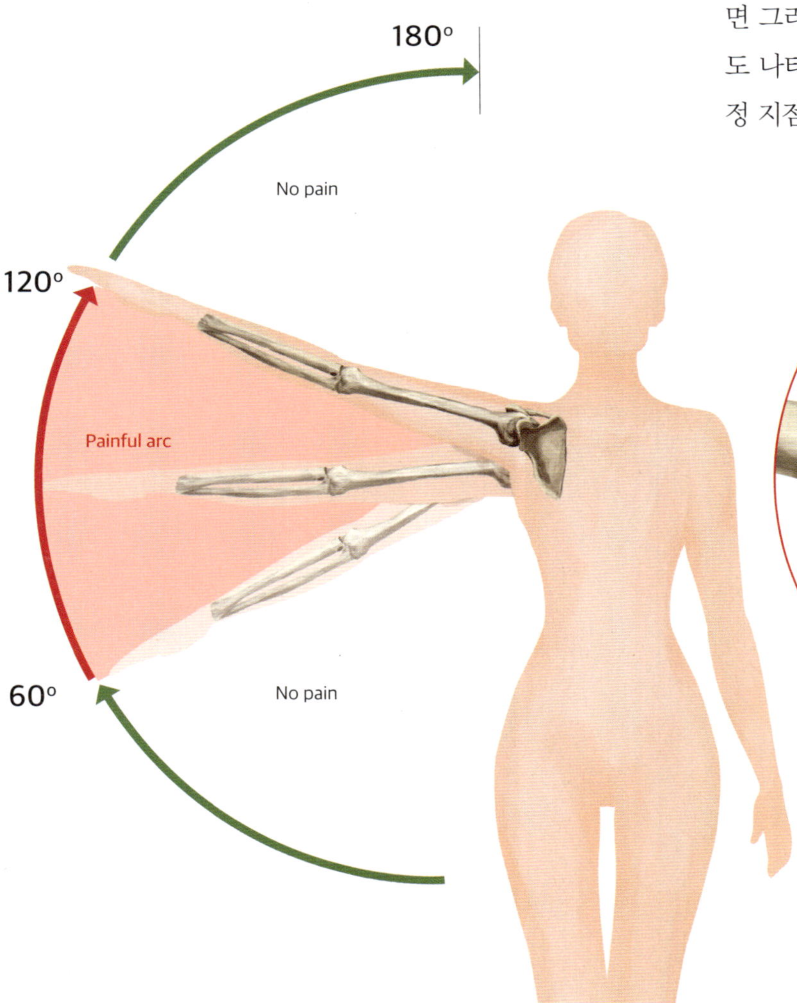

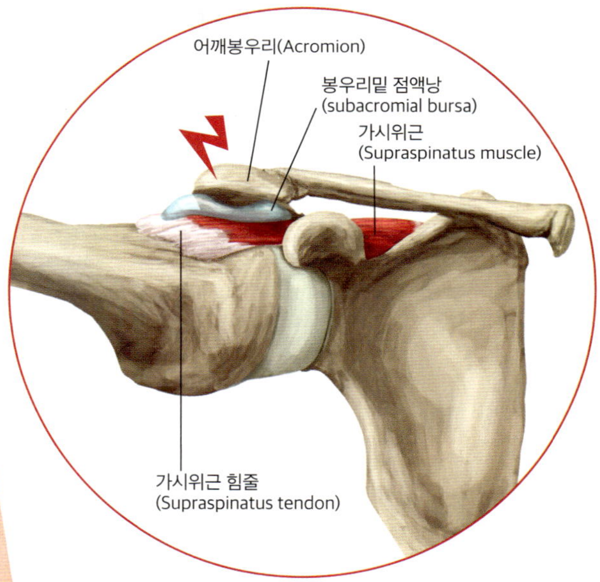

악화요인: 머리위로 팔 뻗기, 아픈 쪽으로 눕기, 물건 들어올리기 등 반복적인 과사용으로 인한 손상의 경우 때로는 팔을 들어올리는 동작으로 인해 통증이 발생할 수 있다. 외상성 손상이 아니더라도 해당 부위를 자극할 수 있는데 이로 인해 최악의 경우 돌림근띠 또는 위팔두갈래근의 미세파열이 발생할 수 있지만 대부분의 경우 단순 염증일 수 있다.

예후: 일반적으로 적절한 재활 프로그램을 적용하면 통증과 기능은 4주에서 12주 이내에 정상화 된다.

치료 및 전략: 봉우리밑 충돌 증후군의 일차적 치료는 재활이다.[8,9] 어깨 가동성 운동과 돌림근띠 강화가 이 손상의 일반적인 치료법이다. 의사는 뼈돌기bone spur나 가시위근 위팔두갈래근 힘줄(긴갈래와 짧은갈래)의 파열을 확인하고 재활로 증상이 개선되지 않을 때 수술을 권할 수 있다.

뼈돌기를 성형하거나 봉합 수술을 받는 경우 – 통증을 유발하지 않는다면 재활운동을 시행할 수 있다. 재활 단계는 수술 후 프로토콜과 매우 유사하기 때문에 수술 전에 재활운동을 적용하여 조직을 더 견고하게 만들거나 수술 후에 개별적 치료를 받지 못하는 경우 재활운동을 적용하여 회복할 수 있다.

재활프로그램과 처방된 운동을 수행하는 이유 – 어깨 충돌 증후군 프로토콜은 돌림근띠(가시위근)와 위팔두갈래근 힘줄이 봉우리밑 공간에 위치하기 때문에 돌림근띠 치료전략(188쪽 참조)과 유사하다.

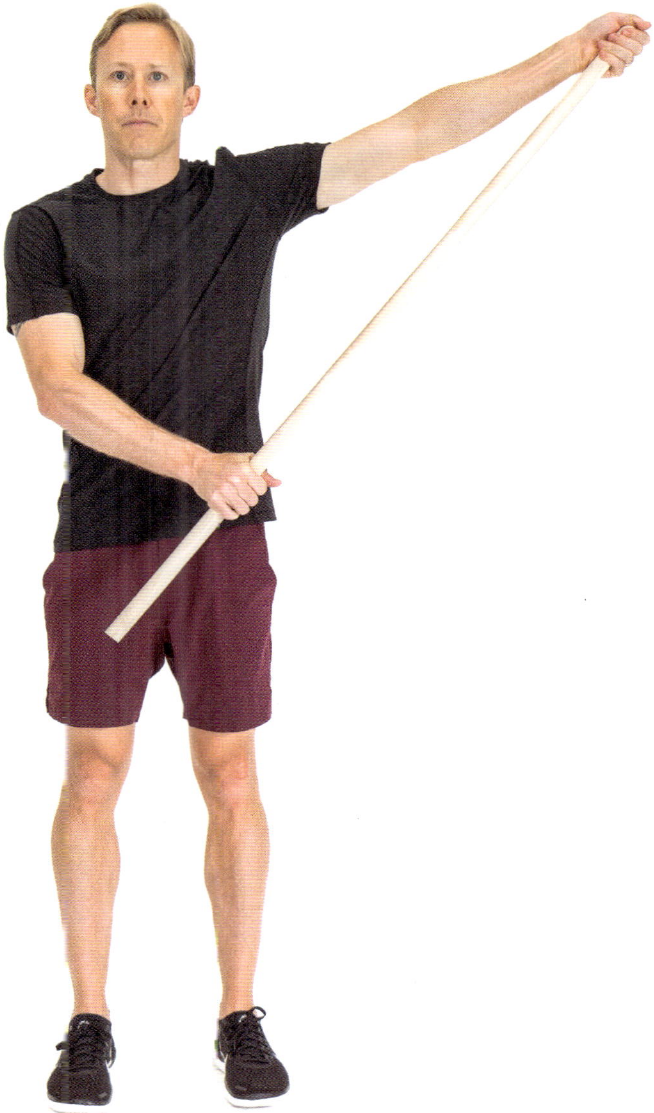

진료 및 수술을 고려해야 하는 시점?

어깨 충돌 증후군의 자극적 활동 제한하고, 재활을 최소 8주에서 12주간 적용 했음에도 불구하고 어깨 상태가 호전되지 않는다면 의사와 상담하는 것이 좋다. 의사는 재활로 회복되지 않을 뼈돌기의 상태와 완전 파열 여부를 영상을 통해 진단할 수 있다. 수술은 통증완화와 기능회복 그리고 손상으로 인한 추후 심각한 문제를 피하기 위해 필요하다.

어깨 통증(Shoulder Pain)

1단계

GOOD FOR:

- 어깨 통증 완화
- 근육 긴장 완화
- 어깨관절가동범위 증가
- 2단계, 3단계를 위한 준비운동

GUIDELINES:

- 매일 수행
- 도구: 마사지볼, 폼롤러, 나무 막대기
- 휴식 시 통증이 없고, 운동 시 통증이 경미하면 (3/10) 2 단계를 추가한다.

연부조직 가동술 (Soft Tissue Mobilizations)

- ▶ 각각의 영역에 1~2분씩 적용.
- ▶ 양쪽 순서와 상관없이 수행.
- ▶ 압통점에서 10~20초 동안 멈추며 적용.
- ▶ 증상이 악화될 수 있는 팔의 움직임은 제한한다.

뒤쪽 돌림근띠 가동술(Posterior Rotator Cuff Mobilization)

옆으로 누워 어깨 후면 아래쪽에 작은 마사지볼을 놓는다.
볼의 압력은 상체로 조절할 수 있는데, 공을 몸쪽으로 굴려 압력을 높이거나 공을 멀리 떨어뜨리며 압력을 감소시킬 수 있다.
반대편 팔을 이용하여 어깨를 안쪽돌림 시키면서 동적인 가동성을 활용할 수 있다.
이 운동은 선 자세로 벽에 기대어 수행할 수도 있다.

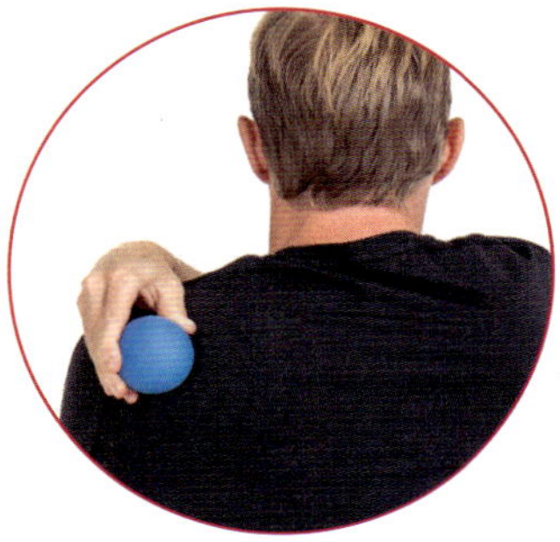

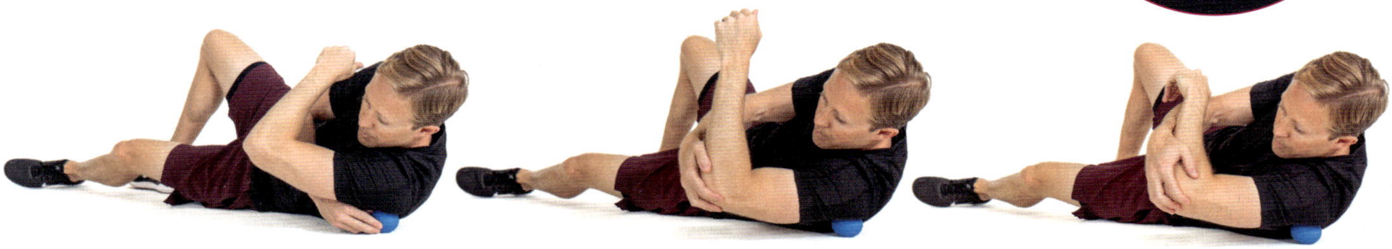

어깨올림근 가동술(Levator Scapulae Mobilization)

마사지볼을 어깨뼈 내측 상부에 놓는다.
볼의 압력은 골반을 들어 조절할 수 있고, 보다 많은 가동성을 위해 팔의 움직임을 동원한다.

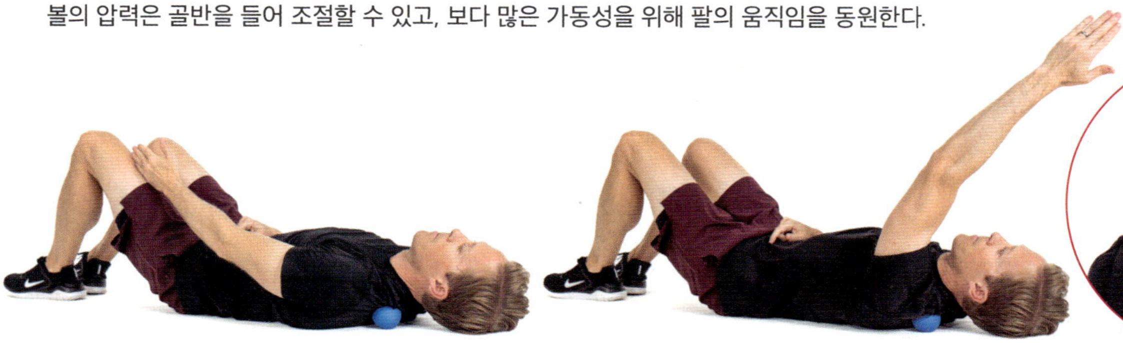

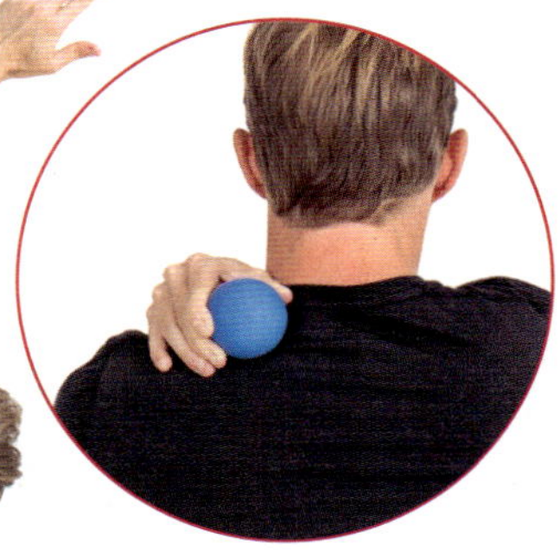

마름근 가동술(Rhomboid Mobilization)

어깨뼈와 척추 사이 공간에 마사지볼을 놓는다.
어깨뼈 주위를 어깨뼈 주변의 몇 인치씩 위아래로 조금씩 움직이며 마사지 한다.
보다 많은 가동성을 위해 머리를 들어 올리고 팔의 움직임을 동원한다.

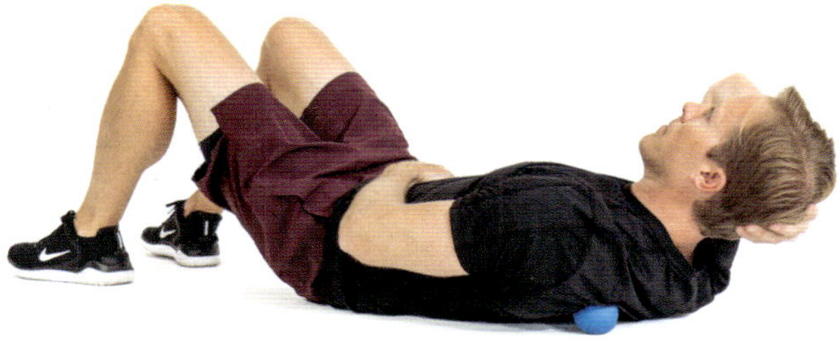

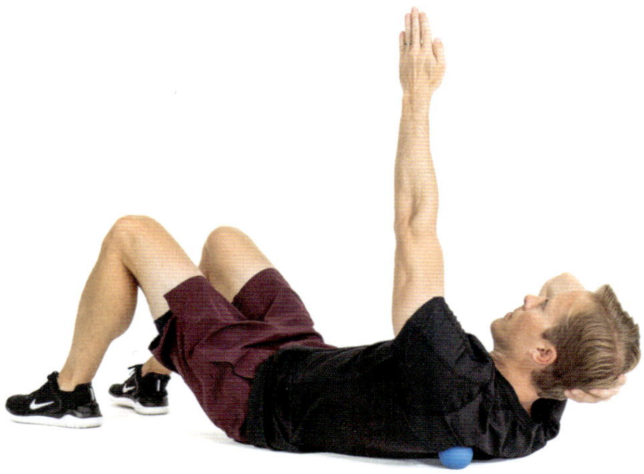

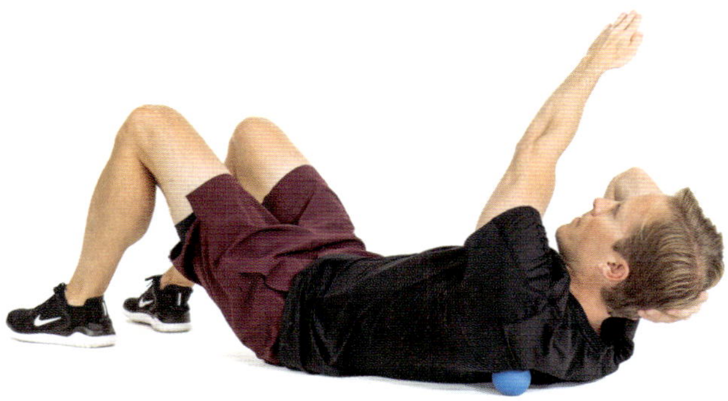

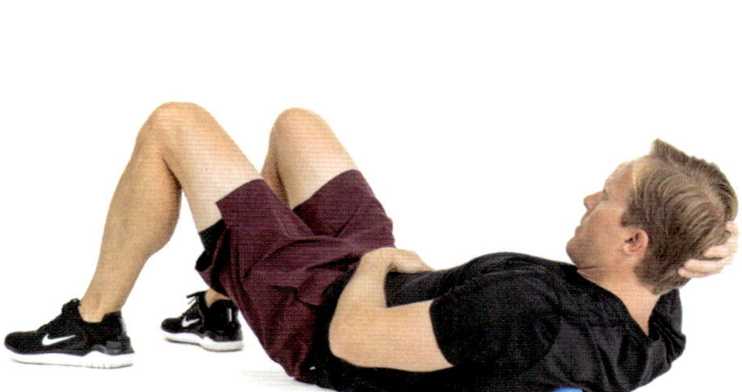

위등세모근 가동술
(Upper Trapezius Mobilization)

문틀 또는 랙을 활용하여 위등세모근 사이에 마사지볼을 놓고 기댄다. 어깨부터 목의 아래쪽까지 전체 근육에 마사지한다. 몸을 보다 기울여 기댈 수록 압력을 증가시킬 수 있다. 보다 많은 가동성을 동원하기 위해 팔을 앞뒤로 움직이거나, 머리를 아래와 측면으로 움직인다.

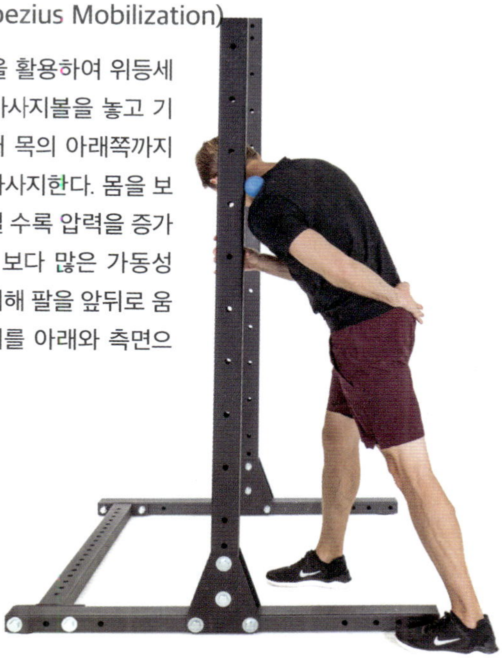

가슴근육 가동술 (Pectoral Mobilization)

문틀 또는 랙을 활용하여 가슴 앞쪽에 마사지볼을 놓고 기댄다.
보다 많은 가동성을 동원하기 위해 팔을 등 뒤에 올려놓거나 머리위로 들어 움직인다.

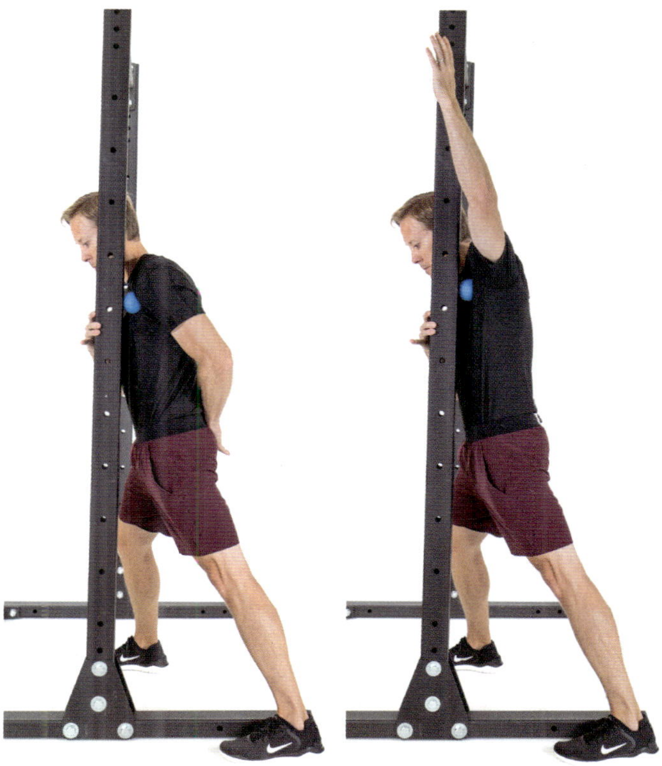

등뼈 가동술(Thoracic Mobilization)

폼롤러를 등뼈 위쪽에 놓고 팔을 가슴 앞에 교차시켜 올려 두고 눕는다.
엉덩이를 들어올린 다음 발끝을 이용하여 천천히 등뼈 아래부위까지 굴려준다(요추나 목뼈 부분은 아니다).
딱딱한 부위의 측면으로 굴릴 수 있으며 폼롤러 위에서 등뼈의 펴거나 굽혀줄 수도 있다(변형된 방법은 154쪽을 참조)

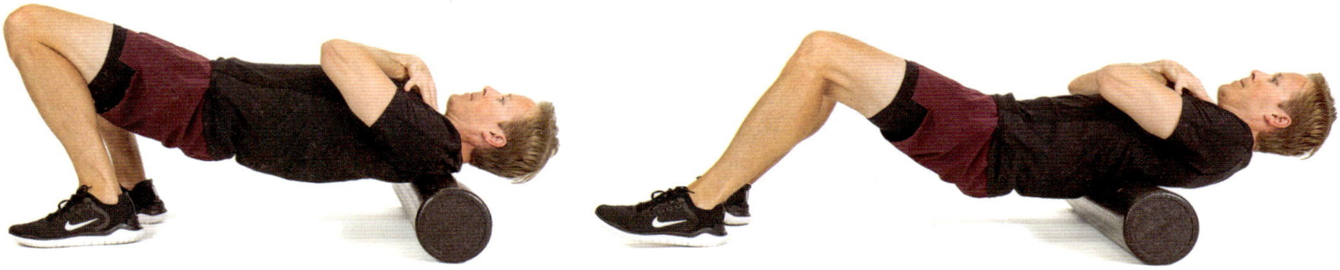

등척성 운동 (Isometric Exercises)

- ▶ 1회당 30초~45초간 저항을 유지하며 4~5회 진행.
- ▶ 경미한 통증 이내의 자극이 없는 수준에서 어깨가 견딜 수 있을 만큼의 힘을 가한다.
- ▶ 팔꿈치를 90도 각도로 굽힌 후 벽, 문, 선반등을 활용하여 힘을 가한다.

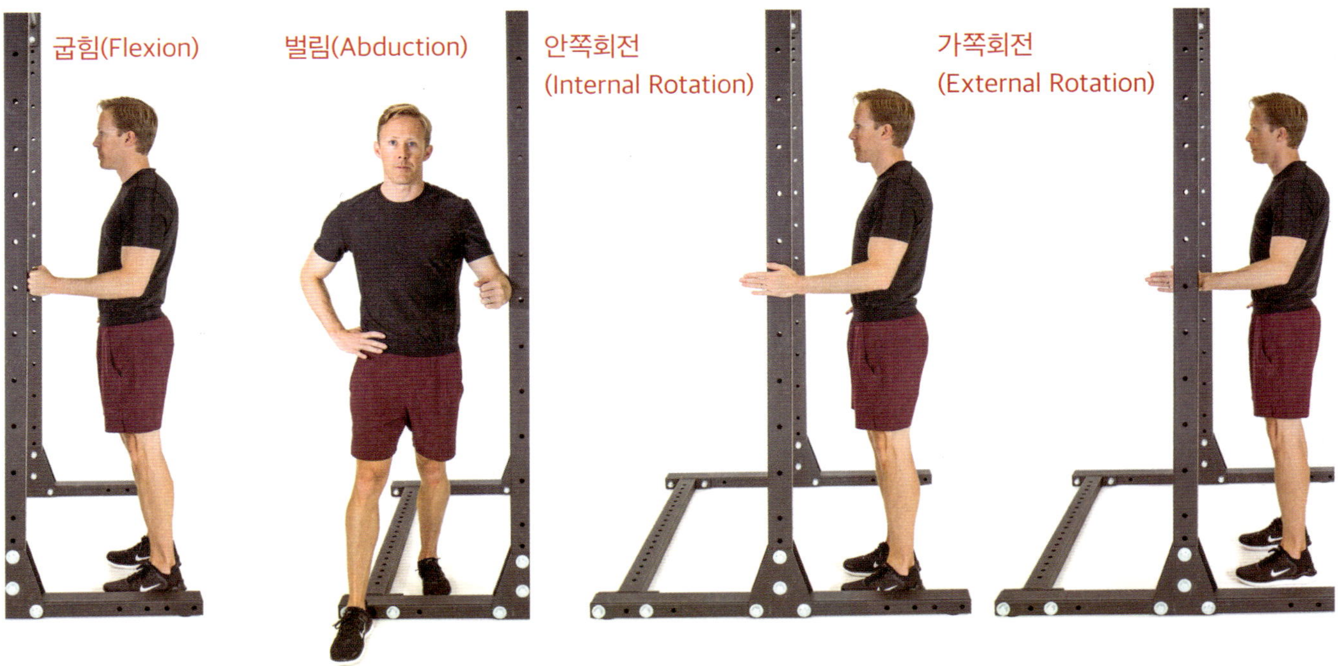

가동성 운동 (Mobility Exercises)

- ▶ 10회~15회씩 3세트 진행.
- ▶ 수동가동범위(PROM)- 경미한 통증 이내의 수준에서 최대한 천천히 큰 범위로 움직인다
- ▶ 가동범위가 제한되는 수준의 위치에서 2~3초간 멈춘다.
- ▶ 통증이 감소함에 따라 능동보조가동범위(AROM)를 추가한다.

어깨 굽힘(수동가동범위/ 능동보조가동범위) 가동성
[Shoulder Flexion (PROM/AAROM) Mobility]

손상된 팔의 엄지손가락이 위를 향하도록 나무막대 한쪽 끝을 잡는다. 손상되지 않은 않은 팔로 나무막대 반대편을 잡아 손상된 팔을 머리 위로 올려 굽힘 동작을 만들어준다.

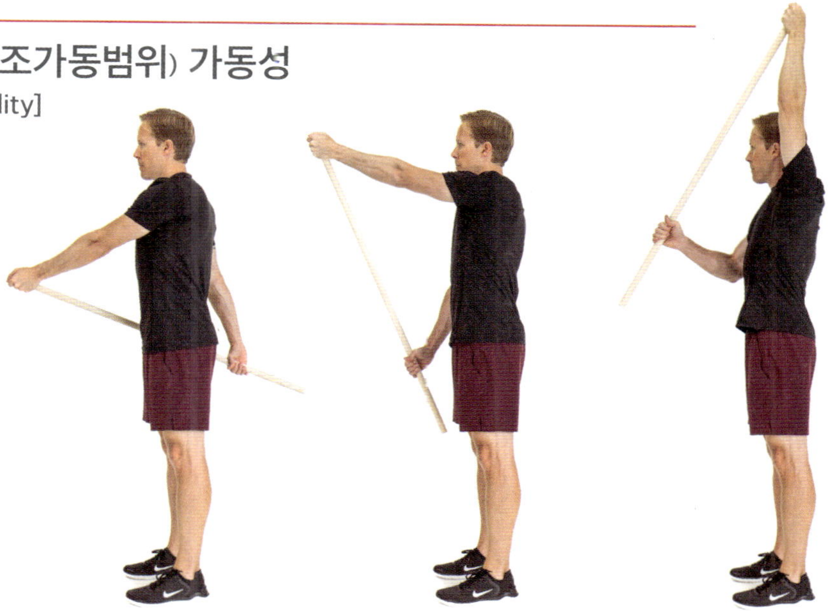

어깨 벌림(수동가동범위/ 능동보조가동범위) 가동성
[Shoulder Abduction (PROM/AAROM) Mobility]

손상된 팔을 내려놓고 손바닥이 정면을 향한 상태로 엄지손가락이 나무 막대기의 끝을 감싸도록 잡는다. 손상되지 않은 않은 팔로 손상된 팔을 머리위로 올려 벌림 동작을 만들어준다.

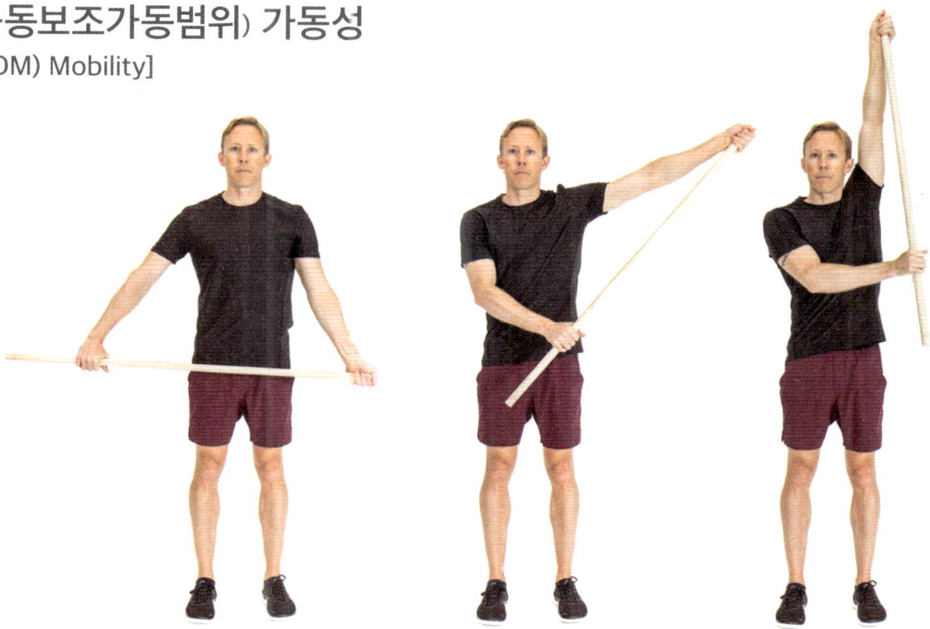

어깨 안쪽돌림과 벌림(수동가동범위/ 능동보조가동범위) 가동성
[Internal And External Rotation (PROM/AAROM) mobility]

양손은 어깨너비만큼 떨어뜨린 후 손바닥이 위로 향하게 하고, 나무 막대기를 잡는다. 양쪽 팔꿈치는 몸쪽에 유지하며 손상된 팔을 손상되지 않은 않은 팔로 안쪽돌림 방향과 가쪽돌림 방향으로 반복하여 회전시켜준다.

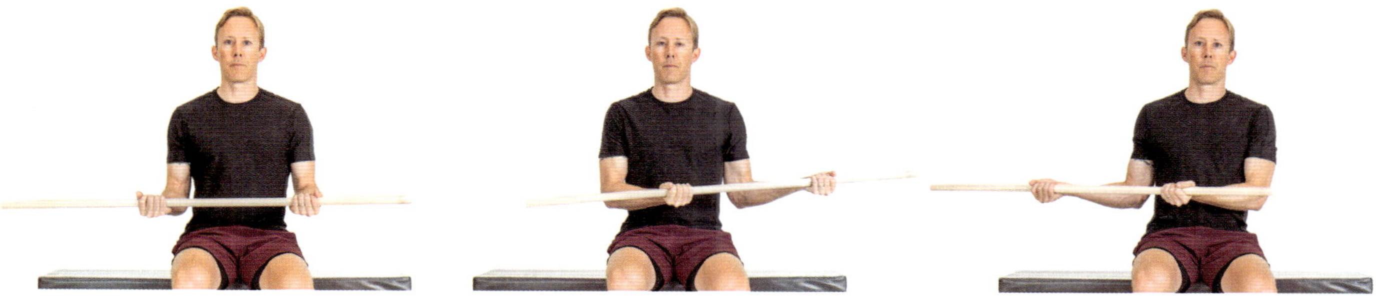

어깨 통증(Shoulder Pain)

2단계

GOOD FOR:

- 관절가동범위 향상
- 어깨뼈 초기 근력 강화
- 3단계를 위한 준비운동

GUIDELINES:

- 매일 수행
- 도구: 폼롤러, 벤치
- 통증이 경미하고(3/10), 운동이 가능한 경우 3단계 운동 추가

가동성 운동 (Mobility Exercises)

- ▶ 10회~15회씩 3세트 진행
- ▶ 능동관절가동범위(AROM)- 경미한 통증 이내의 수준에서 가능한 최대 범위로 움직인다.
- ▶ 가동범위가 제한되는 수준의 위치에서 2~3초간 멈춘다.

등뼈 굽힘과 폄 가동성(Thoracic Flexion And Extension Mobility)

어깨와 손목, 엉덩관절과 무릎이 정렬되는 네발기기 자세를 취한다.
목뼈와 등뼈 부위를 굽혀 둥글게 만든 후 폄한다. 최대한 등뼈의 활용하며 허리뼈의 움직임은 제한한다.

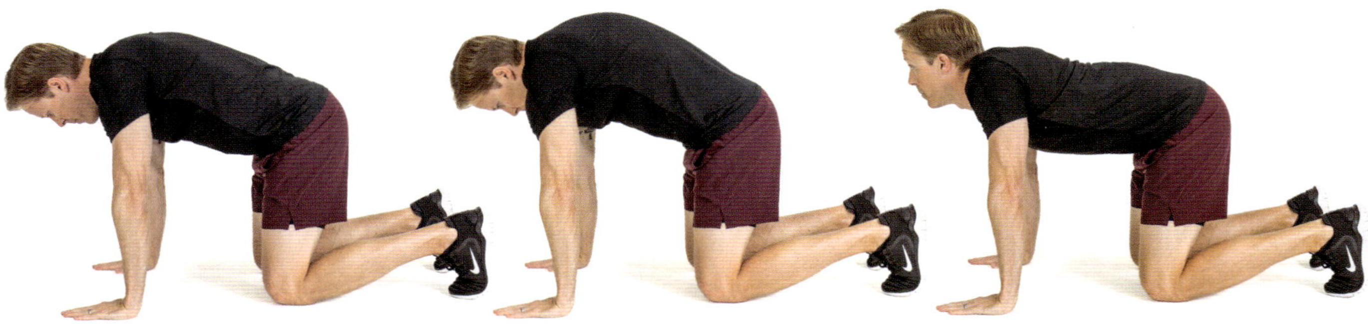

어깨 내밈, 뒤당김 가동성(Shoulder Protraction And Retraction Mobility)

척추를 중립으로 두어 자세를 바로 세워 앉는다. 어깨를 앞으로 밀어내어 내밈한다. 그 다음 팔이음뼈를 수축시키며 어깨를 뒤당김한다. 움직임의 끝부분에서는 턱을 당겨 축을 유지한다.

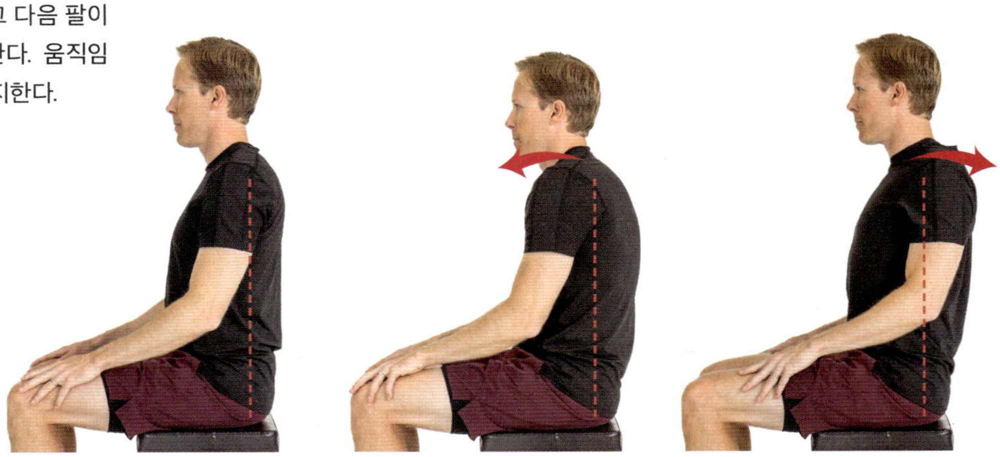

어깨 굽힘 가동성(Shoulder Flexion Mobility)

손바닥이 안쪽면을 향하도록 팔을 내려놓고 앉거나 선다. 엄지손가락이 위를 향하도록 팔을 곧게 펴 몸통의 앞쪽으로 굽혀 머리 위로 뻗는다.

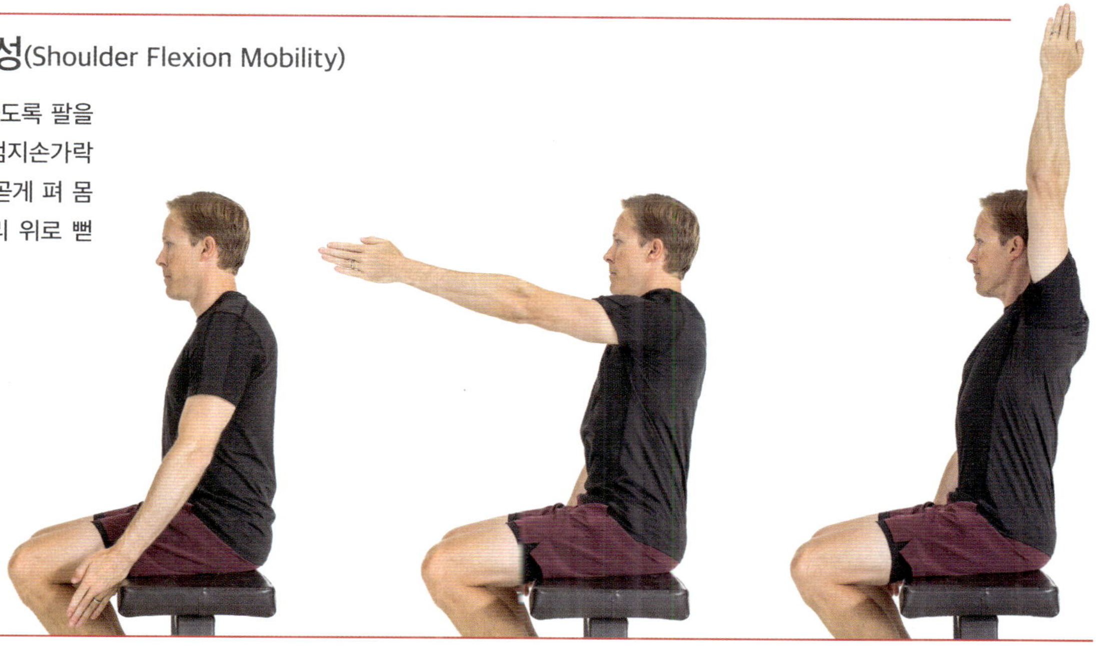

어깨 벌림 가동성(Abduction Mobility)

손바닥이 정면을 향하도록 팔을 내려놓고 앉거나 선다. 엄지방향이 위를 향하도록 팔을 곧게 펴 측면으로 벌림시켜 머리 위로 뻗는다.

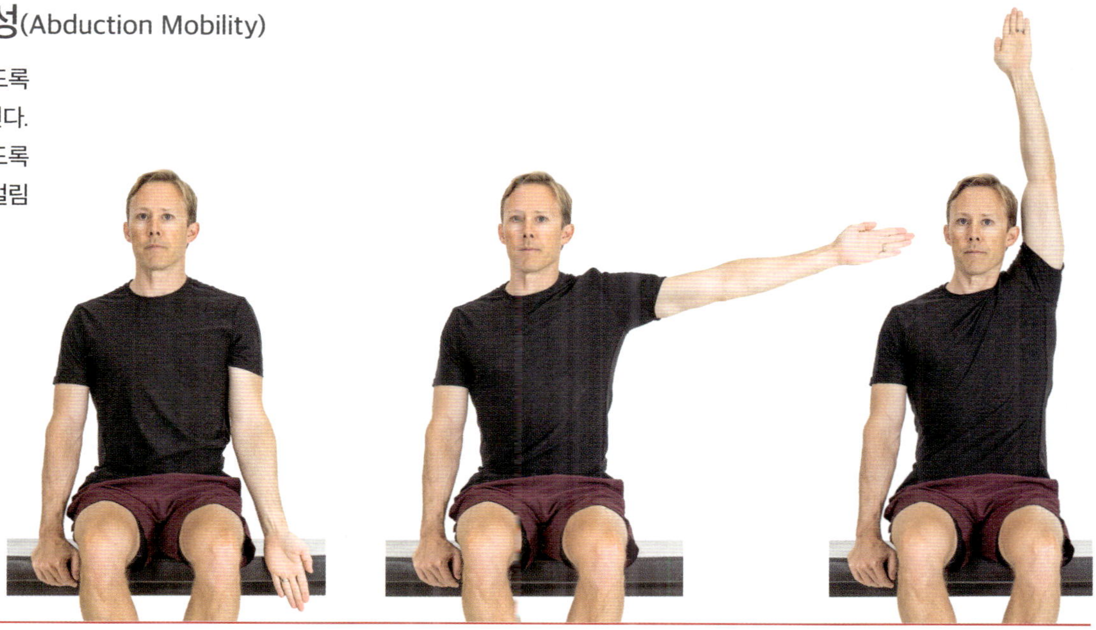

어깨 안쪽돌림과 가쪽돌림 가동성(Internal And External Rotation Mobility)

팔을 몸 옆에 두고, 팔꿈치를 90도 굽힌 상태에서 엄지손가락이 위로 향하게 한다. 팔꿈치는 몸 옆에서 떨어지지 않도록 가볍게 붙인 채 유지한다. 어깨를 중심으로 회전시키며 손을 바깥쪽으로 돌렸다가(가쪽돌림) 다시 안쪽으로 가져온다(안쪽돌림).

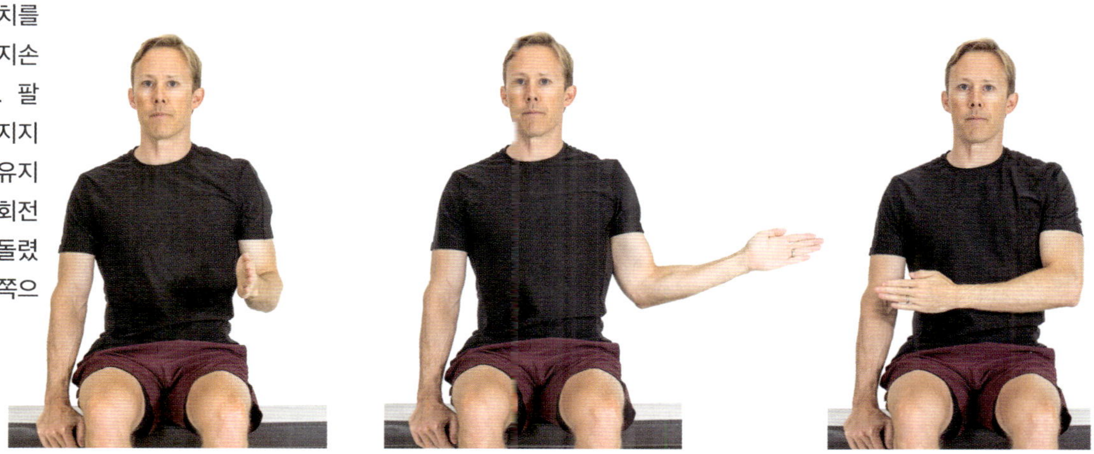

엔젤 운동(Angel)

폼롤러 위로 머리와 꼬리뼈가 지지되도록 눕는다. 손바닥은 위로 향하도록 팔을 몸쪽에 두어 준비한 후 통증이 없는 범위 내에서 머리 위로 최대한 뻗는다.

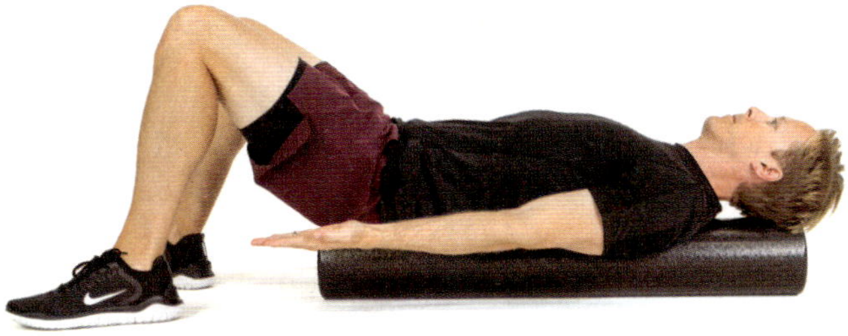

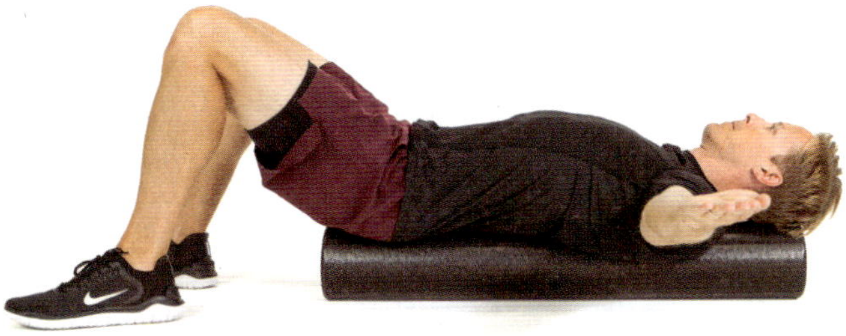

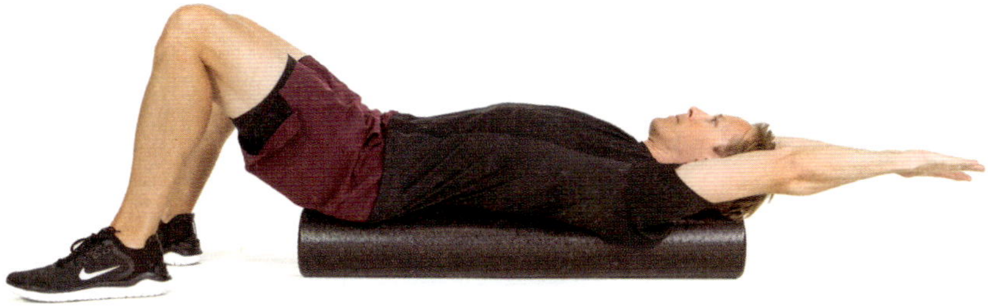

프론 T(Prone T)

벤치에 엎드려 팔을 아래로 늘어뜨린 후 손바닥은 머리방향으로 향하도록 위치한다.
팔꿈치를 곧게 편 후 엄지손가락을 선두로 하여 T자 모양을 만든다.
어깨뼈를 모아주며 팔을 위쪽 방향으로 최대한 들어 올린다.

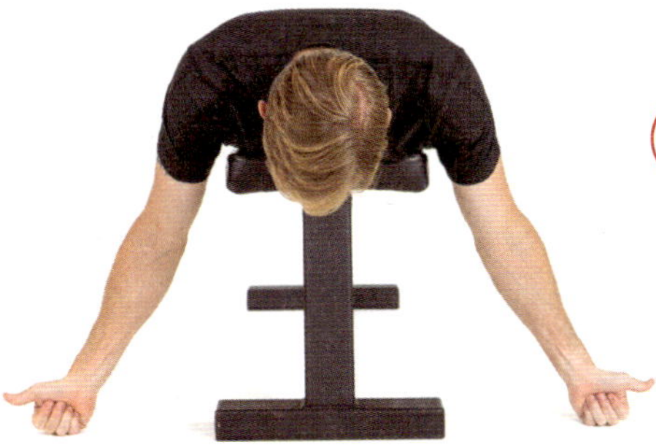

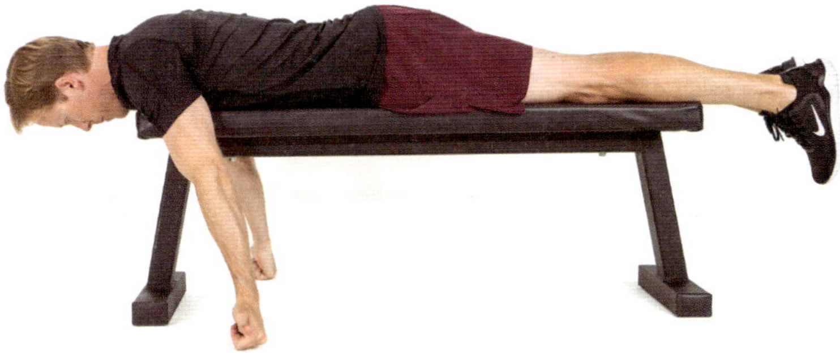

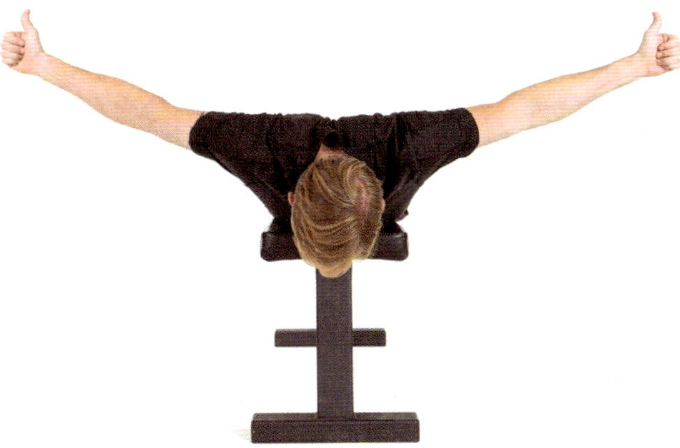

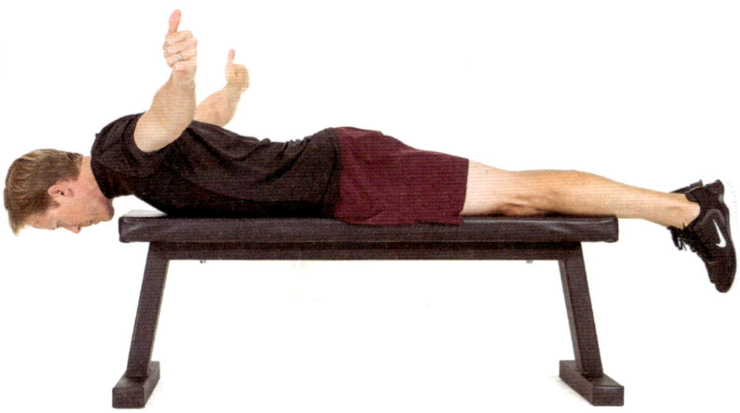

어깨 통증(Shoulder Pain)

3단계

GOOD FOR:

- 어깨와 주변근육의 강화
- 어깨 통증 및 손상 예방

GUIDELINES:

- 주에 3~4일 수행
- 10회~15회씩 3세트 반복
- 피로를 유발하는 푸시세트
- 운동 종류가 다양할 경우, 손상의 유형, 장비의 가용성 및 개인적인 선호도에 따라 변형하여 선택
- 도구: 벤치, 덤벨, 저항밴드, 수건
- 모든 밴드 운동은 케이블 머신으로 수행할 수 있음

로우(한가지 선택) (Row)

덤벨 로우(Dumbbell Row)

척추는 중립된 상태로 유지하며, 한쪽 손과 무릎을 벤치 위에 올려두고 반대 팔은 덤벨을 잡아 벤치 옆으로 늘어뜨린다.. 덤벨을 들고있는 팔의 팔꿈치를 굽혀 등쪽으로 똑바로 당겨 올린다.

밴드 로우(Banded Row)

한쪽 무릎을 굽혀 바닥에 앉는다. 밴드를 어깨 높이로 고정시킨 후 엄지 손가락이 위를 향하도록 잡고 손잡이를 겨드랑이 방향으로 하여 팔꿈치를 뒤로 당긴다.

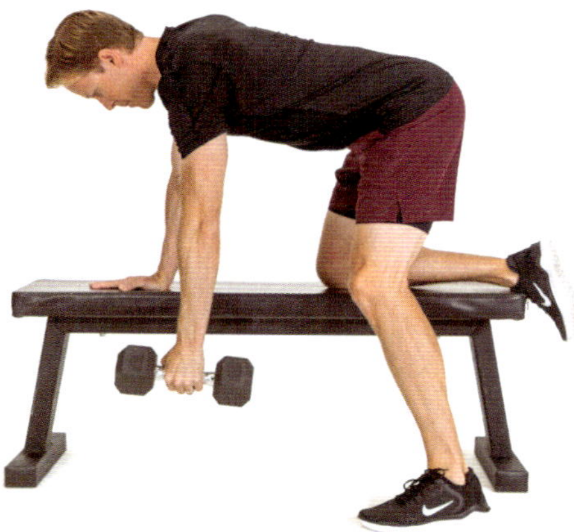

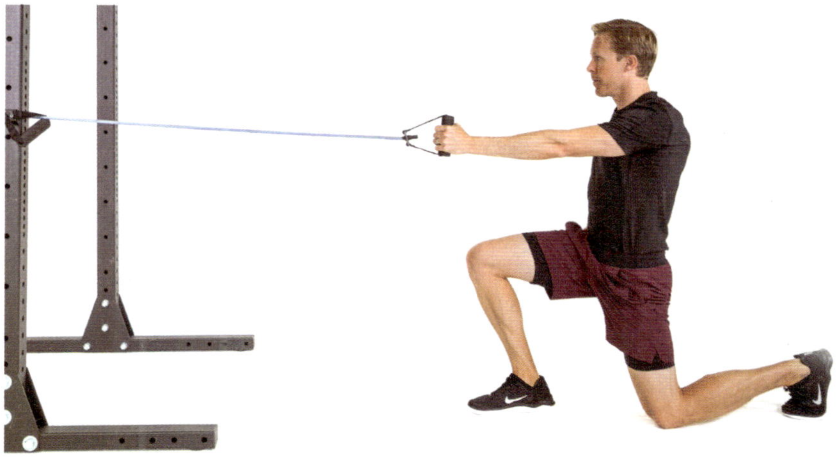

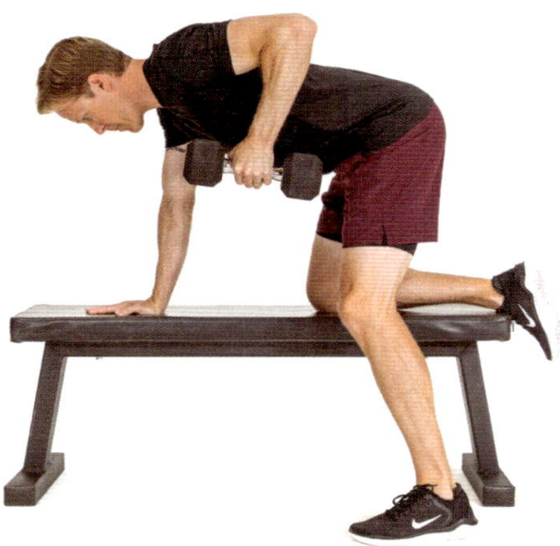

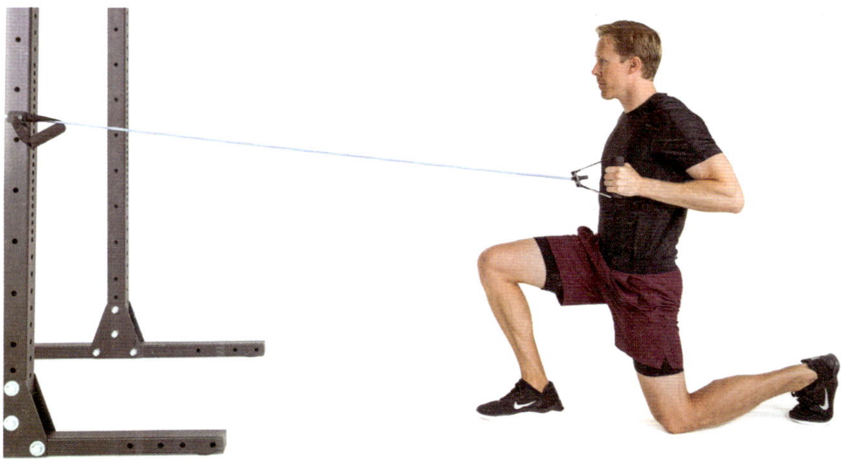

가쪽돌림(항목선택) (External Rotation)

사이드라잉 덤벨(Side-Lying Dumbbell)

한쪽 무릎을 굽혀 바닥에 앉는다.
밴드를 어깨 높이로 고정시킨 후 엄지 손가락이 위를 향하도록 잡고 손잡이를 겨드랑이 방향으로 하여 팔꿈치를 뒤로 당긴다.

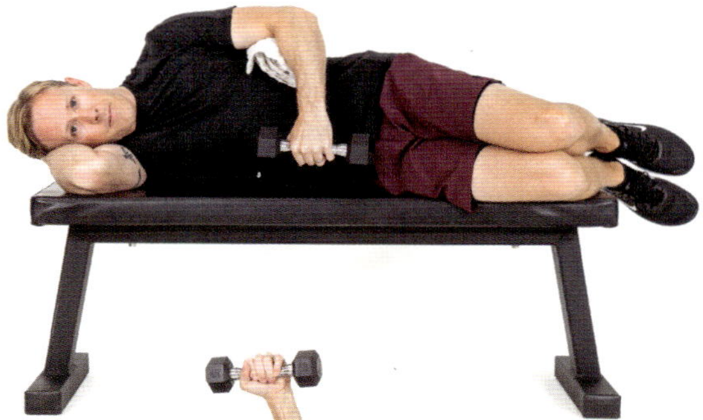

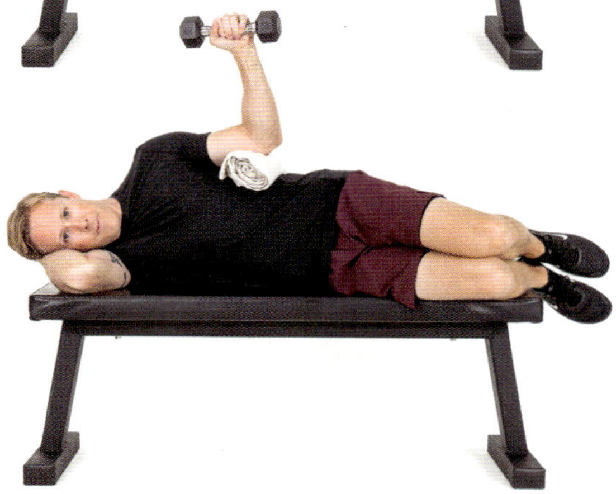

프론 90/90(Prone 90/90)

손상된 팔을 위로 올려 벤치 위에 측면으로 눕는다.
팔꿈치와 몸통 사이에 수건을 끼어 준비한다.
팔꿈치는 90도 굽힘하여 유지한 후 덤벨이 복부 앞에 위치하도록 한다.
팔꿈치를 몸통옆에 고정한 후 손등을 위방향으로 어깨를 가쪽돌림하여 덤벨을 들어올린다.

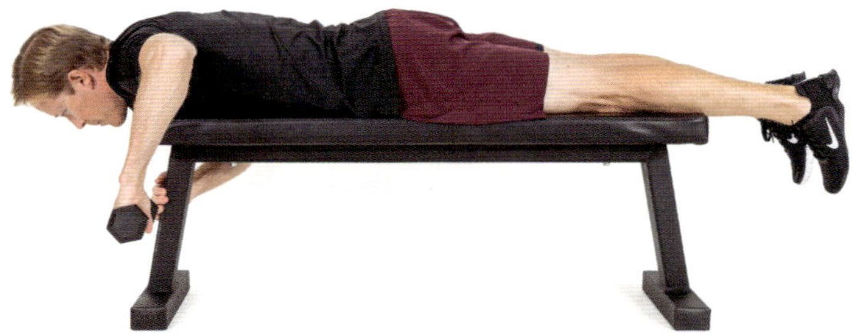

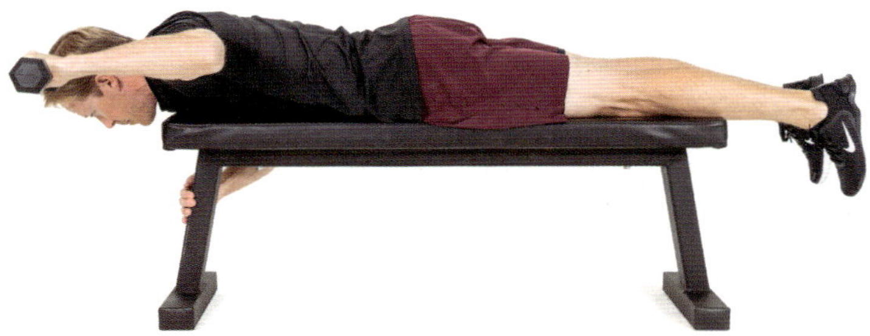

밴드 변형(Banded Variation)

밴드를 배꼽 높이로 고정시킨 후 팔꿈치와 몸통 사이에 수건을 끼어 준비한다.
팔꿈치를 약 90도 굽혀 밴드 손잡이를 복부 앞에 위치하도록 한다.
손등이 바깥쪽으로 향한채 어깨를 가쪽돌림하여 밴드를 바깥쪽으로 당긴다.

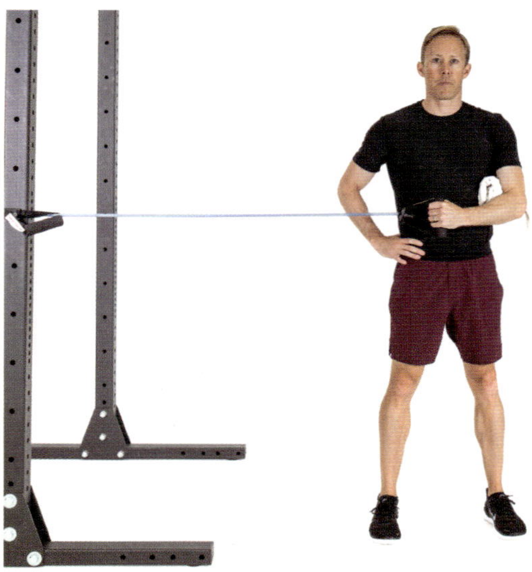

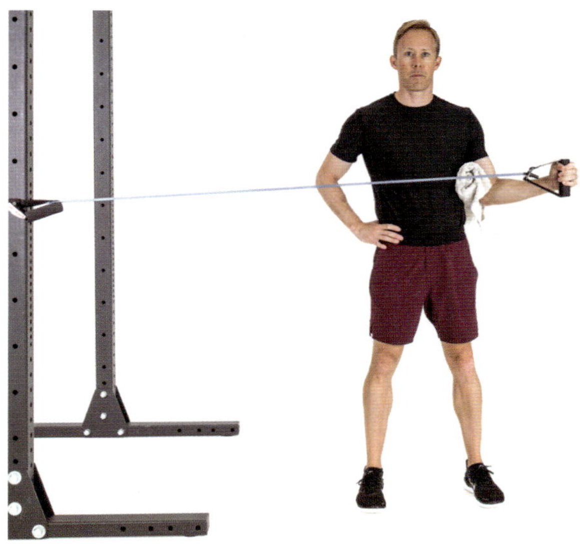

밴드 안쪽돌림(Banded Internal Rotation)

밴드를 엉덩관절 높이로 고정시킨 후 팔꿈치와 몸통 사이에 수건을 끼어 준비한다. 팔꿈치를 90도가량 굽혀 어깨를 천천히 안쪽돌림시켜 복부방향으로 당긴다.

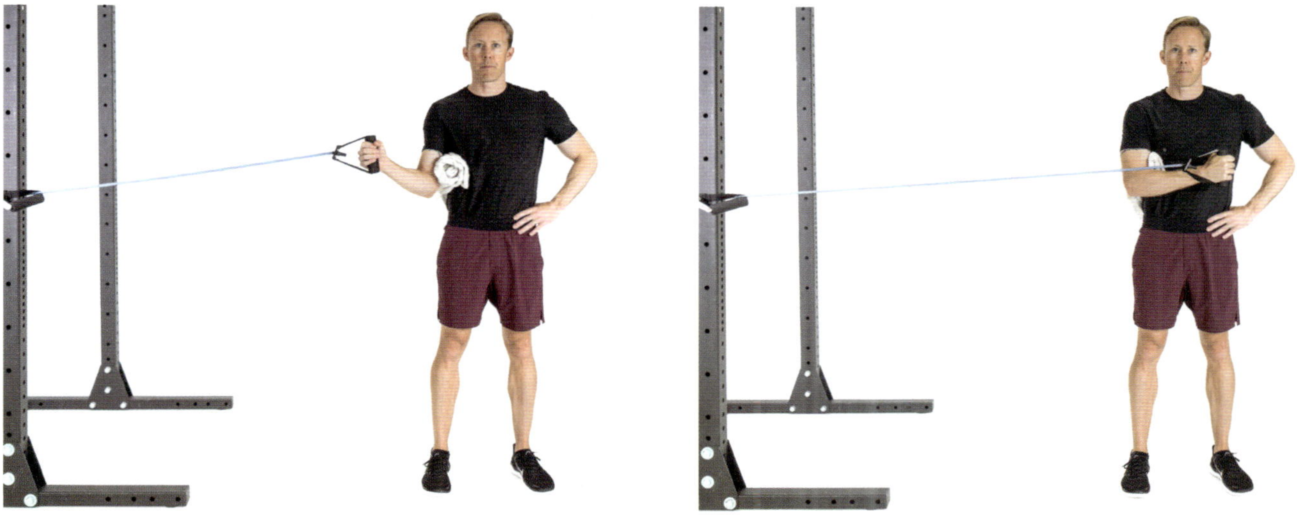

레이즈(항목 선택) (Raise)

D2 레이즈(D2 Raise)

저항밴드를 오버핸드 그립으로 잡아 고정한 후 팔을 몸 옆에 위치한다. 손상된 팔은 엄지손가락을 아래로 향하도록 하여 몸 중앙에 위치한다. 다치지 않은 팔은 몸 옆에 두어 고정한 후 다친 팔을 몸에서 멀리 뻗으며 동시에 가쪽돌림 시킨다.

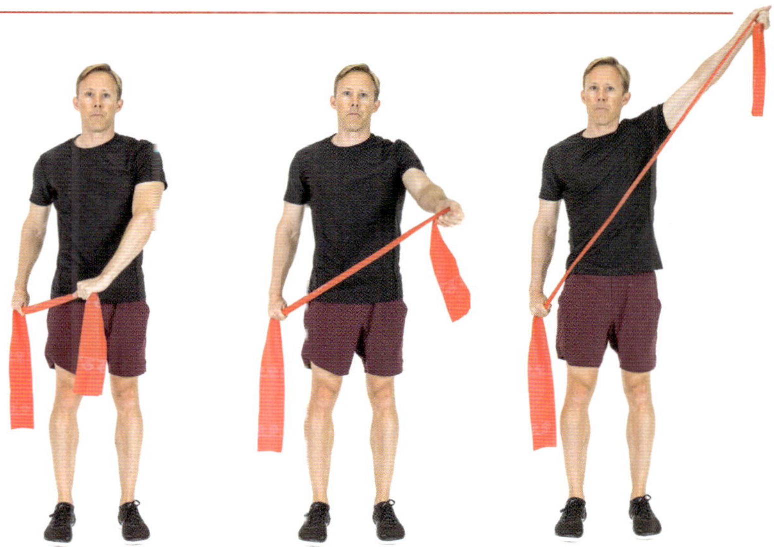

스캡션 레이즈(Scaption Raise)

양손으로 덤벨을 잡은 후 손바닥이 앞을 향하도록 한다. 팔꿈치를 펴고 엄지손가락이 위를 향하도록 팔을 옆으로 들어올린다. 이 때 양 팔은 몸 앞쪽을 향해 V자 모양을 만든다. 운동범위는 어깨 높이 수준으로 하며 어깨뼈를 들어 올리지 않는다(어깨를 귀쪽으로 으쓱).

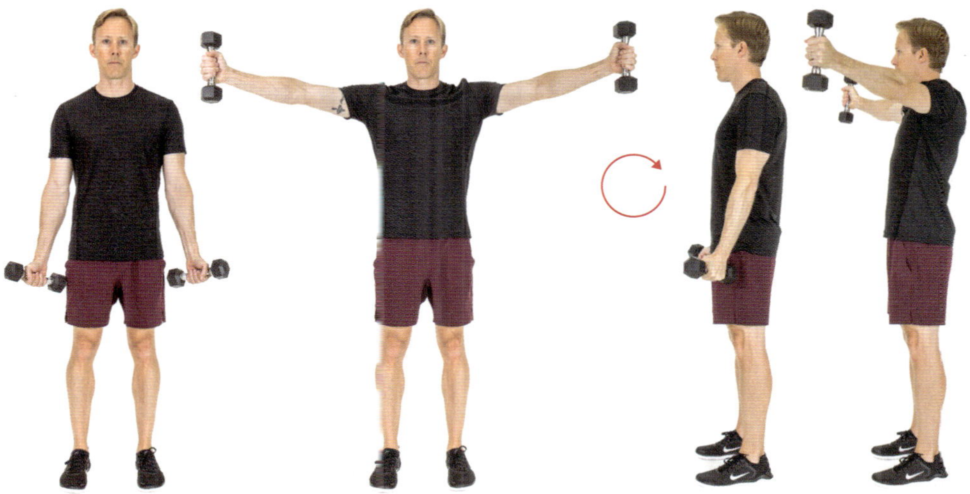

레터럴 레이즈(Lateral Raise)

엄지손가락을 앞을 향하도록 한 후 팔을 어깨 높이까지 옆으로 들어 올린다. 저항밴드나 케이블 머신을 사용하여 한 팔로 운동을 수행할 수 있다.

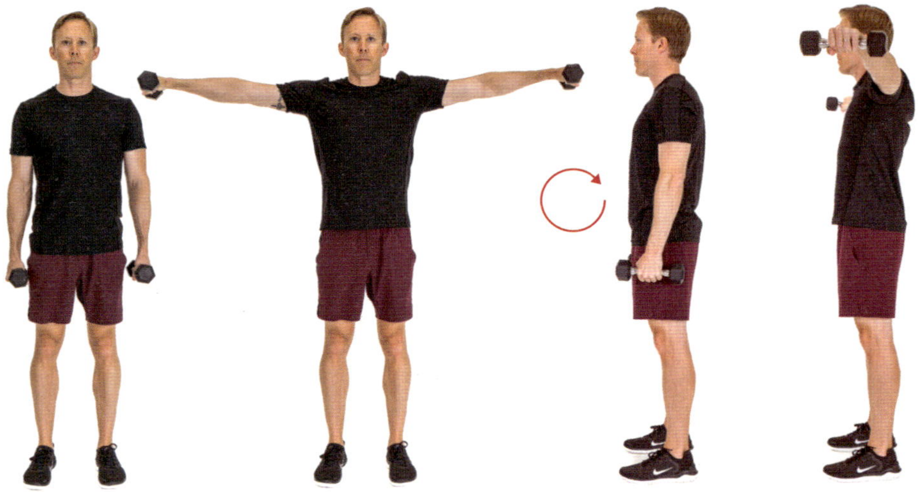

프론트 레이즈(Frontal Raise)

엄지손가락이 앞을 향하도록 한 후 팔을 어깨 높이까지 앞으로 들어 올린다.

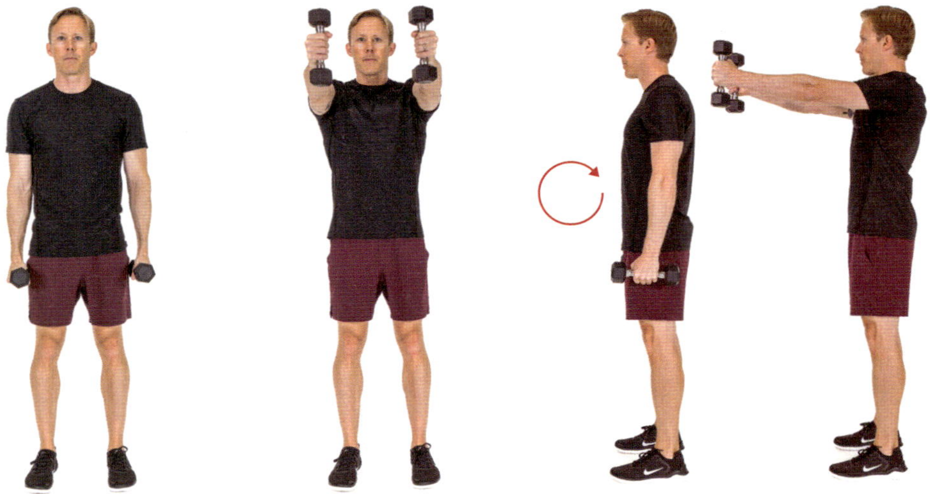

프레스(항목선택) (Press)

푸시업 플러스(Push-Up Plus)

플랭크 자세를 취하라: 손을 어깨너비로 벌린 후 어깨는 손목 위로 정렬한다. 이때 등은 편평하게 유지하도록 한다. 가슴을 바닥 쪽으로 내리는 일반 푸쉬업을 수행한다. 팔꿈치를 몸쪽으로 유지하려고 노력하며(몸에서 약 45도) 전완을 수직으로 유지한다. 등을 편평하게 유지하면서 가장 낮은 위치로 몸을 내린다. 역으로 동작을 수행하여 원위치로 돌아가면서 어깨를 바닥으로 밀어 어깨뼈를 내린다. 이 같이 수행하면 몸통이 몇인치 가량 들어 올려진다.

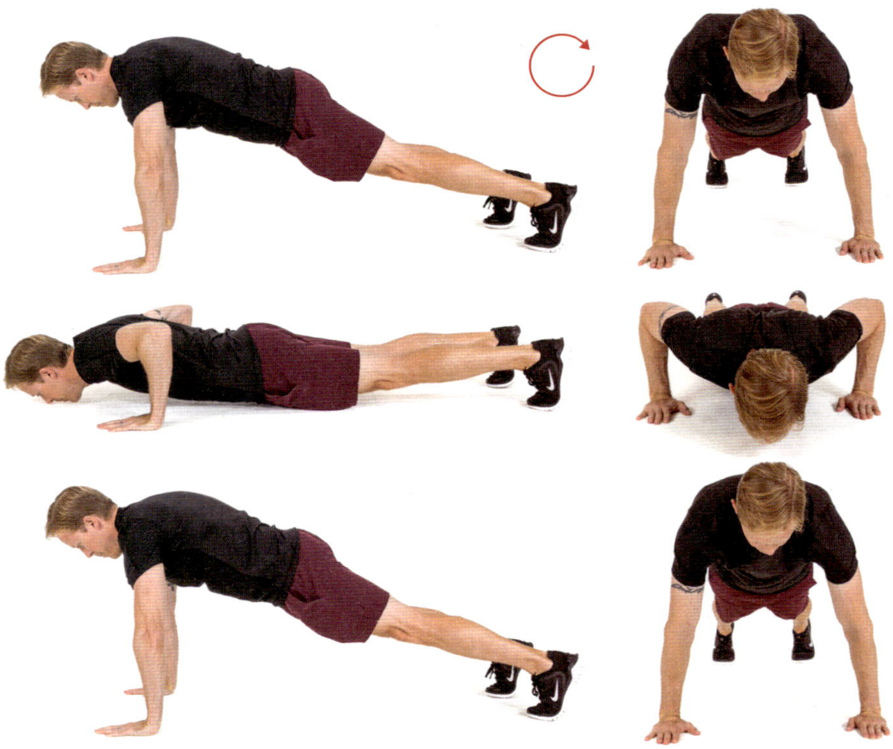

플로어 프레스(Floor Press)

바닥에 누워 덤벨을 하체 위에 얹혀 놓은 후 손바닥이 다리 쪽으로 향하게 한다.
팔꿈치를 몸에서 약간 벌린 후(45도 각도) 전완은 수직으로 유지하고 덤벨을 곧게 들어 올리는데 이때 어깨를 회전시켜 움직임의 끝 범위에서 만날 수 있도록 한다.

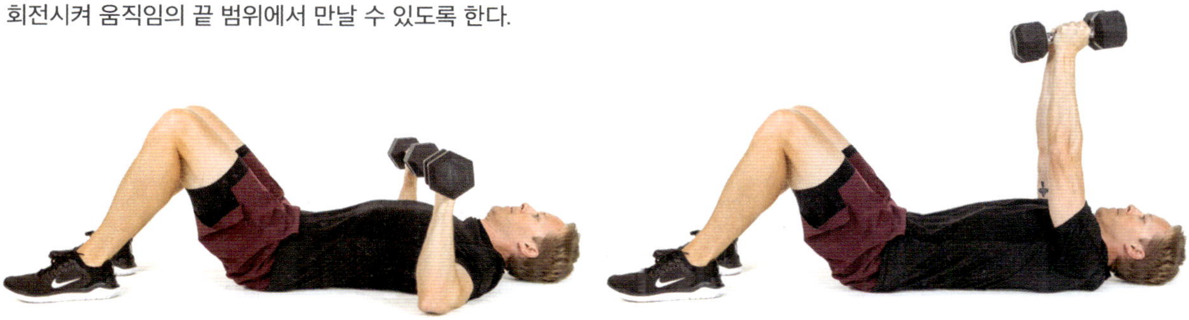

벤치 프레스(Bench Press)

벤치에 누워 덤벨을 하체 위에 얹혀 놓은 후 손바닥이 다리 쪽으로 향하게 한다.
팔꿈치를 몸에서 약간 벌린 후(45도 각도) 전완은 수직으로 유지한다.
덤벨을 곧게 들어 올리는데 이때 어깨를 회전시켜 움직임의 끝 범위에서 만날 수 있도록 한다.

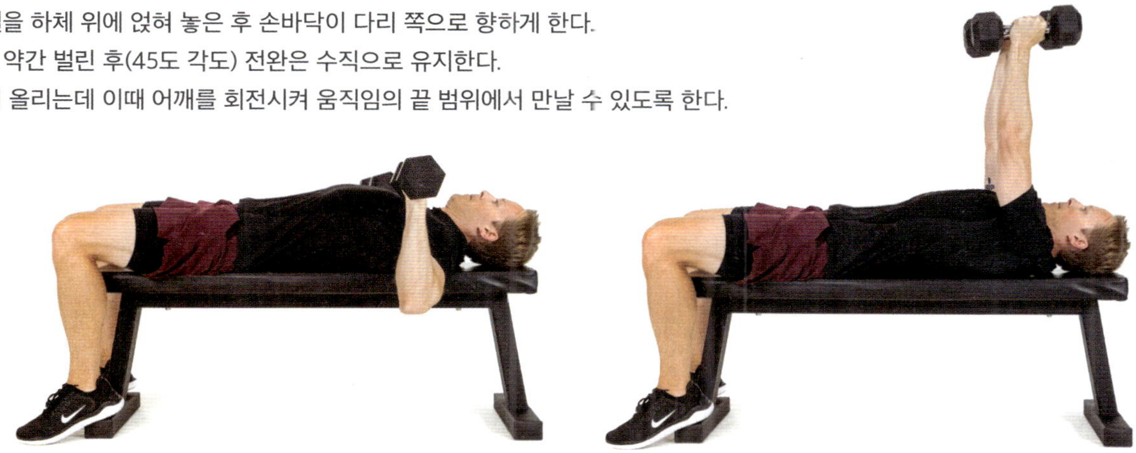

밴드 프레스 내밈(Banded Press With Protraction)

밴드를 가슴 높이로 고정시키고, 팔을 곧게 밀어 뻗어준다.
팔꿈치를 뻗을 때 손바닥은 바닥 방향으로 하며 어깨를 내밈시킨다(팔이음뼈를 앞으로 밀어낸다.)

싱글 암 수피네이티드 컬(Single-Arm Supinated Curl)

손바닥이 몸통 방향을 향하도록 팔을 내려두어 시작한다.
팔꿈치를 몸쪽으로 유지하며 덤벨을 어깨 방향으로 들어 올린다.
팔을 굽힐 때 손바닥 방향을 위로하며 가쪽돌림한다.

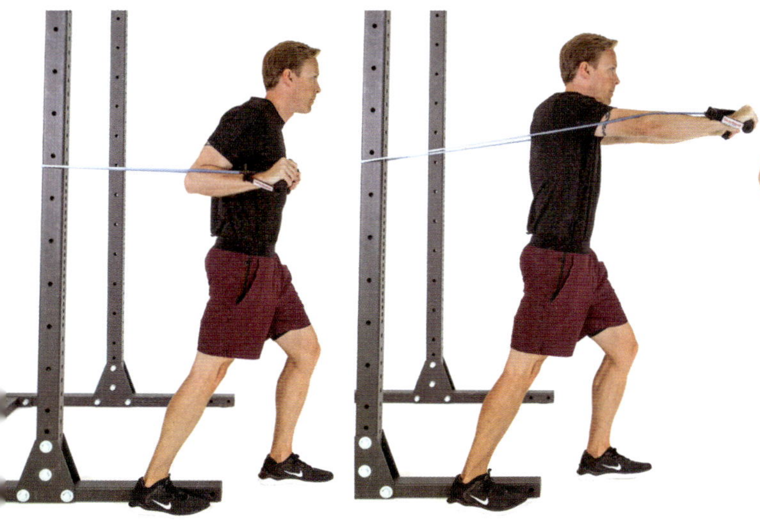

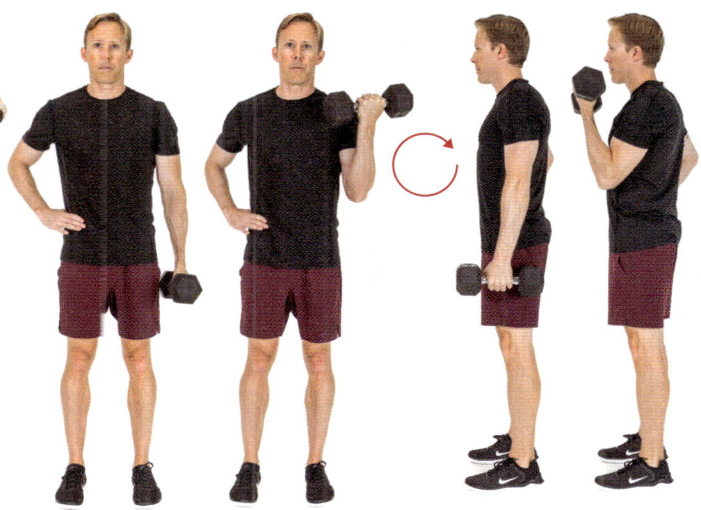

어깨관절 불안정성(Shoulder Instability)

다음 프로그램에 따라 치료하시오:

- 어깨관절의 심부 통증
- 탈구 / 아탈구Dislocations/subluxations
- 관절와순 파열Labral tears
- 과도한 가동성Hypermobility

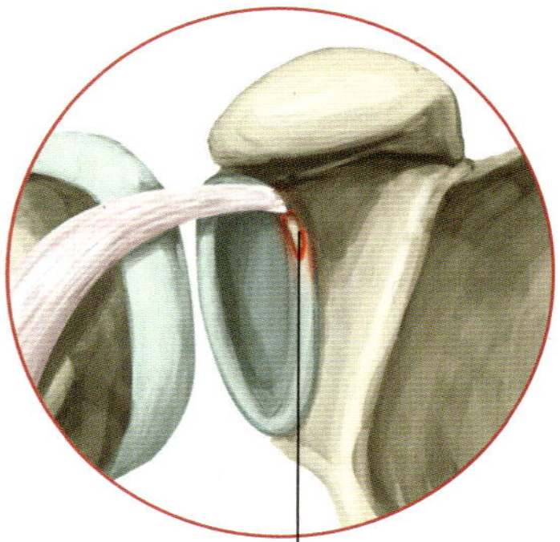

슬랩 병변(SLAP lesion)

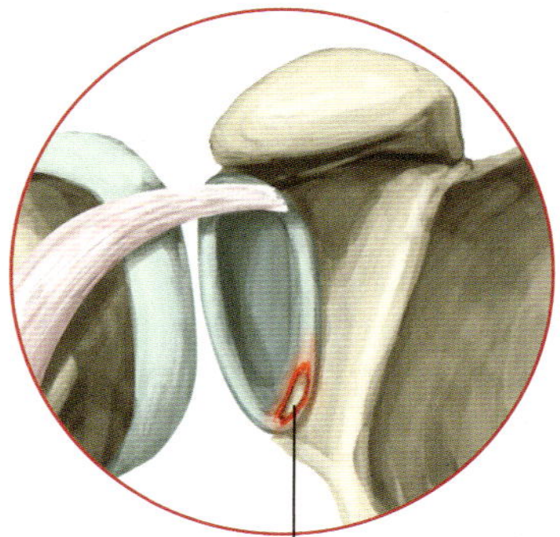

방카르트 병변(Bankart lesion)

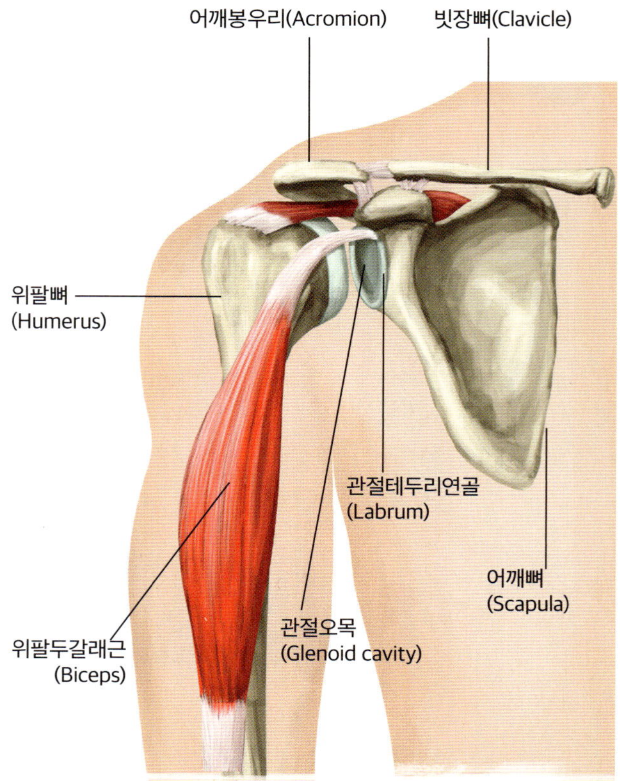

관절와순 파열 및 탈구/ 아탈구
(Labral Tears And Dislocations/Subluxations)

설명: 관절와순 파열(SLAP, Bankart 병변 두 가지 유형이다)은 어깨관절 주변을 감싸고 있는 섬유연골 테두리fibrocartilaginous rim가 손상된 것을 의미한다. 이러한 손상은 종종 어깨 탈구 또는 아탈구로 이어져 어깨의 불안정성을 유발할 수 있다.

손상 유형 중 흔한 한가지 유형은 전방탈구anterior dislocation이다. 이 손상은 관절와socket에 위치한 위팔뼈의 골두ball가 몸의 앞쪽으로 밀려나며 발생한다. 보통의 경우 팔을 멀리 뻗으며 가쪽돌림하는 동작 또는 인클라인 벤치프레스를 하거나 넘어질 때 팔을 지탱하는 동작에서 팔을 정상적으로 통제하지 못할 때 발생할 수 있다. 이러한 손상으로 인해 셔츠를 입을 때 팔을 넣는 동작에서 날카로운 통증이나 어깨가 빠질 것 같은 느낌을 경험할 수도 있다. 이러한 환자는 팔을 몸통에서 멀리 뻗는 동작으로 통증을 재현할 수 있으며, 불안정한 어깨 자세에서 탈구될 것 같은 불안감을 느낄 수 있다.

과거의 손상은 관절와순 파열이나 어깨 탈구에 대한 취약성을 높이는 주요 요인이다. 예를 들어, 어깨 탈구와 함께 관절와순 손상이 발생한 경우, 관절의 수동적 안정 구조물passive restraints(인대, 관절와순, 관절낭)이 손상되었을 가능성이 높다. 이 같은 손상 이력이 있을 경우 돌림근띠 파열과 탈구의 재손상 위험이 높아진다. 따라서 어깨 주변의 인대가 심하게 늘어나 있거나 관절와순이 찢어졌다면 어깨관절의 불안정성은 보다 증가될 것이다. 선천적으로 어깨의 과도한 가동성hypermobile joints을 갖고 태어난 사람들은 관절와순 파열이나 탈구에 더 취약한 경향이 있다.

이 재활 프로토콜을 따를 경우 근력과 신경근 조절이 향상되어 통증 감소 뿐만 아니라 재손상의 가능성도 줄어든다.

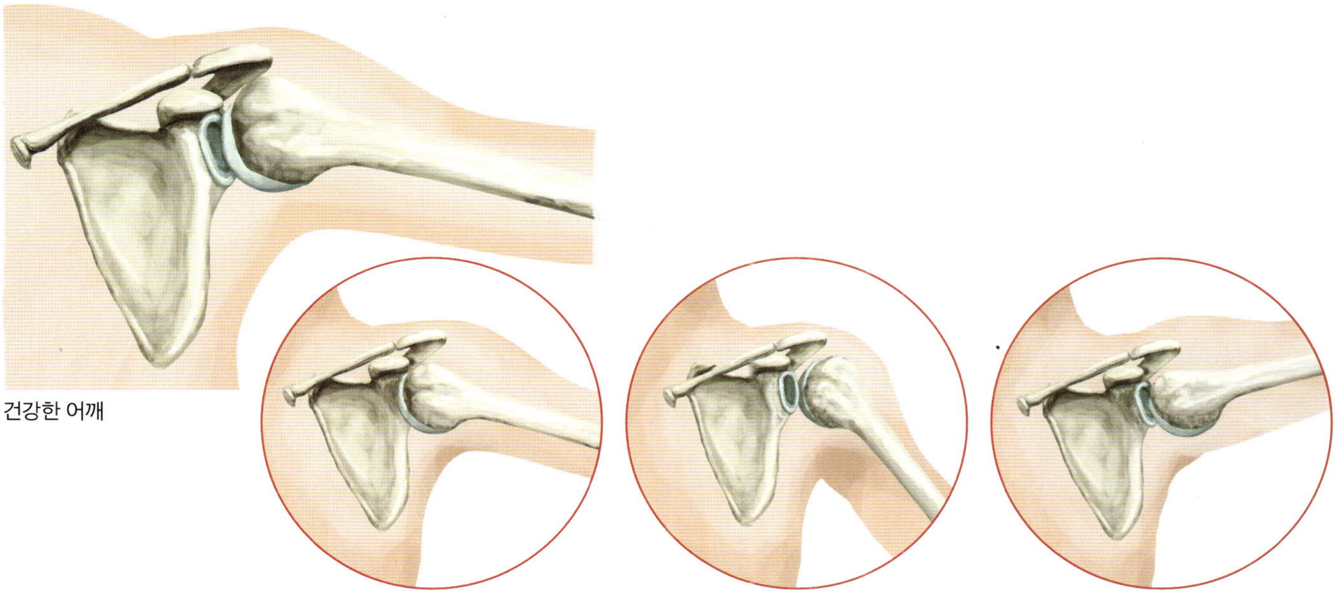

전방탈구(Anterior dislocation) 후방탈구(Posterior dislocation) 하방탈구(Inferior dislocation)

징후 및 증상: 관절와순의 파열은 어깨를 가쪽돌림하거나 손을 머리위로 들어올릴 때 그리고 팔 이몸을 가로질러 움직이는 특정 동작에서 움직임을 제한하는 날카로운 통증을 유발한다. 이러한 자극적인 동작 이후에는 몇 시간 동안 어깨 깊은 곳에서 쑤시는 느낌이 나타나는데, 이러한 둔한 통증은 손으로 만질 수 없는 관절 깊숙한 곳에서 온 것처럼 느껴진다. 또한 위와 같은 활동에서 어깨가 달그락 거리고 툭툭 거리며, 긁히는 느낌이 들 수 있고 마치 팔이 빠질 듯 어깨가 불안정하고 느슨해져 약해지는 느낌을 받을 수 있다.

약화 요인: 팔을 들어 올리거나 뻗기, 던지기, 오버헤드 동작, 팔을 회전하며 몸을 가로지르는 동작

예후: 외상과 관련되지 않을 경우, 일부 어깨 불안정성 사례에서 8주~12주 내에 통증과 기능이 크게 개선되는 것을 볼 수 있다. 외상성 어깨 불안정 사례에서도 일부는 재활을 통해 개선되지만, 재발성 탈구에는 관절와순의 수술이 필요하다.

치료 및 전략: 관절와순 파열 및 어깨 불안정성은 일반적으로 8주~12주간의 재활로 어깨의 안정성과 근력을 향상시킨다. 기존의 외상성 손상 없이 선천적으로 어깨의 과도한 가동성을 갖고 있거나 불안정성을 갖고 있는 사람들의 경우 재활 성공률은 50~85%이다. 이러한 경우 10주~12주 재활운동을 하여 어깨 주변 근육을 강화하고, 안정성을 향상 시키면 어깨 탈구 발생률이 줄어든다.

외상성 손상을 입은 사람들의 재활 성공률은 15%에 불과하다. 예를 들어, 이전에는 어깨 문제가 없었으나 교통사고로 어깨가 탈구되어 현재는 습관성 탈구가 된다고 가정한다면 재활을 통해 완전한 기능을 회복할 가능성이 희박하므로 수술하는 것을 고려해야 한다.

어깨와 어깨뼈를 움직이는 돌림근띠와 주변 근육을 대상으로 연부조직 가동기법부터 시작한다. 어깨가 불안정한 사람들은 관절을 안정화시키고 효율성이 떨어진 수동적 제한조직(관절와순labrum)을 보상하기 위해 주변 근육이 과긴장되어 통증이 있는 경우가 많다. 이러한 근육을 포함하여 어깨 복합체에 대해 능동적가동범위AROM, active range of motion 운동을 적용한다.

어깨 불안정성은 수축성 구조(근육, 힘줄)보다 수동적 조직 시스템에 영향을 미치기 때문에 일반적으로 팔을 들어올릴 때 돌림근띠 손상에 비해 통증 유발이 적다. 이는 수동적가동범위PROM, passive range of motion 과정을 건너 뛰고 능동적가동범위 운동을 보다 일찍 시작할 수 있다는 것을 의미한다. 또한 능동적가동범위 운동은 신경근계의 활성이 필수이며, 이는 어깨 불안정성을 줄이는데 필수적인 요소이다. 1단계에서는 다양한 운동면에서 어깨 등척성 운동을 적용해 어깨 근육을 활성화하고 강화하여 관절 안정성을 높이기 시작한다.

2

낮은 단계의 저항훈련을 시작한다. 스트레칭은 관절이 과도하게 움직일 때 불안정성이 증가할 수 있으므로 하지 않는다. 대신에 어깨관절과 어깨뼈를 둘러싼 근육의 운동조절력과 근력을 키우는데 집중한다.

이 단계에서 길항근antagonistic인 어깨뼈 근육을 작동시키는 당기기(밴드 로우banded row) 및 밀기(밴드 프레스banded press) 운동을 적용한다. 측면 들어 올리기는 중간 어깨세모근과 가시위근supraspinatus(돌림근띠 근육)을 타겟으로 전두면에서 어깨를 움직여 진행하고 벤치 리프트오프bench liftoff로 돌림근띠 근육과 어깨근육들을 강화시킨다.

2단계의 나머지 부분은 어깨관절을 안정화하는 것이 돌림근띠의 주요한 기능 중 하나이기 때문에 밴드를 이용한 안쪽돌림 및 가쪽돌림 운동으로 강화한다.

2단계의 나머지 부분에서는 돌림근띠 강화 운동(밴드를 이용한 안쪽돌림banded internal rotation, 밴드 가쪽돌림banded external rotation)에 중점을 둔다. 이는 어깨 관절의 안정화가 돌림근띠의 주요 기능 중 하나이기 때문이다. 추가적으로, 전방탈구를 줄일 수 있도록 돌림근띠 중 어깨 앞쪽에 위치한 어깨밑근을 강화시킬 수 있는 안쪽돌림 운동을 함께 시행한다.

3

3단계에서는 손상 후유증과 수동적 제한 시스템의 이완으로 생긴 불안정성을 보상하기 위해 신경계 훈련을 목표로 저항 운동을 진행한다. 관절 앞을 가로지르는 위팔두갈래근을 강화하고 탈구(특히 전방탈구)를 방지하기 위해 수피네이티드 바이셉스 컬supinated biceps curl부터 시작한다. 어깨 안정성과 근력을 지속적으로 키우기 위해 D2 굽힘과 엎드린 자세에서 90/90 가쪽돌림 운동을 진행한다. 대부분의 탈구 및 아탈구는 팔을 멀리 뻗을 때 발생하므로 이러한 위치에서 근력을 키우는 것이 중요하다.

프로그램을 계속 진행하면, 손이 지면에 고정된 폐쇄사슬 운동closed-chain drills 단계로 넘어가게 된다. 이 단계에는 숄더 탭shoulder tap과 숄더 클락shoulder clock 그리고 돌핀프레스 운동dolphin press을 적용하여 관절와socket에 있는 위팔뼈의 골두ball를 안정시킬 수 있도록 근육을 동원시킨다. 숄더 탭은 가장 간단하기 때문에 가장 먼저 적용한다. 숄더 탭은 관절을 안정시킨 다음 반대쪽 팔을 들어 올려 불안정한 어깨를 터치하면서 체중이 불안절한 팔에 가해질 때 관절을 안정시키도록 트레이닝한다. 다음 단계인 숄더 클락은 밴드를 이용하여 움직임에 저항을 가함으로써 단계를 높여 트레이닝 한다. 손상된 어깨가 스스로 안정화되면서 밴드의 저항에 대항할 수 있도록 트레이닝을 적용한다. 돌핀프레스는 어깨뼈의 주요한 움직임이자 안전장치 역할을 하는 앞톱니근serratus anterior을 강화시키는 것이다.

마지막 단계는 열린사슬 운동open-chain exercise인 숄더 프레스shoulder press이다. 이 운동은 어깨의 충분한 힘과 운동조절력이 없으면 손상 위험이 높은 동작이기 때문에 마지막 단계에서 진행한다. 가벼운 덤벨로 시작하며 무게를 올리기 전에 신경근 조절이 잘 되고 있는지 확인해야한다.

어깨관절 불안정성(Shoulder Instability)

1단계

GOOD FOR:

- 어깨 통증 완화
- 어깨 신경조절능력 향상
- 2단계와 3단계 운동을 위한 준비운동

GUIDELINES:

- 머일 수행
- 도구: 마사지볼
- 후식 시 통증이 없고 운동 시 통증이 경미하면(3/10) 2 단계를 추가한다.

연부조직 가동술 (Soft Tissue Mobilizations)

- ▶ 각각의 영역에 1~2분씩 적용.
- ▶ 양쪽 순서와 상관없이 수행.
- ▶ 압통점에서 10~20초 동안 멈추며 적용.
- ▶ 증상을 악화시키는 운동이나 동작은 피하기.

뒤쪽 돌림근띠 가동술(Posterior Rotator Cuff Mobilization)

옆으로 누워 어깨 후면 아래쪽에 작은 마사지볼을 놓는다. 볼의 압력은 상체로 조절할 수 있는데, 공을 몸 쪽으로 굴려 압력을 높이거나 공을 멀리 떨어뜨리며 압력을 감소시킬 수 있다.

반대편 팔을 이용하여 어깨를 안쪽돌림 시키면서 동적인 가동성을 활용할 수 옜다. 이 운동은 선 자세로 벽에 기대어 수행할 수도 있다.

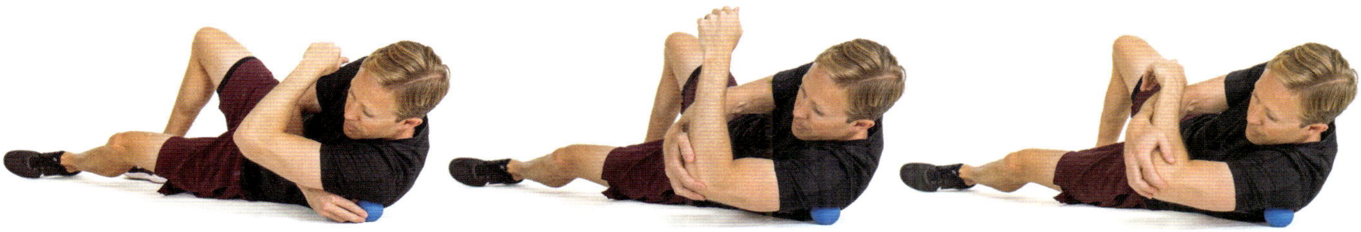

마름근 가동술(Rhomboid Mobilization)

어깨뼈와 척추 사이 공간에 마사지볼을 놓는다. 어깨뼈 주위를 위아래로 조금씩 움직이며 마사지 한다. 보다 많은 가동성을 위해 머리를 들어 올리고 팔의 움직임을 동원한다.

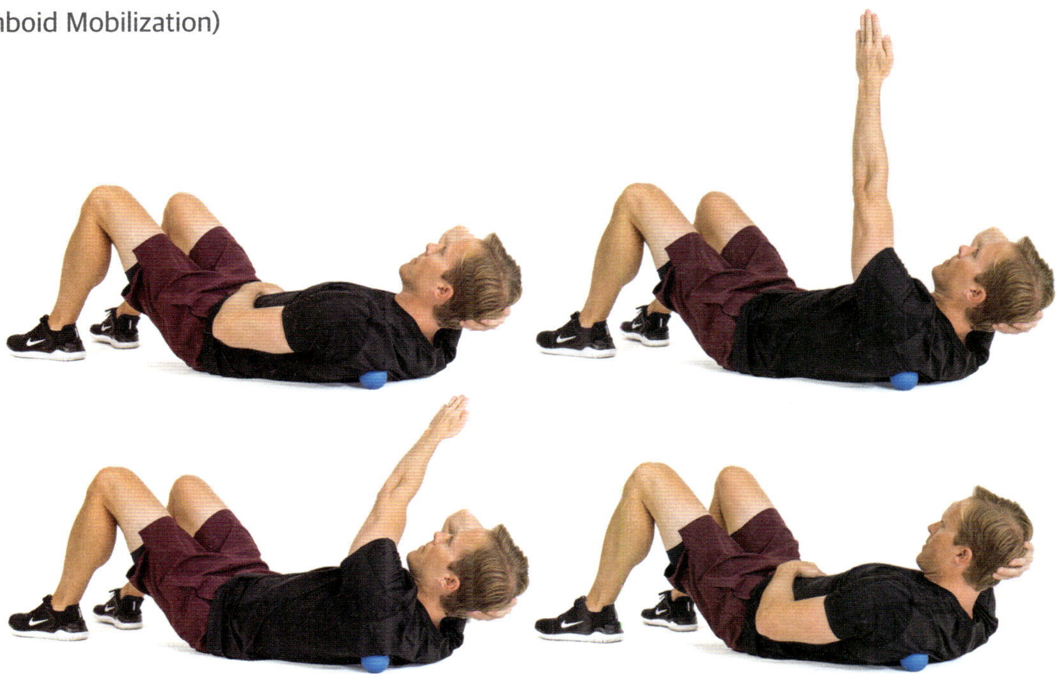

가슴근육 가동술(Pectoral Mobilization)

문틀 또는 랙을 활용하여 가슴 앞쪽에 마사지볼을 놓고 기댄다. 보다 많은 가동성을 동원하기 위해 팔을 등 뒤에 올려놓거나 머리위로 들어 움직인다. 이때 증상이 좋지 않으면 팔 움직임은 건너뛴다.

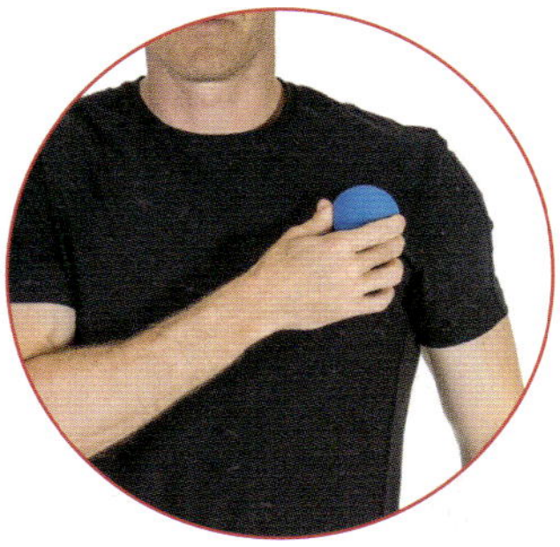

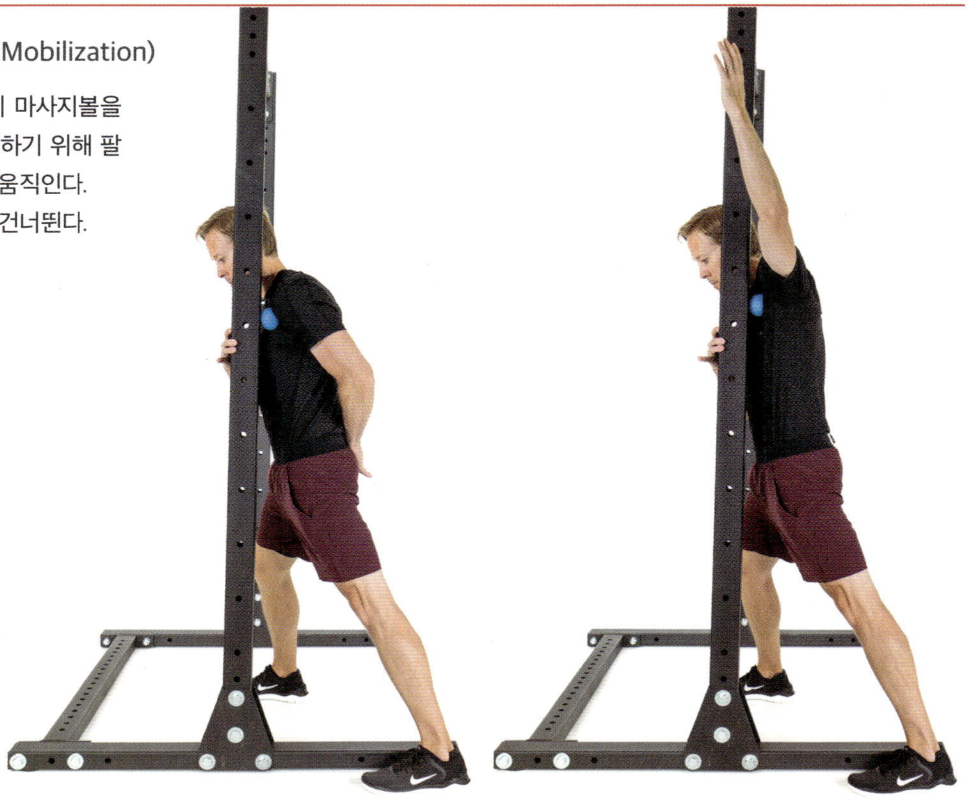

가동성 운동 (Mobility Exercises)

- 10~15회씩 3세트
- 능동적가동범위(AROM)- 통증없는 범위내에서 최대로 움직인다.
- 끝 범위에서 2~3초간 정지

어깨 굽힘 가동성(Shoulder Flexion Mobility)

손바닥이 안쪽면을 향하도록 팔을 내려놓고 앉거나 선다. 엄지손가락이 위를 향하도록 팔을 곧게 펴 몸통의 앞쪽으로 굽혀 머리 위로 뻗는다.

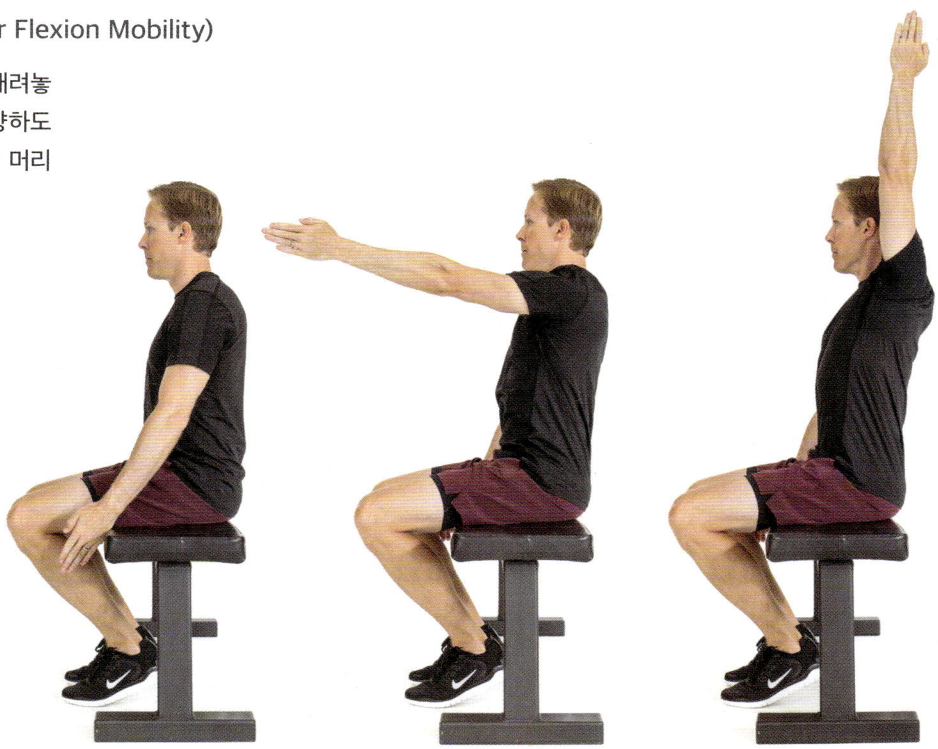

어깨 벌림 가동성(Abduction Mobility)

손바닥이 정면을 향하도록 팔을 내려놓고 앉거나 선다. 엄지방향이 위를 향하도록 팔을 곧게 펴 측면으로 벌림시켜 머리 위로 뻗는다.

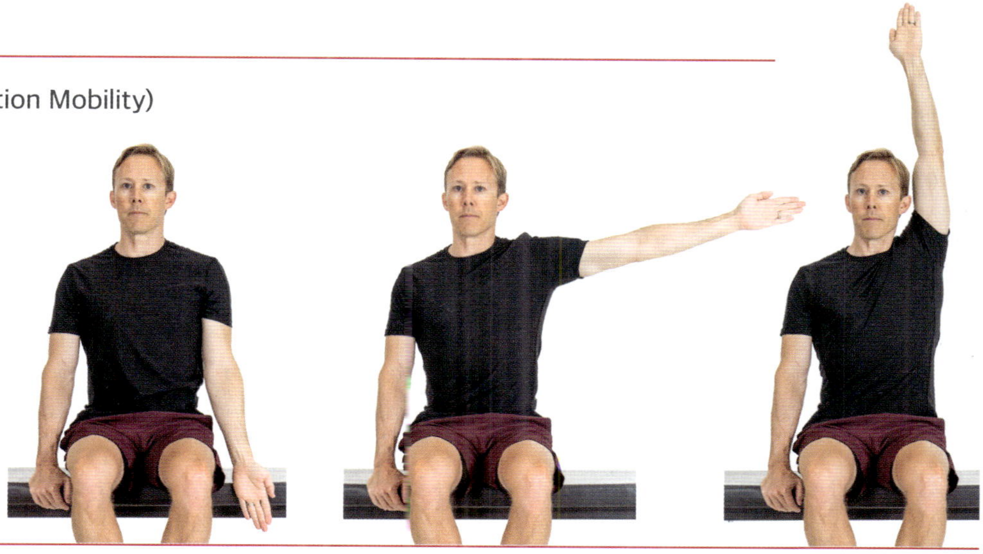

어깨 안쪽돌림 가쪽돌림 가동성
(Internal And External Rotation Mobility)

팔꿈치를 90도로 굽혀 몸쪽에 위치한 후 엄지손가락이 위를 향하도록 준비한다. 손이 바깥쪽 안쪽으로 움직이도록 팔을 회전한다.

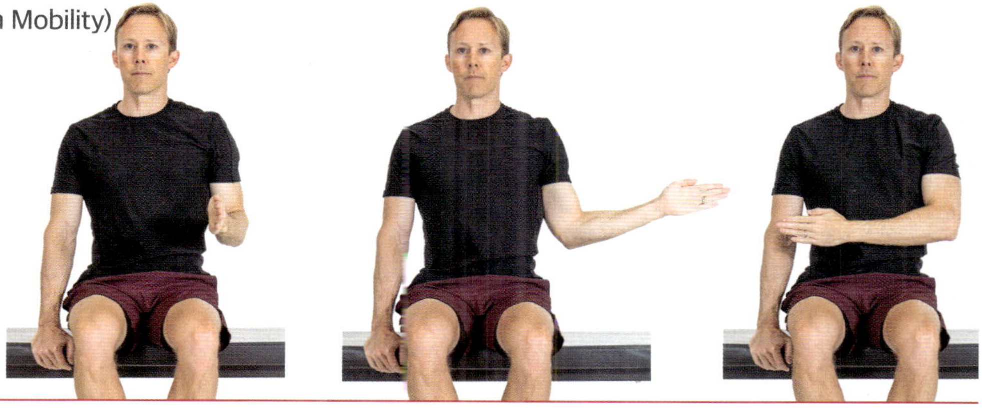

등척성 운동
(Isometric Exercises)

- ▶ 1회당 30초~45초간 저항을 유지하며 4~5회 진행.
- ▶ 경미한 통증 이내의 자극이 없는 수준에서 어깨가 견딜 수 있을 만큼의 힘을 가한다.
- ▶ 팔꿈치를 90도 각도로 굽힌 후 벽, 문 선반 등을 활용하여 힘을 가한다.

굽힘(Flexion)

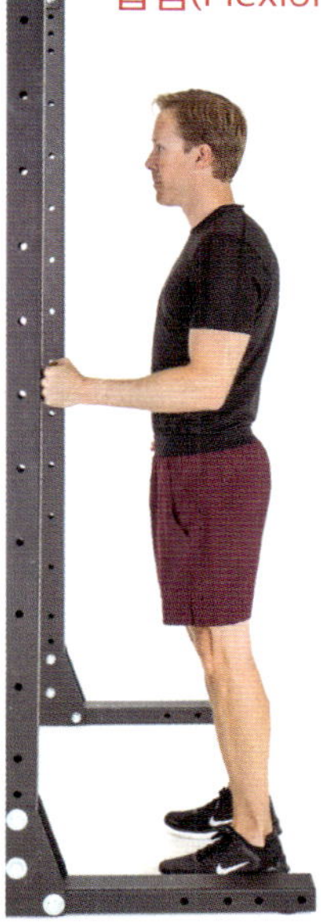

벌림(Abduction)

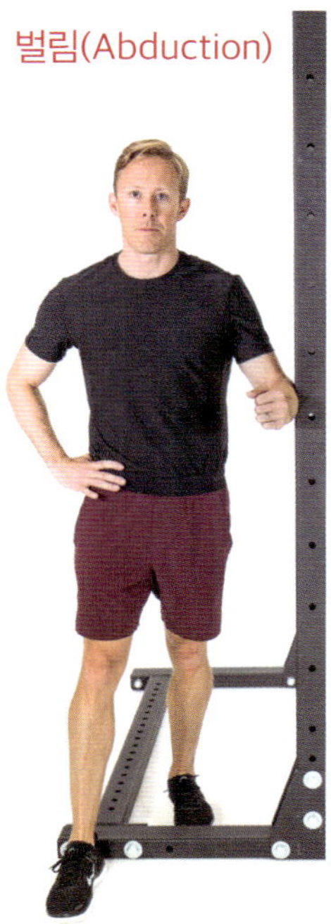

안쪽돌림
(Internal Rotation)

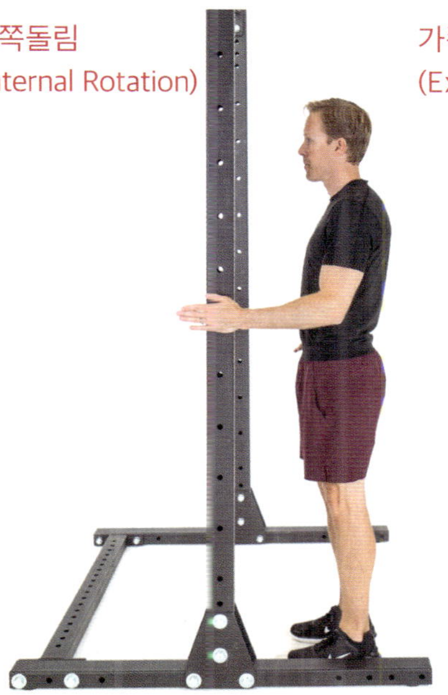

가쪽돌림
(External Rotation)

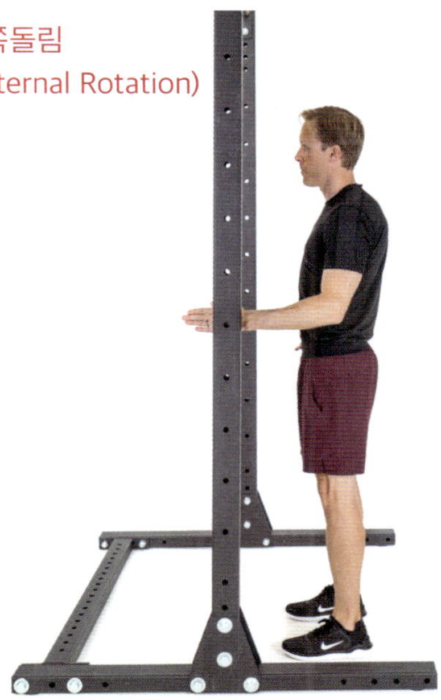

어깨관절 불안정성(Shoulder Instability)

2단계

GOOD FOR:

- 어깨 안정성과 신경근경조절능력 향상
- 3단계 운동을 위한 준비운동

GUIDELINES:

- 주당 3~4일 수행
- 10회~15회씩 3세트 반복
- 도구: 저항 튜빙 밴드, 덤벨, 벤치, 수건
- 모든 밴드 운동은 케이블 머신으로 수행할 수 있음
- 운동 시 통증이 경미하면(3/10) 3단계 운동 추가

닐링 밴드 싱글 암 로우(Kneeling Banded Single-Arm Row)

한쪽 무릎을 굽혀 바닥에 앉는다. 밴드를 어깨 높이로 고정시킨 후 엄지 손가락이 위를 향하도록 잡고 손잡이를 겨드랑이 방향으로 하여 팔꿈치를 뒤로 당긴다. 당길 때 어깨를 직각으로 유지하며 뒤로 기대지 않는다.

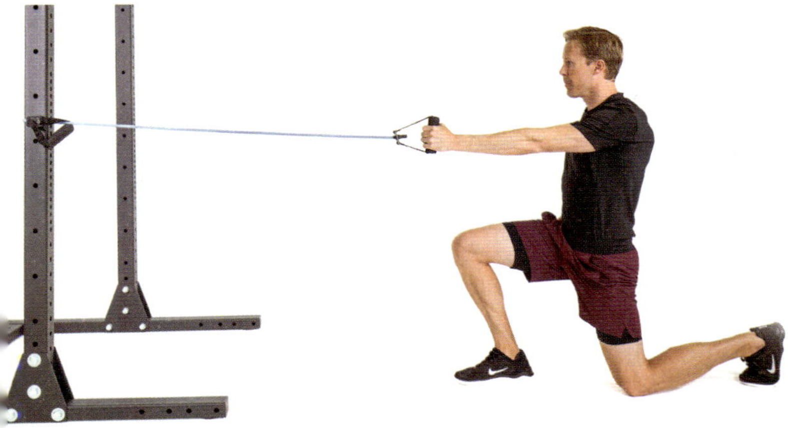

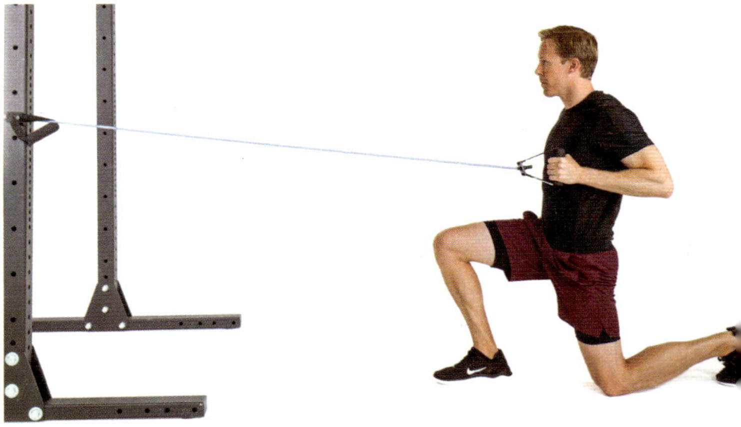

닐링 밴드 싱글 암 프레스(Kneeling Banded Single-Arm Press)

랙 반대 방향으로 팔을 몸 앞으로 곧게 편다. 팔꿈치를 펴면서 손바닥을 아래쪽으로 회전시킨다.

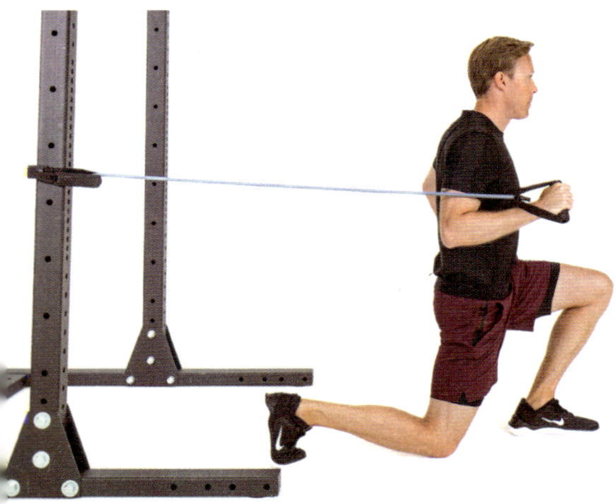

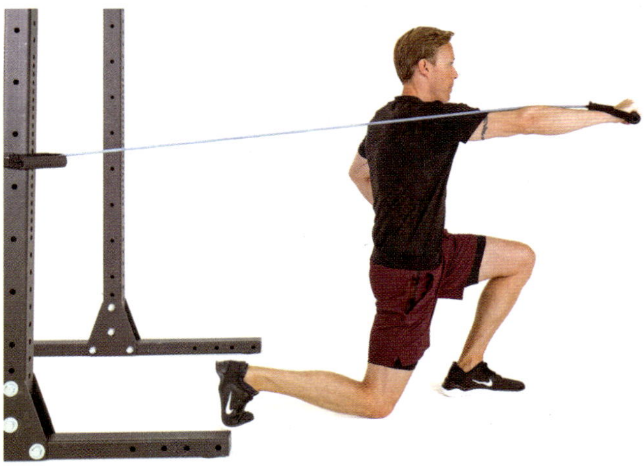

레터럴 레이즈(Lateral Raise)

덤벨을 옆으로 들고 손바닥이 아래 방향을 향하도록 하며, 팔꿈치를 곧게 펴 팔을 어깨 높이까지 올린다.

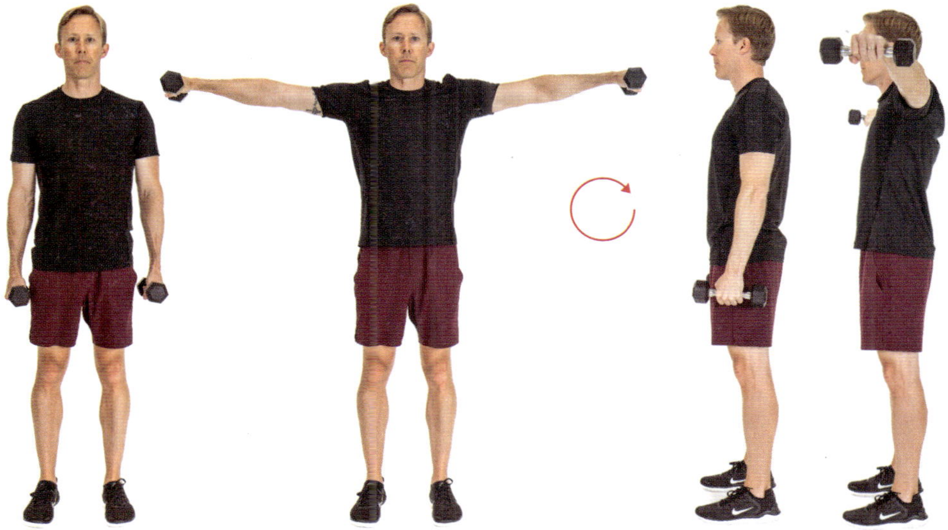

벤치 리프트 오프(Bench Lift-Off)

벤치 가장자리에 양손을 지탱한다. 몸을 앞쪽으로 기울이고 손바닥에 힘을 주어 어깨를 벤치방향으로 밀어낸다. 2~3초간 자세를 유지한다. 무릎을 굽힌 상태로 몸 전체를 벤치에서 들어 올리거나 발을 바닥에 대고 체중을 지탱하며 적용할 수 있다.

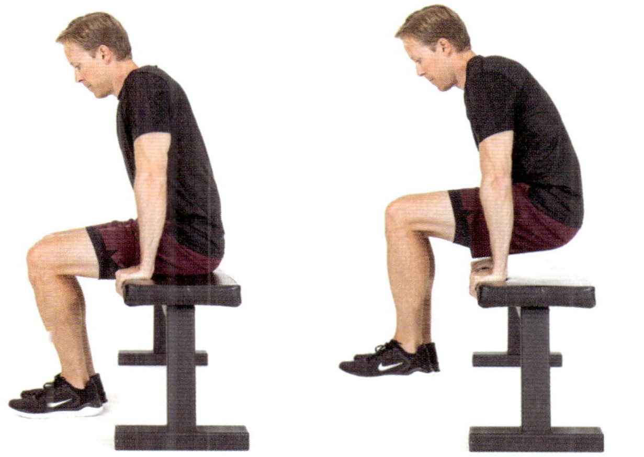

밴드 안쪽돌림(Banded Internal Rotation)

밴드를 엉덩관절 바로 위 높이에 고정시킨 후 팔꿈치와 몸통 사이에 수건을 끼어 준비한다. 팔꿈치를 90도가량 굽히고, 어깨를 천천히 안쪽돌림시켜 복부방향으로 당긴다

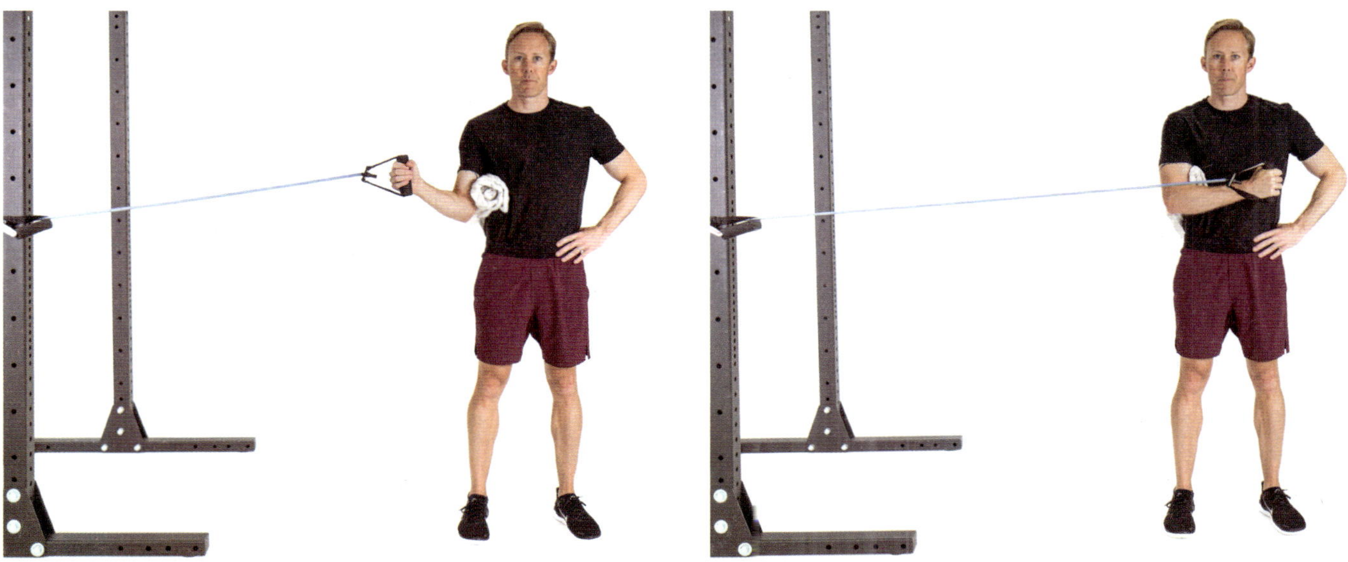

밴드 가쪽돌림(Banded External Rotation)

밴드를 배꼽 높이로 고정시킨 후 팔꿈치와 몸통 사이에 수건을 끼어 준비한다.
팔꿈치를 90도가량 굽혀 밴드 손잡이를 복부 앞에 위치하도록 한다.
손등을 바깥으로 밀며 어깨를 가쪽돌림해 밴드를 바깥쪽으로 당긴다.

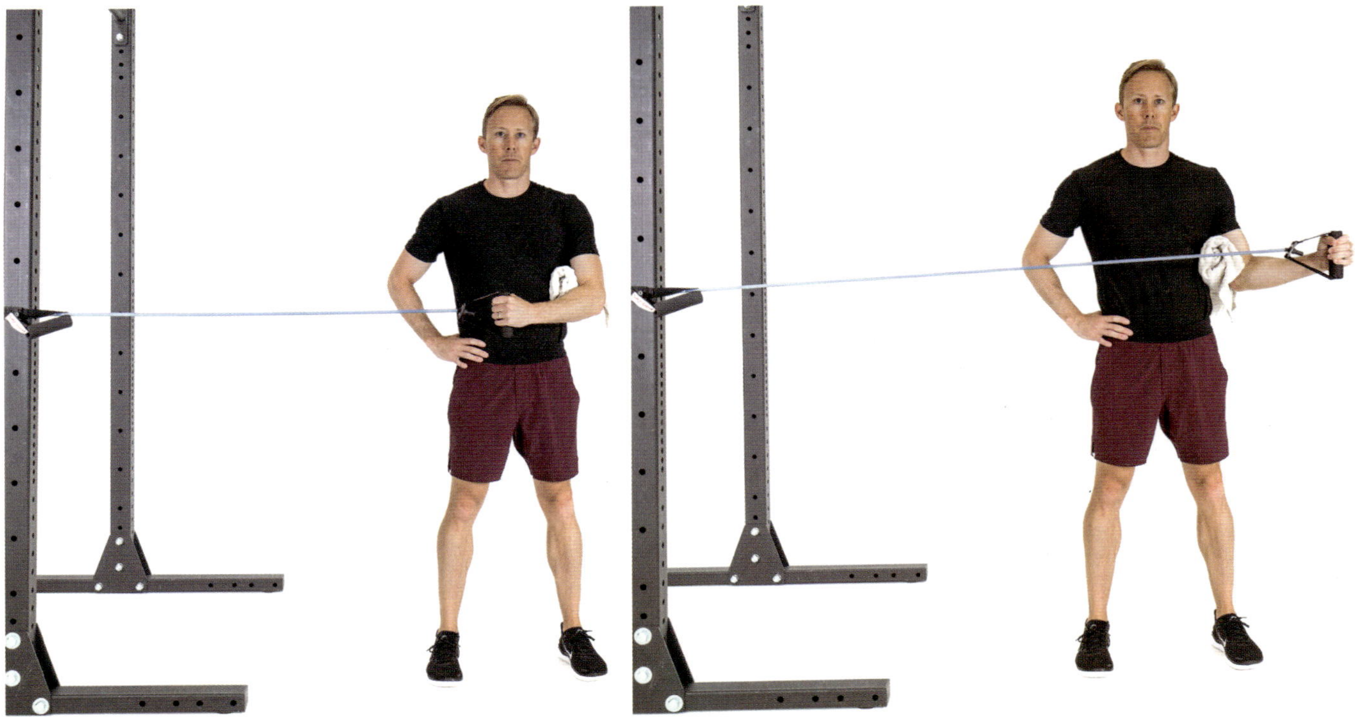

사이드라잉 덤벨 변형(Side-Lying Dumbbell Variation)

손상된 팔을 위로 올려 벤치 위에 측면으로 눕는다.
팔꿈치와 몸통 사이에 수건을 끼어 준비한다.
팔꿈치는 90도로 유지한 후 덤벨이 복부 앞에 위치하도록 한다.
팔꿈치를 몸통 옆에 고정한 후 손등을 위 방향으로 어깨를 가쪽돌림하여 덤벨을 들어올린다.

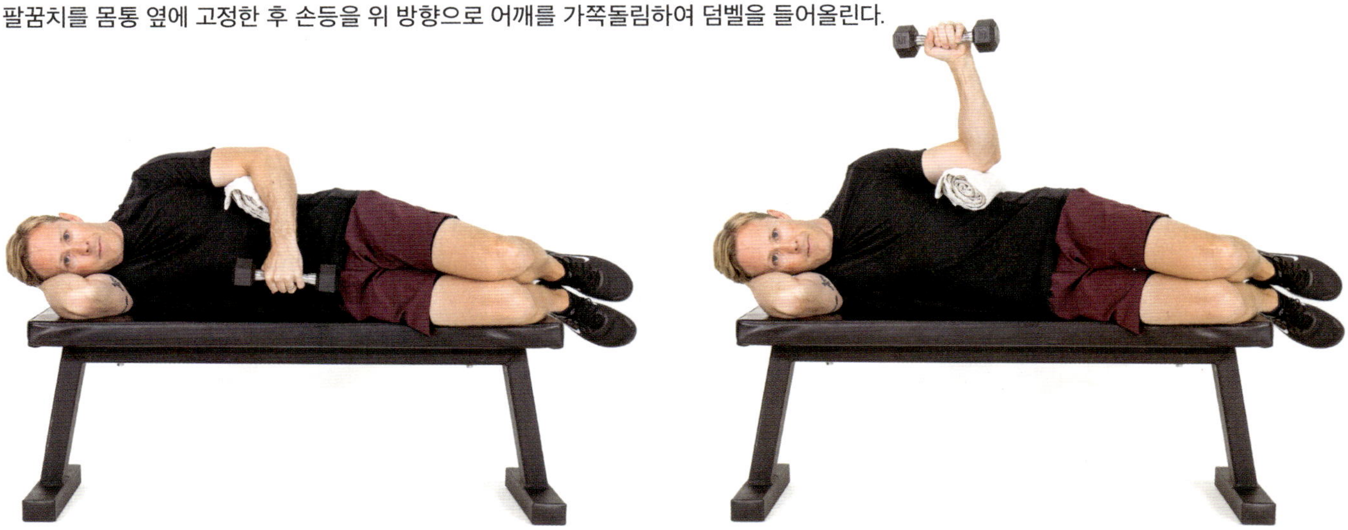

어깨관절 불안정성(Shoulder Instability)

3단계

GOOD FOR:

- 어깨 강화를 통한 안정성 향상
- 어깨 안정성 및 신경근 조절능력 개선

GUIDELINES:

- 주당 3~4일 수행
- 10회~15회씩 3세트 반복
- 피로를 유발하는 푸시세트
- 도구: 덤벨, 저항밴드, 벤치, 저항튜브

싱글 암 수피네이티드 컬
(Single-Arm Supinated Curl)

손바닥이 몸통 방향을 향하도록 팔을 내려두어 시작한다. 팔꿈치를 몸쪽으로 유지하며 덤벨을 어깨 방향으로 들어 올린다. 팔을 굽힐 때 손바닥 방향을 위로하며 가쪽돌림한다

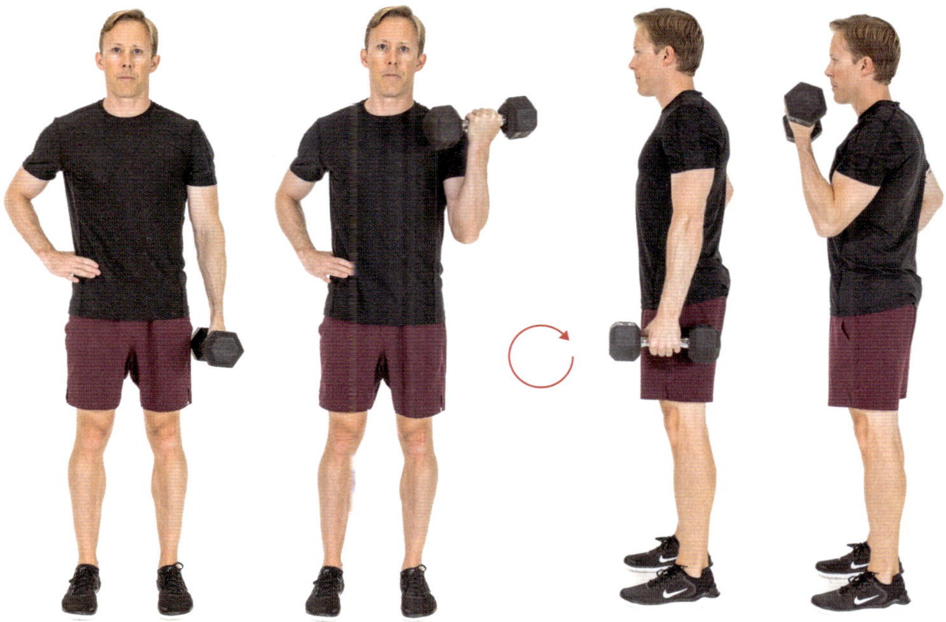

D2 굽힘(D2 Flexion)

저항밴드를 오버핸드 그립으로 잡아 고정한 후 팔을 몸 옆에 위치한다. 손상된 팔은 엄지손가락을 아래로 향하도록 하여 몸 중앙에 위치한다. 다치지 않은 팔은 몸 옆에 두어 고정한 후 다친 팔을 몸에서 멀리 뻗으며 동시에 가쪽돌림 시킨다.

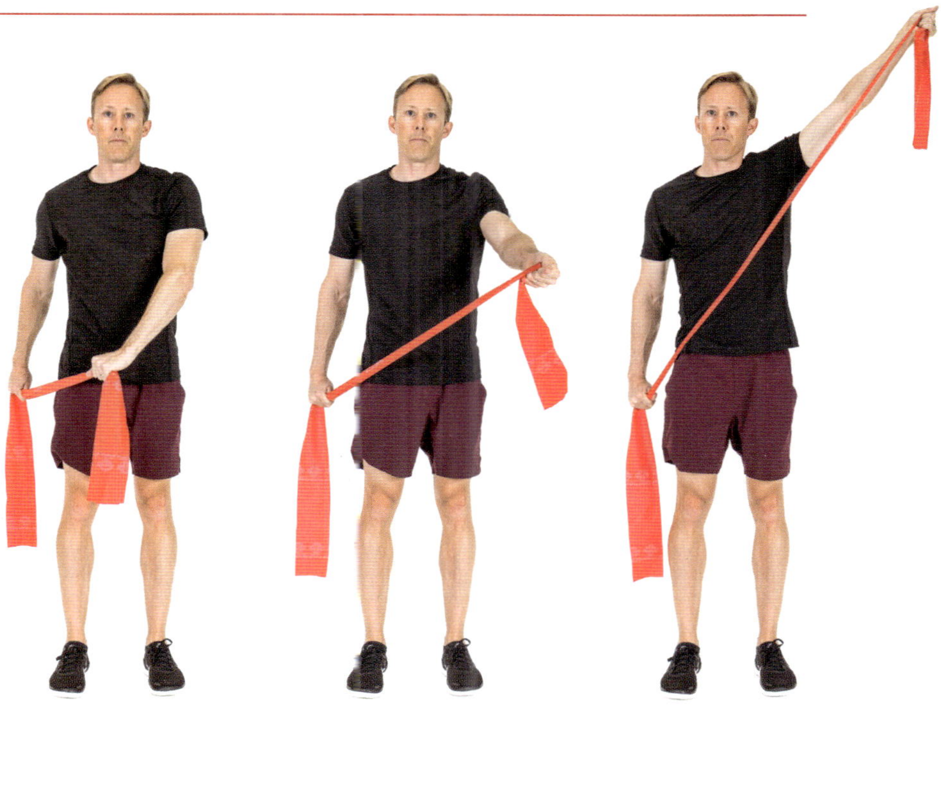

프론 90/90 가쪽돌림(Prone 90/90 External Rotation)

벤치 위에 엎드려 눕는다. 어깨와 팔꿈치를 90도 각도로 만들어 준비한다.
굽혀진 팔꿈치가 유지된 채로 어깨를 가쪽돌림 하여 덤벨을 지면과 평행해지는 위치까지 들어올린다.

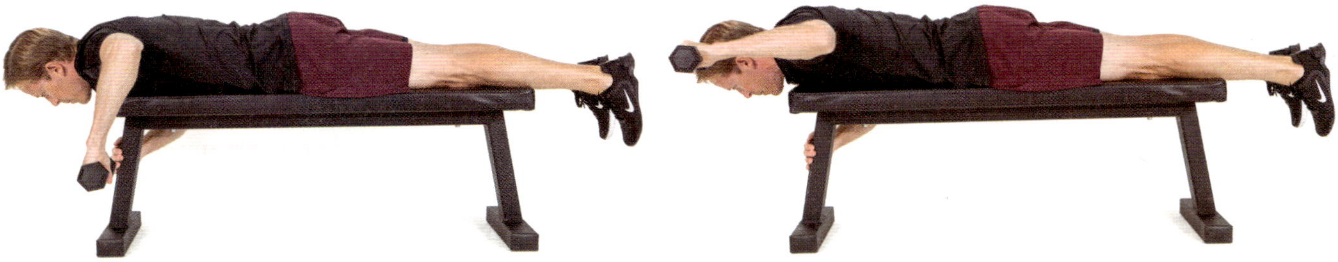

숄더 탭(Shoulder Taps)

플랭크 자세(푸시업 상단)를 취한다. 양손은 어깨너비로 벌리고 어깨는 손목 위로 정렬하여 등은 편평하게 한다. 체중을 한쪽으로 옮긴 후 반대편 손을 지지한 체중의 팔의 어깨를 터치(빠른 탭)한 다음 시작위치로 돌아간다. 반대쪽도 반복하면 1회가 된다.

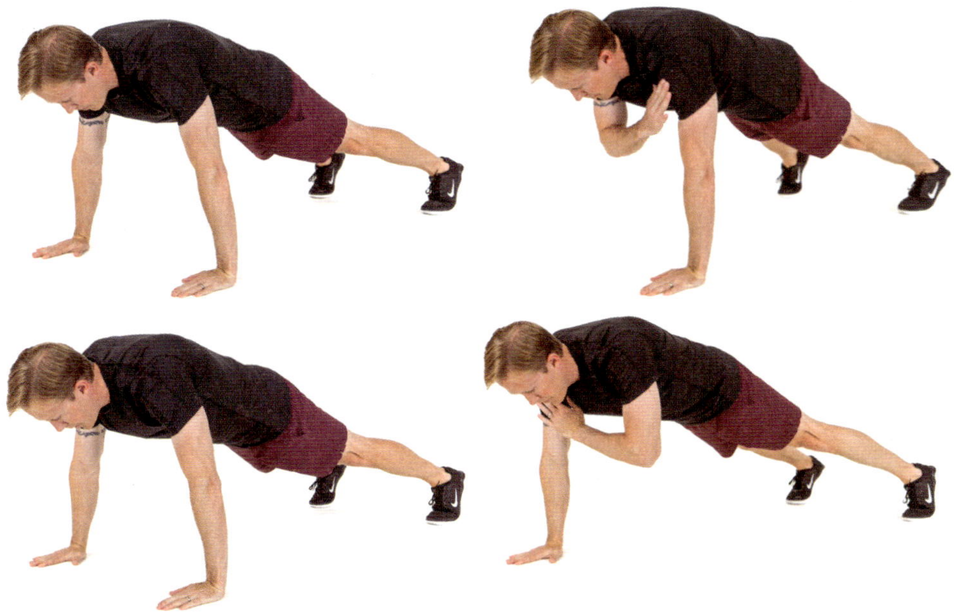

숄더 클락(Shoulder Clock)

손목에 저항밴드를 감고 플랭크 자세를 취한다.
손을 앞으로, 바깥쪽으로, 엉덩관절쪽으로 이동하고 각 움직임마다 시작 위치로 돌아간다.
운동 강도를 높이기 위해 모든 시계 방향의 대각선 단계를 추가한다.
예를 들어 왼손을 움직이는 경우 12시, 11시부터 시작하여 7시까지의 방향으로 이동한다.

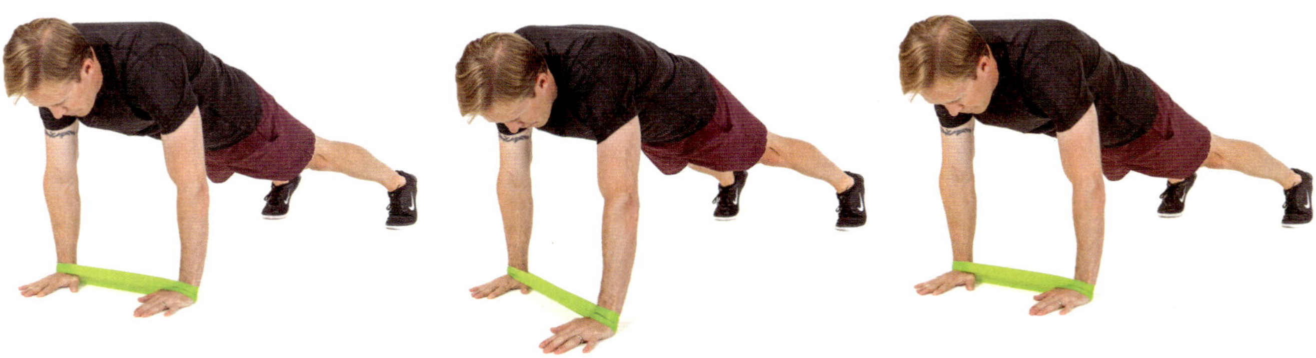

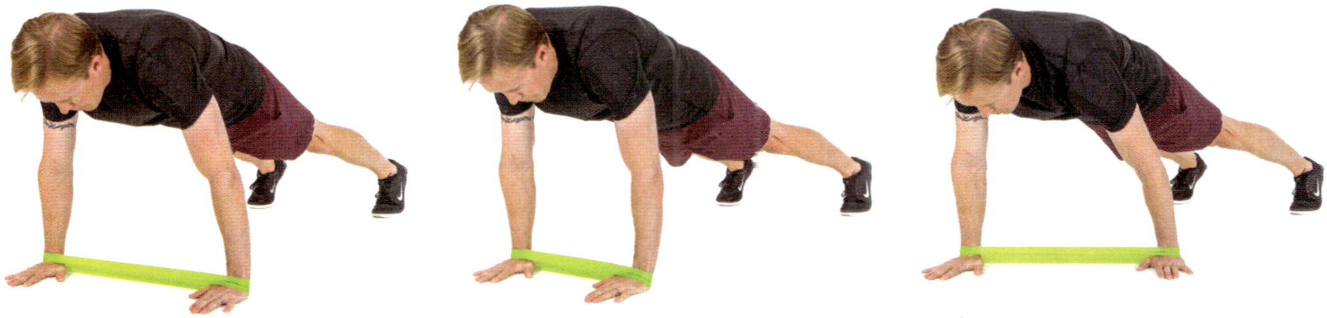

반대쪽에서도 같은 동작을 반복한다.
한 번의 손 움직임(나갔다가 돌아오는 동작)을 1회(repetition)으로 계산한다.
각 팔마다 12~18회를 목표로 수행한다.

돌핀 프레스(Dolphin Press)

팔꿈치를 어깨 아래로 향하게 하여 전완이 땅과 같은 높이가 되도록 플랭크 자세를 취한다.
발을 앞으로 움직이며 엉덩이를 들어 올려 최대한 등이 편평하게 만들어 유지한다.
머리를 바닥에 대고 어깨가 수축되도록 한다. 허리와 엉덩관절 각도를 유지한 차 어깨를 내밀어(바닥방향으로 밀기) 몸을 들어 올린다.

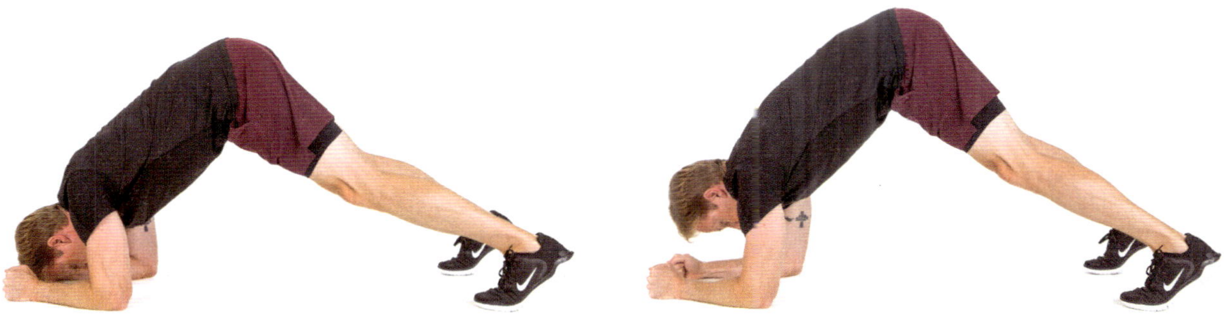

숄더 프레스(Shoulder Press)

정강이를 수직으로 세우고 몸통을 똑바로 세운 상태에서 한쪽 무릎을 꿇고 시작한다. 한쪽 어깨 위에 덤벨을 올려 놓고 팔꿈치를 몸에 단단히 고정하여 손바닥이 안쪽을 향하게 한다. 덤벨을 똑바로 들어 올려 밀고 팔꿈치를 완전히 고정한다. 천천히 조절하면서 시작 위치로 돌아온다.

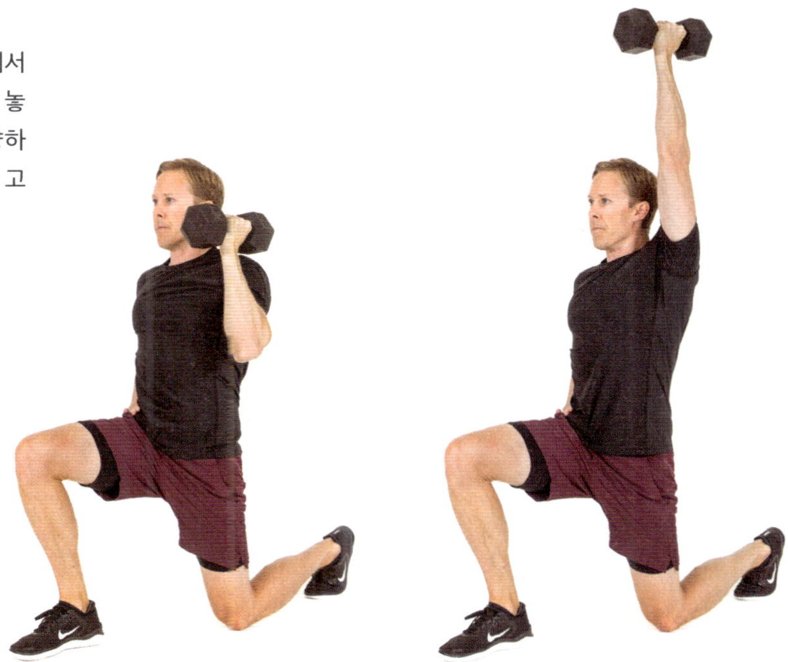

유착성 관절낭염
[Frozen Shoulder (Adhesive Capsulitis)]

다음 프로그램에 따라 치료하시오:

- 어깨관절의 경직 및 통증Shoulder joint stiffness and pain
- 어깨 가동범위 제한Shoulder range of motion restriction
- 유착성 관절낭염Adhesive capsulitis

설명: 유착성 관절낭염(Adhesive capsulitis, frozen shoulder은 어깨 관절낭이 굳으면서 점진적으로 경직, 통증, 기능 및 움직임 제한을 초래하는 상태를 말한다. 이는 40~65세 사이의 연령에서, 특히 여성과 이미 유착성 관절낭염을 경험한 사람들에게서 흔히 나타난다. 전신에 염증을 일으키는 질병(당뇨병, 갑상선 질환 등)도 유착성 관절낭염, 돌림근띠 또는 관절와순 파열labral tears과 같은 손상의 위험을 증가시킨다.[13]

어깨 통증이 있고 가동범위의 제한이 시작되면 (예: 팔을 바깥쪽으로 돌리거나 머리 위로 끝까지 들어 올릴 수 없는경우) 재활을 시작해야 한다. 이 상태는 다음과 같이 세 단계로 구분된다.

통증기Freezing: 통증이 있고 단단해짐(2개월~9개월)

동결기Frozen: 가동범위가 고정 되며, 일반적으로 이 단계에서는 통증이 심하지 않지만 팔이 움직이지 않는다(4개월~12개월).

해빙기Thawing: 천천히 느슨해지기 시작하며, 이는 자연적으로 발생하는 경향이 있고 발생하기까지 12~24개월이 걸릴 수 있다.

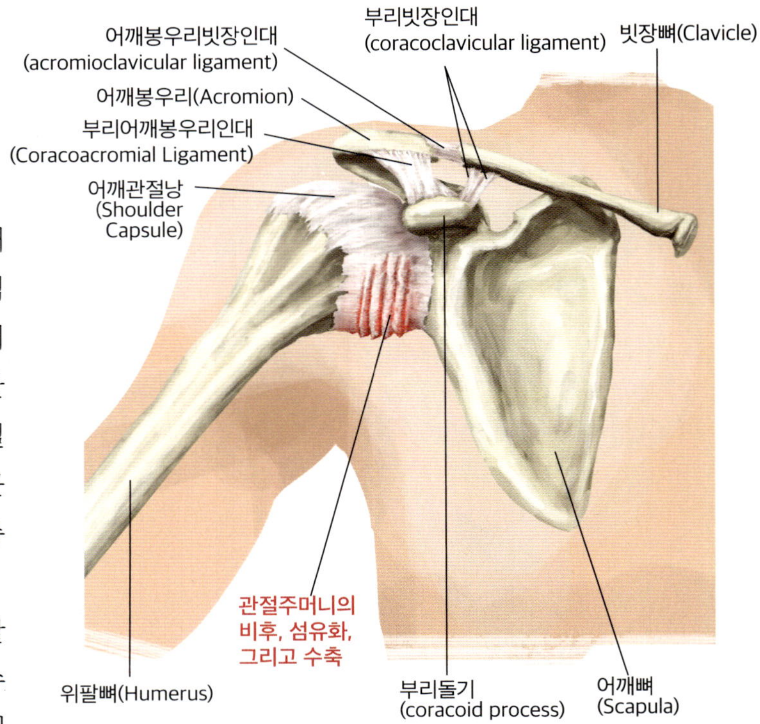

징후 및 증상: 가동성 제한 및 통증은 유착성 관절낭염과 관련된 가장 흔한 증상이다. 가동성 제한은 시간이 지남에 따라 악화되고 일반적으로 특정 순서(가쪽돌림, 벌림, 굽힘)에 따라 가동범위가 손실되는 패턴을 따른다. 통증이 가장 먼저 느껴지지만 팔을 바깥쪽으로 돌릴때 이 동작이 멈추게 된다. 한쪽이 정상이어도 반대쪽은 벽이 있는 것처럼 꼼짝 못하게 되어 팔을 몸에서 멀리 떨어뜨리거나 옆으로 들어올릴 수 없게 된다. 특징적인 증상으로는 팔이 움직이지 않는다는 것이다. 이 상태와 관련된 통증은 대체로 심부 통증이고 모호하며 특정 지점에서 나타나는 통증과 달리 관절 전체에 영향을 미친다. 유착성 관절낭염은 매우 구체적인 증상을 나타내며 운동범위를 완전히 상실하는 유일한 질환 중 하나이다.

악화요인: 어깨를 정상범위 내(특히 가쪽돌림rotation, 벌림abduction, 굽힘flexion)에서 움직이려고 할 때 통증과 가동성 제한이 종종 나타난다.

예후: 물리치료와 코티손cortisone 주사를 병행하여 조기에 치료하면 6개월 이내에 해결될 수 있다.[14, 15] 조기에 해결되지 않으면 1년~3년 동안 지속될 수 있다.

치료전략: 유착성 관절낭염의 치료는 일반적으로 물리치료(관절가동술 및 스트레칭)와 항염증제를 동시에 적용한다. 재활 프로토콜은 주로 운동범위를 점진적으로 개선하는데 초점을 맞추며 어깨의 가동성과 기능을 회복하는데 집중하므로 연부조직의 가동술기법은 적용하지 않는다. 통증과 근육의 긴장을 줄이기 위한 전략을 찾는다면 192페이지~194페이지에 있는 어깨 통증 프로토콜의 1단계 연부조직 가동법을 적용한다.

1단계에서는 나무막대 또는 유사한 도구와 다치지 않은 반대편 팔을 사용하여 유착성 관절낭염 증상이 있는 팔의 수동가동범위PROM, passive range of motion 운동에 초점을 맞춘다. PROM 운동을 하면 팔을 스스로 움직이는 것(활동가동범위)보다 더 크게 움직일 수 있으며 통증을 줄이는데 도움이된다. 중요한 것은 유착성 관절낭염은 심한 통증이 느껴지지 않는 범위까지 움직이며 적당한 스트레칭이 느껴지는 수준 내에서 진행한다는 것이다. 테이블 슬라이드 운동은 어깨 굽힘 가동성운동의 변형된 운동으로 몸통을 앞으로 기울여 팔을 뻗을 때 최대 이완된 상태로 유지하며 관절을 늘리는 운동이다.

1단계는 어깨 근육을 활성화하고 초기 근력을 키우는 등척성 운동으로 진행한다. 유착성 관절낭염은 관절가동범위에서 심각한 손상을 일으키기 때문에 어깨 근육이 위축될 수 있다. 등척성 운동은 이러한 상황을 상쇄시키는데 도움이된다.

2단계에서는 1단계와 비슷한 다양한 동작의 스트레칭을 추가하고, 동작을 보다 오래 유지할 수 있도록 시도한다. 각 동작에서 중간 정도의 스트레칭 지점으로 이동하여 견딜 수 있는 한 최대한 오랫동안(최대5분)유지한다. 종종 오래 유지할 때 관절의 좋은 반응이 나타나기 때문이다.[6] 이러한 방법을 저부하, 장시간(LLLD)low-load, long-duration 스트레칭이라고 한다. 최대로 낮은 부하를 장시간 동안 적용하기 때문에 잘 늘어나게 된다. 아이가 치아 교정을하는 상황을 생각해보면 된다. 교정의는 경증에서 중등드의 불편함을 느끼는 수준 내에서 교정기를 조인 후 오랜 기간(수개월에서 수년) 동안 그 위치를 유지하여 치아를 천천이 이동시킨다. 어깨관절은 치아를 둘러싼 인대와 매우 유사한 조밀한 결합 조직에 의해 지지되고 고정되기 때문에 이것이 관절 가동성 개선에 대한 고찰이다.

다음 2단계 스트레칭은 정적 스트레칭static stretch이다. 2단계의 마지막 운동인 어깨 굽힘 신장성 수축shoulder flexion eccentrics을 제외하고는 움직이지 않고 편안하게 스트레칭을 적용한다는 것이다. 이 운동은 어깨 굽힘을 개선할 수 있도록 설계되었지만, 관절의 가동성과 근육의 길이를 개선하기 위해 느린 신장성 수축eccentric contraction을 사용한다. 드한 이 운동은 오버헤드 동작에서 신경근 조절능력과 근력을 향상시키기 시작하는 단계이기도 하다.

3단계에서는 가동성이 향상되기 시작하기 때문에 어깨 근력을 재건하는데 초점을 둔다. 유착성 관절낭염은 치유되는데 시간이 너무 오래 걸리기 때문에 운동을 완료할 수 있게 되면 그 즉시 3단계 운동을 추가하는 것이 좋다. 어깨 근육의 상태가 나빠지고 위축될 것이므로 가동성이 정상으로 돌아 올 때까지 기다리지 않는다. 3단계 운동에서 시연된 가동범위의 일부만 수행할 수 있더라도 경미한 통증(통증 평가 척도에서 10점 중 3점이하로) 이하로 수행할 수 있다면 즉시 프로그램을 추가한다. 만약 통증이 있고 어깨 가동범위가 줄어드는 경우 동결단계에서 코티손 주사가 큰 도움이 될 수 있으므로 조기에 의사의 진료를 받도록 한다. 이 프로토콜의 운동으로 관절이 심각하게 구축되고 개선되지 않을 경우, 담당의사는 흉터조직을 제거하고 관절낭을 느슨하기 위한 수술을 권장할 수 있다.

유착성 관절낭염(Frozen Shoulder)

1단계

GOOD FOR:

- 어깨 가동범위 개선
- 초기 힘줄의 강화
- 2단계 및 3단계 운동을 위한 준비운동

GUIDELINES:

- 매일 수행
- 도구: 나무막대
- 휴식 시 통증이 없고 운동 시 통증이 경미하면(3/10) 2 단계 추가

가동성 운동 (Mobility Exercises)

- ▶ 10~15회씩 3세트
- ▶ 수동가동범위(PROM)- 경미한 통증 이내로 최대한 천천히 움직인다.
- ▶ 끝 범위에서 2~3초간 정지
- ▶ 통증이 감소함에 따라 능동보조가동범위(AAROM) 추가

어깨 안쪽돌림과 가쪽돌림(수동가동범위/ 능동보조가동범위) 가동성

[Internal And External Rotation (PROM/AAROM) Mobility]

양손을 어깨너비만큼 벌린 후 손바닥이 위로 향하게 하여 나무 막대기를 잡는다.
양쪽 팔꿈치는 몸쪽에 유지하며 손상된 팔을 손상되지 않은 않은 팔로 안쪽돌림 방향과 가쪽돌림 방향으로 반복하여 회전시켜준다.

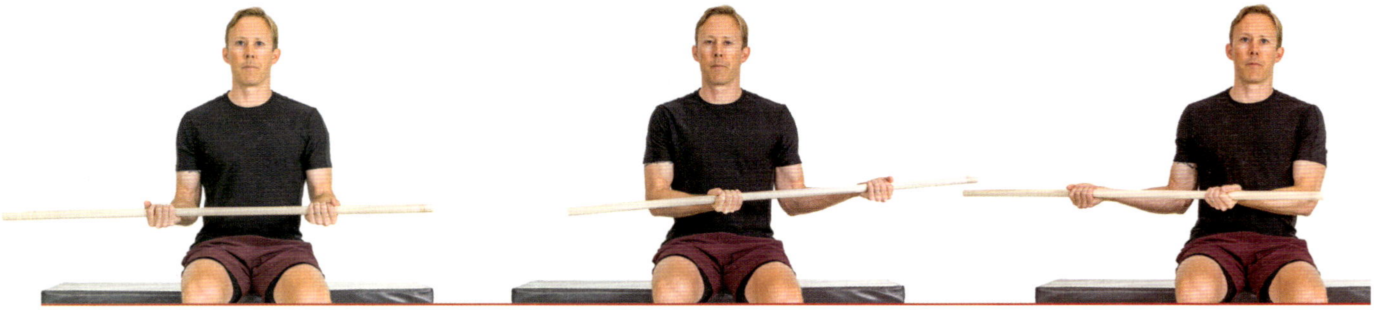

어깨 굽힘(수동가동범위/ 능동보조가동범위) 가동성

[Shoulder Flexion (PROM/AAROM) Mobility]

손상된 팔의 엄지손가락이 위를 향하도록 나무막대 한쪽 끝을 잡는다. 손상되지 않은 않은 팔로 나무막대 반대편을 잡아 손상된 팔을 머리 위로 굽혀준다.

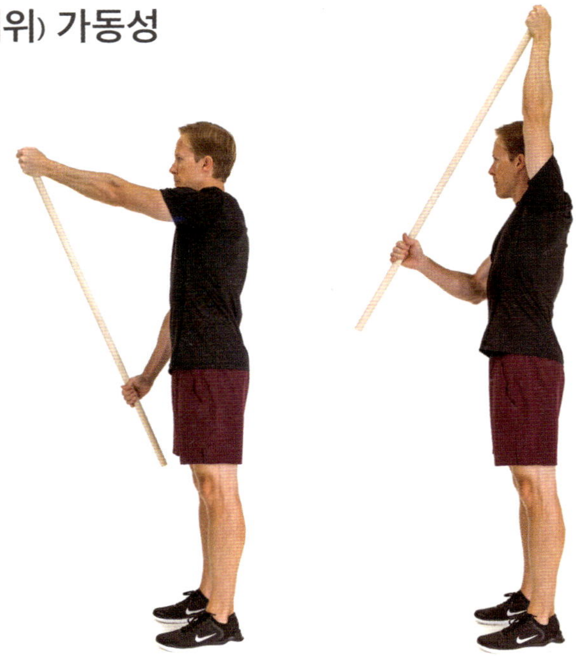

어깨 벌림(수동가동범위/ 능동보조가동범위) 가동성

[Shoulder Abduction (PROM/AAROM) Mobility]

손상된 팔을 내려놓고 손바닥이 정면을 향한 상태로 엄지손가락이 나무 막대기의 끝을 감싸도록 잡는다. 손상되지 않은 않은 팔로 손상된 팔을 머리 위로 벌림 시켜준다.

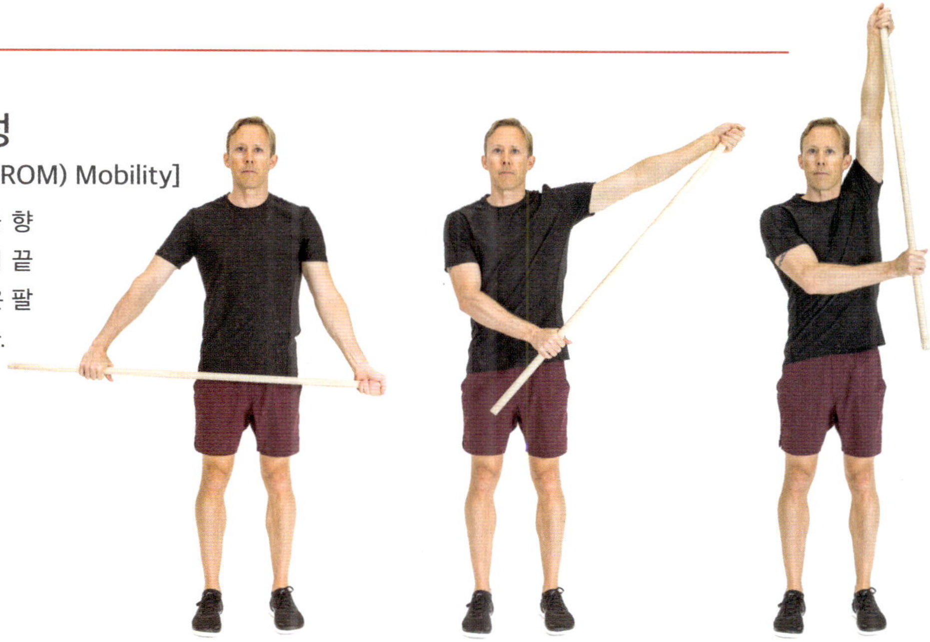

테이블 슬라이드 굽힘 가동술(Table Slide Flexion Mobility)

손상된 팔의 엄지손가락이 위를 향하게 하여 테이블 위에 올려 놓는다. 팔을 편안하게 유지한 채 몸을 앞으로 기울여 팔이 머리위로 미끄러져 굽혀지도록 한다.

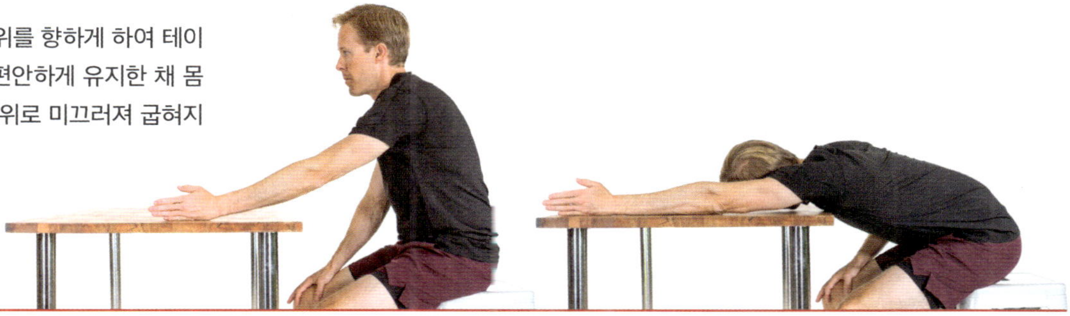

등척성 운동 (Isometric Exercises)

- 1회당 30초~45초간 저항을 유지하며 4~5회 진행.
- 경미한 통증 이내의 자극이 없는 수준에서 어깨가 견딜 수 있을 만큼의 힘을 가한다.
- 팔꿈치를 90도 각도로 굽힌 후 벽, 문, 소반 등을 활용하여 힘을 가한다.

굽힘(Flexion)

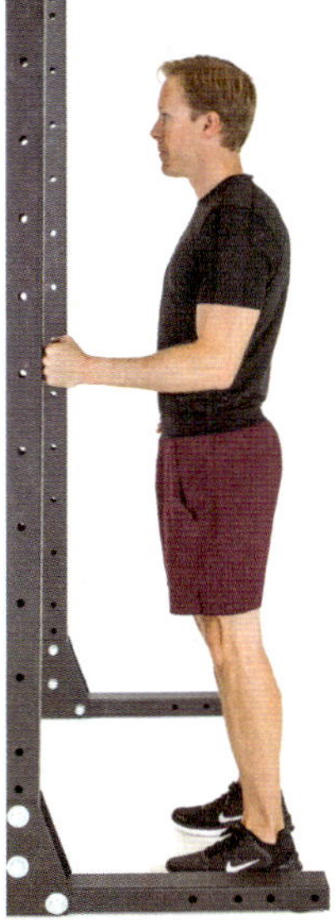

벌림(Abduction)

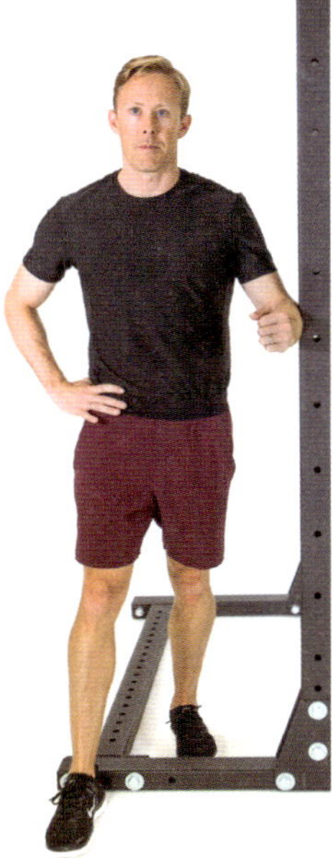

안쪽돌림 (Internal Rotation)

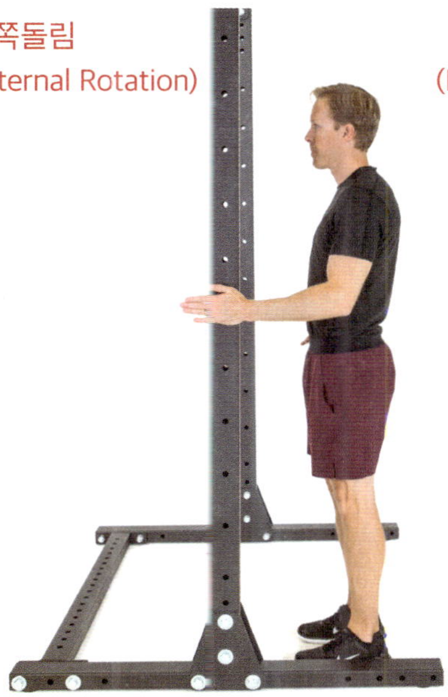

가쪽돌림 (External Rotation)

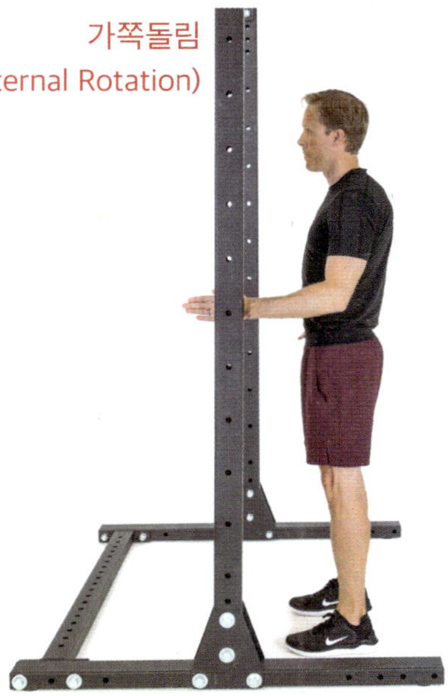

유착성 관절낭염(Frozen Shoulder)

2단계

GOOD FOR:

- 어깨관절 가동범위 증가와 관절 가동 용량 증대

GUIDELINES:

- 매일 2~3회 수행
- 도구: 수건, 막대, 덤벨
- 운동 시 통증이 경미하면(3/10) 3단계 운동 추가

어깨 가쪽돌림 스트레치
(Shoulder External Rotation Stretch)

팔꿈치를 90도 굽힌 각도로 시작한다. 손바닥을 문틀이나 랙에 댄다. 어깨가 가쪽돌림할 수 있도록 몸을 팔에서 멀리 회전시킨다. 30초~60초를 유지하며 3회 반복하고 최대 2~5분 동안 수행한다.

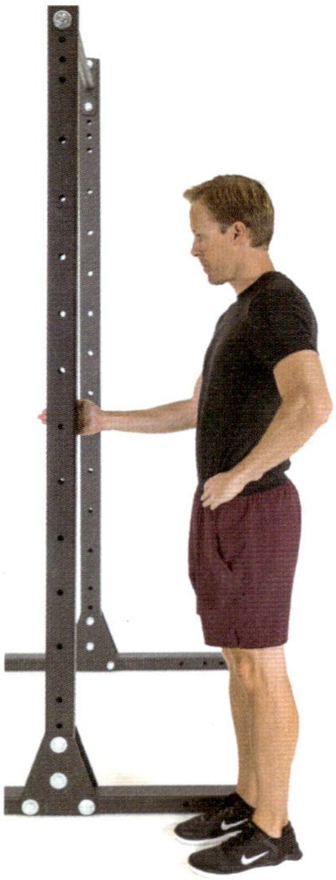

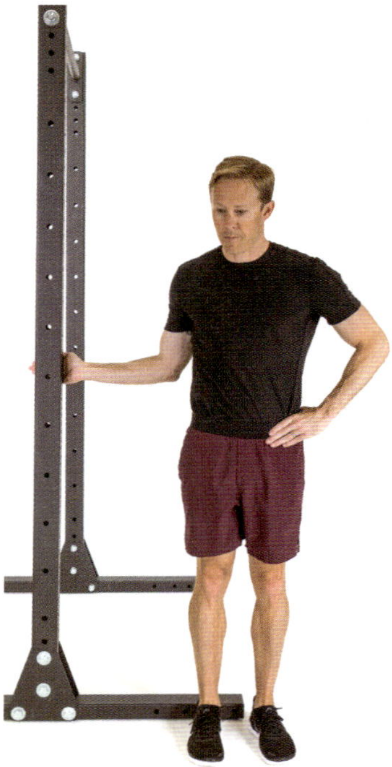

어깨 굽힘 스트레치(Shoulder Flexion Stretch)

문틀이나 벽 또는 랙을 바라보고 선다. 손의 바깥쪽 가장자리(손날)를 벽에 대고 팔을 머리위로 똑바로 올린다. 가동성이 향상되면 벽을 향에 앞으로 다가간다. 30초~60초를 유지하며 3회 반복하고 최대 2~5분 동안 수행한다.

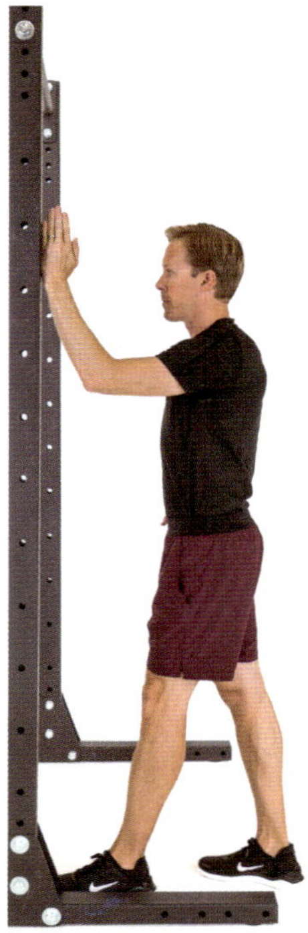

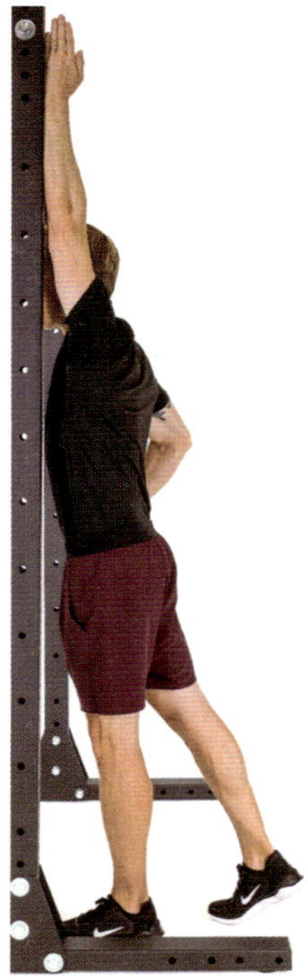

어깨 수평모음 스트레치
(Horizontal Adduction Stretch)

팔을 90도 정도 올려 몸 전체에 걸쳐 올린다. 어깨를 직각으로 유지하면서 반대쪽 손을 팔꿈치에 올려 어깨쪽으로 당긴다.
30초~60초를 유지하며 3회 반복하고 최대 2~5분 동안 수행한다.

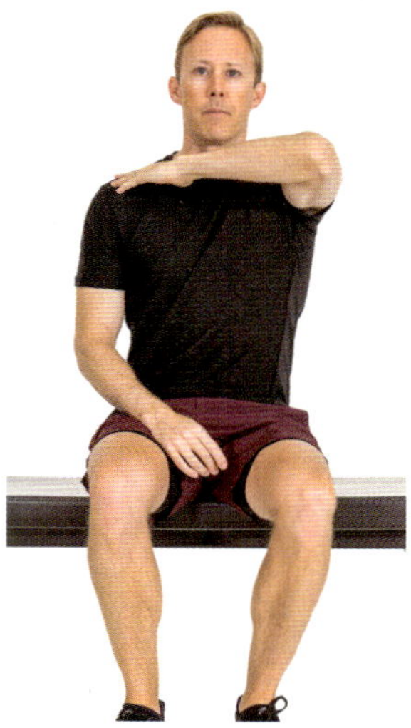

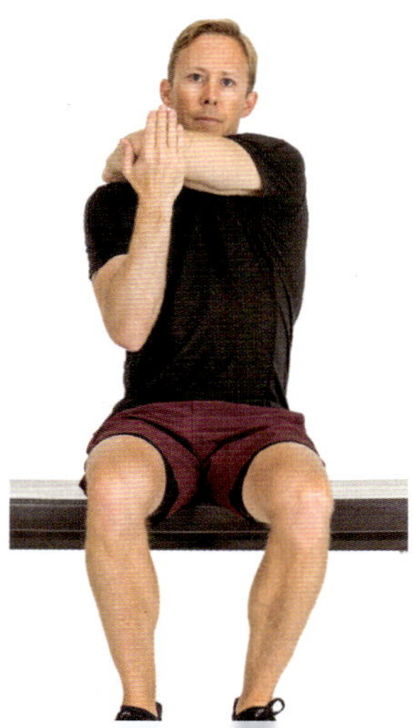

어깨 벌림 스트레치(Shoulder Abduction Stretch)

몸의 옆면이 벽이나 랙을 향하도록 서서 손의 날을 벽에대고 팔을 머리 위로 똑바로 올린다. 가동성이 향상되면 벽을 향해 다가간다. 30초~60초를 유지하며 3회 반복하고 최대 2~5분 동안 수행한다.

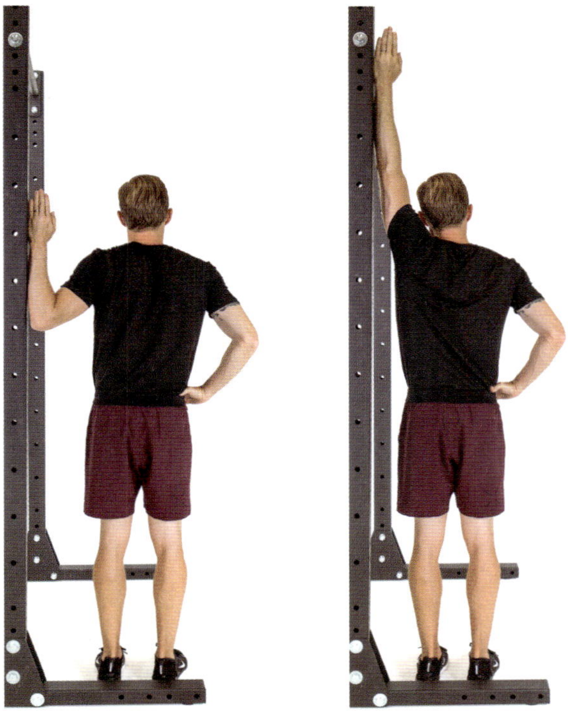

어깨 안쪽돌림 스트레치
(Shculder Internal Rotation Stretch)

한 손으로 수건을 잡고 어깨 뒤로 넘기고 반대쪽 손의 손바닥이 몸 뒤를 향하도록하여 등뒤에서 잡는다. 위쪽 손을 사용하여 수건을 서서히 당기고 반대쪽 팔을 등 중앙 위로 당긴다. 나무 막대기를 사용하여 이 스트레칭을 똑같이 적용할 수 있다. 30초~60초를 유지하며 3회 반복하고 최대 2~5분 동안 수행한다.

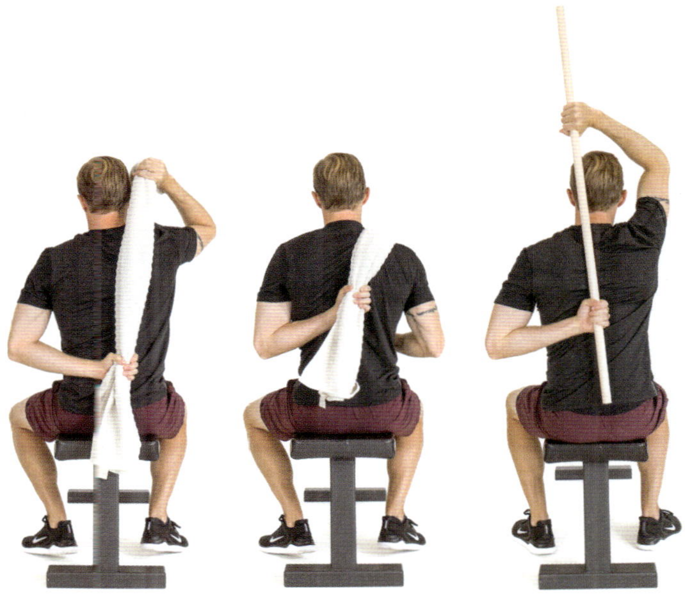

어깨 신장성 굽힘
(Shoulder Flexion Eccentrics)

벤치에 누워 덤벨을 들고 프레스 자세를 취한다. 팔꿈치를 똑바로 유지하며 팔을 천천히 머리위쪽으로 내린다. 2~3초 동안 유지한 후 팔꿈치를 굽히며 시작위치로 돌아간다. 10~15회씩 2~3세트 수행한다.

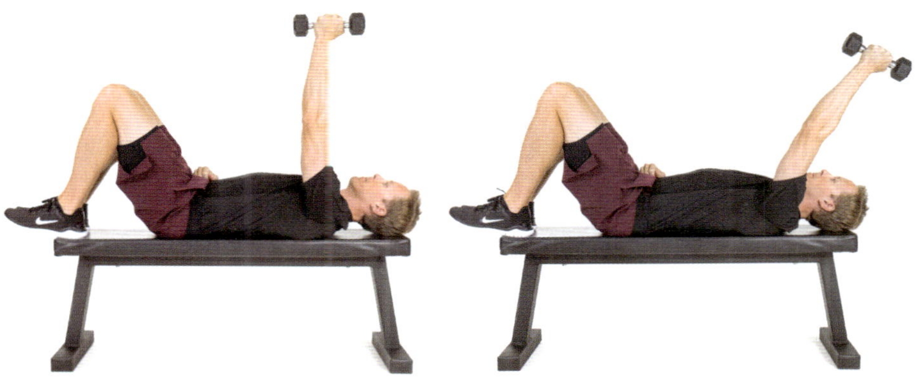

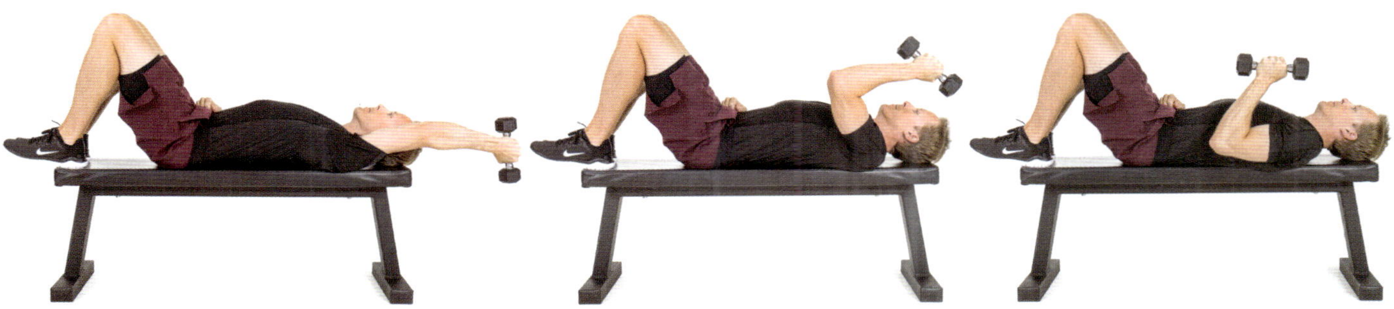

유착성 관절낭염(Frozen Shoulder)
3단계

GOOD FOR:

- 어깨 주변 근육 강화
- 어깨관절가동범위와 관절가동량 유지
- 어깨 통증 및 손상 예방

GUIDELINES:

- 주당 3~4일 수행
- 10회~15회씩 3세트 반복
- 피로 유발
- 도구: 저항밴드, 수건, 덤벨
- 모든 밴드운동은 케이블 머신으로 수행할 수 있음
- 어깨 강화 프로그램을 위해 어깨 통증 프로토콜의 3단계를 따를 수 있음

닐링 밴드 싱글 암 로우(Kneeling Banded Single-Arm Row)

한쪽 무릎을 굽혀 바닥에 앉는다.
밴드를 어깨 높이로 고정시킨 후 엄지 손가락이 위를 향하도록 잡고 손잡이를 겨드랑이 방향으로 하여 팔꿈치를 뒤로 당긴다.
당길 때 어깨를 직각으로 유지하며 뒤로 기대지 않는다.

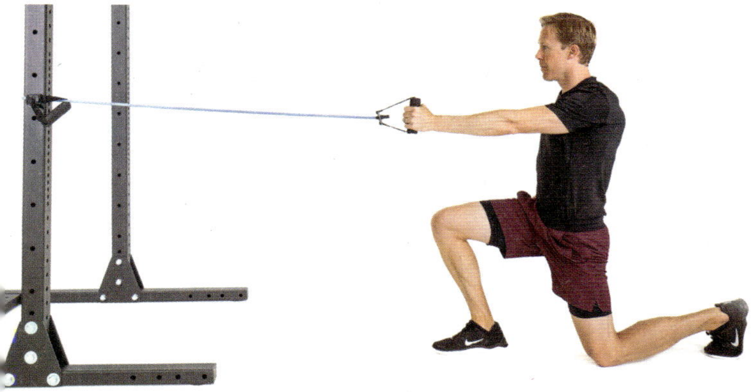

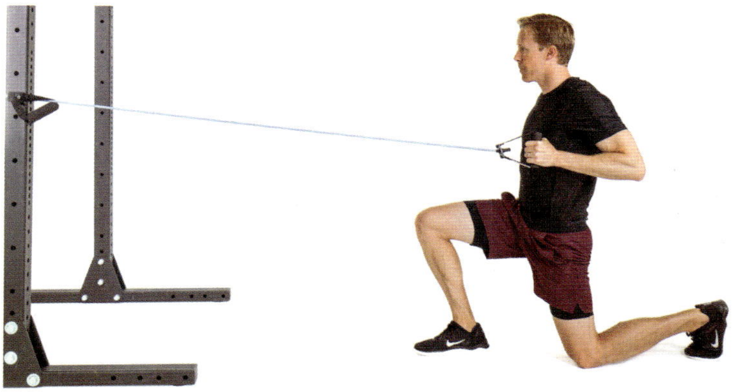

닐링 밴드 싱글 암 프레스(Kneeling Banded Single-Arm Press)

랙 반대 방향으로 팔을 몸 앞으로 곧게 편다.
팔꿈치를 펴면서 손바닥을 아래쪽으로 회전시킨다.

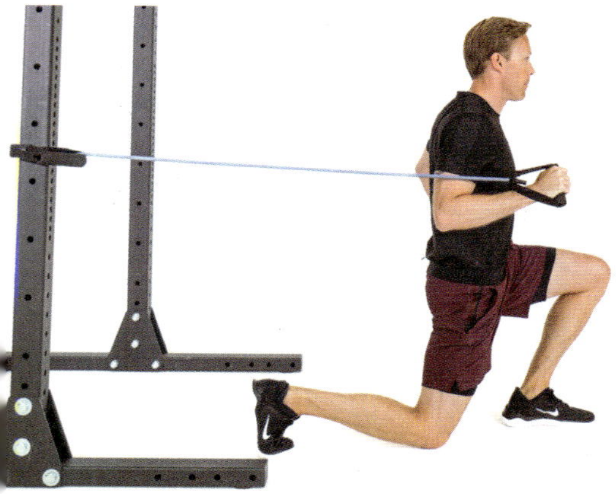

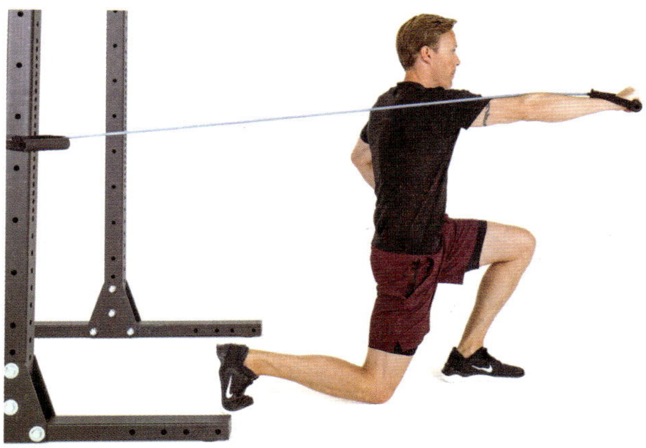

사이드라잉 덤벨 가쪽돌림
(Side-Lying External Rotation)

손상된 팔을 위로 올려 벤치 위에 측면으로 눕는다. 팔꿈치와 몸통 사이에 수건을 끼어 준비한다. 팔꿈치는 90도로 유지한 후 덤벨이 복부 앞에 위치하도록 한다. 팔꿈치를 몸통옆에 고정한 후 손등이 위로 가도록 어깨를 가쪽돌림하여 덤벨을 들어올린다.

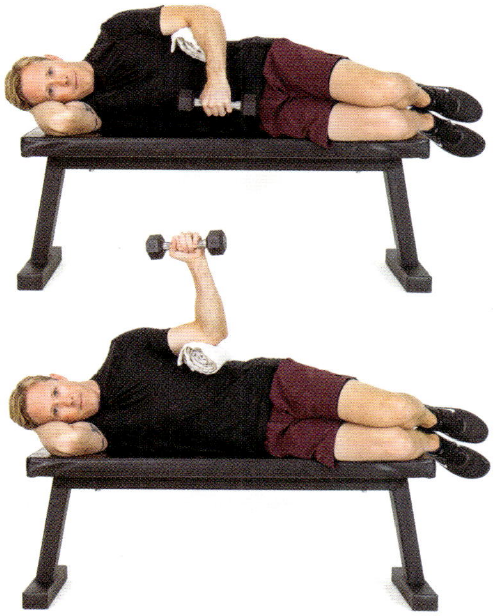

밴드 변형 가쪽돌림
(Banded External Rotation Variation)

밴드를 배꼽 높이로 고정시킨 후 팔꿈치와 몸통 사이에 수건을 끼어 준비한다. 팔꿈치를 90도가량 굽혀 밴드 손잡이를 복부 앞에 위치하도록 한다. 손등을 바깥쪽으로 하며 어깨를 가쪽돌림해 밴드를 길어낸다.

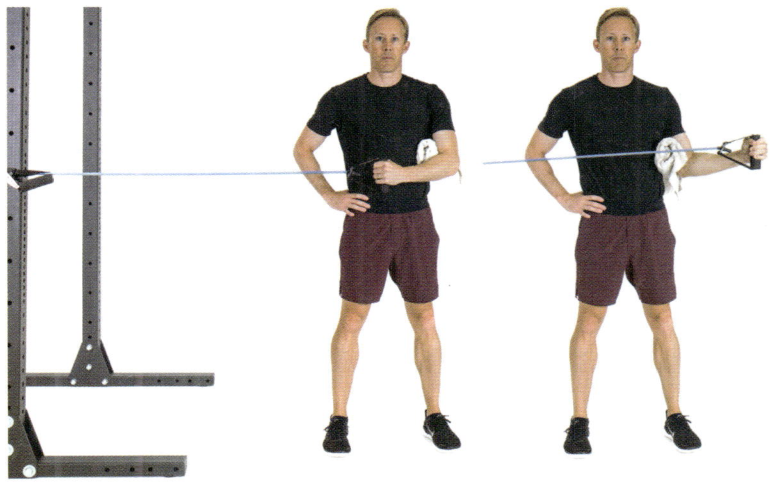

밴드 안쪽돌림(Banded Internal Rotation)

밴드를 엉덩관절 바로 위로 고정시킨 후 팔꿈치와 몸통 사이에 수건을 끼어 준비한다. 팔꿈치를 90도가량 굽혀 어깨를 천천히 안쪽돌림시켜 복부방향으로 당긴다.

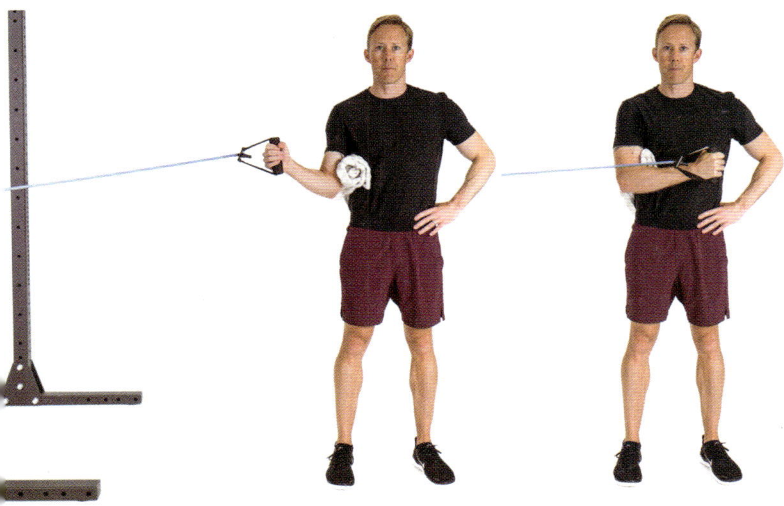

숄더 프레스(Shoulder Press)

정강이를 수직으로 세우고 몸통을 똑바로 세운 자세에서 한쪽 무릎을 꿇고 시작한다. 한쪽 어깨 위에 덤벨을 올려 놓고 팔꿈치를 몸에 단단히 고정하여 손바닥이 안쪽을 향하게 한다. 덤벨을 똑바로 들어 올려 밀고 팔꿈치를 완전히 고정한다. 천천히 조절하면서 시작 위치로 돌아온다.

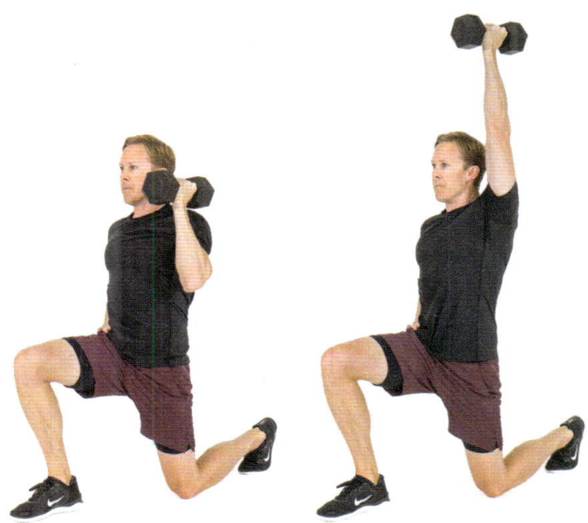

위팔두갈래근 힘줄병증(Biceps Tendinopathy)

다음 프로그램에 따라 치료하시오:

- 어깨 앞쪽의 통증
- 팔을 머리 위로 들거나 몸 앞으로 팔을 움직일 때 통증
- 위팔두갈래근 힘줄 파열Biceps tendon tear

설명: 위팔두갈래근의 "긴갈래" 힘줄(Long head biceps 또는 LHB tendon)은 위팔을 따라 수직으로 뻗어 있으며, 어깨관절 상단의 어깨뼈에 연결된다. LHB 힘줄은 일반적으로 라켓 스포츠, 골프, 수영, 던지기 등 어깨에 반복적인 스트레스를 가하는 활동으로 인해 자극을 받을 수 있으며, 이는 종종 어깨 앞쪽의 힘줄병증과 통증을 일으킨다. 해당 부위는 벤치프레스나 딥 운동을 할 때와 같이 팔이 몸통 뒤로 움직일때 손상이 발생할 수 있다. 이러한 활동으로 인해 점진적 혹은 특발적으로 통증이 발생할 수 있으며, 종종 과사용으로 인해 나타날 수 있다. 건 파열은 일반적으로 장기간 동안 마모되거나 빠른 속도의 움직임으로 인해 발생할 수 있다.

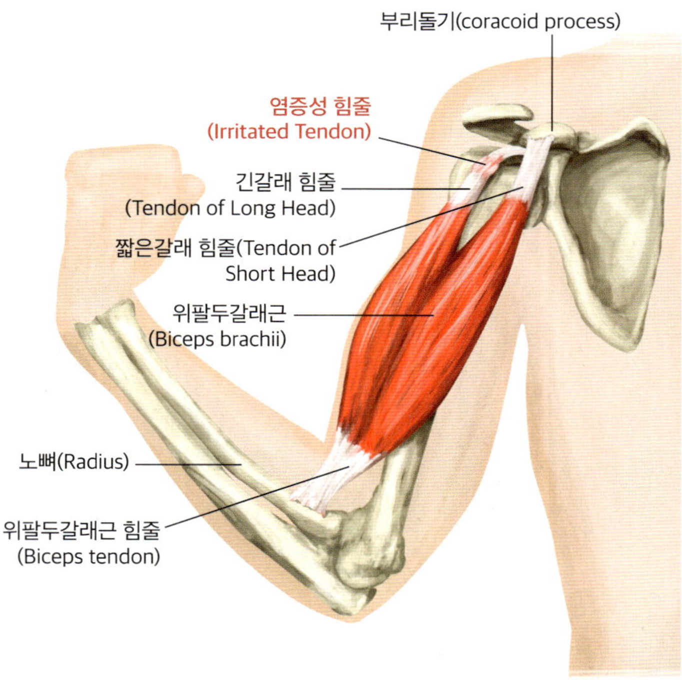

징후 및 증상: 위팔두갈래근 힘줄병증과 관련된 통증은 대체로 둔하게 아프며 어깨 앞쪽에 영향을 미쳐 팔을 앞쪽으로 들어 올리는 것과 같은 움직임으로 인해 악화되거나 예민해질 수 있다. 이러한 유형의 통증은 관절와순이 아플 때에도 나타날 수 있다. 그러나 이 통증은 어깨가 불안정하게 느껴지지 않는다는 점에서는 다른 특징이 있다.

악화요인: 팔을 뻗거나 들어올리거나 머리위로 들기, 아픈쪽으로 잠들거나 팔을 몸 위로 움직일 때.

예후: 대부분의 경우 위팔두갈래근 힘줄병증은 자극적인 활동을 피하고 적절한 회복 및 재활을 하면 6~12주 이내에 해결된다.

치료전략: 치료에는 힘줄을 진정시킨 후 어깨와 어깨뼈 근육을 대상으로 하여 점진적 강화 프로그램을 시행하는 것이 포함된다. 힘줄 파열로 인해 필요한 기능(예: 물건 들어올리기 및 수면)이 제한되는 경우와 엘리트 수준의 운동선수의 경우 스포츠 수행 능력, 재건 수술이 적절할 수 있다. 하지만 운동선수가 아닌 경우 대부분의 의사는 재건 수술을 권장하지 않는다. 위팔두갈래근 힘줄이 손상된 대부분의 사람들은 수술을 받지 않고도 괜찮다(12주~16주 후에도 호전되지 않고 생활에 지장을 주지 않는 한).

만약 어깨 충돌 또는 위팔두갈래근 힘줄병증 중에 어떤 프로토콜을 적용해야 할 지 확실하지 않는 경우 증상에 보다 가까운 프로토콜을 선택하고 시작하면 된다. 이러한 상태에 대한 운동은 매우 유사하므로 두가지 프로토콜 모두 도움이 될 것이다.

1단계에서는 팔꿈치의 굽힘근elbow flexors, 가슴근pectorals, 어깨올림근levator scapulae의 연부조직을 가동하는 것으로 시작한다. 위팔두갈래근은 팔꿈치 굽힘근이기도 하기 때문에 이 근육을 동원하면 팔의 통증과 긴장을 줄일 수 있는 경우가 많다. 가슴근과 어깨올림근을 가동하는 것은 어깨와 어깨뼈의 가동성을 향상시켜 회복 중인 위팔두갈래근 힘줄에 가해지는 스트레스를 줄이는데 도움이 된다.

연부조직을 가동술 한 후에는 볼을 사용하여 수동적인 방식으로 어깨 굽힘 가동성을 향상시킨다. 위팔두갈래근 힘줄이 자극을 받거나 손상을 입은 상황에는 어깨를 굽힘 하는 동작이 심한 통증을 발현 시킬 수 있다. 볼 운동을 통해 근육과 건은 이완된 상태로 유지될 수 있기 때문에 회복 과정에서 관절가동범위를 보존하기 위한 방법으로 적용할 수 있다.

1단계는 어깨 굽힘과 가쪽돌림 등척성 운동external rotation isometrics으로 진행된다. 어깨 굽힘 등척성 운동은 LHB 건에 직접 부하를 가해 통증을 줄이고 근력 발달을 시작할 수 있다. 위팔두갈래근 힘줄 손상은 돌림근띠 손상과 함께 발생할 수 있기 때문에 돌림근띠에 부하를 가하는 가쪽돌림 등척성 운동이 프로토콜에 추가되었다. LHB 건 관련 통증이 있는 많은 사람들에게서 돌림근띠 운동을 시행할 때 증상이 감소했다는 것이 보고되고 있다.

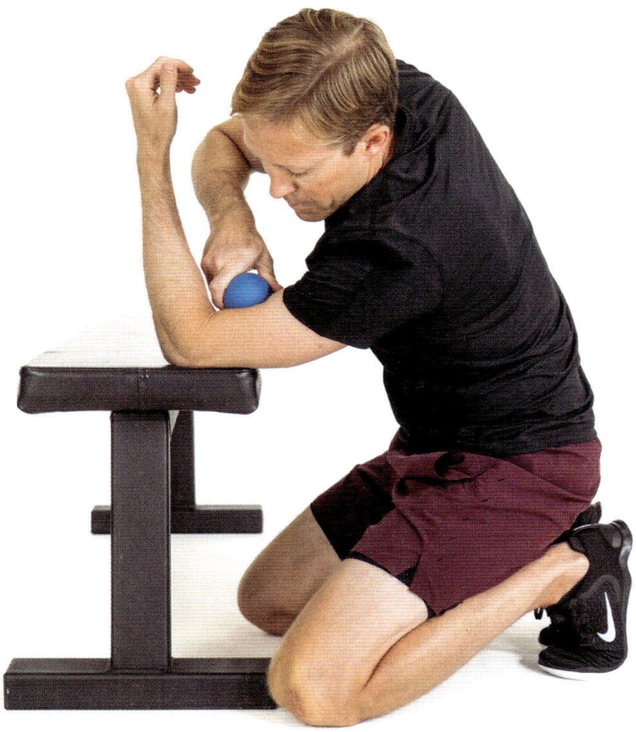

2단계에서는 어깨 굽힘과 벌림을 위한 능동적가동범위(AROM)active range of motion 운동을 실시한다. 두 운동 모두 위팔두갈래근 힘줄을 활성화하고 점차적으로 건의 강화를 시작하는 동시에 온전한 오버헤드 동작을 회복할 수 있게 해준다.

다음 2단계에서는 위팔두갈래근 및 돌림근띠의 저항운동 초기 단계로 넘어간다. 저항훈련이 힘줄의 문제를 해결하는데 가장 좋다는 과학적 근거를 갖고 있기 때문에 부하가 있는 동작은 프로그램 초기에 추가된다.[19] 바이셉스 컬biceps curl은 위팔두갈래근의 팔꿈치 동작에 초점을 맞춘 운동인데, 이 운동은 힘줄을 포함한 어깨 부근의 근육 전체를 강화시킨다. 밴드를 이용한 안쪽돌림 및 가쪽돌림 운동은 돌림근띠를 대상으로 하며 위팔두갈래근 힘줄과 관련된 통증에 도움이 될 수 있다.

2단계의 마지막 운동은 플로어 프레스floor press로 이 운동은 위팔두갈래근 힘줄에 부하를 가하는 동시에 하위 동작에서 어깨의 폄 동작을 제한하고 회복되는 위팔두갈래근 힘줄에 스트레스가 가해지는 것을 방지한다.

3단계에서는 저항운동을 적용하여 어깨와 위팔두갈래근 힘줄에 직접적으로 자극을 준다. 전두면에서 레터럴 레이즈lateral raise로 어깨의 근력 만들기부터 시작한다. 다음으로, 수피네이티드 프론탈 레이즈supinated frontal raise를 통해 위팔두갈래근의 근육에 집중한다. 이 운동은 한 번의 동작으로 두 개의 위팔두갈래근 작용(엎침supination 및 굽힘flexion)을 포함하고 있어서 LHB 힘줄을 타겟하는데 최적의 운동 중 하나이다.

푸시업 플러스push-up plus, 밴드 프레스banded press, 벤치 프레스bench press는 플로어 프레스floor press에서 발전한 운동으로 어깨 가동범위를 증가시켜준다. 이러한 동작을 수행할 때 통증이 발현되는 경우, 건이 충분히 회복될 때까지 가동범위를 줄여야 한다. 최종적인 운동은 돌고래 프레스dolphin press로 이 운동은 어깨의 더 많은 굽힘을 요구하고 앞톱니근을 포함한 어깨 및 어깨뼈 근육을 강화한다. 이 자세는 위팔두갈래근 힘줄에 보다 많은 스트레스를 가하기 때문에 재활의 마지막 단계에서 적용해야 한다.

위팔두갈래근 힘줄병증(Biceps Tendinopathy)

1단계

GOOD FOR:

- 어깨 앞쪽 통증 완화
- 근육 긴장 완화
- 2단계, 3단계 운동을 위한 준비운동

GUIDELINES:

- 매일 수행
- 도구: 소형 마사지볼
- 휴식 시 통증이 없고 운동 시 통증이 경미하면(3/10) 2 단계를 추가.

팔꿈치 굽힘근 가동술
(Elbow Flexor Mobilization)

벤치나 테이블 위에 팔을 곧게 편 후 손바닥이 위를 향하게 한다. 소형 마사지 볼을 팔꿈치 굽힘근에 누르고 해당 부위 주위를 마사지한다. 보다 동적인 움직임 위해 팔을 굽히면서 적용한다. 1~2분 동안 해당 부위를 마사지하고 압통점에서 10초~20초간 멈추며 적용한다.

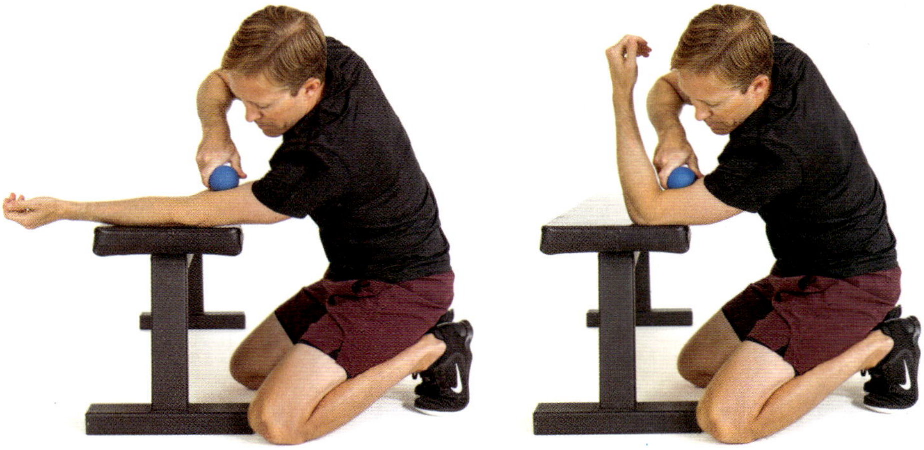

가슴근육 가동술(Pectoral Mobilization)

문틀 또는 랙을 활용하여 가슴 앞쪽에 마사지볼을 놓고 기댄다. 보다 많은 가동성을 동원하기 위해 팔을 등 뒤에 올려놓거나 머리위로 들어 움직인다. 이때 증상이 좋지 않으면 팔 움직임은 건너뛴다. 1~2분 동안 해당 부위를 마사지하고 압통점에서 10초~20초간 멈추며 적용한다.

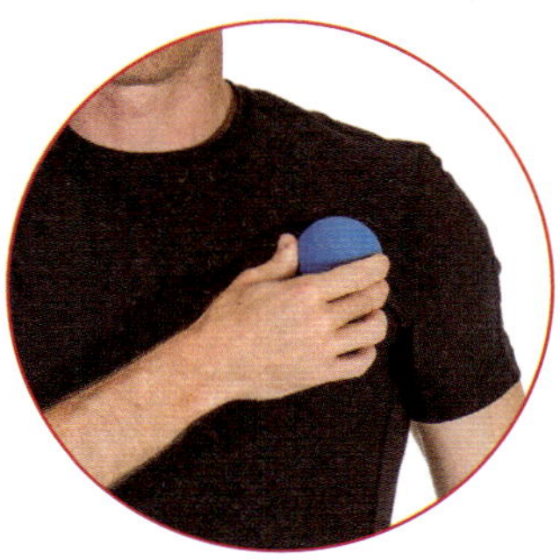

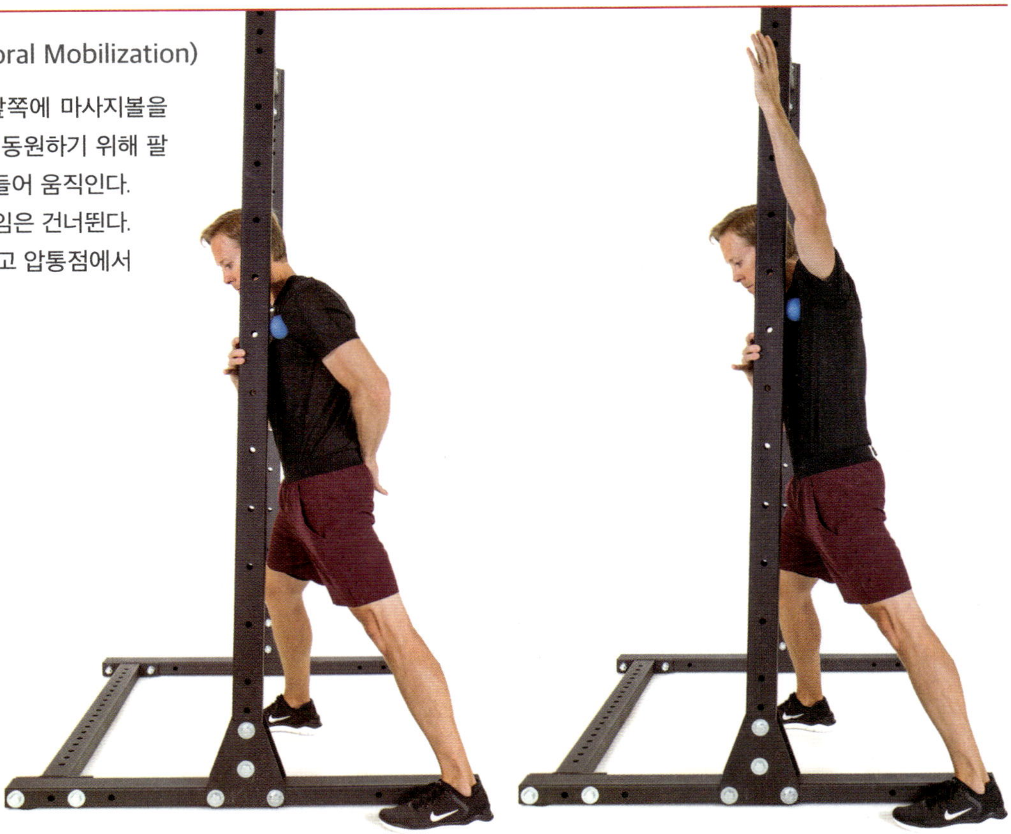

어깨올림근 가동술(Levator Scapulae Mobilization)

마사지볼을 어깨뼈 안쪽 상부에 놓는다. 볼의 압력은 골반을 들어 조절할 수 있고, 보다 많은 가동성을 위해 팔의 움직임을 동원한다(증상이 좋지 않으면 건너뛴다).
1~2분 동안 해당 부위를 마사지하고 압통점에서 10초~20초간 멈추며 적용한다.

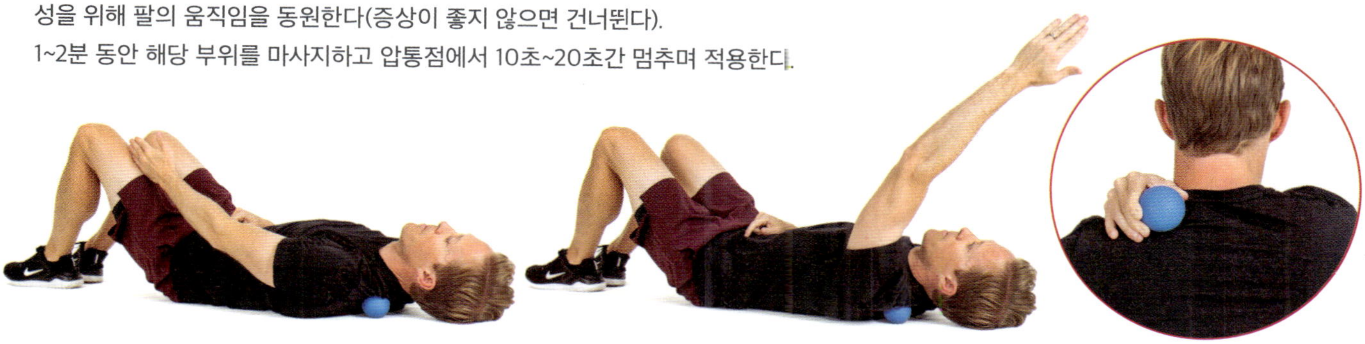

피지오볼을 활용한 어깨 굽힘 가동성(Shoulder Flexior Mobility With Exercise Ball)

팔꿈치를 곧게 편 후 엄지손가락이 위를 향하도록 팔을 피지오볼 위에 올려 놓는다.
몸을 기울이며 피지오볼을 앞으로 굴려 어깨가 머리 위로 움직여 굽힘한다.
20초~30초간 유지하며 2회~3회 반복한다.

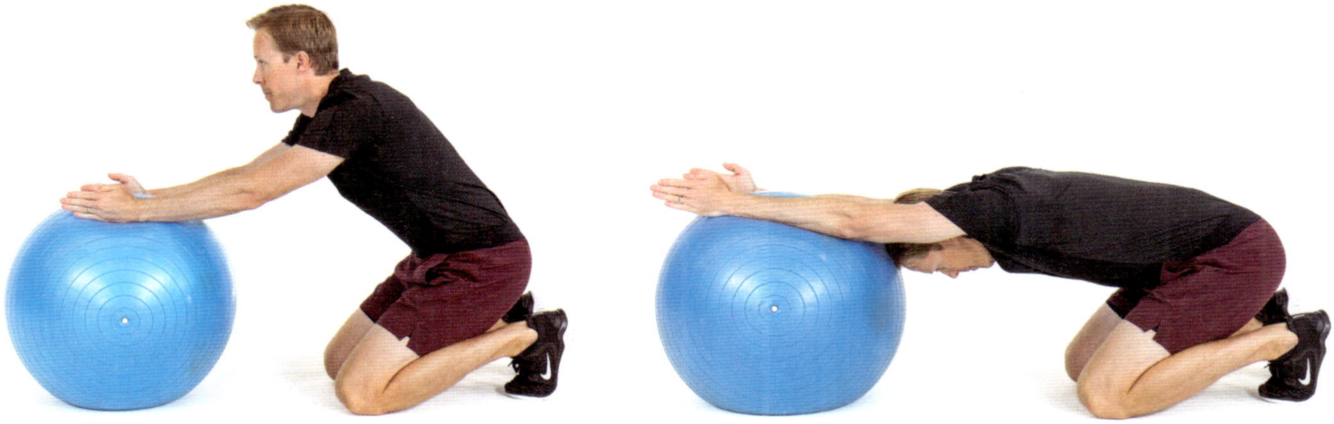

등척성 운동
(Isometric Exercises)

- 30초에서 45초간 저항을 유지하고 4회~5회 반복.
- 경미한 통증 이내의 수준에서 만큼의 부하를 가한다.

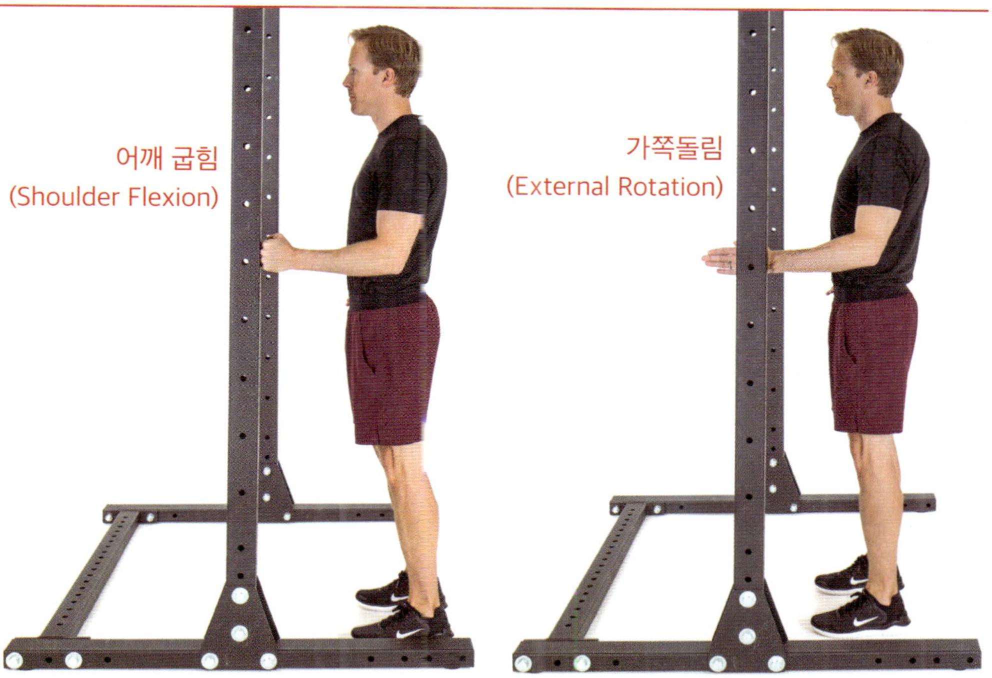

위팔두갈래근 힘줄병증(Biceps Tendinopathy)

2단계

GOOD FOR:

- 어깨 가동범위 개선
- 어깨와 위팔두갈래근 힘줄 강화
- 3단계를 위한 준비운동

GUIDELINES:

- 가동성 운동은 매일 수행하고 저항운동은 주당 3회~4회씩 진행
- 도구: 덤벨, 저항 튜브, 수건
- 운동 시 통증이 경미하면(3/10) 3단계를 추가

가동성 운동 (Mobility Exercises)

- ▶ 10회~15회씩 3세트 진행.
- ▶ 능동적가동범위(AROM)- 통증이 없는 수준에서 최대한 큰 범위로 움직인다
- ▶ 가동범위가 제한되는 수준의 위치에서 2~3초간 멈춘다.

어깨 굽힘 가동성 (Shoulder Flexion Mobility)

손바닥이 안쪽면을 향하도록 팔을 내려놓고 앉거나 선다. 엄지손가락이 위를 향하도록 팔을 곧게 펴 몸통의 앞쪽으로 굽혀 머리 위로 뻗는다.

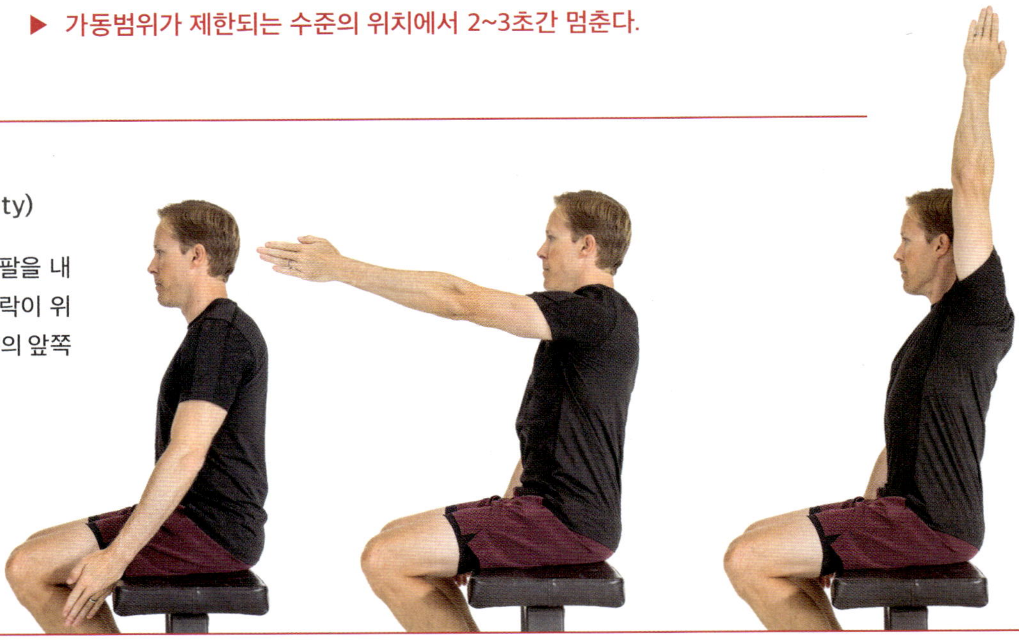

어깨 벌림 가동성(Abduction Mobility)

손바닥이 정면을 향하도록 팔을 내려놓고 앉거나 선다.
엄지방향이 위를 향하도록 팔을 곧게 펴 측면으로 벌림시켜 머리 위로 뻗는다.

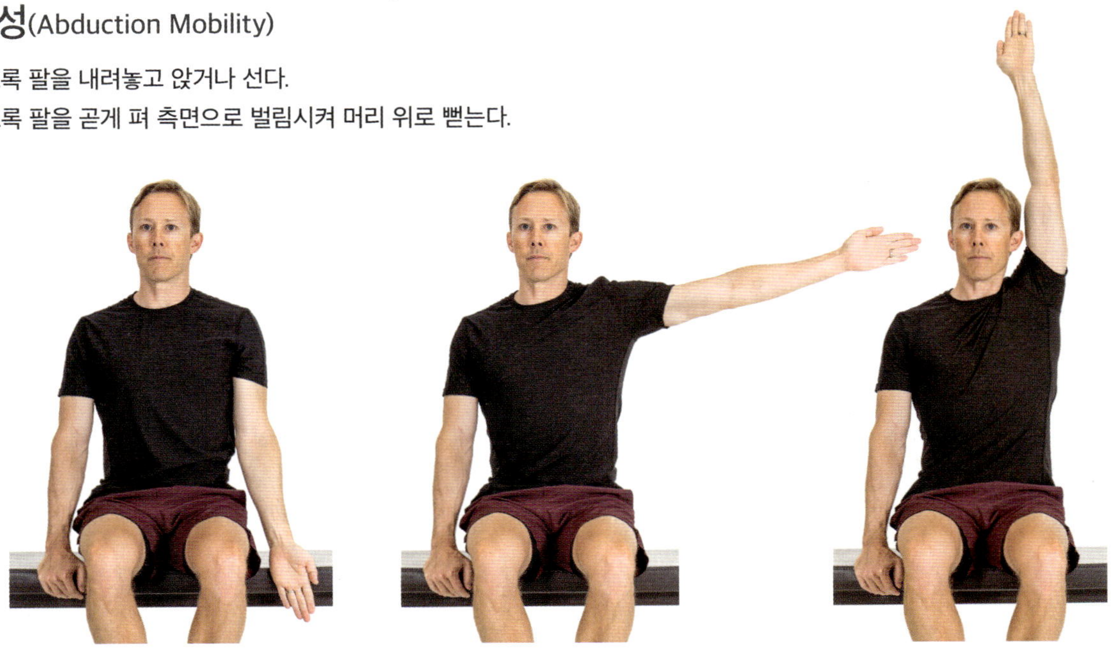

저항운동
(Resistance Exercises)

- ▶ 10회~15회씩 3세트 진행.
- ▶ 피로를 유발
- ▶ 모든 밴드 운동은 케이블 머신으로 수행할 수 있음

싱글 암 수피네이티드 컬(Single-Arm Supinated Curl)

손바닥이 몸통 방향을 향하도록 팔을 내리고 시작한다. 팔꿈치를 몸쪽으로 유지하며 덤벨을 어깨 방향으로 들어 올린다. 팔을 굽힐 때 손바닥 방향을 위로하며 가쪽돌림한다

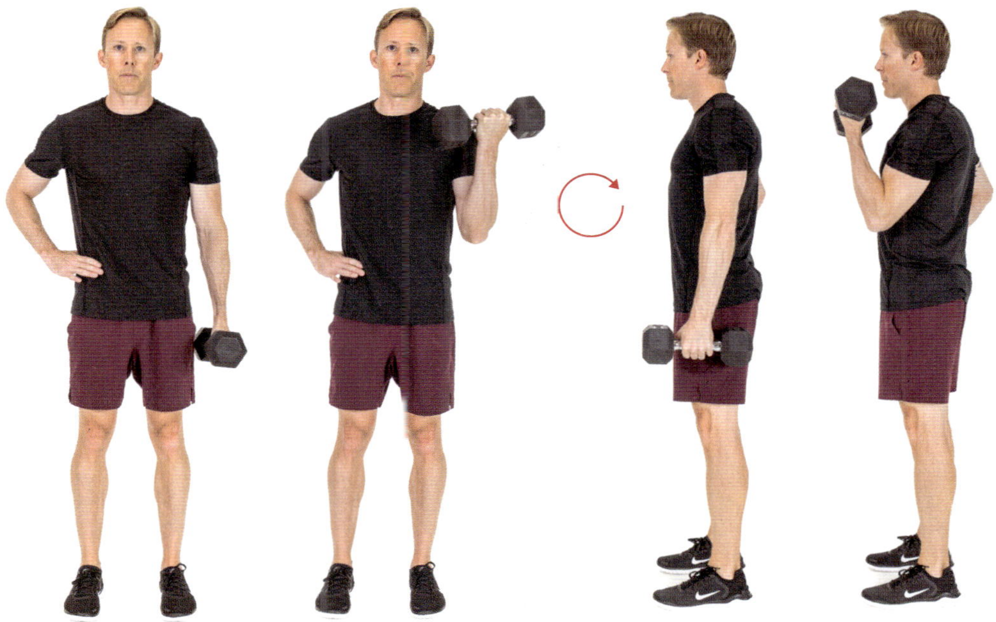

밴드 안쪽돌림 운동(Banded Internal Rotation)

밴드를 엉덩관절 바로 위에 고정시킨 후 팔꿈치와 몸통 사이에 수건을 끼어 준비 한다.
팔꿈치를 90도가량 굽혀 어깨를 천천히 안쪽돌림시켜 복부방향으로 당긴다.

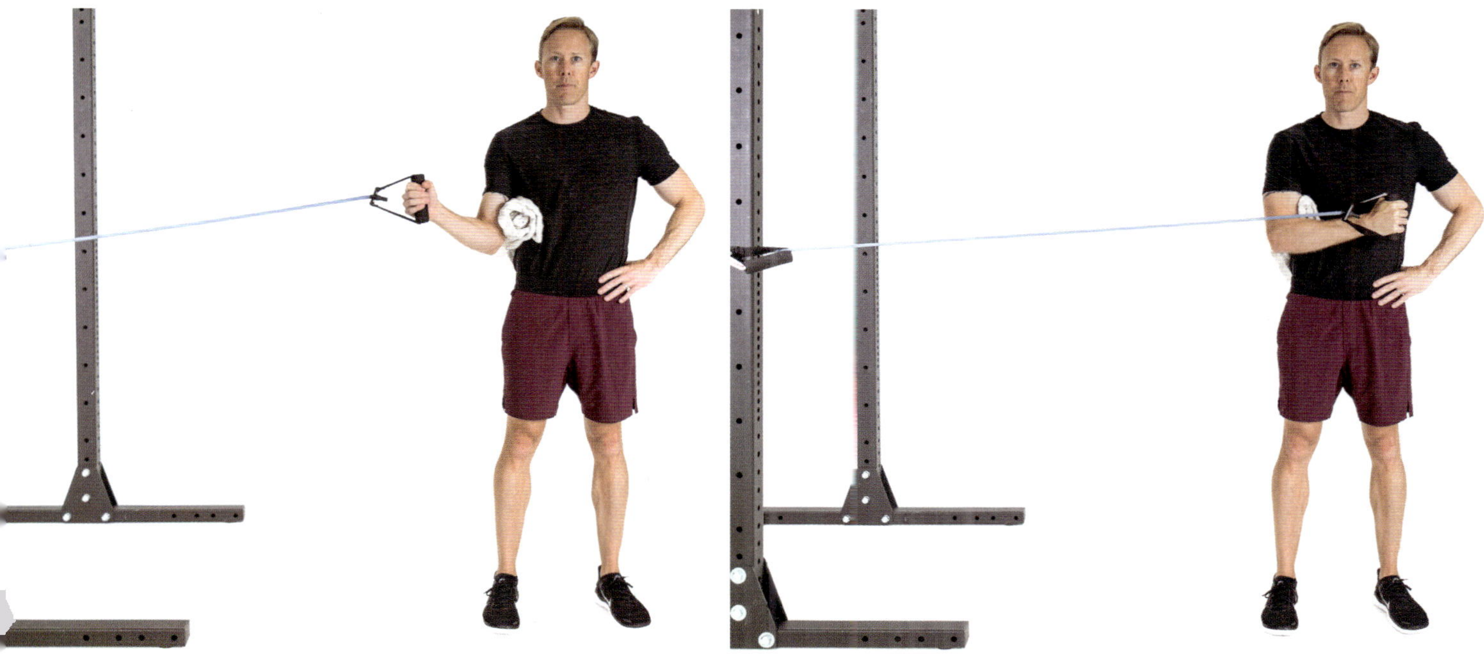

밴드 가쪽돌림 운동(Banded External Rotation)

밴드를 배꼽 높이로 고정시킨 후 팔꿈치와 몸통 사이에 수건을 끼어 준비한다. 팔꿈치를 90도가량 굽혀 밴드 손잡이를 복부 앞에 위치하도록 한다. 손등을 바깥쪽으로 하며 어깨를 가쪽돌림해 밴드를 밀어낸다.

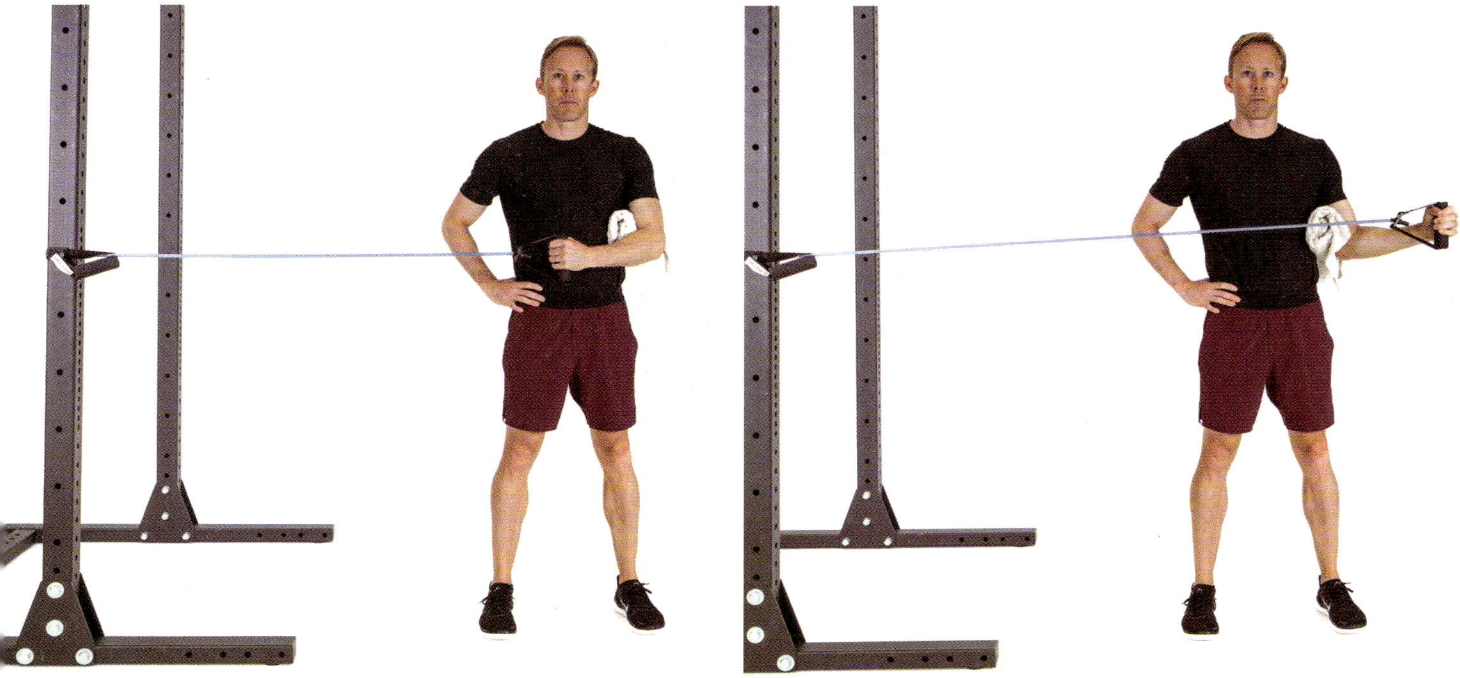

플로어 프레스(Floor Press)

바닥에 누워 덤벨을 하체 위에 얹혀 놓은 후 손바닥이 다리 쪽으로 향하게 한다. 팔꿈치를 몸에서 약간 벌린 후(45도 각도) 전완은 수직으로 유지하고 덤벨을 곧게 들어 올리는데 이때 어깨를 회전시켜 움직임의 끝 범위에서 만날 수 있도록

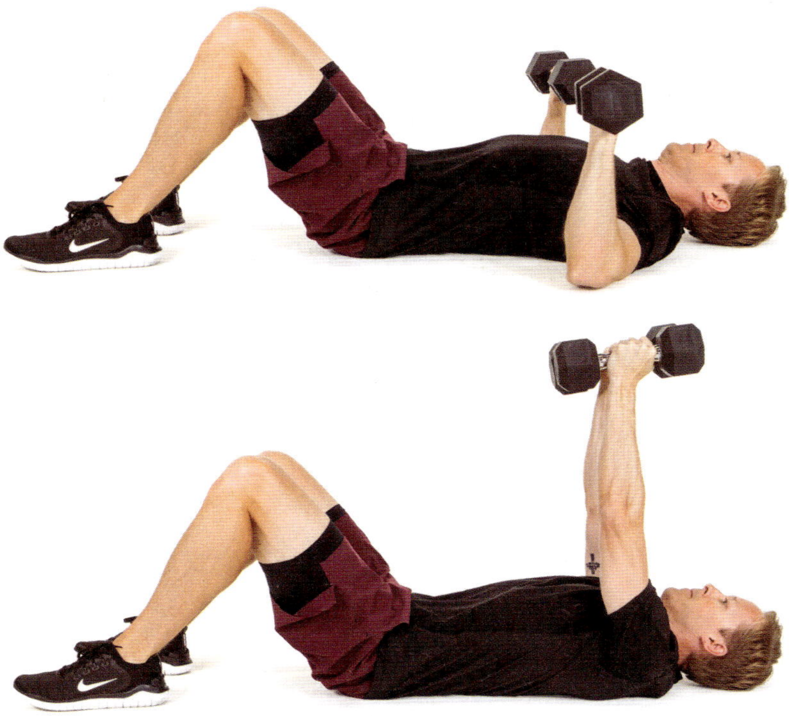

위팔두갈래근 힘줄병증(Biceps Tendinopathy)

3단계

GOOD FOR:

- 어깨와 위팔두갈래근 힘줄biceps tendon 강화
- 통증 및 손상 예방

GUIDEL NES:

- 주당 3회~4회 수행
- 10회~15회씩 3세트 반복
- 피로를 유발
- 덤벨, 저항 튜브, 벤치

레터럴 레이즈
(Lateral Raise)

덤벨을 잡아 손바닥이 아래를 향하게 하여 팔을 어깨 높이까지 옆으로 들어 올린다. 이 운동은 저항 튜브나 케이블 머신을 사용하여 한 팔로 운동을 수행할 수 있다.

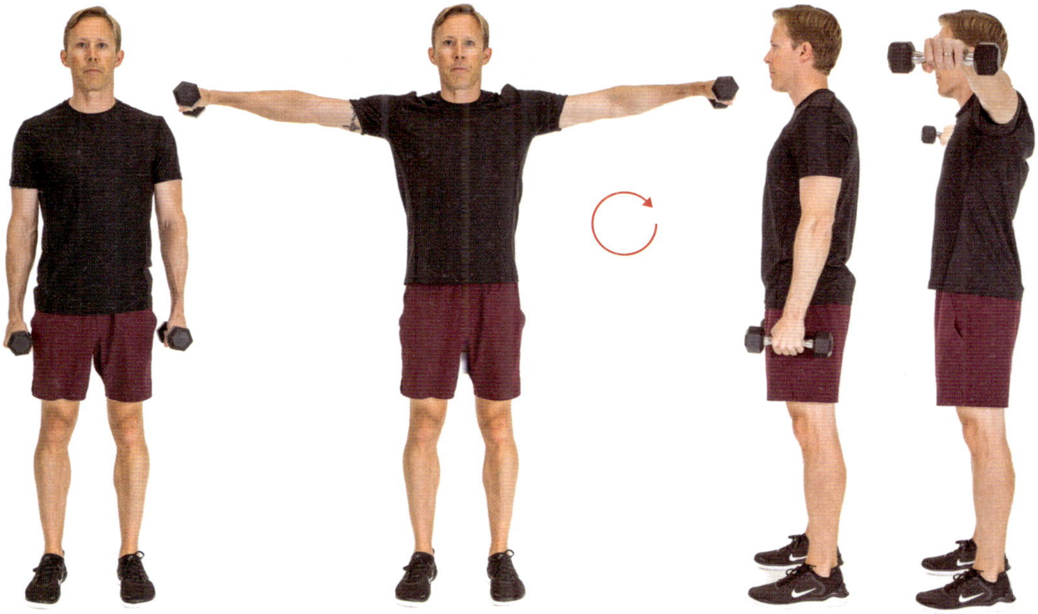

수피네이티드 프론탈 레이즈(Supinated Frontal Raise)

덤벨을 잡고 손바닥이 앞을 향하게 한 후 팔을 어깨 높이까지 들어 올린다. 이 운동은 저항 튜브나 케이블 머신을 사용하여 한 팔로 운동을 수행할 수 있다.

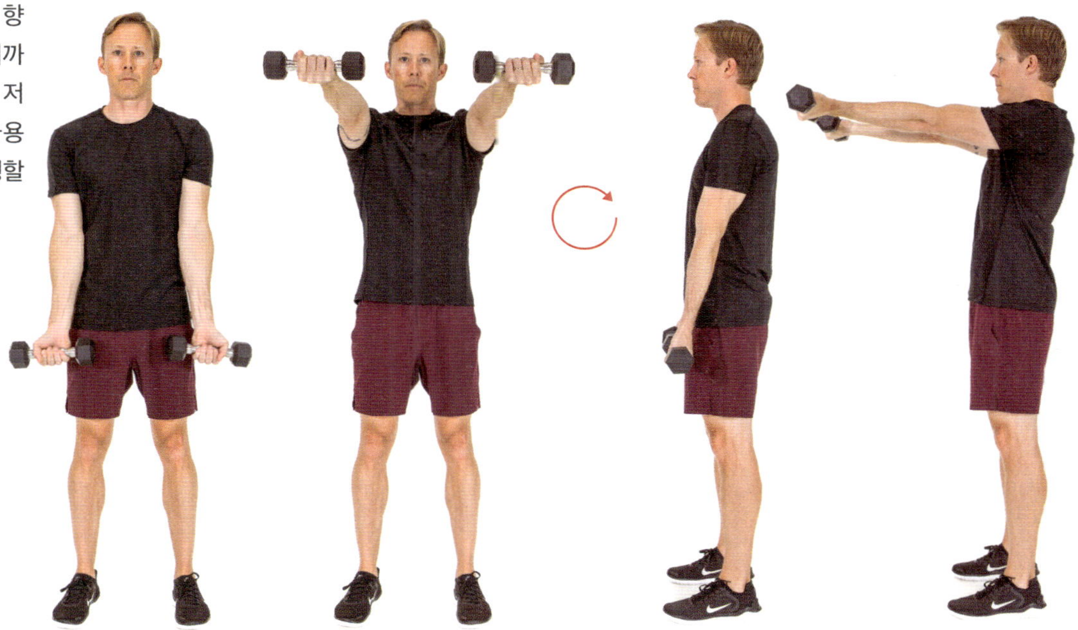

푸시업 플러스(Push-Up Plus)

플랭크 자세를 취하라: 손을 어깨너비로 벌린 후 어깨는 손목 위로 정렬한다. 이때 등은 편평하게 유지하도록 한다. 가슴을 바닥 쪽으로 내리는 일반 푸쉬업을 수행한다. 팔꿈치를 몸쪽으로 유지하려고 노력하며(몸에서 약 45도) 전완을 수직으로 유지한다. 등을 편평하게 유지하면서 가장 낮은 위치로 몸을 내린다. 역으로 동작을 수행하여 원위치로 돌아가면서 어깨를 바닥으로 밀어 어깨뼈를 내린다. 이 같이 수행하면 몸통이 몇인치 가량 들어올려진다.

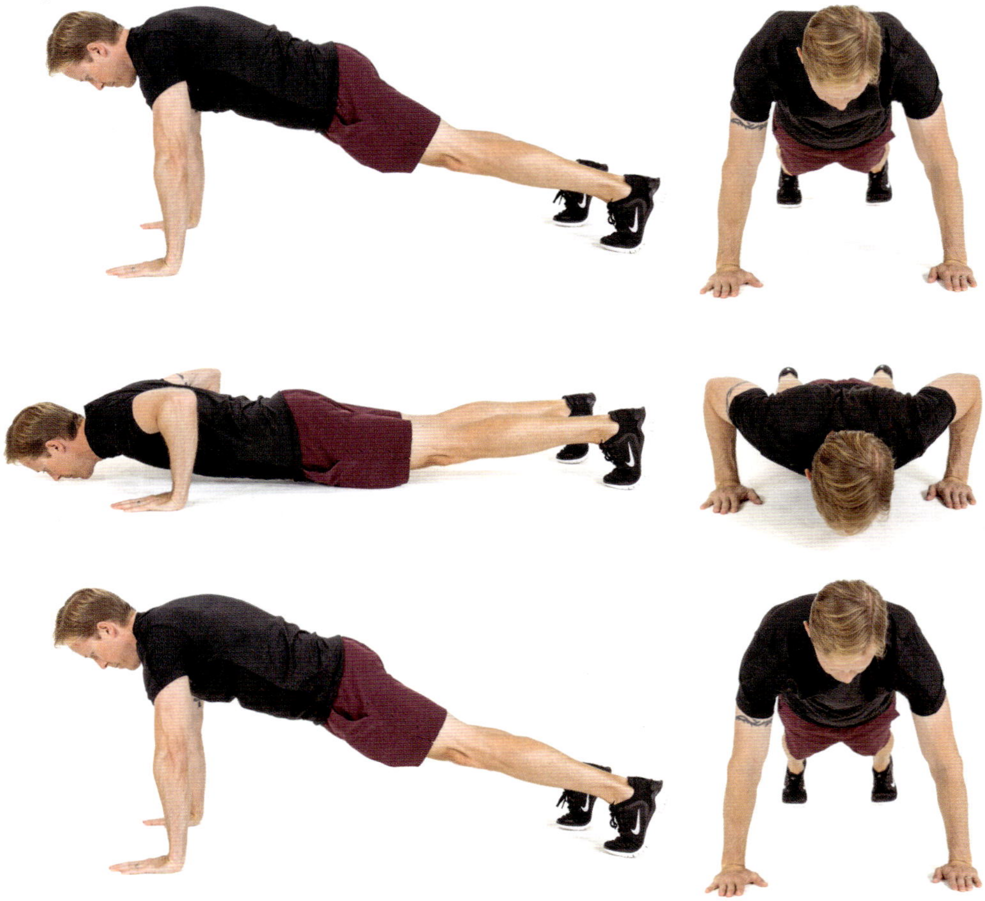

밴드 프레스 내밈
(Banded Press With Protraction)

밴드를 가슴 높이로 고정시킨다. 팔을 곧게 밀어 뻗어준다. 팔꿈치를 뻗을 때 손바닥은 바닥 방향으로 하며 어깨를 내밈시킨다(팔이음뼈를 앞으로 밀어낸다.)

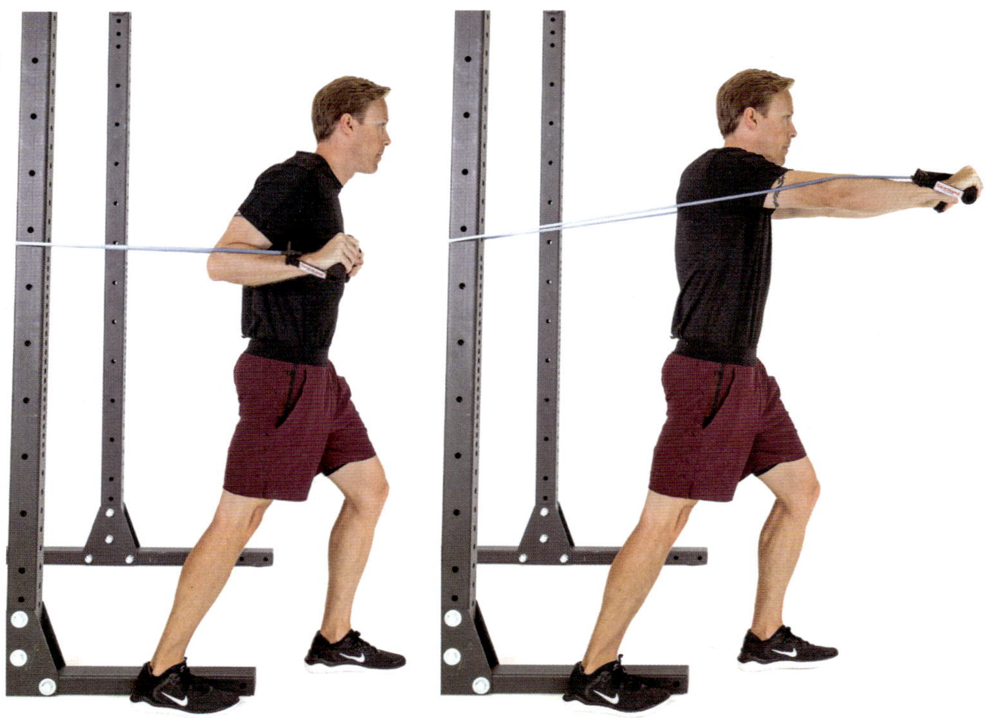

벤치 프레스(Bench Press)

벤치에 누워 덤벨을 하체 위에 얹혀 놓은 후 손바닥이 다리 쪽으로 향하게 한다.
팔꿈치를 몸에서 약간 벌린 후(45도 각도) 전완은 수직으로 유지한다.
덤벨을 곧게 들어 올리는데 이때 어깨를 회전시켜 움직임의 끝 범위에서 만날 수 있도록 한다.

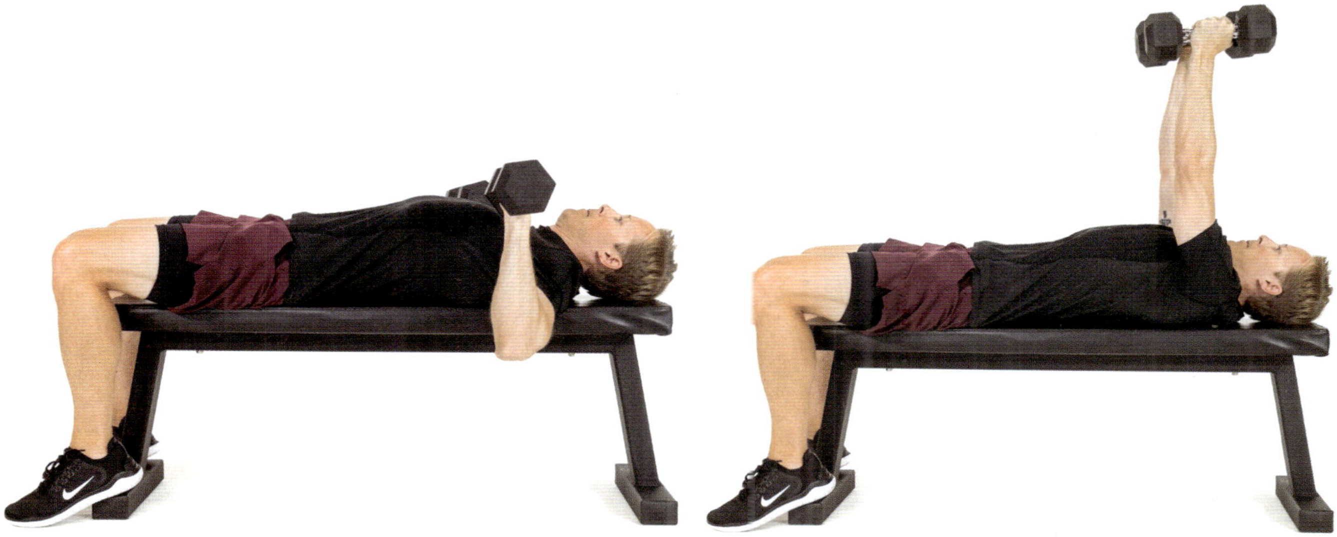

돌핀 프레스(Dolphin Press)

팔꿈치를 어깨 아래로 향하게 하여 전완이 땅과 같은 높이가 되도록 플랭크 자세를 취한다.
발을 앞으로 움직이며 엉덩이를 들어 올려 최대한 등이 편평하게 만들어 유지한다.
머리를 바닥에 대고 어깨가 수축되도록 한다.
허리와 엉덩관절 각도를 유지한 채 어깨를 내밀어(바닥방향으로 밀기) 몸을 들어 올린다.

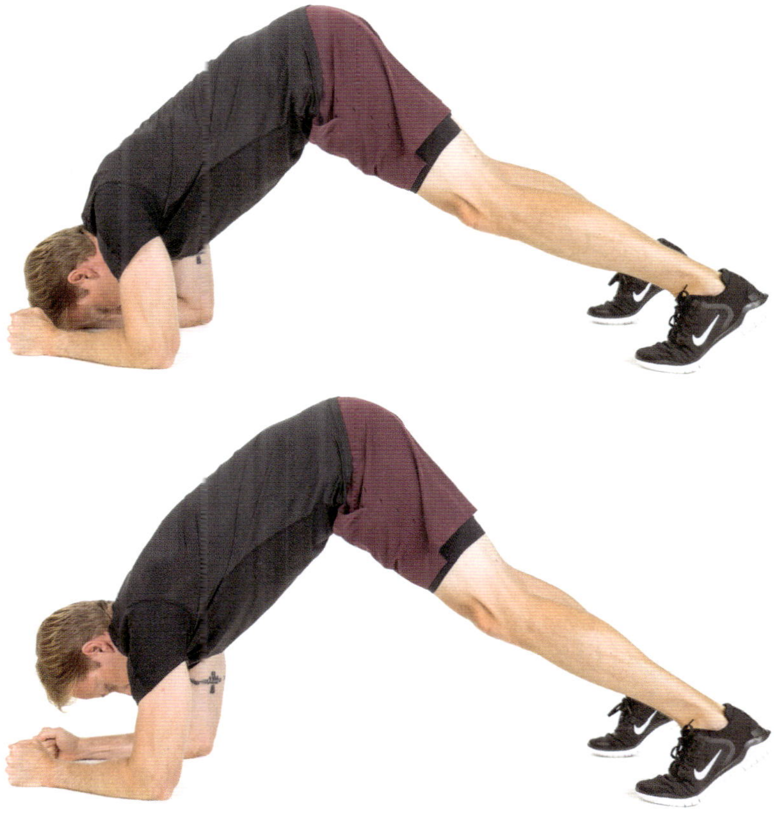

chapter 17

팔꿈치 프로토콜 (Elbow Protocols)

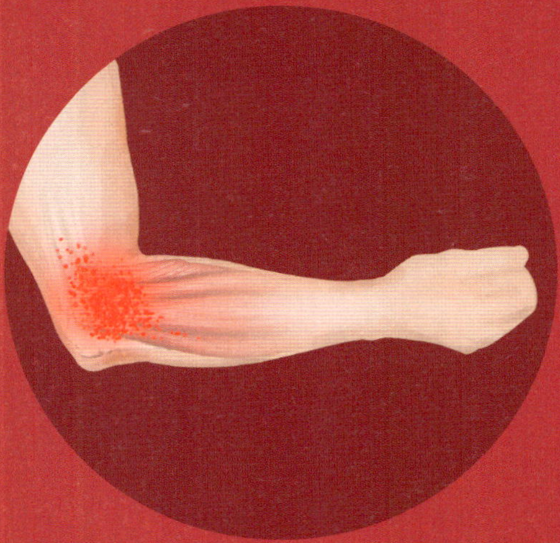

테니스 엘보우
(Tennis Elbow)
(P. 235)

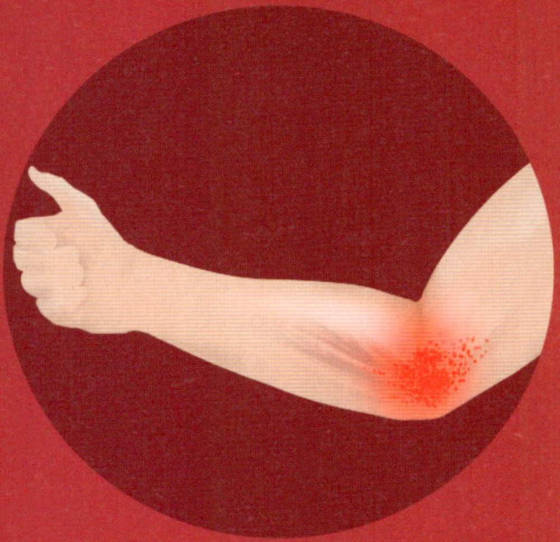

골퍼 엘보우
(Golfer's Elbow)
(P. 243)

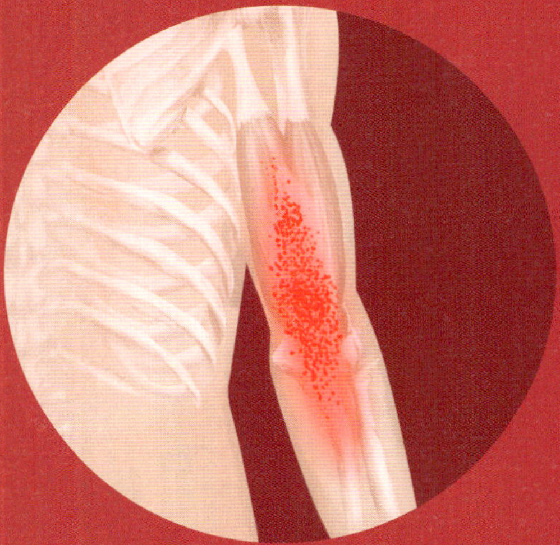

위팔세갈래근 힘줄병증
(Triceps Tendinopathy)
(P. 251)

테니스 엘보(가쪽위관절융기통증) [Tennis Elbow (Lateral Epicondylalgia)]

다음 프로그램에 따라 치료하시오:

- 팔꿈치 바깥 또는 외측면의 통증(아래팔과 팔꿈치가 연결되는 부분)

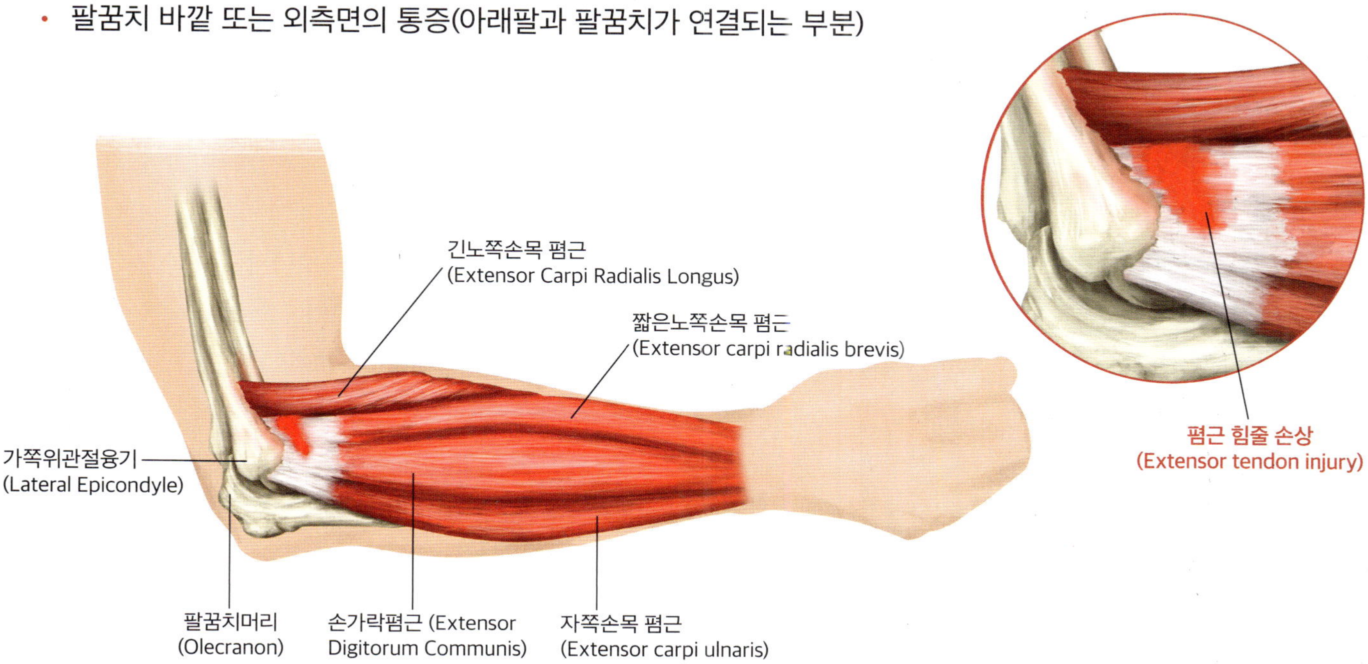

설명: 가쪽위관절융기Lateral epicondylalgia, 통증 또는 테니스 엘보tennis elbow는 일반적으로 팔꿈치 외측에 붙어있는 짧은 노쪽손목 폄근의 힘줄이 자극을 받아 발생한다.[1] 이 힘줄은 타이핑, 요리, 테니스와 같이 악력 운동으로 손가락과 손목 폄근wrist extensor을 과하게 사용할 때 자극을 받게 된다.

테니스 엘보는 힘줄의 반복적인 신장성 수축eccentric contractions 후에 많은 문제가 일어난다. 테니스에서는 일반적으로 팔로스루 단계에서 손목이 굽힘방향으로 구부러지며, 이때 손목 폄근이 속도를 늦추는 브레이크 역할을 한다. 손목 폄근은 손목이 굽혀질 때 속도를 늦추며, 아래팔forearm의 근위부 힘줄의 긴장이 가해진다. 이것은 마치 내리막 달리기를 할 때 넙다리네갈래근Quadriceps femoris이 신장성 수축을 통해 속도를 줄이기 때문에 넙다리네갈래근 힘줄병증quadriceps tendinopathy이 발생할 수 있는 것과 같다.

테니스 엘보는 일반적으로 강한 힘 또는 과도하게 많이 사용할 때 발생한다. 뿐만 아니라 지속적으로 손가락을 벌리고 있는 경우에도 반복적인 과사용으로 발생할 수 있다.

징후와 증상: 테니스 엘보는 팔꿈치 바깥쪽에 통증이 발생하며, 손가락 또는 손목을 펴거나, 구부리는 동작을 할 때 활성화되어 악화된다. 통증은 일반적으로 휴식 시 둔하고 아프며, 과한 작업을 할 때 바로 나타난다. 손과 아래팔의 약화도 흔히 나타난다. 이런 상황일 때 아래팔의 팔꿈치쪽을 만지거나 눌러보면 통증이 발생한다.

악화되는 요인: 손가락과 손목 폄근(폄)을 반복적으로 또는 장시간 수축하는 모든 활동(예; 키보드 자판을 누르기 위해 손목과 손가락을 들어올리거나 나뭇가지를 자르기 위해 손을 벌리거나 쥐어짜는 동작)이 악화 요인이다.

예후: 대부분의 테니스 엘보는 적절한 회복 및 재활 프로그램을 시작한 후 2주에서 12주 이내에 해결된다.

치료전략: 테니스 엘보는 재활에 잘 반응하는데, 손목 폄근과 힘줄을 강화하는데 초점을 맞추어야 한다. 코티존 주사는 염증을 크게 줄일 수 있지만 스테로이드는 건을 포함한 결합조직을 약화시키는 것으로 알려져 있어 주의해서 사용해야한다. 테니스 팔꿈치 보조기도 통증을 줄일 수 있지만 장기간 사용하면 근육과 힘줄이 약해질 수 있으므로 일시적으로 단기간 사용해야한다. 6~12개월 후에도 증상이 지속되면 외과적 박리술(조직 제거)과 건 재건술을 고려할 수 있다. 하지만 이런 방법들은 최후의 수단으로 사용해야한다.

1

1단계에서는 팔꿈치 가쪽의 통증을 줄이는데 도움이 되는 아래팔의 손목과 손가락 폄근을 대상으로 하는 연부조직의 가동성에 집중해야한다. 1단계에는 팔꿈치 가쪽으로 이동하는 신경을 목표로 하는 여러가지 운동(가슴근 가동술pectoral mobilization, 노신경radial nerve sliders과 천사 운동)도 포함되어 있어 통증감소와 가동성의 개선에도 도움이 된다.

2

2단계에서는 가슴과 손목, 손가락 폄근을 스트레칭하여 통증을 줄이고, 가동성을 개선하는 것으로 시작한다. 그 후 등척성 손목 폄근 수축에 영향을 받은 힘줄의 부하를 주기 시작한다. 이 운동과 다음 단계의 손가락 폄근 운동은 힘줄을 강화와 통증을 줄일 수 있다. 2단계는 손목의 굽힘 및 폄 운동으로 마무리되며, 부하를 늘리기 전 전체 가동범위를 통해 적은 부하를 주어 근육과 힘줄을 훈련한다.

3

3단계는 아래팔 근육forearm muscles 강화에 초점을 맞추는데, 이는 저항운동이 힘줄병증 치유에 가장 효과적인 근거를 가지고 있기 때문이다.[3,4] 첫번째 운동은 2단계의 마지막 운동에 이어 덤벨을 이용한 손목 폄근 운동wrist extensor curl이다. 다음으로 엎침pronator과 뒤침supinator 컬을 통한 아래팔의 회전근 근력강화이다. 뒤침근supinator은 손목 폄근과 함께 가쪽위관절융기에 부착되어 테니스 엘보 통증을 유발할 수 있으므로 반드시 해결해야 한다. 노측 번짐근radial deviator은 엄지손가락 쪽 손목을 들어올려 컬 동작으로 근육을 강화하며, 이 근육은 아래팔 외측을 따라 가쪽위관절융기에 부착된다.

3단계의 마지막 두가지 운동은 악력 트레이닝, 특히 아래팔 손상의 재활에 도움이 되는 파머스 캐리와 관련이 있다. 아래팔 트레이닝은 손목과 손가락 굽힘근을 단련하지만 외측 팔꿈치 통증에도 도움이 될 수 있으며, 벤트 오버 리버스 플라이는 악력과 관련있지만 손목 폄근이 등척정으로 작용하여 동작 중 손목 관절을 중립 위치에 유지한다.

테니스 엘보와 골퍼 엘보가 모두 있으면 어떻게 하나요?

테니스 엘보와 골퍼 엘보를 동시에 가지고 있다면 두 프로토콜은 아래팔의 반대쪽과 다른 근육군을 목표로 하기 때문에 서로 간섭하지 않으므로 두가지 프로토콜을 병행할 수 있다. 만약 중복되는 동작이 있다면 한번만 수행한다.

또한 단계적 접근 방식은 무조건적인 것이 아니다. 예를들어, 3단계에서 테니스나 골프를 다시 시작했는데 바로 급성 통증이 발생하면 1단계로 돌아가서 악화 요인을 생각하며 문제가 반복되지 않도록 조직의 근력 강화를 반복한다.

테니스 엘보(Tennis Elbow)

1단계

GOOD FOR:

- 가쪽 팔꿈치 통증의 완화
- 근육긴장 완화
- 2, 3단계 운동을 위한 워밍업

GUIDELINES:

- 매일 수행
- 도구: 작은 마사지 볼, 폼롤러
- 휴식 시 통증이 없고, 운동 시 통증이 경미할 때(3/10) 2단계를 추가한다.

연부조직 가동술 (Soft Tissue Mobilizations)

▶ 각 영역에 1~2분씩 진행

▶ 원하는 측(좌, 우)부터 수행

▶ 압통지점에서 멈추고 10~20초 수행

손목관절 폄근 가동술(Wrist Extensor Mobilization)

벤치나 테이블에 손바닥이 아래로 가도록 팔을 펴서 올린다. 작은 마사지 볼을 아래팔 폄근(몸쪽 아래팔)에 대고 그 부위의 위, 아래를 마사지한다. 손목을 구부리며 볼에 꾸준히 압력을 가하여 압통점에 동적인 움직임을 더 한다

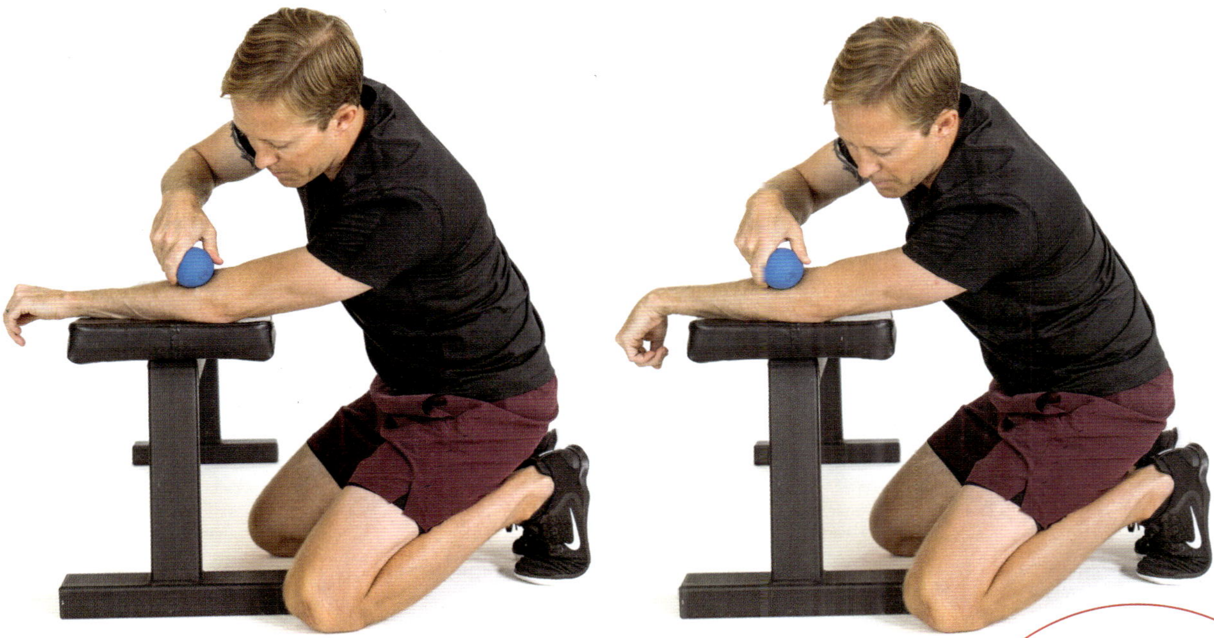

수기로 변형(Manual Variation)

수기는 동일한 테크닉을 공유하지만 공으로 압력을 가하는 대신 손가락으로 압력을 가한다.

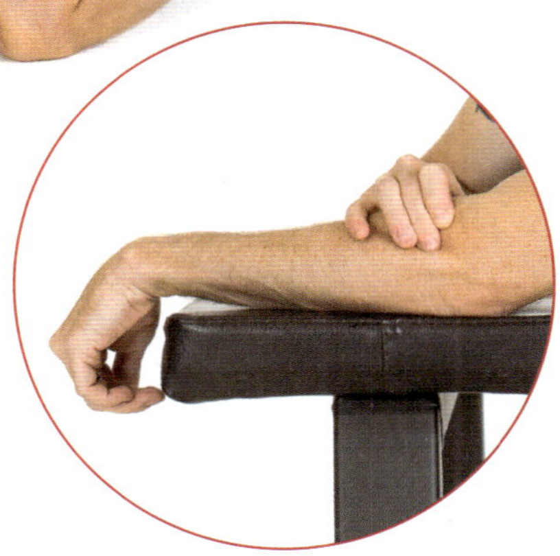

가슴근육 가동술(Pectoral Mobilization)

공을 문이나 선반과 앞쪽 가슴근육 사이에 놓는다.
팔을 등 뒤로 내린 후 머리위로 손을 뻗어 동적인
움직임을 진행한다

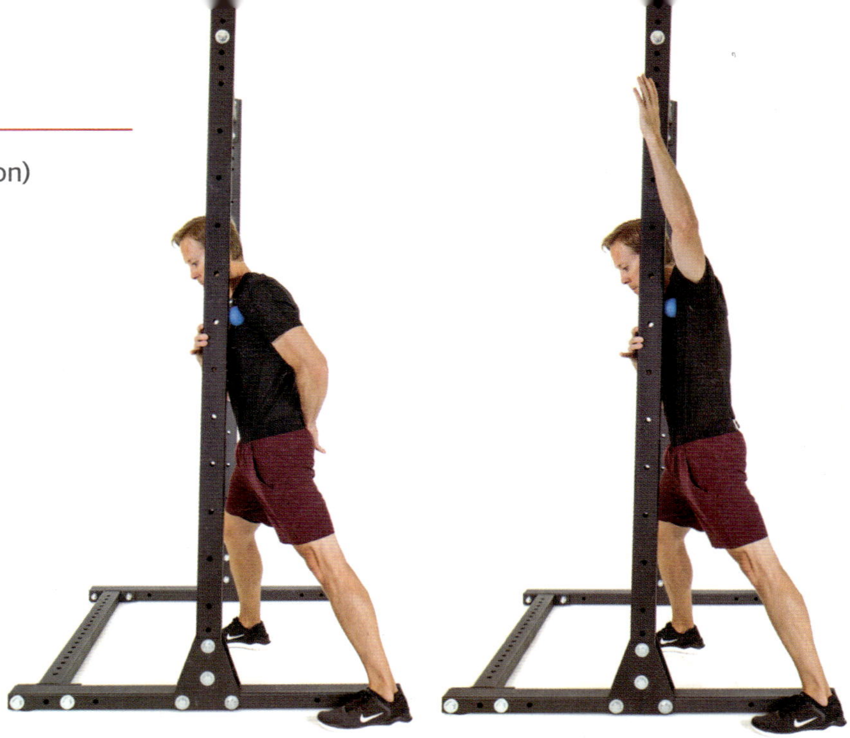

가동성 운동 (Mobility Exercises)

- ▶ 10~15회로 3세트 진행
- ▶ 가벼운 통증 정도까지 더 큰 범위로 움직인다.
- ▶ 끝 범위에서 2~3초간 정지한다.

노신경 슬라이더 가동성 (Radial Nerve Slider Mobility)

팔을 옆으로 뻗고, 손바닥이 뒤쪽을 향하게 한 상태에서 손목을 구부리고, 머리를 뻗은 팔 쪽으로 기울인다. 손목은 펴고, 머리를 반대방향으로 동시에 부드럽게 움직인다. 이 자세를 왔다 갔다 하면서 노신경을 움직인다.

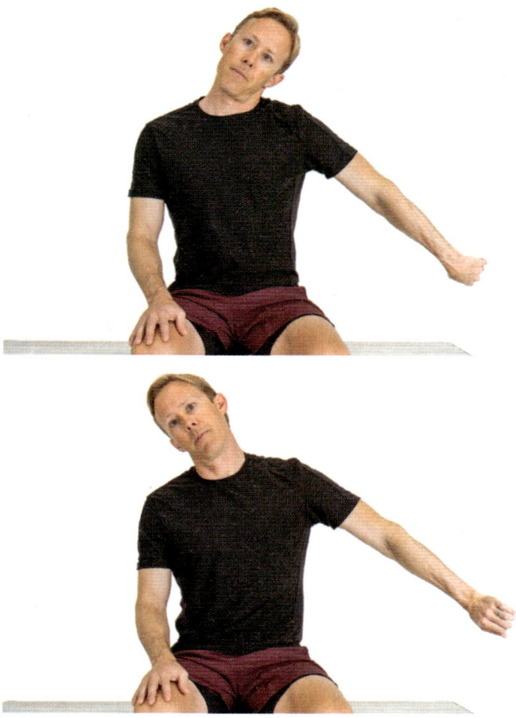

엔젤 운동(Angel)

머리와 꼬리뼈가 받쳐지도록 폼롤러 위에 척추를 올려 놓는다. 양팔을 옆구리에 붙이고, 손바닥이 위로 향하게 한 다음 통증없이 최대한 머리 위로 뻗는다.

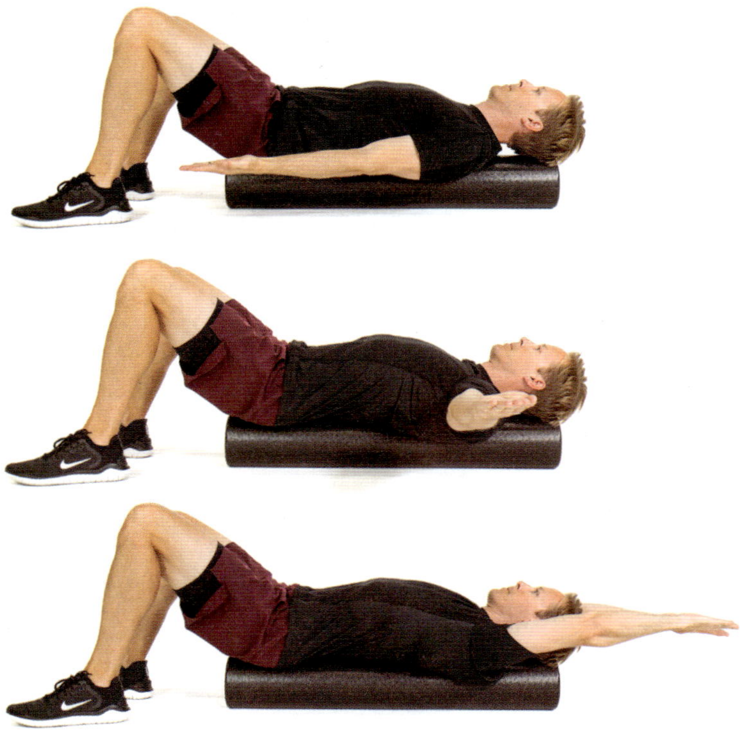

테니스 엘보(Tennis Elbow)

2단계

GOOD FOR:

- 가쪽 팔꿈치 통증의 완화
- 손목관절의 가동성 향상
- 조기 힘줄 강화
- 3단계 운동의 워밍업

GUIDELINES:

- 마일 수행
- 도구: 덤벨, 손가락 운동 밴드
- 가벼운 통증 수준 이하에서 운동할 수 있을 때 3단계를 진행한다(3/10).

가슴근육 스트레칭(Pectoral Stretch)

어깨를 90도 올려 팔을 문이나 선반에 위치한다. 가슴 부위가 늘어나는 느낌이 들 때까지 앞으로 움직인다. 팔을 약간 더 높이 움직여 가슴 근육의 위쪽까지 늘려준다. 30~60초간 유지하면서 3회 반복 수행한다.

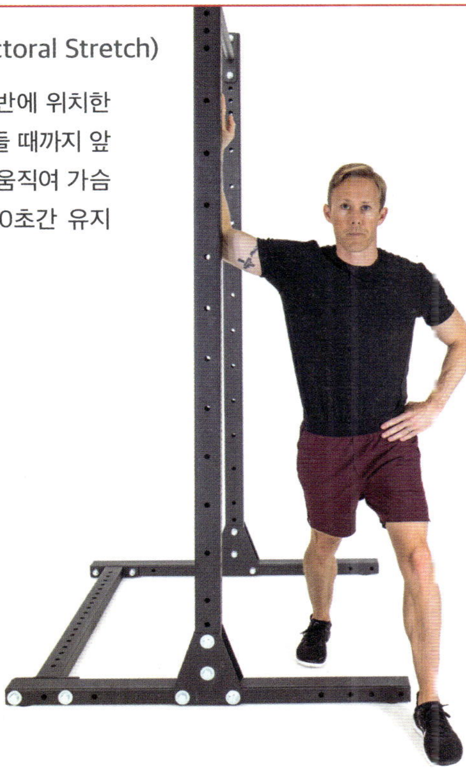

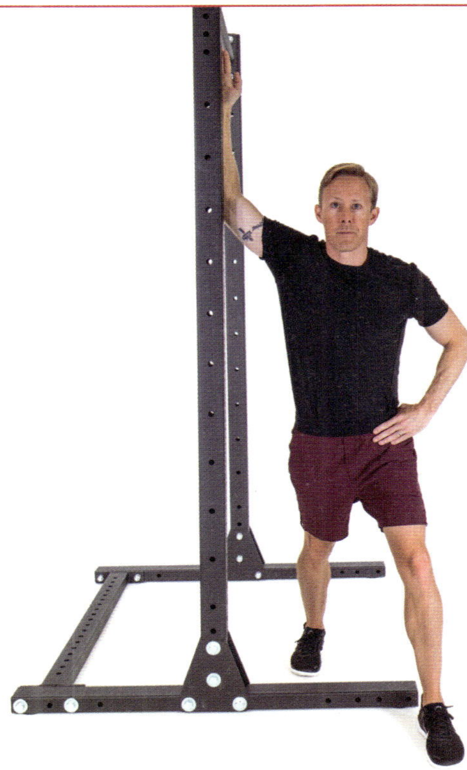

손목 폄근 스트레칭 (Wrist Extensor Stretch)

팔꿈치를 펴고 손바닥이 아래로 향하도록 몸 앞으로 팔을 올린다. 반대쪽 손으로 손등을 당겨 전완 위쪽을 스트레치 시킨다. 30~60초간 유지하며 3회 반복한다.

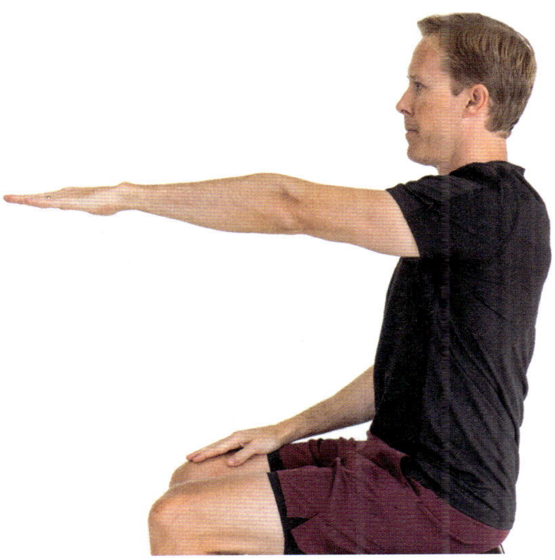

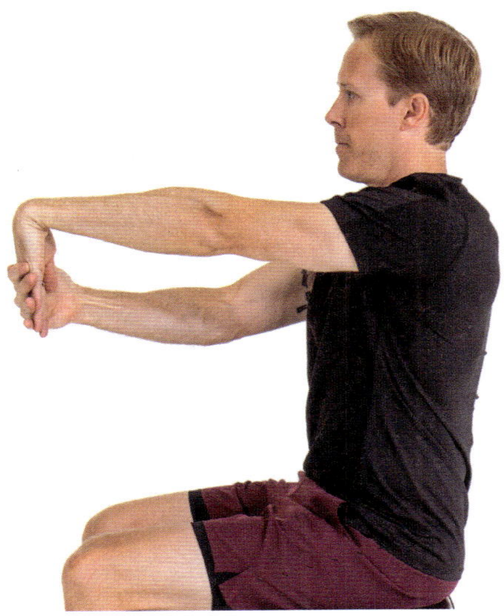

손목 폄근 등척성
(Wrist Extensor Isometrics)

손은 테이블 밖에 놓고 팔은 올려는다. 손목이 중립자세가 되도록 펴고 덤벨을 잡는다. 30~45초간 유지하면서 4~5회 반복한다.

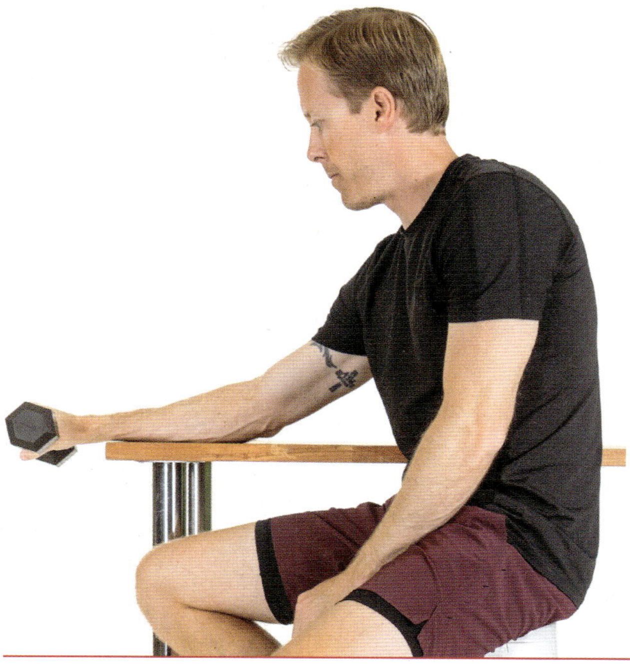

손가락 폄근 저항성
(Resisted Finger Extensor)

손가락 폄근 저항 운동기의 구멍에 손가락을 넣은 다음 손가락과 엄지를 벌렸다 오므리는 동작을 10~15회 3세트 반복한다.

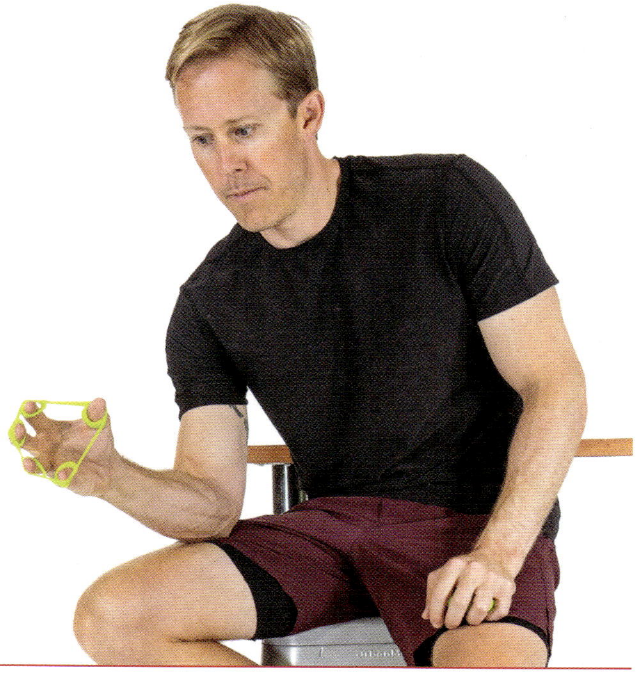

손목 굽힘근과 폄근의 가동성(Wrist Flexion And Extension Mobility)

팔을 테이블에 지지한 상태에서 손목의 굽힘과 폄 시 2~3초간 멈추고, 10~15회씩 3세트 반복한다.

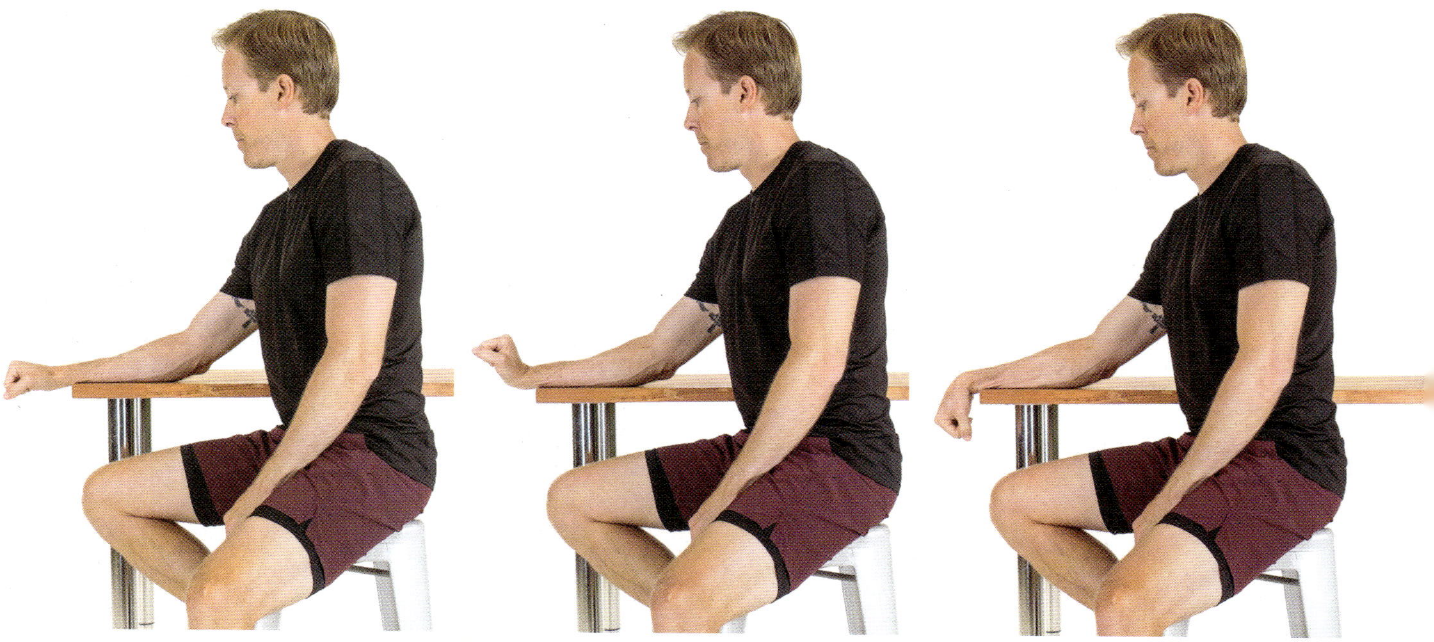

테니스 엘보(Tennis Elbow)

3단계

GOOD FOR:

- 손목 폄근 힘줄과 전완근육의 강화
- 테니스로 발생하는 통증 예방

GUIDELINES:

- 3~4회/주 진행
- 특별한 경우가 아니라면 10~15회 3세트 반복
- 피로가 느껴질때까지 진행
- 도구: 덤벨

손목 폄근 컬(Wrist Extensor Curl)

테이블에 전완을 지지하고 손바닥만 테이블 밖에 아래로 한다. 덤벨을 들고 손목을 천천히 굽힘했다가 폄한다(들어올린다). 다음 동작으로 넘어가기 전 최대 폄 자세에서 잠시 멈춘다.

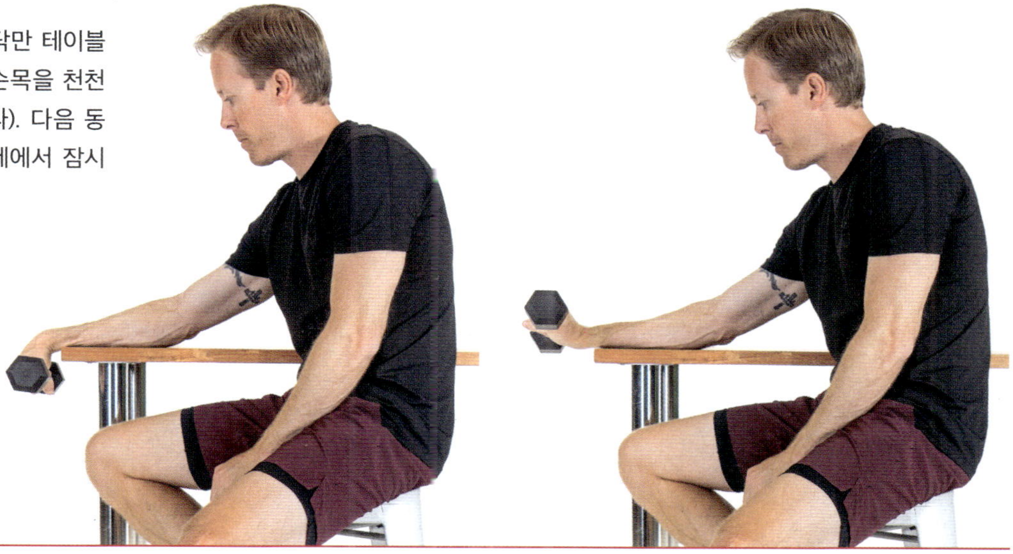

엎침, 뒤침 컬(Supinator And Pronator Curl)

팔을 지지한 상태에서 덤벨의 한쪽 끝을 잡고 뒤침와 엎침를 반복하여 회전한다. 팔꿈치를 테이블에 대고 손목과 전완의 움직임을 분리한 다음 손바닥이 하늘에서 바닥 방향으로 천천히 회전하는데 집중한다.

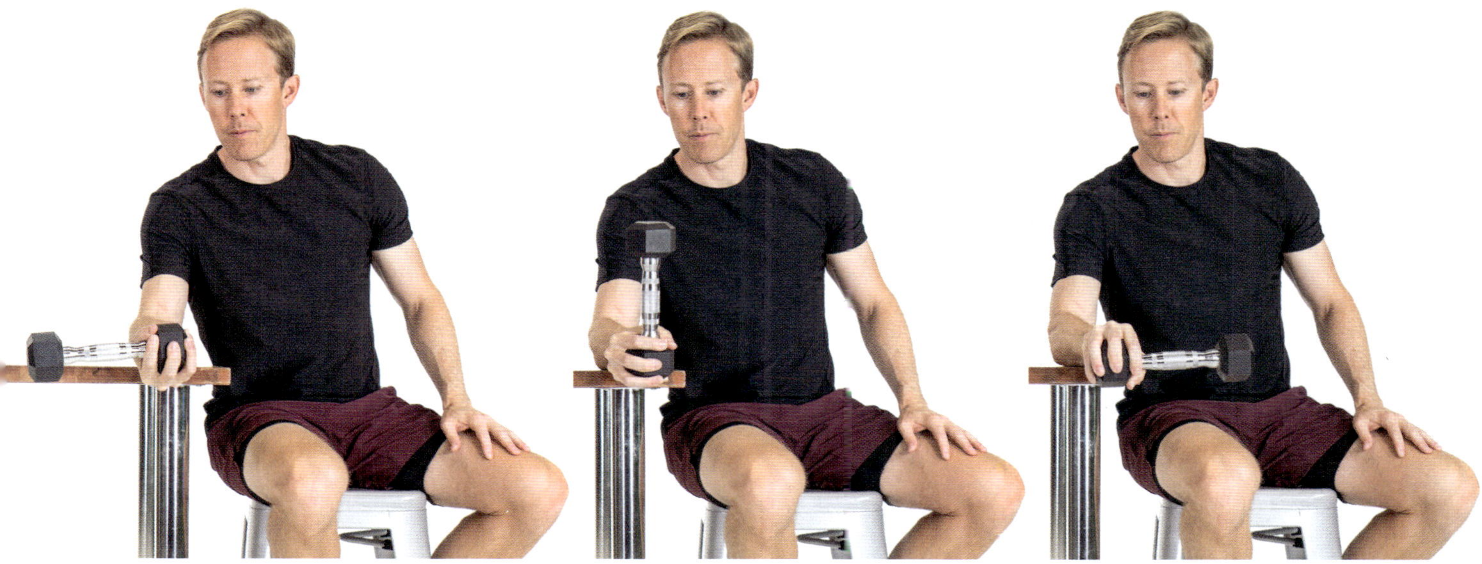

노측 치우침 컬
(Radial Deviator Curl)

아래팔과 팔꿈치 뒤쪽이 테이블에 닿은 상태에서 손목 안쪽이 위를 향하도록 유지하면서, 덤벨의 윗부분이 바닥을 향해 내리고 몸쪽으로 들어 올린다.(손목만 구부린다)

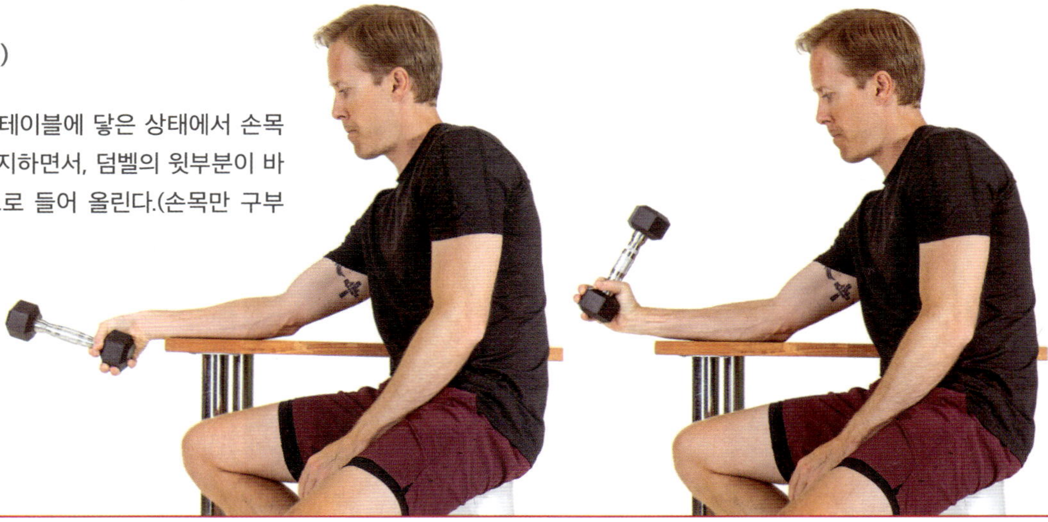

파머스캐리(Farmer's carry)

무거운 덤벨을 옆으로 들고 15~20m를 걷거나 돌아서서 출발점으로 다시 돌아온다. 이 동작을 양 팔에 3번 반복한다

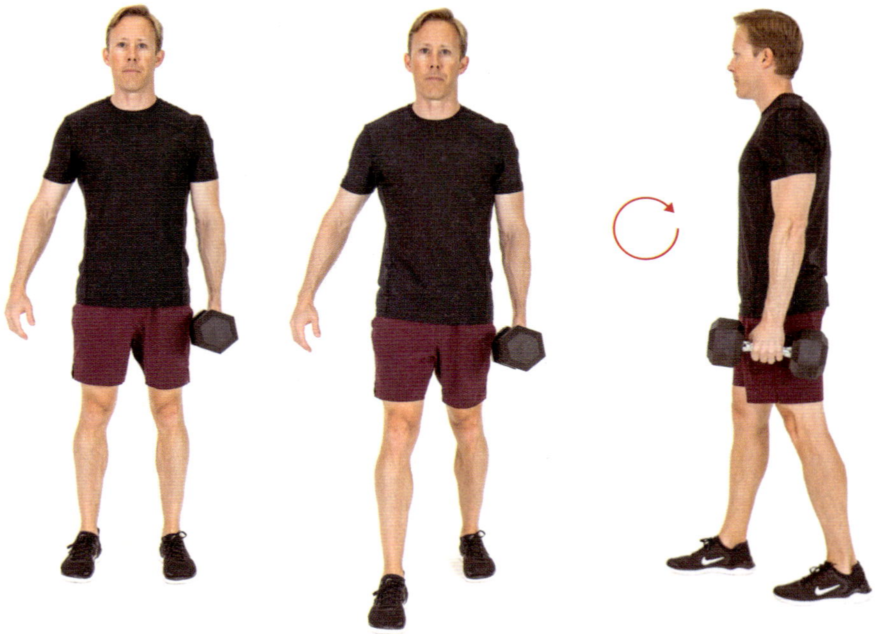

벤트 오버 레터럴 레이즈
(Bent-Over Lateral Raise)

덤벨을 양 옆에 들고 힘과 무릎을 구부리고, 정강이가 수직으로 유지된 상태에서 허리를 펴고 몸통이 약 45도 각도로 굽힌다. 팔꿈치를 약간 구부린 상태에서 팔을 어깨 높이까지 손바닥을 위로하여 올린다.

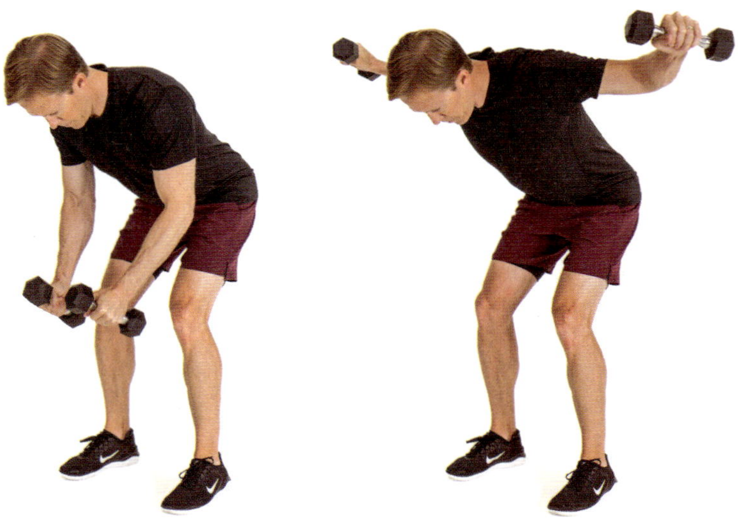

골퍼 엘보(Golfer's Elbow)

다음 프로그램에 따라 치료하시오:

- 팔꿈치 안쪽 또는 내측면의 통증

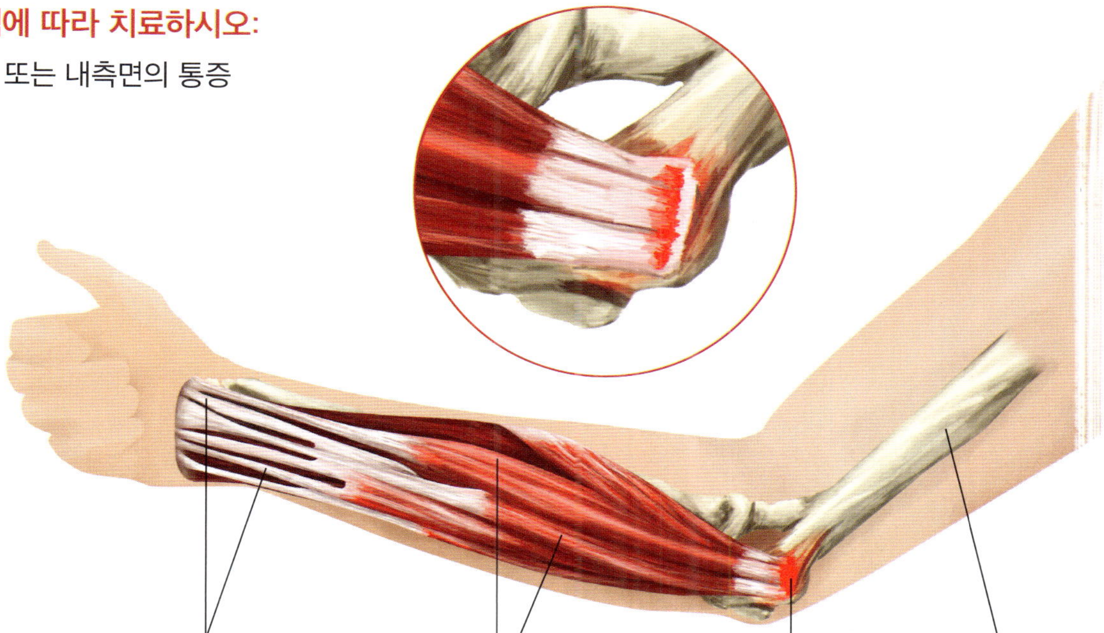

설명: 안쪽위관절융기염Medial epicondylalgia 또는 골퍼 엘보는 팔꿈치 안쪽 또는 내측 부착부 부위에 손목과 손가락 굽힘근의 자극으로 발생하는 질환이다. 통증은 일반적으로 등산, 골프 또는 라켓스포츠, 목공 등 굽힘근을 반복적으로 강하게 사용해야 하는 활동과 관련이 있다.[5]

이 질환은 테니스 엘보와 비슷하지만 전완의 반대쪽에서 발생하며, 폄근보다는 손목과 손가락 굽힘근이 영향을 미친다. 따라서 손을 벌리는 동작보다 쥐는 동작에 영향이 있다. 골퍼 엘보는 테니스 엘보와 비교해 케이스가 적으며, 이는 아래팔과 손가락 굽힘근이 폄근보다 두배 강하기 때문에 과사용으로 인한 문제가 적다.

골프를 치지 않더라도 골퍼 엘보를 경험할 수 있다. 굽힘 운동에는 두 가지 이상의 신장성 파트가 있기 때문에 테니스를 치다가도 골퍼 엘보가 생길 수 있지만, 보통 팔을 올려 오버헤드로 손목의 폄에서 굽힘으로 전환되는 서브 동작에서 공을 치기 전 동작이 느려진다. 골프에서는 백스윙에서 팔이 돌아나와 앞으로 갈 준비를 하면서 방향을 바꾸기 위해 클럽을 천천히 움직여야 하기 때문에 손목 굽힘근의 힘줄과 팔꿈치 안쪽에 스트레스가 가해지는 경우 발생한다. 오버헤드 던지기 선수들도 이 증상을 경험할 수 있다. 팔을 가속하고 감속하는 동시에 물체를 잡기 때문에 조직의 스트레스가 증가하기 때문이다.

징후와 증상: 특정 작업을 할 때 팔꿈치 안쪽의 둔하고 쑤시는 날카로운 통증이 있다. 또한 악력이 감소하는 것을 느낄 수도 있다. 이 상태에서는 촉진을 통해 통증을 재현할 수 있다. 팔꿈치 안쪽의 뼈(안쪽위관절융기) 옆을 만지면 통증이 유발된다. 손목을 굽힐 때 저항을 가하면 아플수 있다.

악화 요인: 손목을 굽혔다 폈다 하거나 악력 관련 작업을 수행하는 등 손목과 손가락 굽힘근을 사용하는 활동

예후: 골퍼 엘보는 보통 악화시키는 활동을 쉬거나 일시적으로 없애고 재활운동의 단계적 접근법을 진행하면 2~12주 이내에 해결된다.

치료전략: 대부분 골퍼 엘보는 손목과 손가락 굽힘 근력을 점진적으로 향상시키는데 중점을 둔 보존적 치료로 개선된다. 테니스 엘보와 마찬가지로 근위 전완부를 조여주는 팔꿈치 보조기는 통증을 줄일 수 있지만 장기간 사용하면 근육과 힘줄이 약해지고, 다른 문제가 발생할 수 있으므로 일시적으로 사용해야 한다. 드물게 6~12개월 후에도 증상이 개선되지 않는 경우 조직의 수술적 재건도 옵션이 될 수 있다. 이러한 유형의 수술은 드물게 시행되며, 최후의 수단으로 사용해야 한다.

1

1단계에서는 아래팔의 앞쪽부위(해부학적)에 위치한 손목과 손가락 굽힘근의 단련에 중점을 둔다. 이 근육을 움직이면 팔꿈치 안쪽의 긴장과 통증을 줄이는데 도움이 될 수 있다. 그 다음에는 손목 굽힘근, 근막과 연결되어 움직임을 보조하는 팔꿈치 굽힘근을 움직인다. 이 단계에서는 가슴근육과 정중신경median nerves, 자신경ulnar nerves도 동원되는데, 이러한 기술은 신경의 건강과 가동을 개선하고, 통증을 줄이는데 도움이 될 수 있다.

2

2단계에서는 처음 가슴근육과 손목 및 손가락 굽힘근을 스트레칭해 가동성을 지속적으로 개선하고, 통증을 줄인다. 그런 다음 등척성 수축(손목 굽힘근 등척성 및 악력 강화도구)과 능동적인 가동성 운동(손목 굽힘 및 폄)에 영향을 받은 힘줄에 부하를 준다. 이 두가지 운동은 비교적 부하가 적은 방식으로 힘줄을 단련하므로 통증이 발생하지 않는다.

3

3단계에서는 특히 손목 및 손가락 굽힘근 및 원엎침근pronator teres과 같이 안쪽위관절융기에 부착되는 전완의 근력 강화에 중점을 둔다. 왜냐하면 저항성 트레이닝은 힘줄 손상 재활에 굉장히 이로운 근거가 있기 때문이다.[6,7] 3단계의 마지막 세가지 운동은 악력 훈련과 관련이 있다. 특히 아래팔과 팔꿈치 손상을 재활하는데 도움이 되는 파머스 캐리와 관련이 있다. 벤트오버로우와 바이셉트 컬은 팔꿈치 굽힘근과 손목, 손가락 굽힘근의 협력근으로 작용하는 기타 견인 근육을 함께 작동시킨다. 따라서 운동 사슬의 이러한 구성 요소를 강화하는 것은 재활 과정에서 매우 중요하다.

Note : 골퍼 엘보와 테니스 엘보 모두 의심되는 경우 236 페이지를 참고하세요.

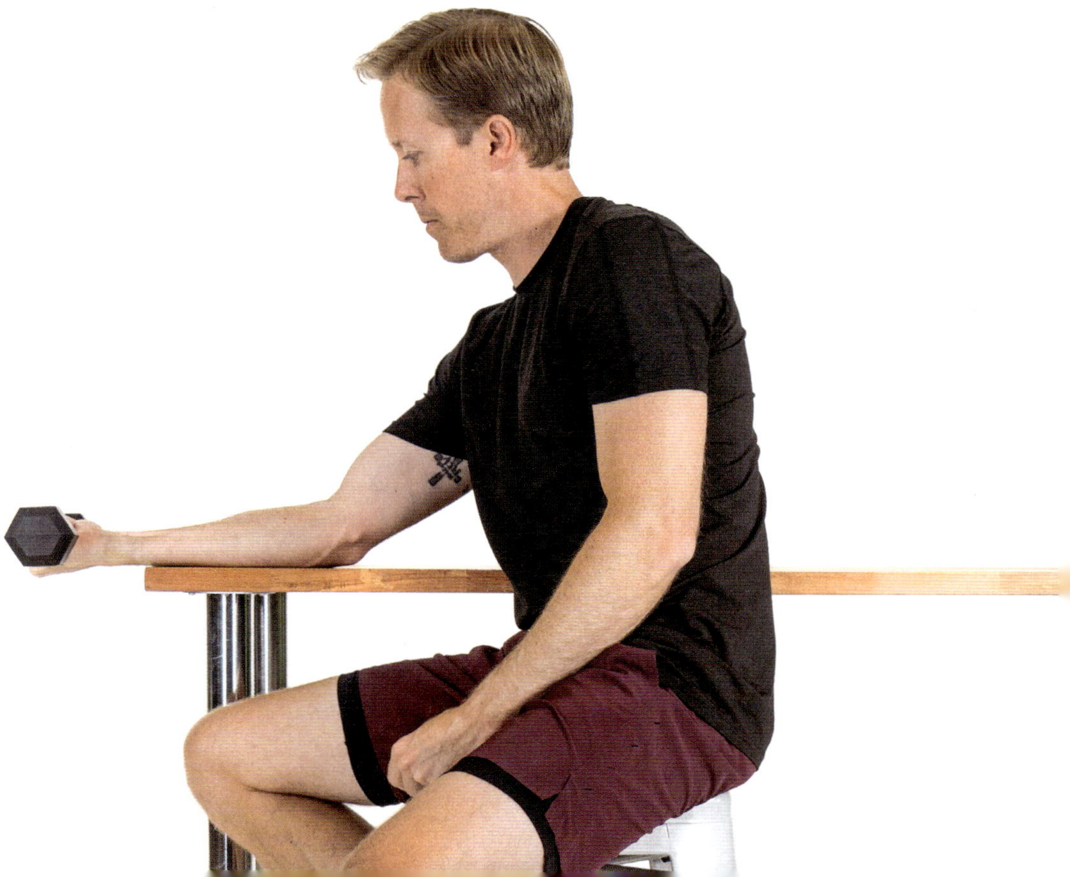

골퍼 엘보(Golfer's Elbow)

1단계

GOOD FOR:

- 팔꿈치 내측 통증 완화
- 근육 긴장 완화
- 2단계, 3단계 운동을 위한 워밍업

GU DELINES:

- 매일 진행
- 도구: 작은 마사지 볼, 폼롤러
- 휴식 시 통증이 없고, 운동 시 경미한 통증(3/10)을 넘지 않을 때 2단계를 진행

연부조직 가동술 (Soft Tissue Mobilizations)

- ▶ 각 영역에 1~2분씩 소요
- ▶ 양쪽 중 임의(순서)로 진행
- ▶ 10~20초간 압통 부위에서 정지

손목 굽힘근 가동술(Wrist Flexor Mobilization)

벤치나 테이블에 팔을 똑바로 펴고, 손바닥이 위로 향하게 한 다음 작은 마사지볼을 전완 굽힘근(아래팔과 팔꿈치 연결부)에 대고 그 주변을 마사지한다.
볼로 꾸준히 압력을 가하면서 손목을 펌하며 움직임을 더한다.

수기로 변형(Manual Variation)

수기로 변형은 동일한 테크닉을 공유하지만 공으로 압력을 가하는 대신 엄지와 손바닥을 사용한다.

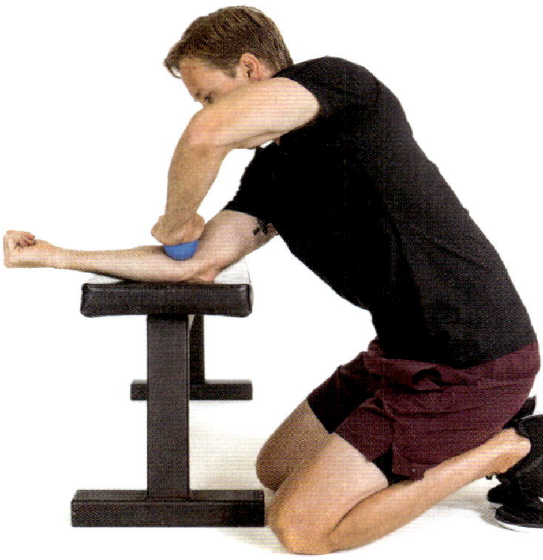

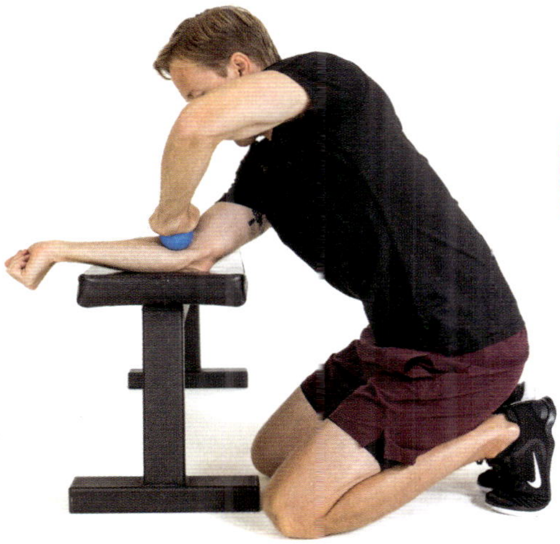

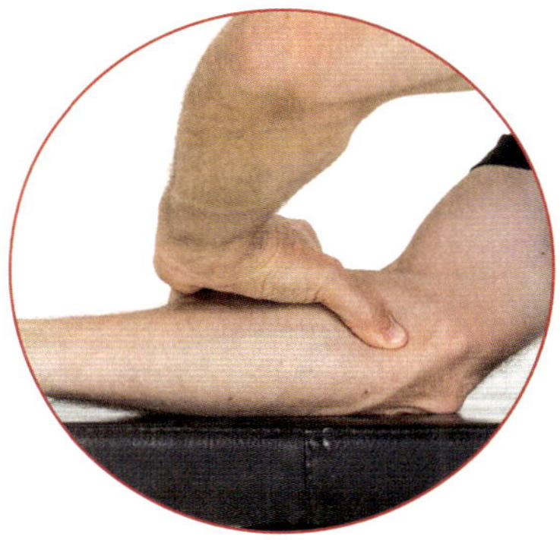

팔꿈치 굽힘근 가동술 (Elbow Flexor Mobilization)

벤치나 테이블에 손바닥이 위를 향하도록 팔을 똑바로 편다. 공을 팔꿈치 굽힘근육(위팔두갈래근 아래쪽)에 대고 그 부위를 마사지 한다. 팔을 구부리며 움직임을 통해 근육 가동성에 능동적 움직임을 더한다.

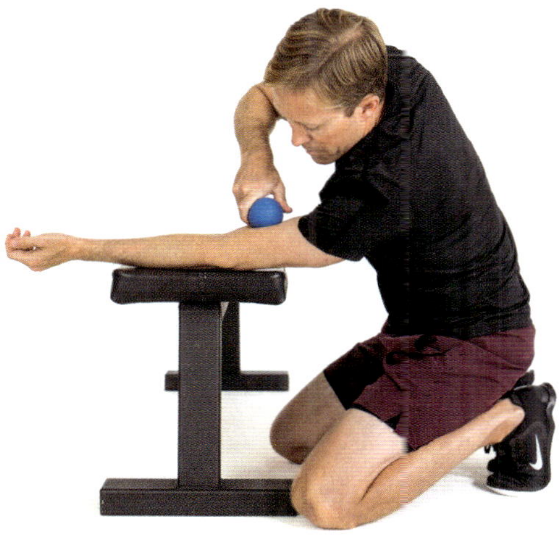

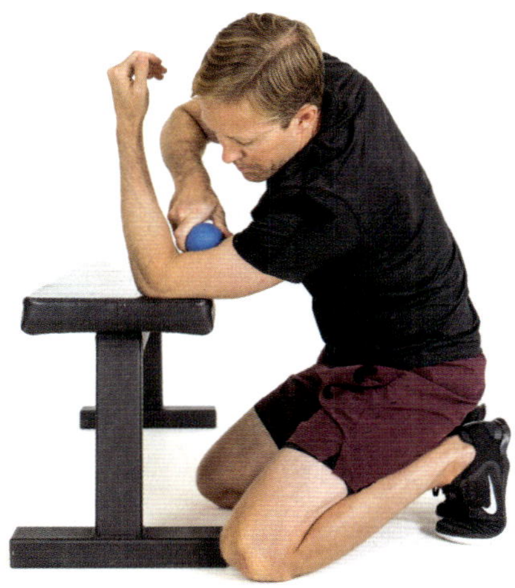

가슴근육 가동술(Pectoral Mobilization)

공을 문이나 선반에 두고 가슴근육 사이에 위치한다.
팔을 등 뒤로 내리고, 머리위로 손을 뻗어 움직임을 더해 능동적 움직임을 더한다.

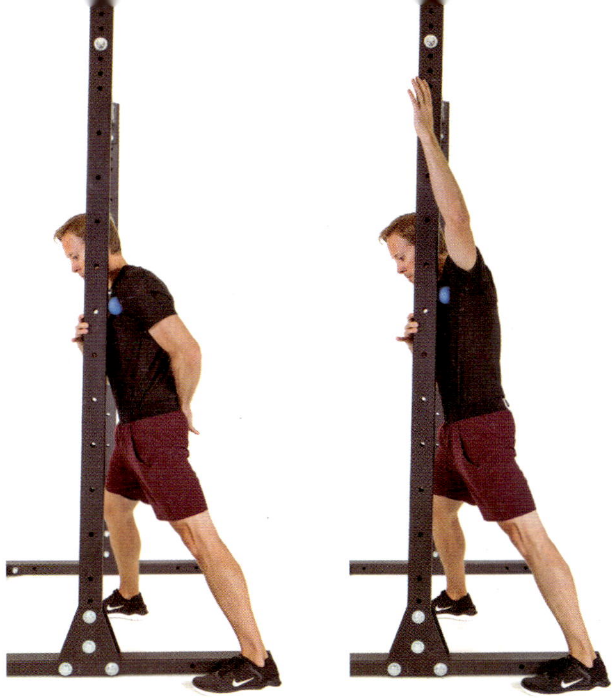

가동성 운동 (Mobility Exercises)

- ▶ 10~15회 3세트 진행
- ▶ 가벼운 통증 정도까지 더 큰 범위로 움직인다.
- ▶ 끝 범위에서 2~3초간 정지한다.

정중신경 슬라이더 가동성(Median Nerve Slider Mobility)

어깨가 90도가 되도록 팔을 벌림하고, 팔꿈치와 손목을 굽힌 상태에서 머리를 들어 올린 팔에서 멀어지게 한다. 팔꿈치를 곧게 펴고 손목을 뻗은 다음 머리를 팔 쪽으로 부드럽게 움직인다. 이 자세를 반복하면서 정중신경을 가동한다.

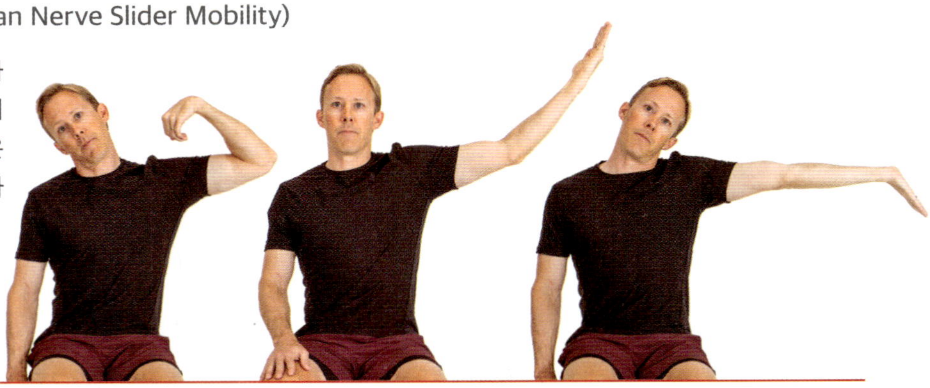

자신경 슬라이더 가동성 (Slider ulnar Nerve Slider Mobility)

어깨와 팔꿈치가 약 90도 각도가 되도록 팔을 벌림하고, 손바닥이 위로 향하도록 손목을 편 상태에서 고개를 들어 올린 팔 쪽으로 향하게 한다. 손목을 부드럽게 구부려 손바닥이 바닥을 향하도록 하고, 머리를 팔에서 멀어지도록 기울인다. 이 자세를 반복하면서 자신경을 가동한다.

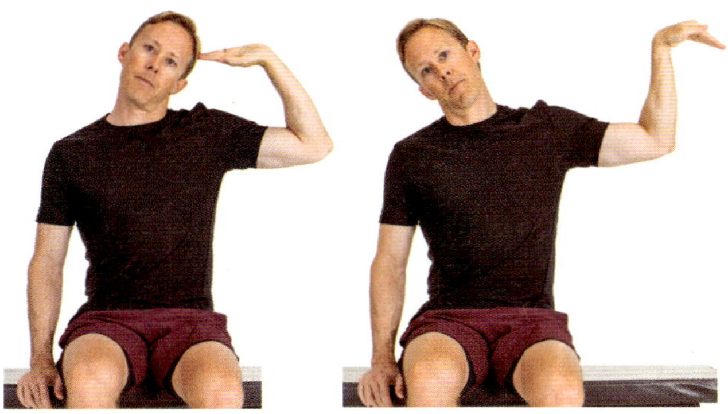

엔젤 운동(Angel)

머리와 꼬리뼈가 지지되도록 폼롤러 위에 척추를 올려 놓는다. 양 팔을 옆구리에 대고 손바닥을 위호 올린 상태에서 시작하여 통증 없이 최대한 머리 위로 뻗는다.

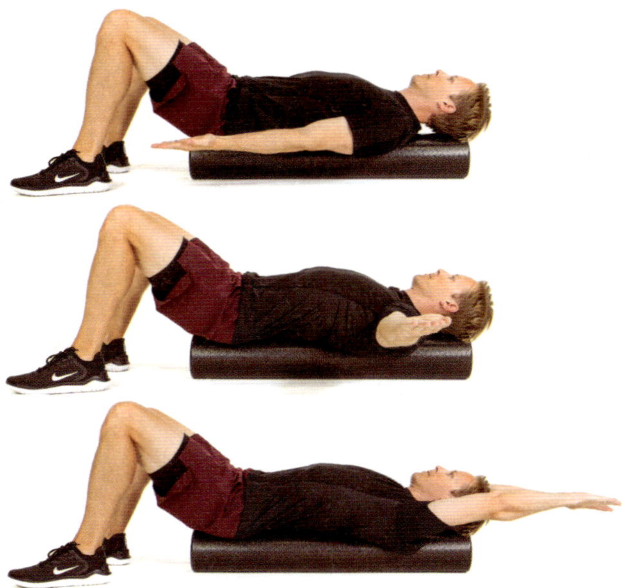

골퍼 엘보(Golfer's Elbow)

2단계

GOOD FOR:

- 팔꿈치 내측 통증 완화
- 조기 힘줄 강화
- 3단계 운동을 위한 워밍업

GU DELINES:

- 매일 진행
- 도구: 덤벨, 악력강화 도구(Grip Strengthener)
- 가벼운 통증없이 운동할 수 있을 때 3단계 진행(3/10)

가슴근육 스트레칭(Pectoral Stretch)

팔을 문이나 선반에 대고 어깨를 90도 들어올린다. 가슴부위 늘어나는 느낌이 들 때까지 앞으로 전진한다. 팔을 약간 더 높이 움직여 위쪽 흉부 섬유를 늘린다. 30~60초간 유지하면서 3회 반복한다.

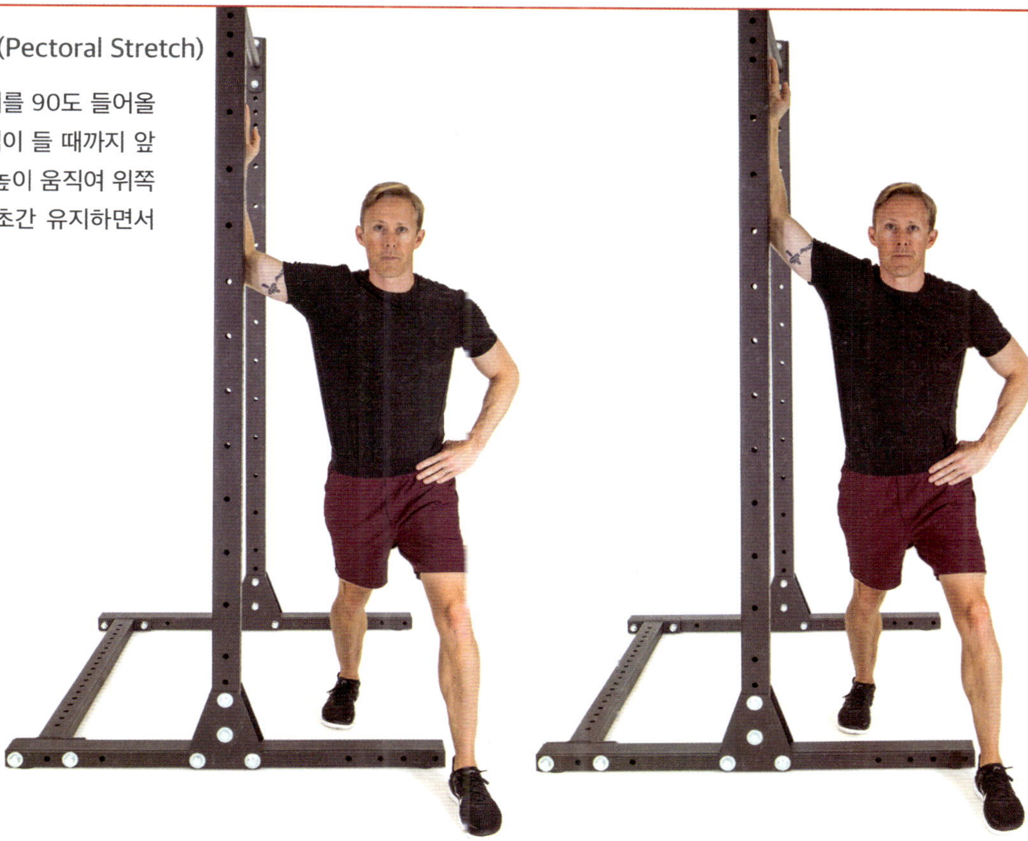

손목 굽힘근 스트레칭(Wrist Flexor Stretch)

손바닥이 위를 향하도록 팔을 몸 앞으로 곧게 뻗는다. 반대쪽 손으로 손바닥을 까지 낀 다음 전완이 늘어나는 느낌이 들때까지 아래로 당긴다. 30~60초간 유지하면서 3회 반복한다.

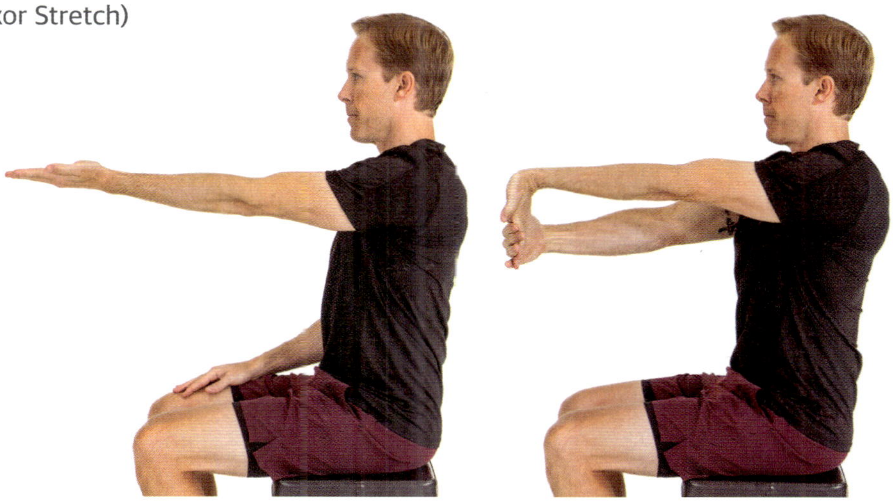

손목 굽힘근 등척성(Wrist Flexor Isometrics)

손만 가장자리에 걸치고 손바닥이 위를 향하도록 테이블 위에 팔을 지지한다. 손목이 중립위치가 되도록 덤벨을 똑바로 잡는다. 30~45초간 유지하면서 4~5회 반복한다.

악력 강화도구(Grip Strengthener)

악력강화도구(저항성 핸드 그리퍼, 손가락 운동기 또는 그립 링)를 사용해 아래팔과 손의 힘을 향상시킨다. 손이 닿은 상태에서 저항력을 제공하는 도구이면 무엇이든 사용할 수 있다. 10~15회씩 3세트 반복한다.

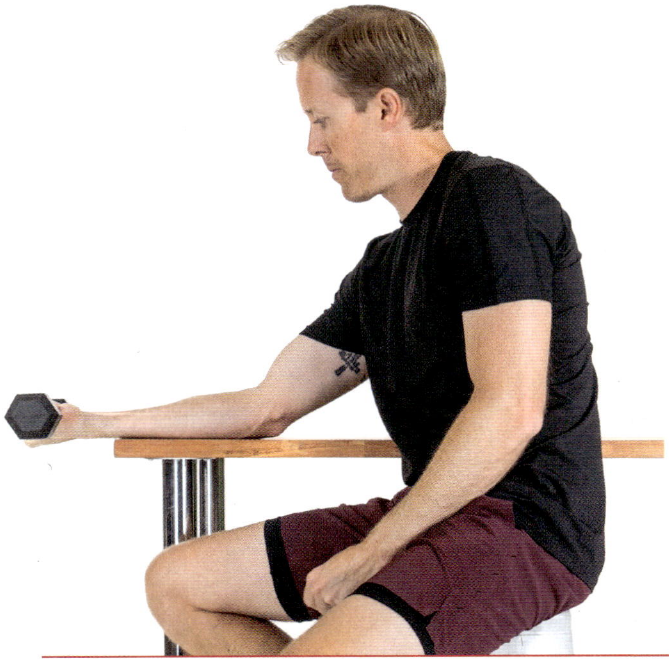

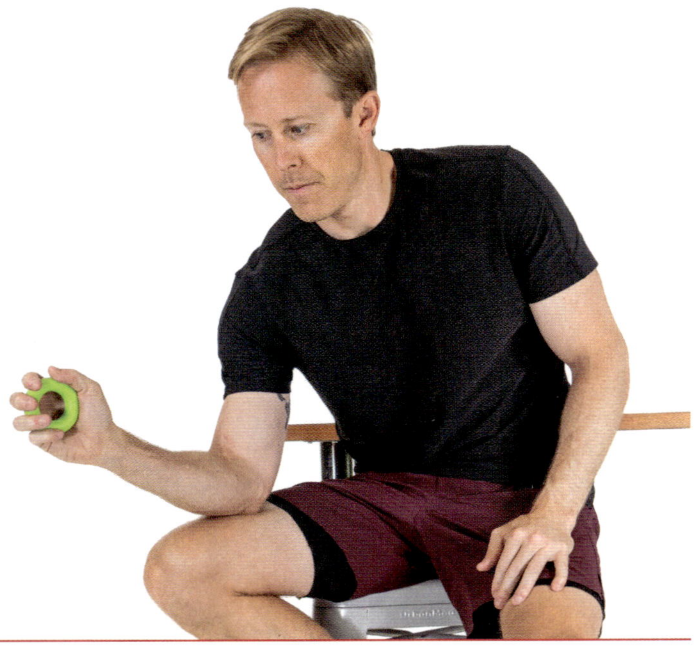

손목 굽힘 및 폄 가동술(Wrist Flexion And Extension Mobility)

팔을 지지한 상태에서 손목을 최대한 구부렸다가 펴고, 각각의 동작에서 2~3초간 멈춘다.

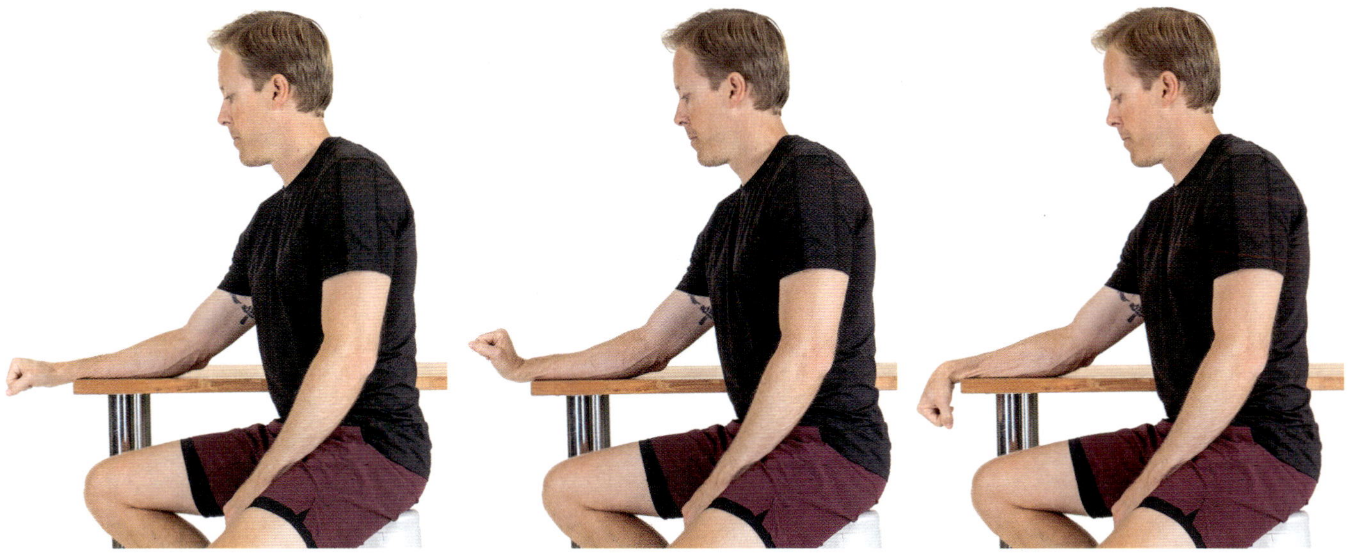

골퍼 엘보(Golfer's Elbow)

3단계

GOOD FOR:

- 굽힘근 힘줄과 아래팔 근육의 강화
- 골퍼 엘보 관련 통증 예방

GU DELINES:

- 주 3~4일 진행
- 특별한 경우를 제외하고 10~15회씩 3세트 진행
- 피로를 느낄 때까지 세트 진행
- 도구: 덤벨, 벤치

손목 굽힘근 컬(Wrist Flexor Curl)

손만 테이블 바깥으로 내밀고, 손바닥이 위를 향하도록 올려놓는다. 덤벨을 들고 손목을 천천히 뻗은 다음 몸쪽으로 굽힌다(몸쪽으로 말아올린다). 다름 동작으로 넘어가기 전 최대 굽힘 동작에서 잠시 멈춘다.

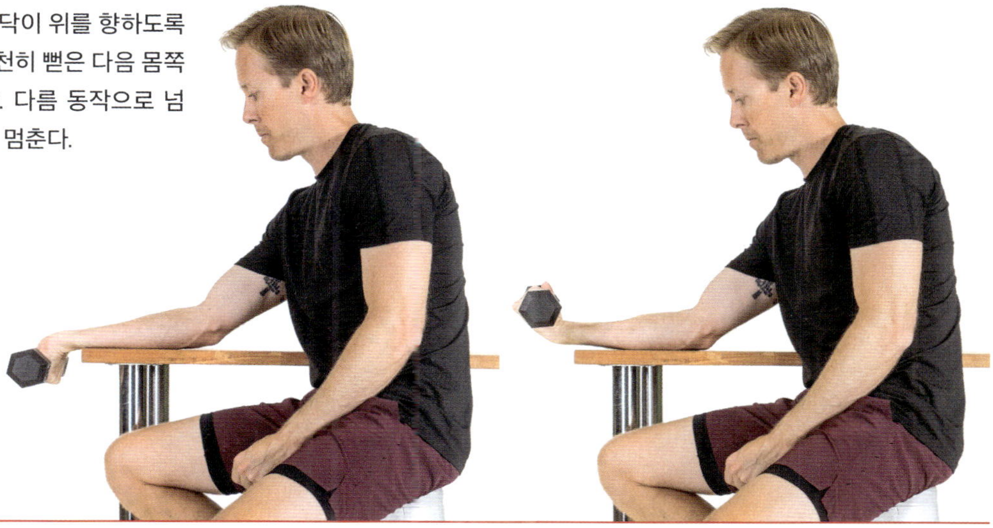

엎침근 및 뒤침근 컬(Supinator And Pronator Curl)

팔을 지지한 상태에서 덤벨의 한쪽 끝은 잡고 엎침 및 뒤침 방향으로 회전한다. 팔꿈치를 테이블에 대고 손목과 전완을 움직임을 제한한 다음 손바닥을 올린 자세에서 손바닥을 아래로 내리는 자세로 천천히 회전하는데 집중한다.

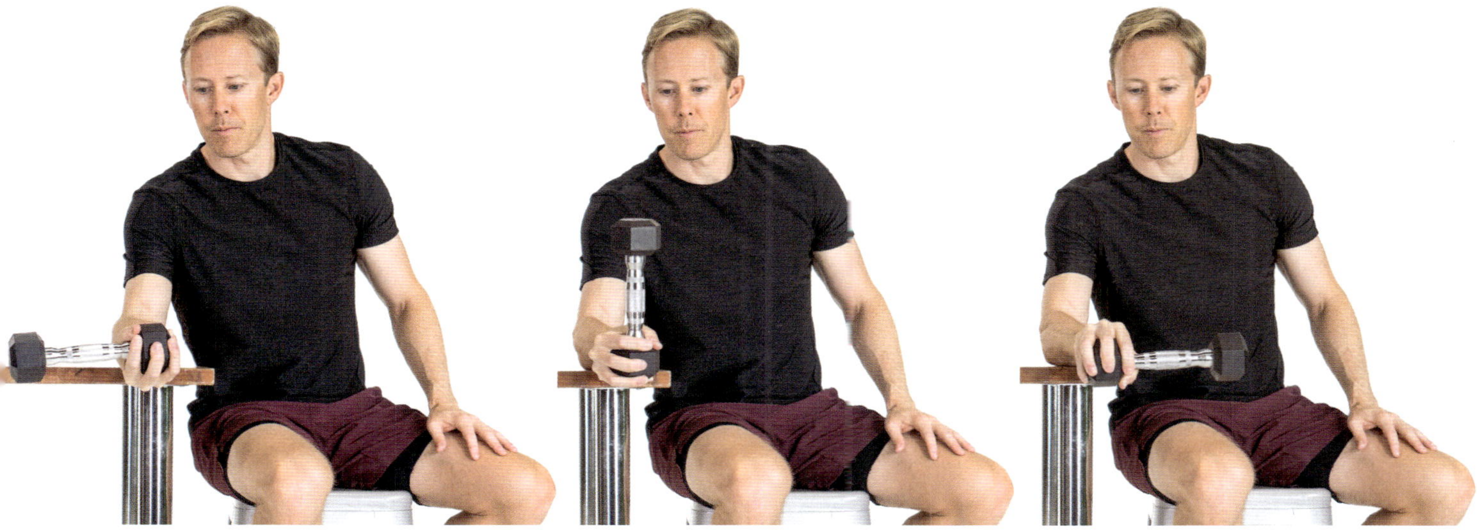

덤벨 로우(Dumbbell Row)

척추가 중립이 되도록 벤치에 한쪽 손과 무릎을 올려놓는다. 반대쪽 팔을 벤치 옆으로 늘어뜨린 다음 팔꿈치를 굽혀 덤벨을 가슴 쪽으로 똑바로 당긴다.

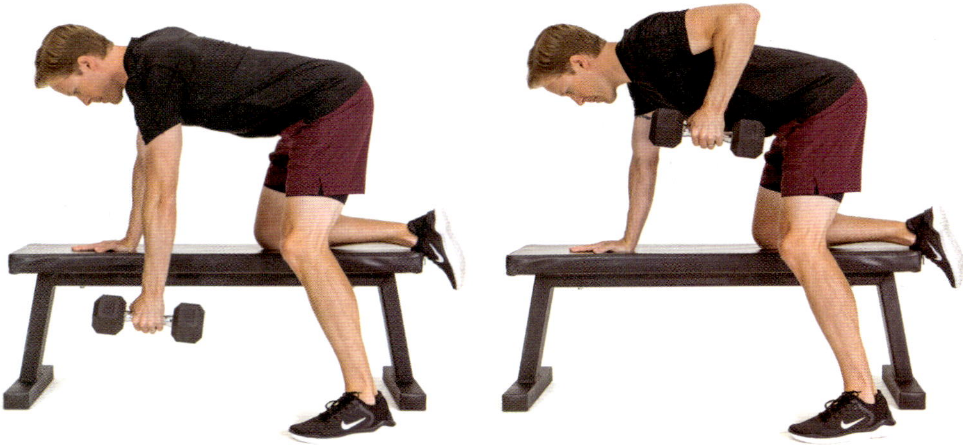

싱글 암 수피네이티드 컬(Single-Arm Supinated Curl)

팔을 옆구리에 대고 손바닥이 안쪽을 향하도록 덤벨을 잡는다. 팔꿈치를 옆구리에 가깝게 유지하면서 덤벨을 어깨 쪽으로 들어올린다. 팔을 굽히면서 손바닥을 위로 향하게 하여 몸 쪽으로 회전한다(엎침, 뒤침)

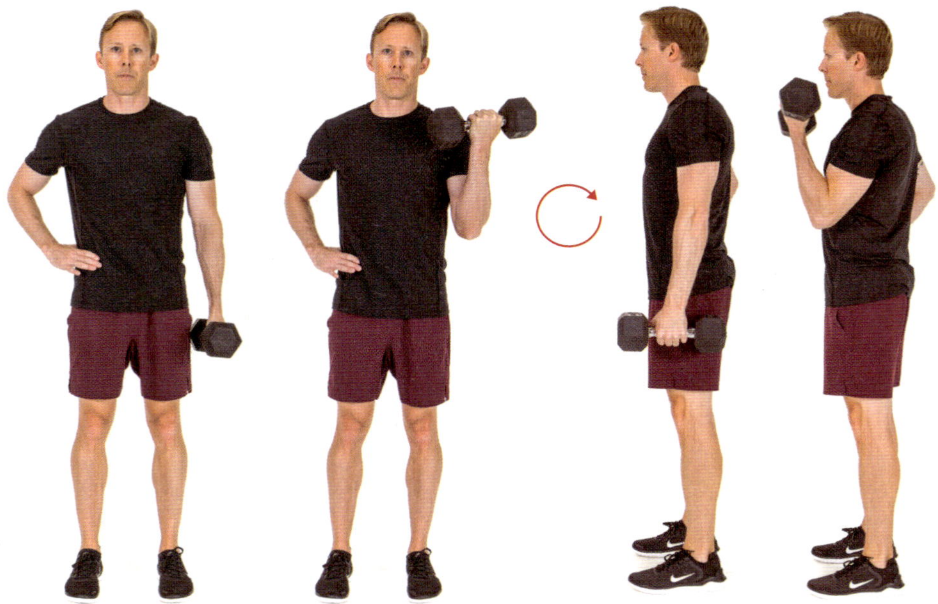

파머스 캐리(Farmer's Carry)

무거운 덤벨을 옆에 들고 15~20미터(또는 20~30보)를 걸을 다음 돌아서 출발점으로 돌아온다. 양쪽 팔에 이 동작을 3번씩 반복한다.

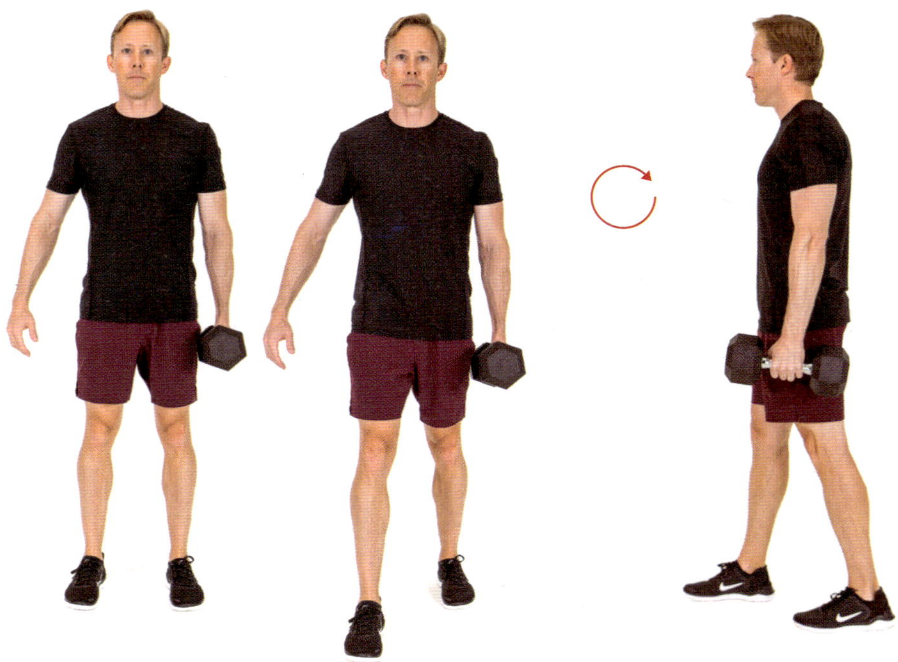

위팔세갈래근 힘줄병증
(Triceps Tendinopathy)

다음 프로그램에 따라 치료하시오:

- 팔꿈치 뒤쪽 통증

설명: 위팔세갈래근triceps brachii은 팔꿈치를 펴는 상완의 뒤쪽에 있는 큰 근육이다. 위팔세갈래근 힘줄은 팔꿈치 정지점 근처의 트레이닝 볼륨이 힘줄의 부하보다 과할 때 (과사용 또는 반복적인 스트레스 손상) 자극이 발생할 수 있다.[8]

예를들어 버피burpees가 많이 포함된 운동을 진행한다고 가정했다. 한동안 진행하지 않았거나, 운동을 처음 시작했거나. 매일 버피를 했는데 이미 통증이 있거나, 이전에 시도했던 것보다 더 많은 양을 했을 수도 있다. 새로운 스트레스 요인이든 운동량이 많든 상관없이 위팔세갈래근에 가해지는 스트레스는 힘줄을 자극하여 팔꿈치 뒤쪽 통증을 유발한다. 버피는 특히 문제가 될 수 있는데 신장성 부하 단계에서 위팔세갈래근이 브레이크 역할을 하여 바닥으로 떨어지고 푸쉬업으로 내려갈 때 몸이 천천히 내려가도록 늦추는 역할을 하기 때문이다.

팔꿈치에 힘이나 부하를 주는 모든 동작은 위팔세갈래근 힘줄의 파열을 일으킬 수 있다. 이러한 과사용 손상은 팔굽혀펴기, 무거운 벤치프레스, 딥 또는 밀리터리 프레스나 물구나무 서기와 같이 오버헤드 동작을 너무 많이 할 때 발생할 수 있다.

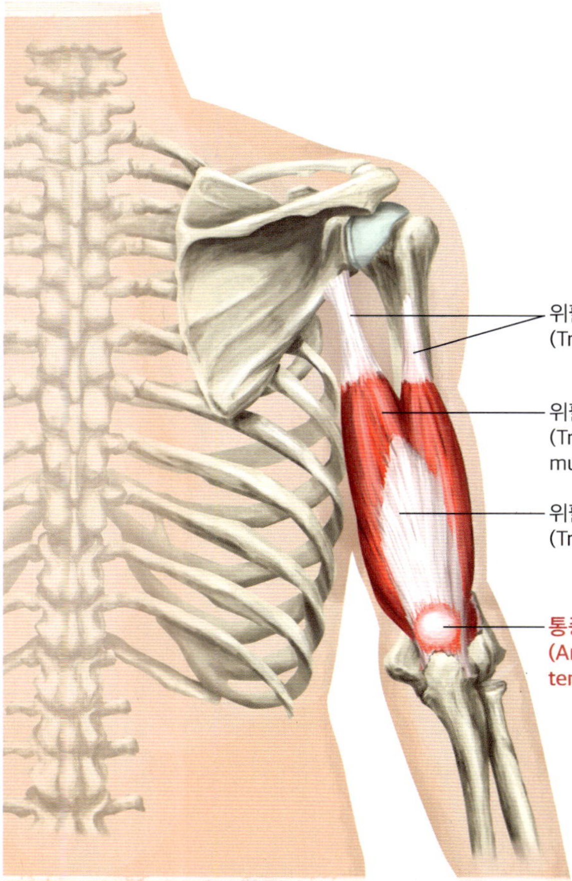

징후와 증상: 팔굽혀펴기, 벤치 프레스 또는 기타 위팔세갈래근 관련 운동과 같이 위팔세갈래근의 수축을 통해 팔꿈치가 펴지는 활동을 할 때 휴식 시 둔하고 쑤시는 통증, 팔꿈치 뒤쪽의 찌르는 듯한 통증이 발생한다.

악화 요인: 팔꿈치를 펴거나 위팔세갈래근을 강하게 또는 빠르게 수축해야 하는 활동(예; 누르는 동작)

예후: 위팔세갈래근 힘줄병증은 일반적으로 악화시키는 활동을 제외하고 적절한 재활프로그램을 실시하면 2~12주 이내에 해결된다.

치료 전략: 부분의 경우 악화 요인을 줄이거나 제외하고, 위팔세갈래근 힘줄을 점진적으로 강화하는데 초점을 맞춘 보존적 치료를 시행하면 개선된다. 여기에는 먼저 등척성 운동으로 힘줄에 천천히 부하를 가한 다음 신장성 운동과 무겁고, 느리고, 전체 가동범위 동작을 포함해 진행한다.

1단계에서는 위팔세갈래근을 직접 움직여 해당 부위의 긴장과 통증을 줄이는 것으로 시작한다. 이 운동에 팔꿈치 굽힘과 폄을 추가하여 능동적 움직임을 할 수 있다. 이 프로토콜에서 넓은등근latissimus dorsi 가동을 포함하는 이유는 넓은등근이 위팔세갈래근에 매우 가깝게 부착되어 있고, 종종 위팔세갈래근과 협력을 하기 때문이다. 이런 움직임 후에는 다월을 이용한 넓은등근 스트레칭을 진행해 넓은등근 유연성 뿐 아니라 등뼈의 가동성을 향상시킨다. 사진에 표시된 것보다 팔꿈치를 더 구부려 위팔세갈래근 스트레칭을 추가할 수 있다.

1단계는 힘줄의 통증을 줄이고, 점진적이며, 통제된 방식으로 힘줄에 부하/강화를 줄 수 있도록 위팔세갈래근 등척성 운동으로 마무리 한다. 등척성 수축은 힘줄 통증을 줄일 수 있으므로 이 운동이 1단계에 진행되는 것이다.

2단계에서는 힘줄병증 재활에 효과가 있는 저항훈련에 초점을 맞춘다. 첫번째 운동은 푸쉬다운 신장성push-down eccentric으로, 다치지 않은 팔을 이용해 단축성 수축을 한 다음 환측 팔로만 신장성 수축을 통해 진행하는 운동이다. 벤드오버 리버스 레이즈Bent-Over Reverse Raise는 위팔세갈래근의 윗부분을 목표로 하며, 어깨 폄과 팔꿈치의 등척성 수축을 유지해야하기 때문에 초기 강화운동으로 좋다.

2단계는 숄더 탭shoulder tap exercise으로 마무리 되는데, 첫번째 닫힌사슬(손을 바닥에 고정) 운동이고, 위팔세갈래근이 체중의 일부를 지탱하며, 등척성 수축을 유지해야 한다.

3단계에서는 힘줄을 더욱 튼튼하고 탄력있게 만드는데 초점을 맞춘 고난이도 위팔세갈래근 운동을 실시한다. 이 단계의 모든 운동은 다치지 않은 팔의 도움 없이 환측 위팔세갈래근이 단축성concentric 수축 및 신장성eccentric 수축을 완료해야 한다. 트라이셉스 킥백Triceps Kickback, 푸쉬-다운Push-Down 같은 운동은 위팔세갈래근에 초점을 맞춘 운동이며, 다른 운동으로는 숄더 프레스shoulder press, 푸쉬-업push-up, 벤치 프레스bench press, 밴드 프레스banded press 등이 있다. 마지막 운동은 벤치 딥스bench dip으로 위팔세갈래근에 많은 부하가 가해지는 운동이기 때문에 일반적으로 가장 난이도가 높은 운동이다.

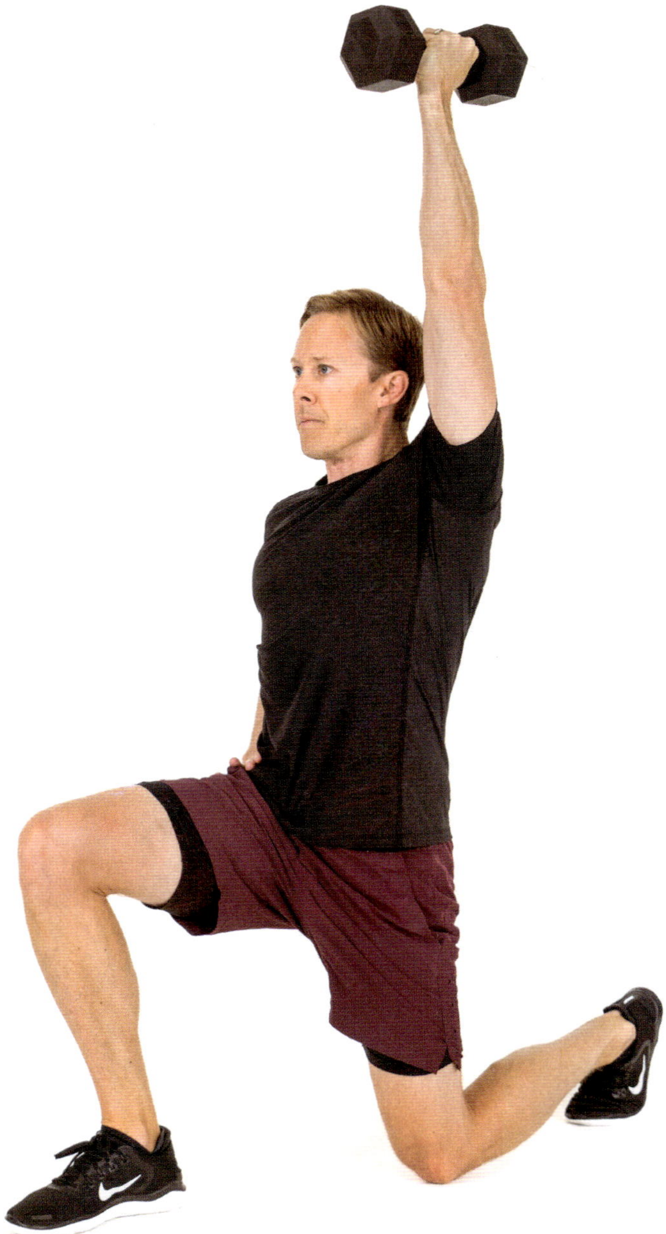

위팔세갈래근 힘줄병증(Triceps Tendinopathy)

1단계

GOOD FOR:

- 팔꿈치 후면 및 위팔세갈래근 통증 완화
- 근육 긴장 완화
- 2단계 및 3단계 운동을 위한 워밍업

GUIDELINES:

- 매일 진행
- 도구: 작은 마사지볼, 폼롤러, 봉
- 휴식 시 통증이 없고, 운동시 가벼운 통증(3/10)이하일 때 2단계 진행

팔꿈치 폄근 가동술
(Elbow Extensor Mobilization)

벤치나 테이블에 팔을 곧게 편 상태에서 작은 마사지볼(또는 유사 도구)을 위팔세갈래근 아래에 놓는다. 팔꿈치 뒤쪽에서 어깨 및(겨드랑이 부위)까지 근육의 전체 길이를 마사지 한다. 뻣뻣한 부위에 팔을 구부리고, 펴고, 회전시키면서 능동적 움직임을 더한다. 1~2분단 해당 부위를 마사지하고, 10~20초간 압통 부위에 정지한다.

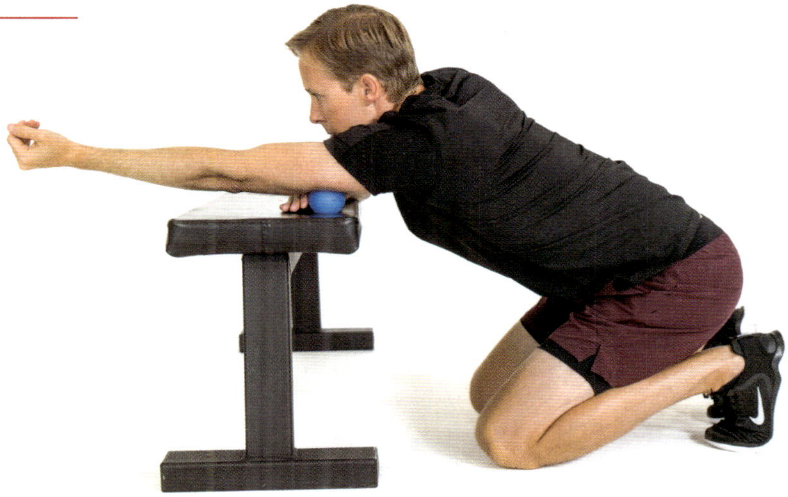

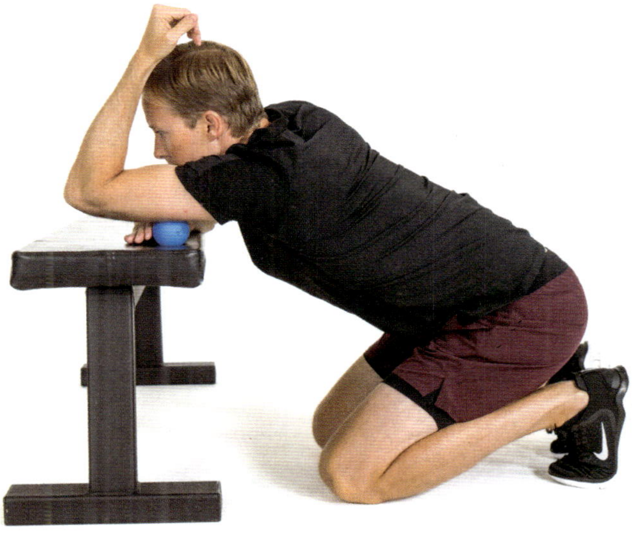

폼롤러 변형(Foam Roller Variation)

폼롤러를 이용할 수 있다. 옆으로 누워 팔을 머리 위로 올리고, 공을 사용하는 것과 같은 방법으로 위팔세갈래근을 움직인다.

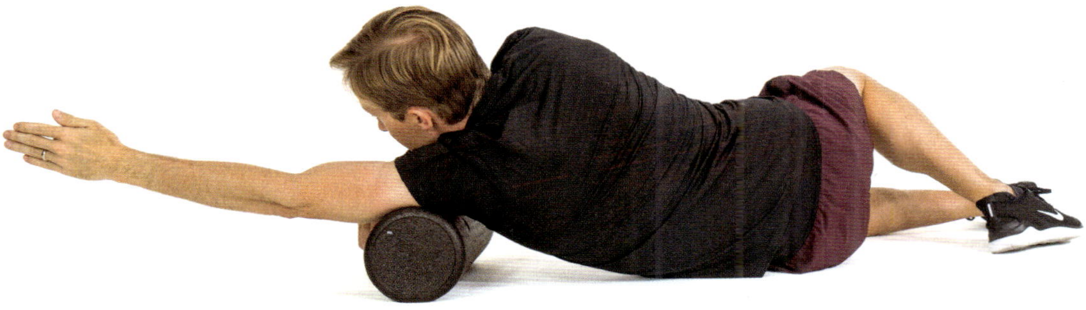

넓은등근 가동술(Lat Mobilization)

폼롤러 위에 체중을 싣고, 겨드랑이에서 시작해 허리 쪽으로 따라 내려간다.
손을 머리 위로 가져가 근육을 더 많이 스트레칭하고, 단축된 곳에 여러 방향으로 진행한다. 1~2분단 해당부위를 마사지 한다.

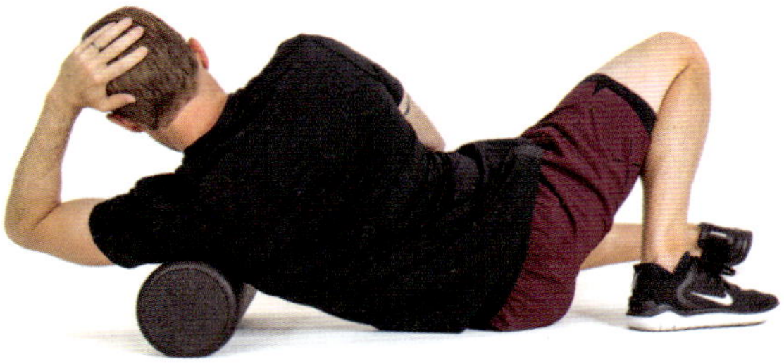

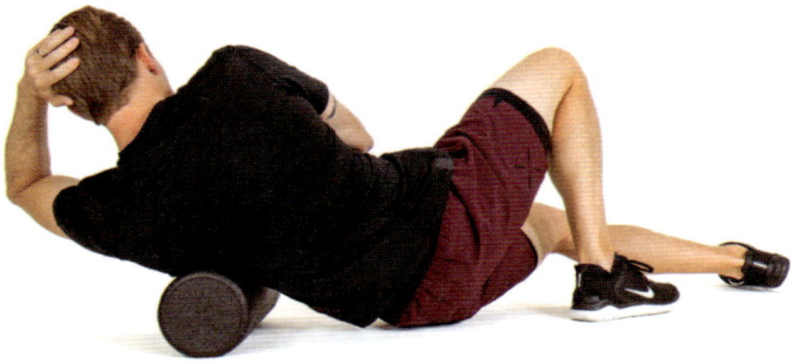

다월을 이용한 넓은등근 스트레칭(Lat Stretch With Dowel)

무릎을 꿇은 자세에서 손바닥이 위로 향하도록 봉을 잡고 팔꿈치를 벤치나 테이블에 올려놓는다.
엉덩이를 뒤꿈치 쪽으로 움직이고, 고개를 숙여 허벅지와 위팔세갈래근을 스트레칭 한다.

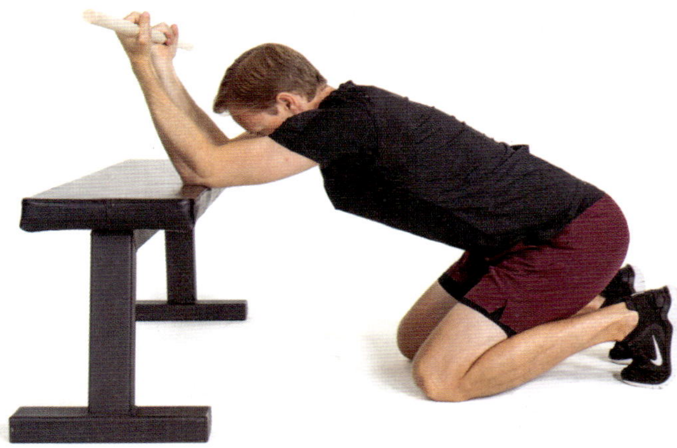

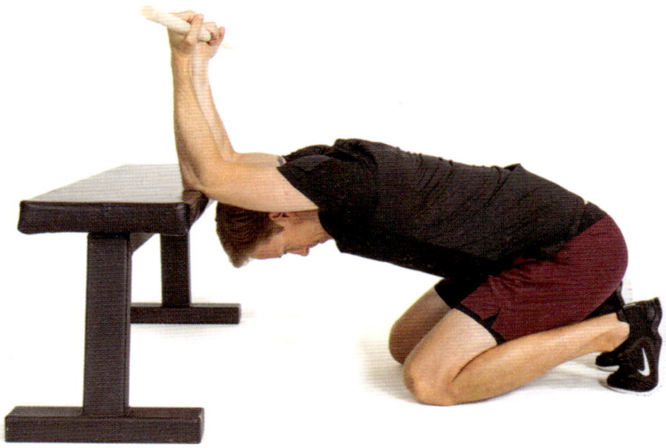

팔꿈치 폄근 등척성(Elbow Extensor Isometrics)

앉거나 선 자세에서 팔을 구부리고, 팔꿈치를 테이블 위에 올려놓은 다음 다른 손으로 손등방향 한쪽 손목을 잡는다. 반대쪽 손으로 저항을 주면서 팔을 제자리에 고정하고, 적당한 힘으로 팔꿈치를 곧게 편다. 다양한 각도에서 이 운동을 수행하며 위팔세갈래근을 강화한다. 2~3가지 각도에서 30~45초간 유지하면서 1~2회 반복한다.

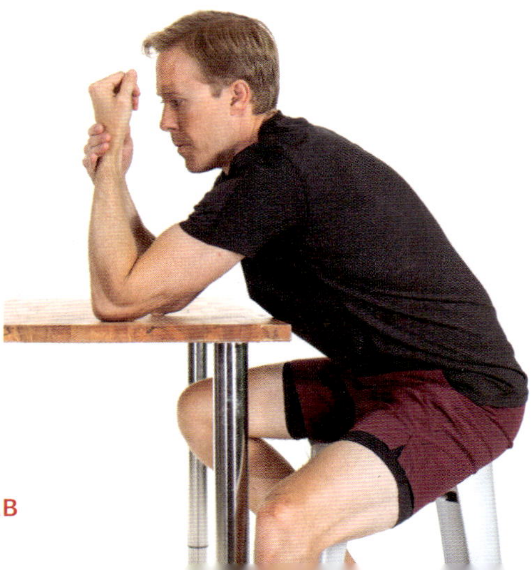

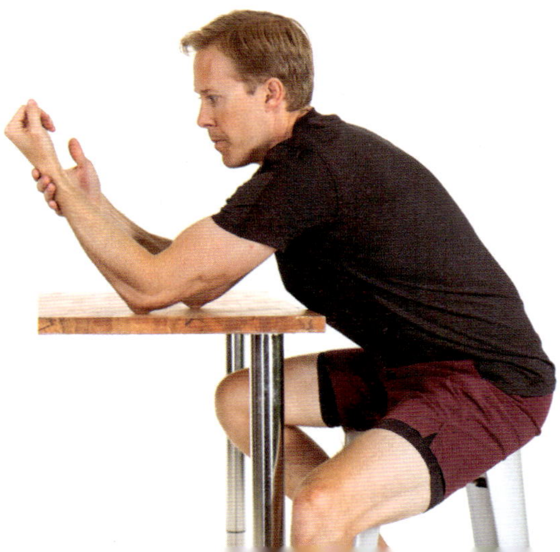

위팔세갈래근 힘줄병증(Triceps Tendinopathy)

2단계

GOOD FOR:

- 팔꿈치 후면 통증 완화
- 팔꿈치 폄근 힘줄 강화
- 3단계 운동을 위한 워밍업

GUIDELINES:

- 매일 진행
- 10~15회 3세트 진행
- 도구: 저항성 밴드, 덤벨
- 운동시 가벼운 통증(3/10)이하일 때 3단계 진행

푸쉬다운 신장성
(Push-Down Eccentrics)

렉 앞에 서거나 무릎을 꿇고 다친 팔꿈치를 구부리고 손바닥이 아래를 향하도록 저항밴드나 케이블의 손잡이를 잡는다. 건측 팔을 이용해 밴드를 아래로 당기면서 환측 팔도 곧게 펴준다.

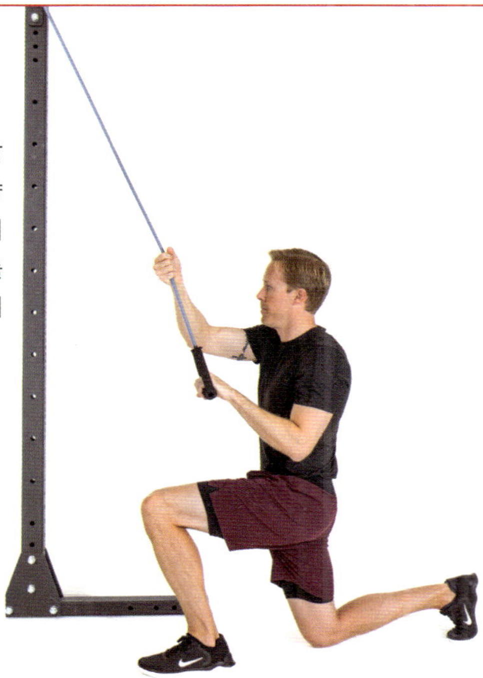

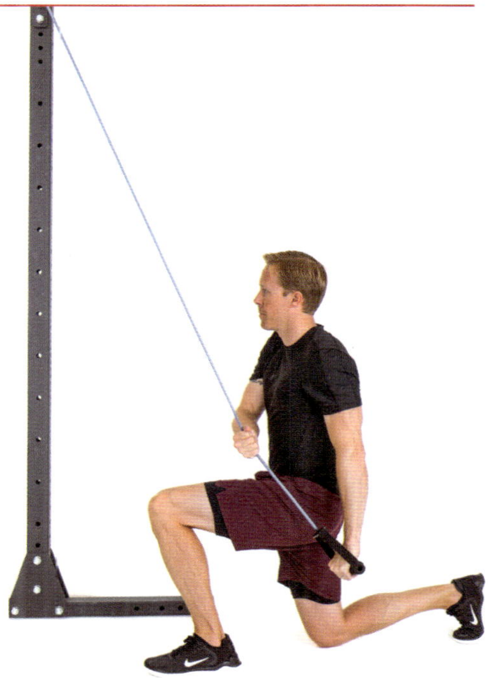

건측 팔로 잡은 밴드를 놓고, 환측 팔로 천천히 신장성 수축을 진행하며, 팔을 시작위치로 되돌린다.

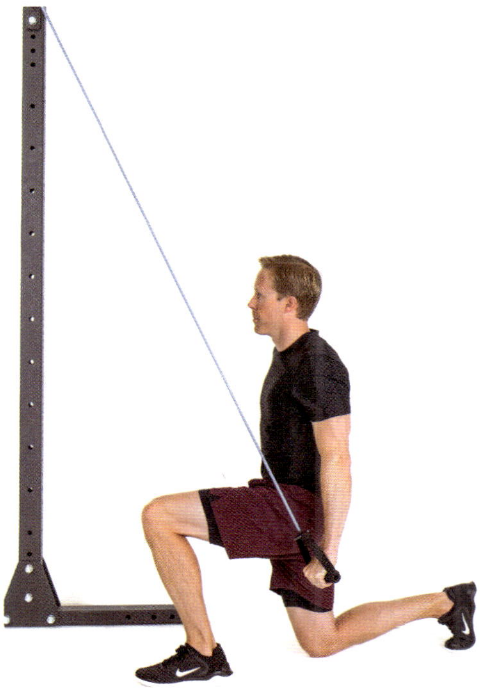

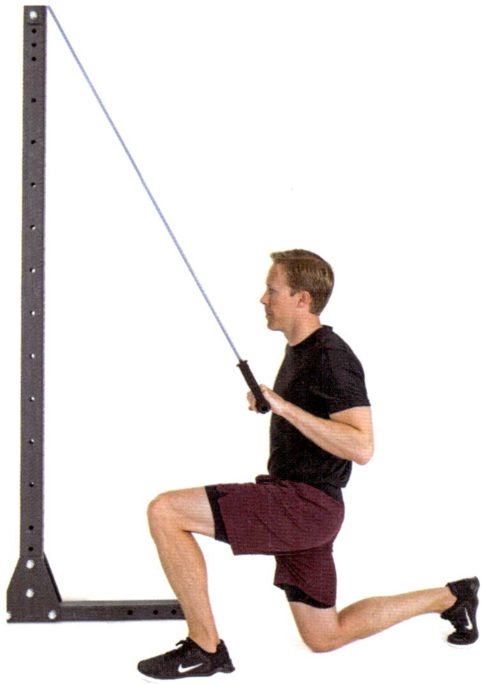

벤드오버 리버스 레이즈
(Bent-Over Reverse Raise)

덤벨을 양 옆에 들고 엉덩이를 구부린 상태에서 척추를 중립으로 유지하며 몸을 앞으로 기울인다. 팔을 옆구리에 붙이고, 팔꿈치를 약간 굽힌 상태(거의 일직선)로 몸 위도 팔을 뻗는다.

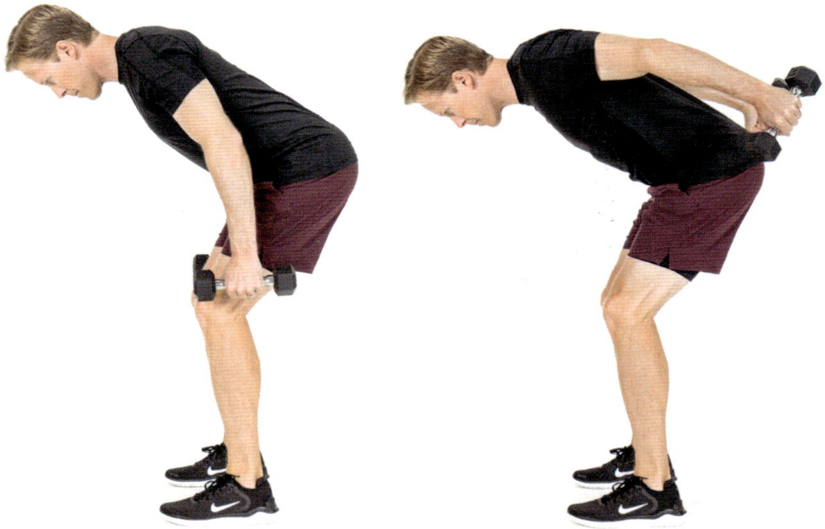

스컬 크러셔(Skull Crusher)

엄지와 검지로 손잡이를 감싸잡고, 손바닥으로 덤벨의 한쪽 끝을 컵 모양으로 감싸서 덤벨을 잡는다. 팔을 곧게 펴고 덤벨을 이마 위에 위치한다. 팔꿈치를 천천히 굽히고 덤벨을 머리 위로 내린다.

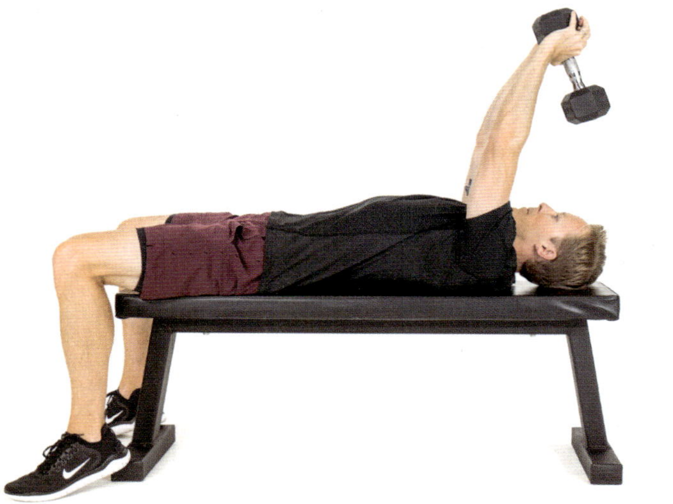

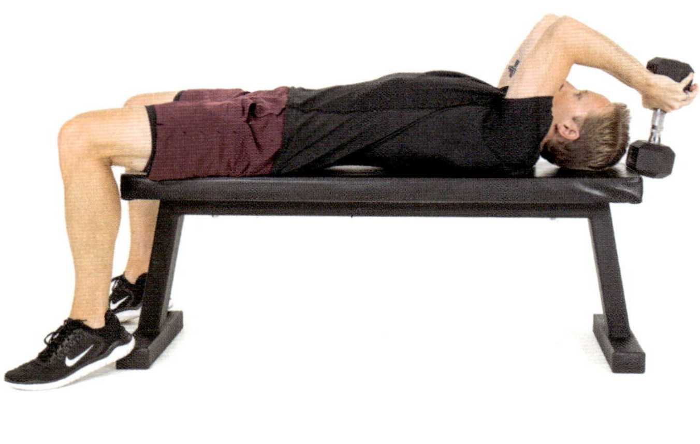

숄더 탭(Shoulder Taps)

양 손을 어깨너비로 벌리고, 어깨를 손목 위로 정렬한 후 등을 곧게 편 상태에서 플랭크 자세를 취한다. 체중을 한쪽으로 이동하고, 반대쪽 손을 몸 전체에 뻗어 지지하는 팔의 어깨를 터치한 다음 다시 시작자세로 돌아간다. 양측 모두 진행하면 1회로 한다.

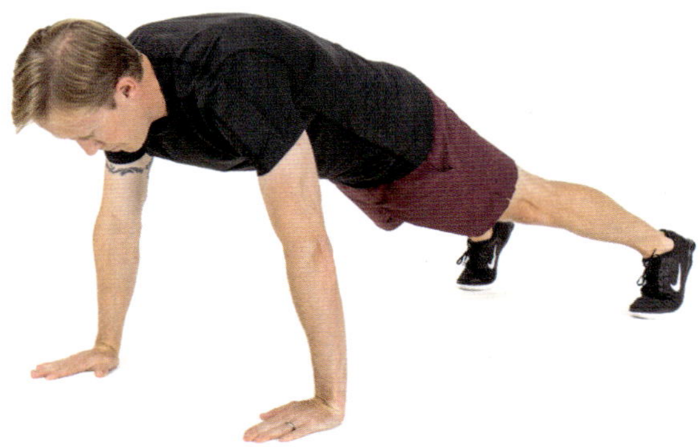

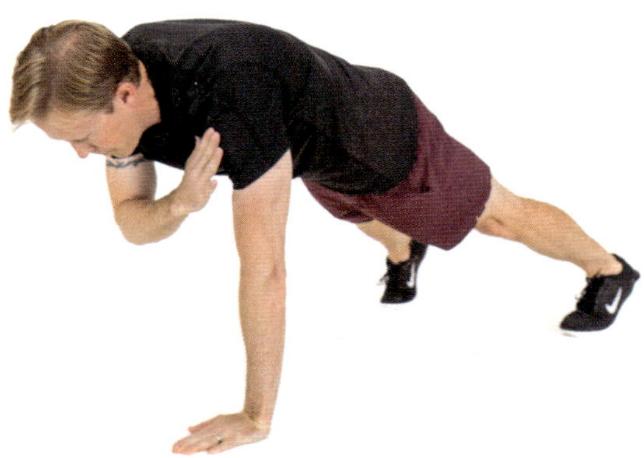

위팔세갈래근 힘줄병증(Triceps Tendinopathy)

3단계

GOOD FOR:

- 위팔세갈래근, 어깨, 가슴근 강화
- 위팔세갈래근 통증 및 손상 예방

GUIDELINES:

- 일주일에 3~4일 진행
- 10~15회 3세트 진행
- 피로를 느낄 때까지 세트 진행
- 난이도 상향을 위해 부하 또는 횟수 증가
- 도구: 덤벨, 벤치, 저항성 밴드

트라이셉스 킥백(Triceps Kickback)

한 손과 무릎을 벤치에 지지하고 등을 곧게 편 상태에서 시작한다.
다른 팔로 덤벨을 잡고 팔꿈치를 90도 정도 굽힌다.
팔을 몸에 가깝게 유지하면서 팔꿈치를 완전히 편다.

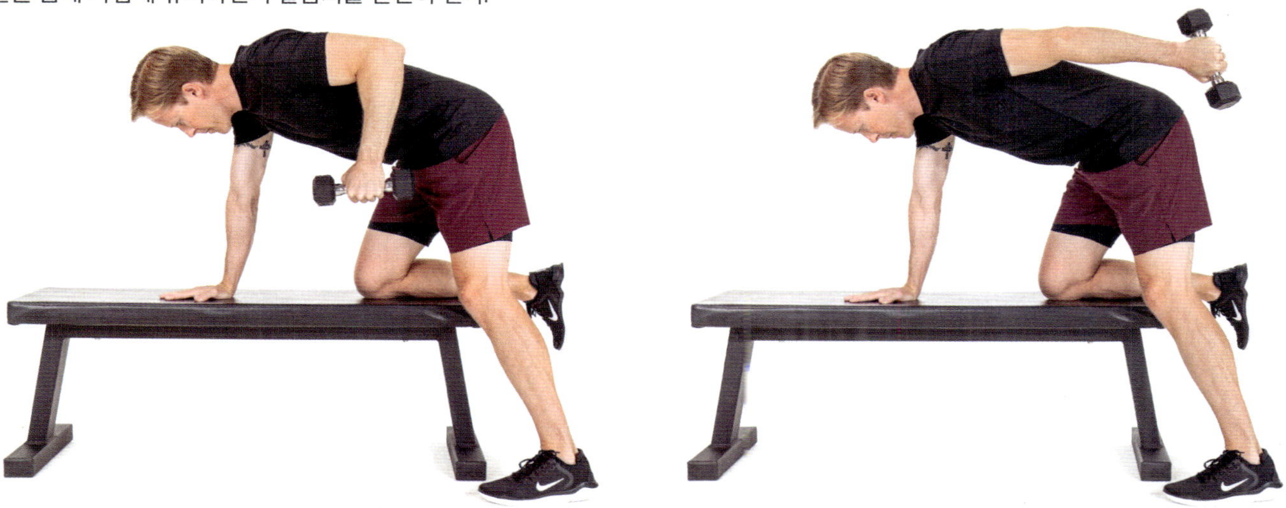

트라이셉스 푸쉬다운 (Triceps Push-Down)

이 운동은 서있거나 무릎을 꿇은 자세에서 저항밴드나 케이블 머신을 이용해 진행할 수 있다. 손바닥을 아래로 향하게 하고, 팔꿈치를 구부린 상태에서 손을 바닥을 향해 밀며 팔을 옆구리에 붙인 채 팔꿈치를 펌한다.

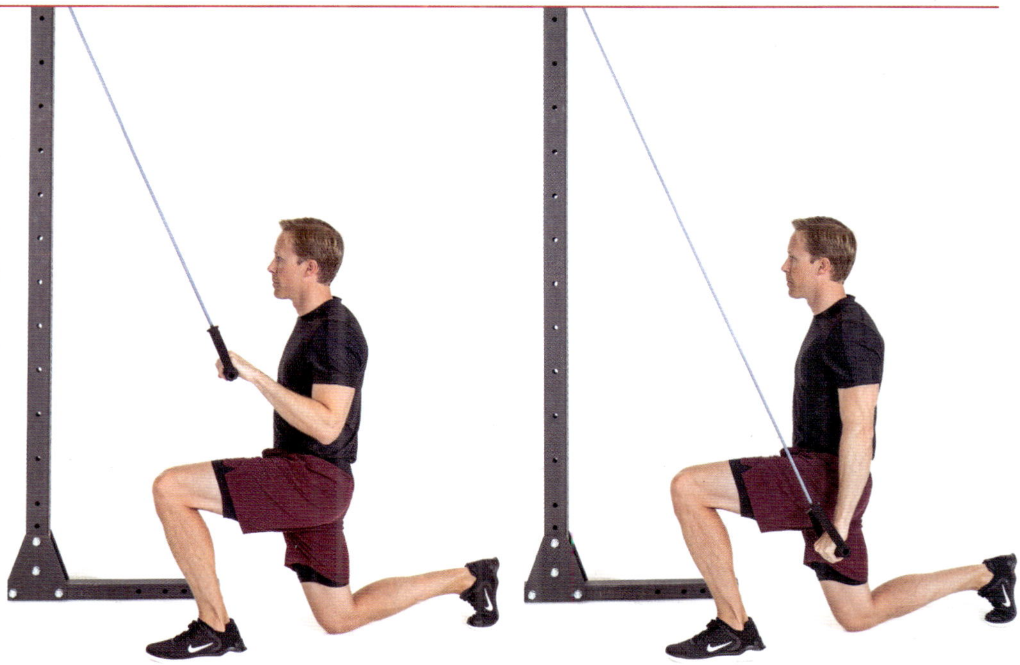

숄더 프레스(Shoulder Press)

무릎을 꿇은 자세에서 시작해 정강이를 수직으로 세우고 몸통을 똑바로 세운다. 덤벨을 한쪽 어깨 위에 올려놓고 팔꿈치를 몸에 밀착한 후 손바닥이 안쪽을 향하도록 한다. 덤벨을 똑바로 위로 밀고, 팔꿈치를 완전히 고정한다. 천천히 컨트롤하면서 시작 자세로 돌아간다.

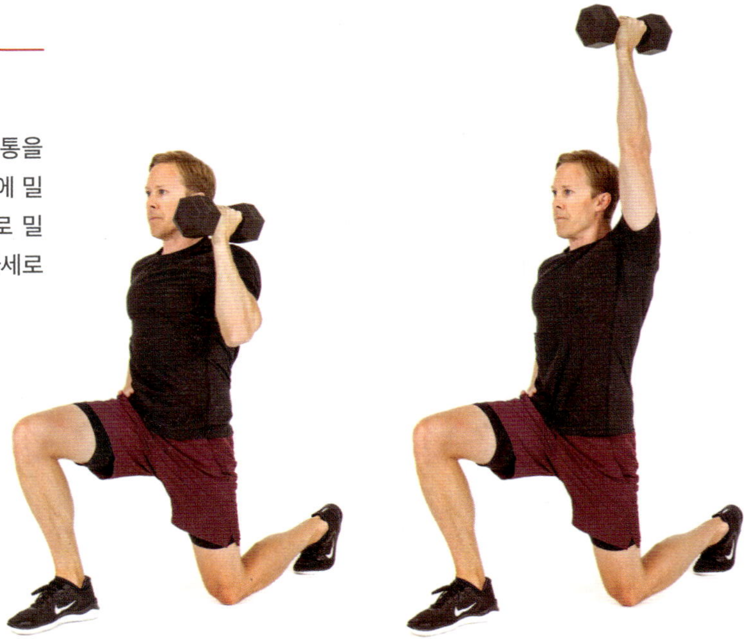

프레스(하나 선택) (Press)

벤치프레스(Bench Press)

벤치에 누워 손바닥이 다리쪽을 향하도록 하고, 덤벨을 가슴 아래쪽에 놓는다. 팔꿈치를 몸에서 약간 떨어뜨리고(45도 각도) 전완을 수직으로 유지한다. 덤벨을 수직으로 올리면서 어깨를 회전해 손바닥이 서로 마주보도록 한다.

푸시 업(Push-Up)

양 손을 어깨너비로 벌리고 어깨를 손목 위로 정렬한 후 등은 곧게 편 상태에서 플랭크 자세를 취한다. 팔꿈치는 몸에서 약 45도, 전완은 수직, 등은 편평하게 유지하면서 가슴을 천천히 바닥으로 내린다. 동작을 반대로 하고, 팔꿈치를 펴서 시작 자세로 돌아간다.

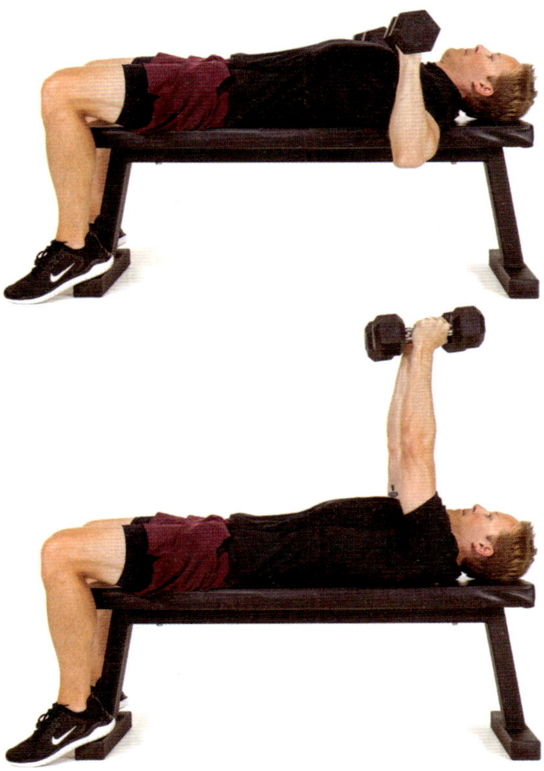

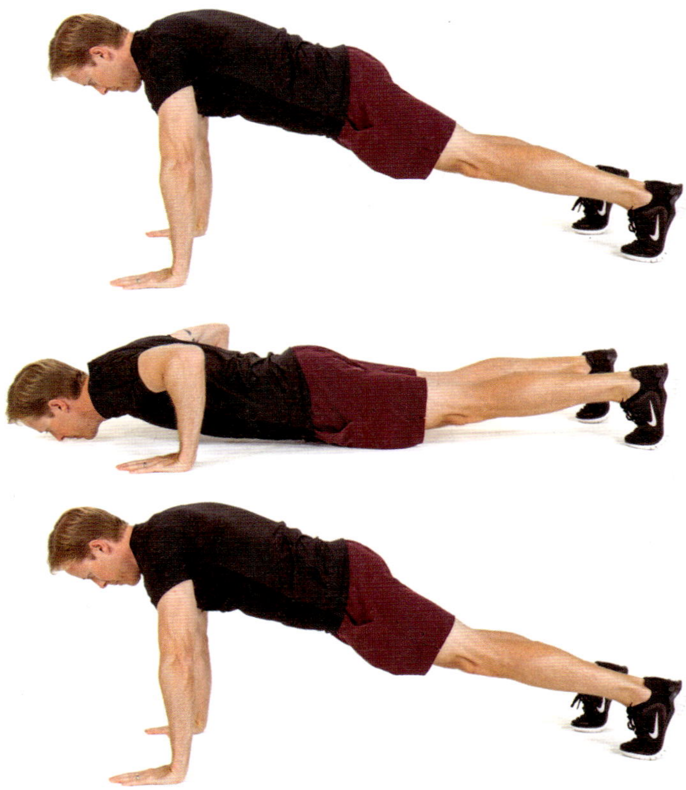

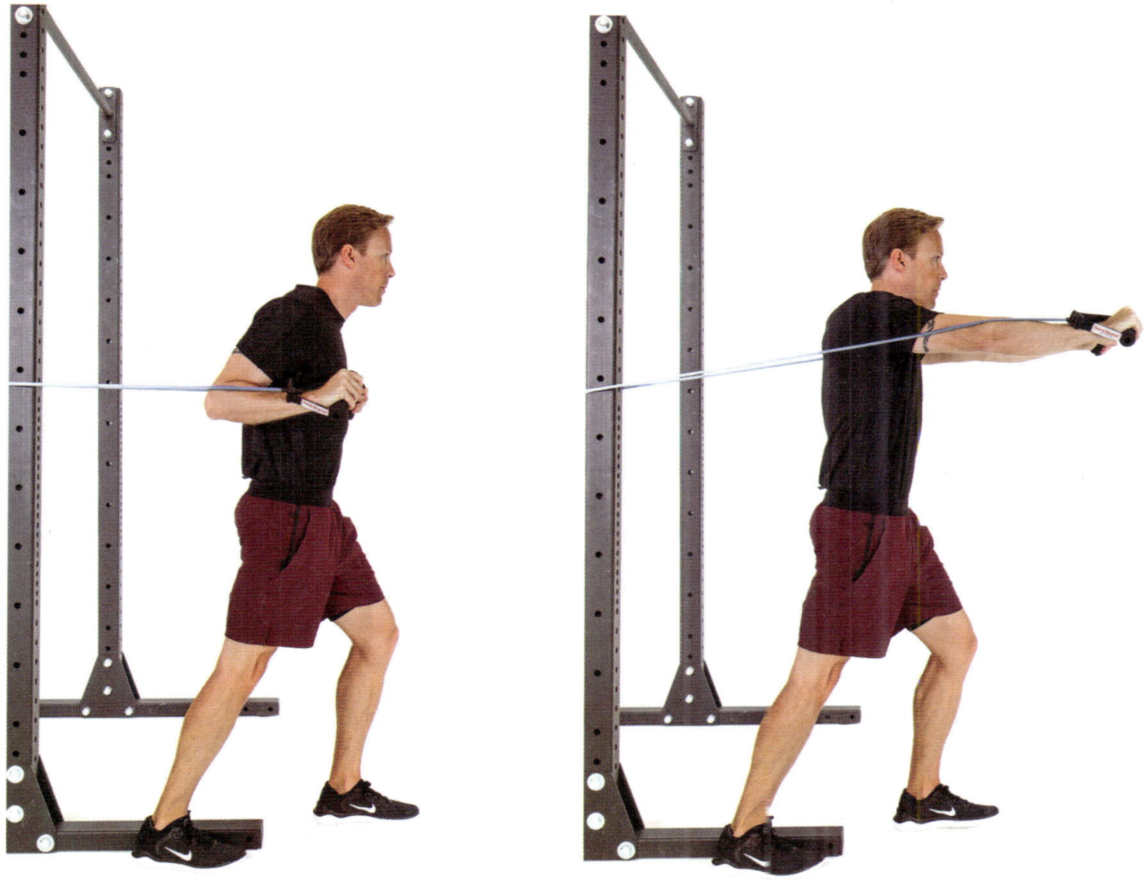

밴드 프레스(Banded Press)

밴드를 가슴 높이정도에 고정하고 팔을 곧게 뻗는다. 팔꿈치를 펴면서(밀면서) 손바닥이 바닥을 향하도록 회전한다.

벤치딥(Bench Dip)

팔꿈치를 곧게 펴고, 벤치 가장자리를 잡는다. 발을 내딛고 다리를 모은 다음 등을 편평하게 유지한다.
통증 없이 최대한 천천히 몸을 낮춘 다음 시작자세로 돌아간다.
통증으로 인해 전체 동작을 완료할 수 없다면 부분 동작으로 반복 진행한다.

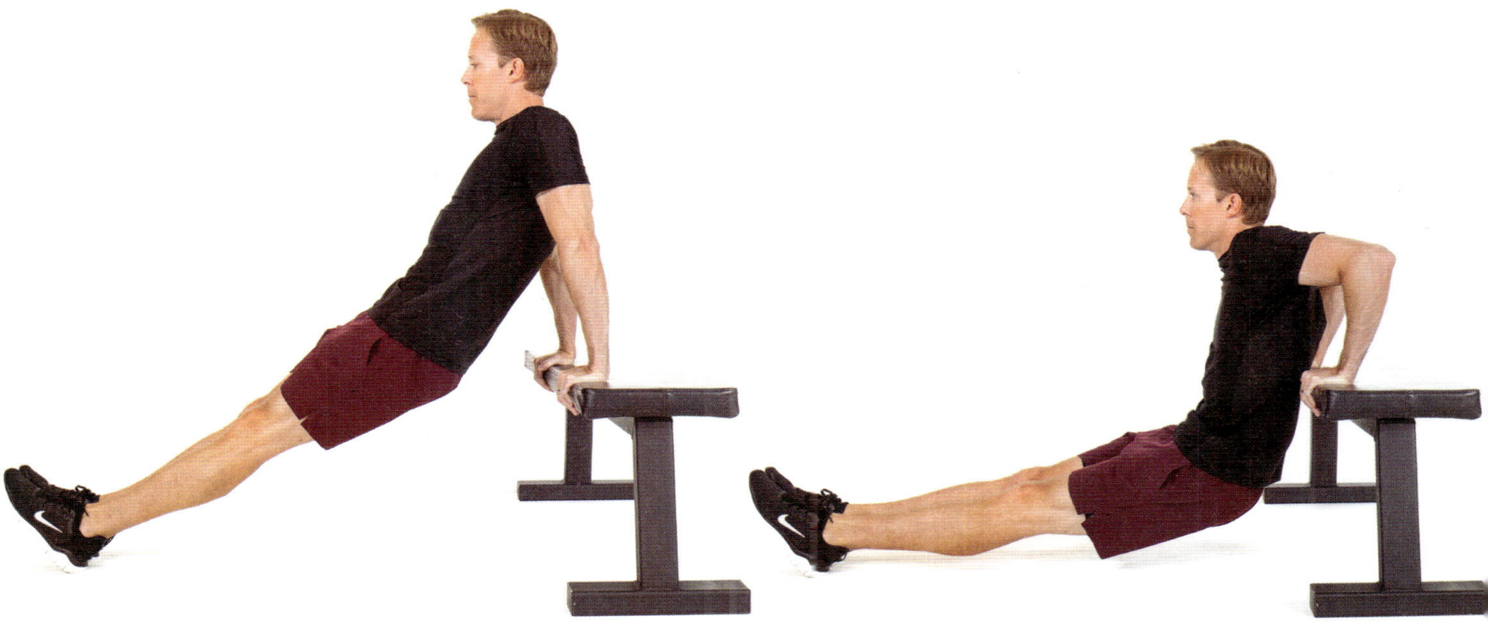

chapter 18

손목과 손 프로토콜
(Wrist & Hand Protocols)

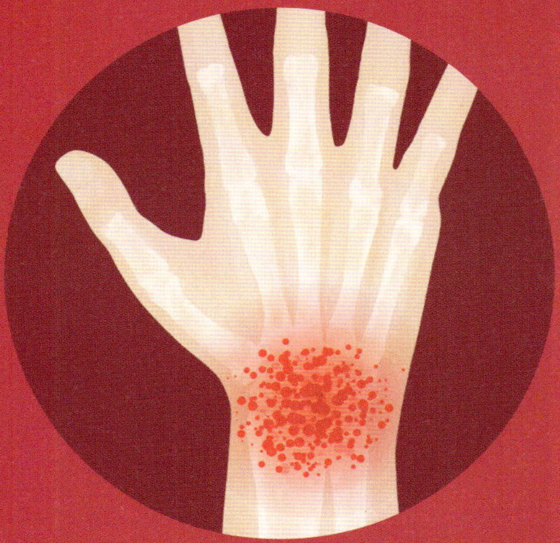

손목 통증(Wrist Pain)
(p. 261)

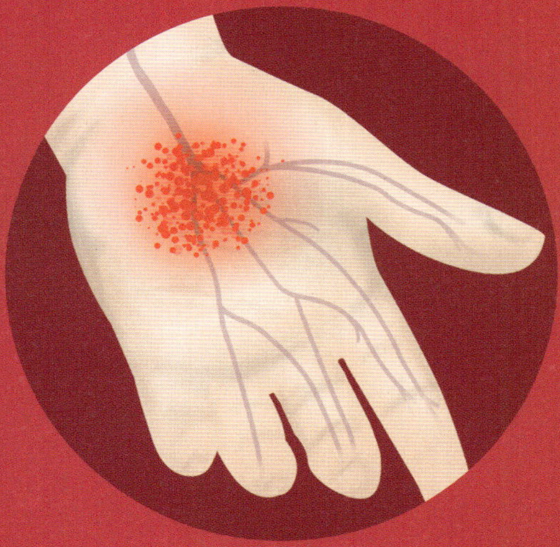

손목굴증후군
(Carpal Tunnel Syndrome)
(P. 271)

손목 통증(Wrist Pain)

다음 프로그램에 따라 치료하시오:

- 일반적인 손목 통증(후방, 전방, 내측, 외측)
- 손목 염좌Wrist sprain
- 손목 골절Wrist fracture
- 드퀘르뱅 힙줄집염De Quervain's tenosynovitis(엄지손가락 힘줄 통증)

손목 염좌(Wrist Sprain)

설명: 손목 염좌는 일반적으로 넘어질 때 몸을 잡으려고 손을 뻗었다가 손을 뻗은 채로 넘어지는 '푸시(FOOSH)' 손상과 같은 둔기에 의한 외상으로 발생한다. 다른 염좌와 마찬가지로 손목 염좌는 인대 손상으로, 뼈와 뼈를 연결하고 관절의 안정성을 제공하는 결합조직 구조에 손상을 입힌다.

손목 염좌는 뼈에 금이 가는 손목 골절과 함께 발생하는 경우가 많다. 손목뼈는 보통 노뼈의 말단부나 손목뼈 중 하나에서 골절된다. 염좌와 골절 모두 많이 아플 수 있으므로 넘어져서 손목에 통증이나 변형이 있으면 병원에서 엑스레이 촬영을 할 것을 권장한다. 손목이 골절된 경우, 깁스나 부목을 대거나 핀을 삽입하여 뼈를 다시 붙일 수도 있다. 치료하지 않고 기다리면 손목의 운동 범위를 영구적으로 잃을 수 있다.

재활 운동 프로토콜은 시작 시기를 제외하고는 두 가지 손상(염좌와 골절) 모두 동일하게 적용한다. 염좌의 경우 급성 통증 단계에서 벗어나면 바로 시작할 수 있다. 반면, 골절의 경우 물리치료사가 제공하는 재활 운동을 우선해야 한다. 이는 여러분의 골절 유형에 맞춰 특별히 설계되기 때문이다. 예를 들어, 핀을 이용한 수술을 받았는지, 아니면 단순히 깁스를 했는지에 따라 프로토콜이 다를 수 있다. 처방된 요법을 완료하거나 물리치료를 받을 수 없는 경우 이 프로토콜의 재활 운동이 도움이 될 것이다.

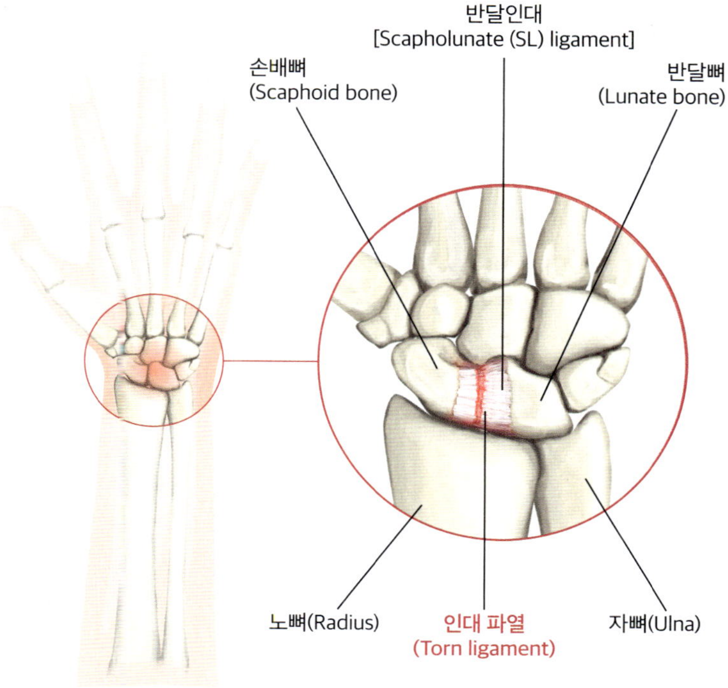

징후와 증상: 전형적인 증상으로는 날카로운 통증(특히 관련 인대에 스트레스를 주는 움직임), 부종, 그리고 물건을 잡거나 드는 것이 어려운 근력 약화 등이 있다."

악화 요인: 손목을 움직일 때(구부리기, 펴기, 비틀기); 물건을 집거나 쥘 때.

증상: 먼저, 골절이 치유 시간에 영향을 미칠 수 있으므로 골절을 배제해야 한다. 헤어라인 골절은 일반적으로 6~8주 안에 치유된다. 대부분의 손목 염좌는 정도에 따라 2주에서 12주 이내에 치유된다.

관리 전략: 대부분의 손목 통증(염좌 포함)은 일시적인 보조기 착용(심각한 경우), 점진적인 가동성 및 강화 운동을 포함하는 물리적 치료에 잘 반응한다.

1단계는 손목 굽힘근과 폄근의 긴장과 통증을 줄이고 모든 운동 평면에서 관절의 가동성을 회복하는 데 중점을 둔다. 팔의 근육은 손목과 손가락에 부착되어 이러한 관절을 움직이는 역할을 하기 때문에 연부조직 가동술을 통해 통증과 긴장을 줄일 수 있다. 1단계의 능동적 가동성 운동은 통증을 줄이는 데 도움이 될 뿐만 아니라 해당 부위가 치유되는 동안 운동 범위를 잃지 않도록 해준다. 다치지 않은 팔을 사용하여 다친 손목을 스트레칭하는 데 도움을 줄 수도 있다. 손상 상태를 고려하여 통증이 없는 범위까지만 움직여야 한다. 몸이 회복되는 동안 꾸준히 연습하면 점차 운동 범위를 회복할 수 있다.

2단계에서는 1단계에서 운동한 손목 굽힘근과 폄근을 위한 스트레칭을 수행한다. 이러한 스트레칭은 가동성에 도움이 될 뿐만 아니라 팔과 손목의 통증과 긴장을 줄여준다. 다음으로 손목 굽힘근 및 신근 등척성 운동과 손가락 굽힘근 운동flexor exercises 및 폄근 운동extensor exercises으로 점진적인 강화 운동을 시작한다. 이러한 운동은 치유 조직을 악화시키지 않도록 낮은 부하를 사용하지만 3단계의 더 어려운 강화 운동에 대비하는 데 도움이 된다.

3단계는 손목 근육과 힘줄의 힘을 회복하고 손목과 손 전체 부위의 탄력을 높이는 데 중점을 둔다. 1단계의 모든 동작을 반복하면서 저항을 추가하여 손목의 주요 근육을 강화하고 재손상의 가능성을 줄인다.

관리 전략에 있어서 염좌와 골절의 차이점은 무엇인가요?

염좌와 골절의 경우 심각도에 따라 세 가지 등급이 있지만 프로토콜 단계에 대한 접근 방식은 매우 유사하다. 손목을 삐었거나 수술 후 헤어라인 골절의 경우, 1단계를 시작할 수 있을 때까지 부목이 필요할 수 있다. 상태가 어떻든 이 프로토콜은 효과가 있다.

염좌와 골절의 가장 큰 차이점은 관절의 운동 범위를 잃을 위험이 있다는 점이다. 골절은 치유되면서 관절이 굳어지기 때문에 수동적 운동 범위 스트레칭을 해야 할 수도 있다(1단계와 2단계 참조). 보통 다른 손목을 얼마나 구부릴 수 있는지 확인하여 정상 운동 범위를 파악할 수 있다. 다친 손목의 운동 범위가 현저히 적다면, 관절낭, 결합 조직, 그리고 흉터 조직을 스트레칭해야 해주어야 할 수도 있다.

염좌의 경우 스트레칭을 할 필요가 없을 수도 있다. 무리한 스트레칭 대신 적극적인 움직임을 통해 운동 범위를 유지하고 관절을 조절하는 근육을 강화하는 운동에 집중해야 한다. 2도 또는 3도 손상과 같은 더 심한 염좌나 수술이 필요하지 않은 골절의 경우에도 수술이 필요하지 않더라도 너무 오래 움직이지 않는 것은 피해야 한다. 염좌가 심한 경우에는 1단계 치료를 시작하기 전에 1~2주 동안 부목을 대고 안정을 취해야 할 수도 있다.

골절과 달리 염좌된 결합 조직은 관절을 안정시킬 수 있도록 더 단단히 치유되도록 유도해야 한다. 많은 사람이 하루 종일 부목을 착용하고 있다가 벗어서 1단계 가동 범위 운동을 수행하지만 주의해야한다. 손목이 완전히 굳어지면 손목이 움직이지 않는 구축이 발생할 수 있기 때문이다. 헤어라인 골절이 있는 경우 의사의 지시를 받되, 심한 염좌가 있는 경우 특히 일상 생활이 손상을 자극하고 치유 과정을 늦출 수 있다고 생각되면 1~2주 동안 부목을 착용했다가 하루 종일 벗고 1단계 운동을 하는 것을 고려해야한다. 이는 수술을 받은 지 얼마되지 않은 경우에도 적용되지만, 이 경우에는 의사 및 물리 치료사와 상의하여 자신에게 맞는 운동이 무엇인지 확인해야 한다.

드퀘르뱅 힘줄집염(엄지손가락 힘줄 통증)

[De Quervain's Tenosynovitis (Thumb Tendon Pain)]

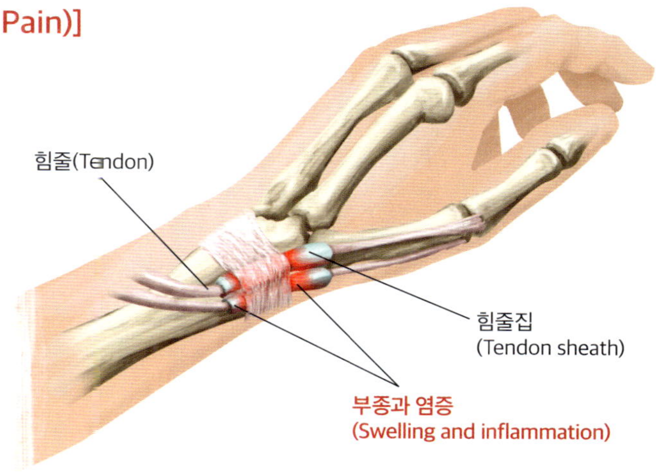

설명: 드퀘르뱅 힘줄집염은 엄지손가락에 붙어 있는 일부 힘줄, 특히 긴엄지벌림근abductor pollicus longus과 짧은엄지폄근extensor pollicus brevis을 감싸고 있는 피막이 자극을 받아 엄지손가락 밑부분 근처의 손목 측면에 통증을 유발하는 질환이다. 모든 힘줄에 피막이 있는 것은 아니지만, 피막이 있는 힘줄은 반복적인 사용으로 염증이 생길 수 있다. 드퀘르뱅 힘줄집염의 경우, 정기적으로 휴식을 취하지 않고 문자를 보내거나 타이핑을 하면 염증이 재발할 수 있다.

징후와 증상: 이 문제는 일반적으로 엄지손가락 밑부분 근처의 손목 옆쪽에 둔하고 쑤시는 통증을 유발한다. 손목과 손의 자극적인 움직임과 자세(예: 손목을 한 쪽으로 구부리는 동작)로 인해 통증이 날카로워질 수 있다.

악화 요인: 자녀 픽업, 비디오 게임, 문자 메시지, 정원 가꾸기, 라켓 스포츠와 같은 활동으로 엄지손가락 벌림근과 폄근을 과도하게 사용하는 경우.

경과: 대부분의 경우 이 문제는 재활 프로그램을 시행하고 악화되는 행동을 수정하거나 일시적으로 제거한 후 4~6주 이내에 해결된다.

관리 전략: 악화시키는 활동을 피하고(휴식과 부목 사용이 필요할 수 있음) 힘줄과 힘줄집(드퀘르뱅 힘줄집염)가 더 효율적으로 움직이도록 돕는 재활 운동을 하는 등의 보존적 전략으로 완전한 회복이 가능하다. 심한 경우에는 스테로이드 약물이나 마취제(국소마취제)를 주사하면 통증을 줄일 수 있다. 이 질환에 대한 수술은 드물며(힘줄이 더 자유롭게 움직일 수 있도록 힘줄집을 절단하는 수술), 통증이 관리할 수 없을 정도로 심하고 힘줄이 재활이나 다른 치료 옵션에 반응하지 않는 경우에만 권장된다.

1

1단계는 손목 굽힘근과 폄근 연부 조직 가동술로 시작한다. 이러한 기술, 특히 손목 폄근 운동은 팔의 이 부위를 관통하는 엄지 벌림근과 폄근에 도움이 될 수 있다. 1단계의 손목 가동성 운동은 엄지 힘줄의 움직임과 스트레칭에도 도움이 되어 통증을 줄이고 치유를 촉진할 수 있다. 자뼈 번즈ulnar deviation 운동은 드퀘르뱅 힘줄집염과 관련된 엄지 힘줄을 대상으로 하므로 천천히, 통증 없이 최대한 멀리까지만 움직이도록 한다.

2

2단계에서는 손목/손가락 폄근과 굽힘근을 스트레칭하는데, 특히 폄근을 스트레칭 할 때 엄지 힘줄이 부분적으로 관여한다. 2단계에는 여러 가지 손목 및 손가락 강화 운동도 포함되어 있습니다. 엄지의 폄근과 벌림근을 포함하는 저항성 손가락 확장 운동은 가장 집중해야 할 운동이다.

3

3단계에서는 사용 가능한 모든 손목 움직임에 대한 강화 운동을 수행해야한다. 이 운동은 손목 근육에 더 특화된 운동이지만 엄지손가락 힘줄이 움직이고 미끄러져야 하며, 손과 손목이 튼튼해야 향후 손상으로부터 엄지손가락을 보호할 수 있다. 손목 운동 외에도 2단계의 손가락 확장 강화 운동과 1단계에서 도움이 되었던 모든 가동성 운동을 계속하는 것이 좋다

손목 통증(Wrist Pain)

1단계

GOOD FOR:

- 손목 통증 완화
- 근육 긴장 완화
- 손목 및 아래팔 가동성 향상
- 2단계 및 3단계 운동을 위한 웜업

GUIDELINES:

- 매일 수행
- 도구: 작은 마사지 볼
- 휴식 시 통증이 없고 운동 시 경미한 통증(3/10)이 없을 때 2단계 운동을 추가

연부조직 가동술 (Soft Tissue Mobilizations)

- ▶ 각 부위에 1~2분간 실시
- ▶ 양쪽에서 원하는 순서대로 수행
- ▶ 10~20초 동안 압통점에 멈춘다.

손목 굽힘근 가동술(Wrist Flexor Mobilization)

벤치나 테이블에 팔을 똑바로 펴고 손바닥이 위를 향하도록 앉는다.
작은 마사지 볼을 전완 굽힘근(전완 아래쪽과 팔꿈치가 연결되는 부위)에 대고 그 주변을 마사지한다.
볼로 꾸준히 압력을 가하면서 손목을 펴서 역동적인 움직임을 더한다.

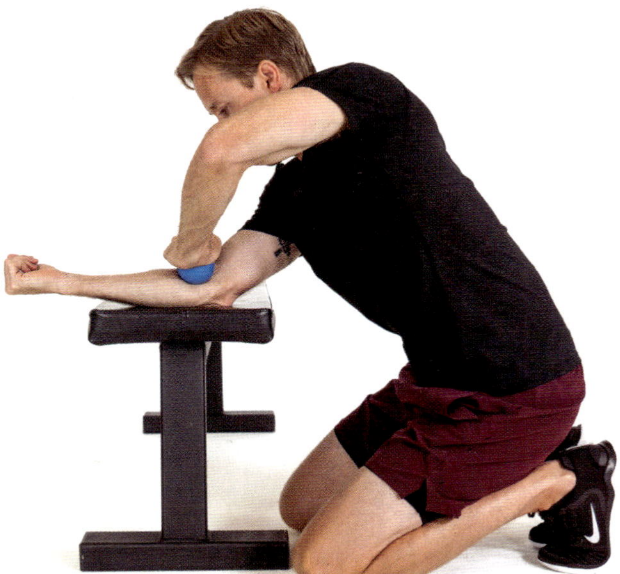

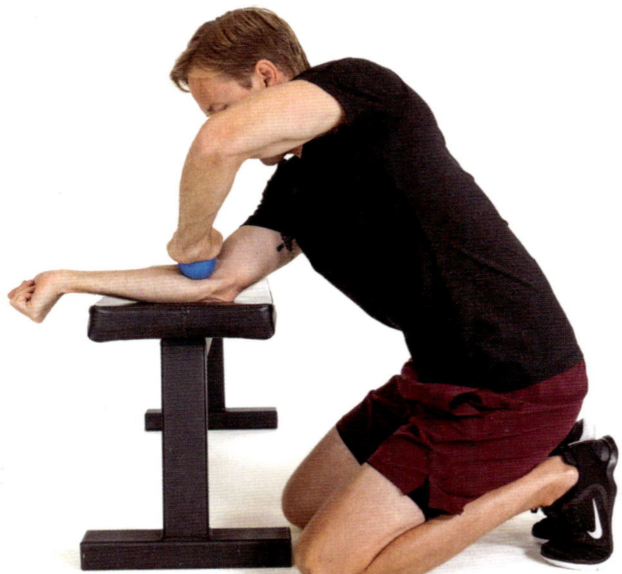

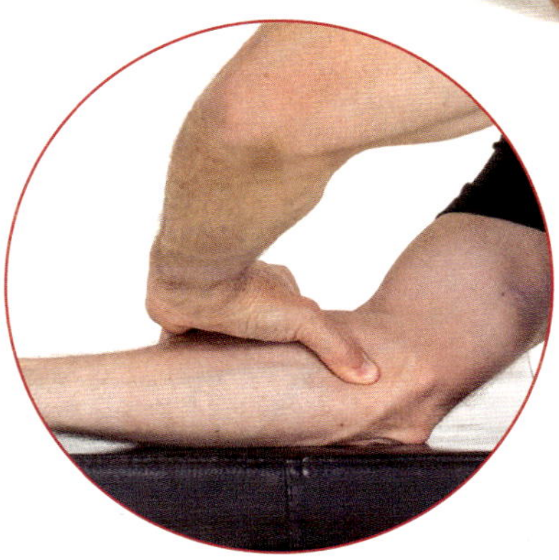

수동 변형(Manual Variation)

매뉴얼 변형은 동일한 기술을 공유하지만 공으로 압력을 가하는 대신 엄지와 손바닥을 사용한다.

손목 폄근 가동술
(Wrist Extensor Mobilization)

손바닥을 아래로 향하게 한 상태에서 공을 전완 폄근(팔뚝 위쪽과 팔꿈치가 연결되는 부분)에 대고 그 주변을 마사지한다. 볼로 꾸준히 압력을 가하면서 손목을 구부려 역동적인 움직임을 더한다.

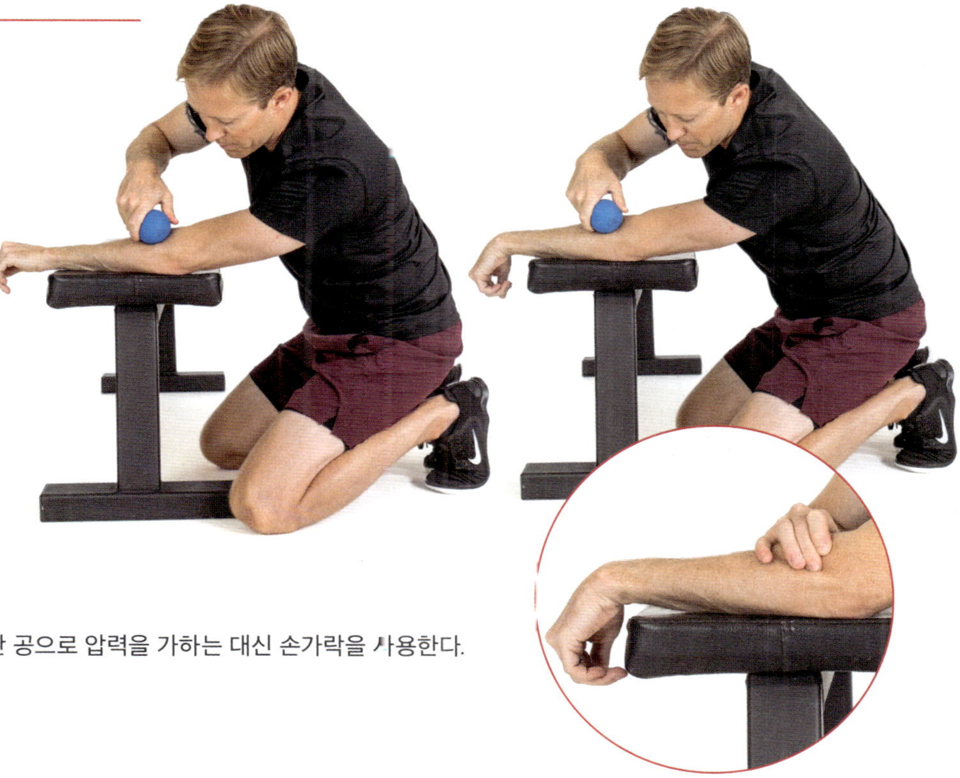

수동 변형(Manual Variation)

매뉴얼 변형은 동일한 기술을 공유하지만 공으로 압력을 가하는 대신 손가락을 사용한다.

가동성 운동
(Mobility Exercises)

- 10~15회씩 3세트 수행
- 가벼운 통증 없이 최대한 멀리 이동한다.
- 2-3초 동안 끝 범위에서 멈춘다.
- 긴장이나 염좌가 있는 경우 스트레칭(끝 범위 유지)은 증상을 악화시킬 수 있으므로 주의해야한다.

손목 엎침 뒤침
(Forearm Pronation And Supination)

주먹을 쥔 손으로 손목을 최대한 멀리 뻗는다. 끝까지 도달하면 반대쪽 손을 사용하여 동작 범위를 늘리면서 2~3초간 멈춰서 확장한다. 폄 후 손목을 최대한 구부리거나 구부린다. 다시 말하지만, 끝까지 도달하면 반대쪽 손을 사용하여 동작 범위를 늘리고 2~3초간 멈춰서 구부린 상태에서 멈출 수 있다

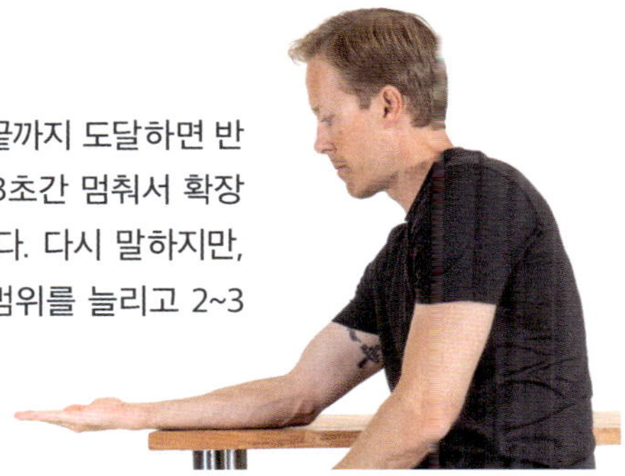

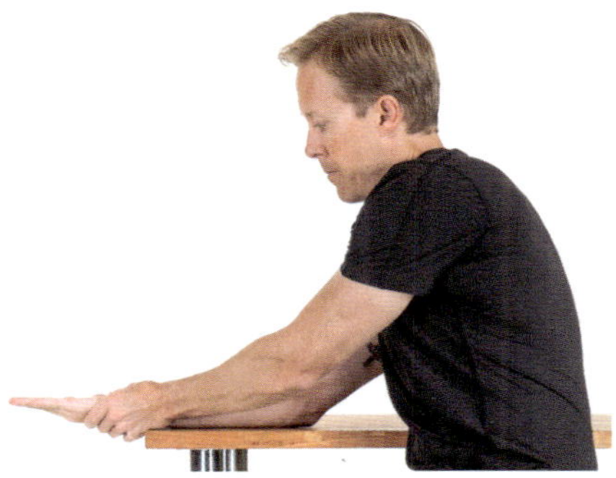

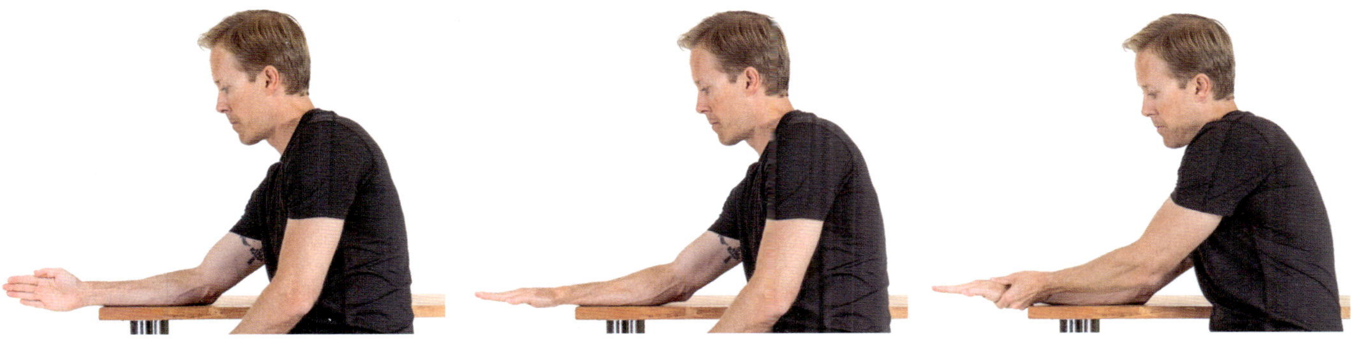

손목 굽힘 폄 가동성(Wrist Flexion And Extension Mobility)

주먹을 쥔 손으로 손목을 최대한 멀리 뻗는다.
끝까지 도달하면 반대쪽 손을 사용하여 동작 범위를 늘리면서 2~3초간 멈춰서 확장한다.

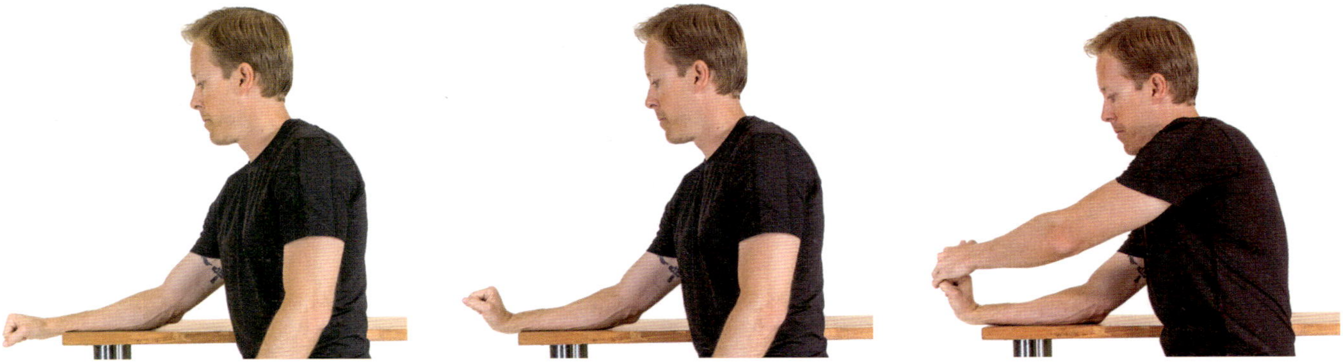

폄 후 손목을 최대한 구부리거나 구부린다. 다시 말하지만, 끝까지 도달하면 반대쪽 손을 사용하여 동작 범위를 늘리고 2~3초간 멈춰서 구부린 상태에서 멈출 수 있다.

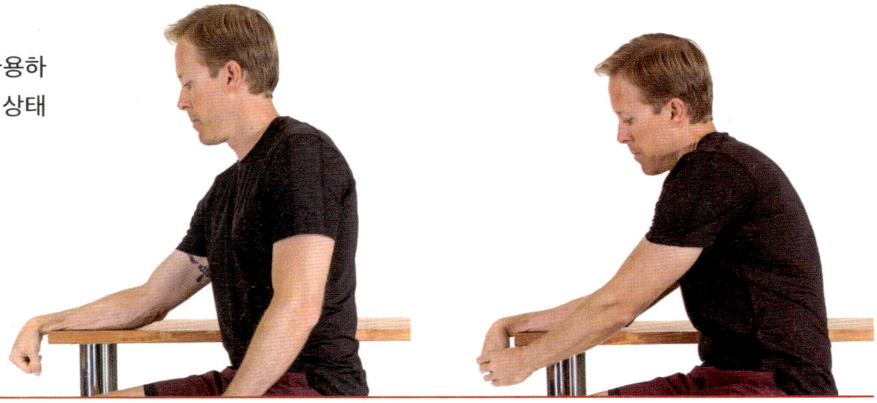

손목 자뼈와 노뼈 치우침 가동성(Wrist Ulnar And Radial Deviation Mobility)

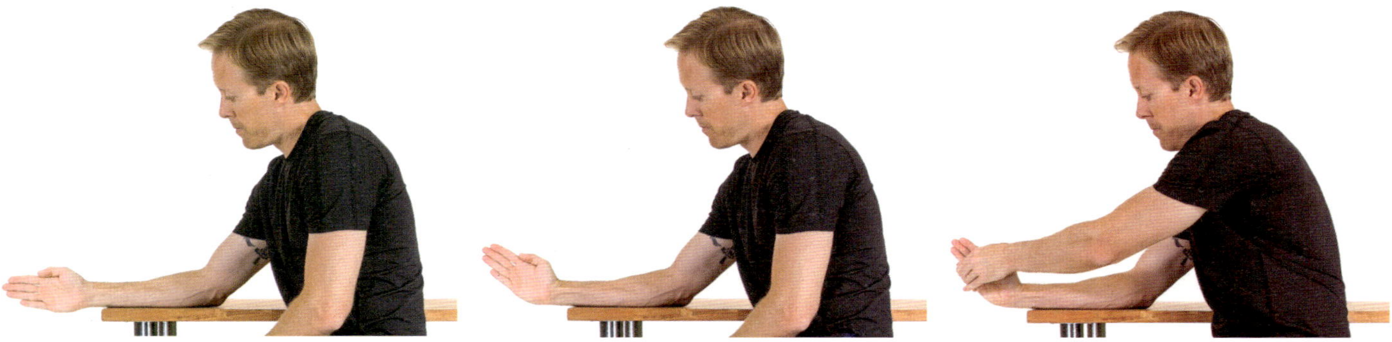

손바닥을 벌리고 엄지손가락이 위를 향하도록 한 상태에서 손목을 각 방향으로 최대한 위아래로 움직인다. 끝까지 도달하면 반대쪽 손으로 잡고 스트레칭을 늘리면서 두 자세에서 2~3초간 멈춘다.

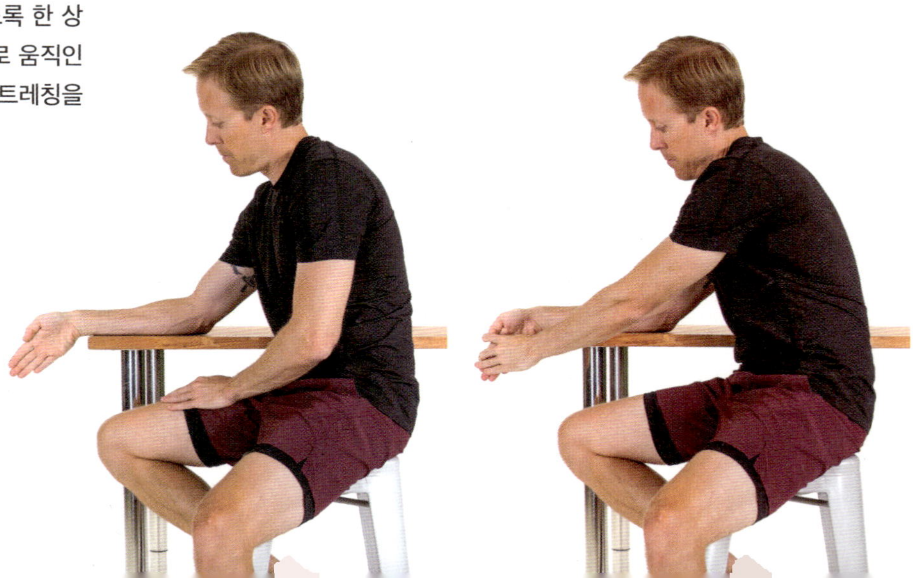

손목 통증(Wrist Pain)

2단계

GOOD FOR:

- 손목 통증 완화
- 전완 근육 유연성 향상
- 초기 손목 및 손가락 강화
- 3단계 운동을 위한 웜업

GUIDELINES:

- 매일 수행
- 도구: 덤벨, 악력 강화도구, 손가락 운동기
- 가벼운 통증 없이 운동을 할 수 있을 때 3단계 추가(3/10)

손목 굽힘근 스트레칭(Wrist Flexor Stretch)

손바닥이 위를 향하도록 팔을 몸 앞으로 곧게 뻗는다. 반대쪽 손으로 손바닥을 깍지 낀 다음 전완 아래쪽이 늘어나는 느낌이 들 때까지 아래로 당긴다. 30~60초간 유지하면서 3회 반복한다.

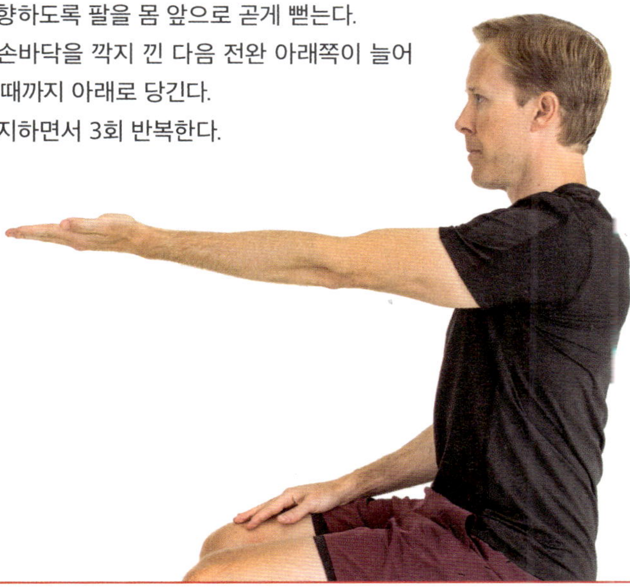

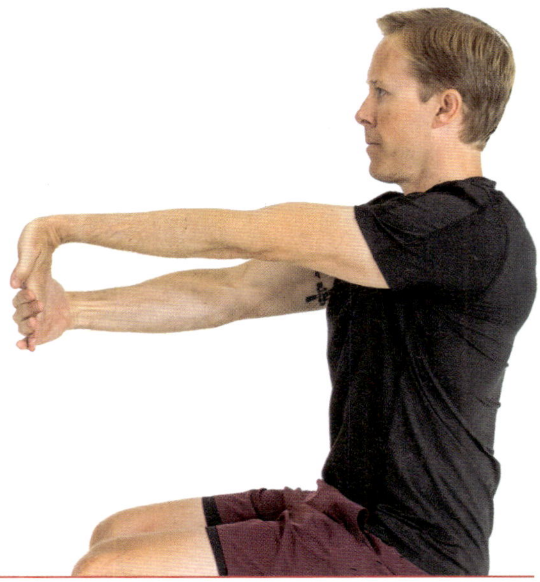

손목 폄근 스트레칭(Wrist Extensor Stretch)

손바닥을 아래로 향하게 한 상태에서 반대쪽 손으로 주먹을 쥐고 전완 윗부분이 늘어나는 느낌이 들 때까지 아래로 당긴다. 30~60초간 유지하면서 3회 반복한다.

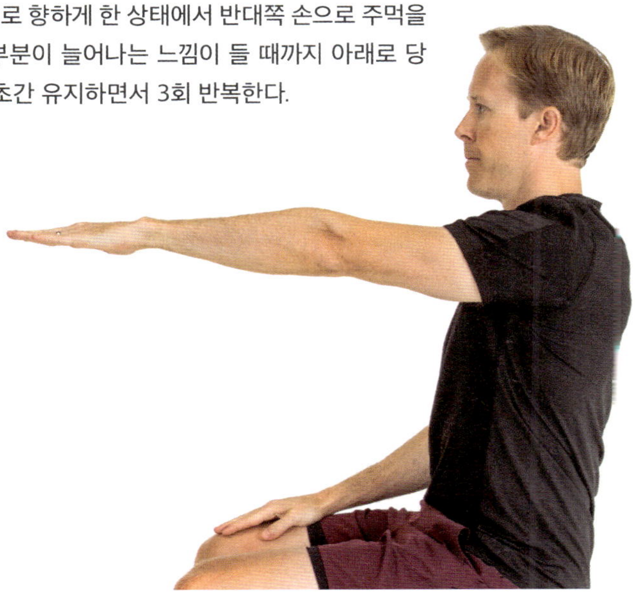

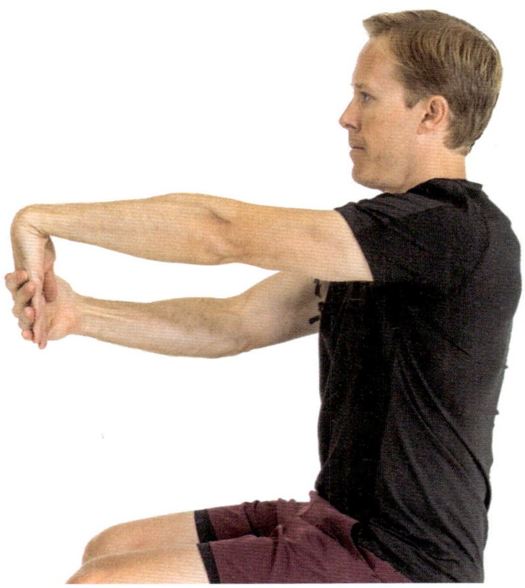

손목 굽힘근 등척성 운동
(Wrist Flexor Isometrics)

손만 테이블 가장자리에 걸고 손바닥이 위를 향하도록 전완을 테이블 위에 올려놓는다. 손목이 중립 위치가 되도록 덤벨을 똑바로 뻗는다. 30~45초간 유지하면서 4~5회 반복한다.

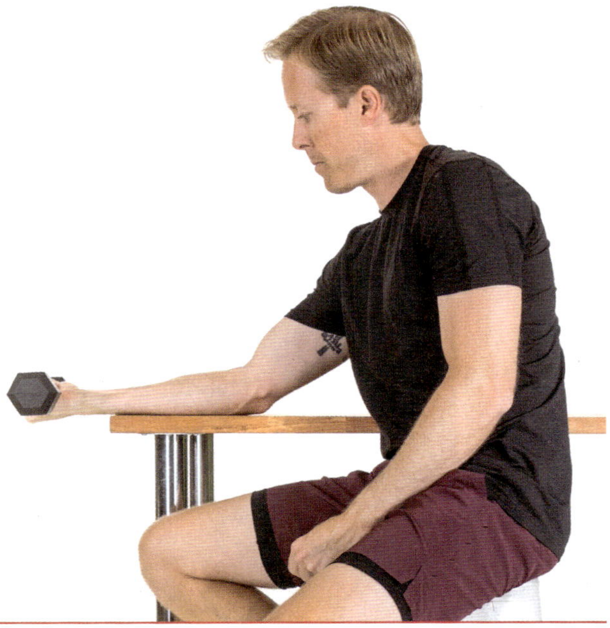

손목 폄근 등척성 운동
(Wrist Extensor Isometrics)

손바닥이 아래를 향하도록 덤벨을 똑바로 들고 손목이 중립 위치가 되도록 한다.
30~45초간 유지하면서 4~5회 반복한다.

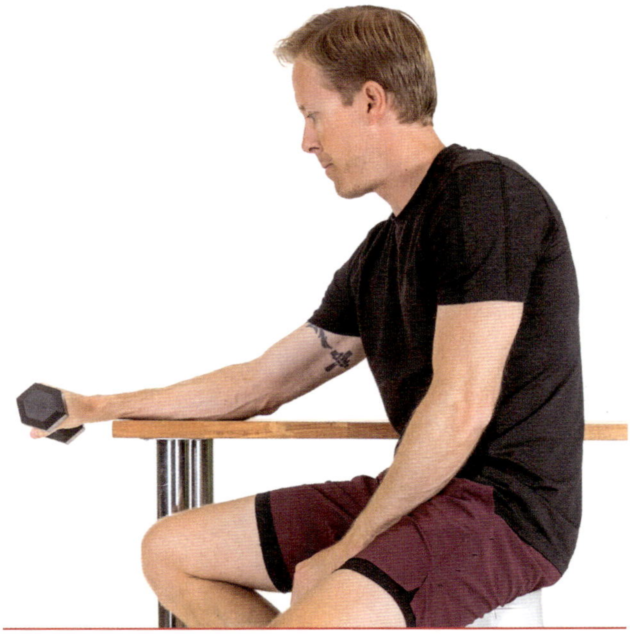

악력 강화도구(Grip Strengthener)

악력 강화 기구(저항식 핸드 그리퍼, 손가락 운동기 또는 그립 링)를 사용하여 아래팔과 손의 힘을 향상시킨다. 손을 닫은 상태에서 저항성을 제공하는 도구라면 무엇이든 사용할 수 있다. 10~15회씩 3세트 반복한다.

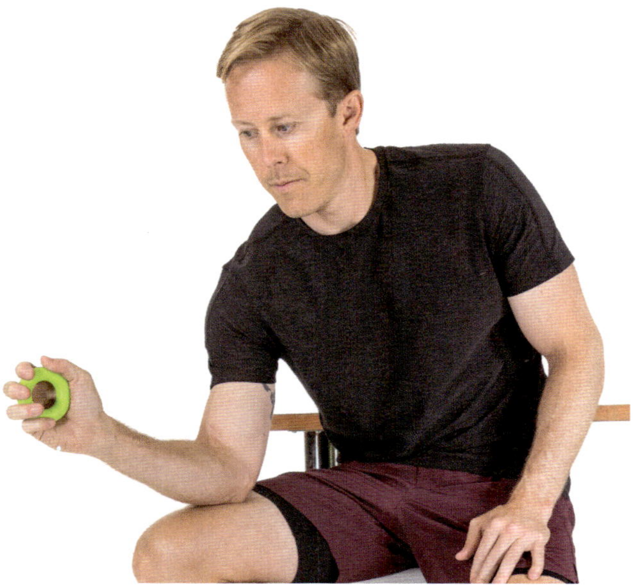

손가락 폄근 저항 운동
(Resisted Finger Extensor)

손가락 폄근 저항 운동기의 구멍에 손가락을 넣은 다음 손가락과 엄지 손가락을 벌렸다 폈다 한다. 10~15회씩 3세트 반복한다.

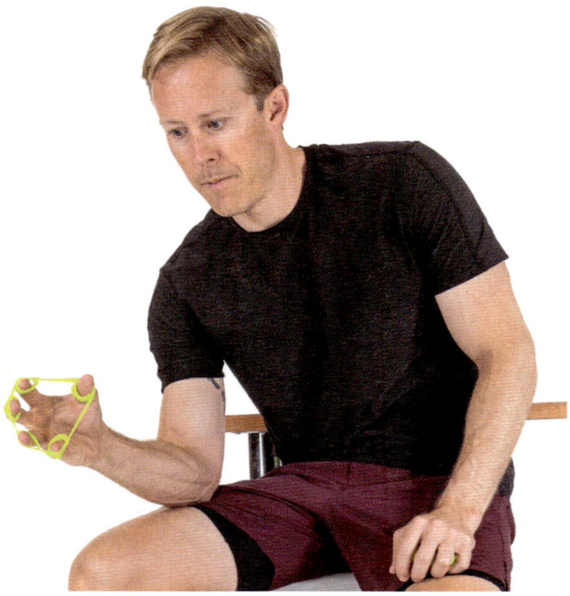

손목 통증(Wrist Pain)

3단계

GOOD FOR:

- 손목 및 전완 근육 강화
- 손목 통증 및 손상 예방

GUIDELINES:

- 일주일에 3~4일 수행
- 10-15회씩 3세트 수행
- 피로할 때까지 세트 푸시하기
- 난이도를 높이기 위해 부하 또는 반복 횟수 추가
- 도구: 덤벨, 저항 밴드

손목 굽힘근 컬(Wrist Flexor Curl)

테이블 위에 팔을 올려놓고 손만 테이블 가장자리에 걸고 손바닥이 위를 향하도록 한다. 덤벨을 들고 손목을 천천히 뻗은 다음 몸 쪽으로 구부린다(몸쪽으로 말아 올리세요). 다음 동작으로 넘어가기 전에 상단 자세에서 잠시 멈춘다.

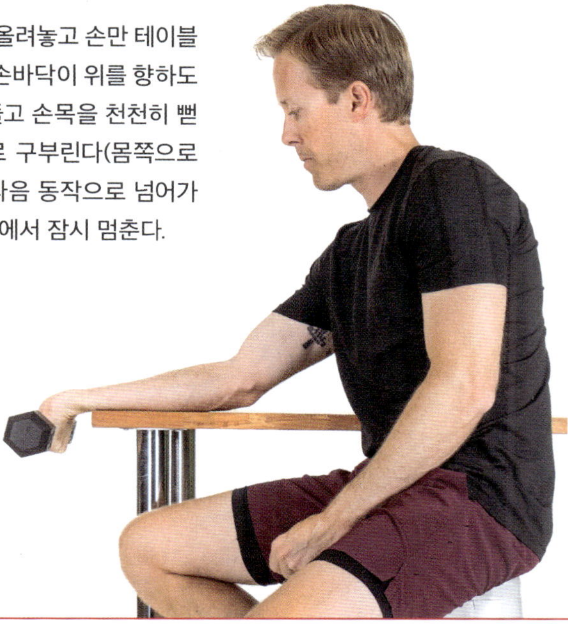

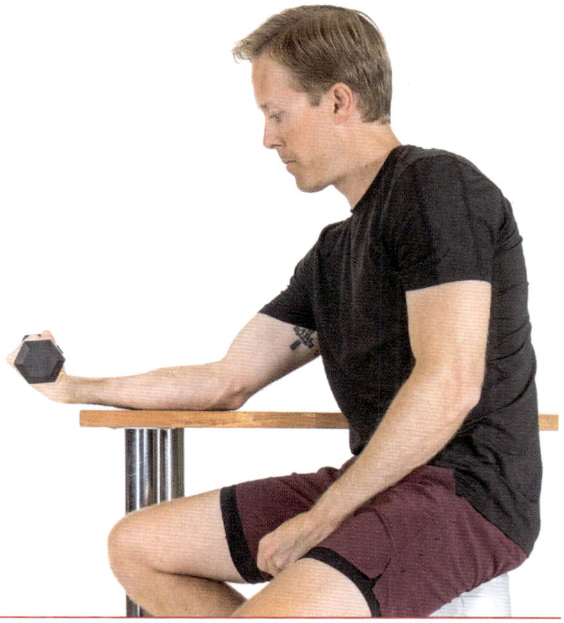

손목 폄근 컬(Wrist Extensor Curl)

팔을 지탱하고 손바닥이 아래를 향하도록 한 상태에서 손목을 천천히 구부렸다가 펴서 들어 올린다. 다음 동작으로 넘어가기 전에 상단 자세에서 잠시 멈춘다.

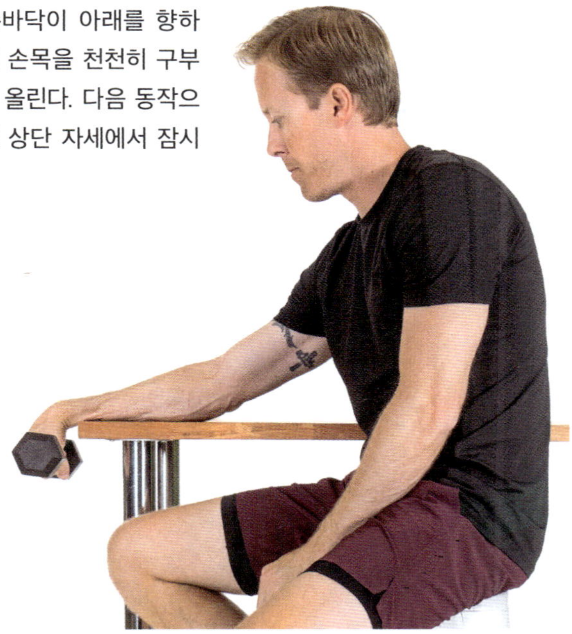

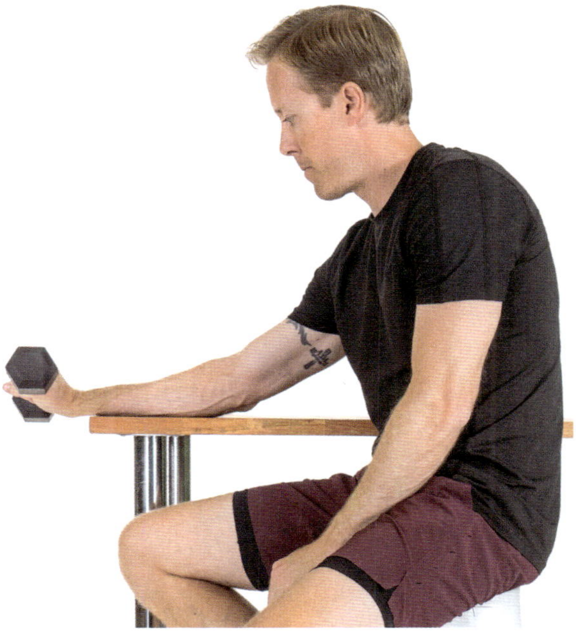

엎침근 및 뒤침근 컬(Supinator And Pronator Curl)

팔을 지지한 상태에서 덤벨의 한쪽 끝을 잡고 뒤침 및 엎침 방향으로 회전한다. 팔꿈치를 테이블에 대고 손목과 전완을 통해 움직임을 분리한 다음 손바닥을 위로 올린 자세에서 손바닥을 아래로 내리는 자세로 천천히 회전하는 데 집중한다.

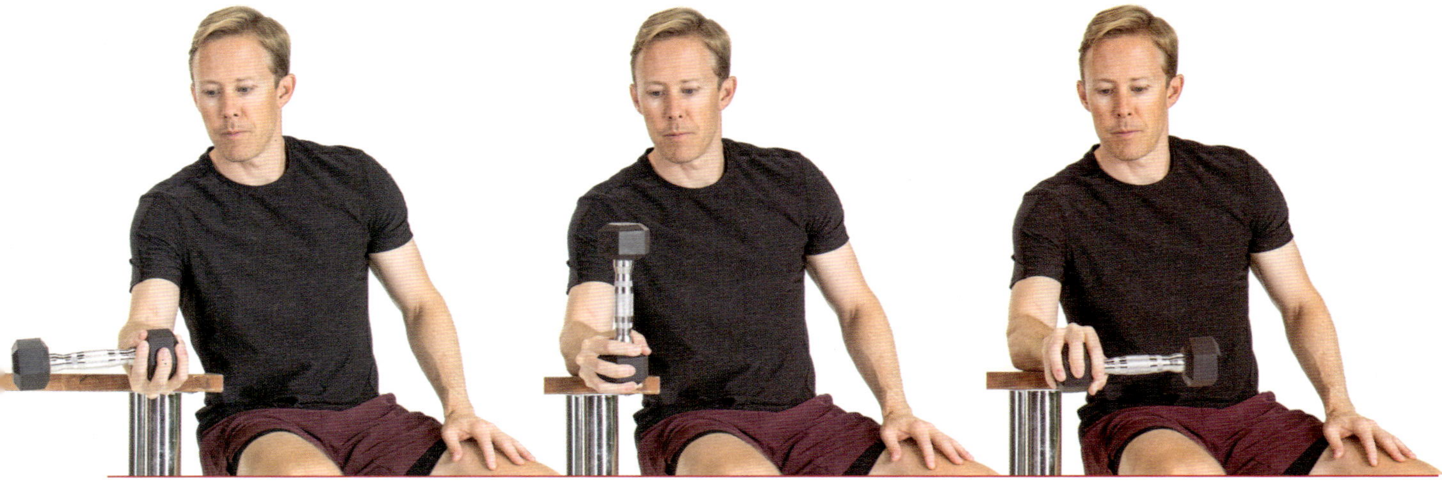

노뼈 치우침 컬(Radial Deviator Curl)

아래팔 바깥쪽과 팔꿈치 뒷쪽이 테이블에 닿고 손목 안쪽이 위로 향하게 한 상태에서 덤벨의 윗부분을 바닥을 향해 내린 다음 몸 쪽으로 들어 올린다(손목만 구부린다).

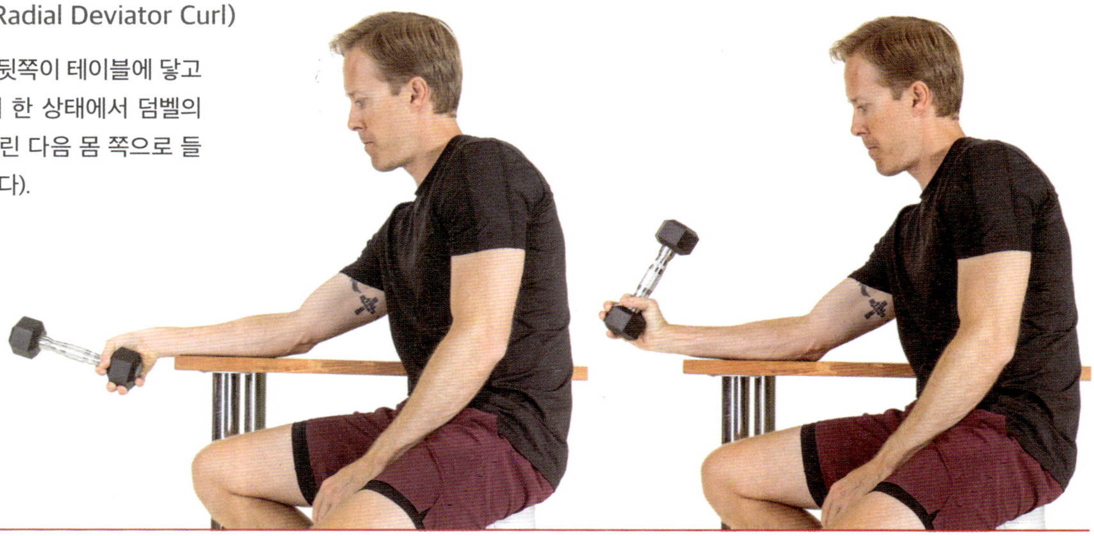

자뼈 치우침 컬(Ulnar Deviator Curl)

손바닥이 아래를 향하도록 손의 새끼손가락을 밴드로 감는다. 반대 쪽 팔로 밴드를 잡고 고정한다. 저항에 대항하여 손을 좌우로 천천히 움직여 자쪽 치우침근(ulnar deviator muscles)을 강화한다.

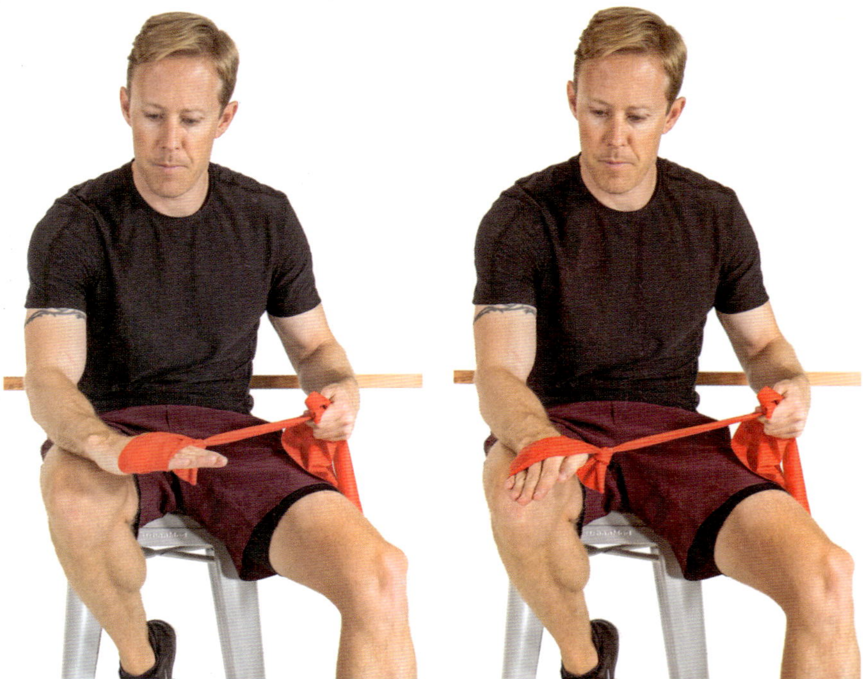

손목굴증후군 (Carpal Tunnel Syndrome)

다음 프로그램에 따라 치료하시오:

- 엄지, 검지, 중지, 약지 절반의 신경통, 저림 및 따끔거림

설명: 손목굴증후군은 말초 신경계에서 가장 흔한 압박 신경 병증으로, 일반 인구의 3~6%에서 발생한다. 이 문제는 손목의 앞쪽 또는 앞쪽에 위치한 정중신경에 가해지는 스트레스와 관련이 있다. 이 질환의 상태가 완전히 파악되지는 않았지만, 최근 연구에서는 부종이나 신경 내부의 부종이 지속적으로 관찰되어 치료하지 않으면 신경 건강에 돌이킬 수 없는 결과를 초래할 수 있다고 보고되고 있다. 이는 가장 큰 말초 신경 중 하나인 정중신경이 손목굴이라는 좁은 공간을 통과하면서 염증이 발생할 수 있기 때문이다. 이 작은 터널에는 손가락 굽힘 근육에 부착된 8개의 힘줄이 있다. 예를 들어 타이핑이나 글쓰기와 같은 반복적인 동작으로 손가락을 많이 구부리면 힘줄이 미끄러지면서 터널에 마찰을 일으켜 염증을 유발하고 정중신경에 압박을 가할 수 있다. 이러한 압력이 너무 오래 지속되거나 너무 강하면 마치 신경이 서서히 질식하는 것과 같다. 신경에는 자체적인 미세 순환이 있기 때문에 신경이 질식하면 신경으로 가는 혈류가 중단된다. 혈류 부족은 산소 부족인 저산소증으로 이어지며, 이는 세포 사멸을 유발하여 신경의 치유를 멈추게 할 수 있다. 다행히도 손목굴증후군은 악화 요인을 인지하고 이 프로토콜에 제공된 재활 운동을 따르면 예방과 치료가 가능하다.

앞쪽 손목(손바닥 쪽)
[Anterior wrist (palm side of hand)]

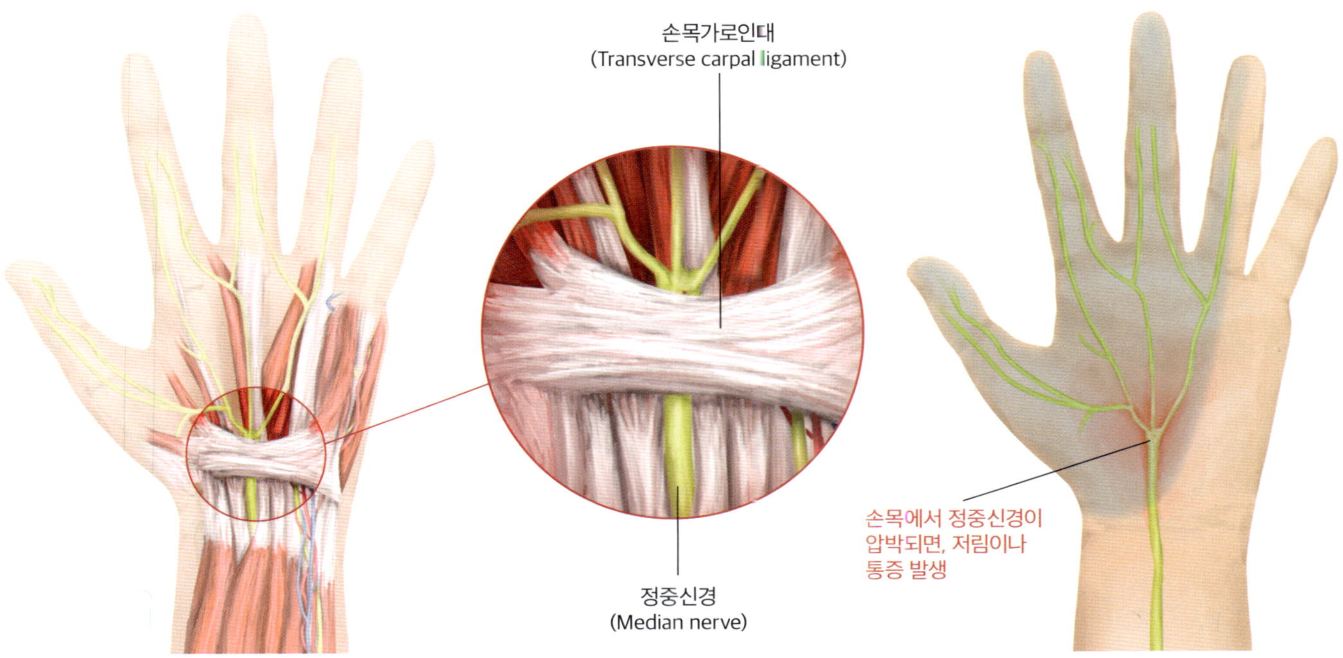

징후와 증상: 손목굴증후군은 일반적으로 엄지, 검지, 중지, 약지의 엄지 쪽 절반에 통증, 저림, 따끔거림을 유발한다. 상태가 악화되면 손의 힘이 약해지고 소근육 운동에 어려움을 겪을 수도 있다.

악화 요인: 타이핑, 운전, 책 읽기 등 물건을 힘껏 쥐거나 장시간 잡거나 손목을 앞뒤로 구부린 자세를 유지하는 경우.

증상: 손목굴증후군은 발병 후 6개월 이내에 치료를 받으면 보통 8~12주 이내에 해결된다. 하지만 증상이 6개월 이상 지속되거나 근육 위축 및 약화가 있는 경우에는 수술적 치료가 필요할 수 있다(관리 전략 참조). 따라서 재발을 방지하기 위해 신체의 신호(예: 손의 통증 및 약화)에 주의를 기울이고 주변 조직을 튼튼하고 탄력 있게 유지하기 위한 프리햅 또는 운동 요법을 사용해야 한다.

관리 전략: 손목굴증후군은 초기에는 손목 부목(손목을 중립 위치에 유지하여 신경 자극을 줄여주는), 신경 활주gliding 운동, 스테로이드 주사, 수면 및 작업 습관 변화 등의 보존적 치료로 주로 관리한다.

손목터널증후군은 증상이 악화되는 활동에서 항상 휴식을 취하며 회복할 수 있는 것이 아니기 때문에 치료가 까다롭다. 해결책은 신경 건강을 증진하는 것이며, 이를 위해서는 신경에 더 많은 혈액을 공급해야 한다. 이는 하루에 한 번 한꺼번에 운동을 하는 것이 아니라 하루 종일 신경 건강을 증진하는 활동을 자주 해야 한다는 뜻이다. 휴식을 취하며 혈류량을 늘려야 한다. 3단계에 접어들어 통증이 없어졌지만 유지 관리 프로토콜로 1단계 또는 2단계 운동을 시행하면 도움이 될 수 있다. 따라서 컴퓨터를 사용하는 90분마다 1단계 운동을 빠르게 진행하면서 이 과정을 반복하여 통증 증상을 완화하거나 재발을 방지해야 한다.

1단계에서는 정중신경이 이 부위를 지나고 근육이 긴장하면 신경을 압박하고 혈류를 감소시킬 수 있으므로 가슴과 손목/손가락 굽힘근을 단련하는 것으로 시작한다. 그런 다음 두 가지 정중신경 가동술 기법을 수행하여 신경 이동성과 혈류를 개선하는 데 도움을 준다. 첫 번째 기법은 재활전문의가 사용하는 표준 신경 가동술 운동이고, 두 번째 기법은 손목굴을 목표로 하는 데 효과적인 것으로 입증된 새로운 연구에 기반한 새로운 기술이다. 두 가지를 모두 시도해보고 어떤 것이 가장 도움이 되는지 알아보는 것이 좋다. 1단계는 전방 흉벽(가슴 근육), 어깨관절 및 팔 신경의 가동성을 동적으로 개선하는 데 놀라운 옵션인 엔젤 운동으로 마무리한다.

언제 수술을 고려해야 하며, 수술에는 어떤 것들이 수반되나요?

손목굴증후군 수술은 드물지만 증상이 심해지고 재활 치료로 충분히 개선되지 않을 때 필요하다. 이는 일반적으로 문제를 점진적으로 악화시키는 직업이나 다른 활동을 중단할 수 없어 악화 요인을 수정하거나 제거하는 데 어려움을 겪는 사람들에게서 발생한다.

수술 시 의사는 손목굴 위를 지나는 인대를 절단하여 지붕을 풀어 신경에 가해지는 압력을 완화한다. 이 개입은 손의 약화 또는 위축과 같은 돌이킬 수 없는 신경 손상의 징후가 있는 경우에만 적절하다. 손 저림, 따끔거림, 통증만 있는 경우에는 수술이 필요하지 않을 수 있다. 이러한 징후는 작업 환경이나 기타 요인을 해결해야 한다는 초기 신호이므로 재활 치료의 우선순위를 정할 수 있다.

2단계에서는 1단계에서 동원했던 가슴 근육과 손목 굽힘근을 스트레칭하는 단계로 전환한다. 다시 말하지만, 목표는 정중신경이 더 자유롭게 움직일 수 있도록 이러한 근육의 긴장을 완화하는 것이다. 다음으로 손목 굽힘 및 폄 가동성 운동을 수행하여 손목 앞쪽의 수근관 공간에서 정중신경을 움직인다.

2단계는 정중신경이 목에서 시작되는 신경(C5–T1)에 의해 형성되기 때문에, 목 또는 목뼈 운동 2가지로 마무리한다. 벽에 기대어 턱 당기기Wall Chin Tuck 운동은 목뼈 신경 뿌리에 가해지는 스트레스를 줄일 수 있는 중립적인 목뼈 자세를 가르쳐준다. 목뼈 굽힘근 등척성 홀드cervical flexor isometric hold는 벽에 기대어 턱 당기기 운동과 관련된 많은 동일한 근육을 사용하지만, 이번에는 중력을 거슬러 들어 올리기 때문에 목 앞쪽의 근육을 강화한다. 이러한 근육의 힘을 향상시키면 목의 건강과 조절 능력이 향상되고, 목에서 나와 팔로 이어지는 신경과 관련된 통증이 줄어드는 경우가 많다.

3단계에서는 영향을 받은 손목과 손가락 근육을 강화한다. 정중신경은 손목과 손가락 굽힘근과 원엎침근pronator teres의 일부를 약화시킬 수 있다. 이러한 운동을 추가하면 근력 장애가 남지 않도록 할 수 있다. 손목굴 문제가 심한 경우 일반적으로 가장 약해지는 부분이 바로 이 부분이기 때문에 악력 강화에 힘쓰는 것이 중요하다.

파머스 캐리Famer's carry는 기능적인 방식으로 악력을 강화할 수 있는 훌륭한 운동이다. 3단계의 마지막 운동은 2단계의 목뼈 운동과 유사한 밴드를 통한 목뼈 뒤당김retraction 운동이다. 목을 똑바로 세우고 중립적인 자세를 유지할 수 있도록 근육을 강화하여 목뼈 신경근에 가해지는 스트레스를 줄일 수 있다.

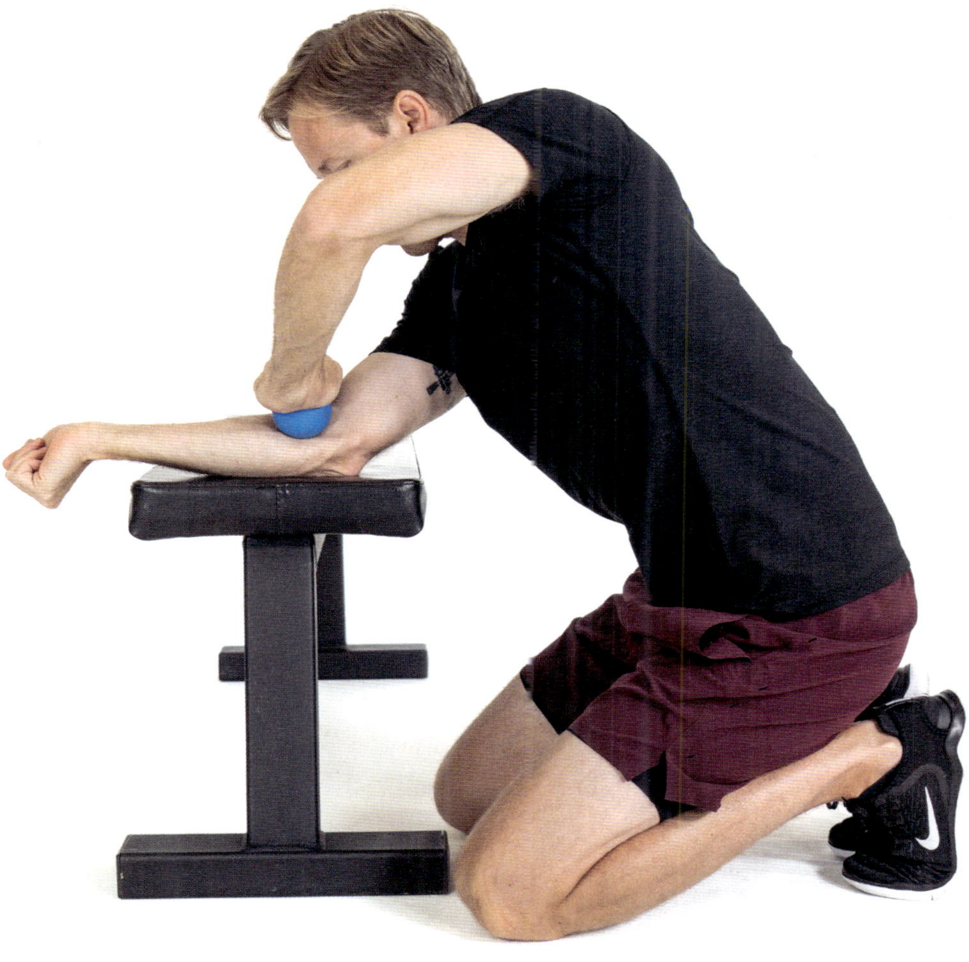

손목굴증후군(Carpal Tunnel Syndrome)

1단계

GOOD FOR:

- 손목과 손의 신경통 완화
- 근육 긴장 완화
- 2단계 및 3단계 운동을 위한 웜업

GUIDELINES:

- 매일 수행
- 도구: 작은 마사지 볼, 폼 롤러
- 휴식 시 통증이 없고 운동 시 경미한 통증(3/10) 이상이 없을 때 2단계를 추가

연부조직 가동술 (Soft Tissue Mobilizations)

▶ 각 영역에 1-2분씩 소요
▶ 양쪽에서 원하는 순서대로 수행한다.
▶ 10~20초 동안 압통 지점에서 멈춘다.

가슴근육 가동술(Pectoral Mobilization)

문이나 선반과 어깨 앞쪽의 가슴 근육 사이에 작은 마사지 볼을 놓는다. 팔을 등 뒤로 올리고 머리 위로 손을 뻗어 근육을 더 움직이면서 역동적인 움직임을 더한다.

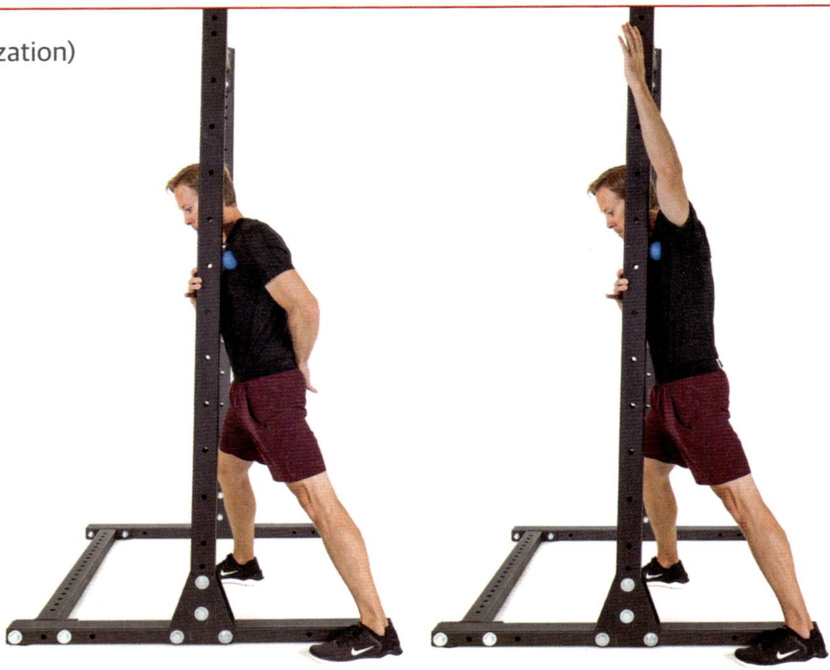

손목 굽힘근 가동술 (Wrist Flexor Mobilization)

벤치나 테이블에 팔을 똑바로 펴고 손바닥이 위를 향하도록 눕는다. 공을 아래팔 굽힘근(아래팔 아래쪽과 팔꿈치가 연결되는 부위)에 대고 그 주변을 마사지한다. 볼로 꾸준히 압력을 가하면서 손목을 펴서 역동적인 움직임을 더한다.

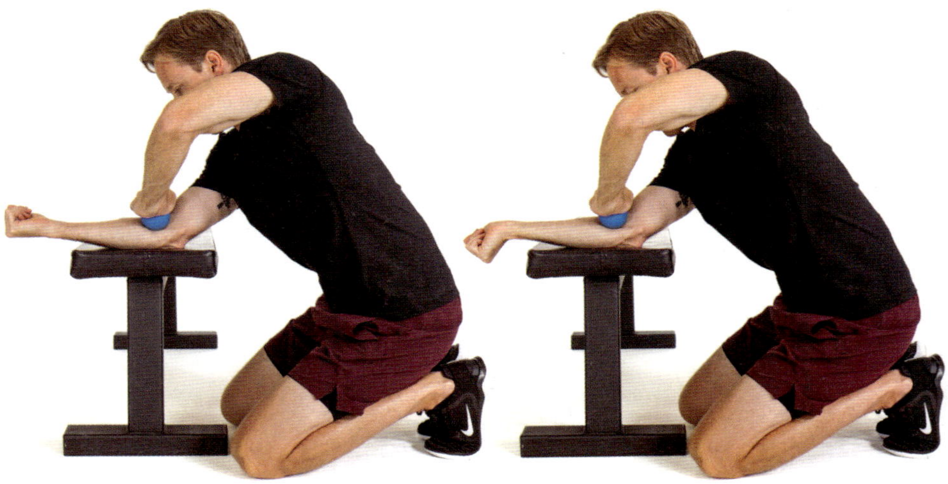

가동성 운동 (Mobility Exercises)

- ▶ 10-15회씩 3세트 수행
- ▶ 능동적 운동 범위(AROM)통증 없이 최대한 멀리 움직인다.
- ▶ 2-3초간 동작 범위 끝에서 멈춘다.

정중신경 슬라이더 가동성 1(Median Nerve Slider Mobility 1)

어깨가 90도가 되도록 팔을 옆으로 뻗고 팔꿈치와 손목을 구부린 상태에서 머리를 들어 올린 팔에서 멀어지게 한다. 팔꿈치를 곧게 펴고 손목을 뻗은 다음 머리를 팔 쪽으로 움직이면서 한 번에 부드럽게 움직인다. 이 자세를 왔다 갔다 하면서 정중신경을 움직인다.

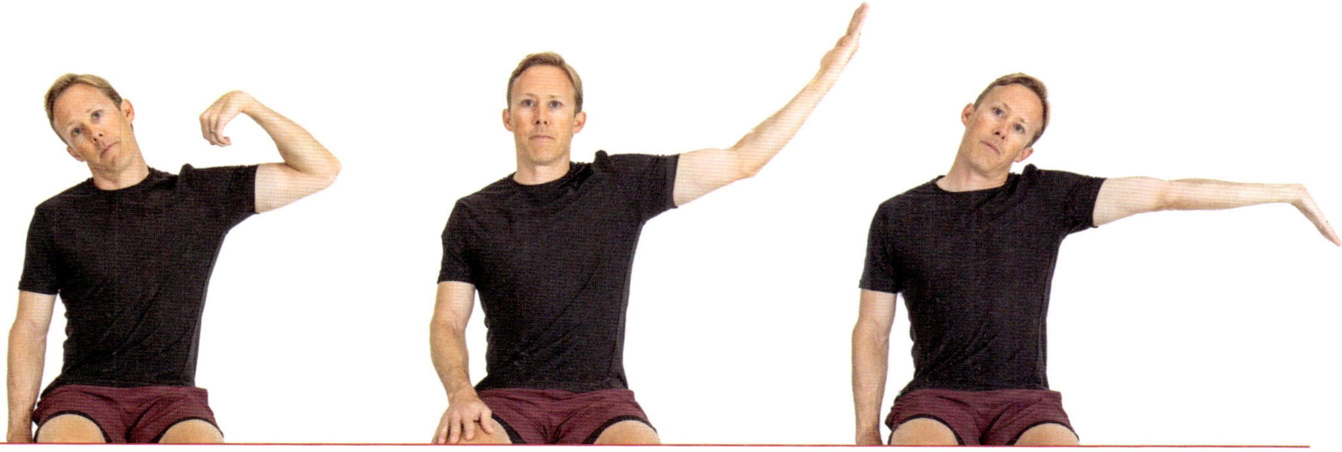

정중신경 슬라이더 가동성 2

손바닥이 앞을 향하도록 어깨와 팔꿈치를 90도 각도로 배치한다. 손가락과 엄지손가락을 벌렸다가 모아 정중신경을 움직인다.

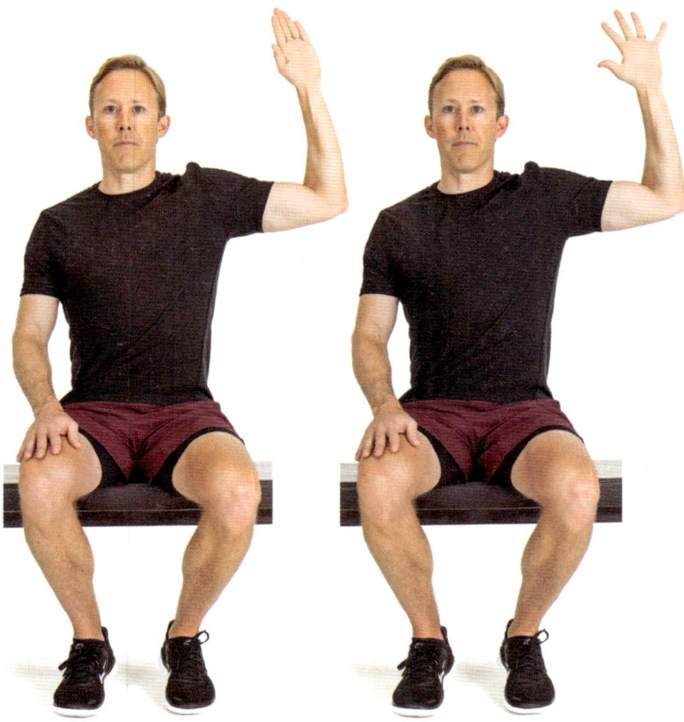

엔젤 운동(Angel)

머리와 꼬리뼈가 받쳐지도록 폼 롤러 위에 척추를 올려놓는다. 양팔을 옆구리에 대고 손바닥을 위로 올린 상태에서 시작하여 통증 없이 최대한 머리 위로 뻗는다.

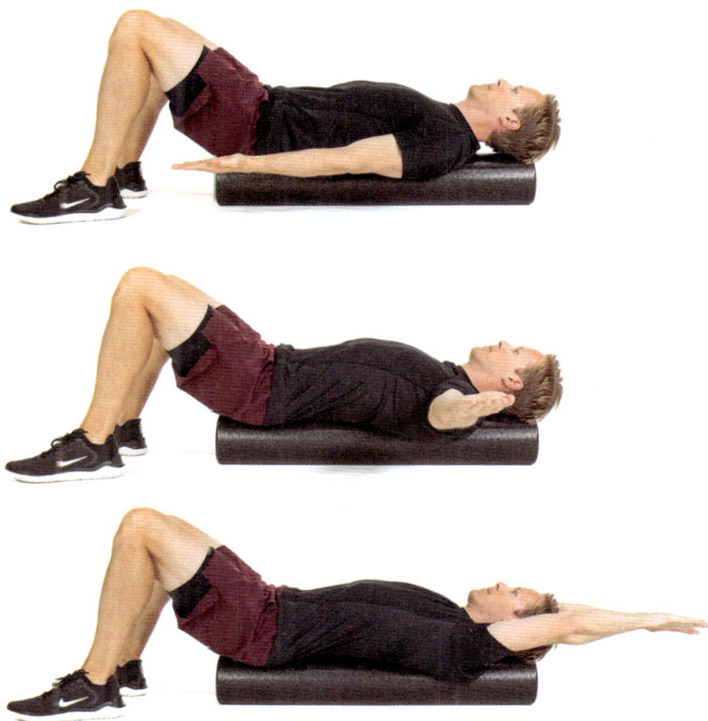

손목굴증후군(Carpal Tunnel Syndrome)

2단계

GOOD FOR:

- 손목과 손의 신경 통증 완화
- 손목 운동 범위 개선
- 3단계 운동을 위한 웜업

GUIDELINES:

- 매일 수행
- 가벼운 통증 없이 운동을 할 수 있을 때 3단계(3/10)를 추가

가슴근육 스트레치(Pectoral Stretch)

팔을 문이나 선반에 대고 어깨를 90도 정도 기울인다. 가슴 부위가 늘어나는 느낌이 들 때까지 앞으로 나아간다. 팔을 약간 더 높이 움직여 가슴 근육의 상부 섬유를 늘린다. 30~60초간 유지하면서 3회 반복한다.

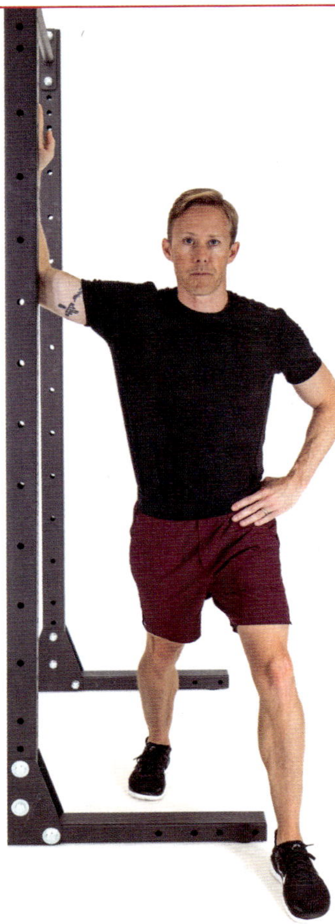

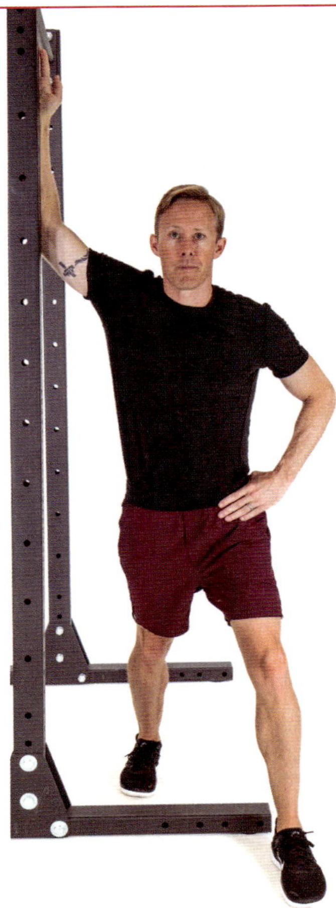

손목 굽힘근 스트레칭(Wrist Flexor Stretch)

손바닥이 위로 향하도록 팔을 몸 앞으로 곧게 뻗는다. 반대쪽 손으로 손바닥을 깍지 낀 다음 전완 아래쪽이 늘어나는 느낌이 들 때까지 아래로 당긴다. 30~60초간 유지하면서 3회 반복한다.

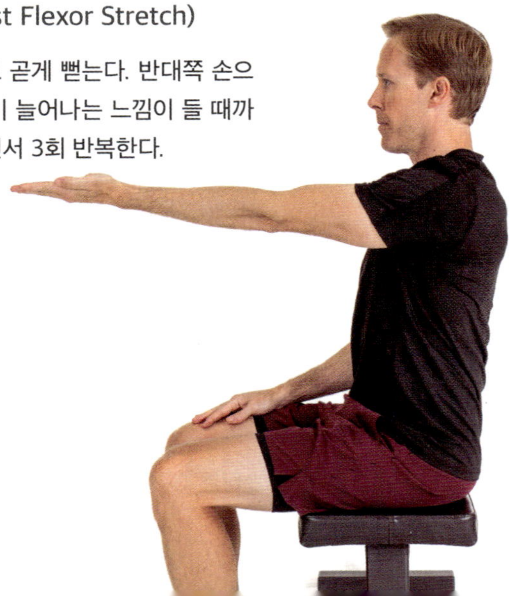

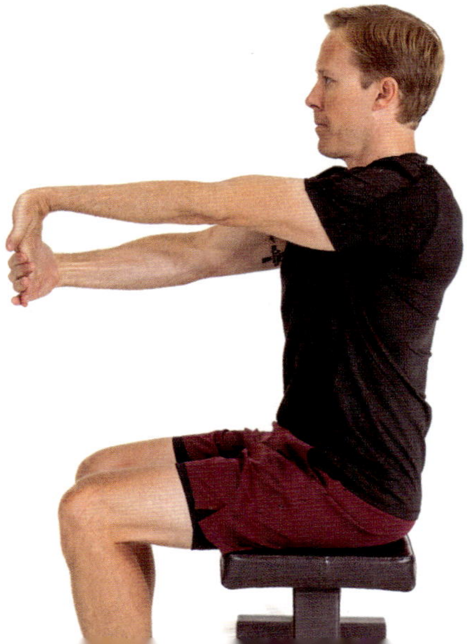

손목 굽힘 및 폄 가동술(Wrist Flexion And Extension Mobil ty)

팔을 테이블에 받치고 손바닥이 아래를 향하도록 한 상태에서 손목을 최대한 구부렸다가 펴면서 2~3초간 멈추고 구부리거나 펴는 동작을 모두 취한다. 10~15회씩 3세트 반복한다.

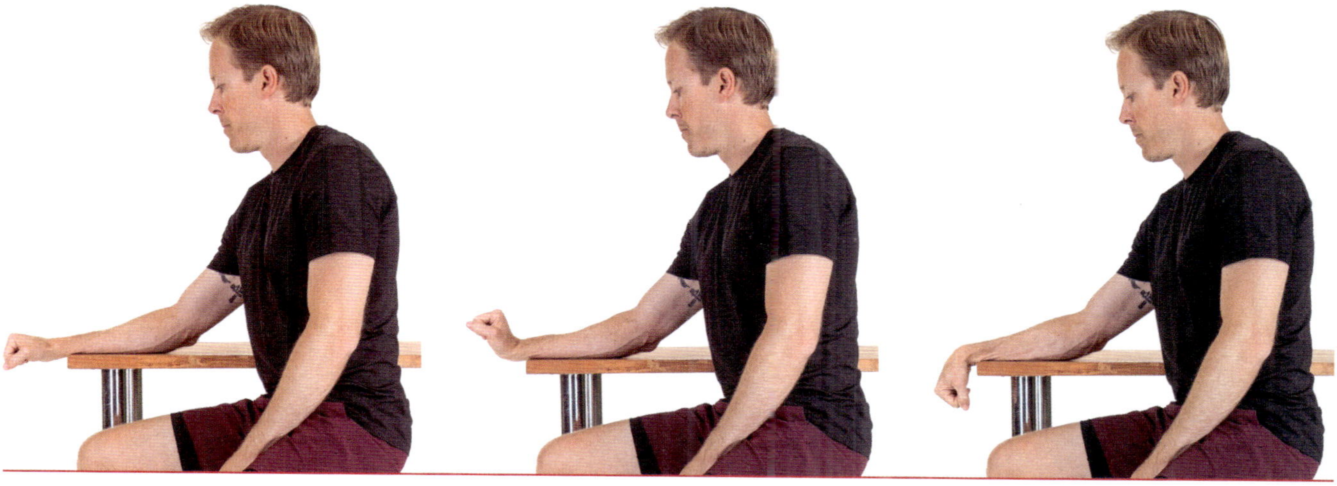

벽에 기대어 턱 당기기(wall chin tuck)

벽이나 선반에 머리와 등을 기대고 선다. 턱을 가슴에 대고 머리 뒤쪽을 벽에 밀어 넣는다. 이 자세를 왔다 갔다 한다. 10~15회씩 3세트 반복한다.

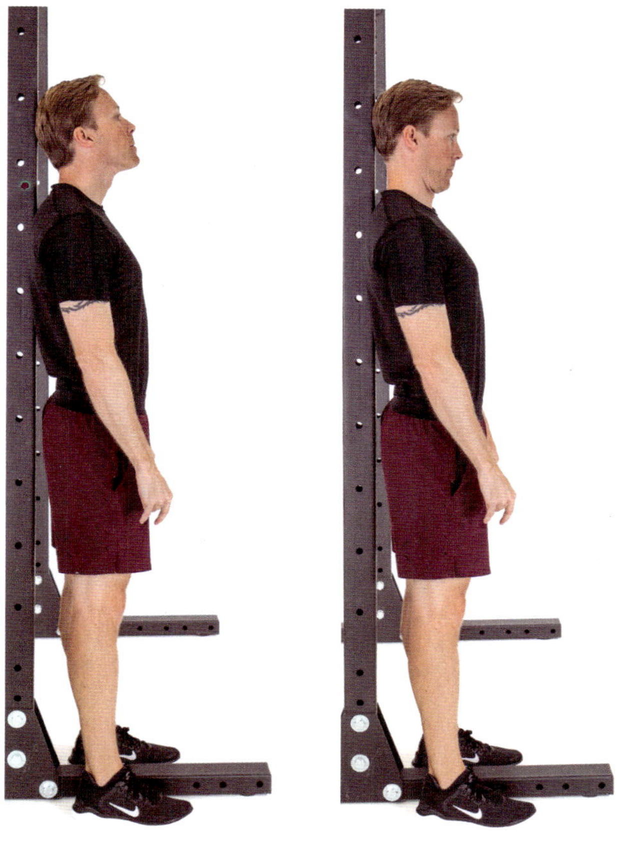

목뼈 굽힘근 등척성 홀드
(Cervical Flexor Isometric Hold)

턱을 집어 넣고 목을 길게 늘린다. 고개를 중립으로 유지한 채 바닥에 닿을 정도로만 높이 들어 올린 후 유지한다. chin tuck 자세를 유지할 수 없거나 피로를 줄이기 위해 고개를 더 높이 들어 올리기 시작하면 멈춘다. 3~5회씩 3세트 반복하고 최대 20~30초간 유지한다.

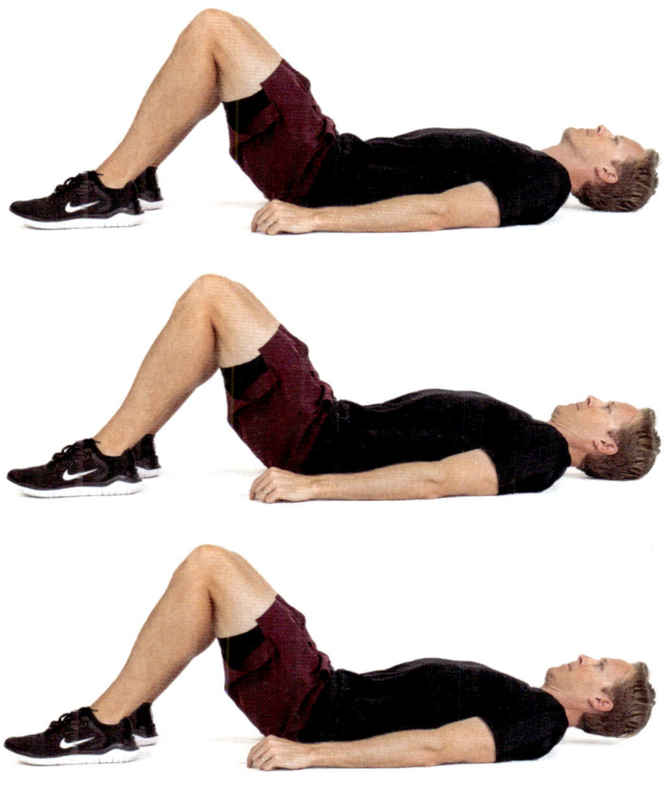

손목굴증후군(Carpal Tunnel Syndrome)

3단계

GOOD FOR:

- 손목, 손, 전완, 목 근육 강화하기
- 손과 손목 신경통 예방하기

GUIDELINES:

- 주 3~4일 수행
- 10-15회씩 3세트 수행
- 피곤할 때까지 푸시 세트
- 도구: 덤벨, 악력 강화도구, 손가락 운동기, 저항 밴드

손목 굽힘근 컬(Wrist Flexor Curl)

손바닥이 위를 향하고 손만 가장자리에 매달리도록 테이블 위에 팔을 받친다. 덤벨을 들고 손목을 천천히 뻗은 다음 몸 쪽으로 구부린다(몸쪽으로 말아 올린다). 다음 동작으로 넘어가기 전에 상단 자세에서 잠시 멈춘다.

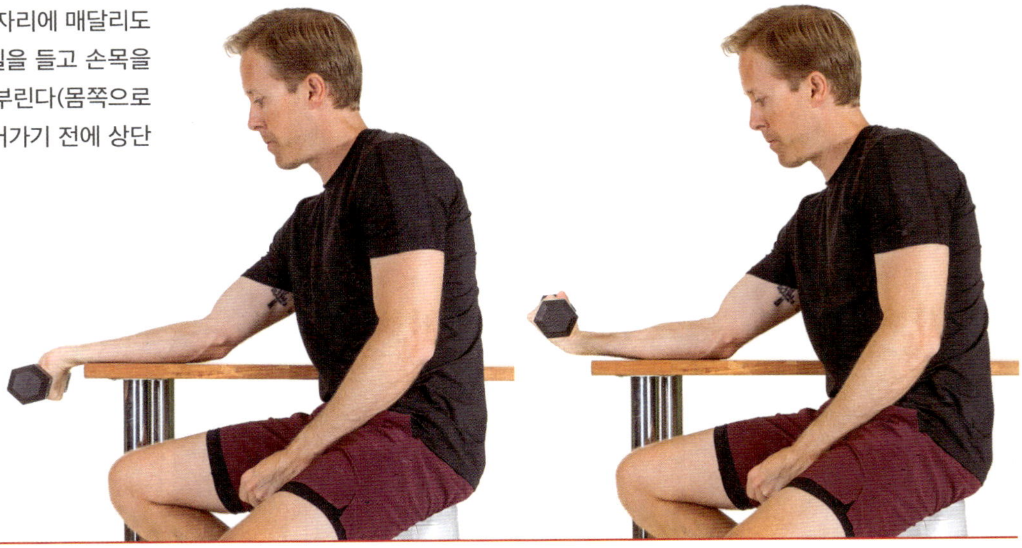

엎침근 및 뒤침근 컬(Supinator And Pronator Curl)

팔을 지지한 상태에서 덤벨의 한쪽 끝을 잡고 뒤침 및 엎침 방향으로 회전한다.팔꿈치를 테이블에 대고 손목과 전완을 통해 움직임을 분리한 다음 손바닥을 위로 올린 자세에서 손바닥을 아래로 내리는 자세로 천천히 회전하는 데 집중한다.

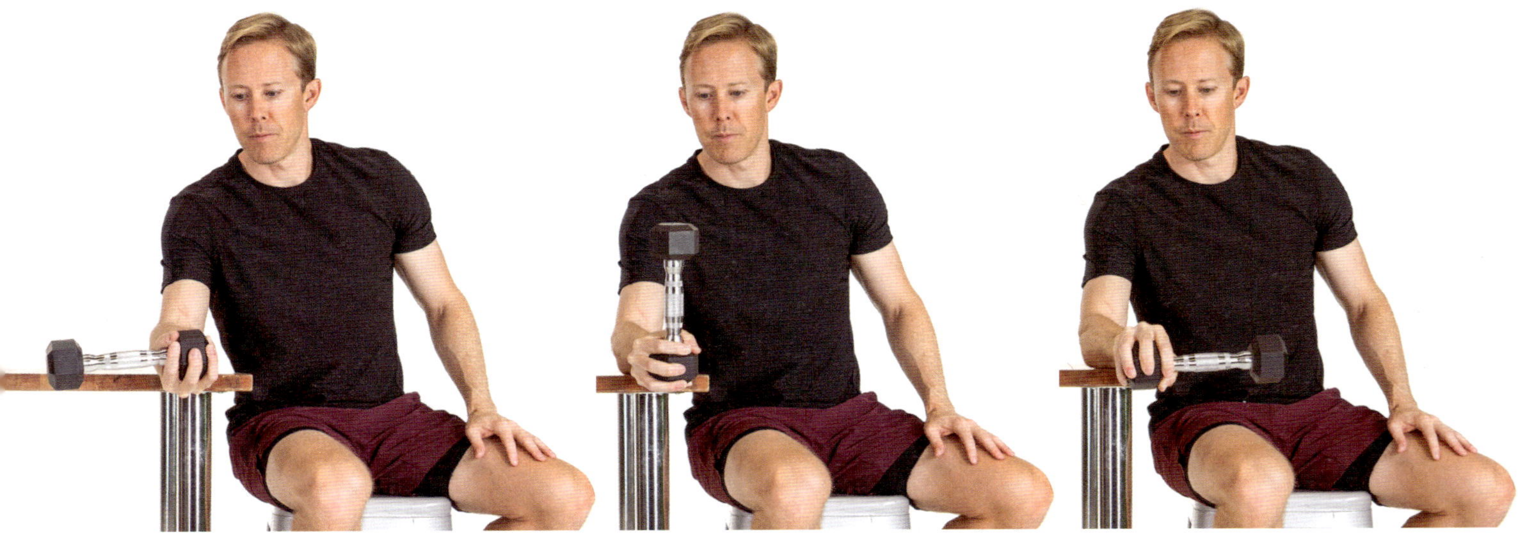

악력 강화도구(Grip Strengthener)

악력 강화 장치(저항식 핸드 그리퍼, 손가락 운동기 또는 그립 링)를 사용하여 아래팔과 손의 힘을 향상해야 한다. 손을 닫은 상태에서 저항력을 제공하는 도구라면 무엇이든 사용할 수 있습니다.

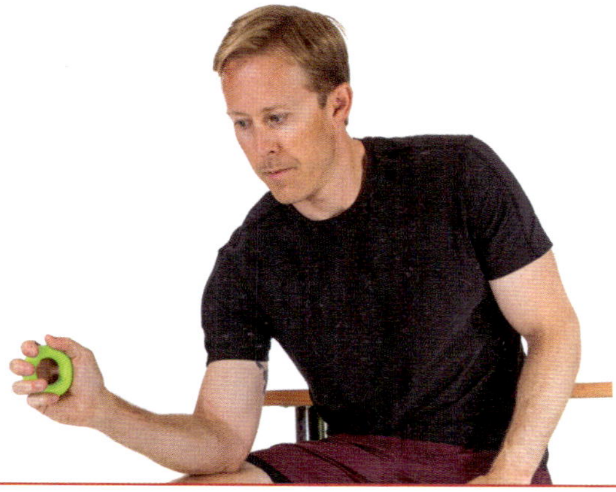

손가락 펌근 저항성(Resisted Finger Extensor)

손가락 폄근 저항 운동기구의 구멍에 손가락을 넣은 다음 손가락과 엄지 손가락을 벌렸다가 펴야 한다.

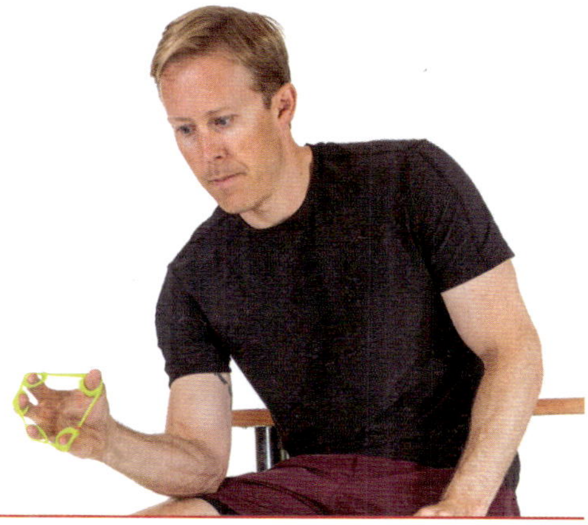

파머스 캐리(Farmer's Carry)

무거운 덤벨을 옆에 들고 15~20미터(또는 20~30보)를 걷다가 뒤돌아 서서 출발 지점으로 돌아온다. 양쪽 팔로 이 동작을 3회 반복한다.

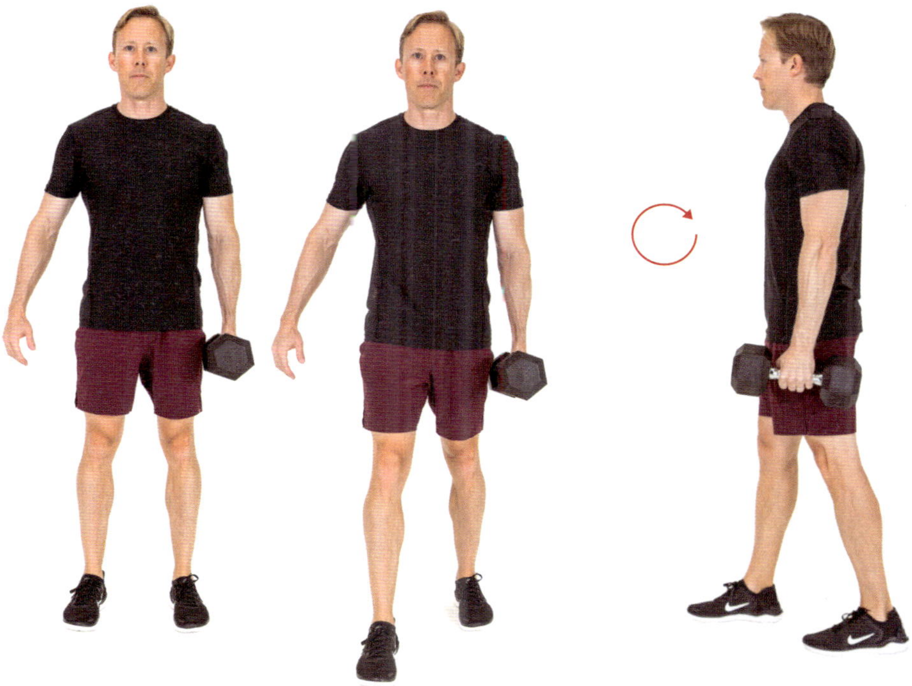

밴드 목뼈 뒤당김 (Banded Cervical Retraction)

밴드를 머리에 감고 양손으로 잡는다. 밴드를 늘려 뒷머리에 저항을 가한다.
고개를 앞으로 내민 상태에서 시작하여 저항에 대항하여 뒤로 수축한다.

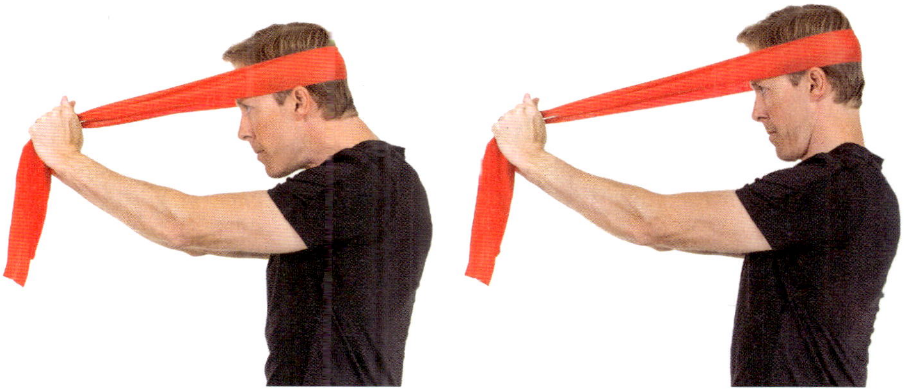

chapter 19

허리와 척주 프로토콜 (Back & Spine Protocols)

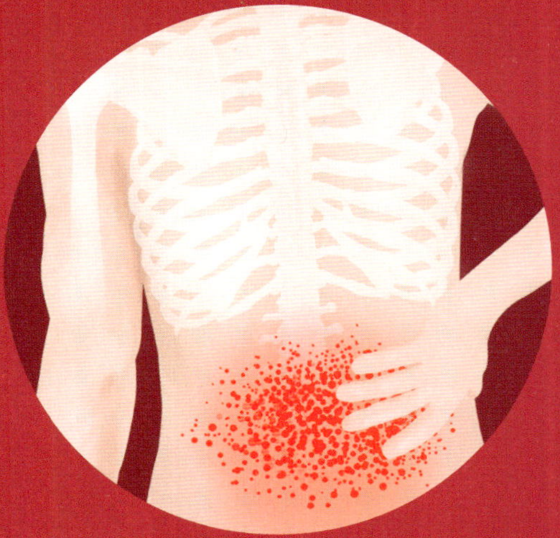

허리통증(LOW BACK PAIN)

(p. 281)

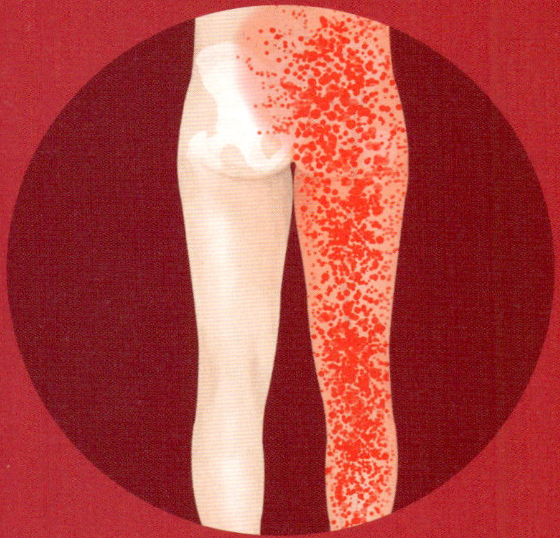

신경통(NERVE PAIN)

(p. 304)

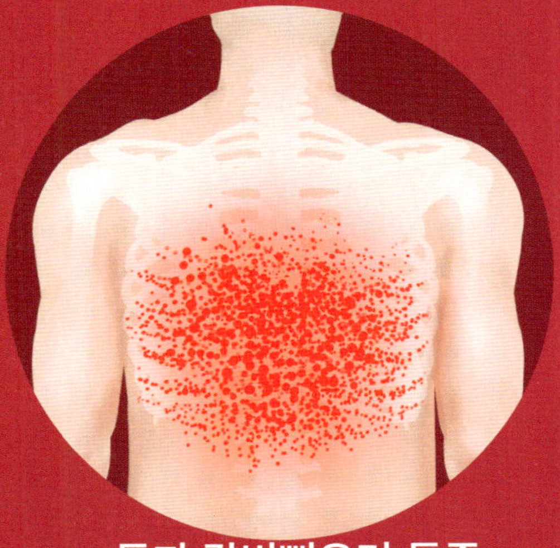

등과 갈비뼈우리 통증 (MID-BACK AND RIB Cage PAIN)

(p. 317)

허리통증(Low Back Pain)

다음 프로그램에 따라 치료하시오:

- 비특이적 허리 통증(급성 및 만성)Non-specific low back pain (acute and chronic)
- 날카롭고 쑤시는 허리 통증Sharp, achy pain in the low back
- 허리 굽힘 및 과다폄 민감성Lumbar flexion and hyperextension sensitivity
- 등 한쪽의 통증Pain on one side of the back
- 근육 긴장Muscle strain
- 척추돌기사이관절 염좌Facet joint sprain
- 척추분리증 및 척추전방전위증Spondylolysis and spondylolisthesis
- 엉치엉덩관절(SI joint) 통증Sacroiliac (SI) joint pain

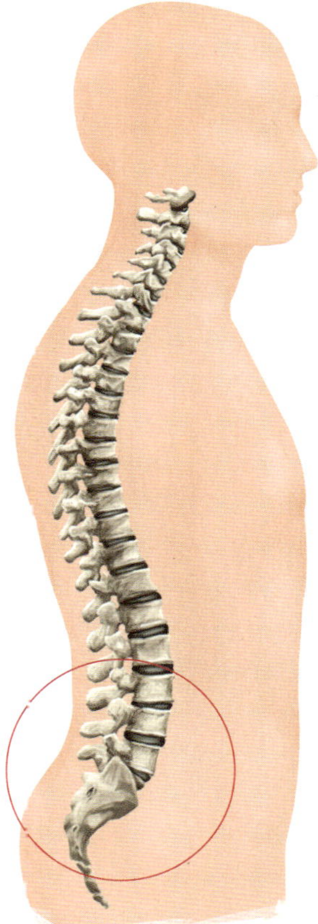

비특이적 허리통증(급성 및 만성) [Non-specific Low Back Pain (Acute and Chronic)]

설명: 허리통증의 90~95%를 차지하는 비특이적 허리통증은 증상에 대한 특정한 통각의 원인(디스크, 근육, 관절 등)을 확인할 수 없는 통증 유형을 말한다. 의료 및 재활을 하는 사람은 비특이적 통증이라는 용어를 환자의 통증과 연관시킬 수 없는 일반적인 통증을 설명하기 위해 선택하였다.[1,2]

종종 통증을 이미지상의 무언가와 연결시킬 수 있으면 확실한 설명에 도달한 것처럼 보이며, 자신감을 가지고 앞으로 나아갈 수 있기 때문에 이러한 진단(비특이적 허리통증)은 사람들을 좌절감에 빠지게 한다. MRI가 결정적이지 않아서 비특이적 허리통증과 같은 진단이 내려지면, 많은 사람들은 의사가 자신의 몸에 무슨 일이 일어나고 있는지 모르기 때문에 나아지지 않을 것 같다고 느끼게 된다. 하지만, 반드시 통증과 손상은 종종 함께 발생하지만, 서로 다르며 독립적으로 발생할 수 있다는 점을 기억해야 한다. 허리통증은 대부분의 경우 손상을 동반하지 않는 가장 대표적인 경우이다. 대부분의 경우 4~6주 안에 해결되며, 특히 운동과 운동량을 단계적으로 조절하고 다른 원인의 요인(스트레스, 수면, 영양 등)을 해결하면 더 나아진다.

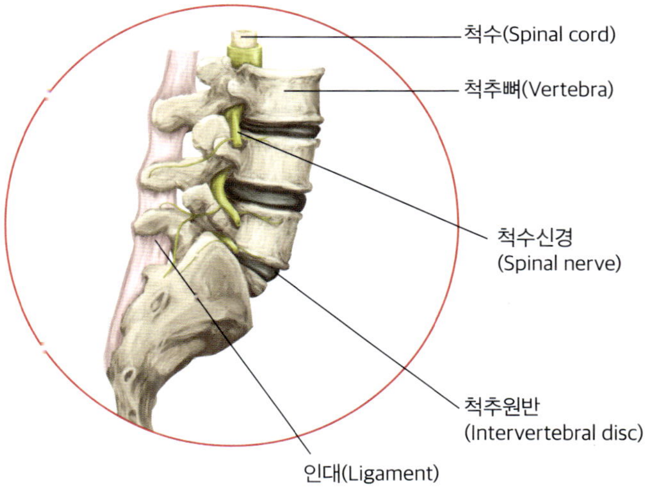

징후 및 증상: 비특이적 허리통증은 일반적으로 허리 한쪽 또는 양쪽을 따라 둔하고 쑤시는 통증을 유발한다. 어떤 경우에는 통증이 엉덩이로 퍼지기도 한다. 특정 움직임에 따라 증상이 날카롭게 나타나고 운동 범위와 기능적 작업 수행 능력이 제한될 수 있다. 그러나 증상의 위치와 유형은 사람마다 상당히 다를 수 있다.

악화 요인: 비특이적 통증은 일반적으로 단순한 허리 손상(좌상, 염좌 등)보다 덜 기계적이며 스트레스, 수면, 일반적인 신체 활동과 같은 요인에 의해 영향을 받는 경우가 많다. 따라서 허리통증을 악화시키는 신체적 요인뿐만 아니라 눈에 보이지 않는 요인에도 주의를 기울이는 것이 중요하다. 근골격계 통증과 관련이 있을 수 있는 다른 요인에 대해 자세히 알아보려면 4장을 참조하라.

증상: 대부분의 비특이적 허리통증은 적절한 회복 및 치료 요법을 시행하면 4~6주 이내에 해결된다. 치료하지 않고, 악화 요인을 방치하면 훨씬 더 오래 지속되고 만성화될 수도 있다.

치료 전략: 비특이적 허리통증을 위한 재활 치료에는 도수 치료(마사지, 관절가동술)와 가동성, 감각 운동 조절, 저항 훈련 운동이 결합되어 있다.[3-5]

증상이 만성화되면 심리적이며 정서적인 치료(상담, 수면 연구 등)가 치료 계획에 추가될 수 있다. 만성 통증이 있는 경우 두려움이나 불안으로 인해 움직이지 않거나 운동하지 않으면 안된다. 가동성, 근력 또는 기능적 능력을 잃지 않도록 점진적으로 운동량을 늘리면서 통증에 맞서 자신의 증상을 존중해야 한다. 프로토콜을 수행하면서 자신의 신체에 주의를 기울이고 증상에 맞게 세트, 반복 횟수, 운동 변형을 조정하라. 꾸준한 훈련은 통증을 둔감시키고 가동성, 근력과 기능을 향상시킬 것이다.

1

1단계는 허리통증과 근육 긴장을 완화할 수 있는 척추 및 엉덩관절 연부조직 운직임으로 시작한다. 그런 다음 골반 또는 척추에 부착된 근육(엉덩관절 굽힘근)을 목표로 하는 엉덩관절 중심 스트레칭으로 허리통증에 효과적으로 대처할 수 있다. 1단계의 마지막 운동인 네발기기 자세에서의 굽힘 및 폄 운동은 낮은 강도에서 능동적인 움직임을 개선시킨다. 굽힘 그리고/또는 폄 동작을 수행할 때 허리통증이 심해지면 이 운동을 건너뛰고 다음 단계로 넘어가야 한다.

2

2단계는 척추의 가동 범위를 더욱 확장하는 발전된 운동 및 스트레칭 훈련이 진행된다. 천천히 진행하며 가벼운 불편함이 느껴지면 중단한다. 이 단계에서는 일련의 볼기근 활성화 및 강화 운동(브릿지, 옆으로 누워 엉덩관절 벌림, 측면 스쿼트 걷기)이 진행된다. 2단계의 마지막 운동인 팔로프 프레스는 척추 근육을 목표로 하는 첫 번째 저항 운동이다. 이 운동은 체간 근육이 척추를 중립적인 자세로 유지하고 밴드가 가하는 회전에 저항하도록 하여 허리통증 악화 가능성을 줄이고 근력을 회복하기 한다.

3

3단계에서는 엉덩관절(특히 볼기근 gluteal)과 몸통/코어 근력 및 조절력을 키우는 데 중점을 둔다. 파이어 하이드랜트 Fire Hydrant 및 싱글-레그 힙 익스텐션 변형 Single-Leg Hip Extension 응용은 2단계 운동의 진행 동작으로 포함되어 있는데, 둔부 근력을 강화하면 통증을 줄이고 허리를 손상으로부터 보호할 수 있기 때문이다. 다음 운동은 모든 운동 범위에서 척추 근육을 자극하여 척추의 탄력을 높여준다. 마지막 두 가지 운동인 스쿼트와 데드리프트는 엉덩관절과 척추 근육을 포함하는 복합 운동 패턴이며 흔히 접할 수 있는 운동이다. 이러한 패턴 운동들을 통해 일상 생활 활동을 재개할 수 있다. 양측 스쿼트나 데드리프트 시 통증이 발생하면, 스플릿 스쿼트, 런지, 싱글-레그 데드리프트와 같이 몸통/코어 근육을 훈련하는 동안 척추를 중립으로 유지하는 스플릿 자세와 싱글-레그 하중 옵션으로 대체할 수 있으며, 이 동작은 민감도나(통증에 대한 예민함) 척추 구조물의 치유에 도움이 된다.

근육 좌상(Muscle Strain)

설명: 허리 근육의 좌상은 흔하며 일반적으로 예기치 않게 무거운 물건을 들거나 잡을 때 발생한다. 허리 주변 근육은 빠르게 힘을 생성해야 하며 외부 하중을 감당할 수 있는 근력이 없는 경우 좌상이 발생하기 쉽다. 그러나 좌상은 무거운 하중이 가해지거나 등이 굽은 상태, 뒤틀린 상태에서 가벼운 하중이 가해지는 경우에서는 아주 느린 동작에서도 발생할 수 있다. 심지어 허리를 구부려 물건을 집거나 의자에서 일어나기 같은 일상적인 동작을 할 때도 발생할 수 있다. 연부 조직이 따뜻하지 않은 상태에서 움직이면 흔하게 좌상이 발생한다. 허리 통증은 적당한 근육 좌상에서부터 이상한 자세로 잠을 자거나, 장시간 앉아 있거나, 하이힐을 신거나, 아이를 안고 있을 때 발생할 수 있는 압통이나 전반적인 통증까지 그 정도가 다양하다. 좌상이나 가벼운 통증일 때 이 프로토콜에는 통증을 완화하고 향후 재발을 방지하는 운동법이 포함되어 있다.

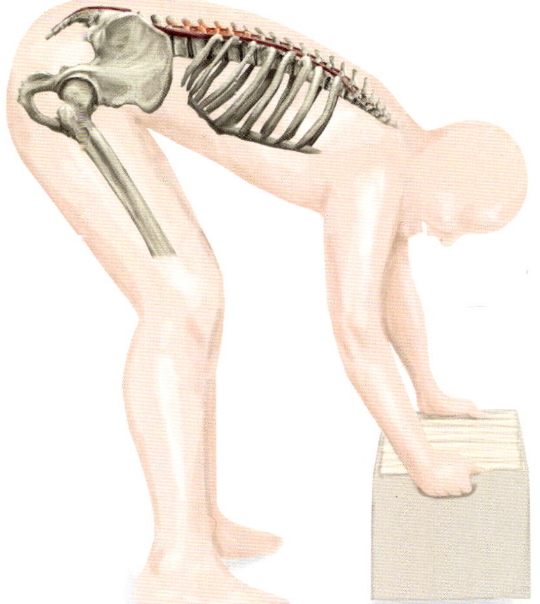

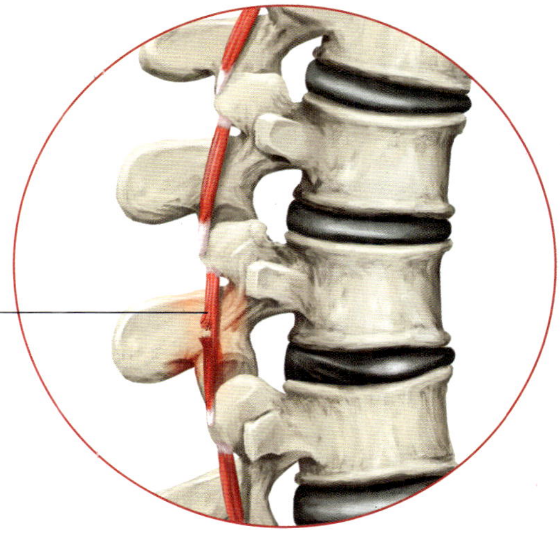

등을 둥글게 구부리면 근육이 긴장될 가능성이 높아지나요?

요부의 좌상이 발생한 사람들에게 볼기근과 햄스트링을 활성화하고 허리 근육에 가해지는 스트레스를 줄이기 위해 엉덩관절을 구부리는 방법을 가르치는 경우가 많다. 하지만 허리가 굽힘되거나 둥글게 구부리는 것은 정상적인 생체 역학의 일부이므로 두려워할 필요가 없다. 허리가 회복되고 이 프로토콜의 운동으로 근력을 키우면 정상적인 움직임으로 돌아갈 수 있다. 물론 하중이 무거울수록, 특히 들어 올리는 하중을 감당할 수 있는 능력이 발달하지 않은 경우 척추 역학에 대하여 더 많이 생각해야 한다. 예를 들어 무거운 데드리프트를 할 때는 힙 힌지 전략을 사용하는 것이 좋으며, 허리를 중립(다소 평평한) 자세로 들어 올리는 것이 더 안전할 수 있다

징후와 증상: 근육의 좌상이 발생하면 일반적으로 근육이 수축하거나, 늘어나거나 또는 촉진되거나 또는 만져질 때 통증이 발생한다. 허리근육의 좌상 시, 몸을 구부렸다가 다시 펼 때 통증을 느끼는 경우가 많다. 신발끈을 묶기 위해 허리를 구부린다고 상상하면 된다. 서 있을 때 허리의 폄근들이 수축하여 체간을 들어 올리게 되는데, 이 때 많은 사람이 통증을 느낀다.

연부 조직이 스트레스를 받으면 통증이 날카롭게 느껴지는 경우가 많다. 좌상은 양쪽에서 발생할 수 있지만 일반적으로 한쪽 또는 다른 쪽에서 더 많이 발생한다. 통증은 일반적으로 허리에 남아 있으며 다리 아래로 퍼지지 않는다. 근육이 아프고 팽팽하게 느껴지거나 휴식 시 경련이 일어나는 것처럼 느껴질 수 있다.

악화 요인: 허리 근육을 수축하거나 스트레칭할 때(허리를 구부리거나 바닥에서 물건을 들거나 똑바로 선 자세에서 물건을 들거나 지탱할 때) 통증이 유발되는 것이 일반적이다.

증상: 다시 말하지만, 좌상의 정도(등급 I–III)에 따라 궁극적으로 치유 과정에 걸리는 시간이 결정되지만, 등 근육의 조직은 혈액 공급이 원활하기 때문에 3~6주가 적당한 범위이다.

치료 전략: 근육 긴장은 일반적으로 주사나 수술과 같은 의학적 관리보다는 재활 운동으로 치료하지만, 심한 통증에 도움이 될 수 있는 근육 이완제를 처방받는 경우는 예외이다. 재활 운동은 근력을 향상시켜 손상의 치유를 돕고 재손상의 가능성을 줄여준다. 편측 허리통증이 오래 지속되는 경우 신경계가 근육을 억제하여 근육이 위축될 수 있다.[6,7] 훈련을 통해 이러한 패턴을 바꿀 수 있다. 폄근과 주변 조직을 강화하면 비대를 유발하고 다른 좌상이 발생할 가능성을 줄일 수 있다.

1

근육 좌상 재활에는 근력 강화가 중요하지만 통증이 급성일 때는 조직에 부하를 주는 것이 어려울 수 있다. 따라서 1단계에서는 연부 조직 가동과 스트레칭 운동을 통해 통증을 완화하는 데 중점을 두되, 치유 조직을 목표로 하는 기술에 주의해야 한다.

허리폄근lumbar extensor 및 허리네모근QL의 가동 시 너무 많은 압력을 가하면 해당 부위를 악화시키고 치유가 지연될 수 있다. 이러한 기법이 가벼운 불편함 이상을 유발한다면 금지해야한다.

2

이 부위가 뻣뻣해지지 않도록 통증이 감소함에 따라 점차 척추를 움직일 수 있도록 노력하는 것이 중요하다. 1단계 마지막에서는 나오는 네 발 기기 자세에서의 굽힘 폄 운동과 2단계의 대부분의 동작과 스트레칭은 척추 운동 범위를 완전히 회복하는 데 도움이 되도록 설계되었다. 다시 말하지만, 몸이 견딜 수 있는 범위까지만 움직이도록 한다. 근육 좌상이 치유되면 척추의 가동성을 회복할 수 있다.

3

3단계가 되면 대부분의 일상 업무를 수행할 때 통증이 최소화되거나 없어지므로 더 많은 저항 운동을 추가할 수 있다. 이 운동은 볼기근gluteal과 척추 근육을 목표로 하여 근력을 향상시켜 손상 없이 힘을 처리할 수 있는 능력을 증가시키고 향후 긴장 가능성을 줄인다.

척추돌기사이관절 염좌(Facet Joint Sprain)

설명: 돌기사이관절은 한 척추뼈(등뼈)와 다음 척추뼈를 연결하는 작은 관절이다. 이 관절을 통해 척추를 구부리고, 비틀고, 늘릴 수 있으며 등을 비틀 때 뚝! 소리가 난다. 신체의 다른 관절과 마찬가지로 각 돌기사이관절은 안정성을 제공하고 관절액을 유지하는 섬유질 관절낭으로 둘러싸여 있다. 교통사고나 스포츠 관련 외상 등으로 척추가 충격을 받아 손상을 입거나 정상적인 움직임을 넘어 무리하게 움직이면 돌기사이관절에 염좌가 발생할 수 있다.

척추돌기사이관절 염좌는 근육 좌상과 어떻게 다른가?

좌상은 일반적으로 무거운 데드리프트와 같이 근육에 힘이 가해질 때 발생한다. 반면 염좌는 관절이 끝 범위의 위치에 있다가 비틀리거나 꺾일 때 발생한다. 통증은 비슷할 수 있지만 손상 메커니즘이 다르며 치료 전략도 약간 다르다.

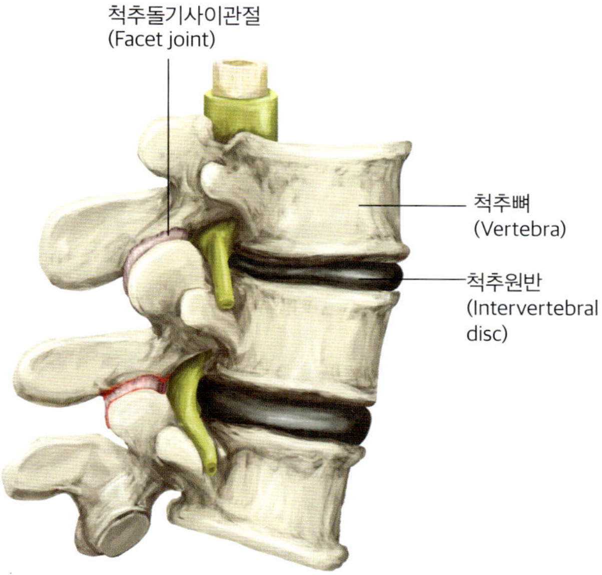

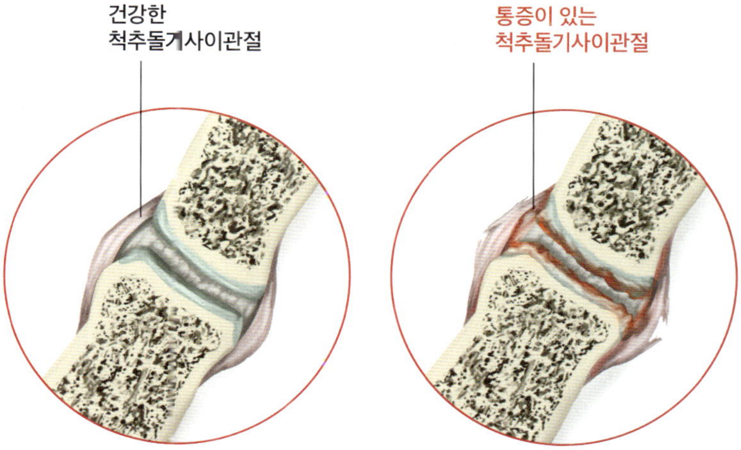

징후와 증상: 척추돌기사이관절 염좌는 일반적으로 허리에 발생하며 한쪽에만 통증(편측성 통증)을 유발한다. 염증이 있는 측면 관절에 스트레스를 주는 등을 비틀거나 펴거나 구부릴 때 통증이 재현된다. 특히 급성기에는 이러한 자극적인 자세에서 날카로운 통증이 발생하고 휴식 시에는 통증이 완화되는 경우가 많다.

악화 요인: 일반적으로 허리를 굽히거나 한쪽으로 구부리거나 비틀 때 통증이 나타난다. 또한 앉았다가 일어설 때와 같이 한 자세에서 다른 자세로 전환할 때 통증을 호소하기도 한다.

증상: 척추돌기사이관절 염좌는 염증이 있는 관절낭이 해당 부위에 스트레스를 주는 활동으로 인해 자극을 받지 않는다면 일반적으로 4~6주 이내에 치유된다.

치료 전략: 척추돌기사이관절 염좌는 통증을 줄이고 척추 운동 범위와 근력을 회복하기 위해 고안된 재활 운동이 효과적이다. 심한 통증에는 근육 이완제를 처방받아 복용하는 것이 도움이 될 수 있다.

염좌의 경우, 좌상이 있는 것처럼 프로토콜에 접근하되 척추의 완전한 가동성을 회복하는 것을 목표로 한다. 근육 강화 운동은 근육이 관절을 지지하고 보호하기 때문에 중요하지만, 근육 좌상처럼 손상된 조직을 직접 재활하기 위하여 근력 운동을 하지는 않는다.

1

연부 조직 가동 및 스트레칭을 포함하는 1단계 운동은 손상된 관절을 보호하기 위해 허리 및 엉덩이 근육이 척추를 압박하여 발생하는 근육통, 긴장 또는 경련을 줄일 수 있다. 엉덩관절 스트레칭은 골반(햄스트링과 볼기근glutes) 또는 척추(엉덩관절 굽힘근)에 부착되어 허리에 흔히 영향을 미치는 근육을 대상으로 한다.

2

통증이 감소하면 척추 관절의 가동성을 높이는 것이 중요하다. 1단계 마지막의 네발기기 자세에서의 굽힘 및 폄 운동과 2단계의 대부분의 동작 및 스트레칭은 척추 운동 범위를 완전히 회복하는 데 도움이 될 수 있다. 몸이 견딜 수 있는 범위까지만 움직인다. 돌기사이관절이 치유되면 척추 가동성을 회복할 수 있다.

3

3단계는 가동성이 정상으로 돌아오고 통증이 사라진 후 엉덩관절과 허리 근력을 키우는 데 중점을 둔다. 염좌는 근육 손상을 수반하지 않지만, 신경근의 힘과 조절력을 향상시키면 관절을 더 잘 보호할 수 있다. 근육은 충격 흡수 장치와 같은 역할을 하므로 최적의 기능을 발휘하면 관절에 전달되는 힘이 줄어드는 반면, 약해지거나 제어력이 떨어지면 손상 위험이 높아진다.

척추분리증 및 척추전방전위증(Spondylolysis and Spondylolisthesis)

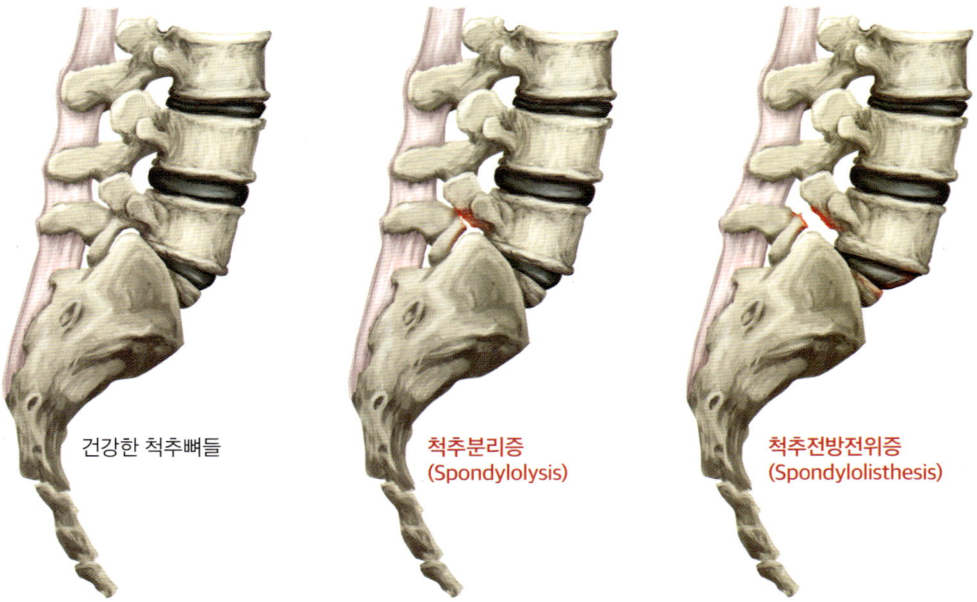

설명: 척추분리증과 척추전방전위증은 허리통증의 흔한 원인으로, 특히 어린이와 청소년에게 많이 발생한다. 체조, 축구, 역도 등 척추에 반복적인 힘을 가하는 스포츠에 참여하는 청소년에게 특히 많이 발생한다.[8-11]

척추분리증은 척추뼈(척추를 구성하는 작은 뼈)에 스트레스 골절이 발생하는 상황을 말한다. 척추전방전위증은 일반적으로 스트레스가 누적되고 회복이 부족하여 뼈가 약해져 뼈가 뒤로(후방전위증retrolisthesis) 또는 앞으로(전방전위증anterolisthesis) 제자리에서 벗어나기 시작한다. 척추전방전위증은 뼈가 원래 위치에서 얼마나 멀리 이동했는지에 따라 I에서 IV까지 등급이 매겨진다.

척추분리증과 척추전방전위증에는 차이가 있지만 징후와 증상, 악화 요인, 예후 및 치료 전략은 동일하다.

징후 및 증상: 대부분의 경우 일반적인 허리통증만 경험하며, 엑스레이를 찍지 않는 한 원인을 알 수 없는 경우가 많다. 증상으로는 엉덩이로 방사되는 통증, 등의 뻣뻣함, 등 근육 경련, 햄스트링 긴장감 등이 있다. 허리 신경에 영향을 미치는 높은 등급의 척추전방전위증의 경우 다리의 저림, 따끔거림, 약화가 발생할 수 있다.

악화 요인: 척추가 중립 상태를 벗어나면서 힘을 받는 경우(예: 체조의 뒤로 구부리는 동작과 백핸드스프링 또는 역도의 어깨 위로 체중을 싣는 경우).

경과: 대부분의 경우 악화되는 활동에서 6~12주 정도 휴식을 취하면 약해진 뼈가 치유될 수 있는 시간이 주어져 완전한 기능으로 회복된다.

치료 전략: 행동 수정(악화시키는 활동을 피하거나 제한)과 물리 치료 스트레칭 및 운동이 선호되는 치료법이지만, 치유 과정에서 스트레스를 줄이기 위해 허리 보호대 착용을 권장할 수 있다.[12,13] 증상이 호전되지 않거나 척추 활주가 악화되는 경우 의사는 손상을 안정시키기 위해 수술을 권할 수 있다.

프로토콜 중 스트레칭, 특히 1단계의 엉덩관절 굽힘근 및 햄스트링 스트레칭은 척추전방전위증과 관련된 허리통증을 완화하는 데 도움이 되는 경우가 많다. 2단계 시작 시에는 허리의 폄 운동 훈련에 주의해야 한다. 많은 척추전방전위증 손상은 허리의 반복적인 폄과 관련이 있다. 따라서 이 훈련은 부분적인 가동 범위만 수행하거나 완전히 건너뛰도록 한다. 3단계에서 데드 버그dead bug 운동과 복부 롤아웃abdominal rollout 운동 시 허리가 펴지지 않도록 주의해야 한다. 다른 운동이 허리 통증이나 다리에 방사 신경통을 유발하는 경우 해당 운동은 생략한다.

엉치엉덩관절 통증[(Sacroiliac (SI) Joint Pain)]

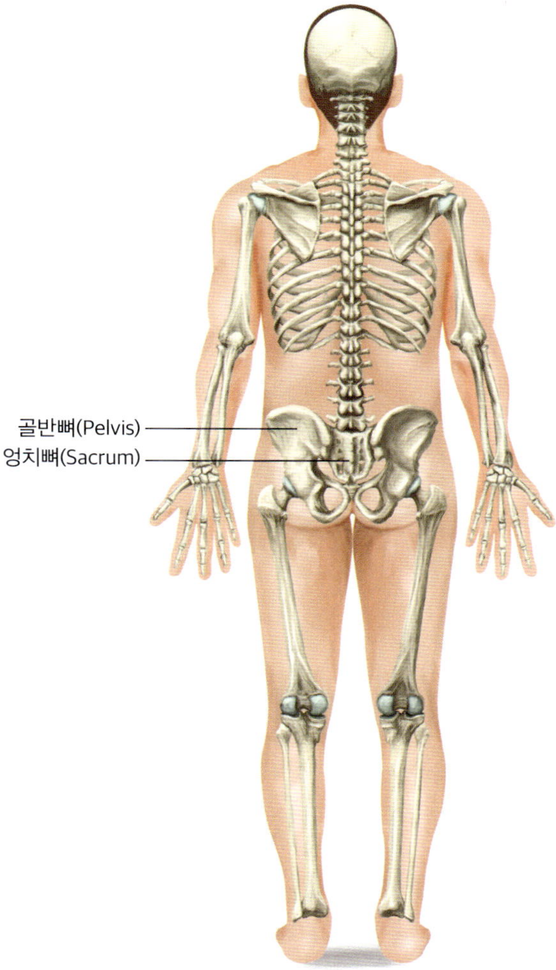

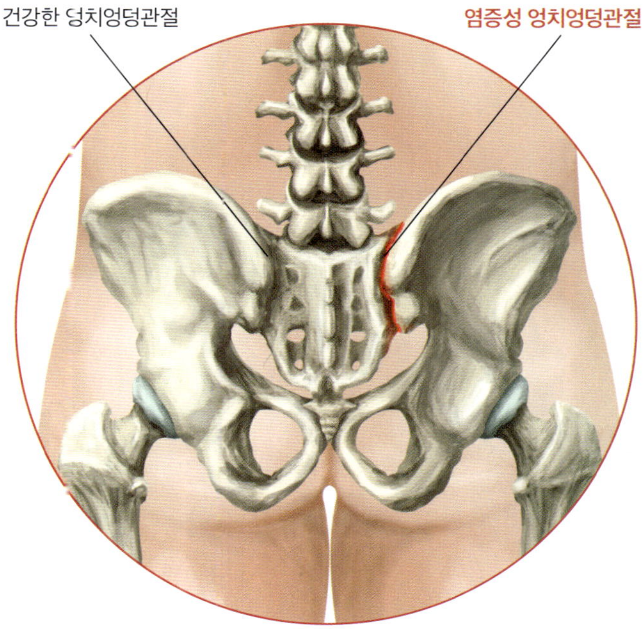

설명: 엉치엉덩관절SI joint은 엉치뼈sacrum와 골반의 엉덩뼈ilium 사이, 허리의 오른쪽과 왼쪽에 위치한 두 개의 작은 활액 관절이다. 이 관절은 인대로 둘러싸여 있어 매우 튼튼하고 체중을 지탱할 수 있다. SI 관절의 손상은 일반적으로 꼬리뼈에 걸려 넘어지거나 자신도 모르게 발을 헛디뎌 다리와 한 쪽 골반이 흔들리는 등 비정상적인 한 쪽 외상으로 인해 발생한다. 임신 중에도 흔히 발생한다. 생식 호르몬 릴렉신relaxin은 골반 주변의 인대를 느슨하게 하고 이완시켜 SI 관절 통증을 유발할 수 있다.

SI 관절은 그 모양과 주변 인대 때문에 거의 움직이지 않으며 허리통증의 15~30%만 차지하는 것으로 알려져 있다.[14,15] 즉, 많은 사람들이 SI 관절 통증을 겪고 있다고 생각하지만, 실제로는 요통일 수 있다. L5-S1 및 L4-L5는 불과 몇 센티미터 밖에 떨어져 있지 않기 때문에 SI 관절로 오인하기 쉽다. 다행히 이 부위가 통증의 원인이 되는지를 밝힐 수 있는 특정 검사가 있다. 좋은 소식은 SI 관절 프로토콜과 허리통증 프로토콜에는 유사한 운동이 포함되어 있으며, 어느 쪽을 하든 개선될 가능성이 높다는 것이다.

징후와 증상: 통증은 보통 허리 한쪽에서 발생하며 엉덩이나 허벅지 뒤쪽으로 퍼질 수 있다. 허리가 뻣뻣해지는 증상이 종종 보고되며, 일부 사람들은 허리가 빠지거나 꺾일 것 같은 불안정감을 느끼기도 한다. SI 관절 통증은 일반적으로 다리와 발로 방사되는 통증을 유발하지 않으므로 이러한 증상이 있거나 통증이 다리 뒤쪽으로 내려가는 경우 304페이지부터 시작하는 신경 통증 프로토콜을 참조한다.

SI 관절 통증인지, 다른 원인인지 확신이 서지 않는 경우, 올바른 프로토콜을 선택하려면 어떻게 해야 하나?

조직과 증상의 원인에 너무 집중하지 않는다. 대신 통증에서 벗어나는 데 집중해야 한다. 통증이 엉치엉덩관절의 자극으로 인한 것인지 확실하지 않더라도 재활 프로그램이 도움이 될 것이다. 엉치엉덩관절 통증, 궁둥신경통 및 허리 좌상에는 약간의 차이가 있지만, 핵심은 증상을 완화하는 동작을 찾는 것이다. 올바른 부위에 통증이 있는 상태에서 증상을 악화시키지 않는 동작을 선택하면 시간이 지나면서 나아질 가능성이 높다.

악화 요인: 계단 오르기, 달리기 또는 조깅, 한쪽 다리로 서 있거나 한쪽으로 누워 있을 때와 같이 관절에 압력을 가하면 종종 엉치엉덩관절 통증이 발생한다.

증상: 대부분의 경우 엉치엉덩관절 통증은 악화시키는 활동을 수정하면 4~6주 이내에 해결된다.

치료 전략: 악화시키는 활동을 수정하고 엉덩관절과 허리 근육을 대상으로 하는 재활 운동을 수행하여 SI 관절 통증을 관리한다.[16] 통증이 지속되면 의료진이 염증과 통증을 줄이기 위해 주사를 투여할 수 있다.

주사는 진단 도구로 사용할 수 있으며, 주사를 맞고 통증이 사라지면 SI 관절에서 통증이 발생한 것이다. 임산부 또는 관절 가동성이 많은 사람의 경우, 골반을 감싸고 조여주는 SI 관절 안정 벨트를 착용하면 특히 2단계와 3단계에서 프로토콜의 요추-골반 안정화 운동을 할 때 통증 완화에 도움이 될 수 있다.

SI 관절 관련된 통증이 있는 대부분의 사람들은 볼기근 운동 및 스트레칭(무릎을 반대쪽 어깨 방향으로, 4자 모양으로), 그리고 이러한 근육을 활성화하고 강화하는 운동(다리모으며 브릿지, 밴드 브릿지, 측면 스쿼트 걷기 등)으로 통증을 완화할 수 있다. 척추에 초점을 맞춘 다른 많은 운동도 도움이 되므로 전체 프로토콜을 살펴보고 자신에게 가장 효과적인 동작을 찾아보기 바란다.

통증을 유발하는 동작이 있다면 그 동작을 빼고 나중에 다시 추가한다. 예를 들어, 관절이 둔감해질 때까지 더블 레그 브릿지를 하다가 다시 한쪽 다리만 하는 동작을 시도해 본다.

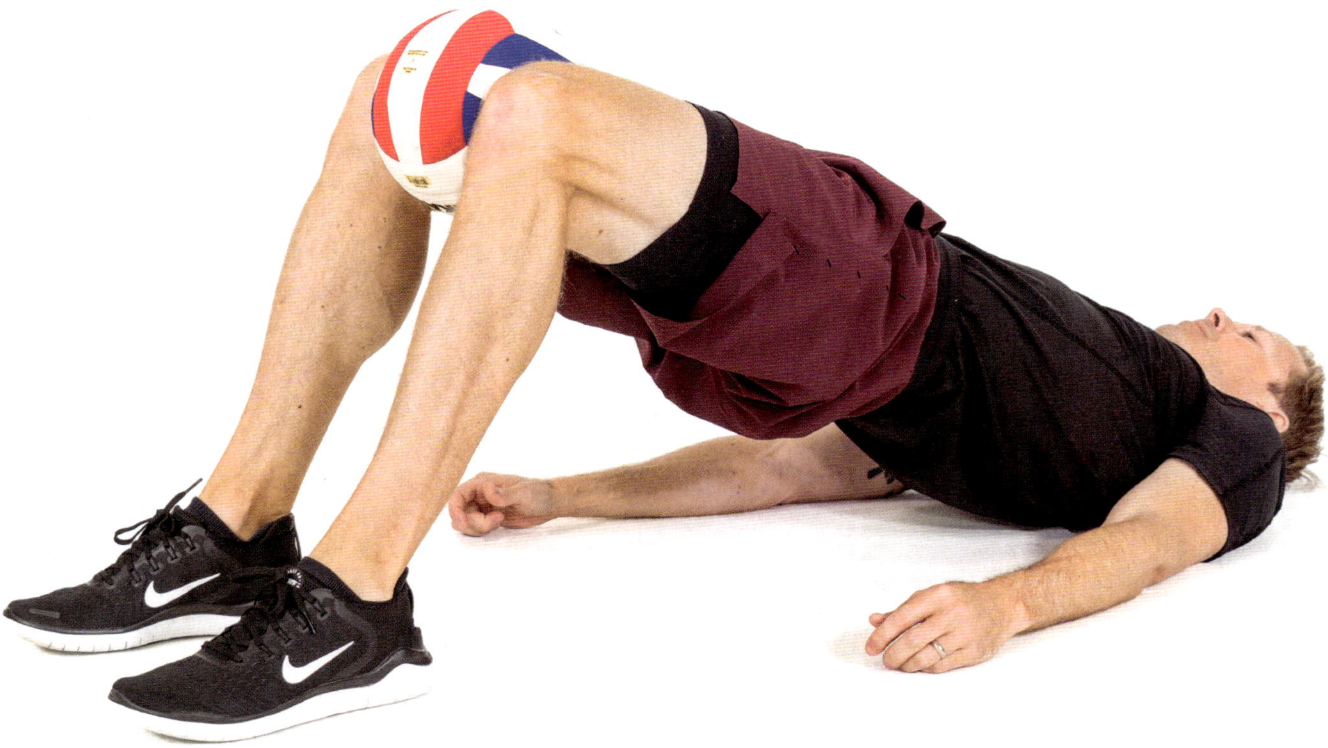

허리통증(Low Back Pain)

1단계

GOOD FOR:

- 허리통증 완화
- 근육 긴장 완화
- 2단계 및 3단계 운동을 위한 워밍업

GUIDELINES:

- 매일 수행
- 도구: 폼 롤러, 땅콩 볼, 마사지 볼, 스트레치 스트랩, 밸런스 패드
- 가벼운 통증(3/10) 이상 유발하는 운동은 건너뛰고 2단계에 추가
- 휴식 시 통증이 없고 운동 시 경미한 통증이 없을 때 2단계를 추가

연부조직 가동술 (Soft Tissue Mobilizations)

▶ 각 부위에 1~2분간 실시
▶ 양쪽 순서대로 수행
▶ 10~20초간 압통 부위에서 멈춤

볼기근/궁둥구멍근 가동술 (Glute/Piriformis Mobilization)

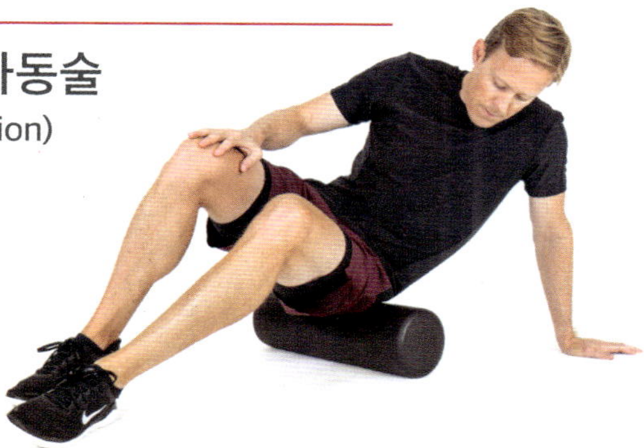

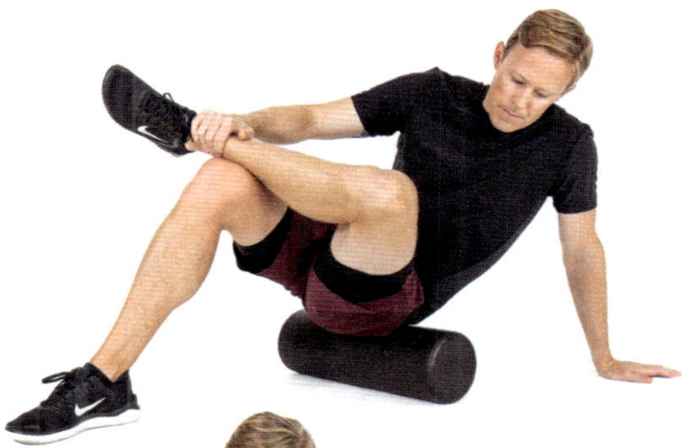

폼 롤러에 앉아 한쪽으로 몸을 기울여 볼기근에 체중을 싣고, 볼기근 부위 전체를 위, 아래, 좌우로 굴린다. 압력을 높이려면 반대쪽 무릎 위로 다리를 교차하여 근육을 스트레칭한다. 더 정확한 압력을 가하려면, 크고 작은 여러 사이즈의 마사지볼을 사용한다.

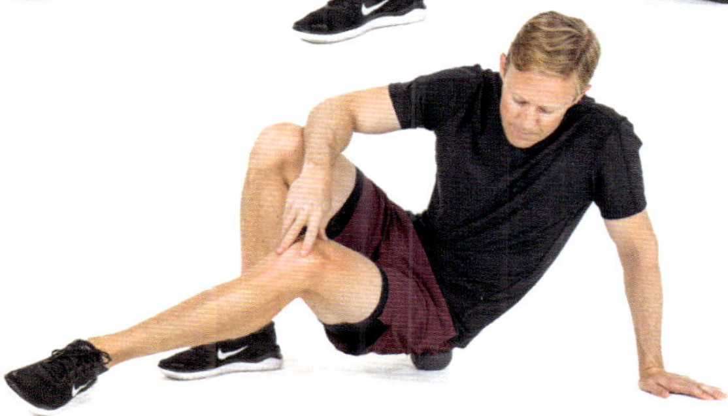

허리 폄근 가동술(Lumbar Extensor Mobilization)

벤치나 의자에 발을 올려놓고 등을 대고 누우며, 허리 아래에 땅콩 볼을 놓는다. 뒤꿈치를 벤치에 대고 눌러 압력을 조절한다. 허리는 중립을 유지하고 엉덩이는 바닥에서 떨어지지 않도록 한다(골반을 과도하게 펴거나 기울이지 말 것). 위아래로 구르거나 좌우로 흔들어도 된다. 작은 마사지볼을 사용하여 엉덩관절 부위를 중심으로 폄근의 양쪽을 운동할 수 있다.

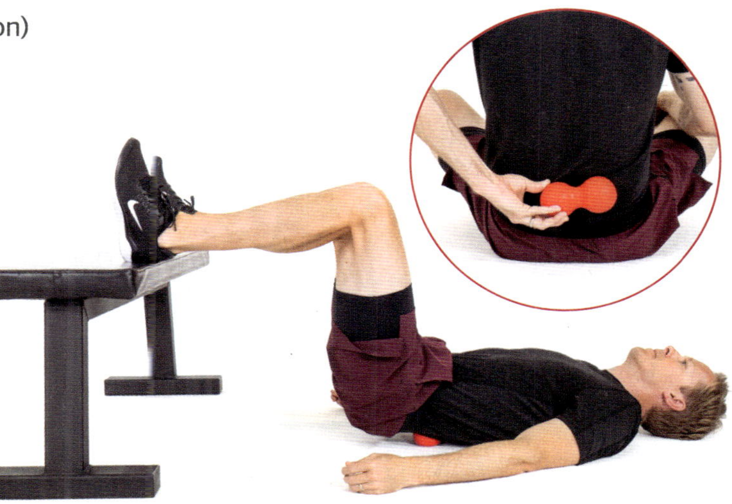

허리 부위에 좌상이 있는 경우 이 운동은 주의하거나 건너뛰도록 한다.

허리네모근 가동술(QI Mobilization)

허리 좌상이 있는 경우 이 운동은 주의하거나 건너뛰도록 한다.

옆으로 누워 롤러나 큰 마사지 볼을 허리 옆 근육 아래에 두도록 한다. 골반 위쪽에서 아래쪽 갈비뼈까지 굴린다.
가슴을 바닥을 향해 회전시키면서 좌우로 굴릴 수도 있다. 척추를 중립으로 유지하도록 한다.
공을 사용하는 경우 벽에 기대어 서서 이 동작을 할 수 있다.

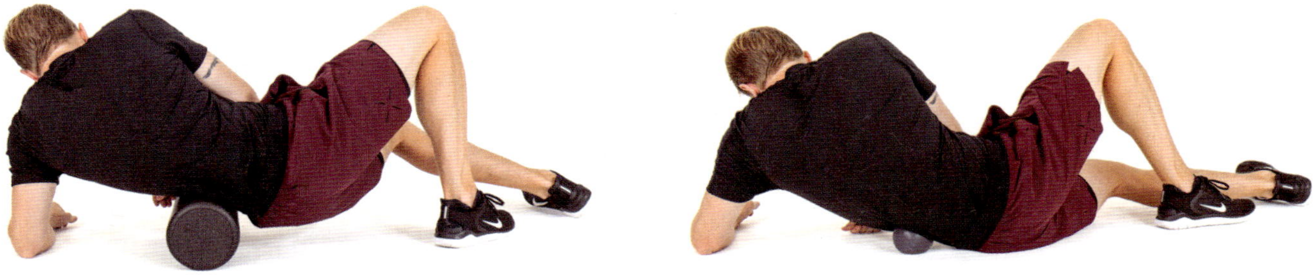

햄스트링 가동술(Hamstring Mobilization)

벤치나 의자에 앉아 크고 작은 마사지 볼을 햄스트링 근육 아래에 놓는다. 햄스트링 전 부분을 목적으로 위아래로 굴린다.
무릎을 구부렸다 폈다 하면서 근육을 동적으로 가동시키도록 한다.

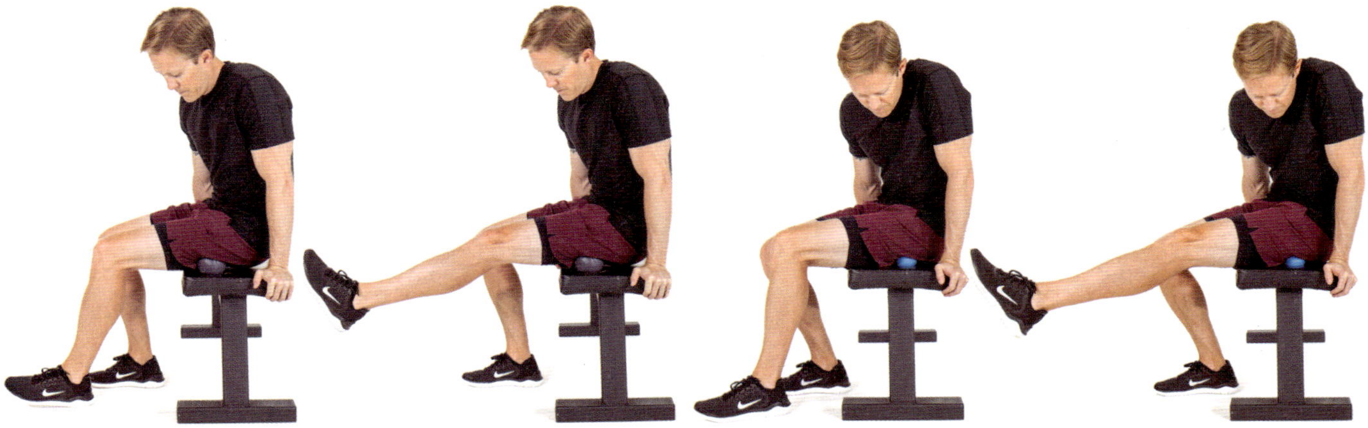

스트레칭 운동 (Stretching Exercises)

- ▶ 30~60초간 유지하며 3번 반복
- ▶ 양쪽 모두 실시
- ▶ 통증이 느껴질 정도로 스트레칭하지 말 것

무릎을 반대쪽 어깨 방향으로 당기기 (Knee To Opposite Shoulder)

등을 대고 누워 무릎을 가슴 쪽으로 움직인다. 손가락으로 무릎 아래쪽과 정강이 위쪽을 깍지끼고, 허리는 바닥과 수평을 유지하면서 팔을 이용해 무릎을 반대쪽 어깨 쪽으로 당겨준다.

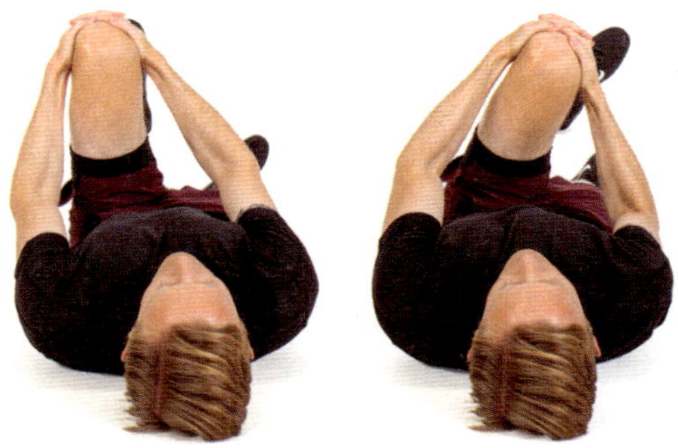

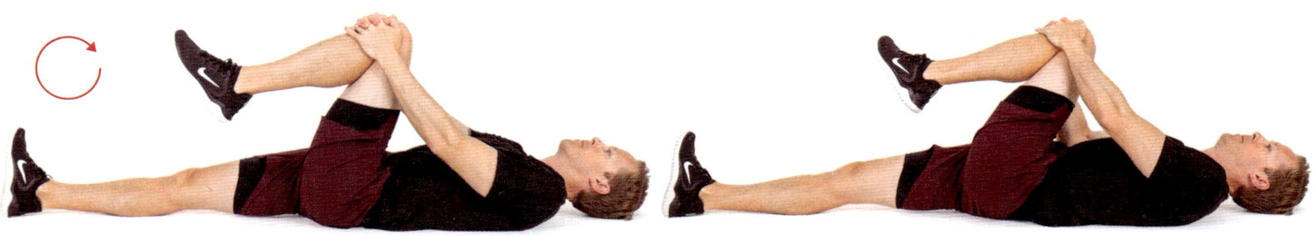

스트랩 햄스트링 스트레칭
(Hamstring Stretch With Strap)

스트레칭 스트랩을 발바닥 아치에 건다. 다리에 완전히 힘을 상태에서 팔로 발을 더리 쪽으로 당긴 다음 적당히 스트레칭 되는 것이 느껴지면 다리를 고정한 상태로 유지한다.

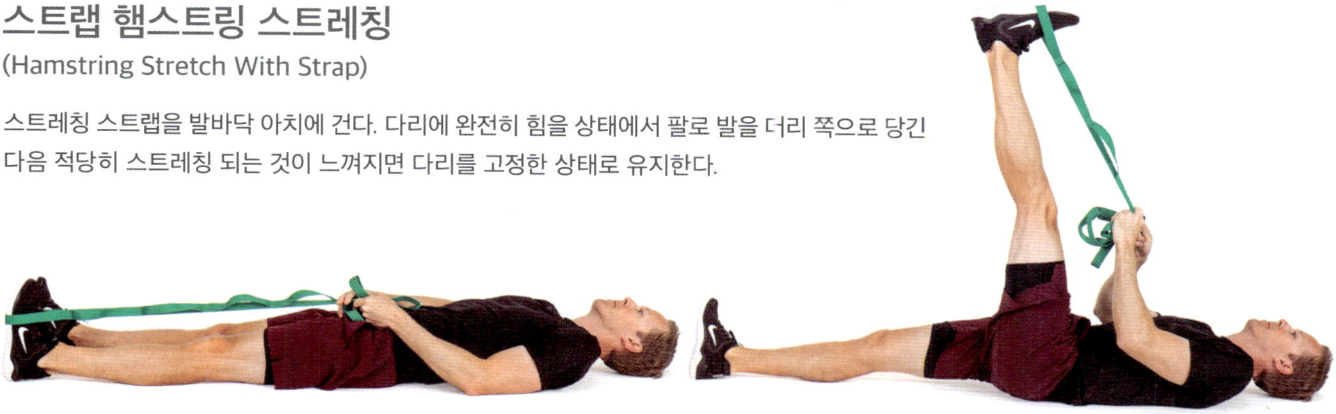

엉덩관절 굽힘근 스트레칭(Hip Flexor Stretch)

무릎을 꿇은 자세에서 복부와 둔부에 힘을 주고 골반을 뒤로 회전한다. 딱딱한 바닥에 무릎을 꿇은 경우 밸런스 패드를 사용하여 무릎을 보호한다.

등은 중립을 유지하고, 엉덩관절과 다리 앞쪽이 늘어나는 느낌이 들 때까지 몸을 약간 앞으로 움직인다.

무릎을 구부리고 발목을 잡아 스트레칭의 강도를 증가시킨다. 벤치나 의자에 발을 받치거나 정강이를 벽과 같은 높이에 위치시키는 것도 가능하다.

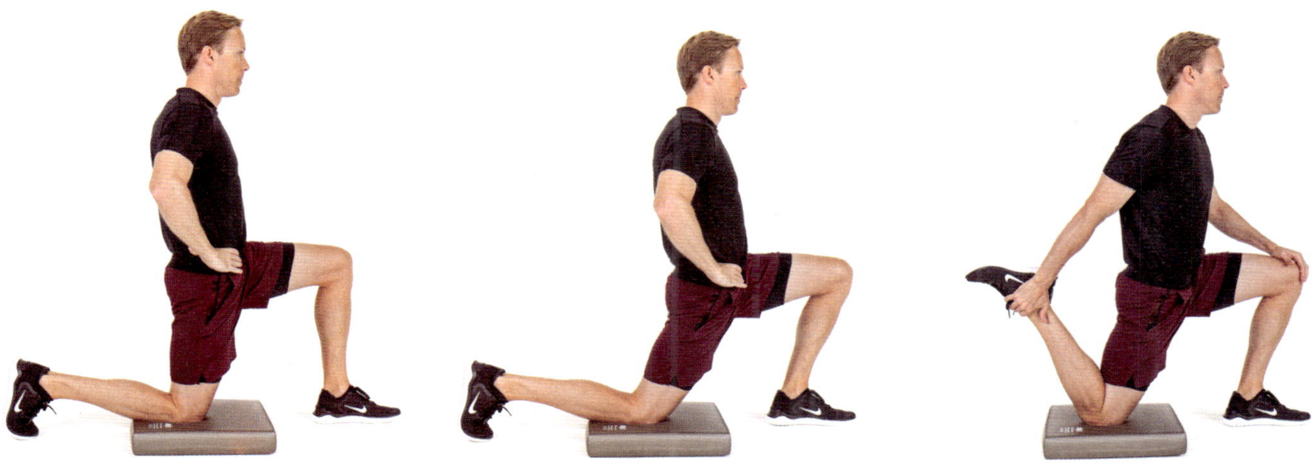

네발 기기 자세 허리 굽힘-폄 가동술(Quadruped Lumbar Flexion And Extension Mobility)

네발 기기 자세에서 허리를 둥글게 했다가(구부리고) 아치형으로(펴고) 만든다.
통증 없이 천천히 최대한의 범위까지 움직인다.
10~15회씩 3세트 반복하고, 끝 범위에서 2~3초간 멈춘다. 증상이 심해지면 이 운동을 건너뛰거나 2단계로 미룬다.

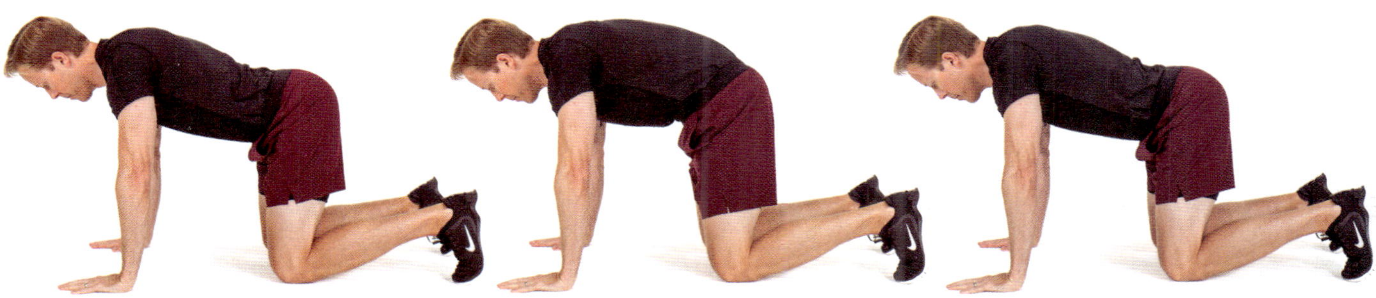

허리통증(Low Back Pain)

2단계

GOOD FOR:

- 허리통증 완화
- 엉덩관절 및 허리 가동성 개선
- 볼기근 및 코어 근육의 초기 강화
- 3단계 운동을 위한 워밍업

GUIDELINES:

- 매일 수행
- 여러 가지 운동 옵션이 있는 경우 가장 쉬운 (첫 번째) 옵션으로 시작하고 통증이 감소함에 따라 더 상위 단계 운동으로 변형
- 도구: 벤치, 루프 밴드, 피지오볼, 저항 튜브 밴드
- 가벼운 통증(3/10) 이상의 운동은 건너뛰고, 3단계에 추가
- 가벼운 통증 없이 운동을 할 수 있을 때 3단계에 추가하기

가동성 운동 (Mobility Exercises)

- ▶ 10-15회씩 3세트 수행
- ▶ 능동적 운동 범위 (AROM)- 통증 없이 최대한 크게 움직일 것
- ▶ 끝 범위에서 2~3초간 멈춤
- ▶ 통증 증상을 유발하는 운동은 건너뛰기

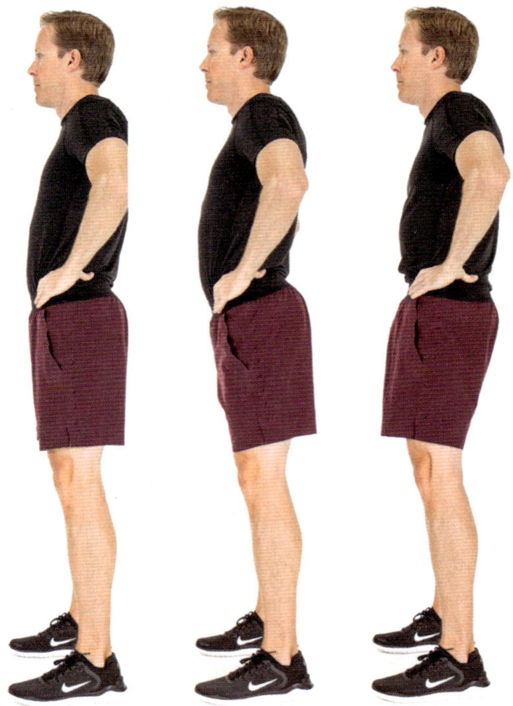

서서 골반 기울이기(Standing Pelvic Tilt)

발을 곧게 펴고 어깨 너비로 벌려 선다. 양손을 엉덩관절 위에 올려 엄지손가락이 엉덩관절 후면에 닿게 한다. 등 근육을 사용해 골반을 천천히 앞으로(전방) 기울이고, 볼기근을 조여 골반을 뒤로(후방) 회전한다. 동작 범위를 조절하고 통증이 느껴지지 않도록 한다.

허리 굽힘 (하나 선택) (Lumbar Flexion)

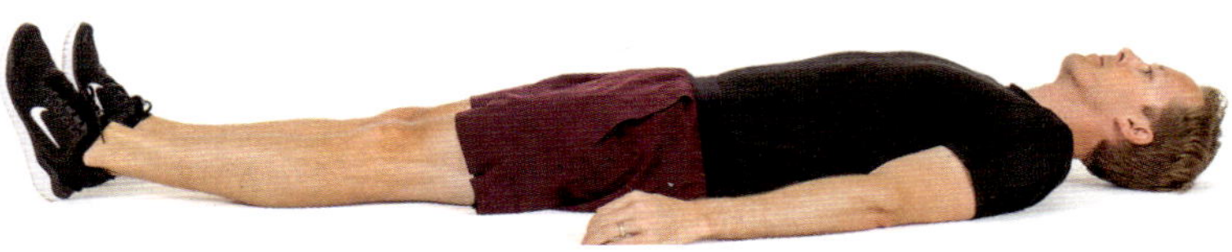

무릎을 가슴으로 당기기(Knees To Chest)

등을 대고 누운 다음 무릎을 가슴으로 당긴다. 양손으로 정강이 위쪽을 감싸고 팔로 양쪽 무릎을 가슴 쪽으로 당겨 허리를 구부려 스트레칭한다. 스트레칭의 끝 범위에서 잠시 멈추고 몇 초 이상 유지한 다음 스트레칭을 풀고 반복한다.

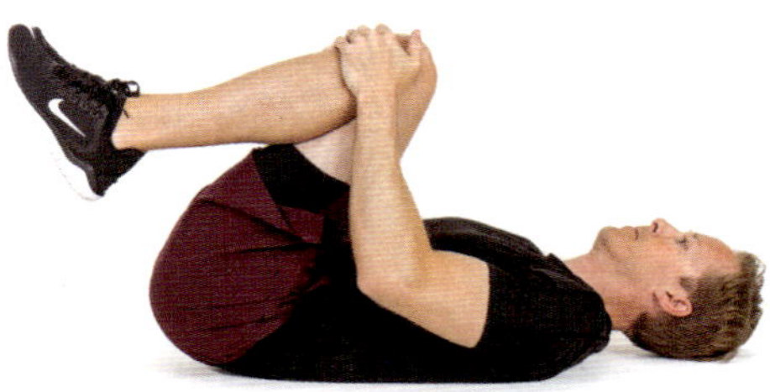

가슴을 무릎 방향으로 움직이기(어린이 자세)

네발로 기는 자세를 한 상태에서 손바닥을 바닥에 대고 엉덩이를 발뒤꿈치 쪽으로 이동시키며 팔 사이로 머리를 낮춘다.

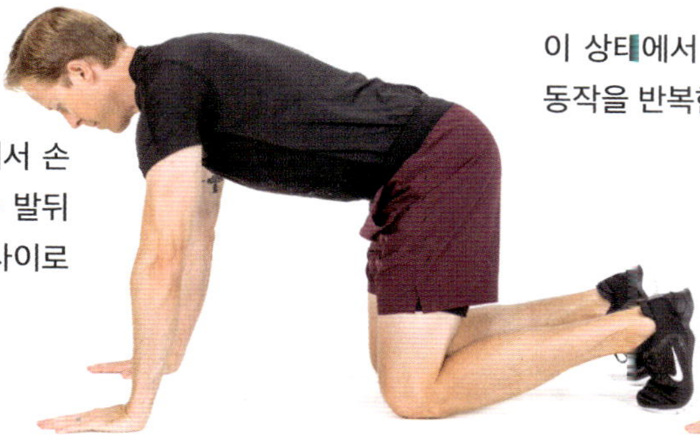

이 상태에서 스트레칭을 유지하거나 시작 자세로 돌아가서 동작을 반복한다

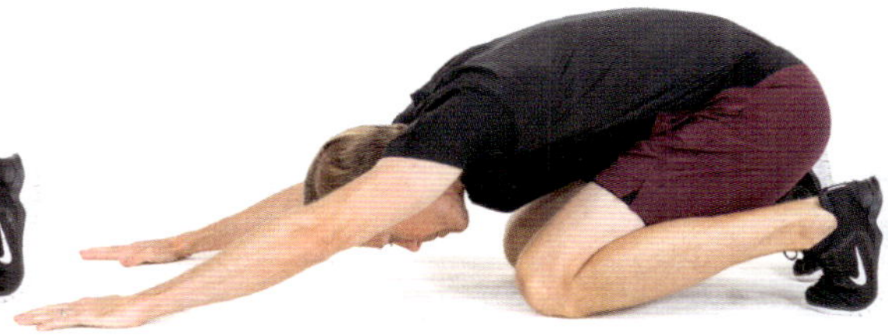

허리 폄(Lumbar Extension)

전완을 어깨 아래에 둔 상태에서 엎드려 시작한다. 허리에 힘을 빼고 엉덩관절을 바닥에 대고 전완을 밀어 올리며(또는 손까지 올리며) 통증 없이 최대한 허리를 아치형으로 펴준다. 동작의 끝 범위에서 멈추고 잠시 유지한 다음 시작 자세로 돌아간 다음 반복한다.

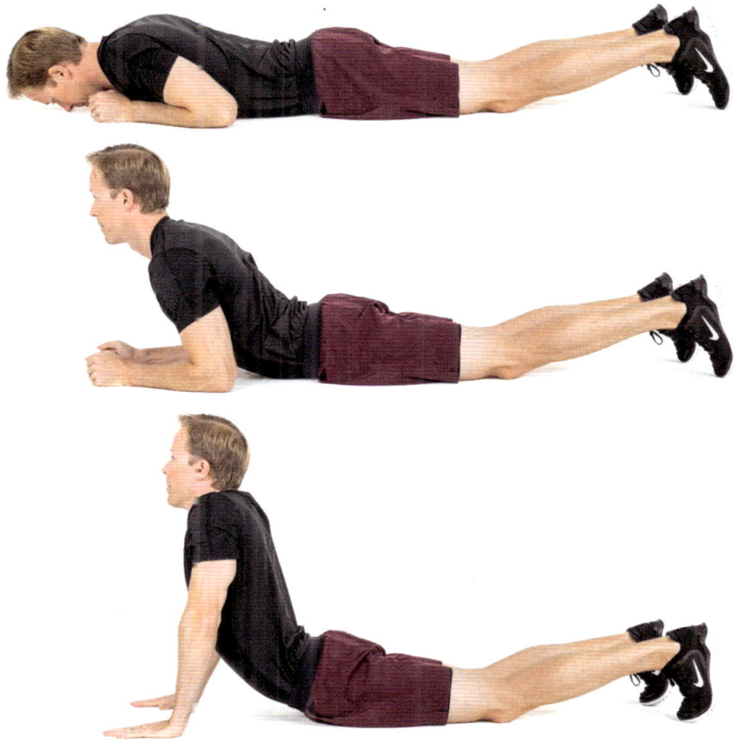

척추분리증(spondylolysis) 이나 척추전방전위증(spondylolisthesis)이있는 경우 이 운동을 주의하거나 건너뛸것

허리 회전
(Lumbar Rotation)

무릎을 구부린 상태에서 양 발을 바닥에 대고 등을 대고 눕는다. 무릎을 좌우로 천천히 흔들면서 통증 없이 최대한 멀리 움직인다.

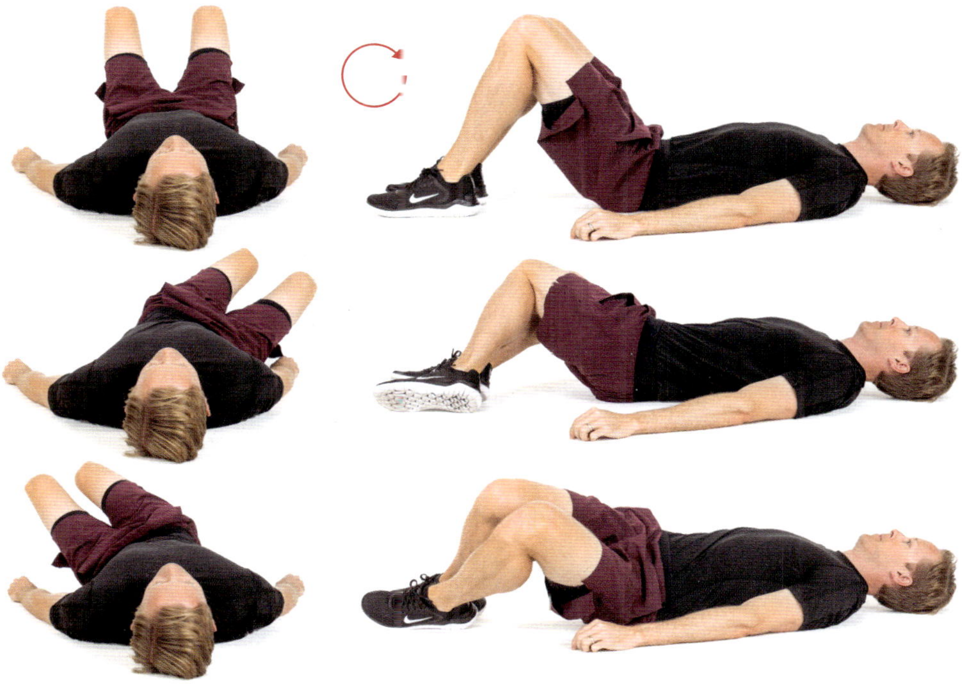

스트레칭 운동
(Stretching Exercises)

- 30~60초간 유지하며 3회 반복
- 양쪽을 순서대로 실시
- 통증이 느껴질 정도로 스트레칭하지 말 것

볼기근/엉덩관절 회전근 스트레칭
(한 가지 선택)(Glute/Hip Rotator Stretch)

앉은 자세 피겨-4 스트레칭
(Seated Figure-Four Stretch)

벤치나 의자에 앉아 한쪽 다리를 반대쪽 무릎 위로 교차한 다음 볼기근 부위가 늘어나는 느낌이 들 때까지 엉덩관절 부위를 앞으로 굽힘시킴

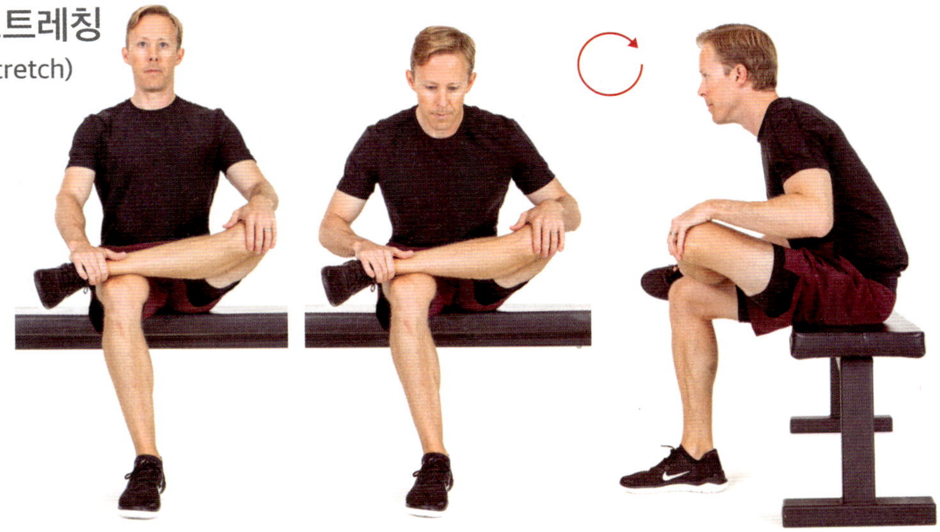

누워서 피겨-4 스트레칭
(Supine Figure-Four Stretch)

등을 대고 발을 바닥에 댄 상태로 다리를 구부리고 눕는다. 한쪽 다리를 반대쪽 무릎 위로 교차한다. 한쪽 팔을 다리 사이로 넣고 다른 팔은 다리 바깥쪽을 감싸서 손가락이 무릎 앞 쪽을 감싸도록 한다. 양 팔을 이용해 무릎을 가슴 쪽으로 당긴다.

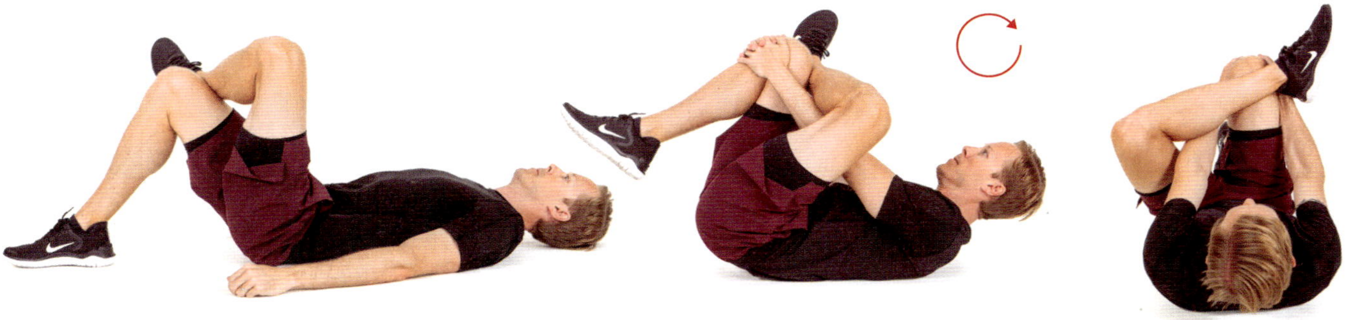

비둘기 스트레칭(Pigeon Stretch)

한 쪽의 무릎 아래 다리를 벤치 위에 평평하게 놓고 몸을 수직으로 세운 다음 반대 편 다리를 뒤로 밀어낸다. 볼기근 부위가 늘어나는 느낌이 들 때까지 허리를 앞으로 구부린다. 무릎에 통증이 느껴지거나 시작 자세를 편안하게 취할 수 없는 경우, 무릎 아래에 베개를 놓거나 벤치의 한쪽을 올린다(구부린 무릎과 같은 쪽). 스트레칭의 범위를 늘리려면 바닥에서 이 운동을 실시한다.

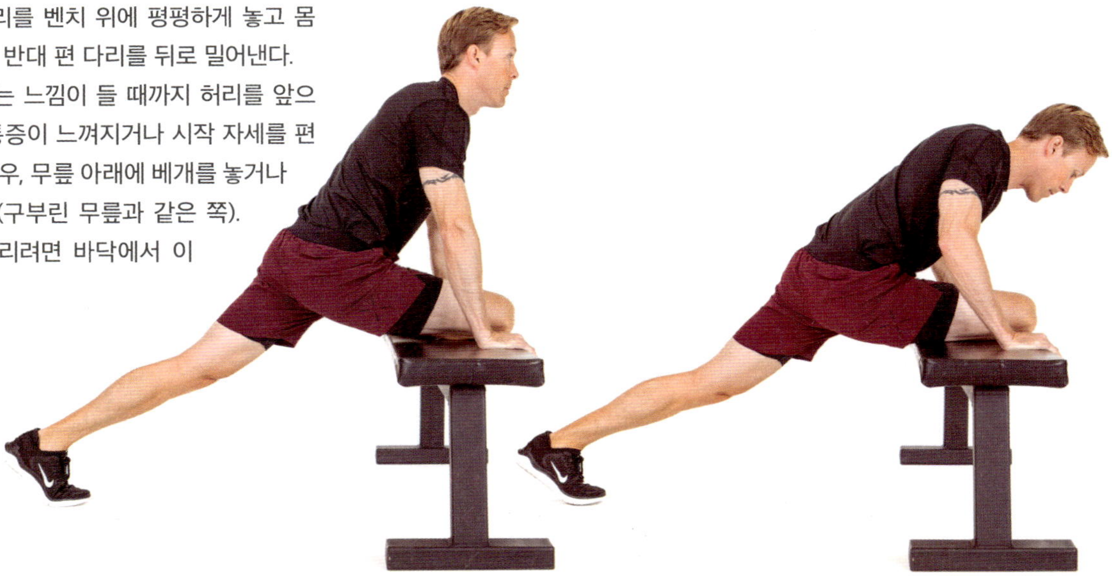

허리 회전 스트레칭
(Lumbar Rotation Stretch)

등을 대고 누워 무릎과 엉덩관절을 90도 정도 구부린다. 한 손을 뻗어서 무릎 바깥쪽을 컵 모양으로 감싼다. 양쪽 어깨를 바닥에 붙인 상태에서 한 손으로 무릎이 몸을 감싸듯이 바닥 쪽으로 당긴다. 척추가 편안하게 허용하는 한도까지 회전한다.

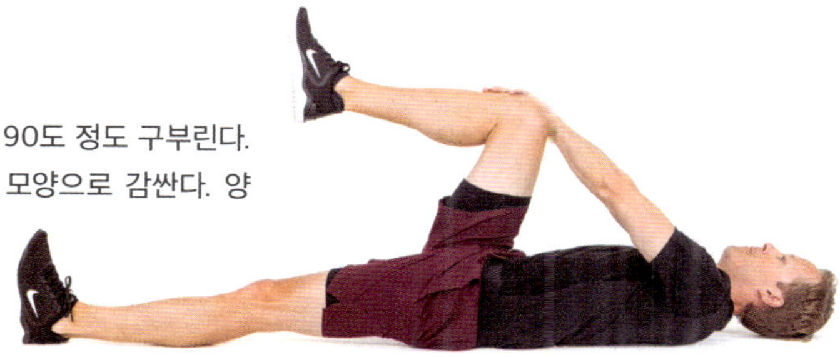
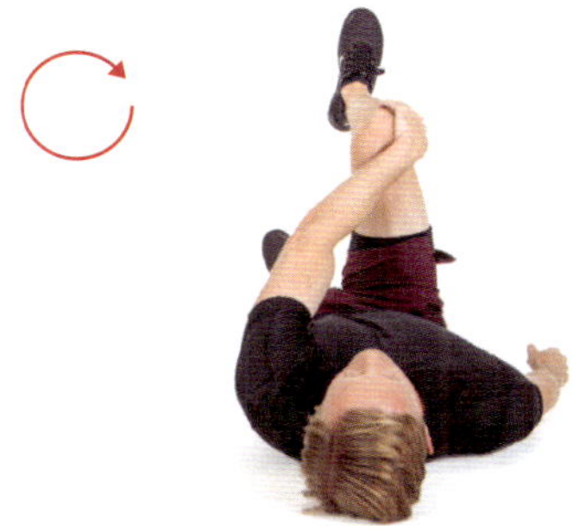
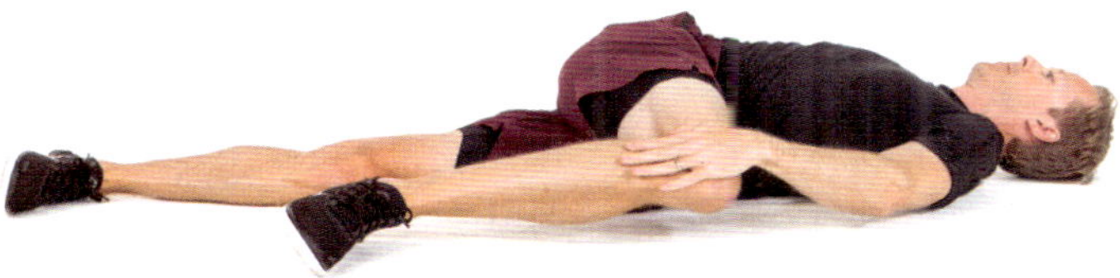
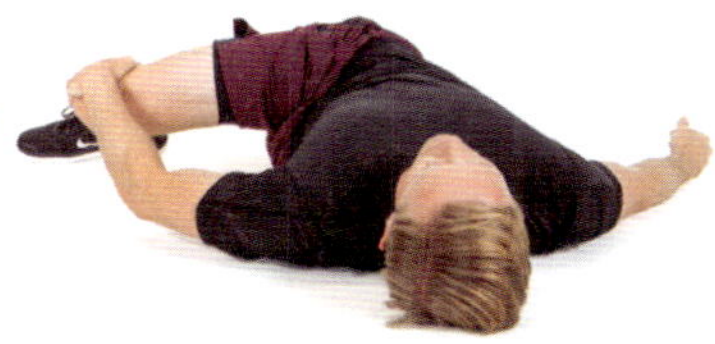

저항성 운동
(Resistance Exercises)

- ▶ 10-15회씩 3세트 수행
- ▶ 피곤할 때까지 세트 실시
- ▶ 부하를 늘리거나 반복 횟수를 추가하여 단계를 증가시킴

브릿지(하나 선택) (Bridge)

맨몸(Bodyweight)

무릎을 구부리고 발을 바닥에 댄 상태에서 등을 대고 눕는다.
엉덩이를 바닥에서 밀어 올리면서 어깨부터 무릎까지 일직선이 되도록 만든다.
엉덩관절을 최대한 펌하면서 볼기근에 강한 힘을 주고 정점 상태에서 1~2초간 멈춘다.

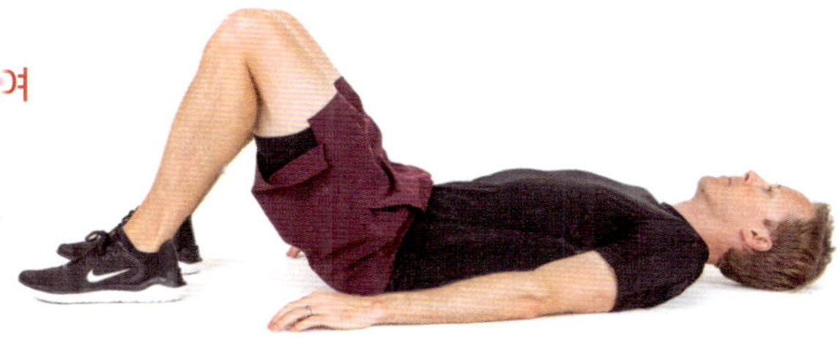
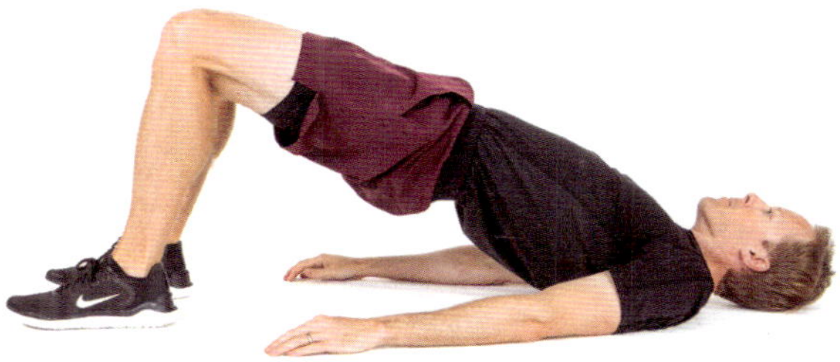

밴드 사용(Banded)

볼기근의 활성화를 높이고 운동의 난이도를 높이기 위하여 무릎 바로 위에 루프 밴드를 놓는다. 뒤꿈치를 바닥에 댄 상태에서 엉덩관절을 펴하는 브릿지 동작을 수행하면서 양 무릎을 밴드에 저항하여 바깥 쪽으로 밀어낸다.
동작의 모든 범위에서 벌림 저항(무릎을 바깥쪽으로 미는 상태)을 유지한다.

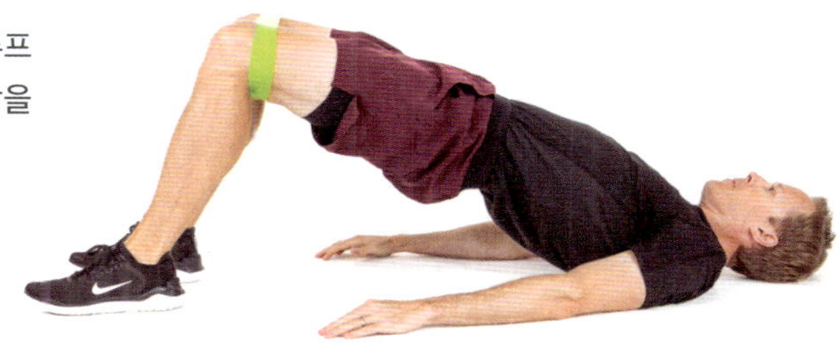

모음하며 브릿지(엉치엉덩관절 통증이 있는 경우) [With Adduction (For Si Joint Pain)]

무릎 사이에 배구공, 축구공 또는 농구공을 놓고, 뒤꿈치를 바닥에 대고 엉덩이를 쭉 펴면서 무릎을 공에 밀착시키고 볼기근을 수축하는 브릿지 동작을 수행한다.
전체 동작 동안 공에 압력을 유지하도록 한다.

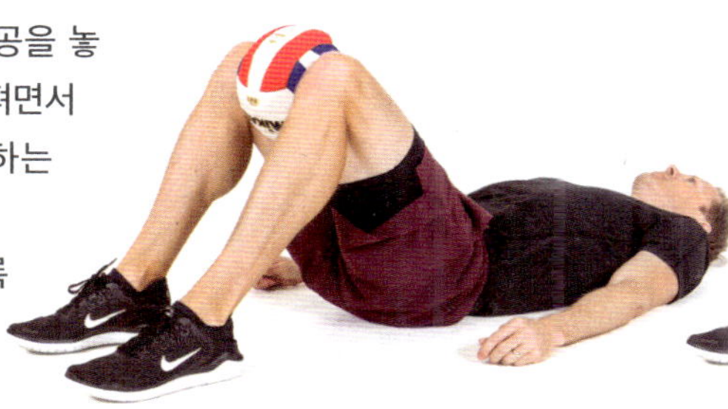
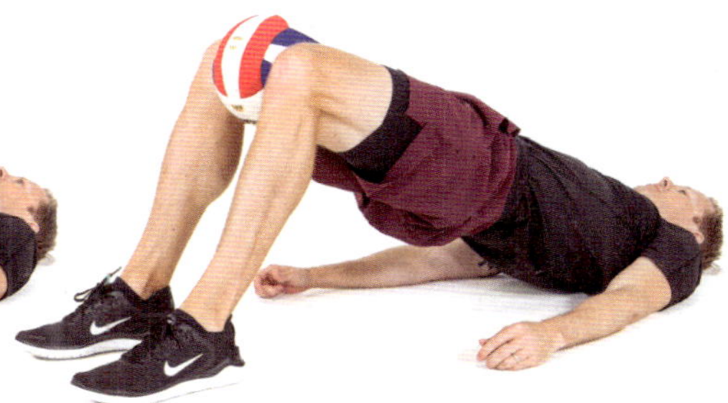

옆으로 누워 엉덩관절 벌림
(Side-Lying Hip Abduction)

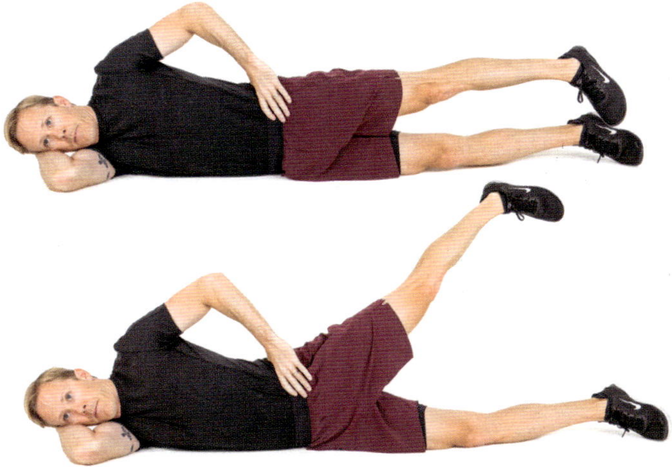

옆으로 누워 엉덩관절을 바닥 쪽으로 살짝 돌리고 위쪽의 다리를 안쪽으로 회전해 엄지발가락이 아래쪽 발의 아치 쪽으로 향하도록 한다. 위쪽 다리를 뒤로 비스듬히 들어 올린다. 척추를 중립으로 유지하고 최고 높이에서 1~2초간 정지한다. 등이 과도하게 굽어지기 시작하면 동작 범위를 줄인다. 무릎 위에 루프 밴드를 추가하여 볼기근 활성화를 높이고 운동 단계를 높일 수 있다.

측면 스쿼트 걷기(Lateral Squat Walk)

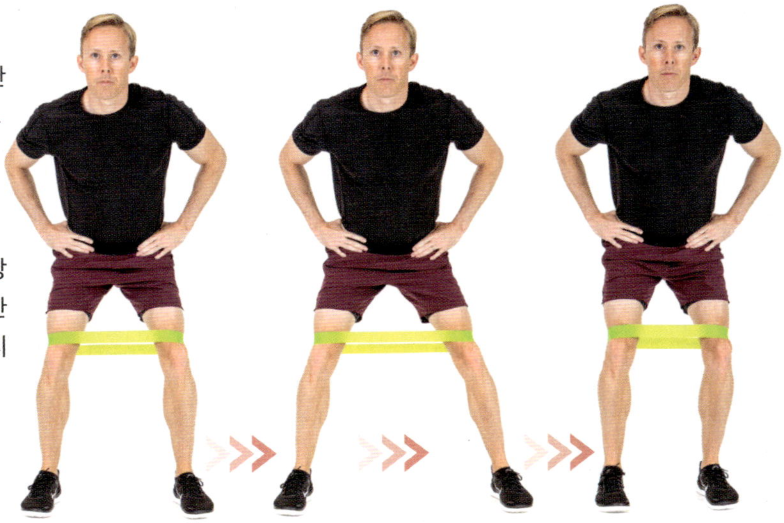

무릎 위에 루프 밴드를 감고 발을 어깨너비로 벌리고 엉덩관절과 무릎을 약간 구부린다. 밴드가 최대한 늘어날 수 있도록 옆으로 보폭을 넓게 걷는다. 한 줄을 따라 걷다가 정해진 걸음 수만큼 걸은 후 방향을 바꾸거나 또는 다리를 앞뒤로 움직이면서 한 지점에 머무를 수 있다. 거리나 반복 횟수를 늘려 운동 단계를 높일 수 있으며(볼기근의 상부가 타는 느낌으로) 보통 각 방향으로 15~20걸음씩 실시한다. 스텝 사이에 멈추지 말고 동작 내내 밴드의 긴장을 유지하도록 한다.

저항 튜브 밴드(Pallof Press)

저항 밴드를 엉덩관절 높이에 고정하고 밴드에 텐션을 주기 위해 약간 떨어진다.
무릎을 구부린 자세에서 양손은 가슴 중앙에 위치한 손잡이를 잡는다.
코어에 힘을 준 상태에서 밴드를 바깥으로 밀어낸다.
목표는 복부와 등 근육을 수축시켜 밴드가 척추를 회전시키는 것을 막는 것이다.

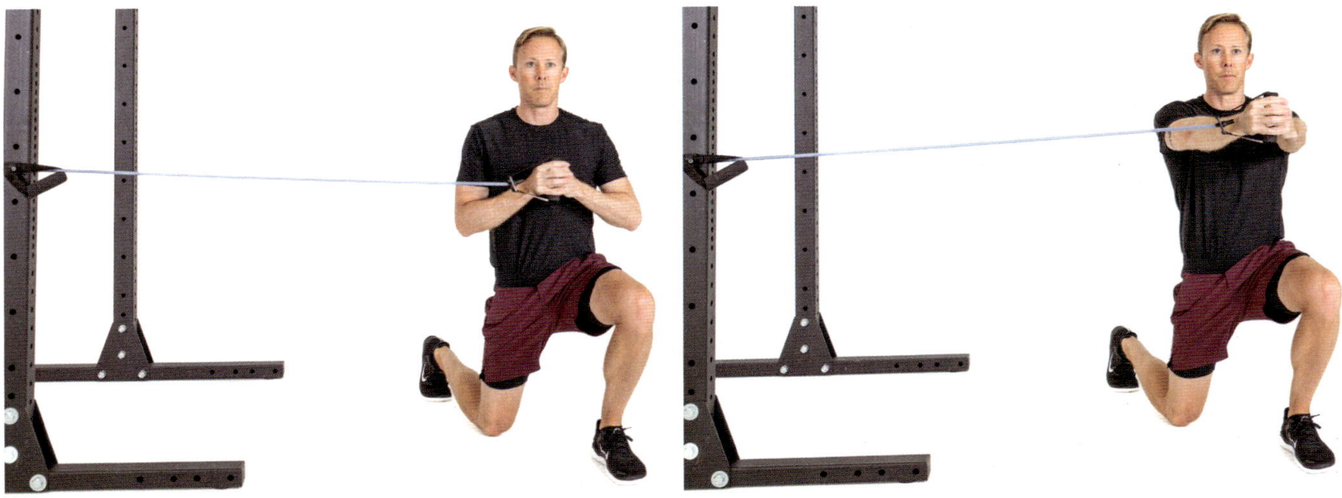

허리통증(Low Back Pain)
3단계

GOOD FOR:

- 코어(등 및 복부 근육) 및 하체 강화
- 허리통증 및 손상 예방

GUIDELINES:

- 일주일에 3일 또는 4일 실시
- 별도의 특이 사항이 없는 경우 10-15회씩 3세트 실시
- 피곤할 때까지 세트 반복
- 여러 가지 운동 옵션이 있는 경우 경험, 체력 수준, 장비 활용 여부 및 개인 취향에 따라 다양한 옵션을 선택
- 도구: 저항 튜브 밴드, 벤치, 피지오(짐)볼, 덤벨

파이어 하이드랜트(하나 선택) (Fire Hydrant)

맨몸(Bodyweight)

어깨는 손목 위로, 엉덩이는 무릎 위로 정렬하여 네 발 기기 자세를 취한다.
무릎을 구부린 상태에서 소화전에 오줌을 누는 개처럼 한쪽 다리를 옆으로 들어 올린다.
척추를 회전하지 않고 엉덩관절이 허용하는 한도 내에서만 움직인다.

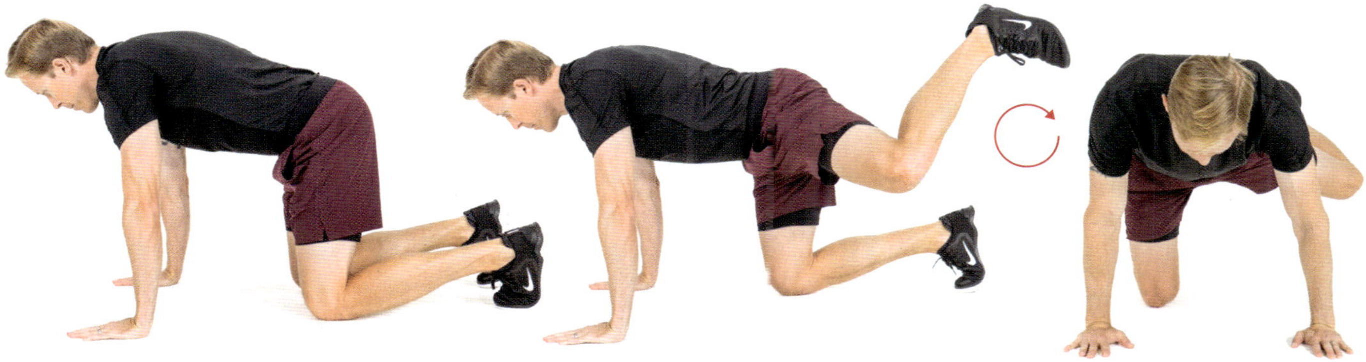

밴드(Banded)

맨몸으로 실시하는 것이 힘이 들지 않거나 볼기근이 활성화되는 것이 잘 느껴지지 않는다면,
루프 밴드를 무릎 위에 더해 저항력을 증가시킨다.

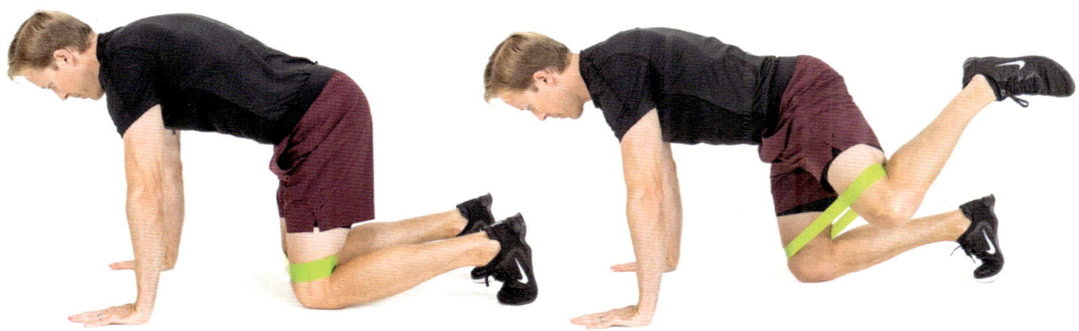

싱글-레그 힙 익스텐션(하나 선택) (Single-Leg Hip Extension)

싱글-레그 브릿지(Single-Leg Bridge)

브릿지 시작 자세를 취하고 한쪽 다리를 들어 올린다. 들어 올린 다리를 곧게 펴거나 약 90도로 구부린 상태로 유지한다.
다리를 바닥으로 밀고 엉덩관절을 편한다.
엉덩이를 완전히 펴면서 볼기근을 조이는 데 집중하고 1~2초 동안 수축을 유지한다.

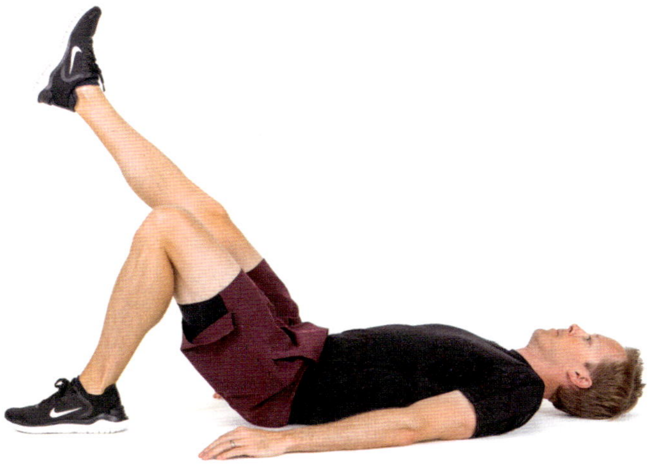

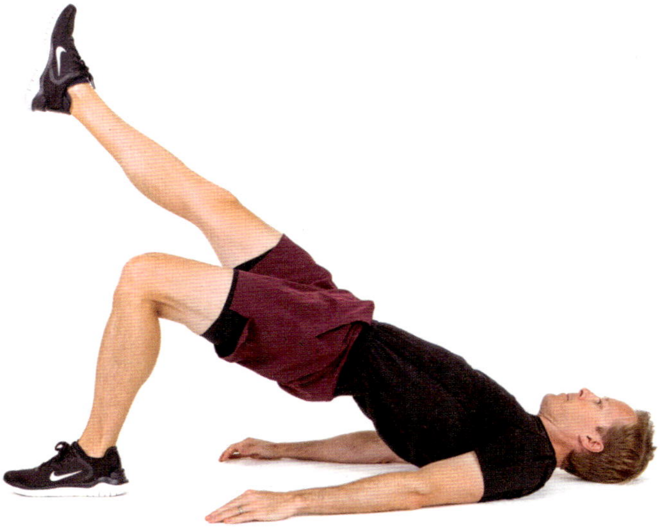

싱글-레그 힙 트러스트(Single-Leg Hip Thrust)

등 가운데를 벤치 모서리에 놓고 한쪽 다리로 지탱 후 다리를 곧게 펴거나 90도 정도 구부린 상태로 들어 유지한다.
다리를 바닥으로 밀고 엉덩관절을 편한다.
엉덩이를 완전히 펴면서 볼기근을 조이는 데 집중하고 1~2초 동안 수축을 유지한다.

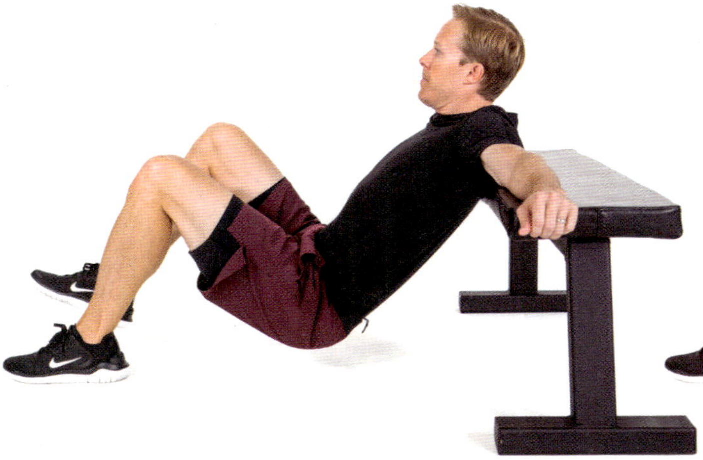

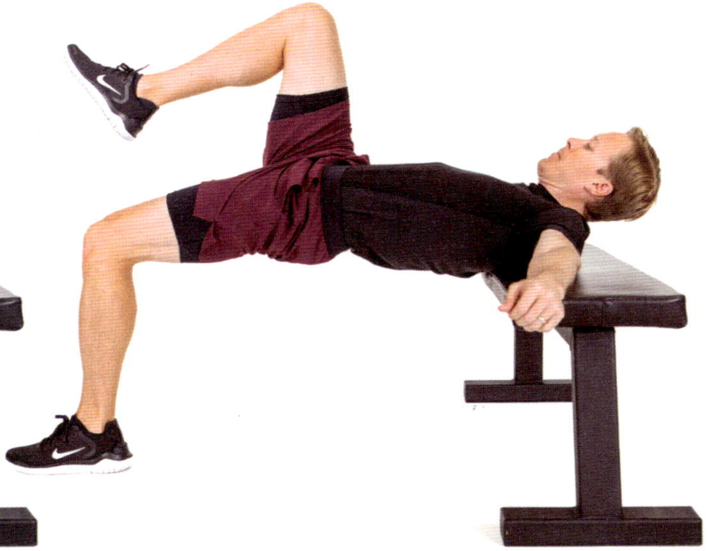

허리 굽힘(하나 선택) (Lumbar Flexion)

데드 버그(Dead Bug)

등을 대고 누워 무릎과 엉덩이를 90도 정도 구부린 다음 팔을 몸 위로 곧게 편다. 복근에 힘을 주고 허리를 바닥에 평평하게 댄 상태로 한쪽 다리를 뻗고 반대쪽 팔을 머리 위로 뻗는다. 허리가 아치형으로 되면 멈춘다. 반대쪽도 반복한다. 이 동작이 너무 힘들다면 다리만 움직이도록 한다.

복부 롤아웃(Abdominal Rollout)

양손을 피지오볼 위에 두고 무릎을 꿇는다. 복근에 힘을 준 상태로 엉덩관절을 최대한 펴면서 어깨부터 무릎이 일직선이 될 때까지 몸을 앞으로 굴린다. 척추의 중립 상태를 유지하기 힘들거나 통증이 느껴지면 동작의 일부 범위를 반복한다. 같은 자세(등을 편 편안한 자세)를 유지하면서 반대 방향으로 움직여 시작 위치로 돌아간다.

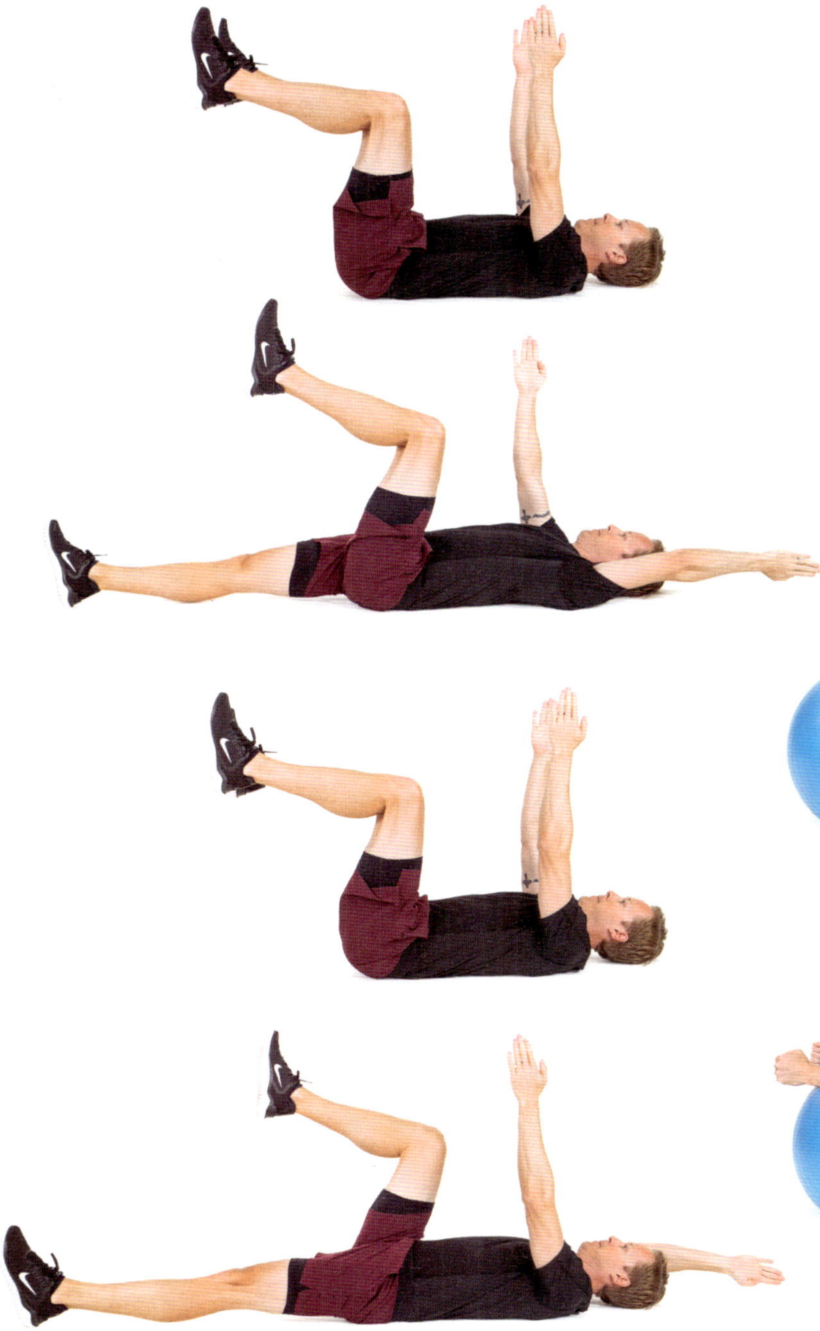

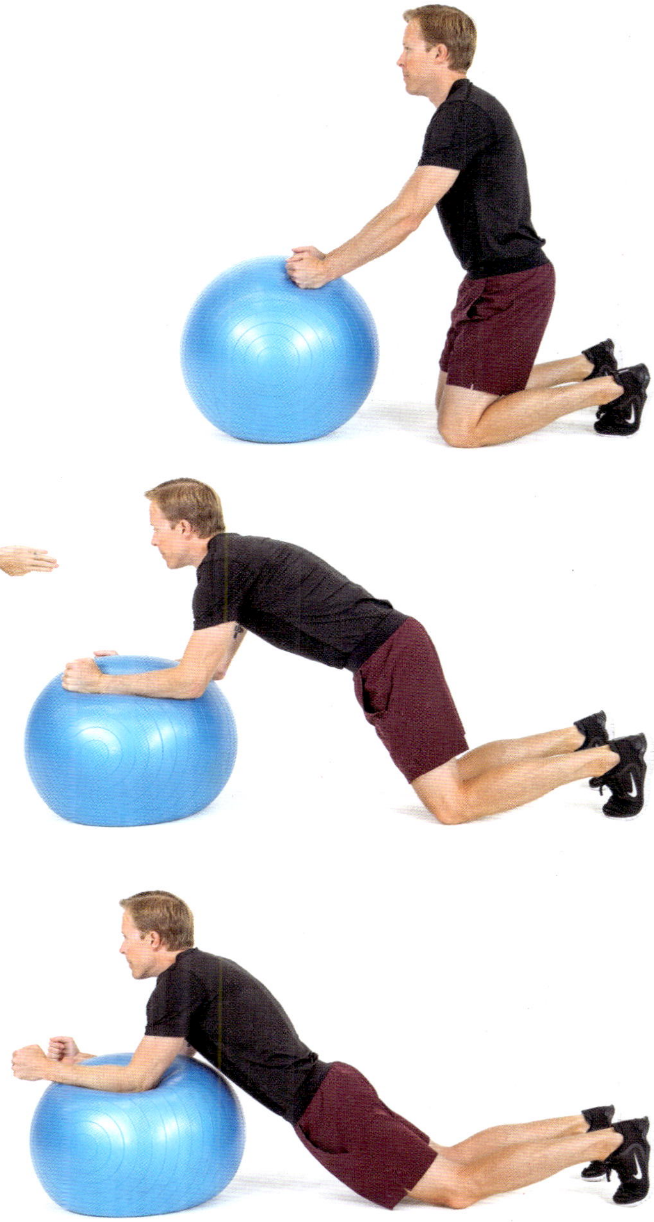

측면 굽힘 (하나 선택) (Lateral Flexion)

사이드 플랭크(Offset Side Plank Offset)

옆으로 누운 상태에서 팔꿈치를 어깨 아래에 위치시켜 상체를 들어 올리고 위쪽 다리를 아래쪽 다리 위로 교차한다. 체간과 코어 근육을 사용해 엉덩이를 들어 올린다. 20~30초간 유지하면서 3회 반복한다.

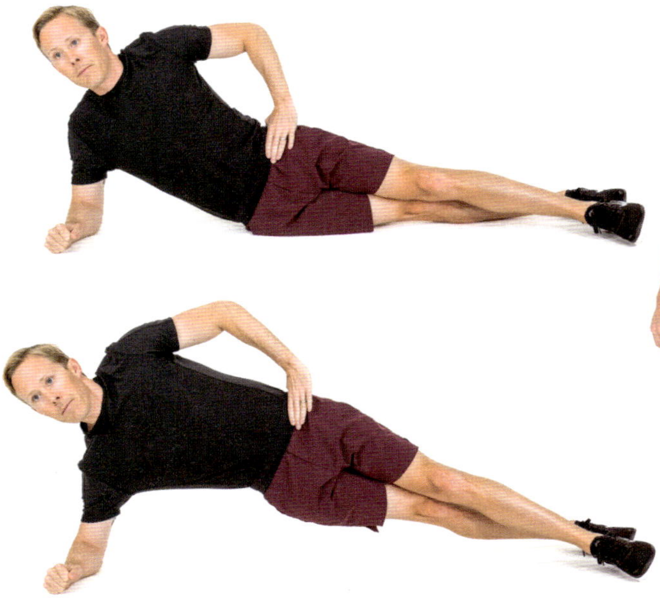

파머스 캐리(Farmer's Carry)

무거운 덤벨을 한 쪽 옆에 들고 걷는다. 척추를 곧게 유지하면서 15~20미터(또는 20~30보) 걷는다(옆으로 기울여지지 않게 주의한다). 그 다음 돌아서서 시작 위치로 돌아온다. 각각의 팔에 이 동작을 3번씩 반복한다.

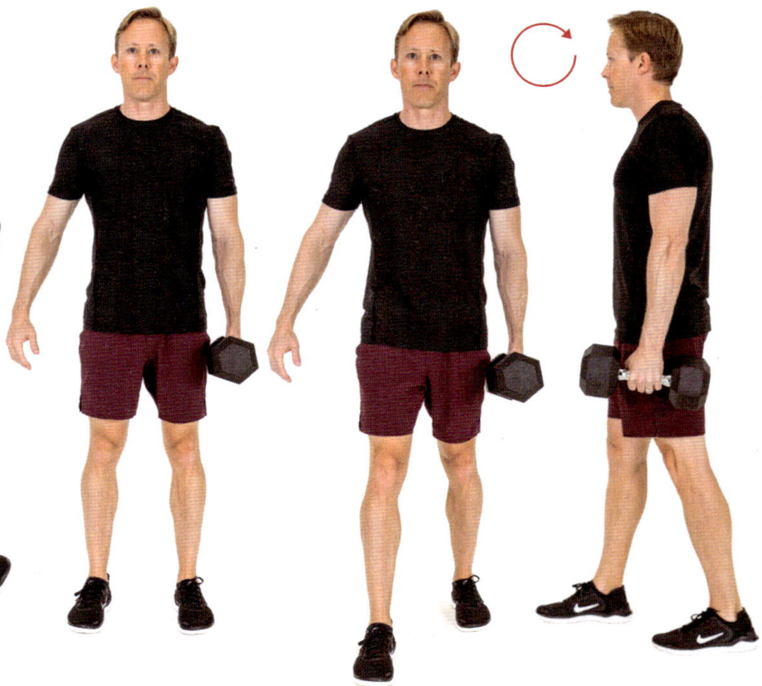

허리 폄 (하나 선택)(Lumbar Extension)

버드 도그(Bird Dog)

어깨는 손목 위로, 엉덩이는 무릎 위로 정렬하여 네발로 걷는 자세를 취한다.
한쪽 팔을 뻗으면서 반대쪽 다리를 뻗는다.
척추를 중립으로 유지하고 동작 중에 등이 굽지 않도록 주의한요. 반대쪽 팔과 다리도 반복한다.

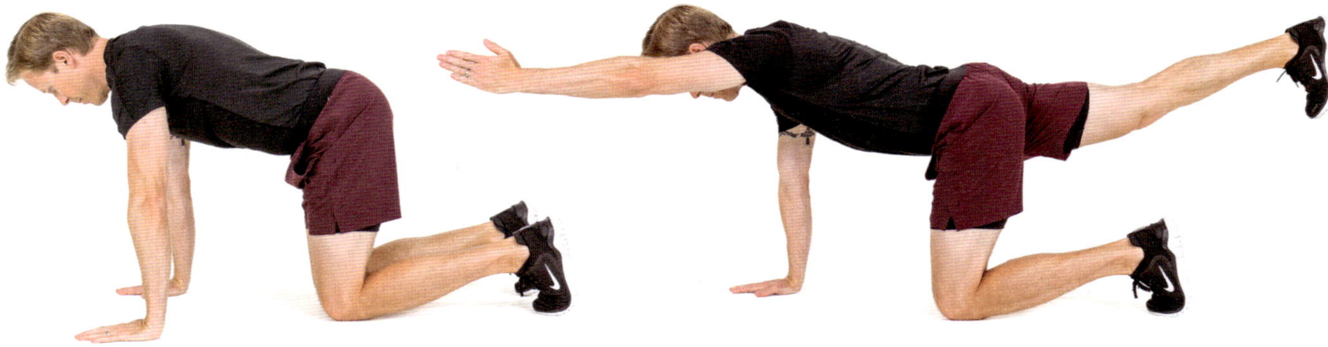

척추분리증(spondylolysis) 이나 척추전방전위증(spondylolisthesis)이있는 경우 스카이다이버, 슈퍼맨, 펌근 컬(extensor curl) 동작을 주의하거나 생략할 것

스카이다이버(Skydiver)

엎드려서 양팔을 옆구리에 붙인다. 요부 폄근을 사용하여 하체와 상체를 바닥에서 들어 올린다. 아치형 자세를 만들면서 볼기근에 힘을 주고 어깨를 뒤로 당기면서 목은 중립 자세를 유지한다.

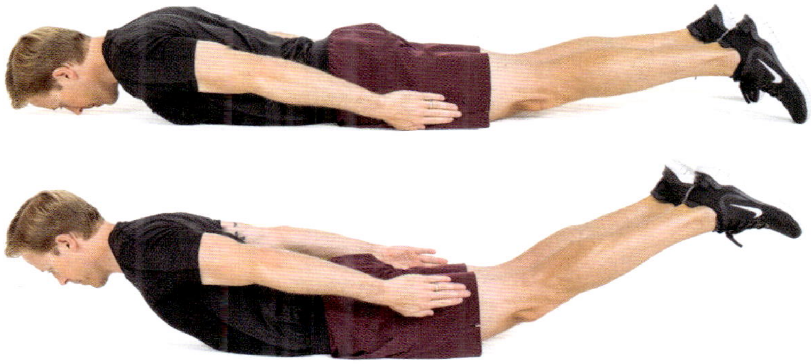

슈퍼맨(Superman)

엎드린 상태에서 팔을 머리 위로 뻗는다. 요부 폄근을 사용해 하체와 상체를 바닥에서 들어올린다. 목은 중립을 유지하고(위를 보지 말 것), 팔은 곧게 펴고, 다리를 들어 올리면서 볼기근에 힘을 준다.

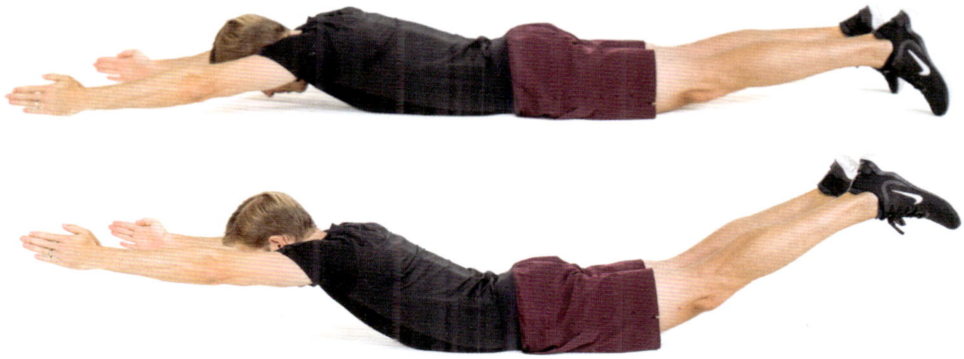

척추 폄근 컬(Spinal Extensor Curl)

피지오 볼을 배 아래에 놓고 무릎을 바닥에 붙인 상태에서 발로 벽을 민다. 허리 폄근을 사용해 가슴을 들어 올리면서 볼기근에 힘을 주고 허리에 아치를 만든다. 팔을 가슴 위로 교차하면 더 쉽게 운동할 수 있고, 손을 뒤통수에 대면 더 어렵게 운동할 수 있다.

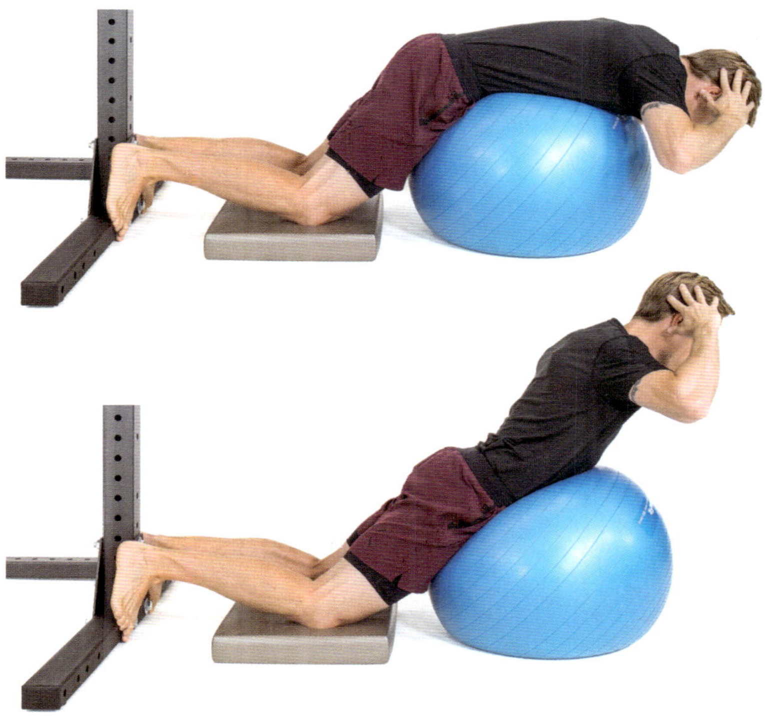

고블릿 스쿼트(Goblet Squat)

발을 어깨너비 정도로 벌리고 선다. 발 끝은 똑바로 하거나 약간 바깥쪽으로 돌리거나 더 편하고 불편하지 않게 가장 낮게 앉을 수 있는 방향이 좋다. 양손을 컵 모양으로 만들어 덤벨의 끝을 잡고 가슴 중앙으로 모은다. 엉덩이를 약간 뒤로 뻗고 똑바로 앉는다. 바닥으로 내려갈 때 척추가 과도하게 굽거나 둥글지 않도록 중립 상태를 유지하고 무릎은 발가락 위로 정렬하며 체중은 몸에 가깝게 유지한다. 목표는 몸통을 최대한 똑바로 세우고 좋은 자세를 유지하면서 최대한 몸을 낮추는 것이다.

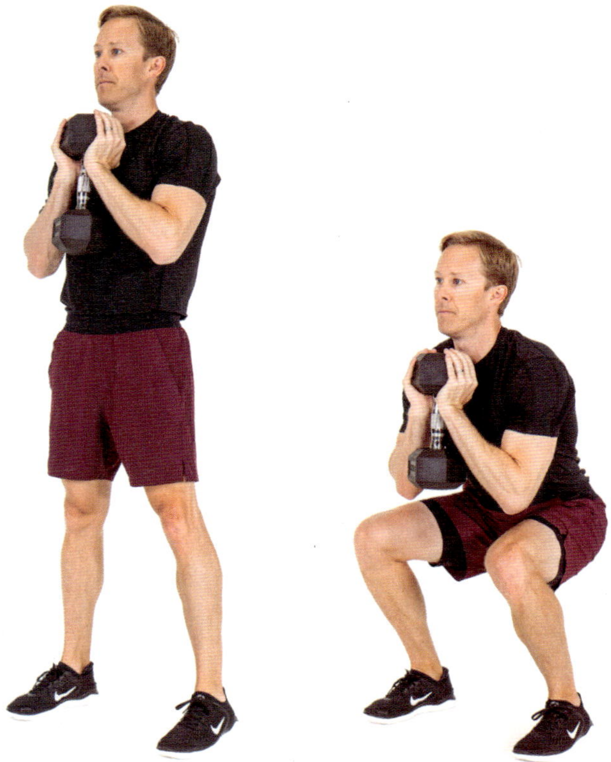

에어 스쿼트(Air Squat)

가벼운 덤벨을 사용해도 고블릿 스쿼트가 너무 어려운 경우 에어 스쿼트 변형 동작으로 대체한다. 에어 스쿼트를 실시할 때는 엉덩관절을 최대한 뒤로 뻗으면서 팔을 앞으로 뻗고 스쿼트 자세로 내려간다.

박스/체어 스쿼트(Box/Chair Squat)

스쿼트가 처음이거나 동작을 제어하는 데 어려움이 있다면 내려갈 수 있는 범위를 설정하기 위해 의자나 상자를 사용한다. 엉덩이가 의자에 닿는 순간 동작을 반대 방향으로 실시하고, 바닥에 앉은 자세에서 멈추지 않는다.

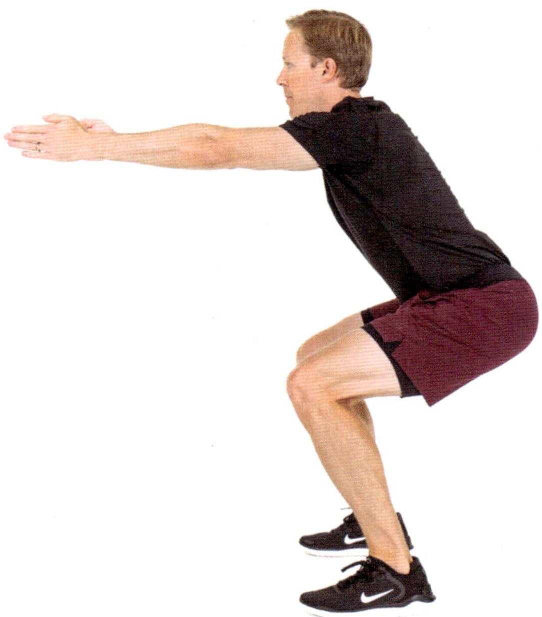

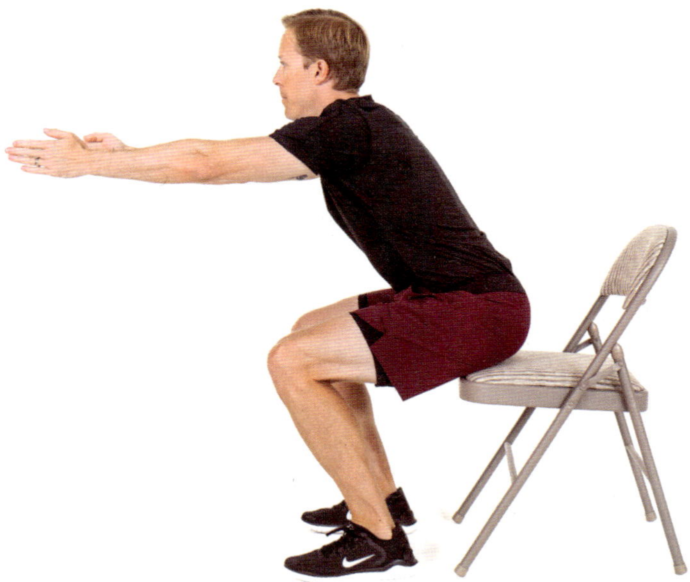

데드리프트/RDL(하나 선택) (Deadlift/Rdl)

덤벨 데드리프트(Dumbbell Deadlift)

덤벨을 대퇴부 높이에서 손바닥이 몸을 향하게 잡거나 몸과 45도 각도를 이루게 잡는다. 발은 엉덩관절 아래 또는 어깨 너비 안쪽에 위치시킨다. 등을 편평하게 유지하고 팔에 힘을 뺀 상태에서 엉덩관절을 뒤로 빼고 무릎은 구부리면서 몸통을 앞으로 기울여 엉덩이, 햄스트링, 등에 긴장감을 느끼게 한다. 덤벨을 몸 가까이에 두고(발 중앙에 정렬) 정강이는 최대한 수직을 유지하며 등이 둥글게 되지 않게 최대한 낮게 내려간다. 위쪽 방향의 움직임은 엉덩관절과 무릎을 펴면서 발뒤꿈치를 밀어올린다.

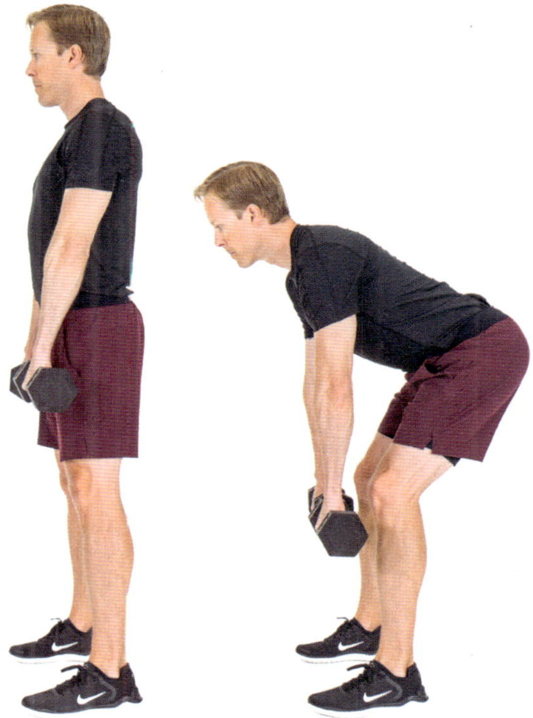

바디웨이트(다월) 데드리프트 [bodyweight(dowel) deadlift]

덤벨 데드리프트가 너무 어렵다면 덤벨 대신 다월을 들고 동일한 힙 힌지 동작을 수행한다.

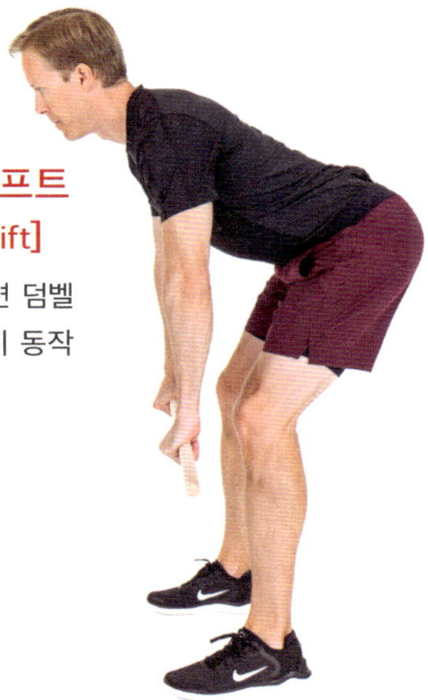

바벨 데드리프트 (Barbell Deadlift)

덤켈 데드리프트가 너무 쉬우면 바벨에 변화를 주면서 시도해본다.

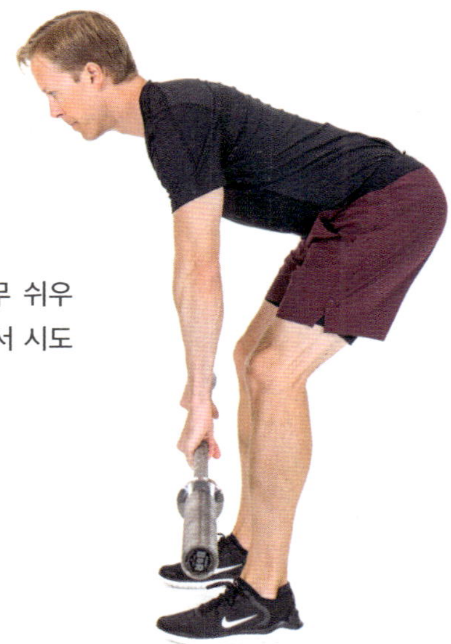

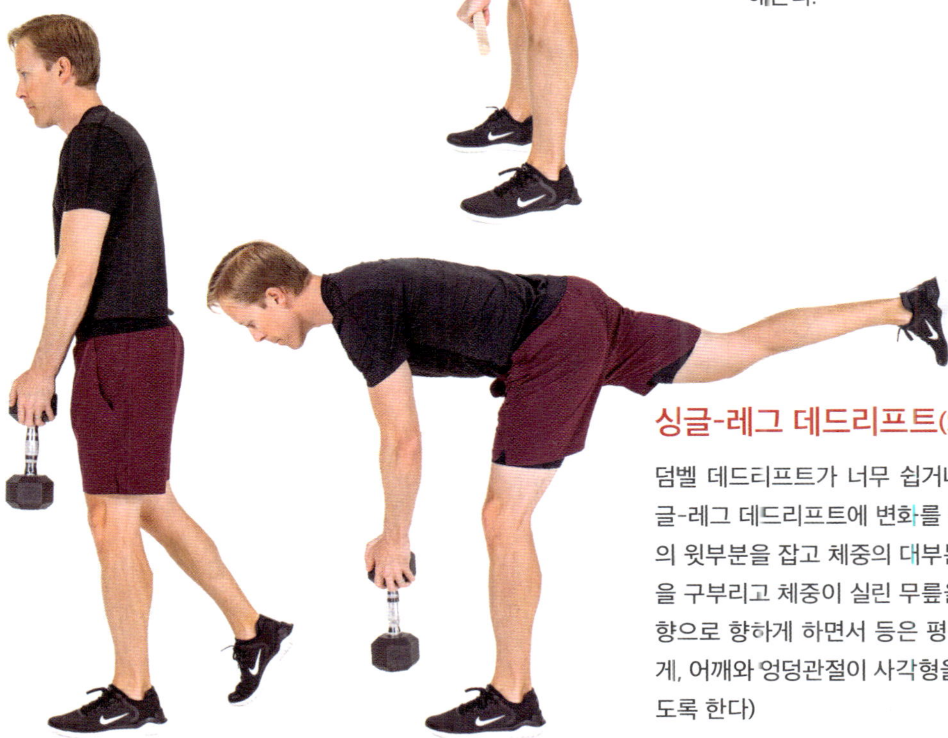

싱글-레그 데드리프트(Single-Leg Deadlift)

덤벨 데드티프트가 너무 쉽거나 신경근 조절력을 향상하고 싶다면 싱글-레그 데드리프트에 변화를 주어가며 수행할 수 있다. 양손으로 덤벨의 윗부분을 잡고 체중의 대부분을 한 쪽 다리로 옮긴다. 우선 엉덩관절을 구부리고 체중이 실린 무릎을 살짝 구부린다. 몸통과 무게가 바닥 방향으로 향하게 하면서 등은 평평하게, 정강이는 수직으로, 팔은 편안하게, 어깨와 엉덩관절이 사각형을 유지하게 한다(비틀리거나 회전하지 않도록 한다)

신경통(Nerve Pain)

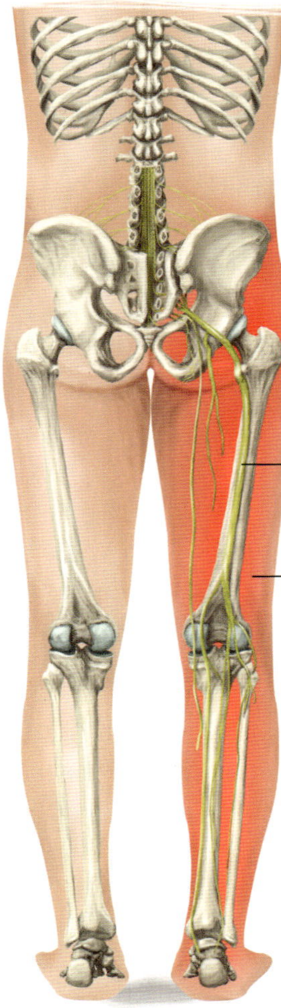

다음 프로그램에 따라 치료하시오:

- 엉덩이, 허벅지 뒤쪽, 다리 아래로 방사되는 저림 또는 따끔거림
- 궁둥신경통Sciatica (from the low back)
- 척추원반 탈출증Disc herniation
- 요추관 협착증Lumbar stenosis

궁둥신경통(허리에서부터) [Sciatica (From The Low Back)]

설명: 궁둥신경통Sciatica은 허리에서 발생하는 궁둥신경sciatic nerve 또는 그 가지의 자극을 의미한다. 신경에 대한 장기간의 압력(딱딱한 표면에 오래 앉아 있거나 너무 오래 앉아 있는 경우), 신경 주위에 염증을 유발하는 허리 손상, 신경이 지나가는 통로가 좁아지는 허리 협착증low back stenosis 등 다양한 요인이 이러한 유형의 자극을 유발할 수 있다.

궁둥신경통의 유형과 원인은 매우 다양하며, 이로 인해 쇠약해질 수 있다. 요추에 기반을 둔 케이스들은 주로 허리와 척추의 신경 뿌리에서 발생한다. 신경근을 건드리거나 신경근을 자극하는 염증을 유발하는 척추원반 탈출증이 문제일 수 있다. 궁둥신경통이 엉덩이 부위에서 발생하는 경우도 있는데, 현재 심부 둔부 통증 증후군deep gluteal pain syndrome이라고 부르지만 예전에는 궁둥구멍근 증후군piriformis syndrome으로 알려져 있었다. 허리가 아닌 엉덩이에서 방사되는 통증이 있는 경우 344페이지부터 시작하는 엉덩관절에 대한 신경통 프로토콜을 따를 수도 있다.

징후 및 증상: 궁둥신경통은 일반적으로 엉덩이와 허벅지 뒤쪽으로 퍼지는 날카로운 통증과 작열감, 감각 둔마 및/또는 따끔거리는 감각을 유발한다. 신경 자극이 증가하면 종아리, 정강이, 발로 통증이 전달되어 다리에 근력 약화의 원인이 될 수 있다.

악화 요인: 일반적으로 허리를 구부리거나(신발 끈을 묶기 위해 허리를 굽히기) 펴거나(척추의 아치를 만들기), 궁둥신경을 스트레칭하거나(앉아서 다리를 곧게 펴거나 구부린 무릎을 곧게 펴기), 장시간 앉아 있거나 운전하거나 물건을 들어 올릴 때 통증이 유발된다. 대부분의 사람들은 척추를 굽힐 때 특히 허리에서 방사 신경통을 느낀다. 운동을 중단해서는 안되지만 중심화라는 개념에 집중해야 한다.

궁둥신경통의 통증을 다리 아래로 더 멀리 퍼지게 하는 활동이나 작업을 파악한다. 이러한 통증을 말초화라고 하며, 이는 활동이 신경을 악화시키고 있으므로 일시적으로 활동을 수정하거나 제거해야 함을 의미한다. 재활 프로토콜 내에서도 운동으로 인해 통증이 다리 아래로 더 멀리 퍼진다면 운동을 중단해야 한다. 대신 통증이 중앙으로 집중되는 활동과 운동을 찾아야 한다.

엎드려 누워 있거나 서서 허리를 구부리면 허리가 조금

더 아프더라도 다리의 통증이 사라진다면 좋은 신호이다. 이러한 동작은 테스트 및 치료 운동의 역할을 할 수 있다.

증상: 신경을 악화시키는 활동이나 자세를 수정하거나 제거하면 대부분의 경우 4~6주 이내에 해결된다.

치료 전략: 궁둥신경통은 신경의 건강과 혈류를 개선하는 물리 치료 운동으로 관리한다. 6주간의 재활 이후에도 증상이 개선되지 않거나 다리 힘이 약해지기 시작하면 주사나 허리 수술이 필요할 수 있으므로 정형외과 전문의에게 척추 촬영(MRI)을 받도록 한다.[17]

이 프로그램에 설명된 운동 외에도 많은 사람이 허리 견인 치료(기계 기반 또는 인버전 테이블), 가슴 깊이의 물속에 서 있기(척추 언로딩), 허리 부위에 냉찜질이나 온찜질을 하거나 항염증제를 복용하는 등의 방법으로 증상을 완화할 수 있다.[19]

궁둥신경통이 지속되는 이유는 무엇이며 어떻게 해야 하나?

모든 것을 올바르게 관리해도 궁둥신경통이 발생하는 사람들이 있다. 근골격계 통증에 대한 좋은 소식은 일반적으로 주기적으로 발생하며 시간이 지나고 꾸준히 몸을 움직이면 해결된다는 것이다. 재활을 해도 여전히 재발할 수 있지만(모든 손상과 일반적인 통증 증상이 그렇듯이), 낙관적인 태도를 유지하며 다음과 같은 프로토콜을 고수하는 것이 좋다. 악화 요인을 피하거나 조절하고, 몸이 보내는 신호에 귀를 기울이고, 재활 운동을 하면 통증의 악화 주기를 늦추고 궁둥신경통이 다시 발생할 가능성을 줄일 수 있다.

또한 통증은 잘못된 식습관, 수면 부족, 심한 스트레스, 장시간 앉아 있거나 움직이지 않는 자세, 염증 등으로 인해 악화될 수 있는데 운동으로 인해 통증이 유발된다고 생각할 수 있으므로 통증과 손상에 영향을 미치는 요인(4장 및 9장)을 검토하는 것이 중요하다.[18] 통증의 복잡한 특성으로 인해 궁둥신경통은 자연적으로 발생할 수 있으므로 모든 잠재적 원인을 살펴보고 문제를 완화하고 예방하기 위한 다각적인 접근 방식을 취해야 한다.

1

1단계 운동은 엉덩이, 햄스트링 부위, 종아리로 내려가는 신경을 대상으로 하기 때문에 허리 및 신경 통증을 완화하는 데 도움이 되는 경우가 많다. 볼기근glute/궁둥구멍근piriformis 및 햄스트링 운동은 너무 많은 압력을 가하면 궁둥신경을 악화시킬 수 있으므로 주의해야 한다. 넙다리네갈래근 운동은 넙다리신경femoral nerve의 경로를 목표로 하기 때문에 허벅지 앞쪽이나 옆쪽의 신경 통증이 있는 경우 이 부위를 집중해야 한다.

2

2단계에서 스트랩을 이용한 햄스트링 스트레칭을 할 때, 궁둥신경을 악화시킬 수 있으므로 다리를 너무 높게 당기지 않는다. 가벼운 스트레칭이 느껴지는 지점까지 당긴 다음 거기서 시작한다. 2단계의 허리 굽힘과 폄 운동에서는 신경 통증이 말초화(다리 아래로 더 멀리 이동)되는 동작을 피하고, 통증의 중심화(다리에서 느껴지지 않는)에 집중하는 척추 가동 운동에 집중한다. 허리 굽힘 운동을 하면 통증이 심해지고 허리 폄 운동을 하면 통증이 중심화 되는 경우가 많으므로 동작을 테스트하고 신체가 어떻게 반응하는지 확인한다. 햄스트링 스트레칭과 마찬가지로 2단계 마지막 부분에서는 궁둥신경 가동을 할 때는 부드럽게 실시한다. 다리를 너무 높이 당기면 통증을 줄이고 신경 건강을 개선할 수 있지만, 종종 통증이 악화될 수 있다. 핵심은 증상이 나타나지 않고 신경이 당겨지기 시작하는 위치를 찾는 것이다.

3

3단계에서는 보다 적극적인 궁둥신경 가동술sciatic nerve mobilization(슬럼프)과 넙다리신경 가동술femoral nerve mobilization이 포함된다. 증상이 주로 다리 뒤쪽에 있다면 슬럼프에 집중하고, 통증이 더 심하다면 2단계에서 스트랩을 이용한 궁둥신경 가동술을 계속 한다. 넙다리신경 가동술은 1단계의 넙다리네갈래근 운동과 마찬가지로 허벅지 앞쪽의 신경 증상을 해결한다.

3단계 마지막의 저항 운동은 둔부 근육을 목표로 하며 허리통증과 궁둥신경통에 도움이 되는 경우가 많다.

척추원반 탈출증(Disc Herniation)

설명: 허리뼈의 척추원반 탈출증은 척추원반의 내부 물질(수핵)이 디스크 벽(섬유테)의 파열을 통해 밀려나와 근처의 신경근을 자극할 때 발생한다. 이러한 손상은 허리의 다음 두 분절(L4−5 및 L5−S1)에서 가장 흔하게 관찰되며 다리로 퍼지는 통증, 무감각, 저림(방사통)을 유발할 수 있다. 그러나 척추원반 탈출증은 무증상 인구의 상당수에서 존재하며 척추원반 탈출증이 있다고 해서 반드시 통증이 있는 것은 아니다.[20,21] 실제로 척추원반 탈출증은 허리통증의 1~3%에 불과한 것으로 알려져 있다.

척추원반 탈출증은 허리를 구부리고 회전하는 자세(구부려서 바닥에서 무거운 물건을 드는 동작같이)처럼 허리에 하중이 가해졌을 때 가장 자주 발생한다.

징후와 증상: 척추원반 탈출증은 일반적으로 궁둥신경통처럼 허리와 한쪽 다리 뒤쪽에서 통증을 유발한다.

다리 증상은 보통 엉덩이와 햄스트링 부위에서 시작되지만 종아리, 정강이 앞쪽, 발로 옮겨갈 수도 있다. 통증은 허리 통증부터 번개처럼 날카로운 통증까지 다양하며, 영향을 받은 다리의 저림, 따끔거림, 근력 약화도 함께 나타날 수 있다.

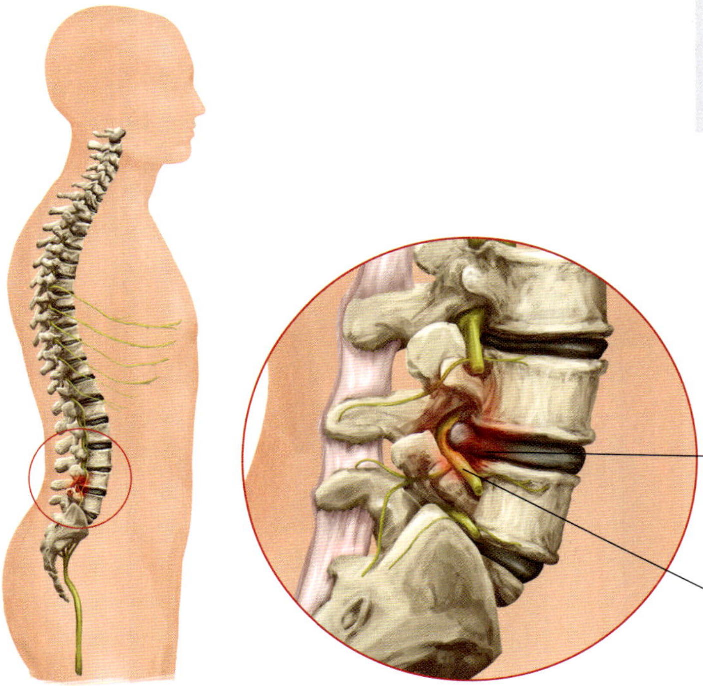

척추원반 탈출증은 치료되는가

흔히 척추원반 탈출증은 치유되거나 재흡수되지 않는다고 오해하는 경우가 많다. 실제로 연구에 따르면 약 66%가 재흡수되어 치유되는 것으로 확인되었다.[22] 재흡수되지 않더라도 일반적으로 통증이 사라지고 기능이 정상으로 회복된다. 척추원반 탈출증이 있다고 해서 반드시 통증이나 기능 제한이 있는 것은 아니며, 많은 경우 무증상이다.[20,21] 그렇기 때문에 척추원반 탈출증은 척추원반이 평평해지거나 약간 튀어나오는 등 노화의 일종으로, 나이가 들면서 주름이 생기는 것과 비슷하다. 이는 시간이 지남에 따라 척추원반이 변화하는 과정의 일부일 뿐이며 걱정할 필요가 없다. 그렇기 때문에 MRI만으로 진단을 내려서는 안 되며, 기능과 통증 수준을 평가해야 한다.

나이가 들면 허리 디스크가 악화되는가?

또 다른 오해는 나이가 들면서 이런 종류의 손상에 더 취약해진다는 것이지만, 일반적인 허리통증과 척추원반 탈출증은 35세에서 55세 사이의 사람들에게서 노인보다 더 자주 보고된다.[23] 허리 통증은 보통 중년 무렵에 최고조에 달했다가 감소한다. 이는 활동 수준 때문일 수 있으며, 젊은 사람들은 허리에 더 많은 스트레스를 받는 경향이 있다. 이는 퇴행이 통증을 유발한다는 생각과는 상반된다.

노년층은 퇴행이 더 심하지만 허리 통증은 더 적다고 보고 되었다. 따라서 나이가 들면 퇴행은 증가하지만 통증은 감소한다는 것은 흥미롭지만 잘 알려지지 않은 사실이다.

언제 수술을 고려해야 하는가?

6개월 이상 통증이 지속된 경우, 특히 물리 치료를 시도했지만 호전되지 않은 경우 수술이 필요하다. 방사되는 신경 통증이 있고 다리에 힘이 점점 빠지는 것을 느끼거나 종아리 올리기, 다리 들어올리기, 다리를 바깥쪽으로 들어올리는데 문제가 있는 경우 또는 갑자기 근육이 작동하지 않는다면 즉시 의사와 상담하고 수술을 고려해야 한다.

제때 문제를 해결하지 못해 영구적 또는 부분적 신경 마비가 발생한 사람들을 치료한 적이 있다. 자신의 증상과 증상이 좋아지는지 나빠지는지에 대해 주의를 기울여야 한다.

악화 요인: 대부분의 경우, 통증은 척추가 굽힘되거나 둥글게 숙여질 때 심해지며, 무엇을 줍기 위해 숙이거나 또는 앉아 있거나 운전하는 동작이 그 예이다. 그러나 통증은 오래 서 있는 자세에서도 발생할 수 있다.

증상: 대부분의 경우 통증은 악화시키는 활동을 수정하면 몇 주에서 길게는 3~4개월 이내에 해결된다.

치료 전략: 소염제, 허리 얼음찜질 또는 온찜질, 견인장치 또는 반전 테이블로 통증을 완화할 수 있다.[19] 그러나 물리 치료가 최선의 방어책이자 완전한 기능을 회복하는 길이다.[24] 3~4개월 후에도 통증이 개선되지 않거나 다리 근육이 약해지면 정형외과 의사를 만나 염증을 줄이고 신경 기능을 방해하는 디스크 부분을 제거하는 주사 또는 수술이 가능한지 상담한다. 서두르지 말고 신경과 근육 기능에 유의하면서 시간이 지나면서 증상이 악화되면 의사나 물리 치료사와 상담한다.

재활 운동의 목표는 통증에서 벗어나 완전한 기능으로 돌아가는 것이다. 손상 자체는 영구적일 수 있으며 항상 영상 촬영에 나타날 수 있다. 자신의 느낌과 움직임에 집중하고 행동을 수정하여 치유를 가속화한다.

대부분의 증상이 있는 척추원반 탈출증은 궁둥신경통을 유발하므로 이 손상도 비슷한 방식으로 접근한다. 증상은 영향을 받은 척추 레벨에서 빠져나오는 신경과 일치한다. 예를 들어 허리 상부(L1–3)의 척추원반 탈출증은 허벅지 앞쪽에 통증을 유발하는 경향이 있으므로 1단계 넙다리네갈래근 운동과 3단계 넙다리신경 운동이 가장 도움이 될 가능성이 높다. 척추원반 탈출증이 허리뼈(L4, L5, S1) 아래쪽에 있는 경우 허벅지 뒤쪽과 둔부를 대상으로 하는 기술이 더 효과적일 수 있다. 여기에는 1단계의 볼기근, 햄스트링, 종아리 연부 조직 운동과 2단계와 3단계의 궁둥신경 운동이 포함된다.

2단계의 굽힘 및 폄 운동은 일반적으로 한 방향이 도움이 되고 다른 방향은 별로 도움이 되지 않거나 증상을 악화시킬 수 있다. 허리를 굽힘, 폄하는 동작을 시도해 보고 신경 통증이 심해지거나 다리 아래로 더 멀리 내려가게 하는 동작이 있으면 그 동작을 제거한다.

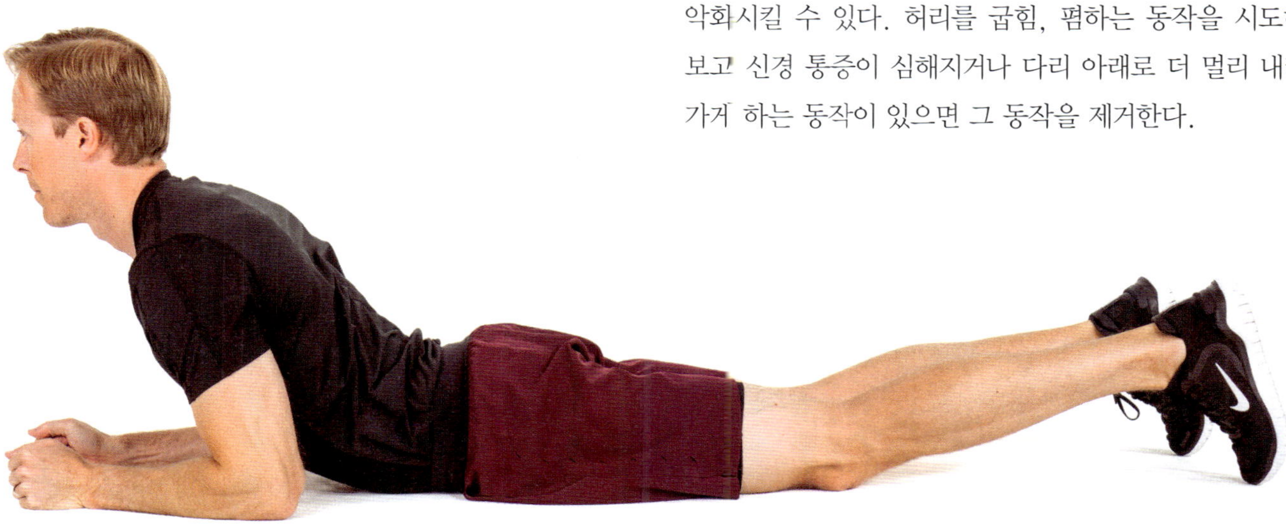

허리 협착증(Lumbar Stenosis)

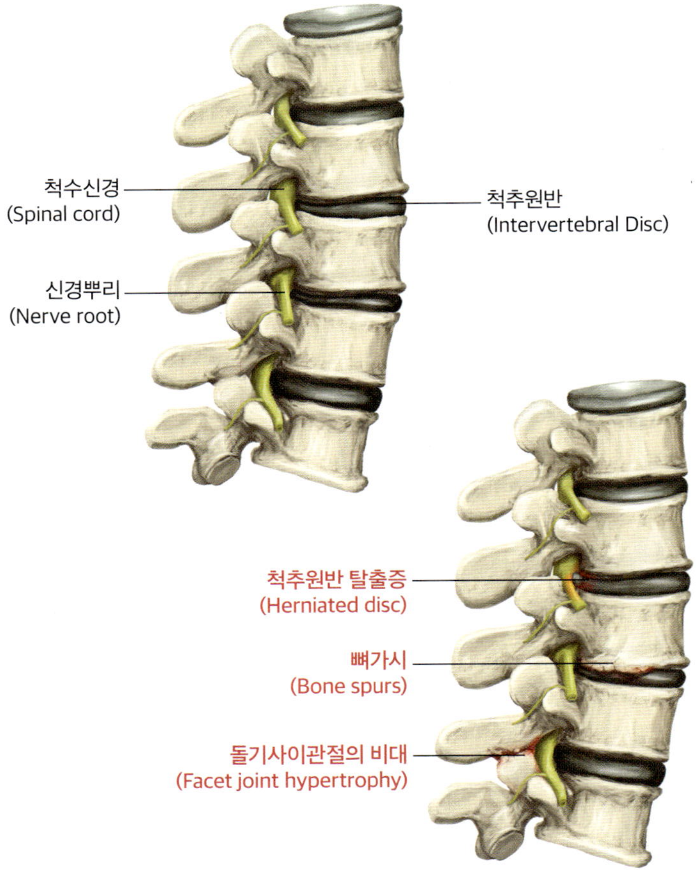

설명: 허리 협착증Lumbar stenosis은 허리 신경의 통로가 좁아져 허리와 다리에 통증을 유발하는 질환이다.[25] 협착증은 척추의 어느 곳에서나 발생할 수 있지만 허리에 가장 흔하다. 허리 디스크, 관절의 관절염, 골절 등 신경이 지나가는 공간을 감소시키는 모든 것이 협착증의 원인이 될 수 있다. 협착증은 무섭게 들리지만, 흔한 질환이며 일반적으로 마비, 저림 또는 쇠약과 같은 신경학적 증상이 없는 한 걱정할 필요가 없다. 영상 검사를 받는 대부분의 중년층은 협착증은 있지만 통증은 없다. 통증이 있더라도 재활에 잘 반응하며 악화 요인을 해결하고 운동 프로그램을 따르면 일반적으로 기분 좋게 느껴진다.

징후 및 증상: 허리 통증 및/또는 압박감, 한쪽 또는 양쪽 다리로 퍼지는 저림 및 무감각. 다리에 힘이 약해지고 장거리를 걷는 데 어려움을 겪을 수도 있다.

걸을 때 다리의 불편함은 허리를 앞으로 구부리면 완화되며, 허리 신경에 가해지는 압력을 줄기 때문이다. 신경 손상이 더 심해지면 발목 근육이 약해져 발이 아래로 떨어지는 풋 드롭(발목 근육의 약화)이 발생할 수 있다.

악화 요인: 허리를 펴거나 아치를 만드는 자세(똑바로 서기, 엉덩관절을 앞으로 밀기, 너무 오래 똑바로 서 있기, 걷기)는 신경관을 더욱 좁히고 통증과 신경 증상을 증가시킨다.

증상: 대부분의 개인은 악화시키는 활동을 수정하고(서 있거나 걷는 시간 줄이기, 중립 척추 자세 유지) 엉덩이와 허리를 대상으로 하는 재활 운동을 시행함으로써 4~6주 이내에 증상을 크게 줄일 수 있다.

치료 전략: 허리와 엉덩관절의 가동성, 근력 및 지구력 향상에 초점을 맞춘 물리 치료가 주된 치료 방법이다. 증상이 심각한 경우(방사통, 다리 약화, 다리 저림 등) 의사는 협착증을 악화시키는 구조물(뼈 돌기 또는 디스크 돌출 등)을 제거하고 신경관을 넓히는 수술을 권장할 수 있다.[26]

프로토콜을 진행할 때 허리 폄 운동은 협착증(관련 신경 증상)을 악화시키는 경향이 있으므로 주의한다.

허리를 펴면 신경 뿌리가 척추에서 빠져나가는 구멍(추간공)이 닫혀 신경이 지나갈 공간이 줄어든다. 이는 건강한 척추에서는 자연스러운 현상이지만 협착증과 관련된 구조적 변화는 신경을 위한 공간을 더 적게 허용하므로 허리를 펴면 통증 및 기타 증상을 유발할 수 있다. 통증을 줄이려면 엉덩관절 굽힘 스트레칭이나 측면 스쿼트 걷기와 같이 몸통을 똑바로 세우는 운동을 할 때는 허리를 약간 앞으로 구부려 허리를 구부린 자세로 취한다.

허리 폄 운동 외에도 신경을 움직일 때는 주의한다. 이러한 기술들은 통증을 줄일 수 있지만, 증상이 시작되는 지점까지만 스트레칭하는 것이 좋다. 너무 무리하면 신경이 자극되어 며칠 동안 통증이 심해질 수 있다.

신경통(Nerve Pain)

1단계

GOOD FOR:

- 허리, 엉덩이, 다리로 방사되는 신경통 완화
- 근육 긴장 완화
- 2단계 및 3단계 운동을 위한 워밍업

GUIDELINES:

- 매일 수행
- 도구: 폼 롤러, 마사지 볼
- 휴식 시 통증이 없고 운동 시 경미한 통증(3/10)이 없을 때 2단계를 추가함.

연부조직 가동술 (Soft Tissue Mobilizations)

- ▶ 각 부위에 1~2분간 실시
- ▶ 양쪽을 순서대로 실시
- ▶ 10~20초간 압통 부위에서 정지

볼기근/궁둥구멍근 가동술 (Glute/Piriformis Mobilization)

폼 롤러에 앉아 한쪽으로 몸을 기울여 볼기근에 체중을 싣는다. 볼기근 부위 전체를 위, 아래, 좌우로 굴린다. 압력을 높이기 위해 반대쪽 무릎 위로 다리를 교차하여 근육을 스트레칭한다. 더 정확한 압력을 가하려면 크고 작은 마사지 볼을 사용한다. 엉덩이와 다리 뒤쪽으로 신경통이 있는 경우 이 운동을 할 때 주의하여 너무 많은 압력을 가하지 않도록 한다.

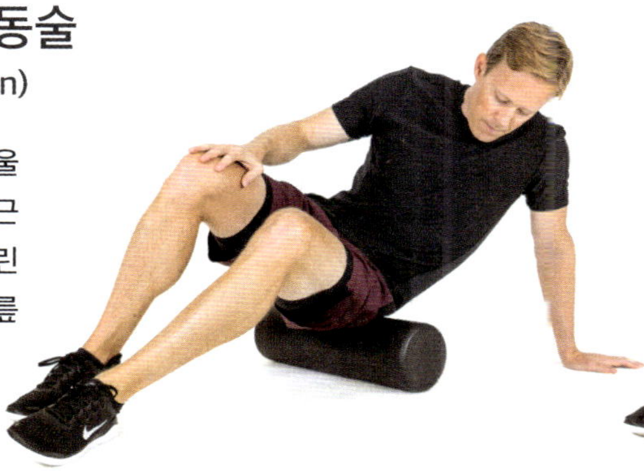

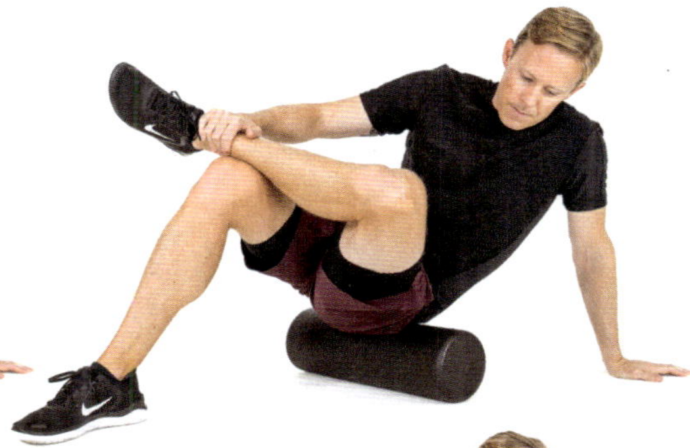

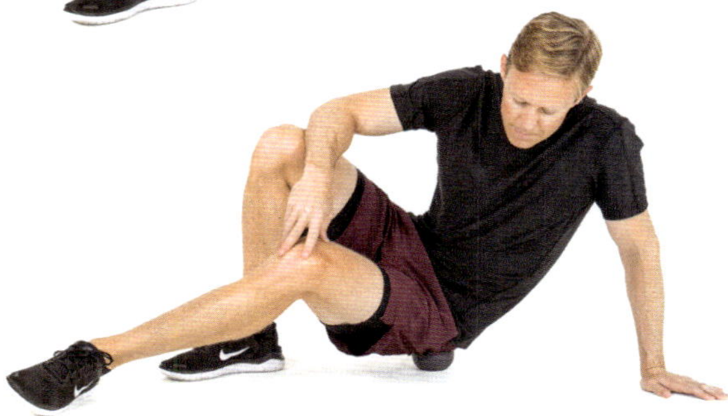

넙다리네갈래근 가동술(Quad Mobilization)

팔뚝이나 손으로 체중을 지탱하고 한쪽 다리를 롤러 위에 올려 발가락이 바닥을 향하도록 엎드린다. 바닥에 닿은 발과 팔로 체중을 지탱하면서, 허벅지 앞쪽의 넙다리네갈래근(엉덩이부터 무릎까지)을 위아래로 굴려 근육을 움직인다. 무릎을 구부렸다가 곧게 펴서 근육과 넙다리신경을 동적으로 가동한다.

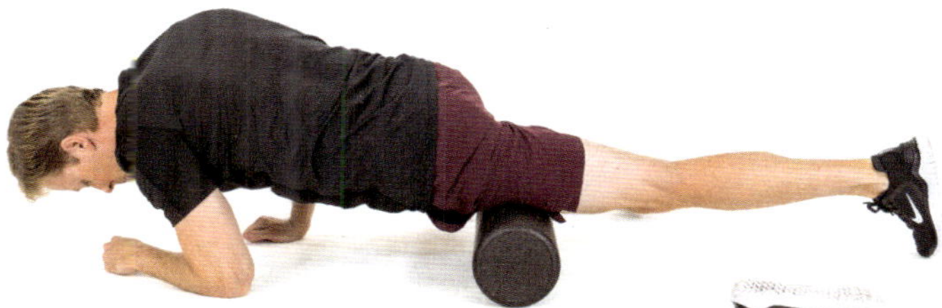

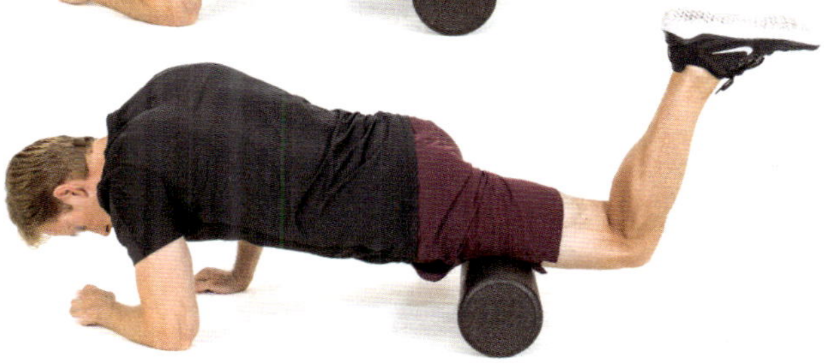

측면 넙다리네갈래근 가동술
(Lateral Quad Mobilization)

준비와 시행은 넙다리네갈래근 운동과 동일하다. 팔과 지면에 닿은 다리를 사용하여 압력을 조절하고 허벅지 전체(엉덩이에서 무릎까지)를 위아래로 굴린 다음 통증이 있거나 뻣뻣한 부위에서 멈추고 다리를 구부렸다 펴는 동작을 반복한다. 허벅지 앞쪽을 움직이는 대신 다리 바깥쪽의 측면 넙다리네갈래근을 목표로 한다.

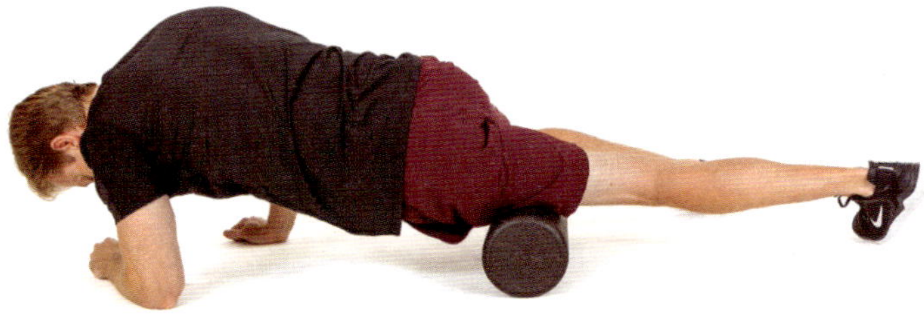

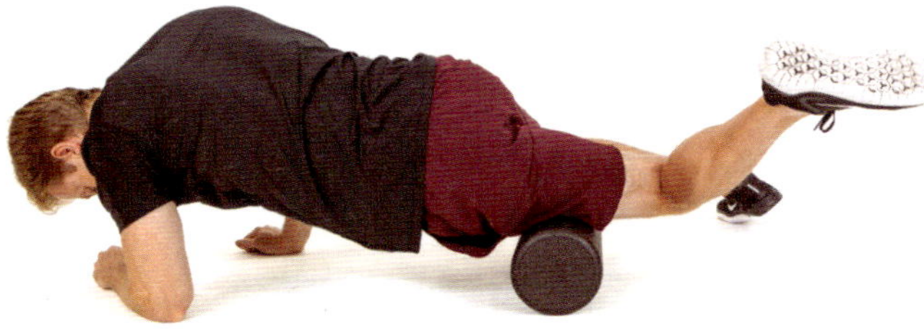

종아리 가동술(Calf Mobilization)

종아리를 롤러 위에 올려놓고 바닥에 앉는다. 손으로 바닥을 밀면서 엉덩이를 바닥에서 들어올려 발목에서 무릎까지 다리 아래를 위아래로 굴린다.

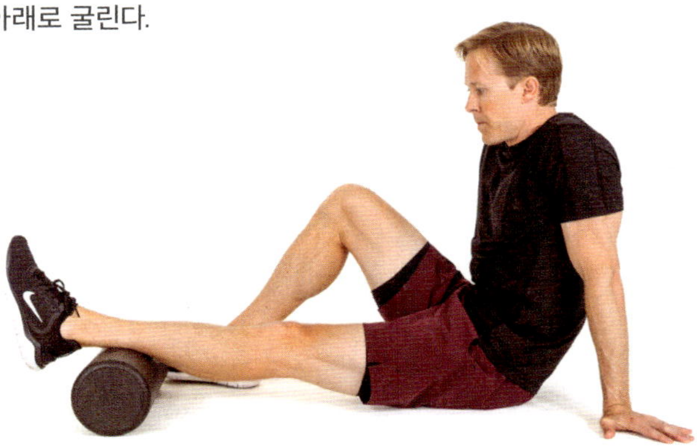

압통이 있거나 뻣뻣한 부위가 있으면 멈추고 발을 움직인다(구부리고, 펴고, 양쪽으로 회전한다).

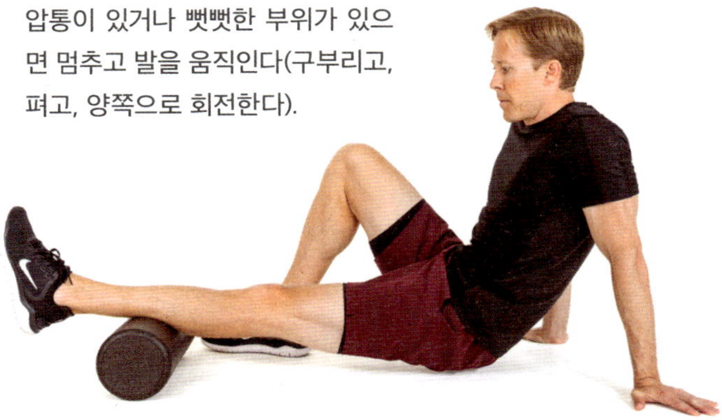

압력을 높이려면 다른 쪽 다리를 위에 올린다

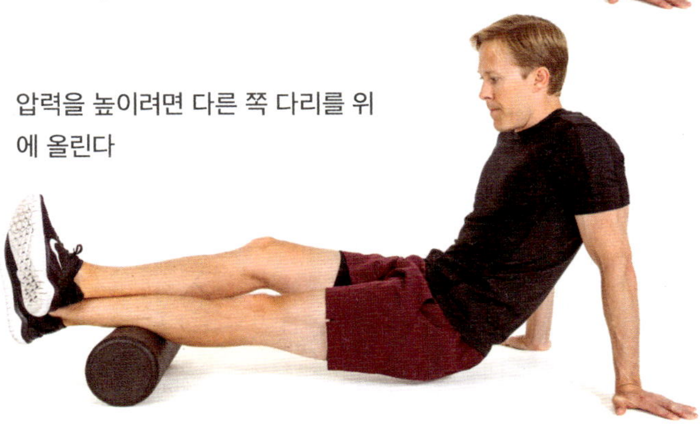

햄스트링 가동술(Hamstring Mobilization)

벤치나 의자에 앉아 크고 작은 마사지 볼을 햄스트링 근육 아래에 놓다. 햄스트링 전체에 걸쳐 위아래로 굴린다. 무릎을 구부렸다 펴면서 근육을 동적으로 움직인다. 이 운동을 할 때는 엉덩이와 다리 뒤쪽으로 신경통이 있는 경우 너무 많은 압력을 가하지 않도록 주의한다

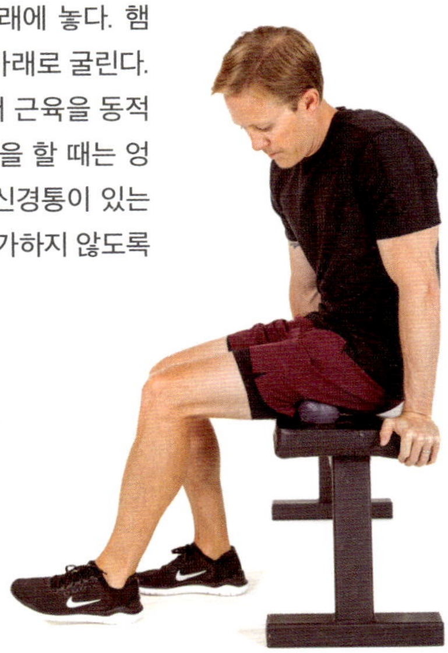

무릎을 구부리고 펴면서 근육들을 동적으로 움직인다. 이 운동을 할 때 엉덩이나 다리의 후면에 신경통이 발생하지 않도록 주의하여야 한다.

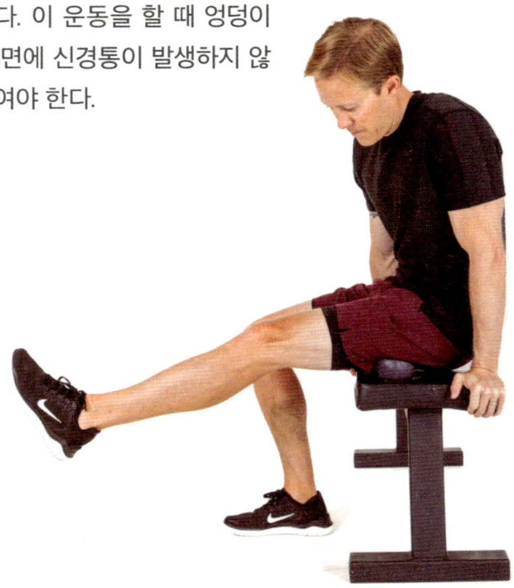

신경통(Nerve Pain)

2단계

GOOD FOR:

- 신경 과민성 감소
- 엉덩관절 및 허리 굽힘 및 폄 가동 범위 향상
- 3단계 운동을 위한 워밍업

GUIDELINES:

- 매일 수행
- 도구: 스트레치 스트랩, 밸런스 패드
- 가벼운 통증 없이 운동을 할 수 있을 때 3단계 추가(3/10)

스트레칭 운동 (Stretching Exercises)

- ▶ 30~60초간 유지하며 3회 반복
- ▶ 양쪽 순서대로 수행
- ▶ 저림, 감각 둔마 또는 따끔한 통증이 느껴지면 스트레칭을 중단하거나 속도를 늦출 것

무릎을 반대쪽 어깨 방향으로 당기기 (Knee To Opposite Shoulder)

누워서 무릎을 가슴 방향으로 가져온다. 손가락으로 무릎 아래쪽과 정강이 위쪽을 깍지 낀다. 허리를 바닥과 수평을 유지한 상태로 팔을 이용해 무릎을 반대쪽 어깨 쪽으로 몸 전체에 걸쳐 당긴다.

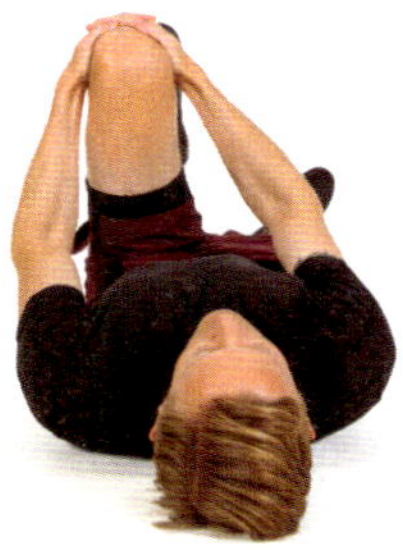
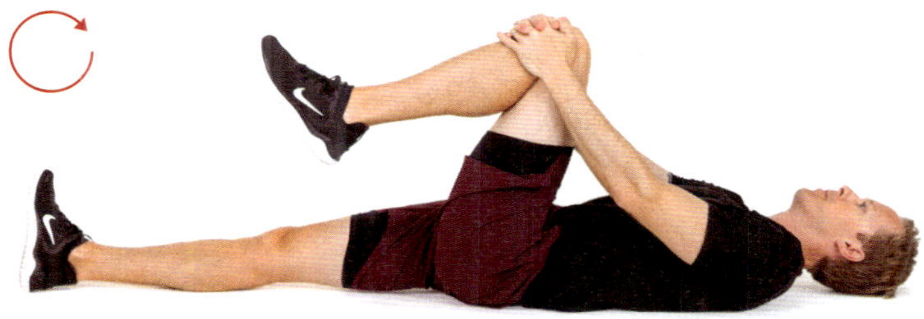
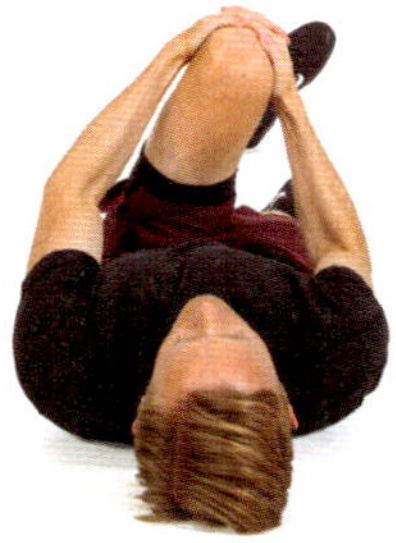
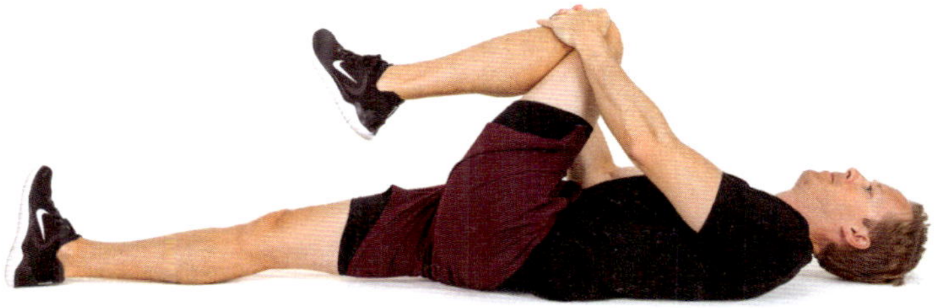

스트랩 햄스트링 스트레칭 (Hamstring Stretch With Strap)

발에 스트랩을 감고, 다리에 완전히 힘을 뺀 상태에서 팔을 이용해 발을 머리 쪽으로 당기고 적당한 스트레칭이 느껴지면 제자리에 고정한다.

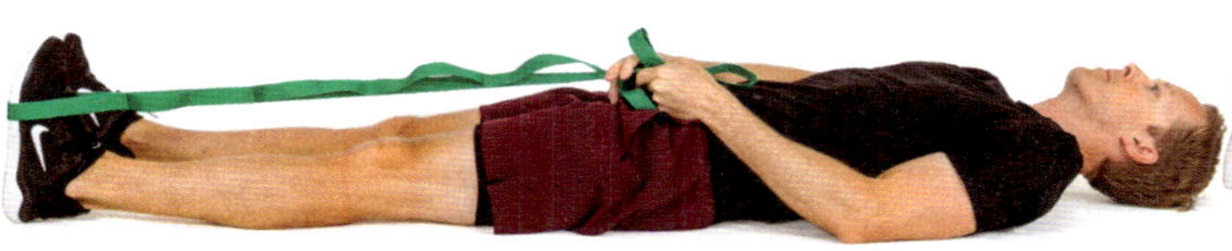
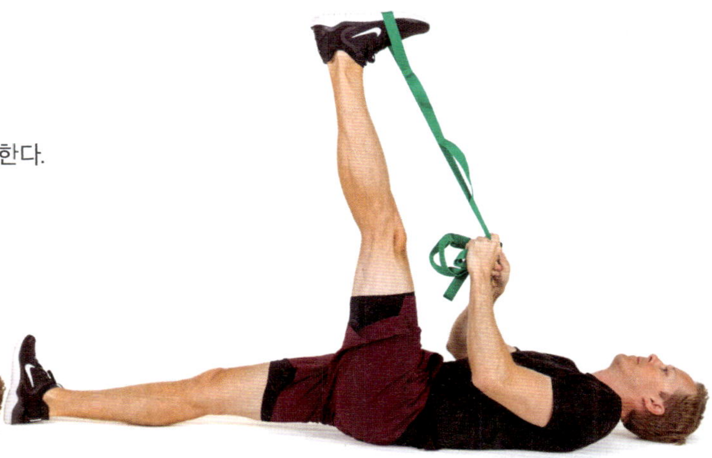

엉덩관절 굽힘근 스트레칭(Hip Flexor Stretch)

무릎을 꿇은 상태에 복근과 볼기근에 힘을 주어 골반을 뒤로(뒤쪽으로) 회전시킨다. 등은 중립을 유지하면서 엉덩관절과 다리의 앞쪽이 늘어나는 느낌이 들 때까지 몸을 약간 앞으로 움직인다. 스트레칭의 강도를 높이려면 무릎을 구부리고 발목을 잡는다. 벤치나 의자에 발을 받치거나 정강이를 벽과 같은 높이에 위치시킬 수도 있다. 딱딱한 바닥에 무릎을 꿇는 경우 밸런스 패드나 쿠션을 사용하여 무릎을 보호하도록 한다.

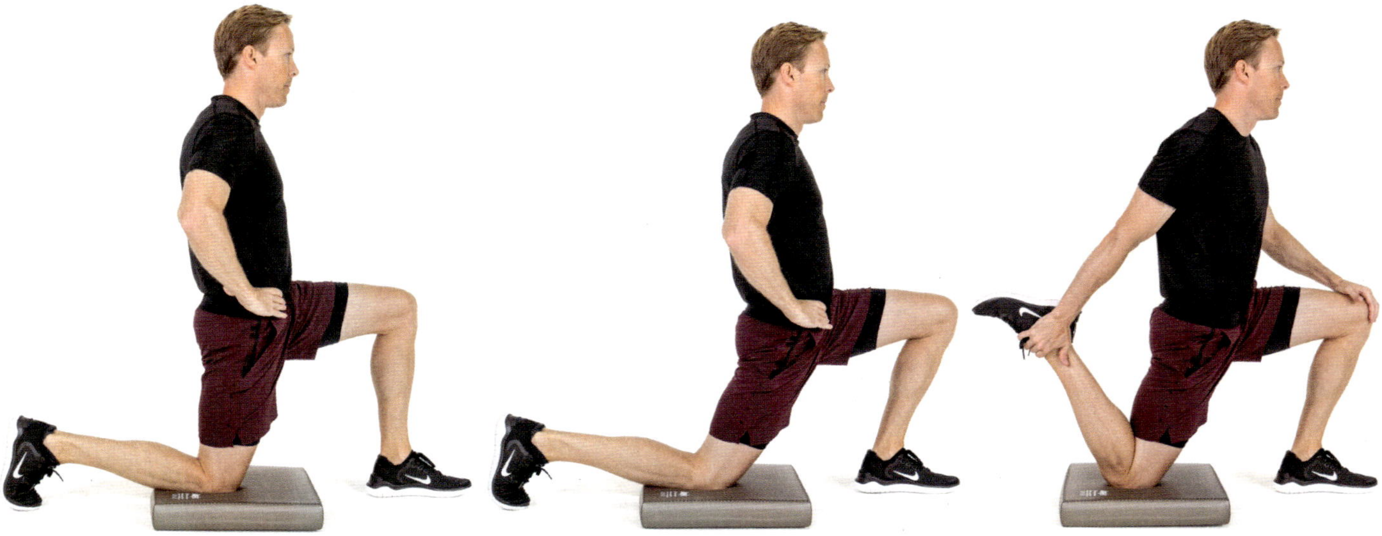

가동성 운동 (Mobility Exercises)

- ▶ 10-15회씩 3세트 수행
- ▶ 능동적 운동 범위 (AROM)-통증없이 최대한 멀리 움직임
- ▶ 끝 범위에서 2~3초간 멈춤

허리 굽힘(하나 선택) (Lumbar Flexion)

무릎을 가슴까지 움직이기(Knees To Chest)

등을 대고 누워 무릎을 가슴 쪽으로 당긴다. 양손으로 정강이 위쪽을 감싸고 팔로 양쪽 무릎을 가슴 가까이 끌어당겨 허리를 구부려 스트레칭한다. 스트레칭이 끝날 때 잠시 멈추고 몇 초 이상 유지한 다음 스트레칭을 풀고 반복한다.

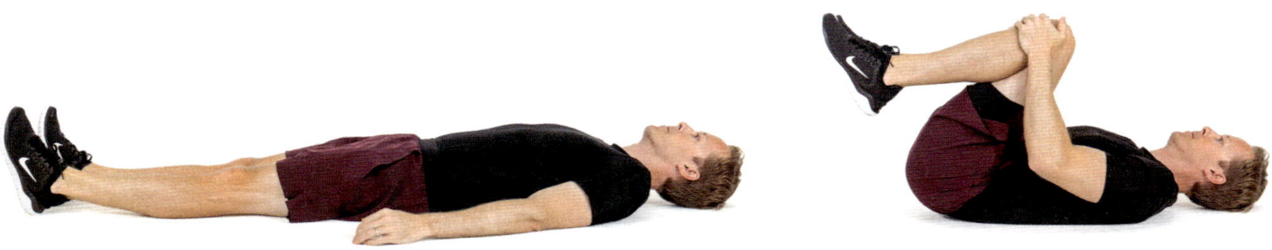

허리 굽힘 운동이 허리나 신경 통증을 악화 시키는 경우 주의하거나 생략한다.

가슴을 무릎 방향으로 움직이기 [Chest To Knees (Child's Pose)]

네발 기기 자세를 시행한다. 손바닥을 바닥에 대고 엉덩이를 발뒤꿈치 쪽으로 떨어뜨리고 팔 사이로 머리를 내린다.

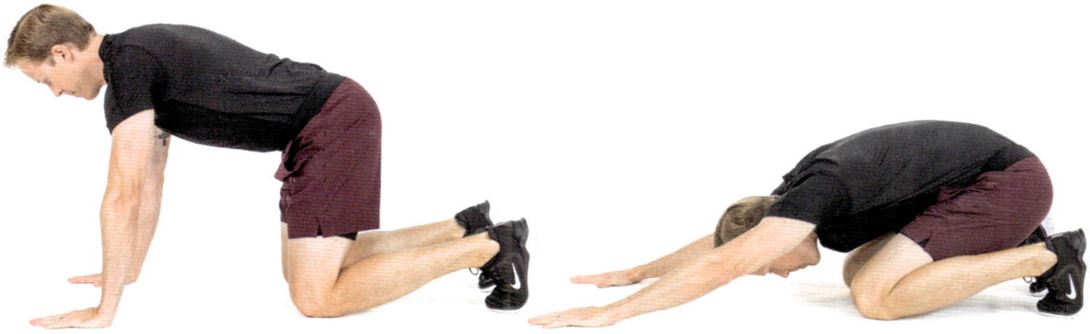

허리 폄(Lumbar Extension)

엎드려서 전완을 어깨 아래에 위치시킨다. 등에 힘을 빼고 엉덩관절을 바닥에 대고, 팔뚝으로 밀어 올리거나 손까지 올라간 상태에서 통증 없이 허리를 최대한 아치형으로 만든다. 끝 동작에서 잠시 멈추고 몇 초 이상 유지한 다음 시작 자세로 돌아가서 반복한다.

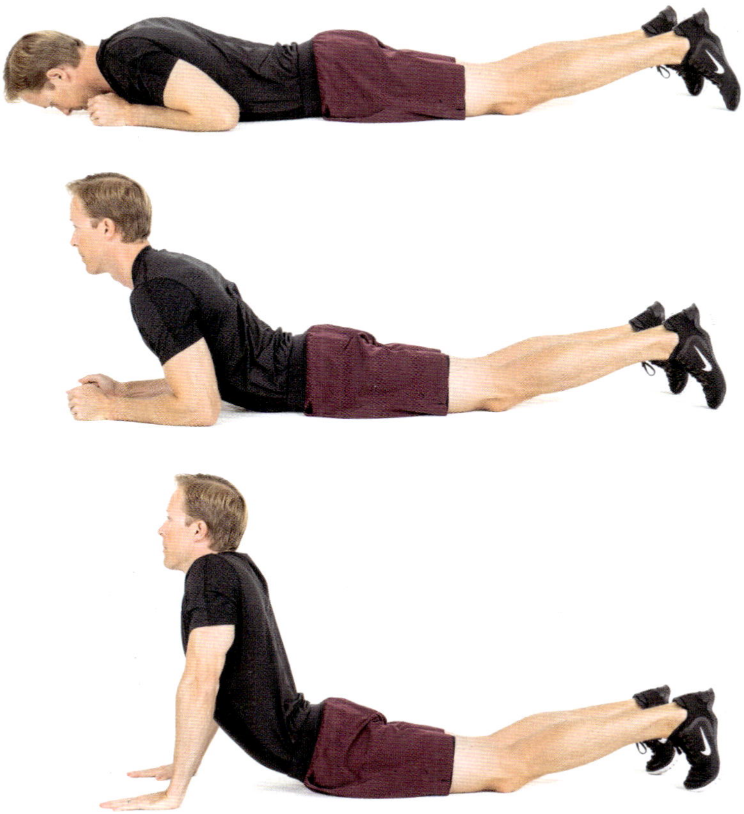

협착증을 치료 중이거나 증상이 악화되는 경우 허리 폄 운동에 주의하거나 생략한다.

스트랩 궁둥신경 가동술
(Sciatic Nerve Mobilization With Strap)

누운 상태에서 발에 스트랩을 감는다. 팔을 사용하여 다리 뒤쪽이 팽팽하거나 늘어나는 느낌이 들 정도로 다리를 들어 올린다. 발을 뻗고 고개를 들어 올리는 동작(이미지 1)과 발을 몸쪽으로 구부리고(발등굽힘) 고개를 다시 눕히는 동작(이미지 2)을 번갈아 시행한다.

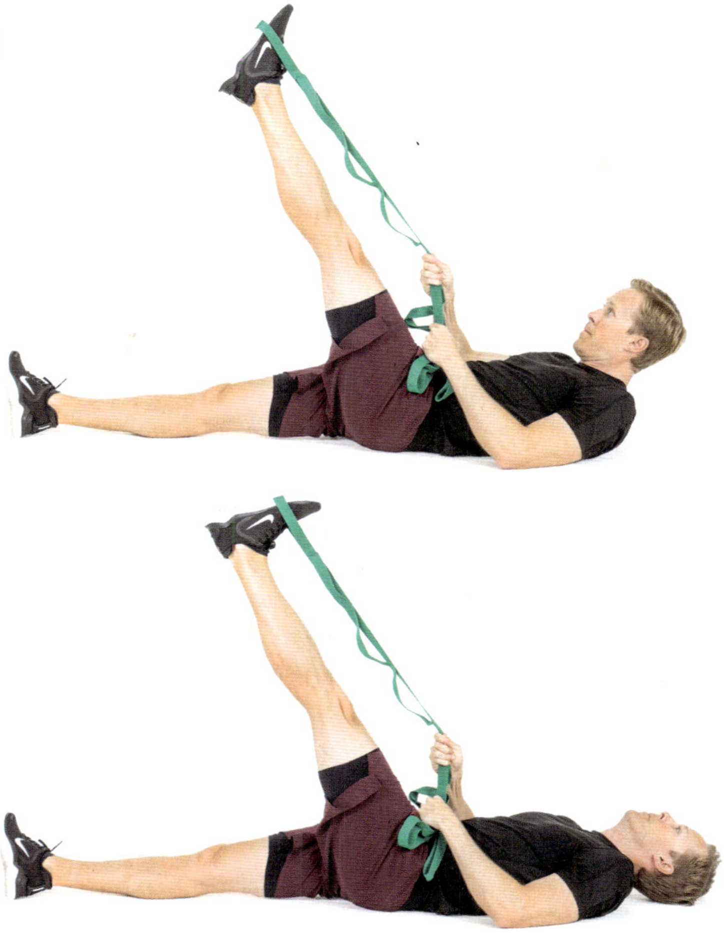

신경통(Nerve Pain)

3단계

GOOD FOR:

- 신경 민감성 감소 및 향후 재발 방지
- 볼기근 및 엉덩관절 근력 향상

GUIDELINES:

- 주일에 3일 또는 4일 수행
- 도구: 루프 밴드(resistance loop)
- 신경 민감도가 진정되면 허리통증 프로토콜(297-303페이지)의 3단계 운동을 추가

가동성 운동 (Mobility Exercises)

- ▶ 10-15회씩 3세트 수행
- ▶ 능동적 운동 범위(AROM)- 통증 없이 최대한 멀리 움직임
- ▶ 끝 범위에서 2~3초간 멈춤

슬럼프 궁둥신경 가동술(Slump Sciatic Nerve Mobilization)

발이 바닥에서 떨어지도록 의자나 테이블에 앉는다. 어깨를 구부리고 등을 둥글게 한다. 다리 뒤쪽에 긴장감이나 스트레칭이 느껴질 때까지 한쪽 무릎을 천천히 곧게 편다. 발을 뻗어 아래를 내려다보는 자세와 발을 들어 올려 목을 쭉 뻗는 자세(앞을 바라보는 자세)를 번갈아 가며 실시한다.

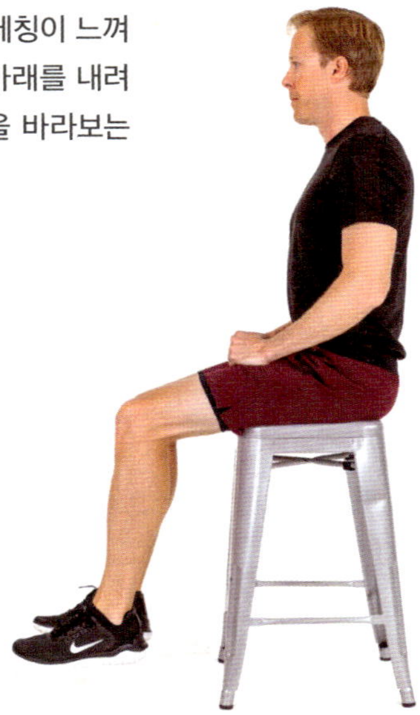

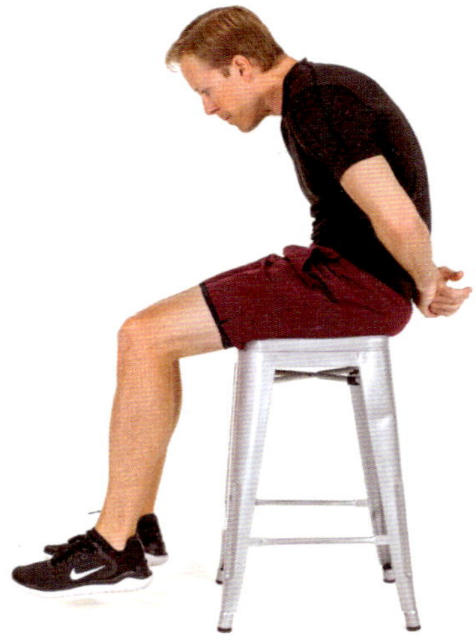

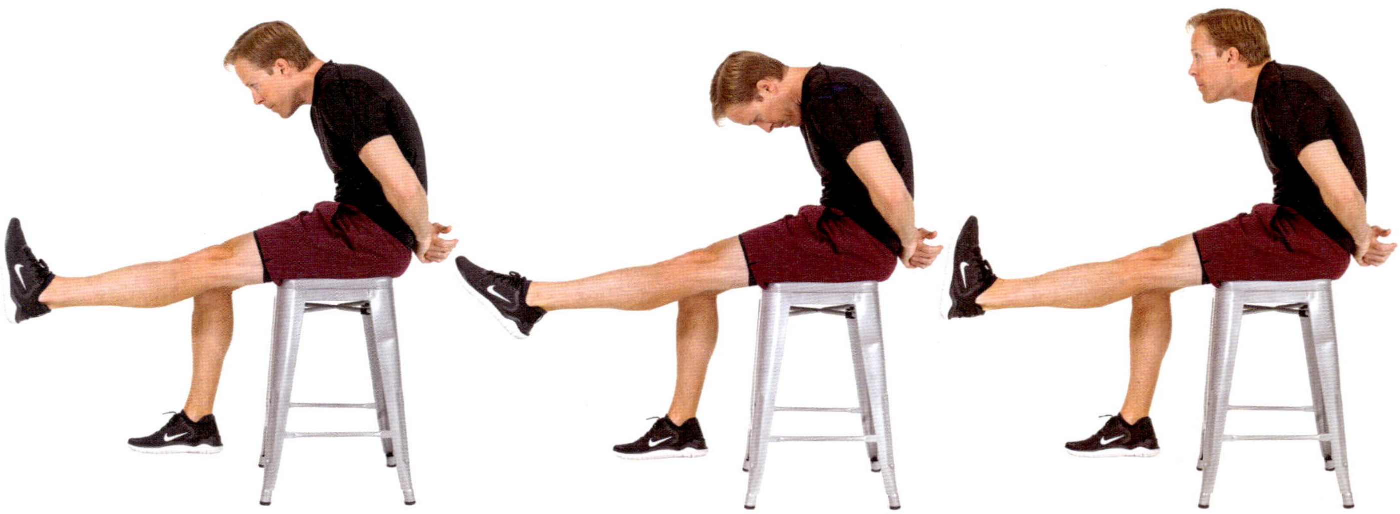

넙다리신경 가동술
(Femoral Nerve Mobilization)

서 있는 상태에서 무릎을 구부리고 발목 바깥쪽을 잡는다. 무릎을 앞으로 내밀고 고개를 숙이는 동작과 다리를 뒤로 당기고 고개를 들어 올리는 동작을 번갈아 가며 실시한다.

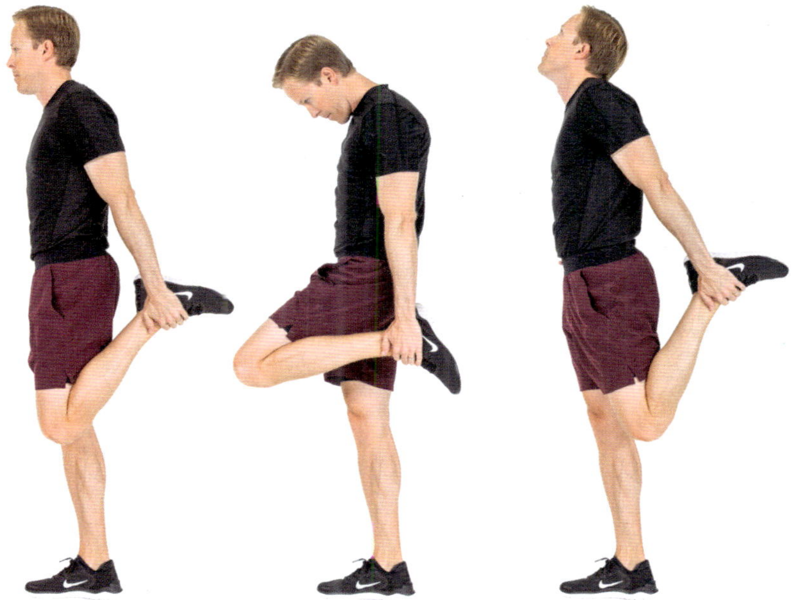

저항성 운동
Resistance Exercises:

- ▶ 10-15회씩 3세트 수행
- ▶ 피곤해질 때까지 실시
- ▶ 운동의 난이도를 높이기 위해 부하를 올리거나 반복 횟수 증가

브릿지(Bridge)

무릎을 구부리고 발바닥을 바닥에 대고 눕는다. 바닥을 밀면서 엉덩이를 들어 올려 어깨부터 무릎까지 일직선이 되도록 엉덩관절을 최대한 편다. 엉덩관절을 최대 폄할 때 볼기근에 힘을 주고 상단 지점에서 1~2초간 멈춘다.

옆으로 누워 엉덩관절 벌림
(Side-Lying Hip Abduction)

옆으로 누워 엉덩관절을 바닥 쪽으로 살짝 돌리고, 윗다리를 안쪽으로 돌려 엄지발가락이 아래쪽 발의 아치 쪽으로 향하게 한다. 위쪽 다리를 뒤 방향으로 들어올린다. 등이 과도하게 펴되면 동작 범위를 줄인다. 무릎 위에 루프 밴드를 추가하면 운동의 난이도를 높일 수 있다.

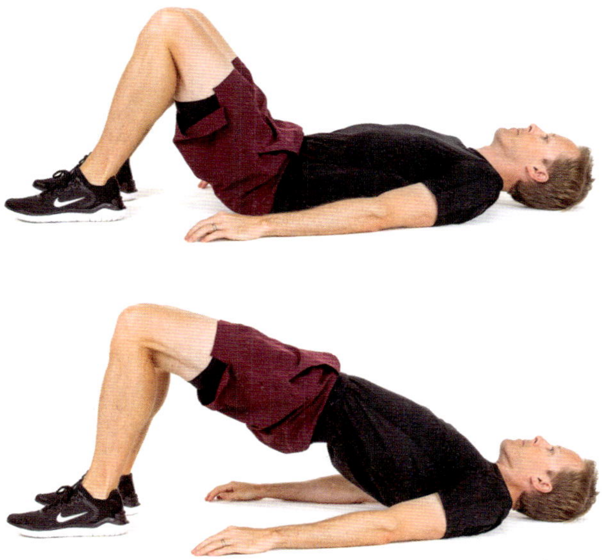

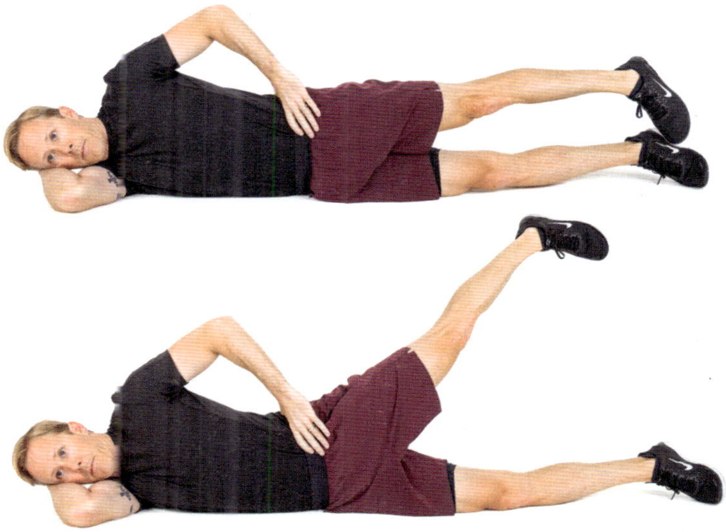

측면 스쿼트 걷기(Lateral Squat Walk)

무릎 위에 루프 밴드를 감는다. 발을 어깨 너비로 벌리고 엉덩관절과 무릎을 약간 구부린다.
밴드가 완전히 늘어날 수 있도록 옆으로 넓게 보폭을 벌린다.
한 줄을 따라 걷다가 정해진 걸음 수만큼 걸은 후 전환하거나 다리를 앞뒤로 바꿔가며 한 곳에 머무른다.
보통 각 방향으로 15~20걸음씩, 상부 볼기근이 타들어가는 느낌이 들 정도로 도전적인 거리 또는 반복 범위를 선택한다.
스텝 중간에 멈추지 말고 전체 동작 동안 밴드의 긴장을 유지한다.

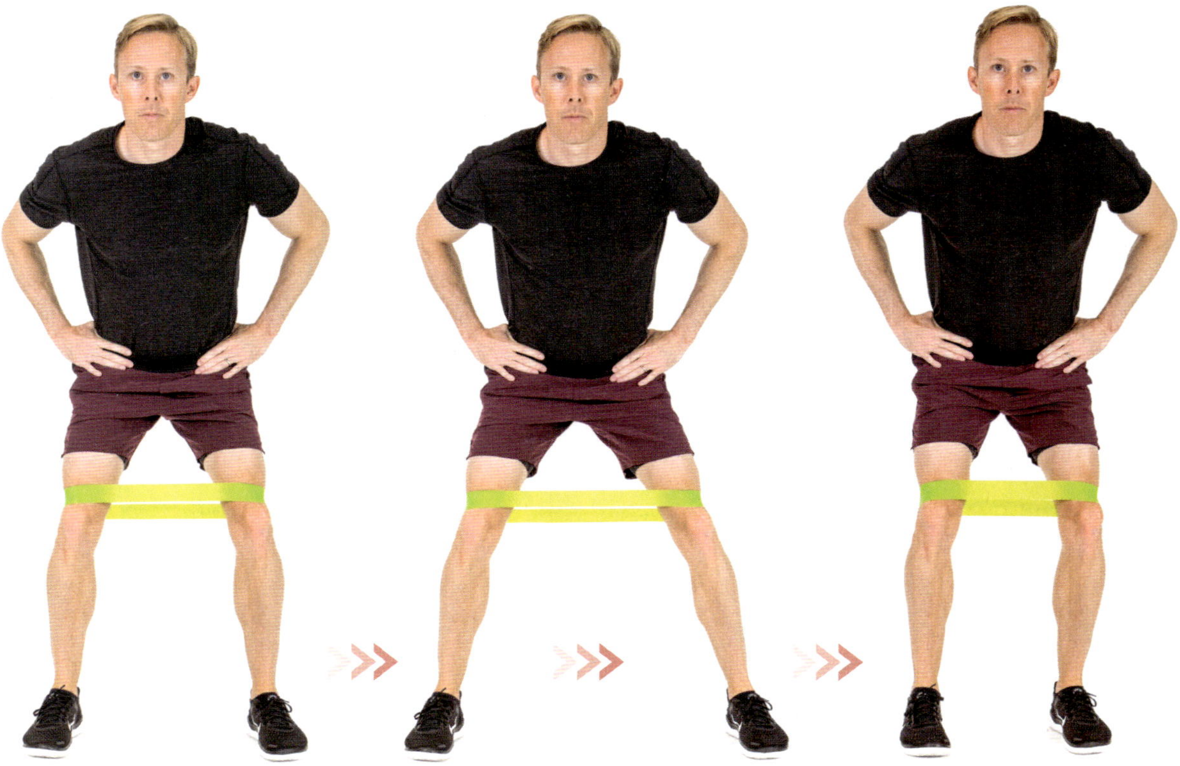

클램쉘(Clamshell)

무릎 위의 루프 밴드를 잡고 옆으로 누워 엉덩관절을 약 45도, 무릎을 약 90도로 구부린 상태에서 발과 다리를 포갠다.
척추를 회전하지 않고 위쪽 무릎을 최대한 들어 올린다.

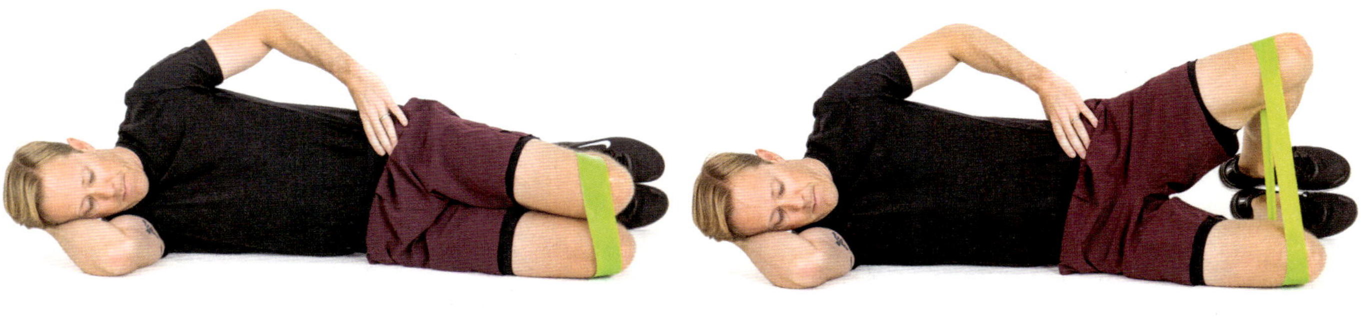

등과 갈비뼈우리 통증 (Mid-Back And Rib Cage Pain)

다음 프로그램에 따라 치료하시오:

- 등 위쪽 또는 중앙 부위의 통증 및 뻣뻣함Pain and stiffness in the upper or mid-back
- 등뼈 척추원반 돌출Thoracic disc bulge
- 갈비뼈 통증 및 손상- 염좌, 골절 또는 아탈구(탈구)
  Rib pain and injuries-sprain, fracture, or subluxation (dislocation)

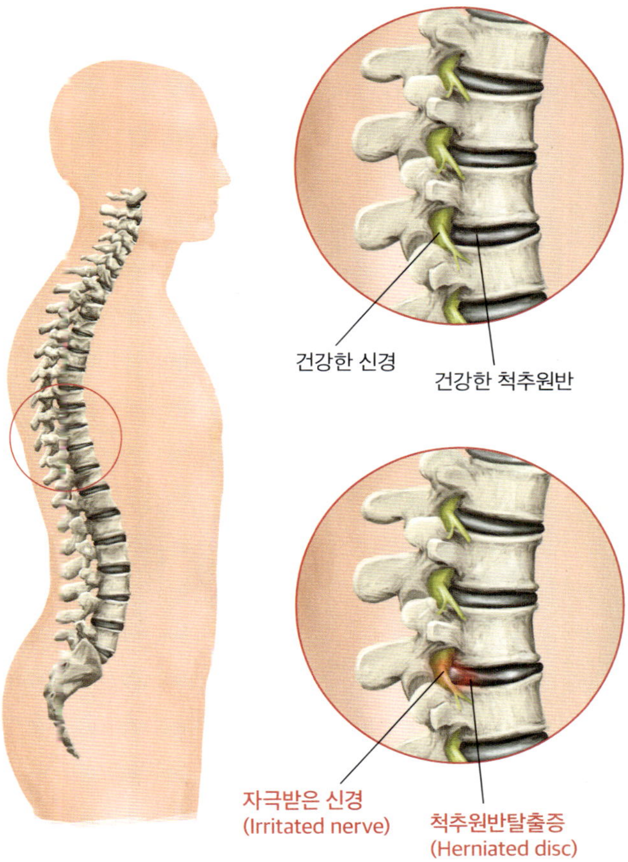

등뼈 척추원반 돌출(Thoracic Disc Bulge)

설명: 등뼈는 12개의 척추뼈(T1-T12)로 구성되어 있으며 자연적으로 약간 둥글거나 후만kyphotic curve을 이루고 있다. 등뼈는 갈비뼈와도 연결되어 있기 때문에 요추와 목뼈에 비해 더 안정적이고 덜 움직인다.이러한 자연스러운 안정성 증가는 이 척추 부위에서 척추원반 돌출 및 탈출과 같은 문제가 덜 발생한다. 또한 등뼈 척추원반과 관련된 많은 퇴행성 변화는 통증을 유발하지 않고 눈에 띄지 않게 발생한다.[27] 예를 들어, 많은 사람들이 퇴행성 등뼈 척추원반 돌출degenerative thoracic disc bulges이 있고 MRI에서는 확인되지만 통증은 없다. 이러한 상태는 흔하게 나타난다; 흔하지 않은 것은 증상이 있는 척추원반 돌출이다.

통증을 유발하는 이 부위의 척추 척추원반 손상은 일반적으로 자동차 충돌이나 등뼈에 갑작스러운 힘이 가해지는 것과 같은 외상의 결과이다. 어깨뼈와 갈비뼈 사이를 구부린 상태에서 무거운 물건을 들 때 발생할 수도 있다. 또는 흉곽에 압력을 가하는 방식으로 기침이나 재채기를 할 때 발생할 수 있다. 어깨에 비대칭으로 무거운 하중이 가해지는 경우(예를 들면 무거운 사다리를 들고 있는 소방관과 같은 경우)에도 손상이 발생할 수 있다.

징후와 증상: 가장 흔한 증상은 척추의 어느 분절이 관여하는 지에 따라 등 상부 또는 중앙부위에 나타나는 날카로운 통증이다. 만약 인접한 신경근 영향을 받는다면, 통증은 갈비뼈를 따라 몸통 옆으로 퍼질 수 있다. 등뼈는 신경이 팔이나 다리로 뻗어 나가지 않고 오직 갈비뼈를 감싸고 있다는 점에서 독특하다. 그 결과, 통증은 주로 등 중앙에 국한되어 나타된다.

악화 요인: 재채기나 기침과 같이 등뼈의 갑자기 움직이는 활동은 통증을 악화시킬 수 있다. 물건을 들기 위해 허리를 구부리거나 한쪽 어깨 너머를 보기 위해 몸을 돌리는 동작도 통증을 유발할 수 있다.

증상: 대부분의 경우 이 문제는 휴식, 일반적인 운동, 등뼈의 가동성을 개선하기 위한 보존적 치료(물리 치료)로 해결된다. 드물게 6~8주간의 재활 치료에도 통증이 사라지지 않거나 척추원반 손상이 척수에 지장을 주는 경우 감압수술을 통해 통증을 완화하고 신경 건강을 회복할 수 있다.

치료 전략: 등뼈 척추원반 자극과 관련된 통증이 있는 경우, 1단계와 2단계의 가동, 스트레칭 및 가동성 운동으로 시작하면 통증을 완화할 수 있다. 이러한 운동은 등뼈 관절 또는 등뼈와 갈비뼈를 어깨 복합체에 연결하는 주변 연부 조직 구조를 대상으로 한다. 마름근 및 가슴근 가동은 흉부에 부착된 주요 근육을 풀어주며, 1단계 마지막의 흉부 확장 운동 및 가동성 운동은 관절과 연부 조직의 가동성을 개선한다. 2단계의 가슴뼈 회전 및 폄 스트레칭은 등뼈 가동성을 개선하고 등 중앙과 관련된 통증을 감소시킨다. 가슴근을 스트레칭하면 어깨뼈를 뒤로 당겨 어깨가 덜 둥글어지게 하여 등 중앙 근육의 스트레스를 감소시킨다.

통증이 감소하면 2단계의 마지막과 3단계의 저항 운동으로 가슴우리의 앞쪽과 뒤쪽 근육의 힘과 조절력을 높일 수 있다. 이러한 운동에는 당기기와 밀기 변형이 포함되며 민감도와 통증을 줄일 뿐만 아니라 가슴우리가 손상에 대한 저항력을 키울 수 있다.

갈비뼈 손상(Rib Injuries)

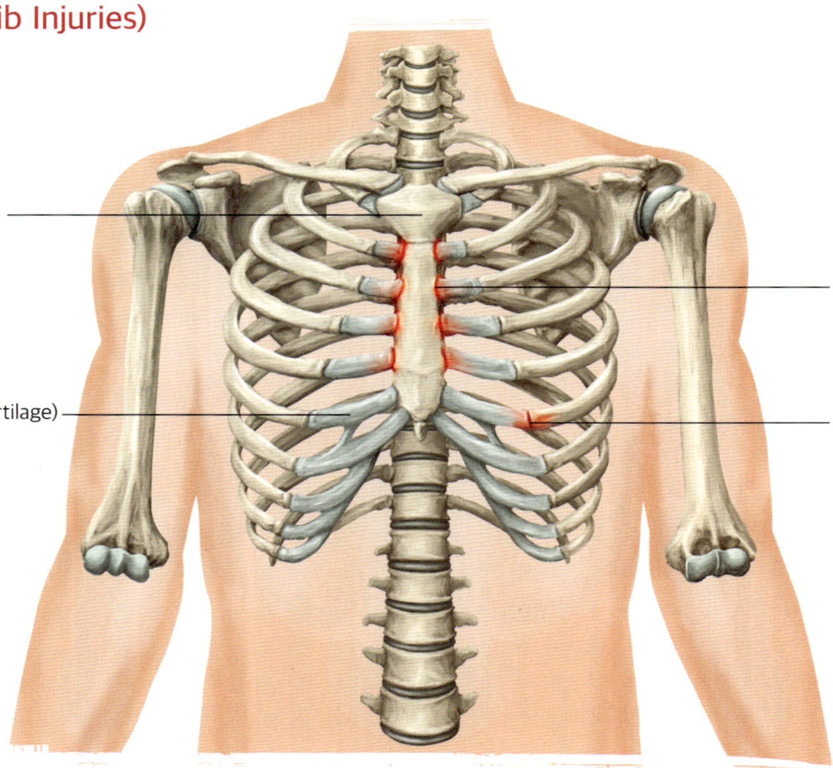

설명: 인체에는 12개의 등뼈마다 하나씩 총 12개의 갈비뼈가 있으며, 갈비뼈는 부착 방식에 따라 분류된다. 처음 7쌍, 즉 "진짜" 갈비뼈는 가슴뼈에 직접 부착된다. 다음 세 쌍은 흉골에 직접 부착되지 않고 연골을 통해 일곱 번째 갈비뼈에 부착되기 때문에 "거짓" 갈비뼈라고 불린다. 11번과 12번 갈비뼈는 부유하며 복장뼈에 부착되지 않는다. 모든 갈비뼈는 갈비가로돌기관절costotransverse과 갈비척주관절costovertebral joints을 통해 척추에 부착된다.

갈비뼈 손상의 유형은 일반적인 통증과 가벼운 염좌부터 심한 염좌(아탈구 및 탈구), 미끄러진 갈비뼈 증후군

slipped rib syndrome, 갈비연골염costochondritis 및 골절에 이르기까지 다양하다.

일반적인 갈비뼈 통증은 외상과 관련이 없으며, 무언가에 손을 뻗거나 물건을 집으려고 몸을 비튼 후 통증을 호소한다. 이 통증은 일반적으로 늑골 관절의 손상이 아닌 주변 근육의 경련과 관련이 있다.

가슴벽chest wall이 심한 둔기 외상(예: 자동차 사고로 운전대에 가슴이 부딪히는 경우)이나 심한 스포츠 관련 손상을 입은 경우 갈비 관절이 심하게 늘어나거나(염좌), 찢어지거나(아탈구 및 탈구) 골절이 발생할 수 있다.[28]

갈비뼈가 "튀어나오는" 증상이 특징인 미끄러진 갈비뼈 증후군은 주짓수처럼 저항하는 상대에 대하여 회전하는 스포츠에서 흔히 발생한다.[29] 갈비뼈가 연골에서 찢어지는 듯한 느낌이 든다.

갈비뼈 통증rib pain의 또 다른 원인으로는 갈비연골염이 있는데, 이는 흉골을 따라 통증이 발생하는 일반적인 진단이다.[30] 갈비연골염을 앓는 대부분의 사람들은 늑골 염좌와 같이 흉곽에 지속적인 외상을 입어 염증이 흉골 전체에 퍼지게 된다.

손상 및 통증 증상의 메커니즘은 다양할 수 있지만, 치료 전략과 재활 운동은 아래에 설명된 것과 유사하다.

징후와 증상: 몸의 뒤쪽에서는 갈비척주관절과 갈비가로돌기관절이 척추와 어깨뼈 사이의 부위에서 날카롭고 계속되는 통증을 유발시킨다고 여겨진다. 앞쪽의 갈비뼈 통증은 호흡, 기침, 재채기를 할 때 날카롭게 느껴질 수 있으며 일반적으로 갈비뼈가 붙어 있는 가슴뼈 가장자리를 따라 발생한다. 다시 말하면, 흉골을 따라 나타나는 갈비뼈 통증과 자극은 갈비연골염이라고도 불린다.

악화 요인: 대부분의 갈비뼈 통증은 한쪽 어깨 너머를 보기 위해 고개를 돌리는 등 가슴우리를 움직일 때 악화된다. 또한 손상된 갈비뼈, 가슴 또는 등에 압력을 가하거나 갈비뼈에 붙어 있는 근육을 사용할 때도 통증이 발생한다.

증상: 대부분의 갈비뼈 손상, 특히 외상으로 인한 손상은 치유하는 데 상당한 시간이 필요하다. 골절은 일반적으로 6~12주가 소요된다. 염좌의 치유 기간은 정도에 따라 다르지만 일반적으로 3~6주가 소요된다.

치료 전략: 대부분의 갈비뼈 손상은 치유를 지연시키는 활동을 제거하거나 수정하고 근육 경련을 줄이고 흉곽과 등뼈의 가동성을 개선하는 기술을 시행하여 치료한다.

1

1단계의 연부 조직 가동은 가슴근pectoral, 마름근rhomboid 및 등세모근trapezius 일부의 통증과 긴장을 감소시킨다. 이 근육들을 미리 부드럽게 풀어주면, 등뼈 폄 운동과 같은 운동으로 넘어갈 때 가동성을 회복하는 데 도움이 될 수 있다. 등뼈는 자연스럽게 굽은(후만kyphotic) 자세를 취하기 때문에, 이 운동은 굽은 자세를 펴고 갈비뼈 및 등뼈 관련 불편감 완화에 도움이 된다. 이 가동성 운동은 등뼈thoracic와 갈비뼈rib의 굽힘과 폄 그리고 어깨와 날개뼈shoulder blades의 움직임(천사 자세 및 어깨뼈 내밈protraction 및 뒤당김retraction 가동성)을 포함한다. 이러한 운동은 갈비뼈와 등뼈를 움직이면서도 상대적으로 스트레스를 적게 주기 때문에 초기 재활에 좋다.

2 3

2단계에서는 등뼈와 갈비뼈우리rib cage를 위한 더 난이도 높은 스트레칭(등뼈 돌림 및 등뼈 폄 스트레칭)을 실시한다. 심한 갈비뼈 손상을 입었다면 강도를 높이지 않는다. 손상의 정도에 따라 1단계에서 더 많은 시간을 할애하거나 또는 2단계에서 더 어려운 스트레칭을 건너뛸 수 있고, 다른 운동을 가벼운 불편함 없이 수행할 수 있게 되면 3단계에 추가할 수도 있다. 2단계의 마지막과 3단계의 저항 운동은 등뼈와 갈비뼈우리의 손상 저항력을 높이기 위해 고안된 운동이다. 이 운동은 갈비뼈우리의 앞쪽과 뒤쪽 근육을 대상으로 하며 전체 부위에 힘과 안정성을 제공한다.

등과 갈비뼈우리 통증(Mid-Back And Rib Cage Pain)

1단계

GOOD FOR:

- 등 상부 통증 완화
- 근육 경직 감소
- 가동 범위 개선
- 2단계 및 3단계 운동을 위한 워밍업

GUIDELINES:

- 매일 수행
- 도구: 작은 마사지 볼, 폼 롤러, 땅콩 볼
- 휴식 시 통증이 없고 운동 시 경미한 통증(3/10)이 없을 때 2단계 추가

연부조직 가동술 (Soft Tissue Mobilizations)

- ▶ 각 부위에 1~2분간 실시
- ▶ 양쪽 순서대로 수행
- ▶ 10~20초간 압통 부위에서 정지

마름근 가동술(Rhomboid Mobilization)

어깨뼈와 척추 사이에 작은 마사지 볼을 놓는다. 어깨뼈(마름근) 주변 전체 부위를 풀어준다. 팔의 움직임을 추가하고 고개를 들어 근육을 더 자극한다.

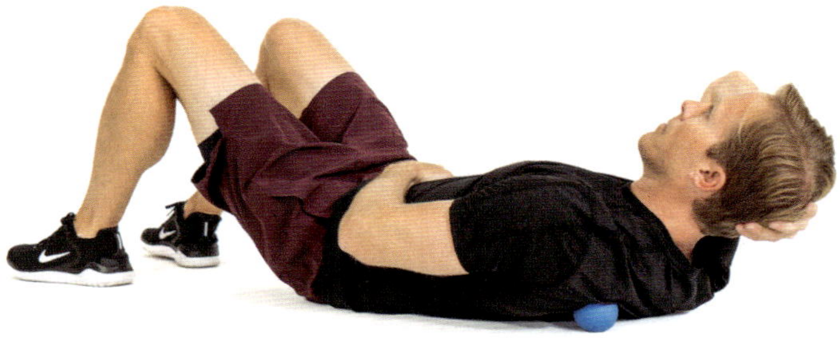

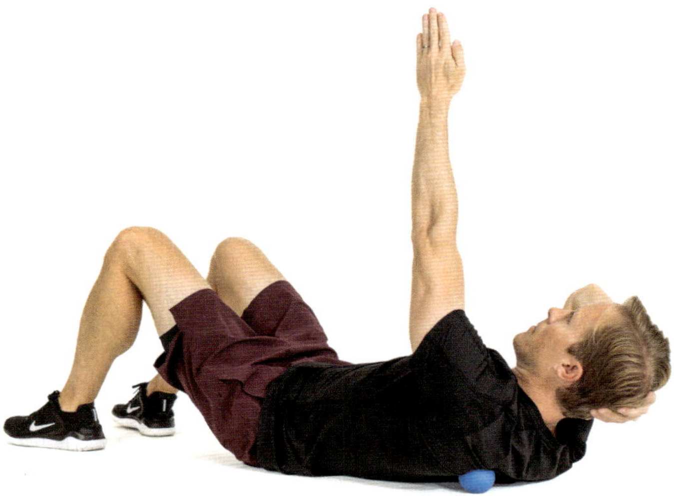

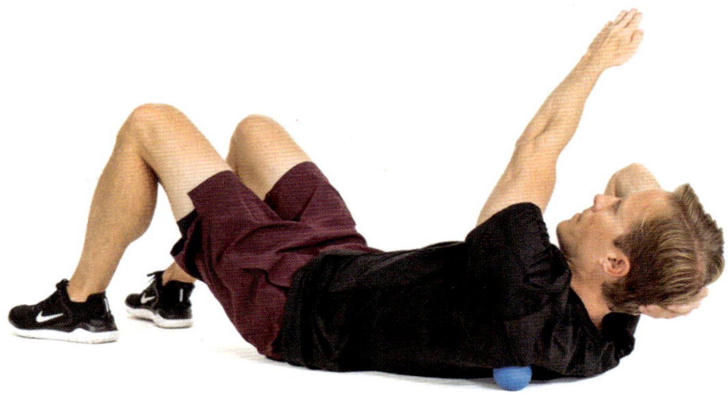

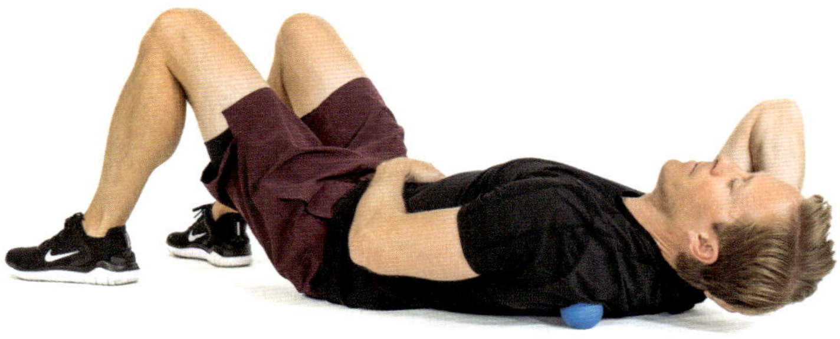

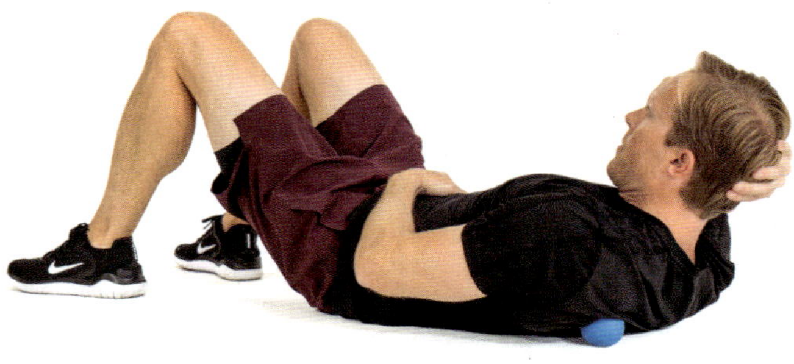

가슴근 가동술
(Pectoral Mobilization)

선반이나 출입구와 어깨 앞쪽의 가슴근 사이에 공을 놓는다. 팔을 등 뒤에 두고 머리 위로 손을 뻗는 동작을 추가해 근육을 더 가동시킨다.

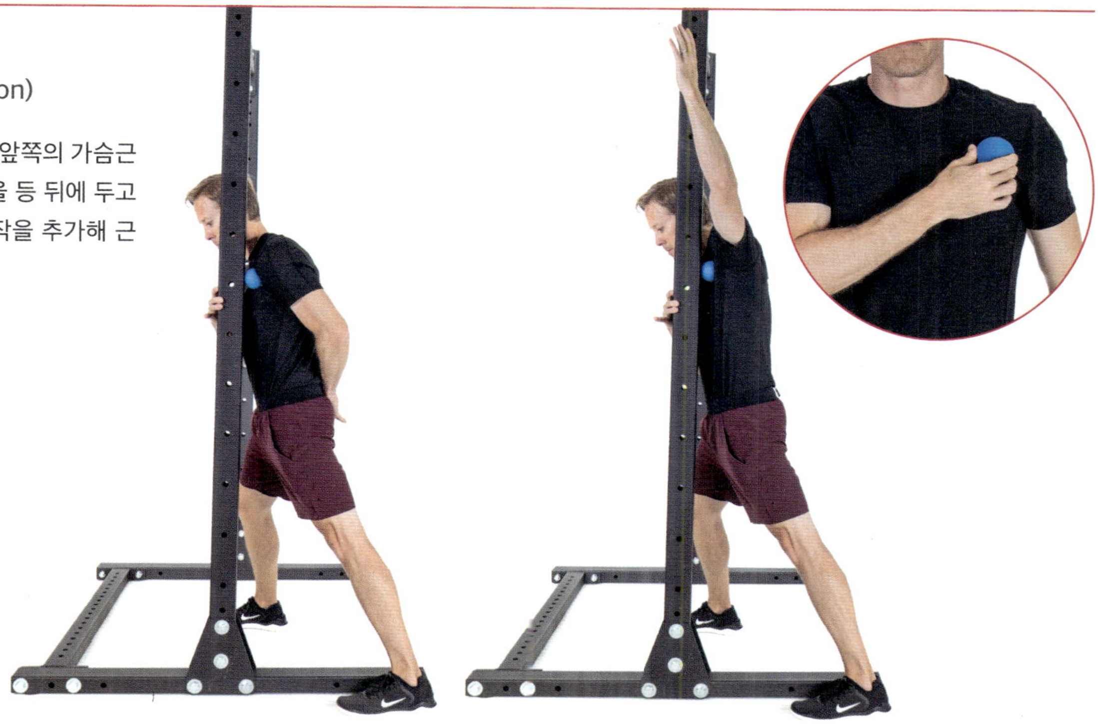

등뼈 폄(하나 선택) (Thoracic Extension)

폼 롤러 사용(With Foam Roller)

폼 롤러를 척추와 수직이 되도록 등 아래에 놓는다. 엉덩이를 바닥에 붙인 상태에서 고개를 천천히 바닥 쪽으로 내리면서 롤러 위로 몸을 편다. 이 자세를 유지하거나 롤러 위로 몸을 굽힘, 폄(복부 크런치) 할 수 있다. 엉덩이를 들어 올리고 등 상부를 위아래로 굴려 해당 부위(허리나 목이 아닌)를 마사지할 수도 있다.

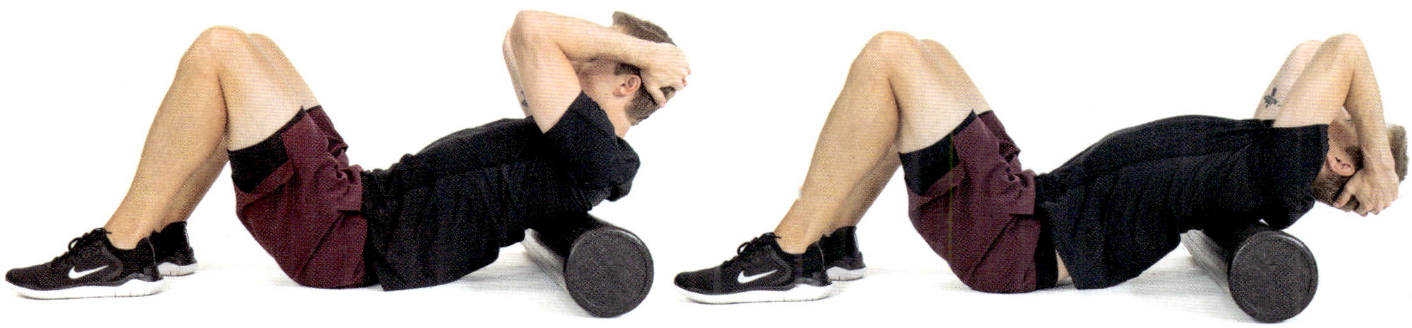

땅콩 볼 사용(With Peanut Tool)

땅콩 볼 위에 등 상부를 위치시킨다. 흉곽 아래에서 목까지 천천히 구르거나 각 척추 영역에서 멈추어 가며 도구 위로 굽힘, 폄할 수 있다.

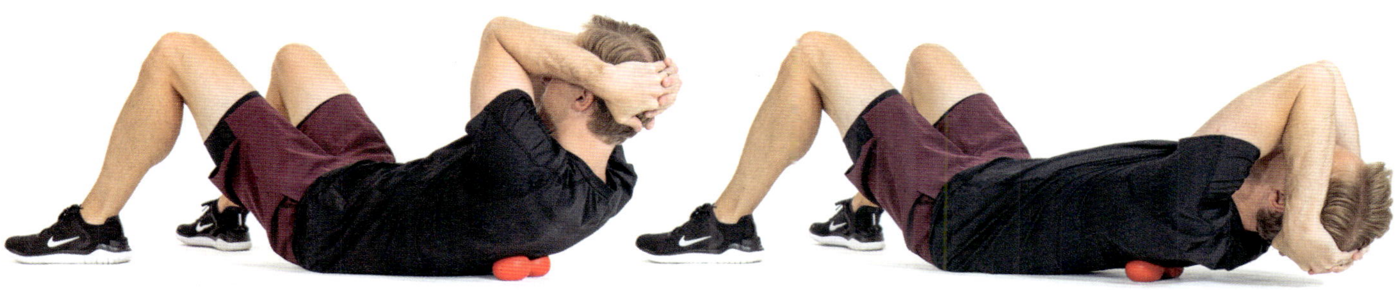

가동성 운동
(Mobility Exercises)

- 10-15회씩 3세트 수행
- 능동적 가동 범위(AROM)-통증 없이 최대한 멀리 움직임
- 끝 범위에서 2~3초간 멈춤

등뼈 굽힘 및 폄
(Thoracic Flexion And Extension)

무릎을 엉덩관절 아래, 어깨를 손목 위로 정렬하여 네 발 기기 자세를 만든다. 등 중앙과 목을 구부린(둥글게) 다음 폄한다. 허리 쪽에서의 움직임을 제한하고 등 중앙을 분리하도록 시도한다.

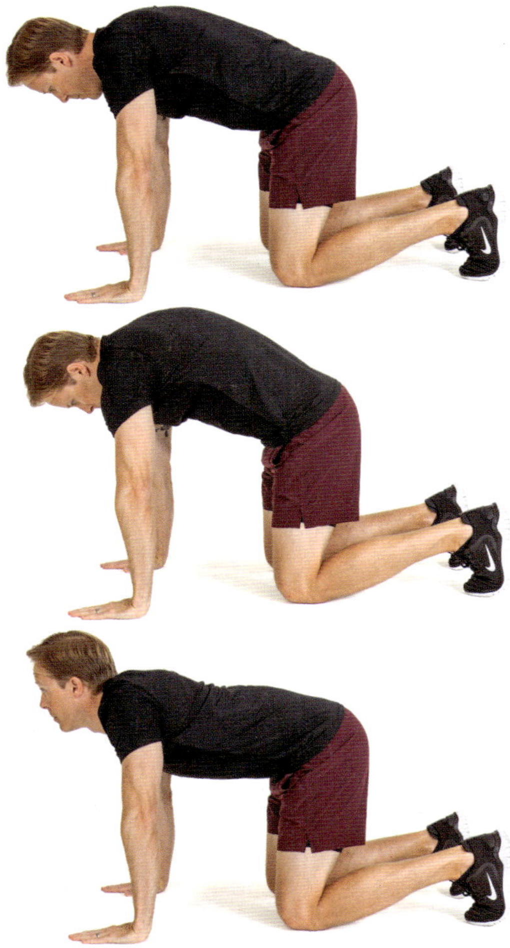

앤젤 운동(Angel)

머리와 꼬리뼈가 지지될 수 있게 척추를 롤러 위에 위치시킨다. 양팔을 옆구리에 붙이고 손바닥을 위로 향하게 한다. 통증 없이 최대한 머리 위로 뻗어준다.

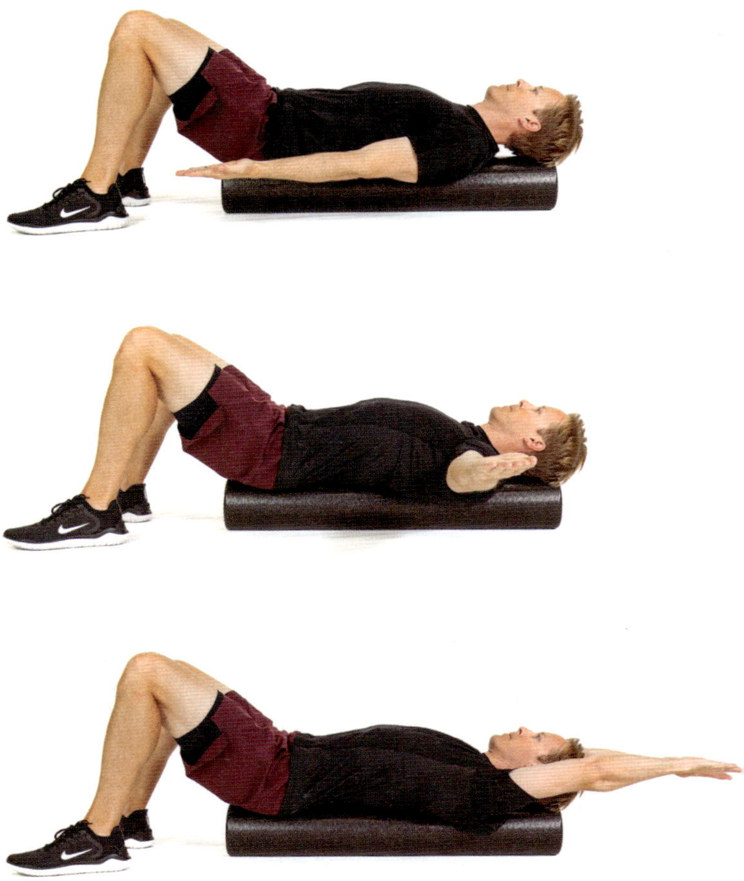

어깨 내밈 및 뒤당김
(Shoulder Protraction And Retraction)

자세를 똑바로 세우고 척추를 중립으로 유지한 상태에서 어깨를 앞으로 밀어서 내밈한 후, 어깨를 뒤로 당겨서 어깨뼈를 모으고 턱을 살짝 집어넣는 방식으로 뒤당김한다.

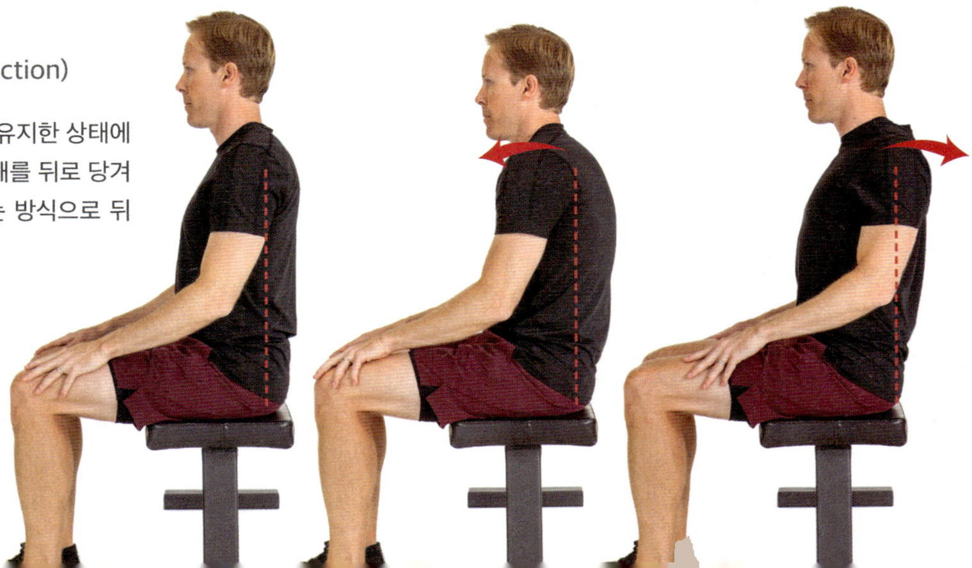

등과 갈비뼈우리 통증(Mid-Back And Rib Cage Pain)

2단계

GOOD FOR:

- 등뼈 및 갈비뼈 가동성 증가
- 초기 등 근육 및 흉근 강화
- 3단계 운동을 위한 워밍업

GUIDELINES:

- 매일 수행
- 도구: 다월, 저항 튜브 밴드
- 가벼운 통증(3/10) 없이 운동할 수 있을 때 3단계 추가

스트레칭 운동 (Stretching Exercises)

- ▶ 30~60초간 유지하며 3회 반복
- ▶ 양쪽을 순서대로 실시
- ▶ 통증이 느껴질 정도로 스트레칭하지 말 것

등뼈 회전 스트레칭 (Thoracic Rotation Stretch)

옆으로 누워 엉덩관절을 90도 정도 구부린다. 손으로로 위쪽 무릎 바깥쪽을 잡는다. 위쪽 팔을 곧게 편 채 바닥을 향해 내리면서 통증 없이 최대한 무릎에서 멀어지도록 회전한다. 이때 무릎은 아래로 당겨 양쪽 어깨가 지면과 수평이 되도록 한다.

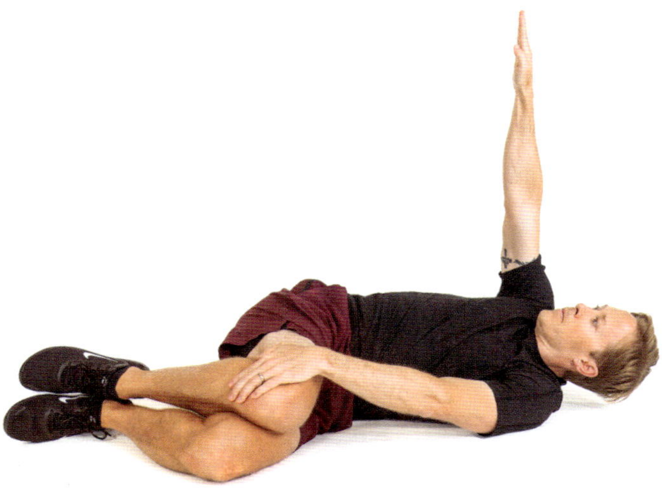

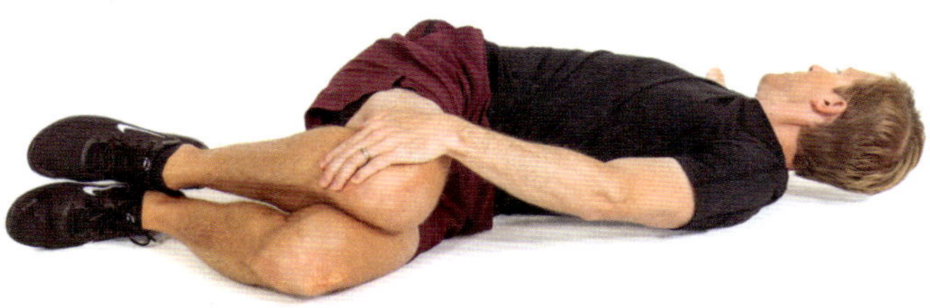

가슴근 스트레칭(Pectoral Stretch)

어깨를 90도 정도로 하여 팔을 선반이나 문턱에 가져다 댄다. 가슴 부위가 늘어나는 느낌이 들 때까지 앞으로 이동한다. 팔을 약간 더 높이 하여 가슴 근육의 상부 섬유를 스트레칭 한다.

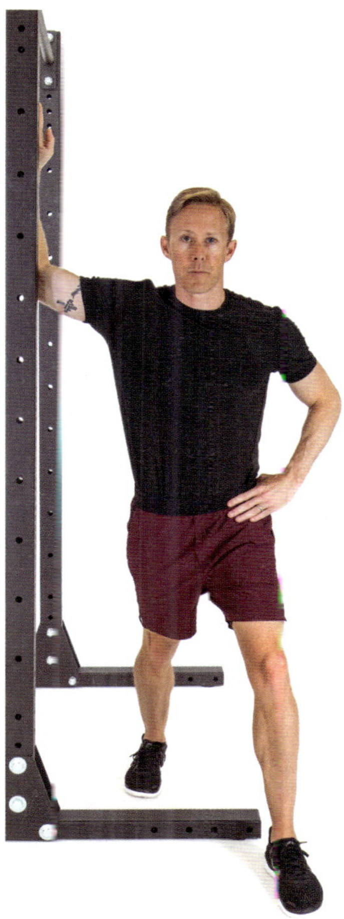

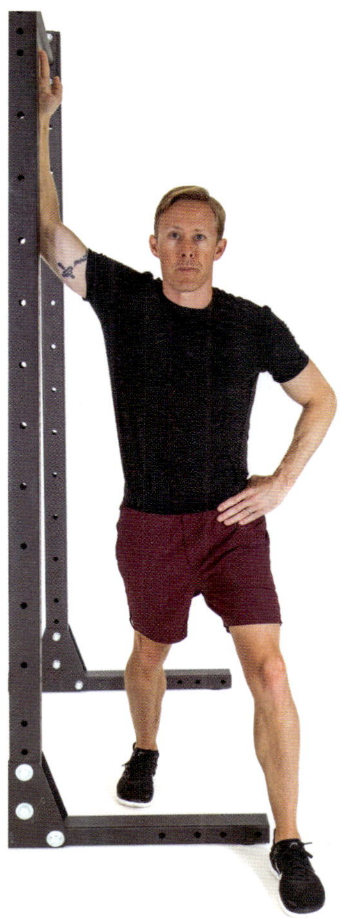

다월 이용 넓은등근/등뼈 폄 스트레칭(Lat/Thoracic Extension Stretch With Dowel)

무릎을 꿇은 자세에서 손바닥이 위를 향하도록 다월을 잡고 팔꿈치를 벤치에 올려놓는다.
엉덩관절을 뒤꿈치 쪽으로 이동하면서 팔 사이로 고개를 숙여 넓은등근과 위팔세갈래근을 스트레칭 한다.
20~30초간 유지한다. 이 스트레칭은 등뼈 폄 운동에도 유효하다.

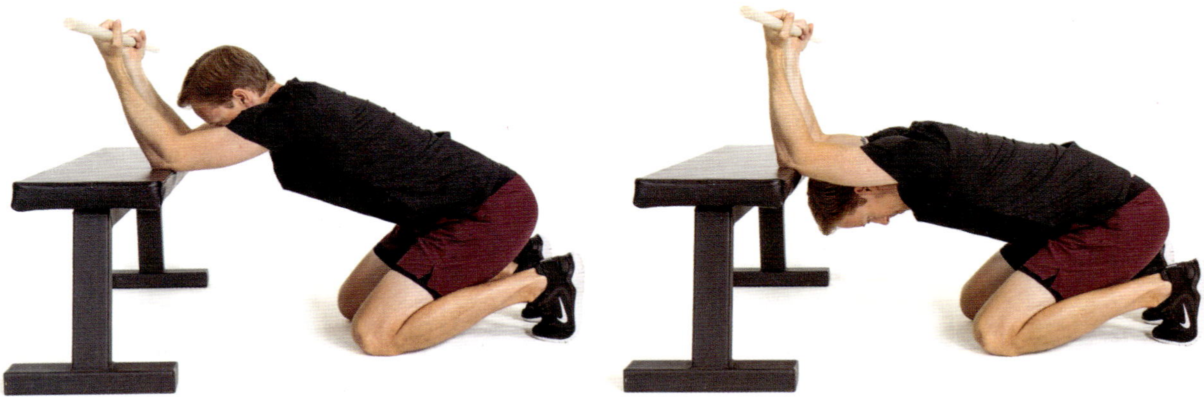

저항성 운동 (Resistance Exercises)

- ▶ 10-15회씩 3세트 수행
- ▶ 피곤할 때까지 세트 진행
- ▶ 운동의 난이도를 높이기

밴드 로우(Banded Row)

저항 밴드를 가슴 높이에 고정한다. 밴드에 장력을 만든 상태에서 1/4 스쿼트 자세로 몸을 낮춘 다음 팔을 앞으로 쭉 뻗는다. 엄지손가락이 위로 향하게 한 상태에서 핸들을 겨드랑이 쪽으로 당긴다. 당길 때 어깨를 사각형으로 유지하고 뒤로 기대지 않는다. 이 운동 대신 덤벨을 사용하거나, 반대 방향으로 운동하거나 노젓기 머신을 사용하여 수행할 수 있다.

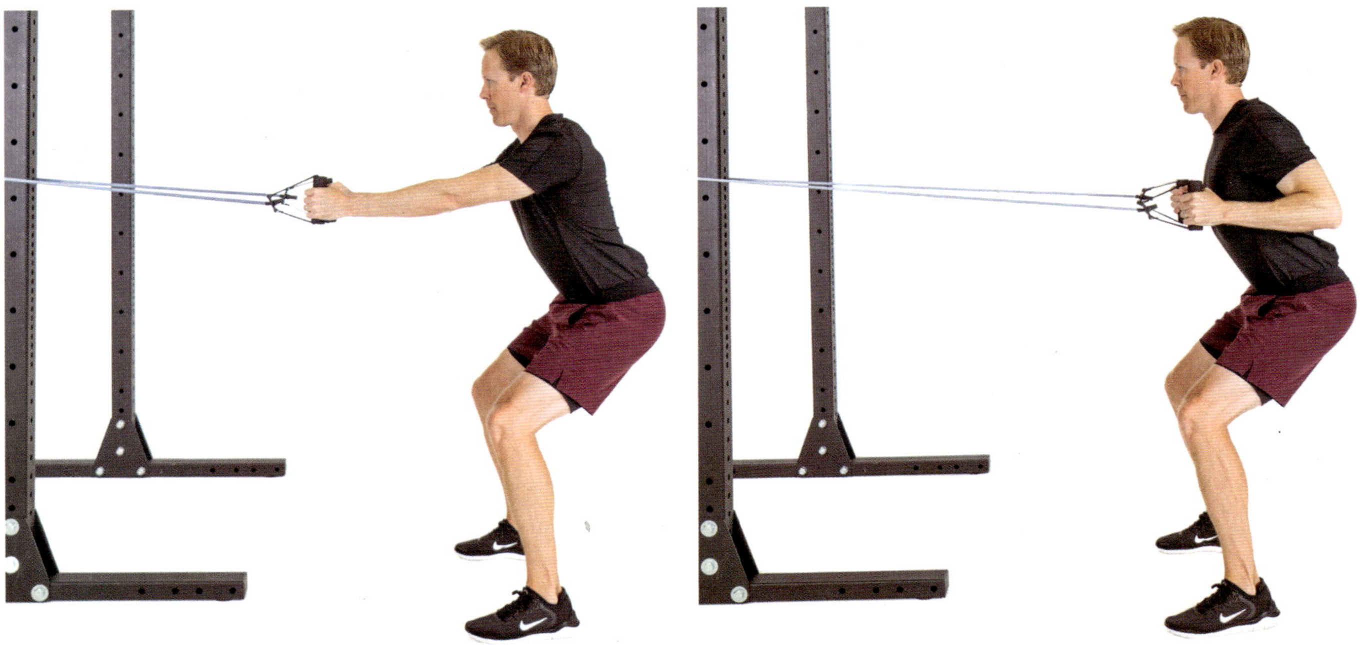

내밈 동작과 밀기(하나 선택) (Press With Protraction)

푸쉬 업 플러스(Push-Up Plus)

플랭크 자세를 취한다. 양손을 어깨 너비로 벌리고 어깨를 손목 위로 정렬한 후 등을 평평하게 유지한다. 가슴을 바닥으로 내리면서 표준 푸시업을 실시한다. 팔꿈치는 몸에서 45도 정도를 만들고 전완은 수직을 유지하며, 등은 내려갈 때 바닥과 평평하게 유지한다. 동작을 반대로 하고 팔꿈치를 펴면서 시작 위치에 도달하면 어깨를 바닥 쪽으로 밀면서 어깨뼈를 쭉 뻗는다. 이렇게 하면 몸이 몇 인치 정도 더 높아진다.

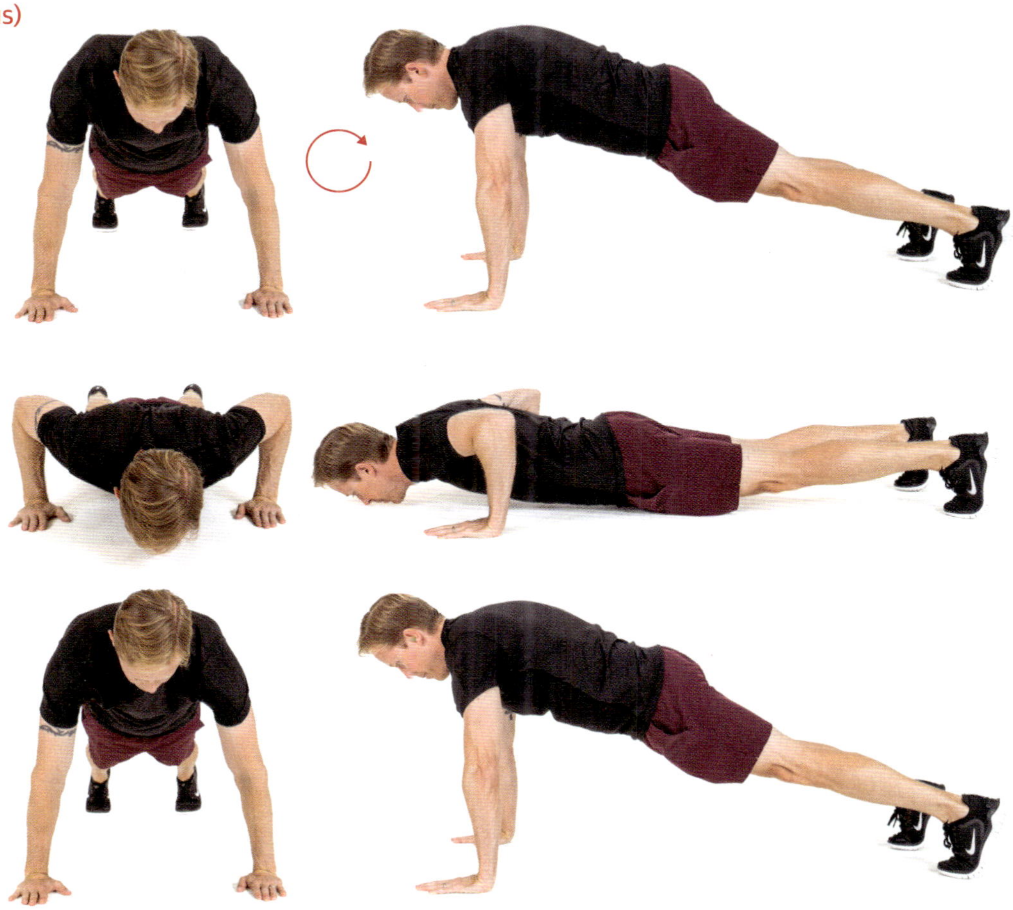

내밈 동작과 밴드 프레스 (Banded Press With Protraction)

밴드를 가슴 높이 정도에 고정한다. 팔을 곧게 펴서 누른다. 팔꿈치를 펴면서 손바닥을 바닥을 향해 회전하고 어깨를 앞으로 내밀어준다(어깨뼈를 앞으로 향하게 밀어준다).

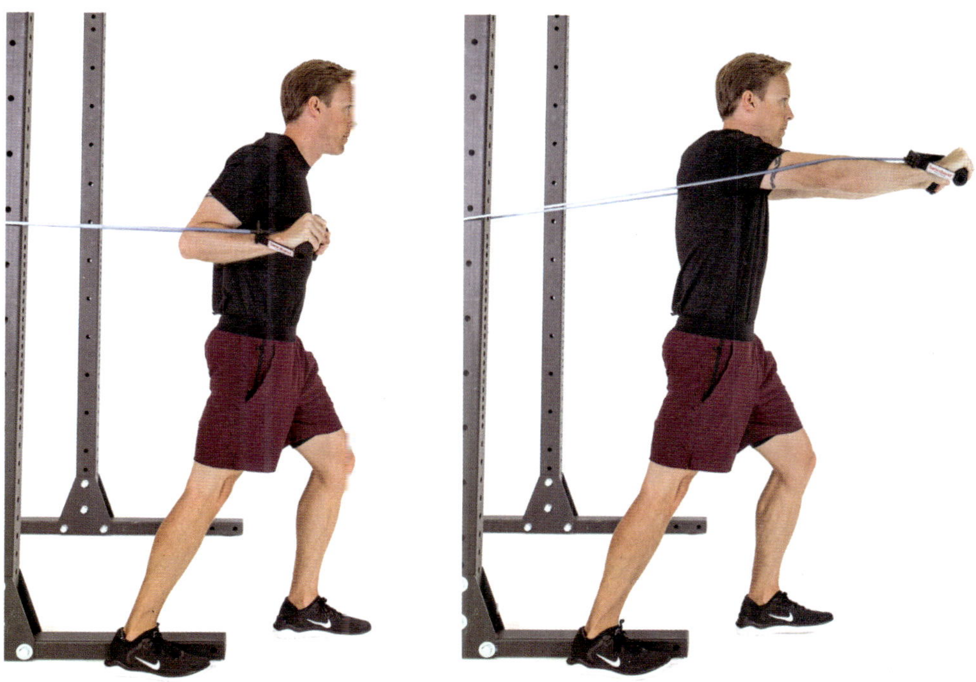

등과 갈비뼈우리 통증(Mid-Back And Rib Cage Pain)

3단계

GOOD FOR:

- 등 위쪽과 복부 근육 강화
- 등 위쪽 및 갈비뼈 손상 예방

GUIDELINES:

- 일주일에 3-4일 수행
- 10-15회씩 3세트 실시
- 피곤할 때까지 세트 진행
- 난이도를 높이기 위해 부하 증가 또는 반복 횟수 추가
- 도구: 벤치, 저항 튜브 밴드

엎드려 T자 만들기
(Prone T)

벤치에 엎드려 팔을 아래로 늘어뜨리고 손목은 어깨 뒤에 위치시키며 손바닥은 정면을 향하게 한다. 팔을 옆으로 들어 올려 "T"자 모양을 만든다. 엄지 손가락으로 리드하고 팔꿈치를 곧게 편다. 최고점에서 어깨뼈에 힘을 강하게 준다.

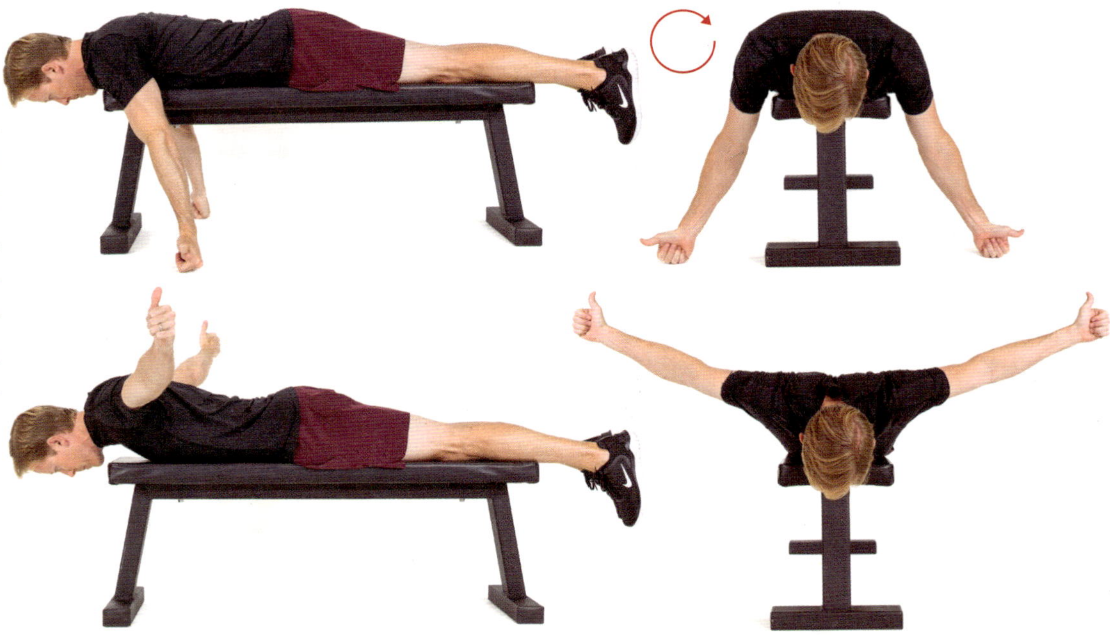

팔로프 프레스(Pallof Press)

밴드를 엉덩관절 높이에 고정하고 한 발짝 떨어져서 밴드에 장력을 준다. 무릎을 꿇은 자세로 양손을 가슴 중앙에 놓고 핸들을 잡는다. 코어에 힘을 준 상태에서 밴드를 똑바로 밀어준다. 목표는 복부 근육과 등 근육을 수축시켜 밴드가 척추를 회전시키는 것을 방지하는 것이다.

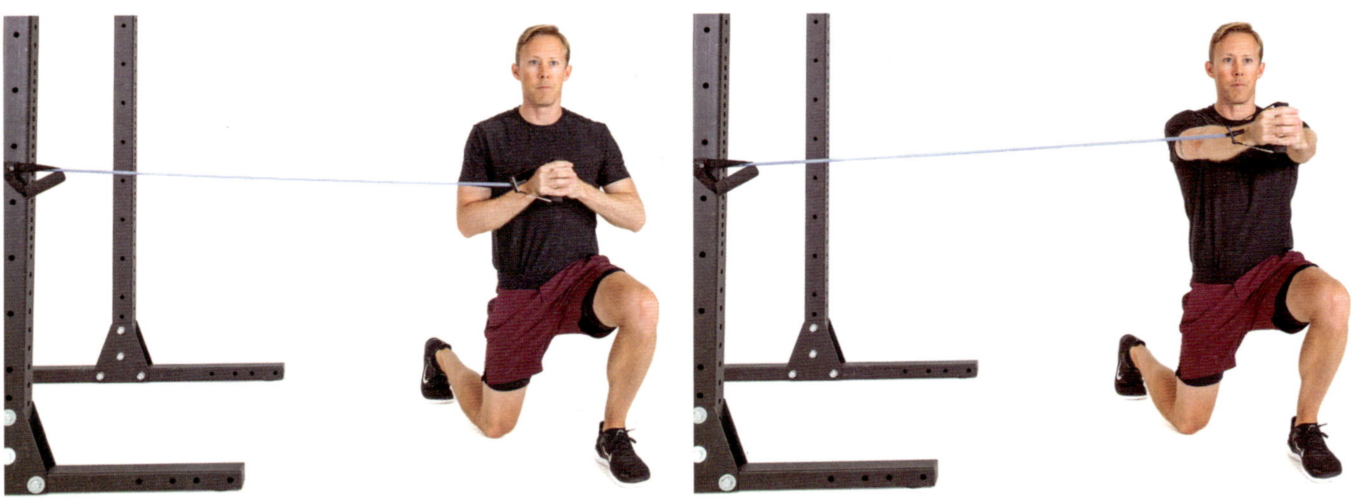

엎드려 팔 뻗기(Prone Reach)

엎드려서 양손을 머리 옆에 대고(손바닥을 아래로) 팔꿈치를 몸에 밀착시킨다. 팔을 들어 올리고 어깨뼈에 힘을 주면서 전완은 바닥과 평행이 되게 유지한다. 등뼈 폄을 유지하면서 팔꿈치를 곧게 펴고 팔을 머리 위로 뻗는다. 전체 동작 동안 목을 중립(위를 보지 않음)으로 유지한다. 동작을 반대로 하여 팔꿈치를 뒤로 당기고 등뼈 폄을 유지한 상태로 어깨뼈를 꽉 조이면서 팔을 바닥으로 내린다. 일련의 동작을 1회로 계산한다.

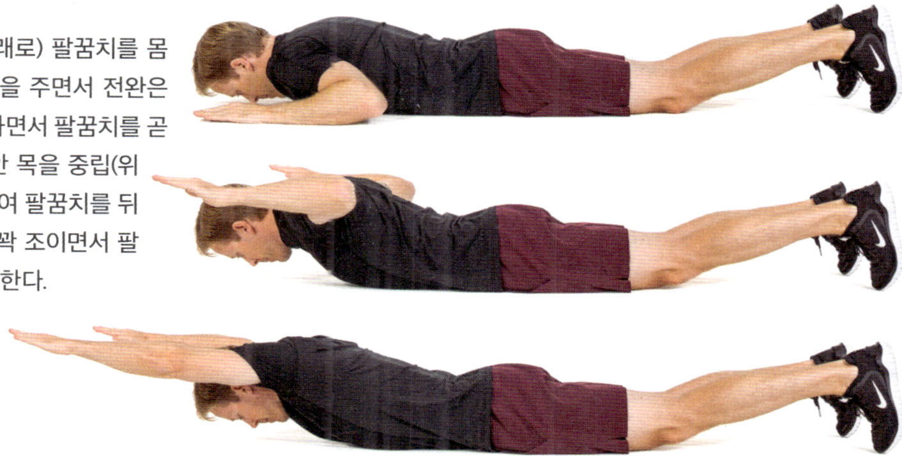

스카이다이버(Skydiver)

양팔을 옆구리에 댄 상태에서 허리 폄근을 사용해 하체와 상체를 바닥에서 들어올린다. 아치를 만들면서 볼기근에 힘을 주고 목의 중립 자세를 유지하면서 어깨를 뒤로 당긴다.

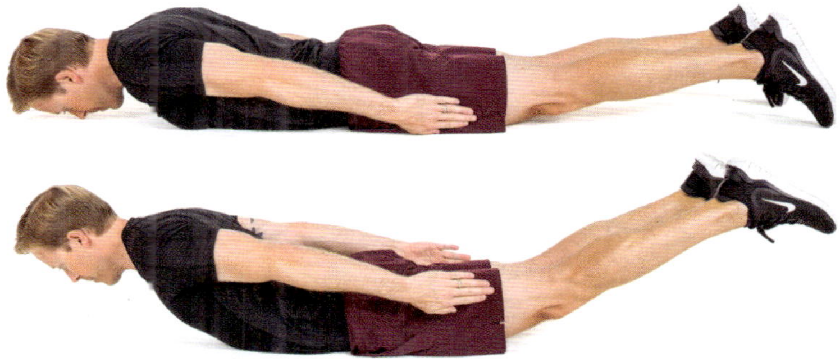

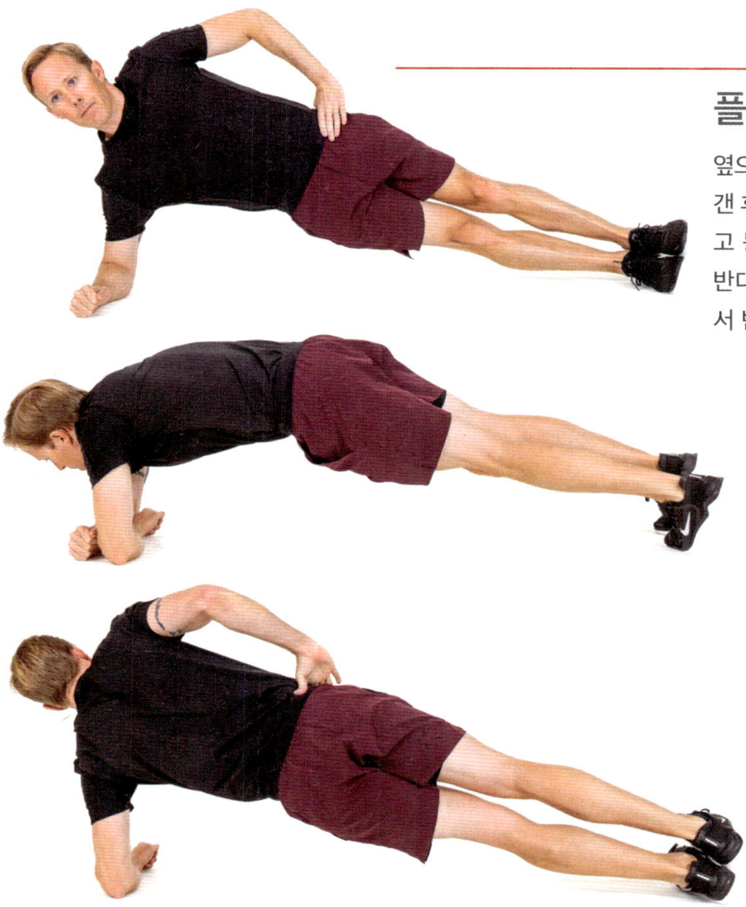

플랭크 크롤(Plank Crawl)

옆으로 누운 상태에서 팔꿈치를 어깨 아래에 위치하고 양발을 포갠 후 몸통 근육을 사용해 엉덩관절을 들어 올린다. 코어에 힘을 주고 등은 가능 평평하게 유지하면서 배 쪽으로 구르면서 팔꿈치를 반대쪽 손 아래 바닥에 위치시킨다. 반대쪽 팔로 체중을 옮겨가면서 반대쪽에서 사이드 플랭크 시작 자세를 만든다.

chapter 20

엉덩관절 프로토콜
(Hip Protocols)

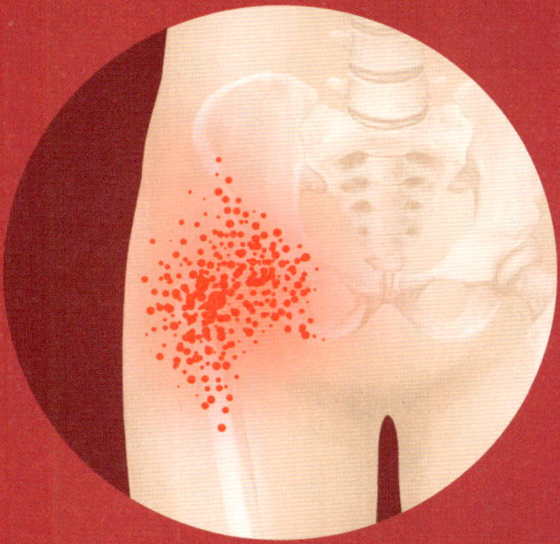

엉덩관절 통증(Hip Pain)
(P. 329)

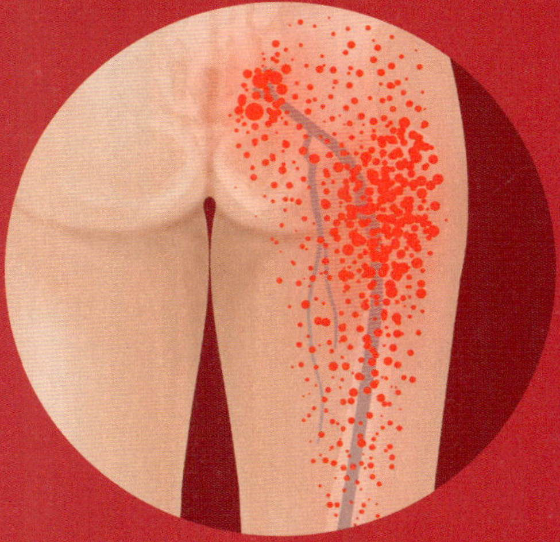

신경통증(Nerve Pain)
(P. 344)

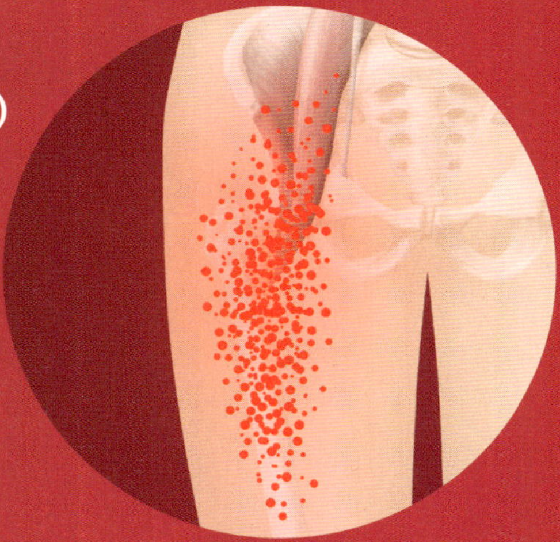

엉덩관절 굽힘근 통증
(Hip Flexor Pain)
(P. 354)

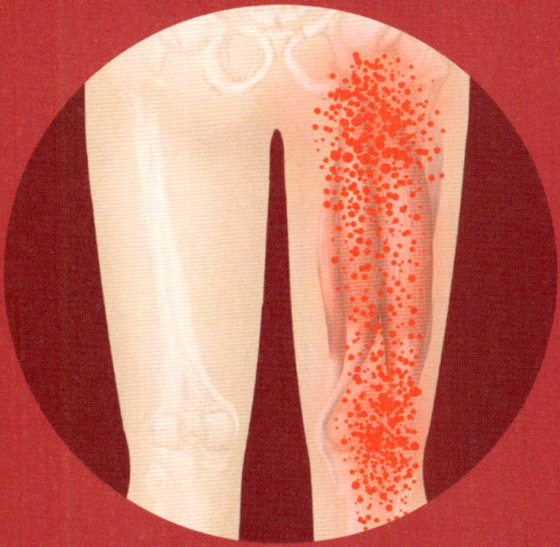

햄스트링 통증
(Hamstring Pain)
(P. 362)

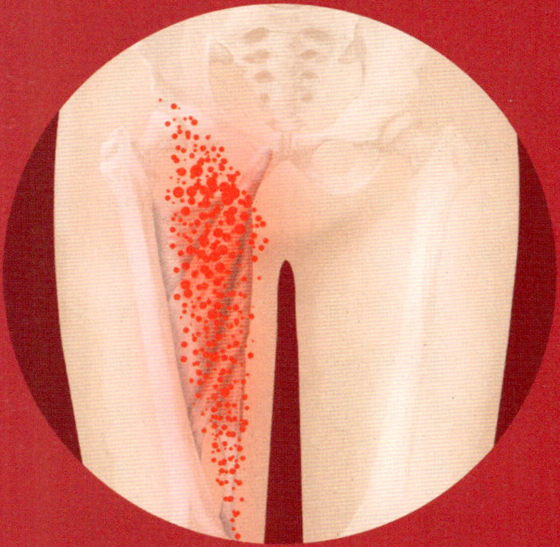

사타구니 좌상
(Groin Strain)
(P. 373)

엉덩관절 통증(Hip Pain)

다음 프로그램에 따라 치료하시오:

- 일반적인 엉덩관절 통증General hip joint pain
- 엉덩관절 충돌Hip impingement (pain on the inside of the hip and groin when squatting or sitting)
- 절구테두리 파열Labral tear (sharp pain in the groin or front of the hip)
- 골관절염Osteoarthritis (hip arthritis)
- 엉덩이 힘줄병증(엉덩이 부위 또는 측면 엉덩관절 통증)Gluteal tendinopathy (pain in the gluteal region or lateral hip)

엉덩관절 충돌(Hip Impingement)

설명: 엉덩관절 충돌증후군FAI, Femoroacetabular impingement은 넙다리뼈머리femoral head와 볼기뼈절구acetabulum(엉덩관절 소켓) 사이의 조기 접촉이 발생하는 상태를 말한다.[1] 엉덩관절 충돌은 뼈가 어떻게 영향을 받는지에 따라 두 가지 범주로 나뉜다.

- CAM 변형은 넙다리뼈머리–목부위 접합부femoral head–neck junction 모양의 변화를 의미한다.
- Pincer 변형은 넙다리뼈머리 부분을 덮고 있는 볼기뼈절구 테두리acetabular rim의 뼈가 과도하게 성장한 것이다.

두 경우 모두에서, 엉덩관절 충돌은 엉덩관절이 굽힘 끝 위치에 있을 때 사타구니 또는 엉덩관절의 앞쪽이나 안쪽에 통증을 유발하는 경향이 있다. 예를 들어, 스쿼트 자세를 취할 때 통증을 느끼거나 환자들은 딸깍 소리, 잠김, 걸림, 뻣뻣함 또는 엉덩이가 무너질 것 같은 느낌을 호소하기도 한다. 실제 엉덩관절 충돌로 인해 뼈의 모양이 달라진다. 넙다리뼈, 소켓 또는 둘 다에 약간의 돌기가 있고 그 돌기가 서로 부딪치게 된다. 이러한 뼈의 성장은 조직에 가해지는 스트레스로 인해 시간이 지남에 따라 형성된다. 스트레스를 받은 조직, 심지어 뼈도 적응하여 비대해진다. 소켓의 모양이 다르고 움직임이게 되면 뼈가 닿아 비대hypertrophy가 발생하는 전경anteversion 또는 후경retroversion이 있을 수 있다. 또 다른 이론은 이러한 상태가 출생 시 나타날 수 있지만 나중에 통증이 나타나기 시작할 때까지 발견되지 않는다는 것이다. 사람들은 일반적으로 증상이 나타날 때까지 확인하지 않기 때문에 판단하기 어렵다. 그러나 대부분의 전문가들은 뼈가 서로 접촉하면 비대가 발생하여 관절 내에서 마찰이 발생하거나 절구테두리를 문질러 절구테두리가 찢어질 수 있다고 생각한다.

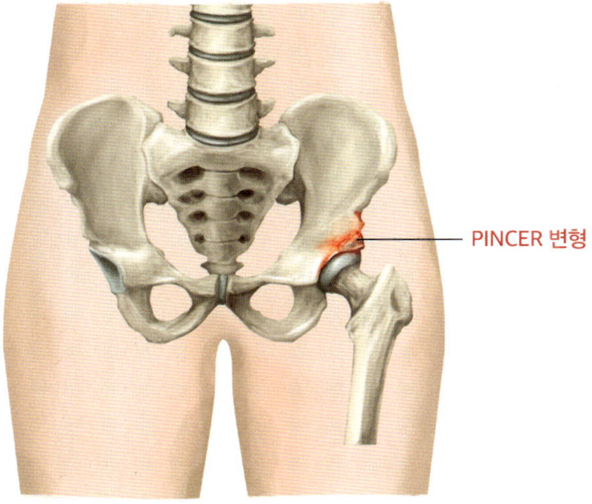

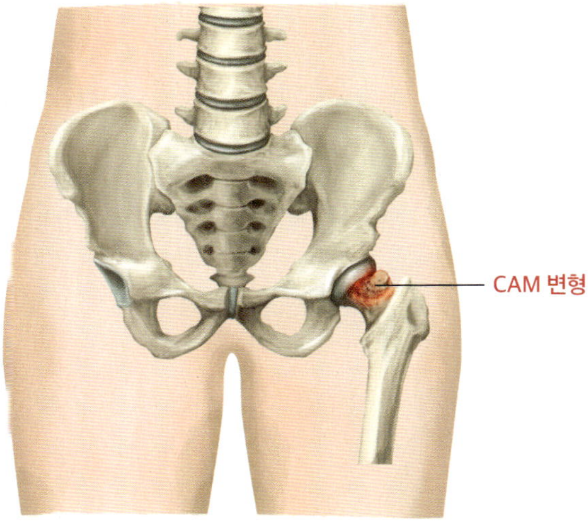

징후와 증상: FAI는 사타구니 부위에 통증을 유발하는 경향이 있지만 엉덩이 바깥쪽에도 통증을 유발할 수 있다. 또한 엉덩관절 강직과 절뚝거림을 호소하기도 한다. 통증은 일반적으로 다음과 같다. 엉덩이가 깊은 굽힘(스쿼트) 및/또는 끝 범위 모음end-range adduction 또는 안쪽회전을 할 때 날카로운 통증이 나타난다. 특징적인 증상은 엉덩이를 깊게 굽힘할 때 엉덩이 앞쪽과 사타구니에 눌리는 느낌이 든다는 것이다.

악화 요인: 쪼그리고 앉기, 런지, 다리를 안쪽으로 비틀거나 돌리는 등 최대 굽힘 및 안쪽돌림 하는 동작에서 FAI를 유발한다. 이는 낮은 의자에 앉아 있거나 오랫동안 엉덩관절을 깊게 구부린 자세로 인해 유발되는 경우가 많다.

예후: FAI의 많은 사례는 스쿼트 및 데드리프트 자세와 깊이를 변경하고 장시간 앉아 있거나 낮은 의자를 피하는 등의 행동 수정과 모든 운동 평면에서 엉덩이 근육을 강화하도록 고안된 재활 운동을 통해 관리할 수 있다.

치료 전략: FAI는 먼저 물리 치료와 항염증 약물로 치료한다.[2,3] 보존적 치료가 실패하는 경우 관절경 수술로 뼈 변형이나 찢어진 절구테두리를 교정할 수 있다.[4] FAI는 해부학적 구조에 뿌리를 두고 있기 때문에 특히, 역도 자세(예: 발 위치, 자세 너비 및 동작 범위)에 대한 동작의 변형을 수정하는 데 도움이 된다. 장기간 통증이 있는 사람들은 특정 자세나 움직임을 피했기 때문에 다면적인 엉덩관절 약화를 경험하는 경우가 많다. 따라서 물리 치료도 다면적인 방식으로 엉덩관절을 강화하는 데 중점을 둔다. 실제로 엉덩관절 충돌, 뼈의 과성장, 엉덩관절 파열 또는 기타 질환이 있는 경우, 무리한 운동은 통증을 악화시킬 수 있으므로 해부학적 변화에 맞게 동작을 수정하는 것이 좋다. 예를 들어, 스쿼트나 데드리프트를 할 때는 한쪽 발을 조금 회전시키거나 더 넓은 자세를 취한다. 핵심은 엉덩이에 가장 잘 맞는 자세를 연구하고 개별화하는 것이다. 이 프로토콜의 스트레칭 및 가동성 운동, 특히 무릎에서 반대쪽 어깨까지의 스트레칭 및 엉덩관절 굽힘 가동성 운동을 수행할 때 너무 세게 밀지 않아야 한다. 충돌이 있는 위치로 밀면 일반적으로 더 많은 통증이 발생한다. 2단계와 3단계에서는 이 상태를 재활하는 데 가장 중요한 부분인 다면 엉덩관절 및 코어 강화에 중점을 둔다. 엉덩관절 굽힘 운동(밴드 스쿼트banded squat, 스플릿 스쿼트split squat, 엉덩관절 굽힘근 들기hip flexor march, 엉덩관절 밀기hip thrust)을 수행하는 경우에는 통증 없이 최대한 깊게 운동해라. 가동성 운동과 마찬가지로 통증이 있는 지점까지 밀면 엉덩관절이 악화될 가능성이 높다.

실제로 엉덩관절 충돌이 있는지 어떻게 판단할 수 있나?

뼈의 성장은 특히 역도를 처음 접하는 사람들에게는 놓치기 쉽다. 하지만 엉덩관절을 깊게 구부리는 자세에서 뻐근한 느낌이 든다면 엉덩관절 해부학적 구조에 이상이 있을 수 있다. 양쪽 엉덩관절에 뼈가 쌓여 충돌이 일어났다고 해서 반드시 엉덩관절 파열이나 연부 조직 자극으로 인해 이러한 증상이 발생하는 것은 아니다. 또한, 많은 사람들이 소켓의 방향이 다른 경우가 많다. 엉덩관절이 중립인 상태에서도 엉덩관절을 깊게 구부릴 때 찌릿한 느낌이 든다면, 해부학적으로 비정상적인 부분이 있을 가능성이 높다. 통증이 재발하여 통증을 악화시킬 수 있으므로 무리하게 시도하지 않아야 한다. 대신 자세를 조정하거나 다양한 동작 범위를 실험해 보거나 운동 방법을 바꿔서 문제가 기계적 문제인지 확인해야 할 수 있다. 그래도 통증이 느껴진다면 뼈가 굳어졌을 수 있으므로 의사와 상담해야 한다. 정확한 진단을 위해서는 일반적으로 엑스레이 촬영이 필요하며, 이를 통해 의사는 뼈의 변화를 확인하고 재활로 호전되지 않는 경우 수술로 뼈를 깎아낼 수 있다. 엉덩관절 굽힘근의 경우 수축이 활발할 때 통증이 발생한다는 점을 기억해야 한다. 엉덩관절을 다치거나 엉덩관절이 충돌하면 엉덩관절의 끝 위치, 특히 굽힘, 모음, 안쪽돌림을 결합하는 위치에서 통증이 발생한다.

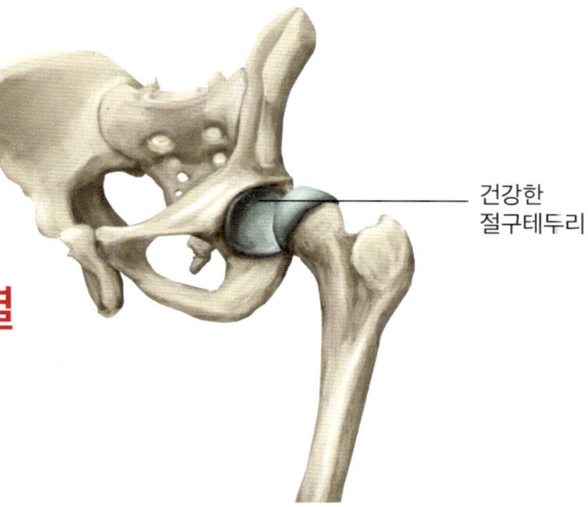

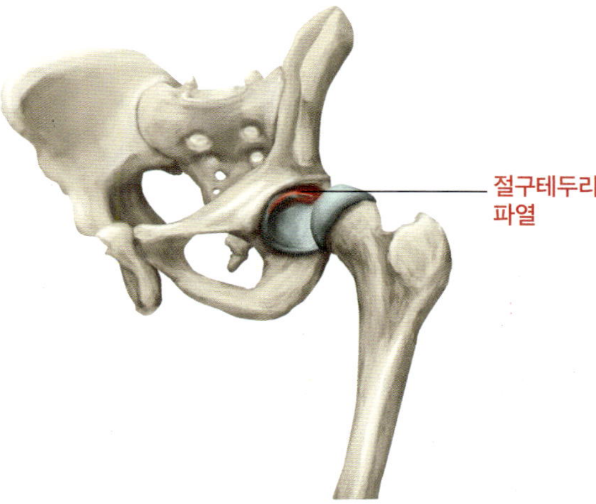

절구테두리 파열
(Labral Tear)

설명: 절구테두리의 윤곽은 관절 소켓 주변을 따라 테두리를 형성하는 섬유 연골 구조로, 관절의 일치성과 안정성을 향상하도록 설계되었다. 무용, 무술, 하키, 골프 등 엉덩이를 끝까지 사용하는 활동을 하는 운동선수들은 파열을 경험할 가능성이 더 높다. 한 번의 동작이 아니라 엉덩관절이 자주(과사용 또는 반복적인 스트레스) 또는 갑자기(넘어지거나 둔기에 맞는 등의 외상성 손상) 스트레스를 받는 것이 원인이다.

어깨나 엉덩관절에서도 절구테두리 파열이 발생할 수 있지만, 엉덩관절은 소켓이 깊기 때문에 불안정성이 덜하다. 보통 사타구니나 앞쪽 엉덩이 부위에 통증이 느껴진다. 엉덩관절 통증은 서로 비슷하게 나타날 수 있기 때문에 절구테두리 파열을 식별하는 것은 까다롭다. 의사가 파열이 의심되는 경우 일반적으로 조영제를 사용한 MRI를 통해 진단하는 것이 가장 좋다. 그러나 영상 촬영은 통증 퍼즐의 한 조각일 뿐이라고 생각해야 하며, MRI에서 절구테두리 파열이 있다고 해서 통증의 원인이라고 단정해서는 안 된다. 연구에 따르면 통증이 없는 사람 중 최대 54%가 절구테두리 파열이 있는 것으로 나타났다.[5]

징후와 증상: 절구테두리 손상은 일반적으로 엉덩관절을 굽힘(무릎을 가슴쪽으로), 모음(다리를 정중선 쪽으로 움직임) 및 안쪽돌림의 조합으로 움직일 때 앞쪽 엉덩관절과 사타구니 부위에 날카로운 통증을 유발한다.

악화 요인: 장시간 앉아 있거나, 엉덩관절을 깊게 구부리는 스트레칭, 엉덩관절을 끝까지 구부려야 하는 스쿼트나 런지 같은 운동을 하는 경우 악화된다.

경과: 대부분의 절구테두리 파열은 악화시키는 활동을 수정하고 모든 운동 평면에서 엉덩관절 근육을 강화하는 재활 운동을 시행하면 6~8주 이내에 크게 개선된다.

치료 전략: 스쿼트나 데드리프트 시 더 넓고 바깥쪽으로 회전하는 자세를 취하는 등 엉덩관절을 깊이 굽힘해야 하는 동작을 수정하고 휴식을 취하면 통증을 완화할 수 있다. 급성 통증 단계에서는 항염증제가 도움이 될 수 있다. 절구테두리 파열은 엉덩관절 근력과 안정성을 향상하는 재활 운동으로 치료한다. 운동 프로토콜을 완료한 후에도 통증이 지속되고 재발이 없는 경우, 관절경 수술을 통해 파열을 복구하거나 절구테두리의 일부를 제거해야 할 수 있다.

엉덩관절 충돌 증후군과 절구테두리 파열은 비슷한 증상과 제한을 일으키므로 비슷한 방식으로 프로토콜에 접근해야 한다. 수술 중에는 엉덩관절 통증을 유발하는 자세를 취하지 않아야 한다. 보통 엉덩관절이 깊게 굽힘되는 경우가 많으므로 1단계의 무릎에서 반대쪽 어깨까지 스트레칭과 엉덩관절 굽힘 운동에 주의해야한다. 이 운동은 일반적으로 제한된 움직임(굽힘, 안쪽과 가쪽돌림, 벌림)을 다루며 관절 가동성 장애로 인해 자주 뭉치는 근육을 다상으로 하는 스트레칭을 포함한다. 2단계와 3단계에서는 다면 엉덩관절 및 코어 강화에 중점을 두며, 이는 절구테두리 파열 재활에 중요하다. 하지만 엉덩관절 굽힘이 필요한 운동(밴드 스쿼트, 스플릿 스쿼트, 엉덩관절 굽힘근 들기, 엉덩관절 밀기)의 경우 통증 없이 할 수 있는 만큼만 시행해야 한다. 더 깊은 굽힘은 도움이 되지 않으며 통증을 악화시키는 경우가 많다.

골관절염(Osteoarthritis)

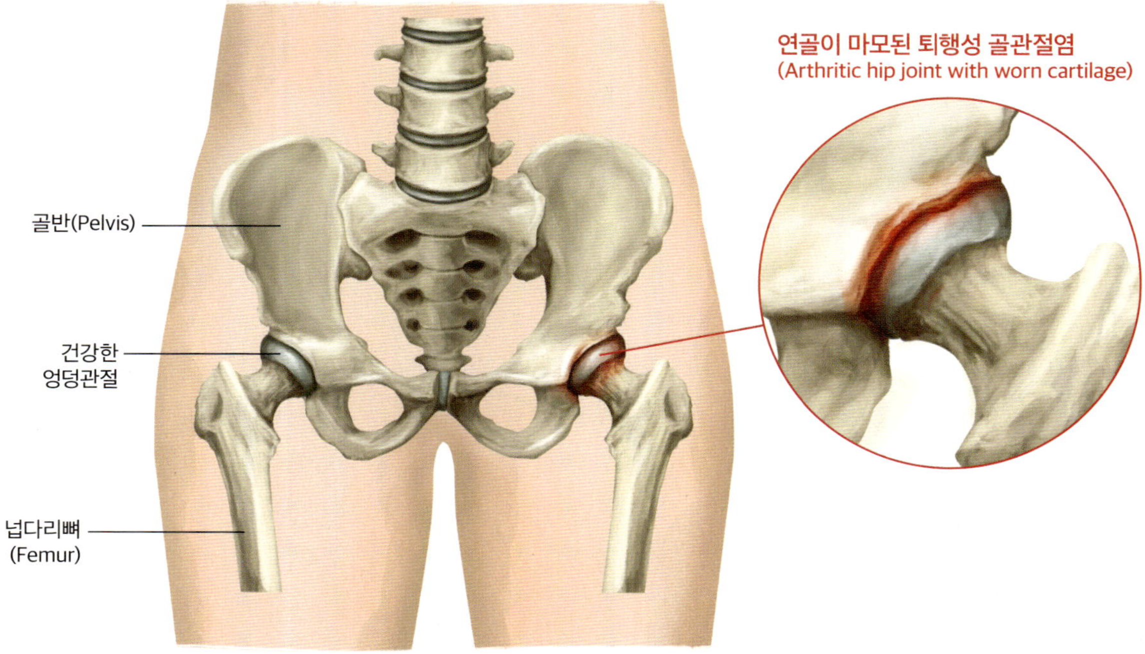

설명: 골관절염OA, Osteoarthritis은 50세 이상의 성인에서 엉덩관절 통증의 가장 흔한 원인이다.[6,7] 이 질환은 엉덩관절의 구조(연골 파괴)와 기능에 영향을 미치며, 일반적으로 가동성 및 근력 결핍과 관련이 있다. 골관절염은 일반적으로 볼과 소켓 사이에 작은 공간을 만드는 연골의 손실, 기저 뼈의 변화 및 염증과 관련이 있다.[8] 물리 치료는 통증을 완화하고 엉덩관절의 힘을 키울 수 있지만 연골을 고치지는 못한다. 통증이 기능적 활동을 제한할 정도로 심해지면 의사가 엉덩관절 치환술을 권할 수 있다.

엉덩관절 골관절염은 일반적으로 관절에 손상을 입거나 관절의 치유 능력을 손상시키는 요인으로 인해 발생한다.[6] 앉아서 생활하거나 과체중, 연골 조직에 반복적으로 스트레스를 가하면 연골이 손상되거나 정상적으로 회복되지 않을 수 있다.

또한 관절염은 염증성 질환이므로 영양, 수면 위생, 스트레스 수준 등 생활 속 많은 요소가 염증에 영향을 미칠 수 있다.[6,7]

통증을 예방 및 완화하고 신체 건강을 최적화하려면 4장에서 통증에 영향을 미치는 요인을 검토하고 자신이 통제할 수 있는 변수를 관리하는 것이 중요하다.

징후와 증상: 대부분의 엉덩관절 문제와 마찬가지로 엉덩관절 골관절염은 주로 사타구니 통증이 나타나지만, 엉덩관절 측면 부위에서도 통증이 나타날 수 있다. 엉덩관절 골관절염 환자는 일반적으로 기상 후 1시간 이내에 개선되는 아침 관절 강직과 6가지 엉덩관절 움직임(굽힘, 폄, 벌림, 모음, 안쪽돌림, 가쪽돌림) 중 최소 2개 이상의 움직임이 제한되는 증상을 경험한다.

악화 요인: 통증은 일반적으로 걷기, 계단 오르기, 쪼그려 앉기, 비틀기, 엉덩관절 깊은 굽힘 등 체중을 지탱하는 동작 중에 발생한다.

증상: 물리 치료로 골관절염을 치료할 수는 없지만, 재활 운동을 하면 주변 근육을 강화하여 골관절염의 진행을 늦추는 데 도움이 될 수 있다.

치료 전략: 엉덩관절 골관절염은 주로 물리 치료와 운동으로 치료한다.[9-11] 통증이 심해져 기능이 현저히 저하되는 경우(즉, 더 이상 레크리에이션 활동이나 일상 업무를 할 수 없는 경우) 일반적으로 엉덩관절 전치환술이 권장된다.

골관절염은 일반적으로 관절 가동성을 제한하므로 프로토콜의 1단계에는 관절 운동 범위 장애로 인해 단축되는 경향이 있는 근육을 위한 스트레칭이 포함된다. 가동성 운동을 할 때 통증이 느껴질 정도로 무리하지 않아야 한다. 무리하게 하면 효과가 거의 없고 통증을 악화시킬 수 있다. 2단계와 3단계는 엉덩관절 근력 향상을 위한 저항 운동에 중점을 둔다. 연구에 따르면, 관절염 환자에게 저항 운동이 권장되는 이유는 일상 활동의 기능을 향상시킬 수 있기 때문이다. 가동성 운동과 마찬가지로 관절 통증이 느껴지면 운동을 중단하거나 수정해야 한다. 이러한 운동은 부분적인 운동 범위로 수행해도 괜찮다. 예를 들어, 엉덩관절 가동 범위가 더 필요한 운동을 할 때는(밴드 스쿼트, 스플릿 스쿼트, 엉덩관절 굽힘근 들기, 엉덩관절 밀기) 통증이 느껴지는 지점에 도달할 수 있다. 더 깊이 들어가면 통증이 심해져 며칠 동안 운동을 쉬게 될 수 있으므로 도움이 되지 않는다.

엉덩이 힘줄병증 및 큰돌기 윤활주머니염
(Gluteal Tendinopathy and Trochanteric Bursitis)

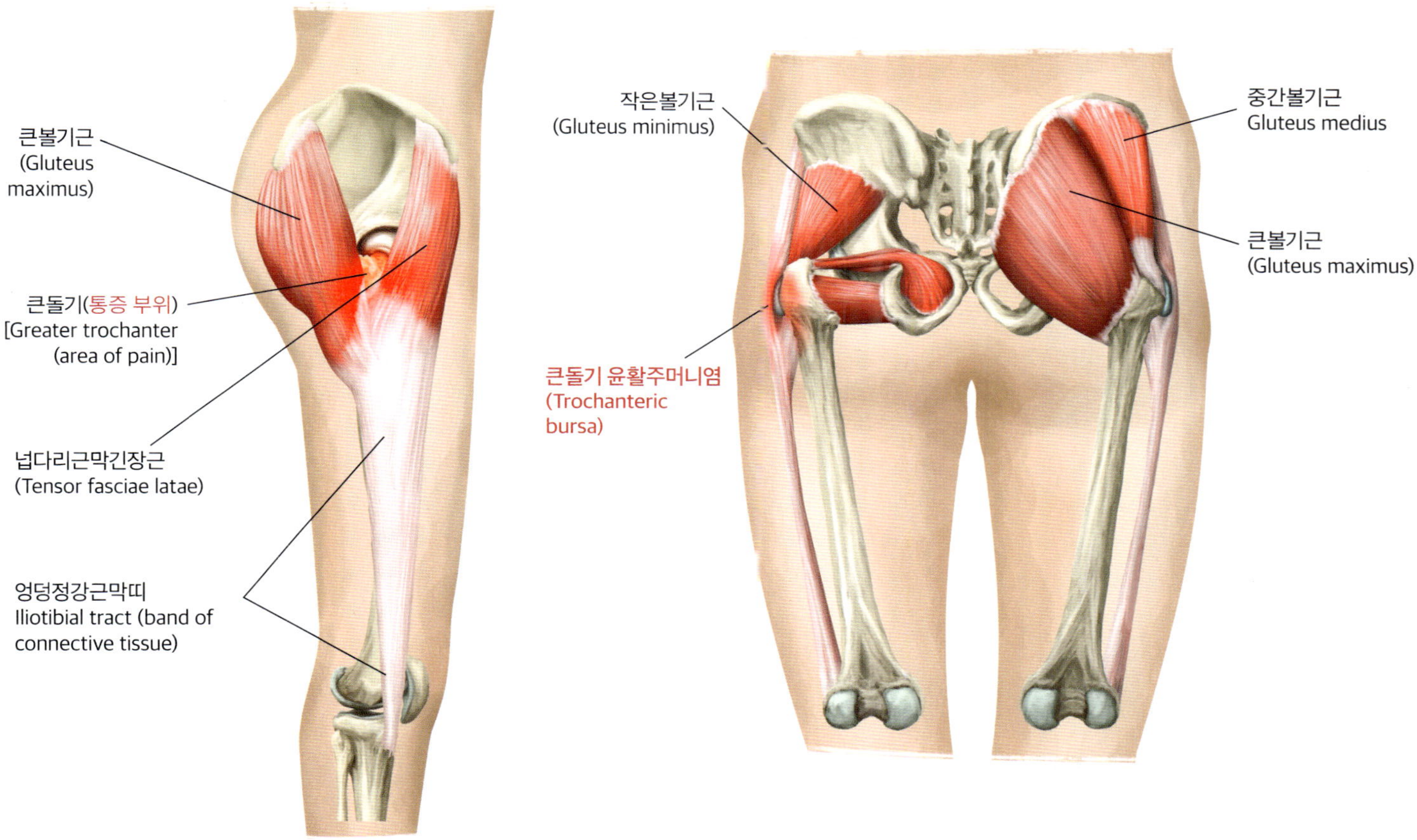

설명: 윤활낭Bursas은 관절과 힘줄 아래에 위치한 액체로 채워진 주머니로, 얇은 쿠션을 제공하고 조직 표면 사이의 마찰을 줄여주는 역할을 한다. 점액낭에 자극을 받아 염증이 생기면 이를 윤활낭염bursitis이라고 한다. 윤활낭염은 어깨, 무릎, 엉덩이 등 다양한 부위에 발생할 수 있다. 이전에는 윤활낭염이 넙다리뼈 바깥쪽 뼈 바로 위에 있기 때문에 엉덩관절 바깥쪽의 통증은 항상 넙다리뼈 윤활낭염으로 진단했다. 하지만 볼기근 힘줄도 그 점액낭을 지나 뼈에 부착된다. 많은 힘줄이 그렇다. 이 질환에 대한 연구가 더 진행되면서 엉덩관절 바깥쪽의 통증은 대부분 엉덩이 힘줄병증으로 인한 것임을 알게 되었다.[12,13]

엉덩이 힘줄병증은 중간볼기근과 작은볼기근의 기능 장애와 관련이 있으며, 이들은 엉덩관절 측면의 엉덩관절의 큰돌기에 부착되어 있다. 이러한 힘줄에 스트레스가 가해지거나 기능이 부족하면 엉덩관절 측면 통증이 발생한다. 힘줄이 새로운 방식으로 갑자기 스트레스를 받았거나 기존 활동의 양(일반적으로 예를 들어 달리기, 걷기, 계단 오르기, 하이킹과 같이 시상면 활동)이 너무 급격하게 증가한 경우이다.

나이가 들수록 힘줄에 파열이 생기는 경향이 있으며, 실제 윤활낭염으로 추정되는 경우는 20%에 불과한다.[12] 어쨌든 치료 전략은 동일하다.

징후와 증상: 엉덩이 힘줄병증Gluteal tendinopathy과 큰돌기 윤활낭염trochanteric bursitis은 휴식 시 둔한 통증부터 날카로운 통증까지 다양한 외측 엉덩관절에 통증을 유발한다. 큰돌기 주위를 만져보면 통증을 재현할 수 있다.

악화 요인: 통증은 일반적으로 자극을 받은 힘줄이나 윤활낭에 압력을 가하거나(예: 옆으로 누워 자는 경우) 엉덩관절을 모음(한쪽 다리가 다른 쪽 다리 쪽으로 안쪽으로 움직이는 것)으로 움직일 때 발생하며, 달리거나 걷는 동안 또는 누운상태에서 통증이 있는 다리가 반대쪽 다리 쪽으로 넘어갈 때 발생할 수 있다. 다리가 안쪽으로 빠지면 뼈의 힘줄이 압박되고 압박은 많은 힘줄 질환을 자극한다. 따라서 오른쪽에 큰돌기 윤활낭염이나 엉덩이 힘줄병증이 있는 경우 그쪽으로 자면 직접적인 압박으로 인해 통증이 나타난다.

왼쪽으로 누워 자면 오른쪽 다리를 위로 올리면 정중선을 지나서 내려와 큰돌기근의 힘줄을 압박하기 때문에 통증이 있을 수 있다. 쪼그려 앉거나 무릎이 안쪽으로(외반) 비틀어지는 경우에도 같은 개념이 적용된다.

깊은 스쿼트나 낮은 의자에 앉는 등 무릎을 깊게 구부리는 동작과 자세는 통증이 악화된다. 허벅지와 넙다리뼈가 엉덩관절에서 똑바로 나오도록 높은 의자에 앉는 것이 더 좋다. 다리를 모으는 자세는 해당 부위에 자극을 줄 수 있다.

증상: 악화시키는 자세와 활동을 수정하거나 없애고 둔부 힘줄을 목표로 하는 저항 훈련 프로그램을 시행하면 일반적으로 4~12주 이내에 상태가 개선된다.

치료 전략: 엉덩이 힘줄병증과 큰돌기 윤활낭염 모두 악화시키는 활동과 자세를 수정하거나 없애고 둔부 근육과 힘줄을 강화하는 재활 운동을 해야 한다.[13–15] 통증이 없는 쪽으로 잠을 자야 한다. 엉덩관절 모음을 제한하기 위해 다리 사이에 바디 베개를 끼고 자는 것도 통증을 완화할 수 있다.

스쿼트 및 한발로 걷는 동작을 할 때 다리의 정렬을 조절하여 동적 외반valgus(무릎 안쪽 움직임)을 제한한 다음 하이킹, 달리기, 계단 오르기 같은 활동으로 그 정렬을 옮기는 것이 좋다. 중간볼기근gluteus medius과 작은볼기근gluteus minimus을 강화한 다음 그 힘을 기능적인 작업으로 전환함으로써 이러한 운동의 대부분을 시행할 수 있다.

1단계는 통증 완화와 엉덩관절 가동성 개선에 중점을 둔다. 대부분의 엉덩이 힘줄병증 환자는 엉덩관절 가동성에 큰 제한이 없으므로 이 운동은 부드러운 움직임을 추가하여 통증을 줄일 수 있다.

통증 없이 할 수 있는 운동 범위만 시행해야 하며, 무릎에서 반대쪽 어깨까지 스트레칭을 할 때는 주의해야 한다. 볼기근glutes을 대상으로 하지만 볼기근 힘줄에도 장력 스트레스를 가하여 통증을 유발할 수 있다. 증상이 악화되는 것 같다면 동작을 하지 않는 것이 좋다.

2단계와 3단계에서는 엉덩관절 벌림근(중간볼기근 및 작은볼기근)에 중점을 두고 여러 운동 평면에서 엉덩관절 근육을 강화한다. 연구에 따르면 이러한 근육과 각각의 힘줄을 강화하면 일반적으로 엉덩이 힘줄병증과 관련된 통증이 완화되는 것으로 나타났다.[13–15] 밴드 엉덩관절 벌림banded hip abduction, 싱글-레그 브릿지single-leg bridge, 측면 스쿼트 걷기lateral squat walk 운동은 이 두 근육을 목표로 한다. 하지만 스쿼트 및 엉덩관절 경첩 운동hip hinge exercises은 중간볼기근과 작은볼기근이 엉덩관절과 골반의 안정화 역할을 해야 하므로 넘어가지 않아야 한다.

엉덩관절 통증(Hip Pain)

1단계

참고: 해당 프로토콜과 관련된 대부분의 질환은 관절에 영향을 미치며, 관절은 깊은 곳에 있는 연조직이므로 연조직 가동술은 큰 도움이 되지 않는 경향이 있다. 따라서 재활의 효율성을 높이기 위해 해당 프로토콜에서 이를 생략하였다.

GOOD FOR:

- 엉덩관절hip, 볼기근glutes, 사타구니groin 통증 완화
- 엉덩관절 운동 범위 개선
- 2단계 및 3단계 운동을 위한 워밍업

GUIDELINES:

- 매일 수행
- 도구: 스트레치 스트랩, 밸런스 패드, 다월
- 휴식시 통증이 없고 운동 시 경미한 통증 (3/10) 이하이면 2단계를 추가한다.

스트레칭 운동 (Stretching Exercises)

- ▶ 30~60초간 유지하며 3회 반복한다.
- ▶ 양쪽 순서와 상관없이 수행한다.
- ▶ 통증이 느껴질 정도로 스트레칭하지 않아야 한다.

무릎을 반대쪽 어깨 방향으로 당기기
(Knee To Opposite Shoulder)

등을 대고 누워 무릎을 가슴 쪽으로 가져간다. 손을 깍지끼고 무릎 아래나 정강이 부위를 감싼다. 허리를 바닥과 수평을 유지하면서, 무릎을 반대편 어깨 방향으로 몸 전체에 걸쳐 당겨 준다.

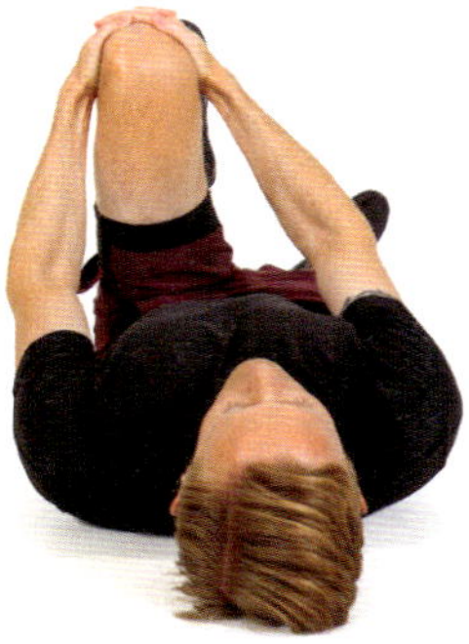
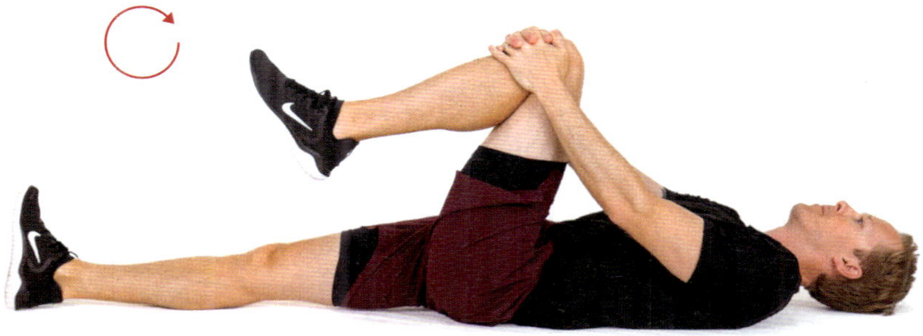
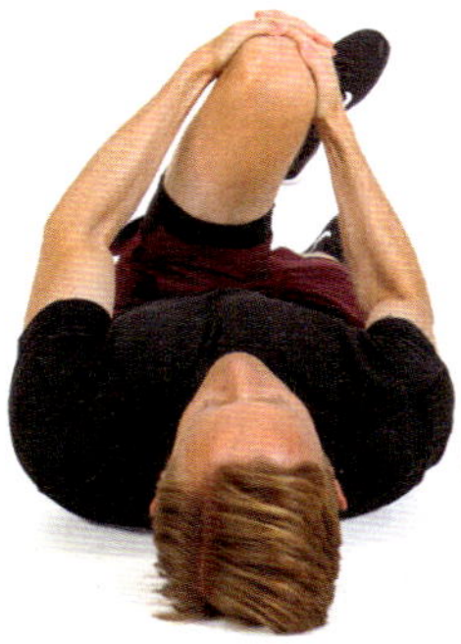
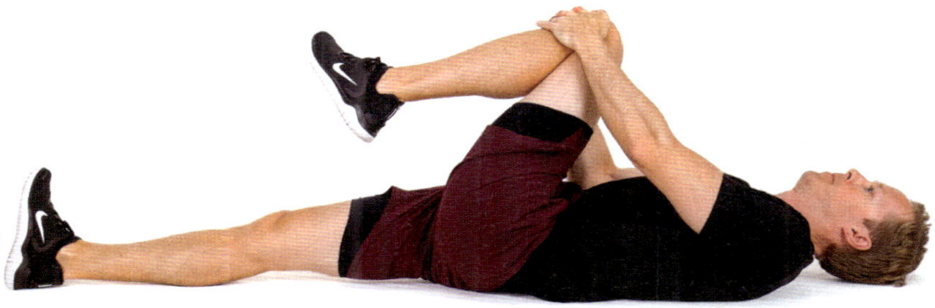

스트랩 햄스트링 스트레치
(Hamstring Stretch With Strap)

발에 스트랩을 감는다. 다리에 완전히 힘을 뺀 상태에서 팔을 이용해 발을 머르 쪽으로 당기고 적당한 스트레칭이 느껴지는 상태로 고정한다.

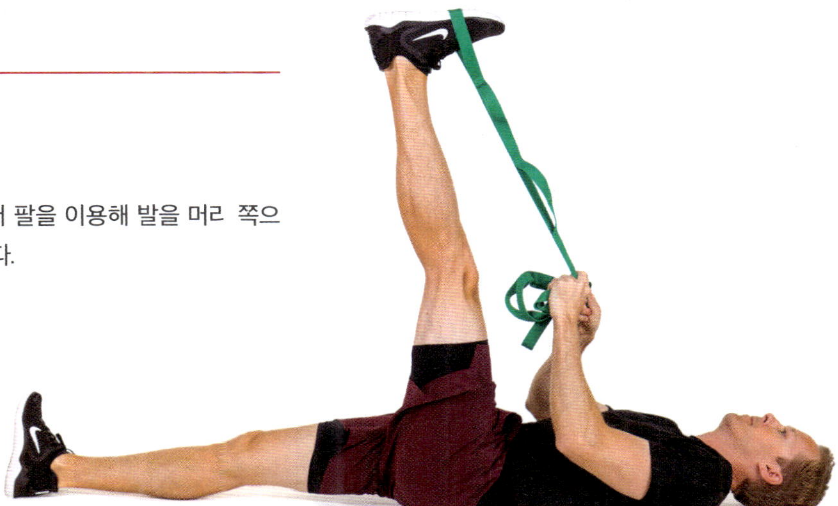

엉덩관절 굽힘근 스트레치(Hip Flexor Stretch)

무릎을 꿇은 자세에서 복부와 볼기근에 힘을 주어 골반을 뒤쪽으로 후방경사pelvis backward 시킨다. 등은 중립을 유지하고, 엉덩이와 다리 앞쪽이 늘어나는 느낌이 들 때까지 몸을 약간 앞으로 움직인다. 스트레칭의 강도를 높이고 싶으면, 무릎을 굽혀 발목을 잡거나, 벤치나 의자에 발을 올리거나 정강이를 벽에 붙이는 방식으로 변형할 수도 있다

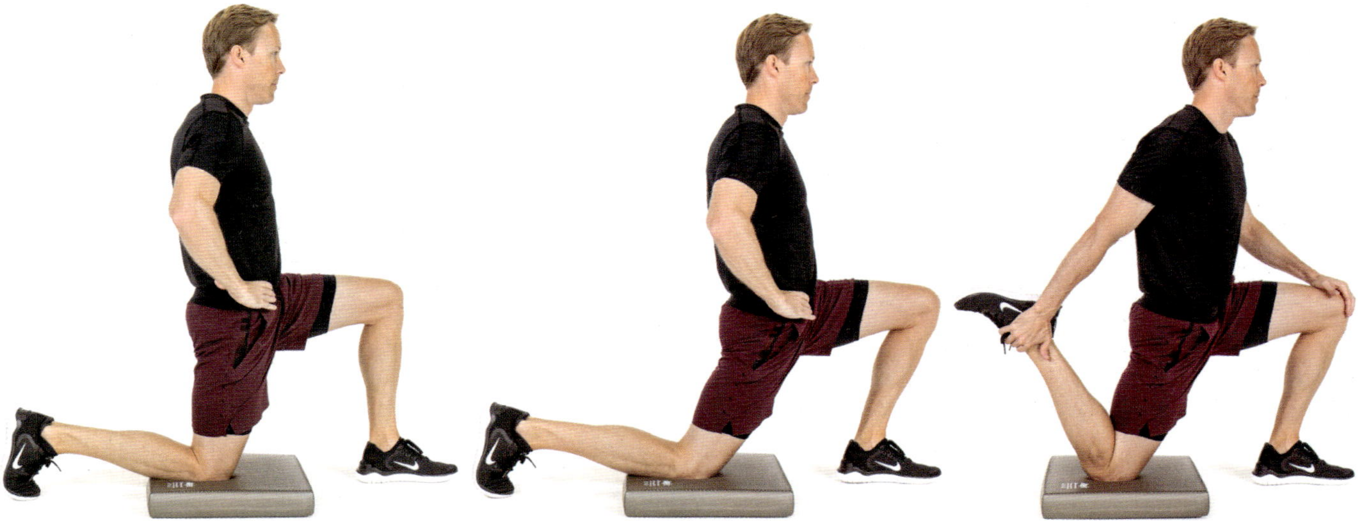

가동성 운동 (Mobility Exercises)

- ▶ 15회씩 3세트 수행한다.
- ▶ 능동적 운동 범위 (AROM)-통증없이 최대한 멀리 움직인다.
- ▶ 양쪽에서 원하는 순서대로 수행한다.
- ▶ 끝 범위에서 2~3초간 멈춘다.

엉덩관절 가쪽돌림과 안쪽돌림 (Hip External And Internal Rotation)

발을 곧게 펴고 엉덩이 아래에 위치하도록 선다. 체중을 한쪽 다리로 옮기고 체중이 실리지 않은 발을 바닥에서 1~2인치 정도 들어 올리면서 다리를 곧게 유지한다. 균형을 유지하기 위해 한 손을 벽에 대거나 다월을 잡는다. 발을 바깥쪽으로 돌려 엉덩관절을 가쪽돌림한 후 발을 다시 안쪽으로 돌려 엉덩관절을 안쪽으로 안쪽돌림한다.

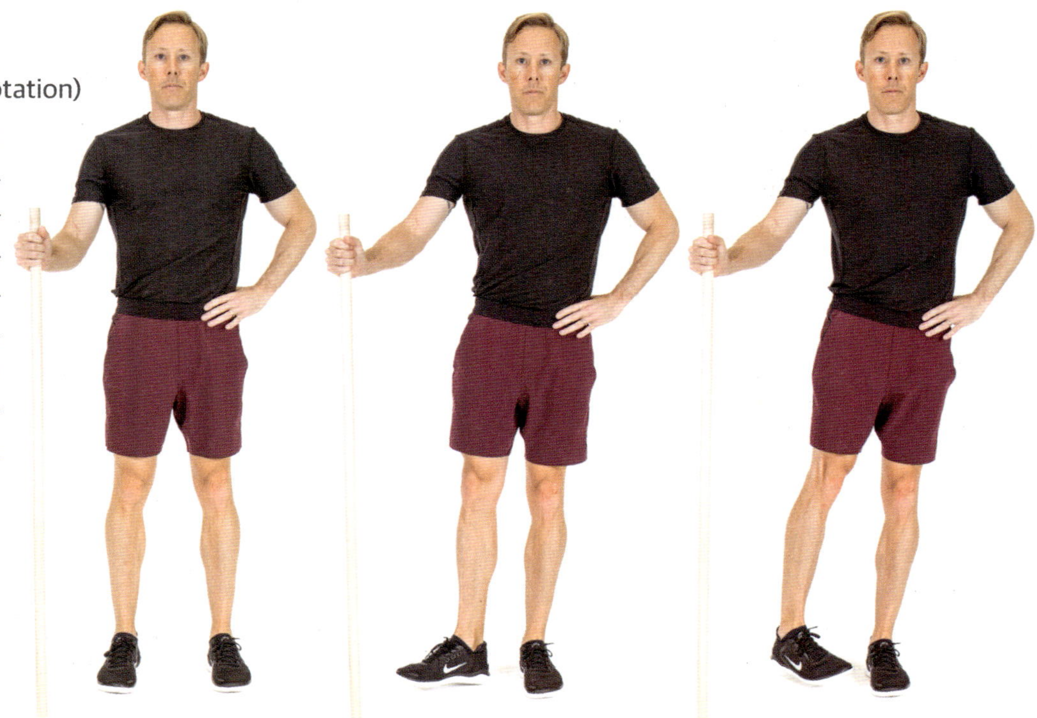

엉덩관절 벌림(Hip Abduction)

체중을 한쪽 다리로 옮기면서 엉덩이와 볼기근을 사용해 반대 쪽 다리를 몸 옆으로 들어 올린다(벌림). 과도하게 몸을 숙이거나 발을 회전시키지 말고, 몸을 똑바로 세운 상태에서 움직이는 발의 발가락이 앞쪽을 향하도록 한다.

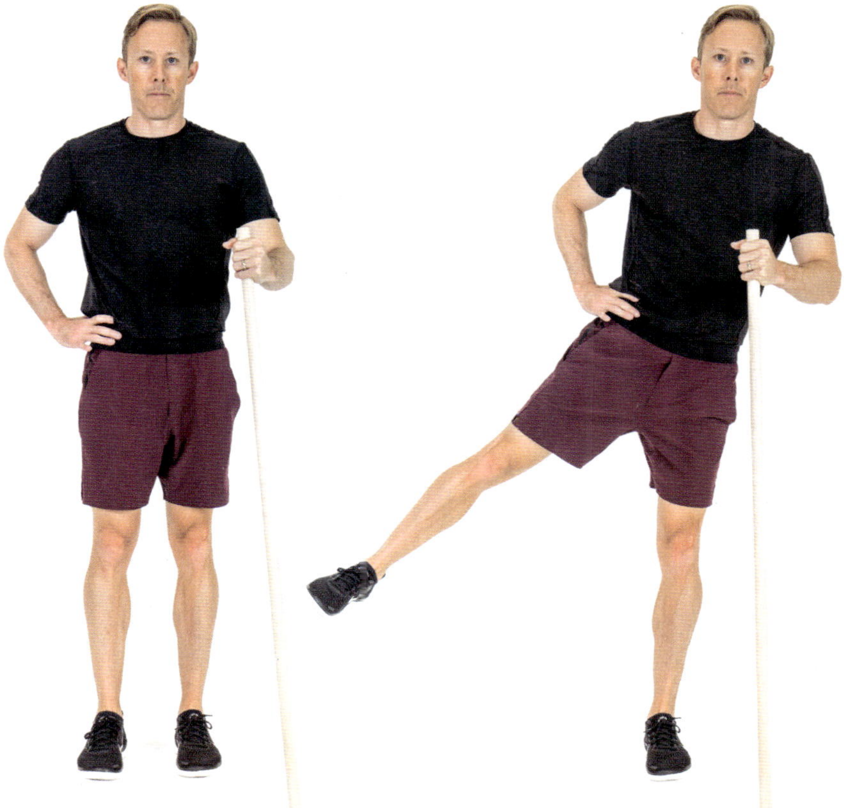

엉덩관절 굽힘(Hip Flexion)

도움 없이 한쪽 무릎을 최대한 높이 들어 올린다. 끝까지 도달하면 무릎 앞쪽을 양손으로 감싸고 가슴 쪽으로 부드럽게 당긴다. 통증이 느껴지는 지점에 도달하면 멈춘다.

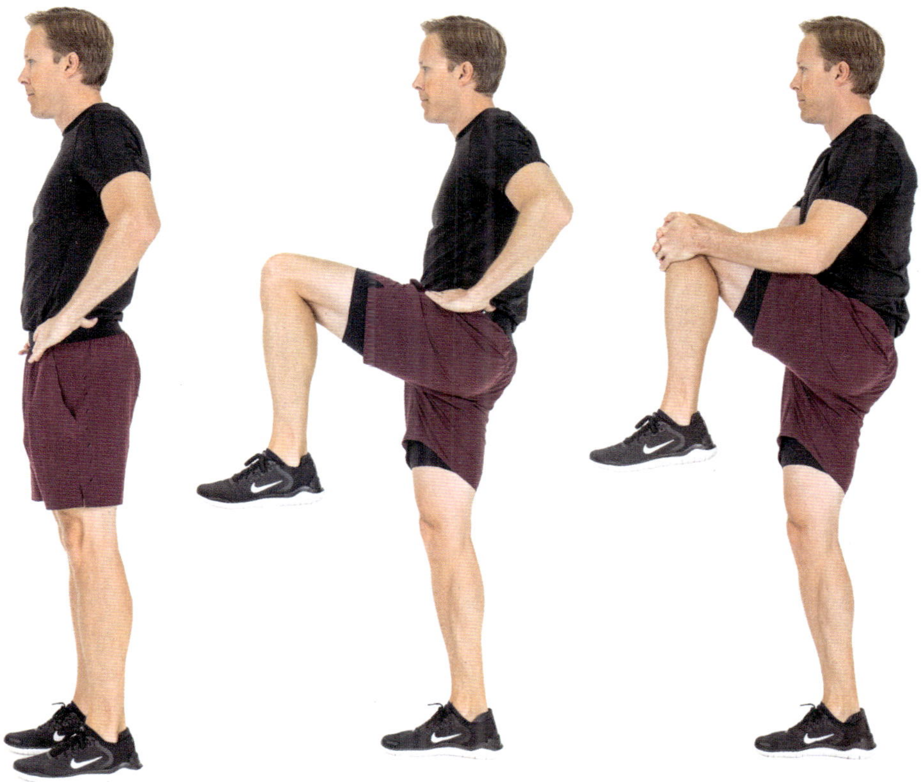

엉덩관절 통증(Hip Pain)

2단계

GOOD FOR:

- 엉덩관절 통증 감소
- 엉덩관절 운동 범위 개선
- 초기 엉덩관절 및 볼기근 강화
- 3단계를 위한 준비운동

GUIDELINES:

- 일주일에 3일 또는 4일 수행한다.
- 별도의 설명이 없는 한 10-15회씩 3세트 수행한다.
- 피곤할 때까지 세트 반복한다.
- 도구: 저항 루프, 덤벨

브릿지(하나 선택) (Bridge)

체중(Bodyweight)

무릎을 구부린 상태에서 등을 대고 누워 발을 바닥에 평평하게 댄다. 엉덩이를 바닥에 밀고 들어 올리면서 어깨부터 무릎까지 일직선이 되도록 엉덩이를 완전히 편다.

엉덩이를 완전히 펴면서 볼기근에 힘을 주고 상단 자세에서 1~2초간 멈춘다.

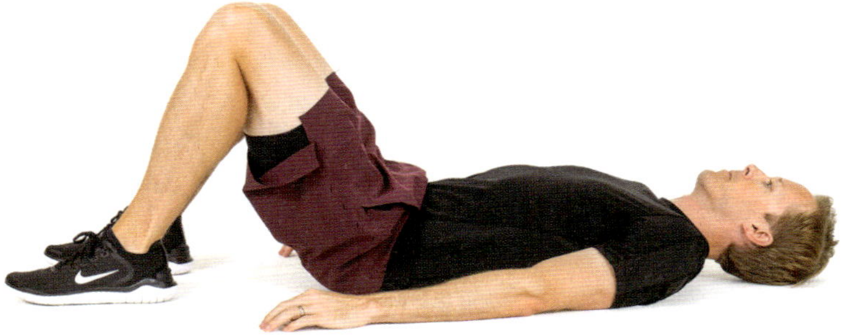

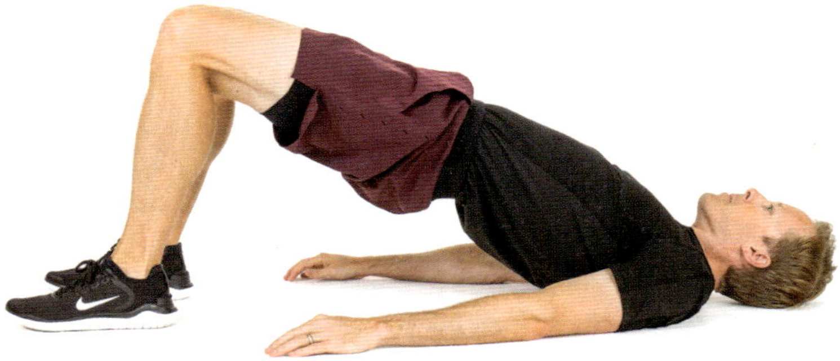

밴드(Banded)

볼기근 활성화를 높이고 운동의 난이도를 높이려면 무릎 바로 위에 저항 루프를 위치시킨다. 뒤꿈치를 바닥에 대고 엉덩이를 뻗는 브릿지 동작을 수행하면서 무릎을 밴드 밖으로 저항하며 밀어낸다. 동작의 전체 범위에서 벌림 저항(무릎을 내민 상태)을 유지한다.

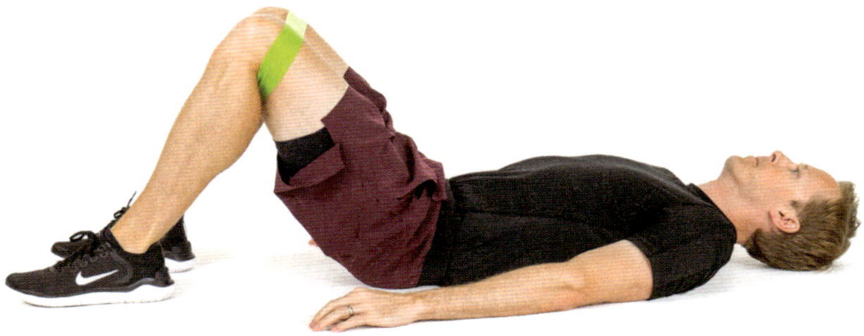

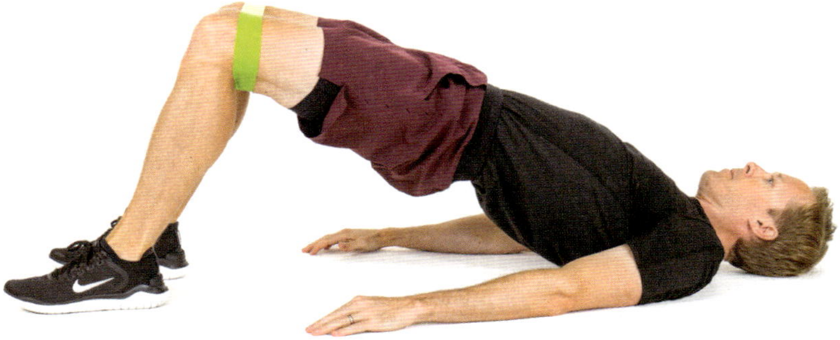

사이드 플랭크(Side Plank)

옆으로 누워 팔꿈치를 어깨 아래에 위치시켜 상체를 들어 올리고 위쪽 다리를 아래쪽 다리 위로 놓는다. 몸통과 코어 근육을 사용하여 엉덩이를 들어 올린다. 20~30초간 유지하면서 3회 반복한다.

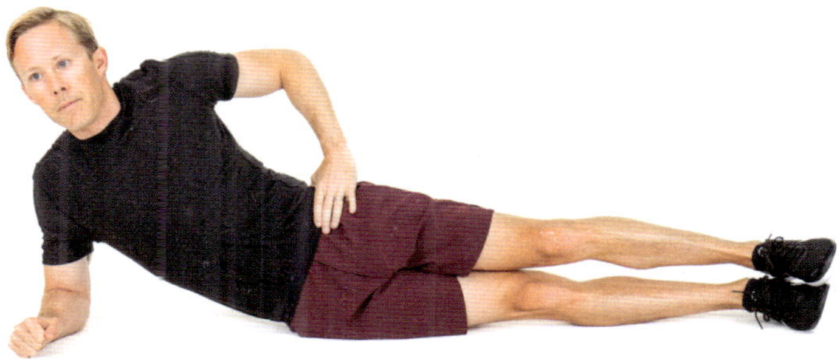

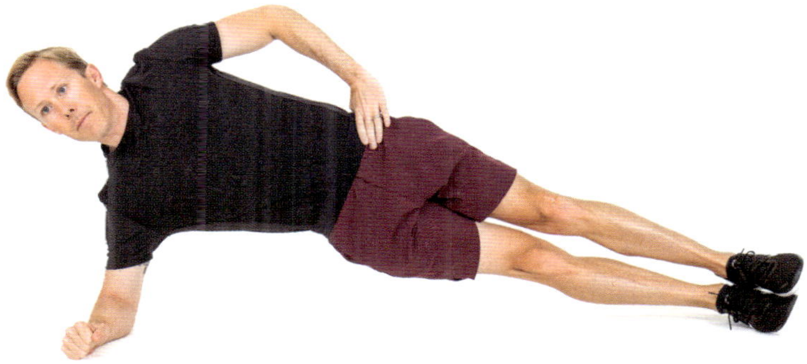

밴드 엉덩관절 벌림(Banded Hip Abduction)

저항 루프를 무릎 위에 위치시킨다. 체중을 한쪽 다리로 옮긴 다음 체중이 실리지 않은 다리를 옆으로 들어 올린다(벌림). 다시 한번, 상체를 과도하게 숙이지 않도록 주의하고 발가락을 똑바로 앞으로 향하게 한다. 벽에 손을 대거나 다월을 사용하여 균형을 유지한다.

밴드 엉덩관절 굽힘근 들기 (Banded Hip Flexor March)

루프 밴드를 발에 감는다. 발을 곧게 펴고 엉덩이 아래에 일직선으로 세운다. 발을 구부린 채(바닥과 평행하게) 무릎을 골반 높이 또는 통증 없는 곳까지 최대한 들어 올린다. 균형을 유지하기 위해 골반에 손을 얹거나 튼튼한 물건을 잡을 수 있다.

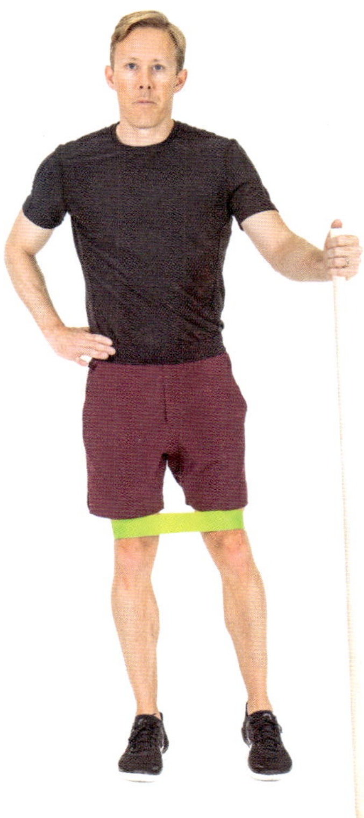

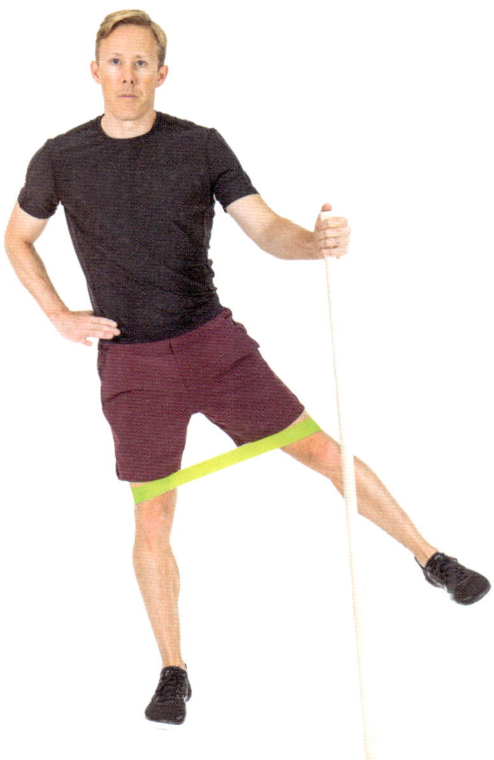

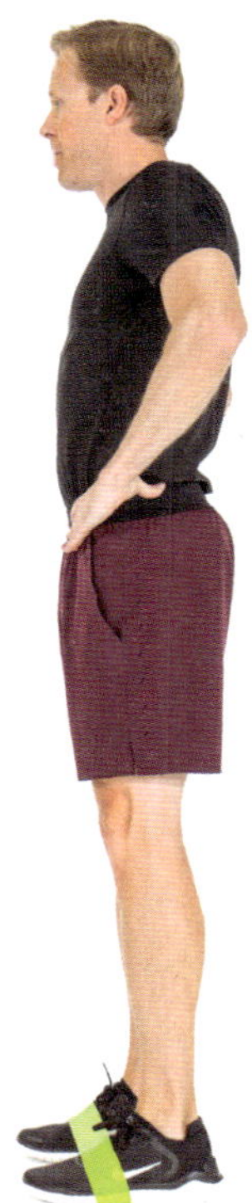

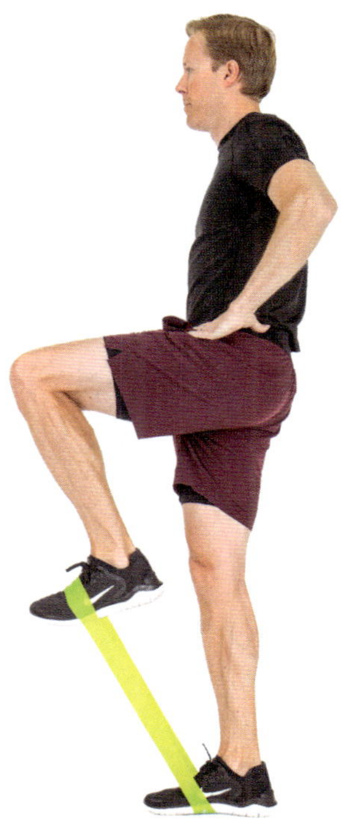

밴드 스쿼트(Banded Squat)

밴드를 무릎 위에 둔 상태에서 발을 어깨너비 정도로 벌리고 선다. 발을 똑바로 두거나 약간 바깥쪽으로 벌린 자세에서 시작하는데 두 자세 중 불편함 없이 더 편하게 깊은 스쿼트를 할 수 있는 방향을 선택하는 것이 좋다. 동작을 수행하기 위해 엉덩이를 약간 뒤로 빼며 똑바로 앉는다. 바닥으로 내려가면서 무릎을 밴드 바깥쪽으로 밀고 척추를 중립(과도하게 굽히거나 둥글지 않게)으로 유지하며 무릎을 발가락 위에 일직선으로 유지한다. 바른 자세를 유지하면서 최대한 몸을 낮춘다.

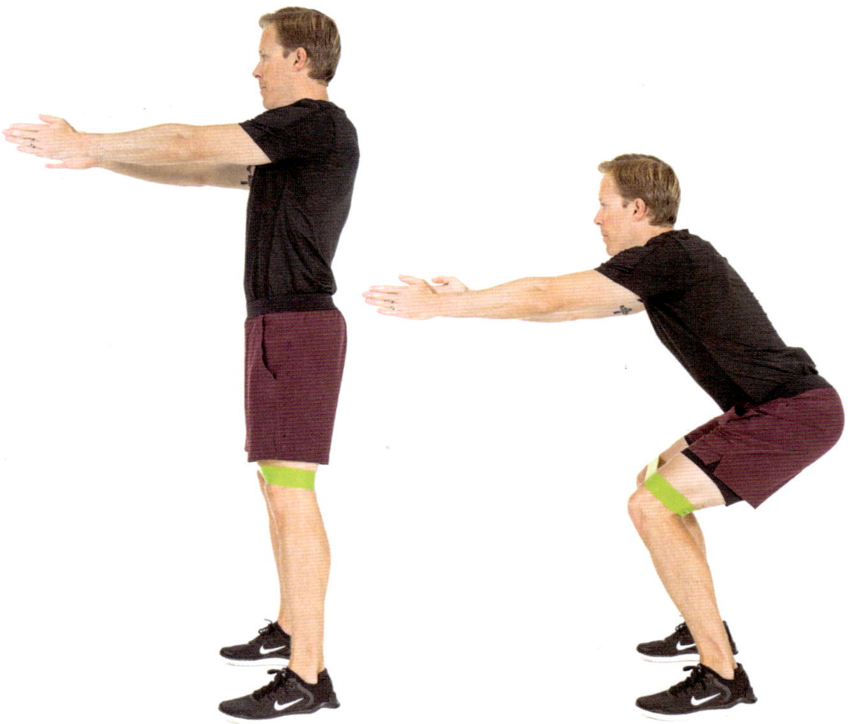

스플릿 스쿼트(Split Squat)

몸통을 똑바로 세우고 앞다리를 약간 구부려 정강이를 수직으로 세우고 뒷다리는 곧게 펴는 스플릿 스쿼트 자세를 취한다.
엉덩이를 똑바로 아래로 내리고 뒷무릎을 바닥으로 내린다.
앞발의 뒤꿈치와 뒷발의 볼을 떼고 무릎을 펴면서 몸을 다시 시작 자세로 올린다.
몸통의 안정성을 위해 덤벨을 하나 들거나 동작에 부하를 더하기 위해 덤벨 두 개를 들 수 있다.

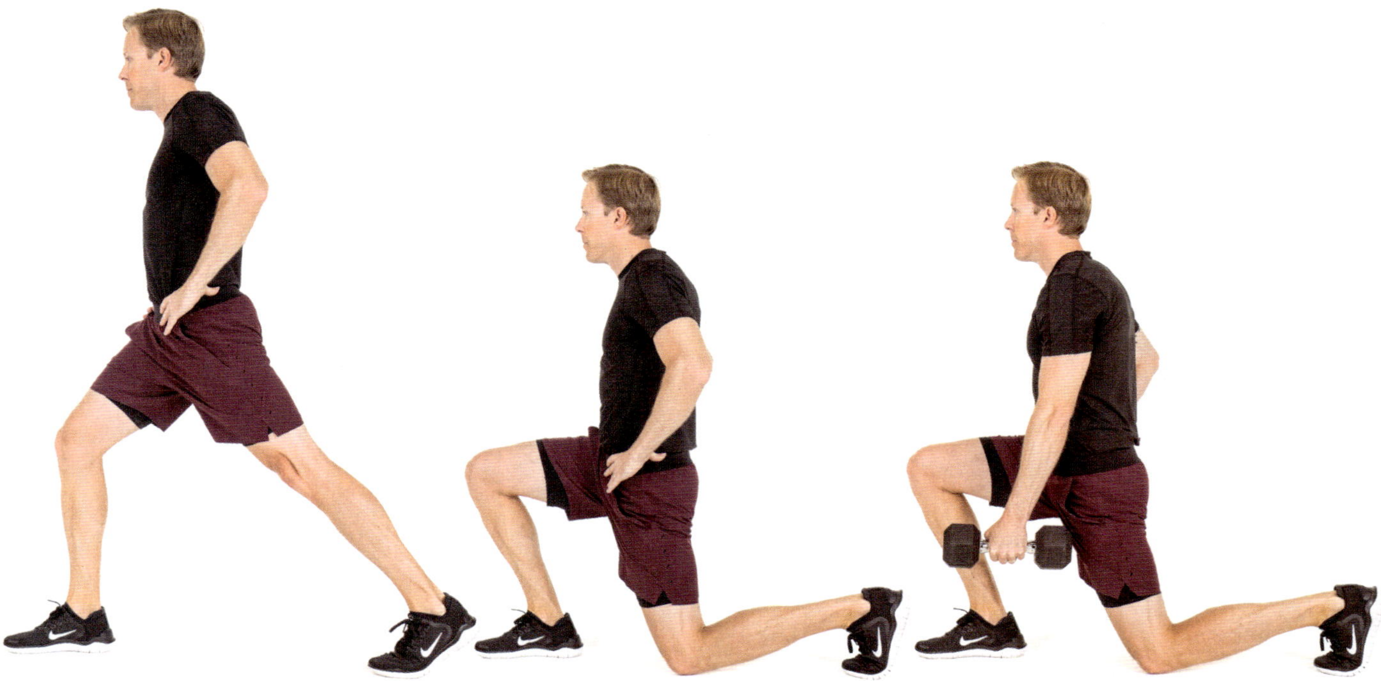

엉덩관절 통증(Hip Pain)

3단계

GOOD FOR:

- 엉덩이, 볼기근, 다리 강화
- 엉덩관절 통증 및 손상 예방

GUIDELINES:

- 일주일에 3~4일 수행한다.
- 달리 명시하지 않는 한 10~15회씩 3세트 반복한다.
- 근피로에 이를 때까지 세트를 수행
- 난이도를 높이려면 부하나 반복 횟수를 추가한다.
- 도구: 벤치, 저항 루프, 덤벨, 플라이오 박스

킥백(Kickback)

어깨 밑에 손목, 골반 밑에 무릎으로 정렬된 네발자세를 취한다.
무릎을 약 90도 각도로 구부린 상태에서 발을 천장 쪽으로 들어 올린다. 가장 높은 위치에서 볼기근을 조인다.
등을 편평하게 유지하고(코어를 단단하게 유지), 허벅지를 바닥과 평행하게 한 후, 엉덩이를 완전히 펴도록 노력한다.
허리를 과도하게 구부러지면 동작 범위를 줄인다.
운동의 강도를 높이려면 무릎 위에 저항 밴드를 사용한다.

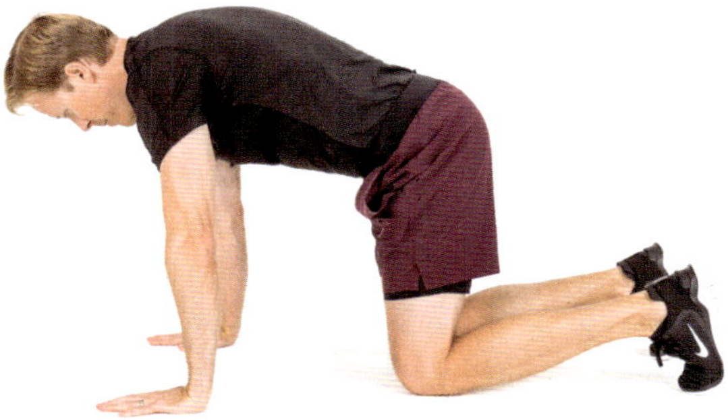

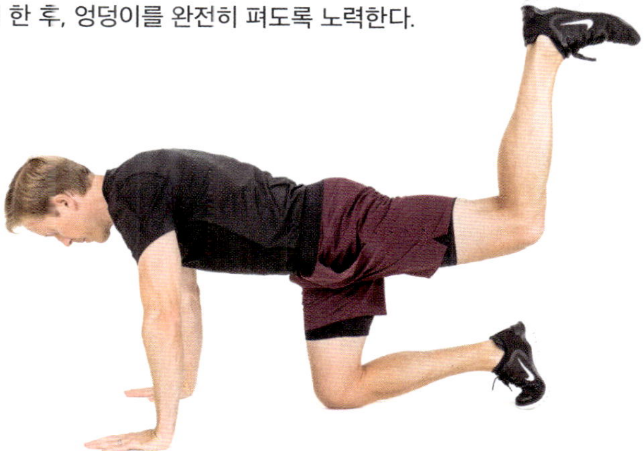

싱글-레그 힙 익스텐션(하나 선택) (Single-Leg Hip Extension)

싱글-레그 브릿지(Single-Leg Bridge)

브릿지 시작 자세에서 한쪽 다리를 들어 올린다. 다리를 곧게 펴거나 90도 정도 구부린 상태로 진행한다. 엉덩이를 들어올린 상태에서 볼기근을 조이는데 집중하며 1~2초 동안 수축을 유지한다. 저항을 추가하려면 무릎 위에 루프를 걸거나 싱글-레그 힙 스러스트(342쪽)를 실시하여 운동의 난이도를 높인다

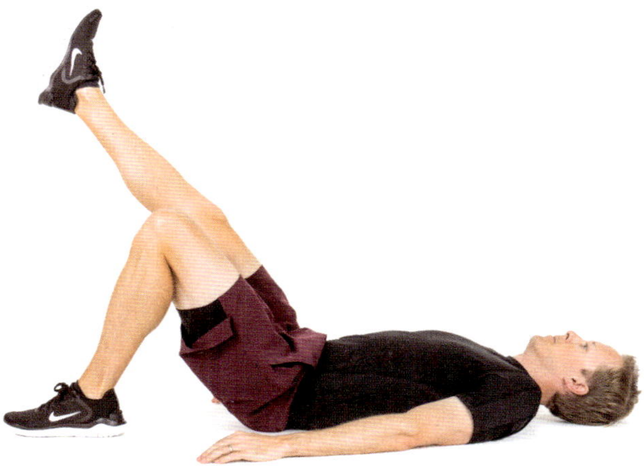

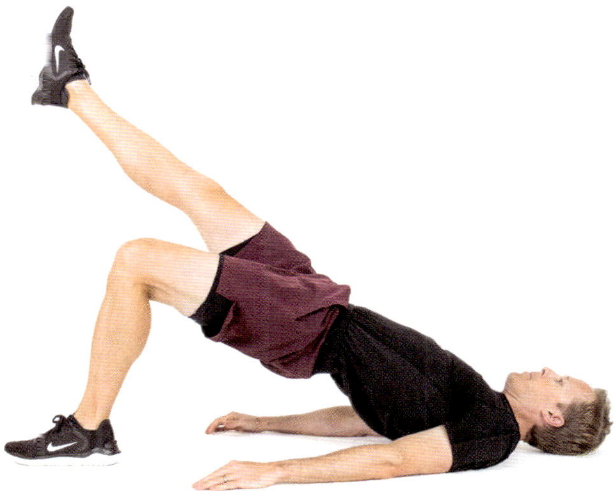

싱글-레그 힙 스러스트(Single-Leg Hip Thrust)

등 가운데를 벤치 가장자리에 놓고 한쪽 다리를 곧게 펴거나 90도 정도 구부린 상태로 들어 올린다.
다리로 바닥을 밀어내며 엉덩이를 쭉 들어올린다.
엉덩이를 완전히 펴면서 볼기근을 조이는 데 집중하고 1~2초 동안 수축을 유지한다.

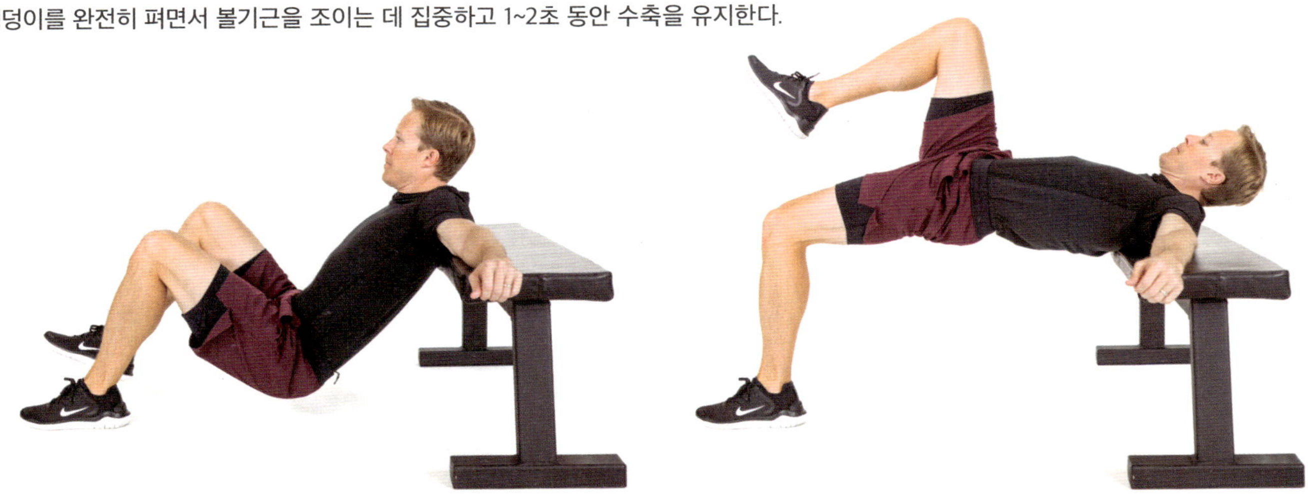

측면 스쿼트 걷기(하나 선택)
(Lateral Squat Walk)

무릎 위(더 세게) 또는 발목 위(더 쉽게)에 저항 루프를 감는다. 발을 어깨 너비로 벌리고 엉덩이와 무릎을 약간 구부린다. 밴드가 완전히 늘어날 수 있도록 옆으로 넓게 보폭을 넓힌다. 한 줄을 따라 걷다가 정해진 걸음 수 후에 방향을 바꾸거나 다리를 앞뒤로 바꾸면서 한 곳에 머물러도 된다. 보통 한 방향으로 15~20걸음씩 도전할 수 있는 거리 또는 반복 횟수 범위를 선택한다. 스텝 사이에 멈추지 말고 전체 동작 동안 밴드에 긴장을 유지한다.

무릎 위 밴드
(band above knees)

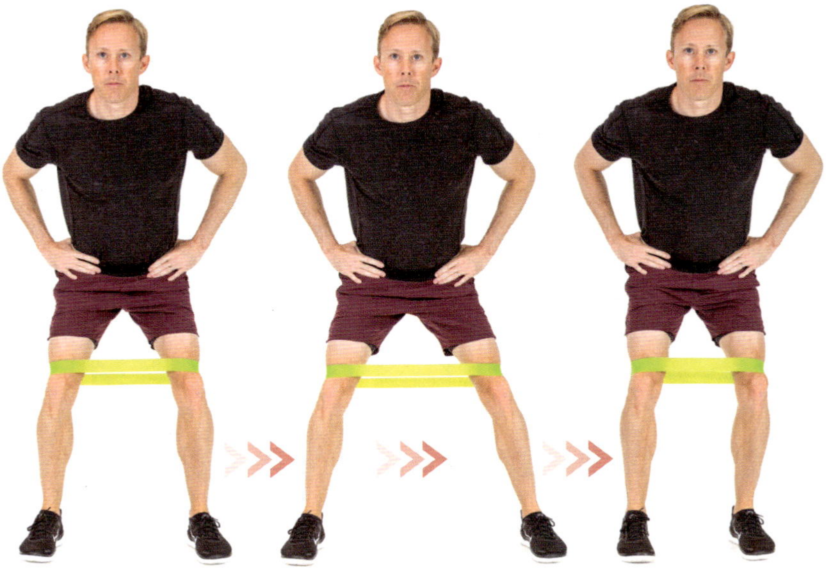

발목 위 밴드
(band above ankles)

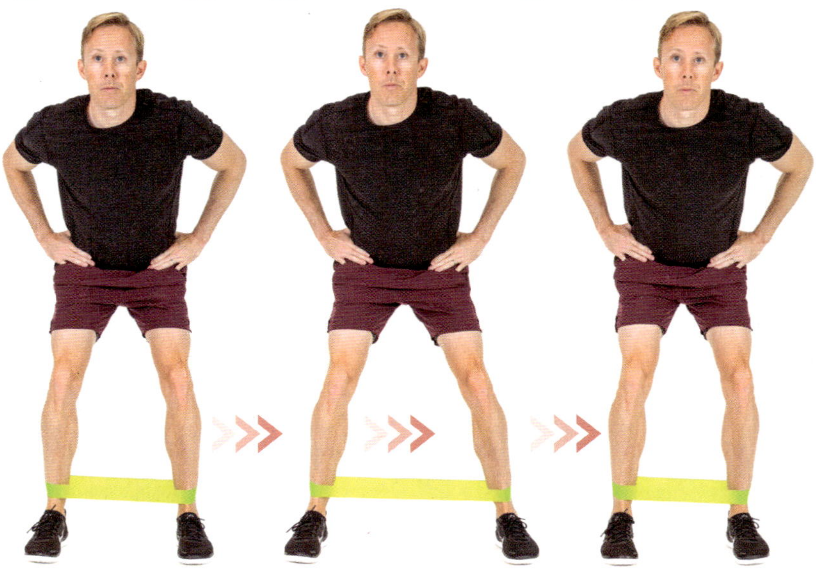

스모 스쿼트(Sumo Squat)

덤벨의 한쪽 끝을 몸 앞에서 잡고 발을 어깨 너비보다 넓게 위치시킨 후 발을 45도 정도 바깥쪽으로 돌린다. 몸통을 똑바로 세우고 팔에 힘을 뺀 상태에서 엉덩이를 뒤로 젖히고 덤벨을 바닥으로 내린다. 뒤꿈치로 덤벨을 밀면서 엉덩이와 무릎을 동시에 위로 뻗어주듯 일어난다.

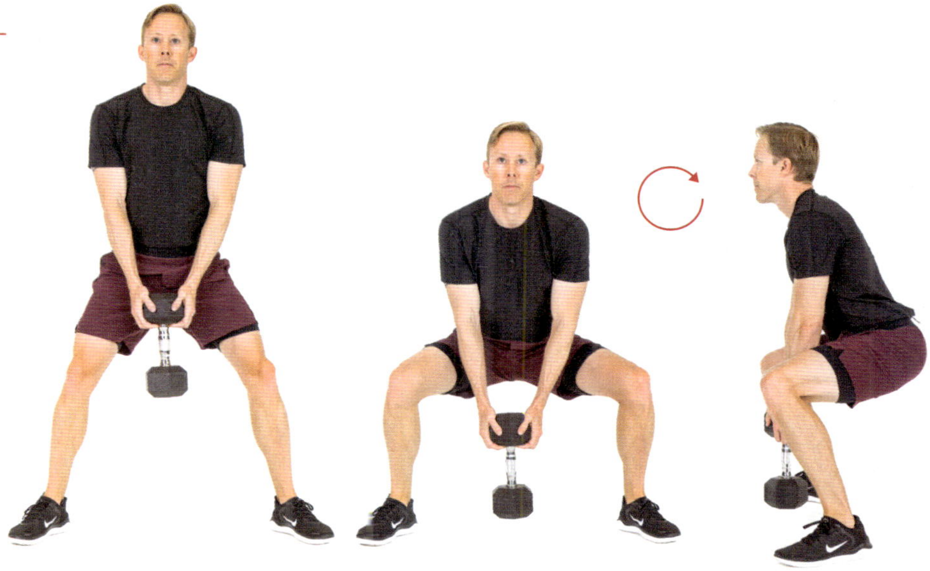

불가리안 스플릿 스쿼트
(Bulgarian Split Squat)

벤치에서 약 2피트(약 61cm) 앞에 선다. 한쪽 다리를 뒤로 뻗어 발을 벤치 위에 올려놓는다. 체중의 대부분을 앞다리에 실은 상태에서 앞쪽 허벅지가 바닥과 거의 평행이 될 때까지 엉덩이를 비스듬히 아래로 내리고 등을 비스듬히 뒤로 젖히면서 천천히 몸을 내린다. 운동하는 동안 뒷다리는 최대한 긴장을 풀고 벤치에서 밀지 않는다.

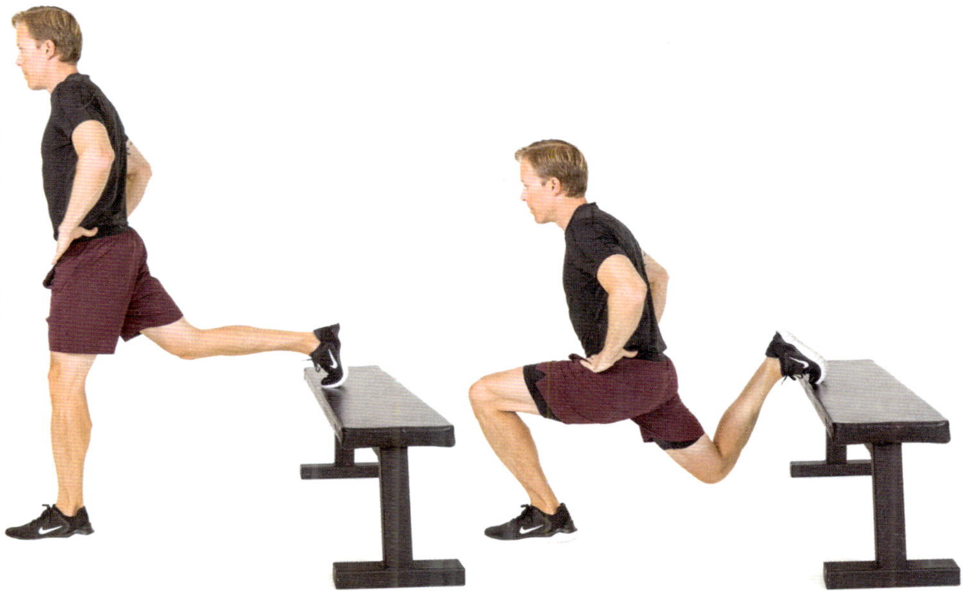

스텝-업(Step-Up)

무릎을 발 위로 정렬한 상태에서 플라이오 박스 위에 올라선다.
바닥을 밀지 않고 박스 위의 다리로 체중을 옮기고 발뒤꿈치나 발바닥 중앙을 지나 몸통과 엉덩이를 한 번에 부드럽게 들어 올린다. 상자의 높이를 높이거나 덤벨을 들고 이 운동을 진행한다.

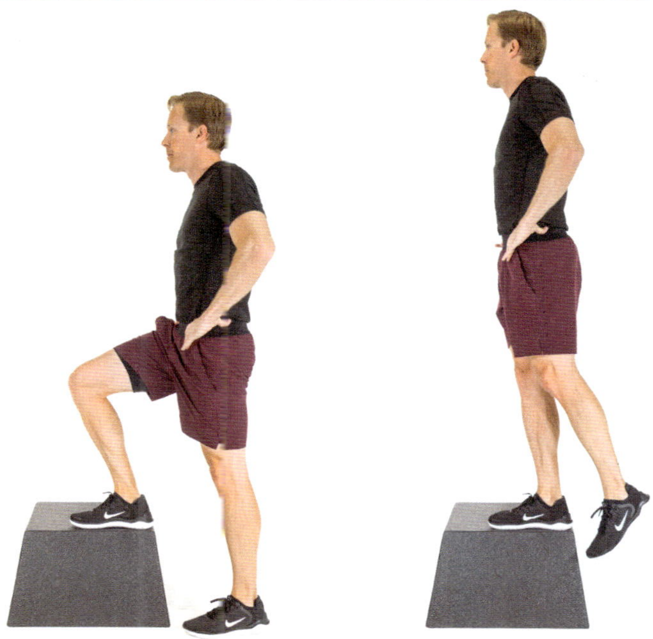

신경통(Nerve Pain)

다음 프로그램에 따라 치료하시오:

- 엉덩이, 허벅지 뒤쪽 및 종아리로 방사되는 신경 통증
- 궁둥구멍근 증후군(심부 둔부 통증 증후군)
- 골반에서 비롯된 궁둥신경통

궁둥구멍근 증후군 (심부 둔부 통증 증후군) [Piriformis Syndrome (Deep Gluteal Pain Syndrome)]

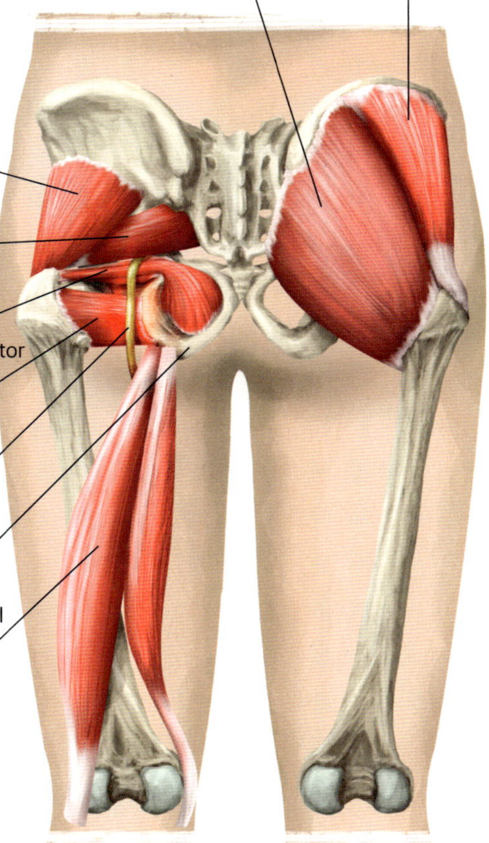

설명: 궁둥구멍근은 볼기근glutes 아래에 있는 깊은 근육으로 P-GO-GO-Q라는 근육 그룹의 일부이다. 이 그룹에는 궁둥구멍근Piriformis, 속-바깥폐쇄근Obturator Internus And Externus, 두 개의 쌍둥이근Gemelli(작은-큰), 넙다리네갈래근Quadratus Femoris이 포함된다. 이 여섯 개의 근육은 "어깨의 돌림근띠"와 유사한 기능을 하며 엉덩관절을 안정시키고 회전을 가능하게 하는 엉덩관절의 '돌림근띠'라고도 한다.

궁둥구멍근 증후군Piriformis syndrome은 엉덩이, 다리에 불편함을 유발한다. 궁둥구멍근 증후군은 두 가지로 세분화할 수 있다:

- **원발성 궁둥구멍근 증후군**Primary Piriformis Syndrome은 궁둥신경 또는 궁둥구멍근의 해부학적 변형으로 인해 발생하는 것으로 여겨진다. 그러나 이러한 유형을 뒷받침하는 증거는 거의 없으며, 한때 생각했던 것보다 훨씬 유병률이 높지 않은 것으로 간주된다.
- **이차성 궁둥구멍근 증후군**Secondary Piriformis Syndrome은 외상이나 혈류를 감소시키는 문제(허혈) 등 해당 부위에 대한 직접적인 손상으로 인해 발생한다. 일반적인 손상에는 낙상, 엉덩관절 관련 수술, 통증으로 인한 근육 보호/경련, 지갑 위에 앉는 것과 같은 장기간의 기계적 압박이 포함된다. 엉덩관절 폄근hip extensor 또는 엉덩관절 회전근hip rotator 운동(부하가 걸린 스쿼트 및 런지)과 신경을 과도하게 스트레칭(과도한 요가 또는 스트레칭)하는 것도 이 질환을 유발할 수 있다.

궁둥구멍근 증후군Piriformis syndrome과 관련된 통증은 단일 구조인 궁둥구멍근뿐만 아니라 여러 근육(볼기근, P-GO-GO-Q, 햄스트링)과 관련될 수 있기 때문에 궁둥구멍근 증후군이라는 진단명이 단계적으로 사라지기 시작했다. 정확한 근육이 아닌 해당 부위를 포착하기 때문에 더 적절한 명칭이자 의사들 사이에서 점점 더 보편화되고 있는 명칭은 심부 둔부 통증 증후군이다.[16] 또한 궁둥신경통 증상과 유사하여 허리가 아닌 골반이나 엉덩이에서 발생하는 궁둥신경통으로 해석되기도 한다.[17,18] 뭐라고 부르든, 엉덩이에서 허벅지 아래로 내려오는 통증이 있다면 이 프로토콜이 도움이 될 것이다.

징후와 증상: 궁둥구멍근 증후군은 일반적으로 엉덩이에 궁둥신경통과 유사한 증상이 나타나며, 허벅지 뒤쪽, 종아리, 발로 방사되는 신경통이 있을 수 있다. 엉덩이 소켓이나 뒷주머니 부위 깊은 곳에서 통증을 느낄 수 있다. 어떤 사람들은 엉덩이에 깊은 통증만 느끼는 반면, 어떤 사람들은 다리가 저리고 따끔거린다.

악화 요인: 궁둥구멍근과 그 밑에 있는 궁둥신경에 압력을 가하는 경우(예: 장시간 앉아 있거나 딱딱한 바닥에 앉는 경우)는 일반적으로 증상을 악화시킨다.

종종 큰 운동이나 격렬한 달리기를 한 후, 장시간 비행이나 자동차를 타는 경우, 즉 자주 일어나 움직일 수 없는 장시간 앉은 자세로 인해 증상이 유발되는 경우가 많다. 이는 아마도 지연성 근육통(DOMS)과 해당 부위의 염증 과정과 관련이 있을 수 있다. 많은 사람이 격렬한 운동 세션 후에 앉아있을 때보다 가만히 앉아 있을 때 통증이 더 심해지는 것으로 보인다.

또 다른 예로는 지갑이나 고르지 않은 딱딱한 표면 위에 앉는 것과 같이 비대칭적으로 앉는 자세가 있다.

궁둥구멍근 증후군이 발생하면 둔부 근육을 수축할 때 통증이 발생할 수 있다. 그렇기 때문에 계단 오르기 같은 활동이 통증이 유발될 수 있으며, 볼기근을 조이고 엉덩관절의 깊은 회전근을 활성화하면 신경을 압박한다.

증상: 궁둥구멍근 증후군은 일반적으로 악화 요인을 수정하거나 제거하면 4~6주 이내에 해결된다. 근육과 궁둥신경 건강을 개선하기 위해 고안된 재활 운동은 회복 속도를 높이는 데 도움이 될 수 있다.

치료 전략: 궁둥구멍근 증후군은 주로 엉덩이에 열을 가하고 주변 근육을 스트레칭하며, 근육 이완제나 소염제를 복용하고 재활 운동을 하는 것으로 치료한다.19 심한 경우 코르티코스테로이드 주사로 통증과 염증을 완화할 수 있다.

급성 발병이나 손상의 경우 1단계에서는 근막 이완 및 기타 통증을 완화하는 기술을 사용한다. 볼기근/궁둥구멍근 운동은 근육 긴장과 통증을 줄일 수 있지만, 너무 세게 누르지 않아야 한다. 궁둥신경은 롤러 바로 아래에 있으므로 너무 세게 누르면 증상이 악화될 수 있다. 햄스트링 운동은 다리 뒤쪽의 긴장을 줄이는 데 도움이 되며, 무릎에서 반대쪽 어깨까지 스트레칭은 볼기근과 엉덩관절 회전근의 긴장과 통증을 상당히 줄여주는 경향이 있어, 많은 환자들이 선호한다. 허리 돌림 운동은 엉덩이에서 궁둥신경의 가지가 시작되는 허리까지 가동성을 향상시킨다. 1단계 마지막에는 궁둥신경 운동으로 신경의 이동성과 산소 및 영양 공급을 개선하여 통증, 저림, 따끔거림 및 기타 증상을 완화하는 데 도움을 준다.

2단계에서는 1단계의 많은 동작에 대한 난이도가 높아진다. 1단계의 궁둥신경 가동성 운동sciatic nerve mobilization에서 2단계의 허리를 둥글게 하고 앉아서 하는 슬럼프 운동slump mobilization으로 난이도를 올린다. 하지만 무리하게 스트레칭 하면, 증상이 악화될 위험이 있다. 긴장이 느껴지는 지점까지 갔다가 멈춰야 한다. 통증이 사라지면 운동 범위가 개선되어, 스트레칭의 동작과 위치를 늘릴 수 있다. 허리 돌림과 볼기근/엉덩이 회전 스트레칭도 1단계의 진행 과정이다. 통증이 나아지고 있어야 하므로, 가동성과 유연성에 더 도전하고 싶을 것이다. 2단계는 무릎 밴드 브릿지와 클램쉘, 볼기근과 엉덩관절 깊은층 돌림근을 저-부하 방식으로 강화하는 저항 운동으로 마무리한다.

이러한 동작이 통증을 유발하는 경우 밴드 없이도 두 가지 운동을 할 수 있다.

3단계는 볼기근, 엉덩관절 깊은층 돌림근, 허리 근육을 강화하는 좀 더 도전적인 저항 운동에 중점을 두며, 궁둥구멍근 증후군의 재발 가능성을 줄여야 한다. 처음 세 가지 운동은 3개의 볼기근을 모두 단련하여, 엉덩이를 안정시키고 궁둥신경을 비롯한 기저 구조를 보호하는 데 도움이 된다. 마지막 두 가지 운동인 사이드 플랭크와 스카이다이버는 허리와 코어 근육을 강화하는데, 이는 궁둥신경이 허리에서 시작되기 때문에 중요하다.

신경통(Nerve Pain)

1단계

GOOD FOR:

- 신경통 및 깊은엉덩이 통증 완화
- 근육 경직 감소
- 운동 범위 개선
- 2단계 및 3단계 운동을 위한 워밍업

GUIDELINES:

- 매일 시행한다.
- 도구: 폼 롤러, 마사지 볼, 스트레치 스트랩
- 휴식 시 통증이 없고 운동으로 경미한 통증 (3/10) 이하이면 2 단계를 추가한다.

볼기근/궁둥구멍근 가동술(Glute/Piriformis Mobilization)

폼 롤러에 앉아 한쪽으로 몸을 기울여 볼기근에 체중을 싣는다. 볼기근 부위 전체를 위, 아래, 좌우로 굴린다. 압력을 높이려면 반대쪽 무릎 위로 다리를 교차하여 근육을 스트레칭한다. 1~2분간 해당 부위를 마사지하고 10~20초간 압통점을 멈춘다.

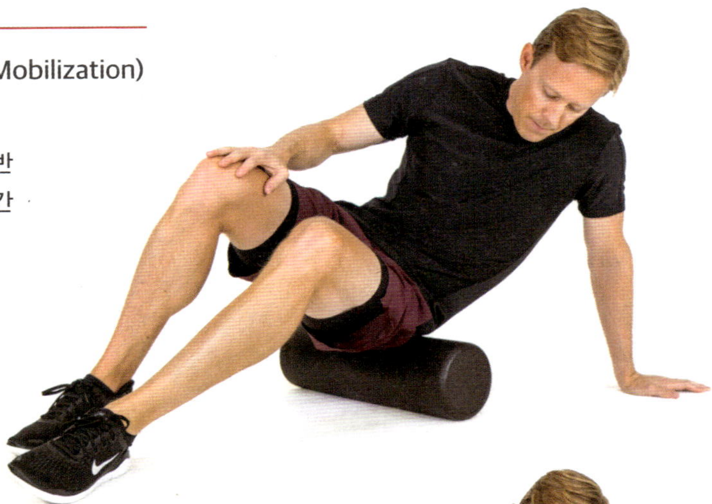

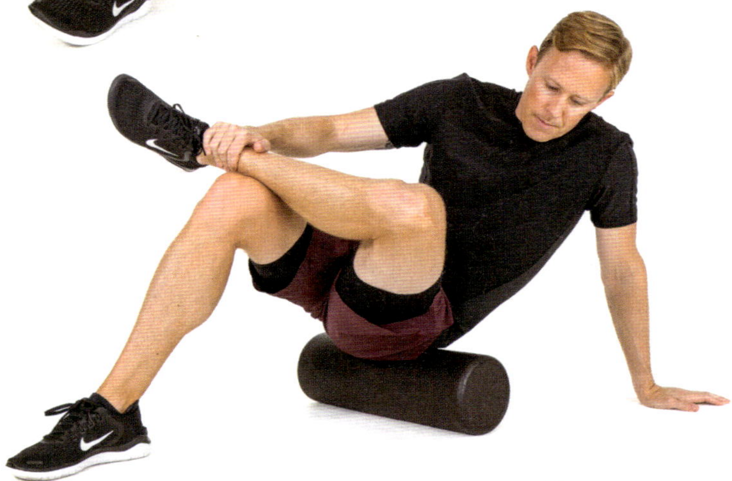

더 정밀한 압력을 원하면, 크고 작은 마사지 볼을 사용한다.

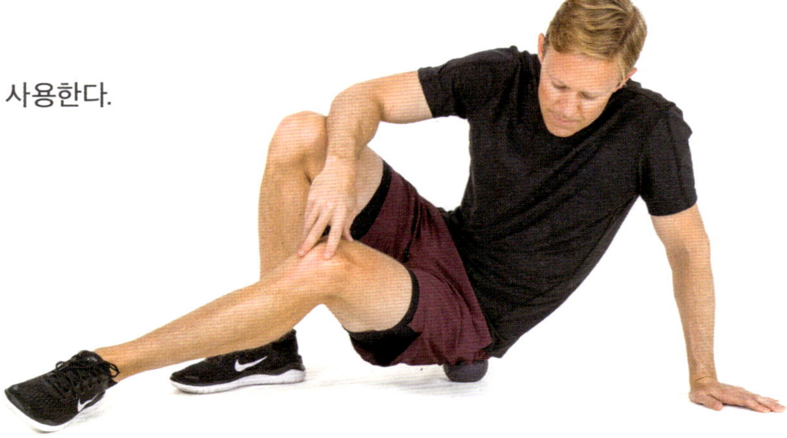

이 단계를 건너뛰거나 경미한 통증이 있는 경우 다음 단계로 넘어간다.

햄스트링 가동술(Hamstring Mobilization)

벤치나 의자에 앉아 크고 작은 마사지 볼을 햄스트링 근육 아래에 놓는다. 햄스트링의 전체 길이를 위아래로 굴린다.
무릎을 구부렸다 폈다 하면서, 근육을 동적으로 움직인다.
1~2분간 해당 부위를 마사지하고 10~20초간 압통 부위를 멈춘다.

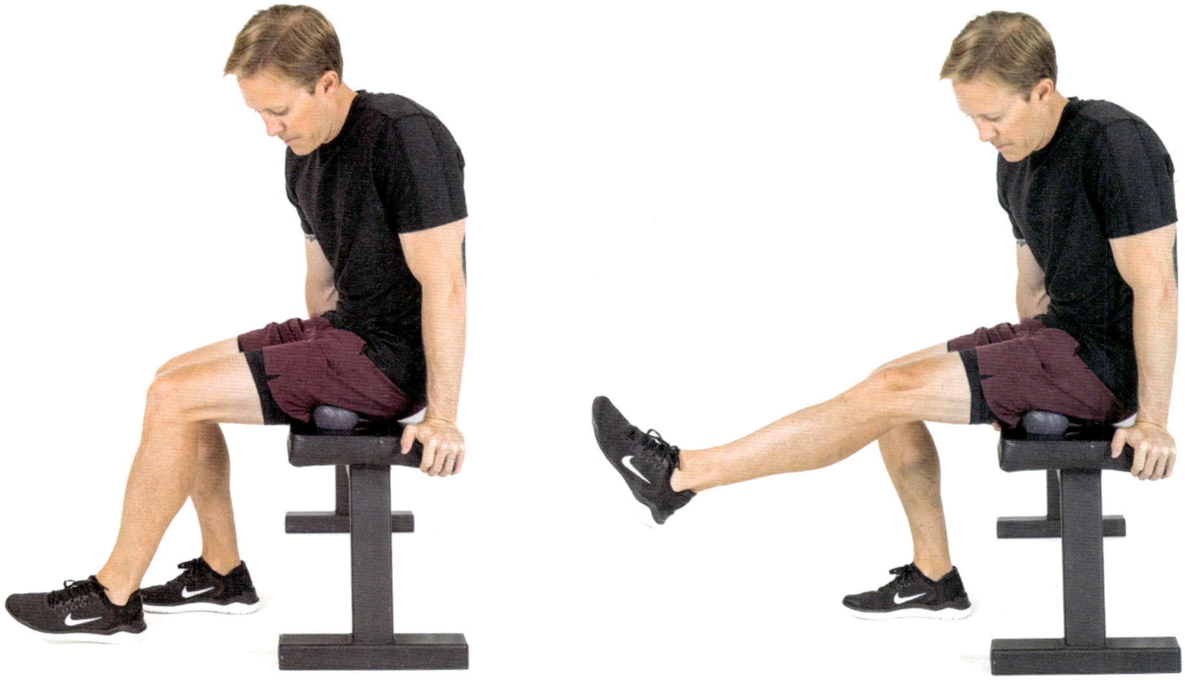

무릎을 반대쪽 어깨 방향으로 당기기(Knee To Opposite Shoulder)

등을 대고 누워 무릎을 가슴 쪽으로 당긴다. 손을 깍지끼고 무릎 아래나 정강이 부위를 감싼다.
허리를 바닥과 수평을 유지하면서, 무릎을 반대편 어깨 방향으로 몸 전체에 걸쳐 당겨준다.
30~60초간 유지하면서 양쪽에서 3회씩 반복한다. 통증이 느껴질 정도로 스트레칭하지 않는다.

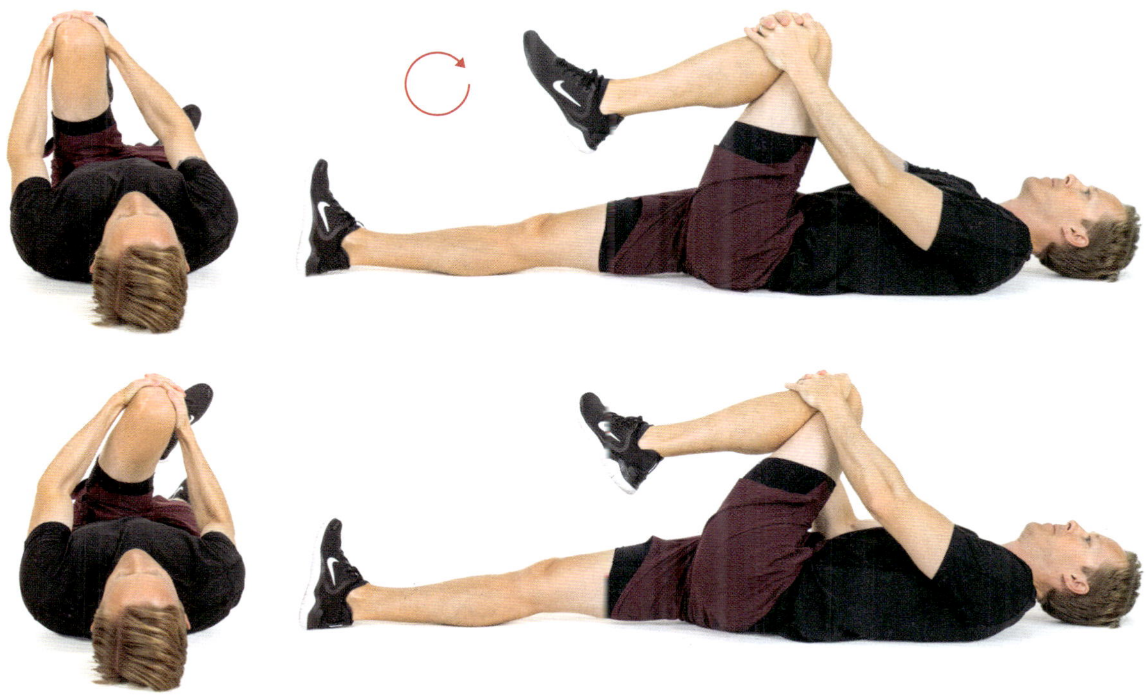

가동성 운동
(Mobility Exercises)

- 10-15회씩 3세트 수행한다.
- 능동적 운동 범위 (AROM)-통증 없이 최대한 멀리 움직인다.
- 끝 범위에서 2~3초간 멈춘다.

허리 돌림
(Lumbar Rotation)

등을 대고 눕는다. 무릎을 구부리고 발을 바닥에 댄 상태에서 무릎을 좌우로 천천히 움직인다. 통증 없는 내에서 최대한 멀리 움직인다.

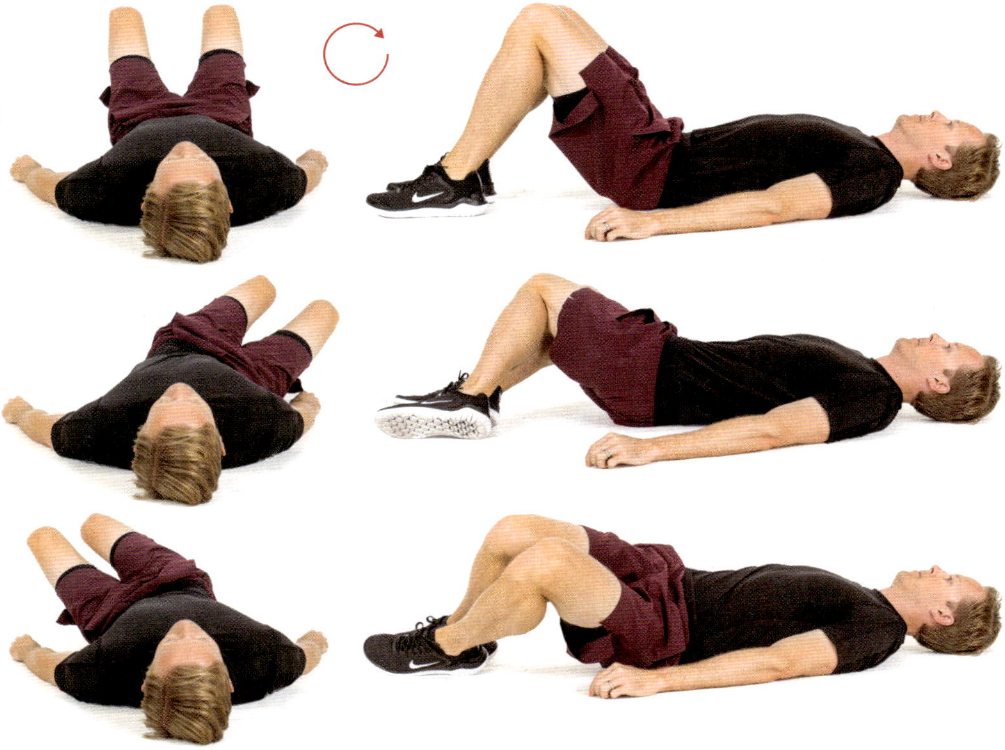

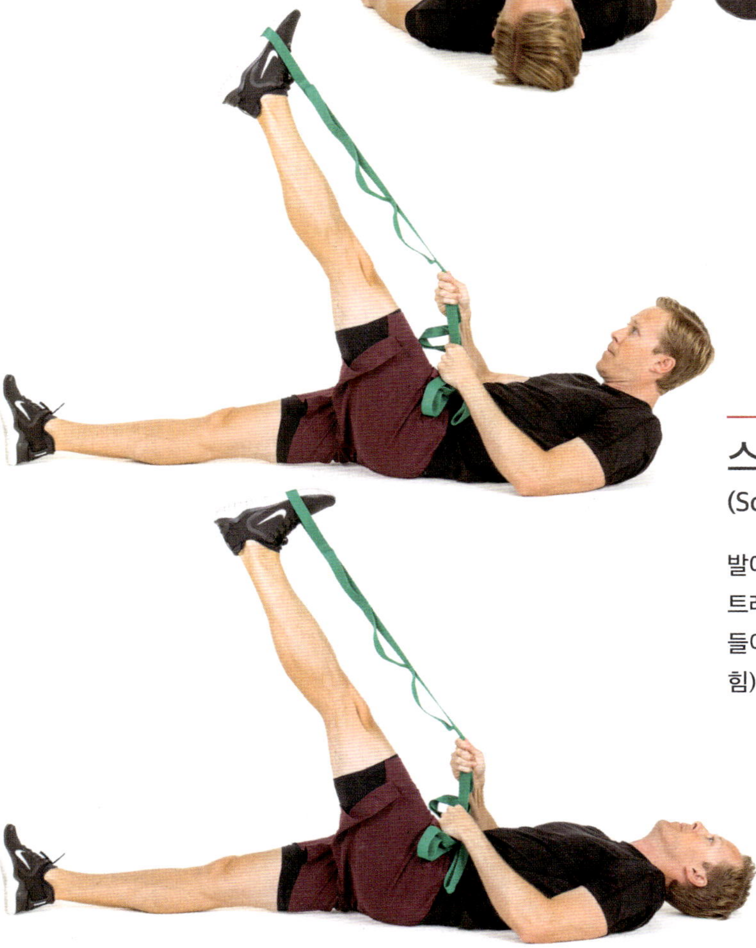

스트랩 궁둥신경 가동술
(Sciatic Nerve Mobilization With Strap)

발에 스트랩을 감는다. 팔을 사용하여 다리 뒤쪽에 긴장감이나 스트레칭이 느껴질 정도로 다리를 들어 올린다. 발을 뻗고 고개를 들어 올리는 동작(이미지 1)과 발을 몸 쪽으로 구부리고(발등굽힘) 고개를 뒤로 눕히는 동작(이미지 2)을 번갈아 가며 반복한다.

신경통(Nerve Pain)

2단계

GOOD FOR:

- 신경 민감도 감소
- 엉덩관절 가동 범위 개선
- 3단계 운동을 위한 워밍업

GUIDELINES:

- 매일 수행한다.
- 도구: 루프 밴드, 벤치
- 가벼운 통증 없이 운동을 할 수 있을 때 3단계 추가(3/10)한다.

가동성 운동 (Mobility Exercise)

- ▶ 10-15회씩 3세트 수행한다.
- ▶ 능동적 운동 범위 (AROM)-통증 없이 최대한 멀리 움직인다.
- ▶ 끝 범위에서 2~3초간 멈춘다.

슬럼프 궁둥신경 가동술(Slump Sciatic Nerve Mobilization)

발이 바닥에서 떨어지도록 의자나 테이블에 앉는다. 어깨를 구부리고 등을 둥글게 편다. 다리 뒤쪽에 긴장감이나 스트레칭이 느껴질 때까지 무릎을 천천히 곧게 편다. 발을 뻗어 아래를 내려다보는 자세와 발을 들어 올려 목을 쭉 뻗는 자세(앞을 바라보는 자세)를 번갈아 가며 취한다.

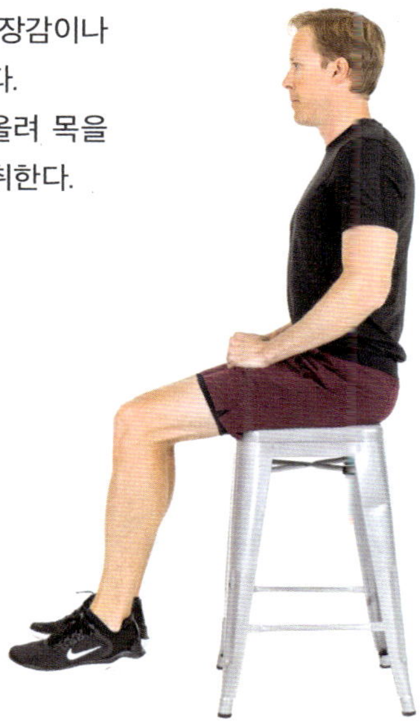

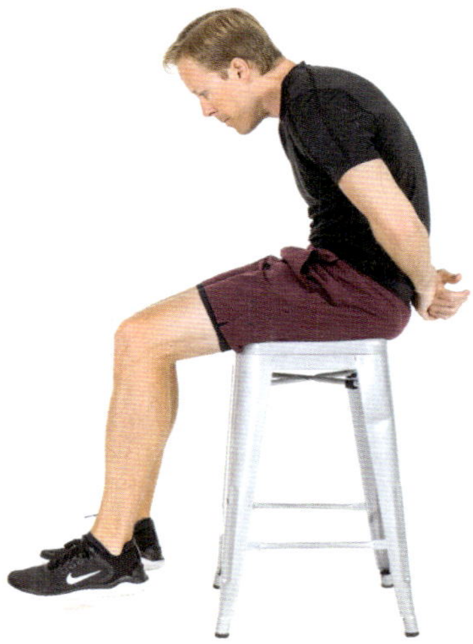

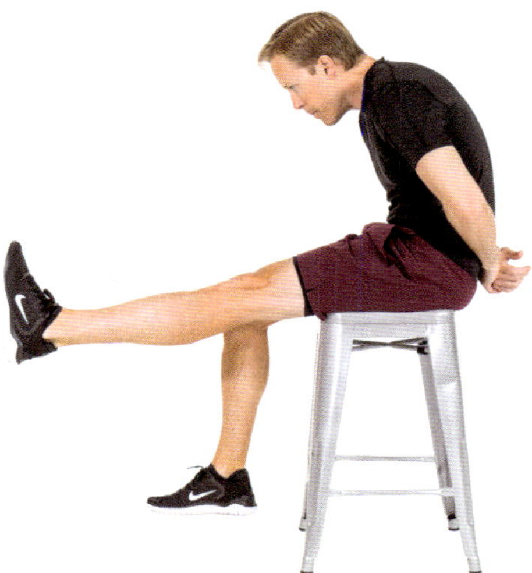

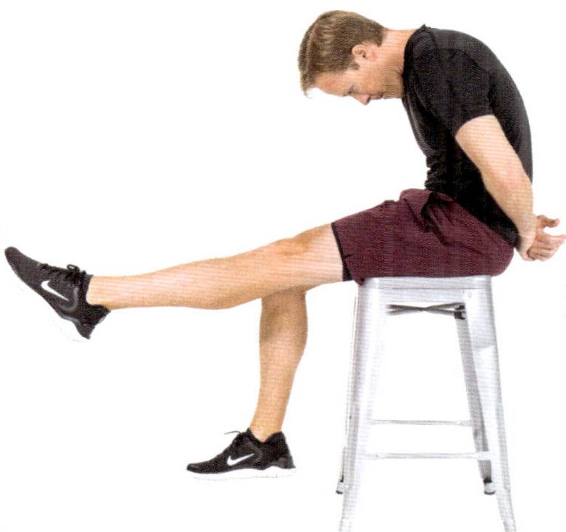

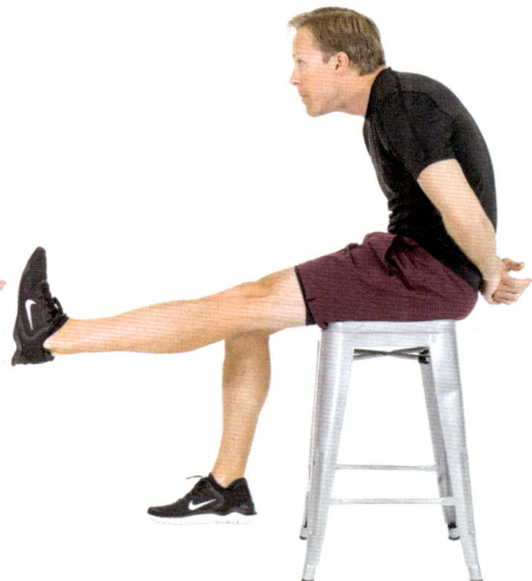

스트레칭 운동
(Stretching Exercises)

- 30~60초간 유지하며 3회 반복한다.
- 양쪽 순서와 상관없이 수행한다.
- 통증이 느껴질 정도로 스트레칭 하지 않는다.

허리 돌림 스트레칭
(Lumbar Rotation Stretch)

등을 대고 누워 무릎과 엉덩이를 90도 정도 구부린다. 양손을 몸 전체에 뻗어 올린 무릎 바깥쪽을 컵 모양으로 감싸준다. 양쪽 어깨를 바닥에 대고, 손으로 무릎을 몸 전체에 걸쳐 바닥 쪽으로 바닥을 향해 당긴다. 척추가 편안하게 허용하는 범위까지 회전한다.

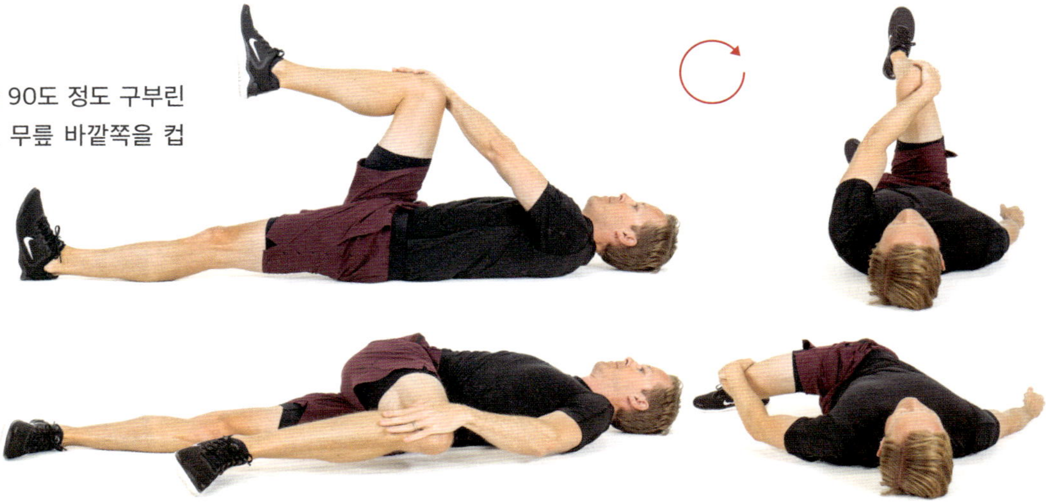

볼기근/엉덩이 돌림근 스트레칭
(Glute/Hip Rotator Stretch)

앉은 자세 피겨-4 스트레칭
(Seated Figure-Four Stretch)

벤치나 의자에 앉아 한쪽 다리를 반대쪽 무릎 위로 교차한 다음 볼기근 부위가 늘어나는 느낌이 들 때까지 상체를 앞으로 구부린다.

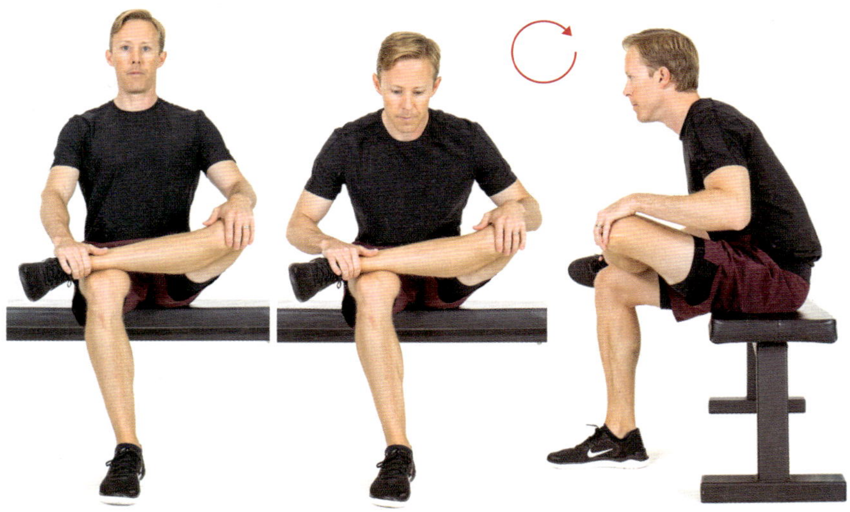

누운 자세 피겨-4 스트레칭
(Supine Figure-Four stretch)

등을 대고 누워 다리를 구부리고 발을 바닥에 댄다. 한쪽 다리를 반대쪽 무릎 위로 교차한다. 한쪽 팔을 다리 사이로, 다른 팔은 다리 바깥쪽을 감싸고 양손으로 무릎 앞쪽을 감싸준다. 팔을 이용해 무릎을 가슴 쪽으로 당긴다.

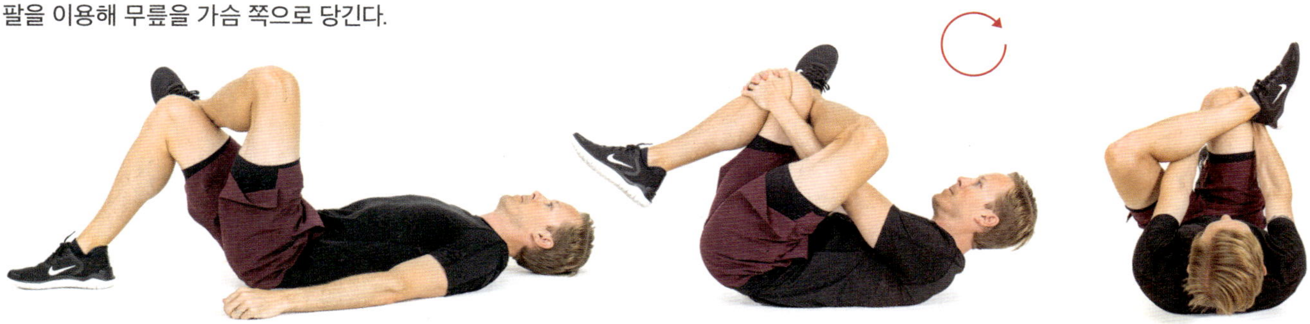

피존 스트레칭(Pigeon Stretch)

한쪽 무릎을 벤치에 평평하게 놓고 아래쪽 다리를 몸과 수직이 되게 한 다음 뒷발을 뒤로 밀어준다. 둔부 부위가 늘어나는 느낌이 들 때까지 허리를 앞으로 구부린다. 무릎에 통증이 느껴지거나 시작 자세를 편안하게 취할 수 없는 경우 무릎 아래에 베개를 놓거나 벤치의 한 쪽(구부린 무릎과 같은 쪽)을 들어 올린다

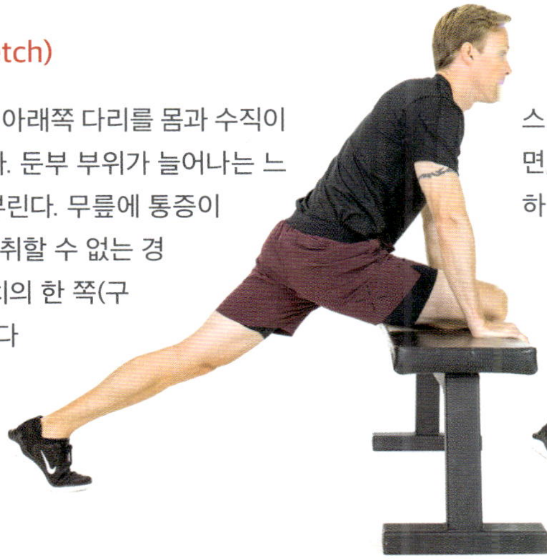

스트레칭의 강도를 증가하려면, 바닥에서 이 운동을 시행하면 된다.

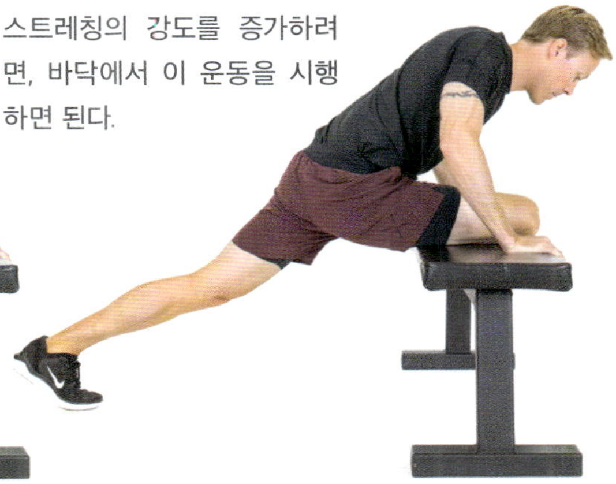

저항운동 (Resistance Exercises)

- ▶ 10-15회씩 3세트 수행한다.
- ▶ 피곤할 때까지 세트 푸시
- ▶ 운동을 더 어렵게 만들기 위해 반복 횟수를 추가한다.

브릿지(하나 선택)(Bridge)

밴드 개구리 브릿지(Banded Frog Bridge)

무릎 위에 루프 밴드를 놓는다. 무릎을 구부리고 발바닥의 안쪽을 맞댄 채 누운 자세를 취한다. 이 때 발뒤꿈치의 바깥쪽(측면)이 바닥에 닿도록 하여 개구리처럼 다리를 벌린다. 무릎이 바깥으로 벌어진 상태를 유지하며 엉덩이를 들어 올려 볼기근에 힘을 준다. 엉덩이를 완전히 펴고, 볼기근을 수축한다.

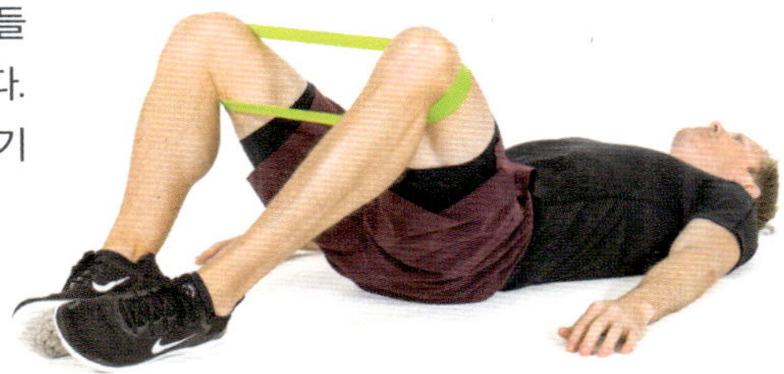

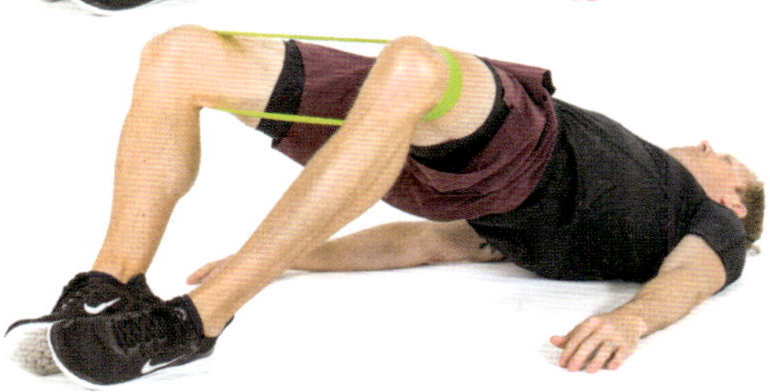

밴드 브릿지(Banded Bridge)

뒤꿈치를 바닥에 대고 엉덩이를 쭉 뻗는다. 전체 동작 범위에서 벌림 저항(무릎 바깥쪽)을 유지한다

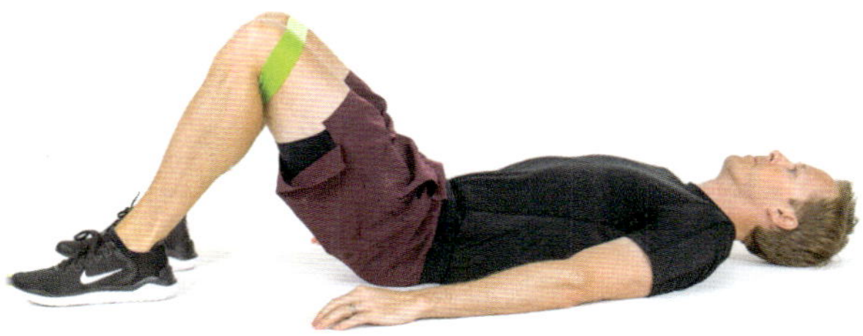

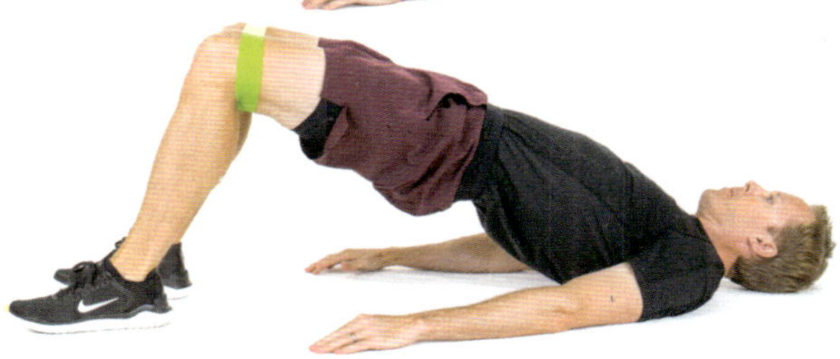

클램쉘(Clamshell)

옆으로 누워 엉덩관절에서 45도, 무릎을 90도로 구부린 상태에서 발과 다리를 포개어 놓는다. 척추가 회전하지 않도록 몸통을 안정시킨 후, 위쪽 무릎을 가능한 범위 내에서 최대한 들어 올린다.

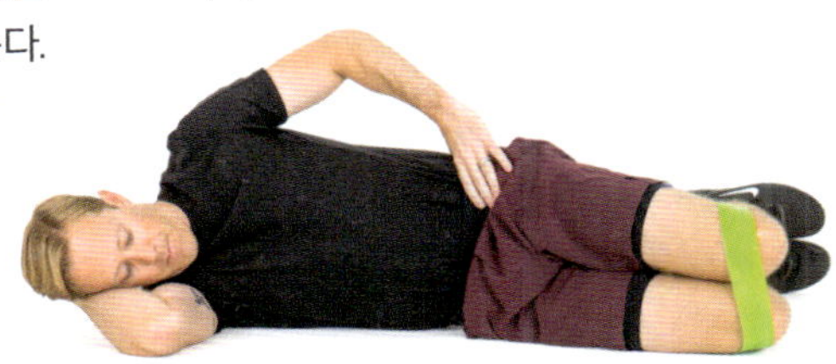

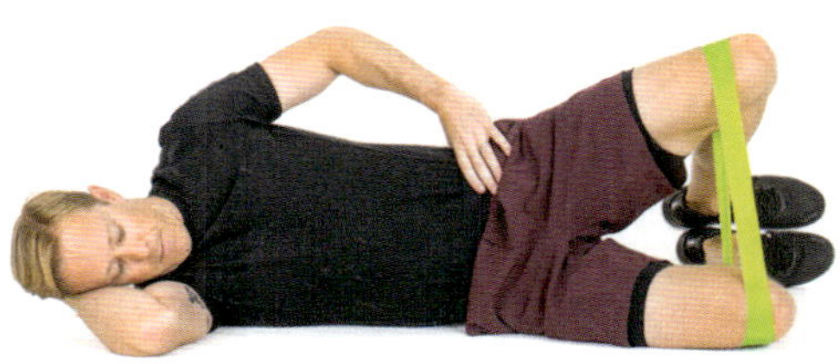

신경통(Nerve Pain)

3단계

GOOD FOR:

- 신경 민감성 감소 및 향후 재발 방지
- 볼기근 및 엉덩관절 근력 향상

GUIDELINES:

- 일주일에 3~4일 수행한다.
- 별도의 설명이 없는 한 10-15회씩 3세트를 수행한다.
- 피곤할 때까지 세트를 수행
- 도구: 플라이오 박스, 저항 루프, 다월

싱글-레그 브릿지(Single-Leg Bridge)

브릿지 시작 자세에서 한쪽 다리를 들어 올린다, 들어 올린 다리를 곧게 펴거나 90도 정도 구부린 상태로 유지한다. 지지하고 있는 다리로 바닥을 밀면서 엉덩이를 쭉 들어올린다. 엉덩이를 완전히 펴면서 볼기근을 조이는 데 집중하고 1~2초 동안 수축을 유지한다. 무릎 위에 저항 밴드를 추가하거나 싱글-레그 힙 쓰러스트(342페이지)를 하면 운동의 강도를 더 높일 수 있다.

측면 스텝업(Lateral Step-Up)

플라이오 박스 옆에 서서, 한쪽 발 전체를 상자에 위에 올린다. 발은 어깨 너비정도로 벌리고, 지지하는 다리는 바닥에 둔다. 상자 위에 올린 다리로 체중을 옮기며, 엉덩이와 무릎을 동시에 부드럽게 뻗으며 몸을 들어올린다. 이 때 바닥에 있는 다리로 밀어올리지 않아야 한다. 운동 강도를 높이고 싶다면 상자의 높이를 올린다. 상자의 높아질수록 상체를 앞으로 더 많이 숙여지고, 체중은 상자 위 발쪽으로 기울여지게 된다. 팔을 앞으로 뻗어 체중의 균형을 맞출 수 있다.

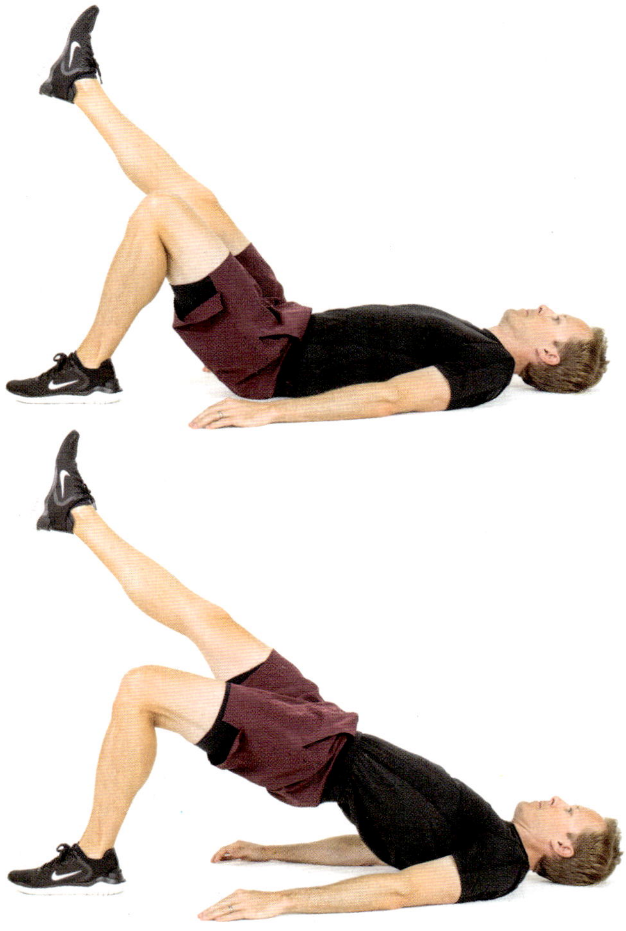

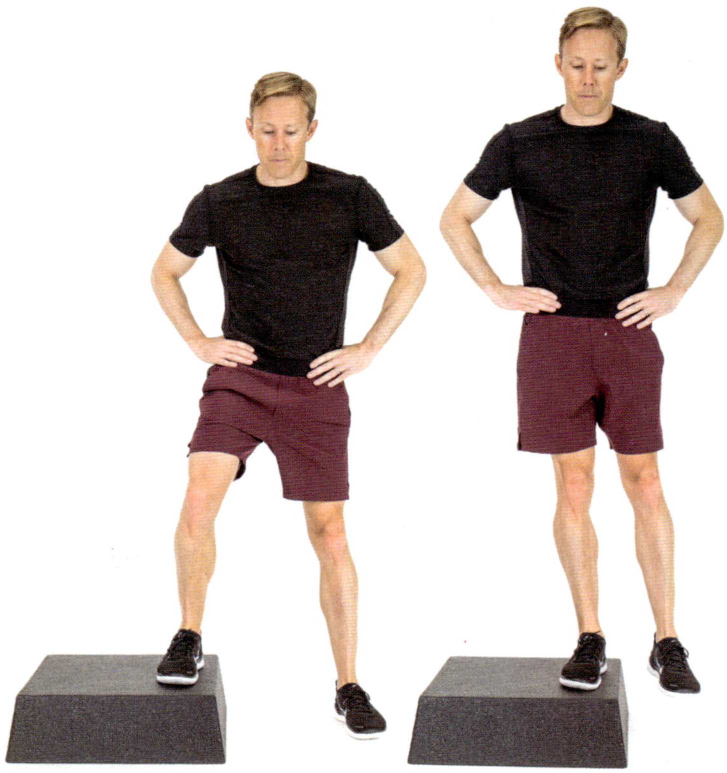

밴드 엉덩관절 벌림(Banded Hip Abduction)

무릎 위에 저항 밴드를 착용한다. 체중을 한쪽 다리에 실은 후, 반대쪽 다리를 옆으로 들어 올리며 엉덩관절 벌림 동작을 수행한다. 이 때 상체를 과도하게 숙여지지 않도록 주의하고, 발 끝은 정면을 향하도록 한다. 벽에 손을 대거나 다월을 사용하여 균형을 유지한다.

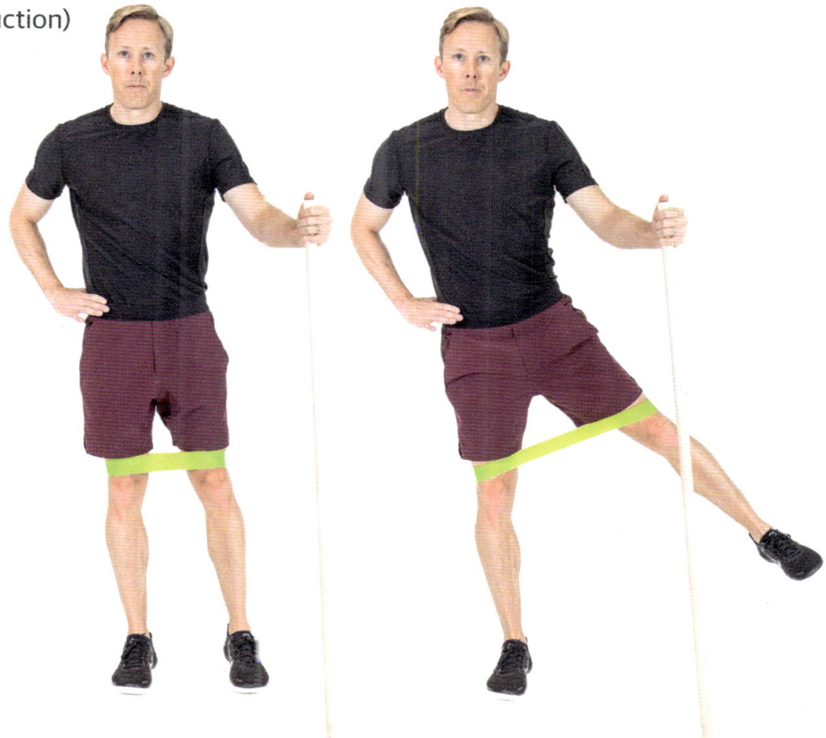

스카이다이버(Skydiver)

엎드린 자세에서 양팔은 몸통 옆에 붙인다. 허리 폄근을 사용하여 하체와 상체를 바닥에서 들어 올리며, 볼기근에도 힘을 준다. 이 때 어깨를 뒤로 당기고, 목은 중립 자세를 유지하면서 시선은 바닥을 향하게 한다.

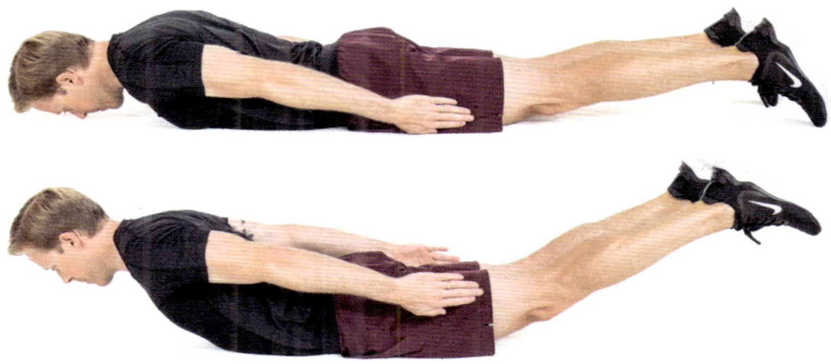

사이드 플랭크(Side Plank)

옆으로 누운 자세에서 팔꿈치를 어깨 아래에 위치시키고, 몸통을 곧게 유지한 채 상체를 들어올린다. 두 다리는 포개어 정렬하고, 몸통과 코어 근육의 힘으로 엉덩이를 바닥에서 들어 올려 일직선을 유지한다. 20~30초간 유지하면서 3회 반복한다.

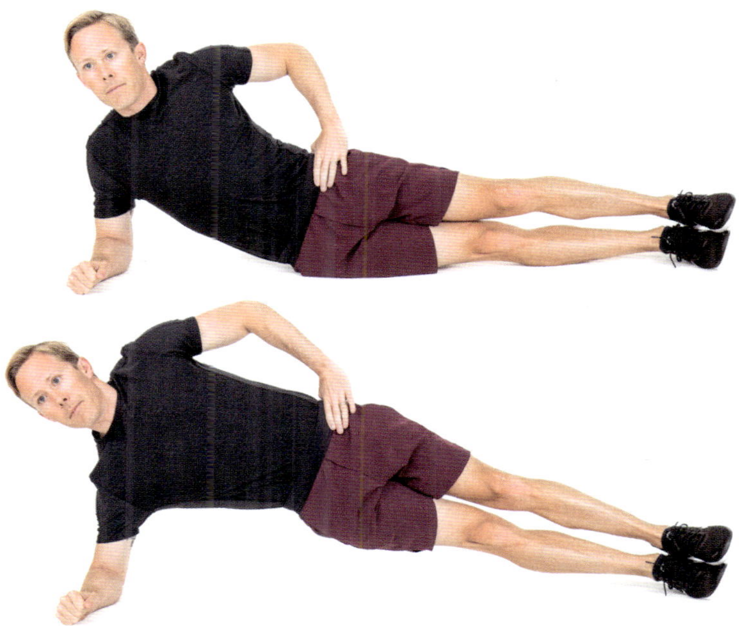

엉덩관절 굽힘근 통증(Hip Flexor Pain)

다음 프로그램에 따라 치료하시오:

- 엉덩관절 앞쪽의 통증
- 엉덩관절 굽힘 힘줄병증 또는 긴장Hip flexor tendinopathy or strain
- 엉덩허리근 점액낭염Iliopsoas bursitis

엉덩관절 굽힘근 긴장 및 힘줄병증 (Hip Flexor strains and Tendinopathy)

설명: 엉덩허리근iliopsoas은 허벅지 뼈를 가슴 쪽으로 당기는 주요 엉덩관절 굽힘근으로 큰허리근psoas major, 작은허리근psoas minor, 엉덩근iliacus이라는 세 개의 작은 근육이 합쳐져 형성된다. 이 근육은 복부 깊숙한 곳에서 하나의 힘줄로 합쳐져 넙다리뼈 안쪽의 하부 넙다리뼈가라는 뼈에 붙어 있다.

이 부위의 통증은 일반적으로 많이 걷거나 달리기, 하이킹, 계단 오르기 등 엉덩관절 굽힘과 관련이 있다. 반복적인 들기 동작marching motion이 포함된 모든 활동은 엉덩허리근이나 엉덩관절 굽힘근에 영향을 줄 수 있다.[20] 엉덩관절 굽힘근 긴장은 반복적인 스트레스, 과도한 스트레칭 또는 근육이나 힘줄이 찢어지는 빠르고 강한 수축으로 인해 흔히 발생하기도 한다.

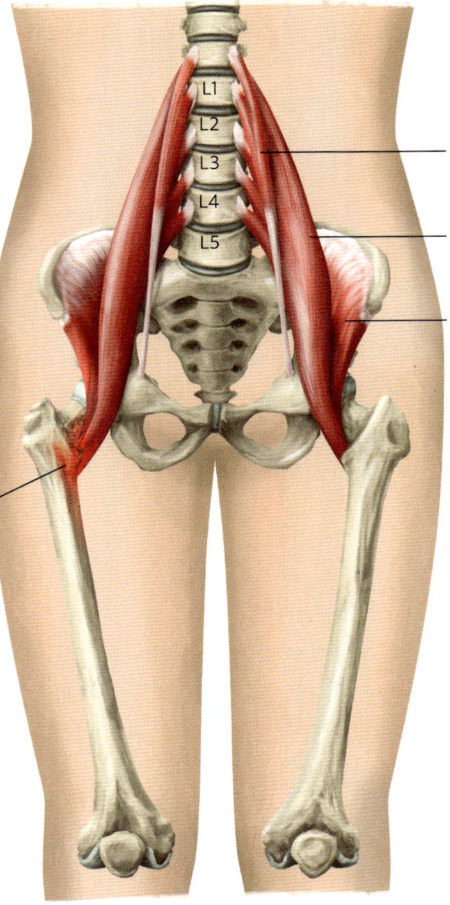

징후 및 증상: 엉덩관절 굽힘근 힘줄 문제는 일반적으로 근육을 수축시키거나 힘줄을 압박하는 자세로 관절을 움직일 때 엉덩관절 앞쪽과 사타구니 부위에 날카로운 통증이 생긴다. 힘줄을 자극하는 활동 후에는 해당 부위에 둔한 통증을 느낄 수 있다.

악화 요인: 엉덩허리근에 스트레스를 주는 활동에는 달리기나 빨리 걷기처럼 엉덩관절 굽힘을 자주 수축해야 하는 운동이 포함된다. 깊은 스쿼트, 런지 또는 낮은 좌석에 앉으면 힘줄을 압박하여 증상을 유발할 수 있다.

엉덩관절 굽힘근 힘줄병증과 엉덩관절 충돌 통증과 어떻게 구별할 수 있나?

엉덩관절 굽힘근 힘줄병증과 엉덩관절 충돌은 비슷한 증상을 유발할 수 있지만, 엉덩관절 굽힘근은 일반적으로 활발하게 수축할 때 통증이 발생한다. 앉은 자세에서 다리를 능동적으로 들어 올릴 때 통증이 발생한다면, 엉덩관절 충돌이 아닌 엉덩관절 굽힘근 힘줄일 가능성이 높다.

예후: 악화시키는 활동을 수정하거나 없애고 엉덩관절 굽힘근을 강화하도록 고안된 재활 프로그램을 시행하면 대부분의 경우 6~12주 이내에 해결된다.

치료 전략: 엉덩관절 굽힘근 힘줄병증, 긴장 및 윤활주머니염bursitis은 주로 조직을 진정시킨 다음 엉덩관절 굽힘근과 힘줄을 강화하는 물리 치료로 치료한다.[21] 급성 통증을 줄이기 위해 항-염증제와 스테로이드 주사를 사용할 수 있다.[22]

1

프로토콜의 1단계에서는 넙다리네갈래근Quadriceps femoris을 들어올리는 것으로 시작한다. 넙다리네갈래근 중 넙다리곧은근rectus femoris은 엉덩관절 굽힘근으로 엉덩허리근과 시너지 효과를 발휘한다. 허리근psoas과 엉덩관절 굽힘근에 연조직 동원(마사지)을 하면 일부 사람들의 경우 통증과 압박감을 줄일 수 있지만, 많은 의사들은 엉덩허리근과 같은 깊은 구조는 복부와 내장을 지나쳐야 도달할 수 있기 때문에 마사지가 불가능하다고 생각하기 때문에 이러한 동원법을 포함시키지 않았다. 하지만, 관절 굽힘근 마사지(보통 큰 볼로 하는 마사지)로 통증이 완화되었다면 프로그램에 추가한다.

1단계에는 엉덩관절 굽힘 스트레칭도 포함되어 있어 전반적인 통증과 긴장감을 완화할 수 있다. 하지만 달리기나 전력 질주 등으로 심한 긴장을 받은 경우에는 이 스트레칭을 부드럽게 수행하거나 아예 건너뛰는 것이 좋다. 공격적인 스트레칭은 근육 긴장을 오히려 악화시킬 수 있으므로 금기인 경우가 많다. 허리근은 허리에 붙어 있기 때문에 허리 돌림 스트레칭은 이 부위를 대상으로 하며 엉덩관절 굽힘 관련 통증을 줄일 수 있다. 1단계의 마지막 두 가지 운동은 엉덩관절 굽힘에 중점을 둔다. 첫 번째는 엉덩관절 굽힘 운동으로, 엉덩관절 굽힘근이 중력에 대항하여 다리를 들어 올릴 수 있을 만큼 강하게 수축하도록 한다. 너무 통증이 심하면 누워서 하거나 통증 없이 서서 할 수 있는 동작 범위만 수행한다. 두 번째는 엉덩관절 굽힘 등척성 운동으로, 엉덩관절 굽힘근을 제어된 방식으로 강화하는 운동이다. 근육이 견딜 수 있는 만큼의 힘만 가하고, 근육이 회복되면 더 많은 저항을 가할 수 있다.

2
3

2단계와 3단계는 근력을 회복하는 것이 주요 목표이므로, 저항 운동에 중점을 둔다. 2단계의 모든 운동은 엉덩관절 가쪽돌림을 목표로 하는 클램쉘을 제외하고, 엉덩관절 굽힘근의 주요 작용인 엉덩관절 굽힘을 목표로 한다.(엉덩관절 굽힘근은 엉덩관절 가쪽돌림을 보조하기도 한다). 3단계는 2단계보다 난이도를 높여 기능을 더욱 강화한다. 손상이 회복 이후에는 2단계와 3단계 운동을 주기적으로 반복하여 엉덩관절 굽힘근을 튼튼하게 유지하고 재손상을 예방해야 한다.

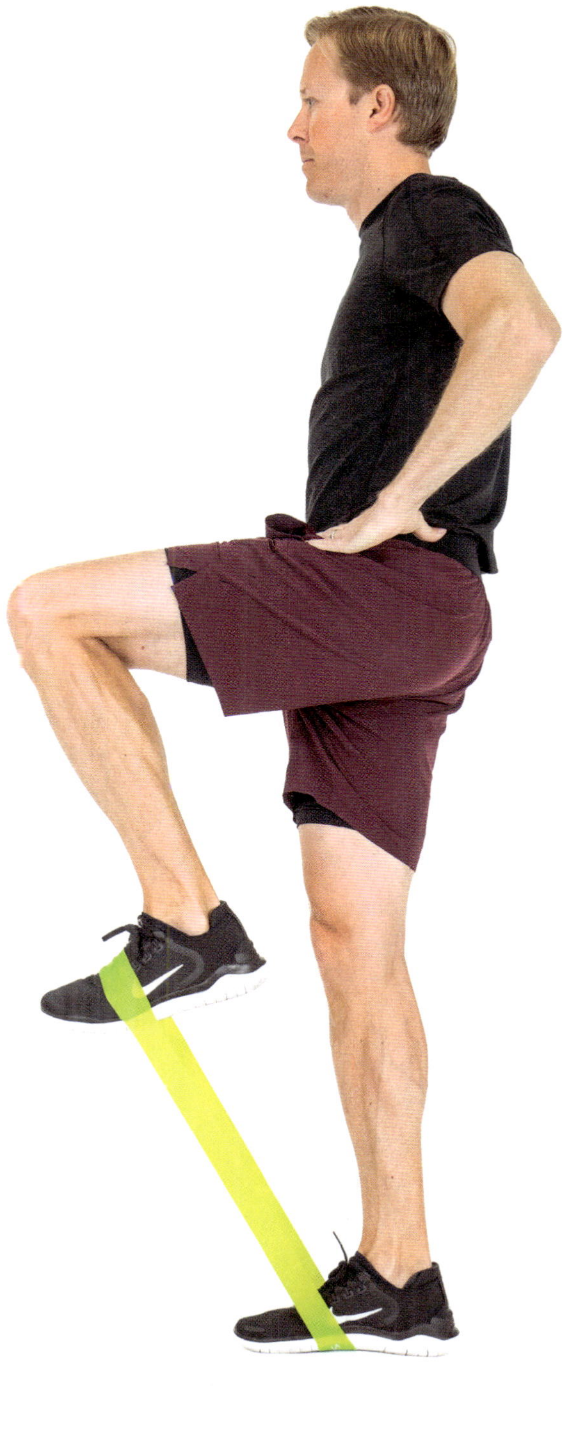

엉덩관절 굽힘근 통증(Hip Flexor Pain)

1단계

GOOD FOR:

- 엉덩관절 앞쪽 통증 완화
- 엉덩관절 운동 범위 개선
- 2단계 및 3단계 운동을 위한 워밍업

GUIDELINES:

- 매일 수행한다.
- 도구: 폼 롤러, 밸런스 패드
- 휴식 시 통증이 없고 운동 시 경미한 통증(3/10)이 없을 때 2단계를 추가한다.

대퇴 가동술(Quad Mobilization)

엎드린 자세에서 팔뚝이나 손으로 체중을 지탱한 후, 한쪽 다리를 폼롤러 위에 올려 발가락이 바닥을 향하게 한다. 바닥에 닿은 반대쪽 발과 팔을 이용해 체중을 지탱하면서, 폼롤러를 위아래로 굴려 허벅지 앞쪽 넙다리네갈래근전체를 마사지 한다. 각 다리에 1~2분씩 시행하며, 통증 없이 부드러운 지점에서 10~20초간 정지한 후, 무릎을 곧게 펴고 굽히는 동작으로 근육을 동작으로 자극한다.

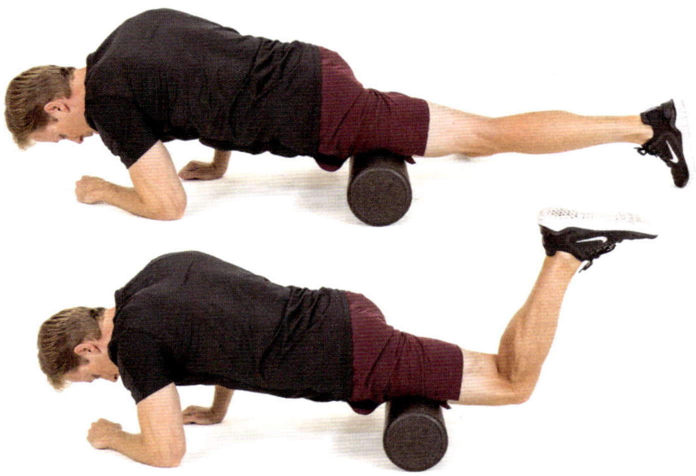

엉덩관절 굽힘 스트레칭(Hip Flexor Stretch)

무릎을 꿇은 자세에서 복부와 볼기근에 힘을 주어 골반을 뒤쪽으로 후방경사 시킨다.
등은 중립을 유지하고, 엉덩이와 다리 앞쪽이 늘어나는 느낌이 들 때까지 몸을 약간 앞으로 움직인다.
스트레칭의 강도를 높이고 싶으면, 무릎을 굽혀 발목을 잡거나, 벤치나 의자에 발을 올리거나 정강이를 벽에 붙이는 방식으로 변형할 수도 있다. 스트레칭은 30~60초간 유지하며 3회 반복한다.
단, 통증이 느껴질 정도로 무리하지 않고. 근육 긴장이나 힘줄병증이 있는 경우에는 운동을 건너뛰거나 각별한 주의가 필요하다.

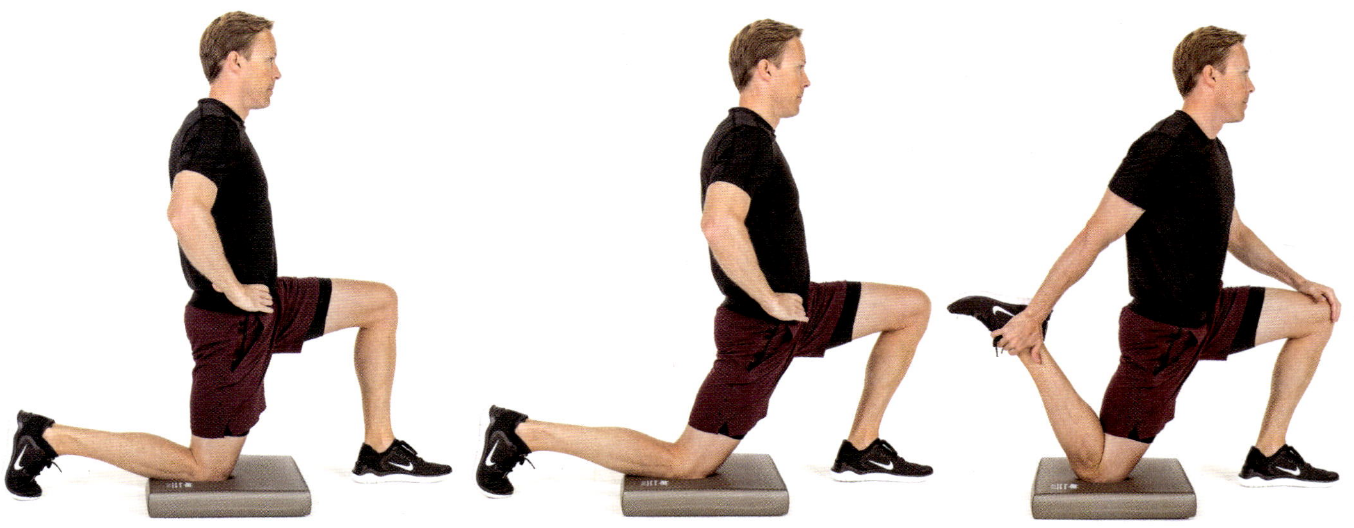

허리뼈 돌림 스트레칭(Lumbar Rotation Stretch)

등을 대고 누워 무릎과 엉덩이를 90도 정도 구부린다. 양손을 몸 전체에 뻗어 올린 무릎 바깥쪽을 컵 모양으로 감싸 안는다. 양쪽 어깨를 바닥에 붙인 상태에서 손으로 무릎을 몸 전체에 걸쳐 바닥 쪽으로 당긴다. 척추가 편안하게 허용하는 한도까지 회전한다. 30~60초간 유지하면서 3회 반복한다.

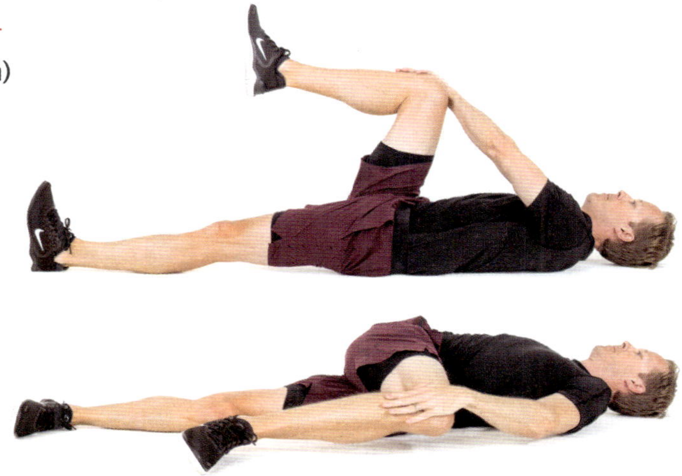

엉덩관절 굽힘 가동성 (Hip Flexion Mobility)

곧게 선 자세에서 발은 정면을 향하게 하고, 엉덩이 아래에 체중이 균형 있게 실리도록 선다.
도움 없이 무릎을 가능한 높이 들어 올려 엉덩관절의 굽힘 범위를 확인하고, 최대 범위에 도달하면 무릎 앞쪽을 양손으로 컵 모양으로 감싸 가슴 쪽으로 부드럽게 당긴다. 가동 범위 내에서 통증 없이 최대한 멀리 움직이며 10~15회씩 3세트 반복한다. 매 끝 범위에서는 2~3초간 멈춘다.

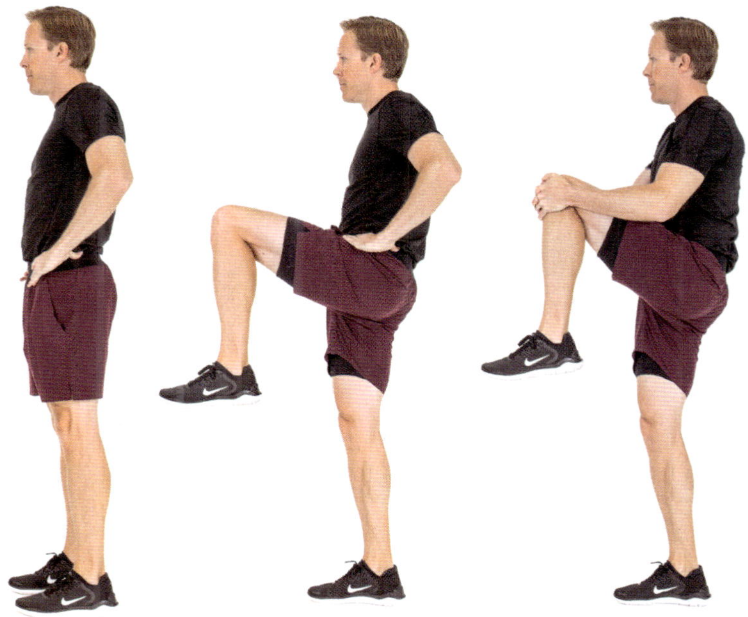

엉덩관절 굽힘근 등척성(하나 선택)(Hip Flexor Isometrics)

이 운동은 서 있거나 앉은 자세에서 수행할 수 있으며, 두 가지 자세 모두 엉덩관절과 무릎을 약 90도로 굽힌 상태를 유지한다. 손바닥을 무릎 위에 올려놓고 아래로 지그시 누른다. 엉덩관절 굽힘근을 활성화하여 무릎을 손바닥 방향으로 밀어내면서 손의 압력에 저항한다. 통증이 없을 정도의 강도로 가능한 최대 힘을 발휘한다. 30~45초간 유지하면서 양쪽 모두 4~5회씩 반복한다.

서서(standing)

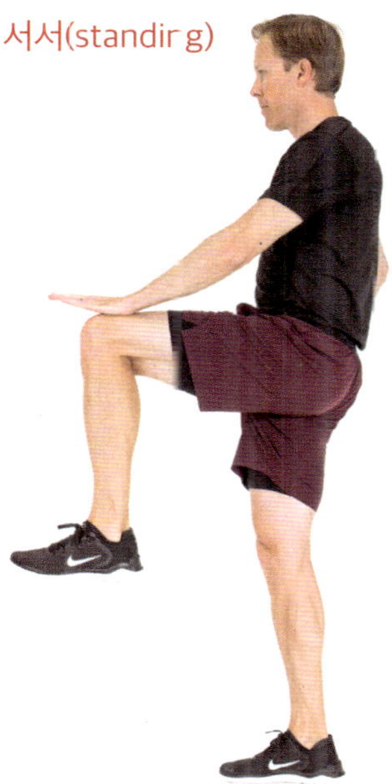

앉아서(seated)

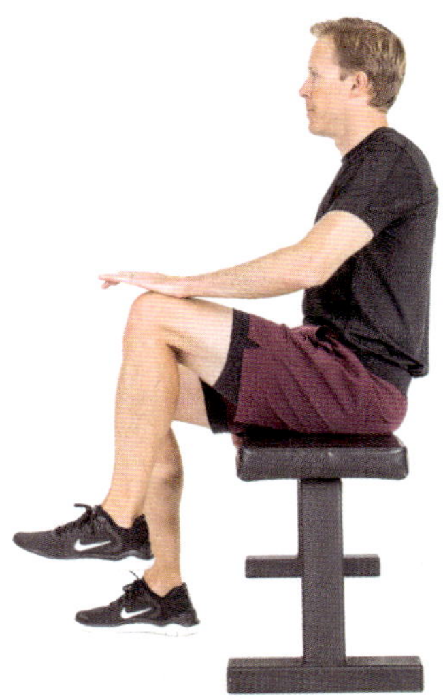

엉덩관절 굽힘근 통증(Hip Flexor Pain)

2단계

GOOD FOR:

- 엉덩관절 통증 감소
- 엉덩관절 굽힘근, 복부 및 볼기근 초기 강화
- 3단계 워밍업

GUIDELINES:

- 매일 수행한다.
- 도구: 폼 롤러, 밸런스 패드
- 휴식 시 통증이 없고 운동 시 경미한 통증(3/10)이 없을 때 2단계를 추가한다.

프론트 플랭크(Front Plank)

엎드려 누운 자세에서 팔꿈치를 어깨 아래에 놓고 팔뚝을 바닥과 수평이 되게 놓는다. 다리는 엉덩이 너비만큼 벌리고, 발가락은 바닥을 지지한다. 엉덩이를 바닥에서 들어 올려 등이 평평해지도록 하고, 이 때 엉덩이는 어깨와 같은 수평면에 위치하도록 한다. 복부 근육을 수축하고 볼기근을 조여 자세를 안정화한다. 20~45초간 유지하고, 3회 반복한다.

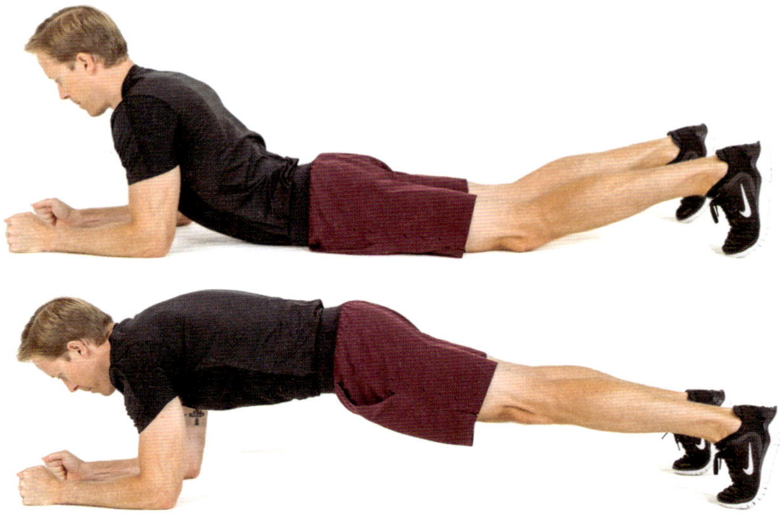

누워서 누워서 무릎펴고 다리 들기

(Supine Straight-Leg Raise)

등을 대고 누운 상태에서 한쪽 다리는 무릎을 구부려 발을 바닥에 고정하고, 반대쪽 다리는 무릎을 곧게 편 채로 천천히 들어 올린다. 허리가 과도하게 들리거나 구부러지지 않도록 주의하며, 들어 올린 다리는 반대쪽 무릎 높이까지만 천천히 올린 후 바닥으로 내린다.

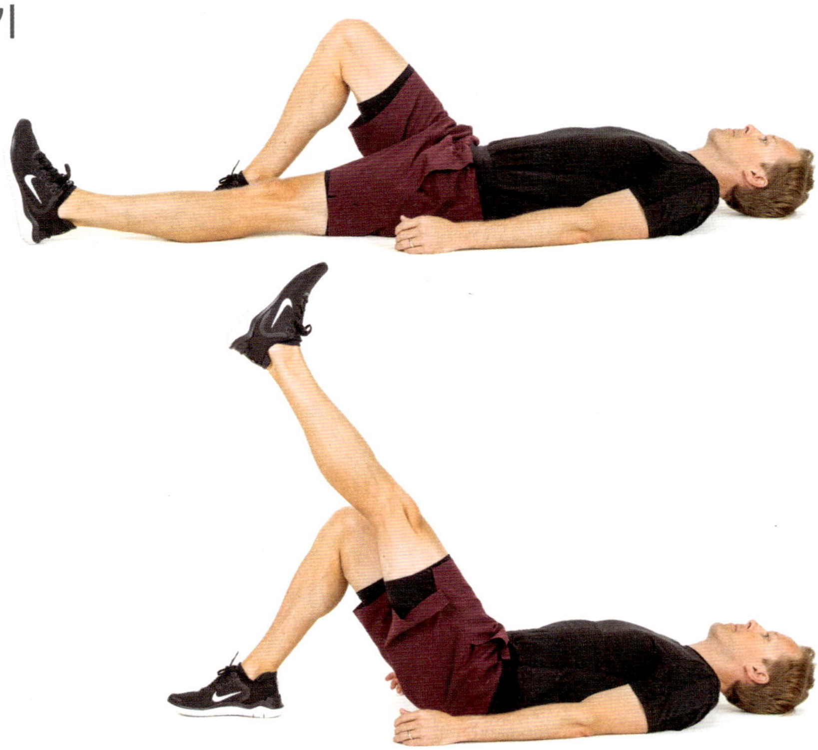

무릎을 구부리고 복부 컬(Abdominal Curl With Knees Bent)

등을 대고 누운 상태에서 무릎을 구부리고 양손은 몸통 옆에 둔다.
양손을 발 쪽으로 뻗으며,
복부에 힘을 주어 허리와 엉덩이를 구부리고 상체를 들어 올려 가슴을 무릎 쪽으로 끌어올린다.
발이 들리지 않도록, 덤벨 손잡이나 소파 등의 받침대 아래에 발을 고정하거나 파트너가 발을 잡아줄 수 있다.

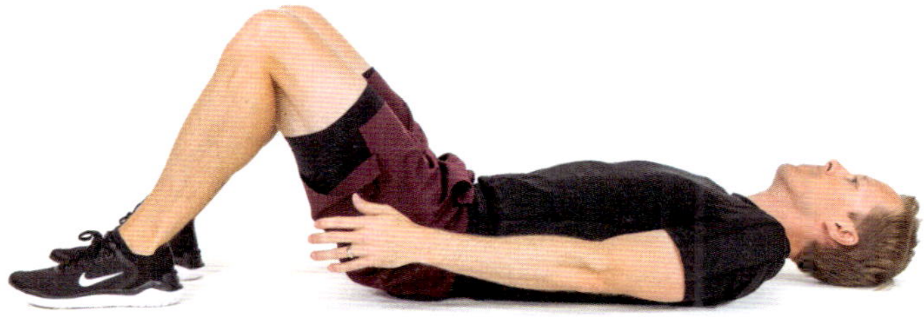

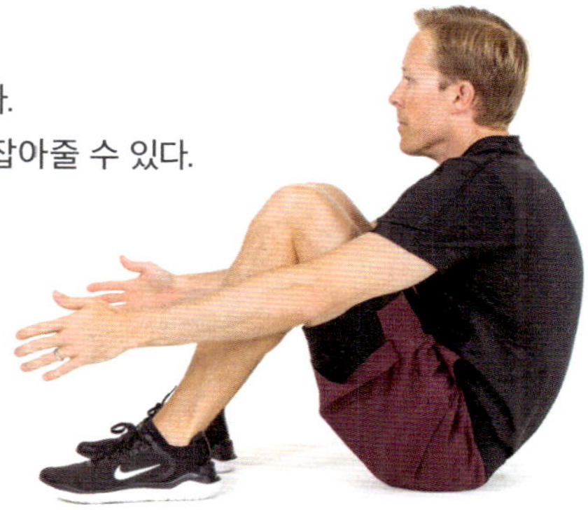

복부 끌어당기기(Abdominal Draw-In)

팔굽혀펴기 자세를 취한 후, 어깨는 손목 위에 정렬되도록 한다. 등은 평평하게, 볼기근은 조이고 코어는 단단히 조여 안정된 자세를 유지한다. 발과 정강이를 피지오(엑서사이즈) 볼 위에 올려놓고, 다리의 체중을 공에 싣는다. 엉덩이를 살짝 들어 올리면서, 무릎을 가슴 쪽으로 당긴다. 이 때, 어깨가 손 위로 넘어가지 않도록 주의한다.

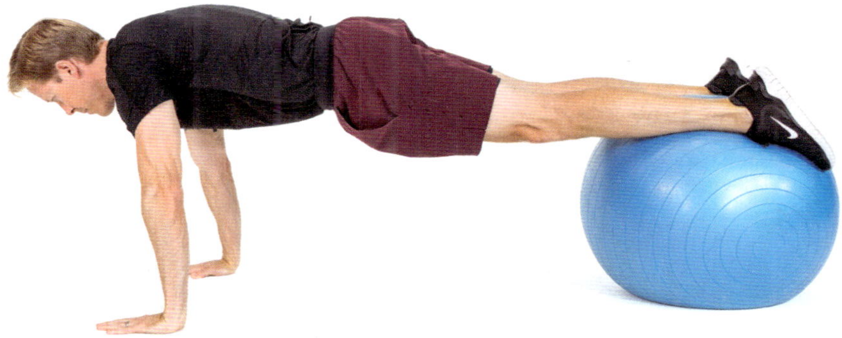

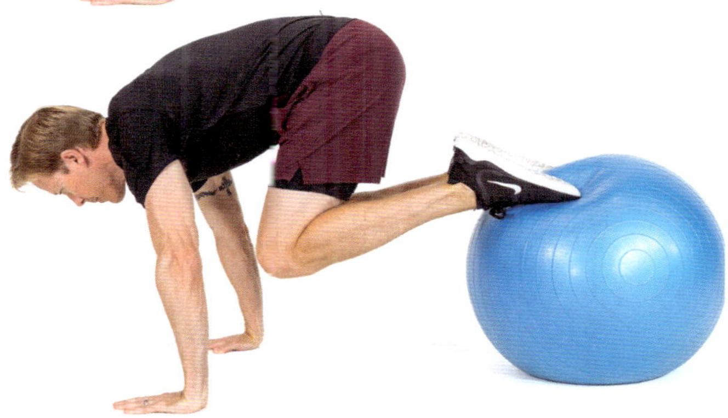

클램쉘(Clamshell)

무릎 위에 저항 루프를 놓는다. 엉덩관절을 약 45도, 무릎을 약 90도로 구부린 상태에서 옆으로 누워 발과 다리를 포개어 놓는다.
척추가 회전되지 않도록 주의하며, 위쪽 무릎을 최대한 들어 올린다.

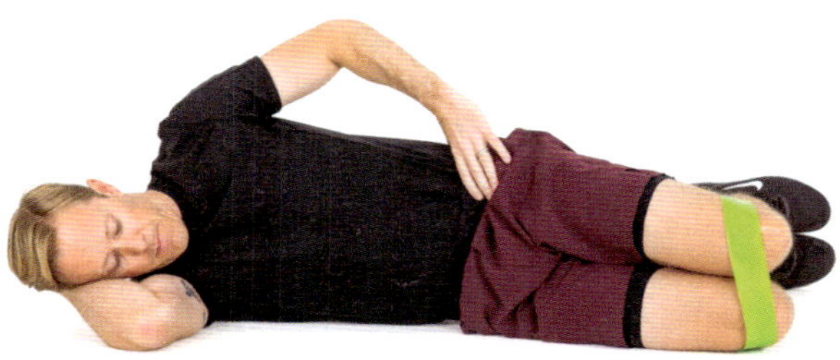

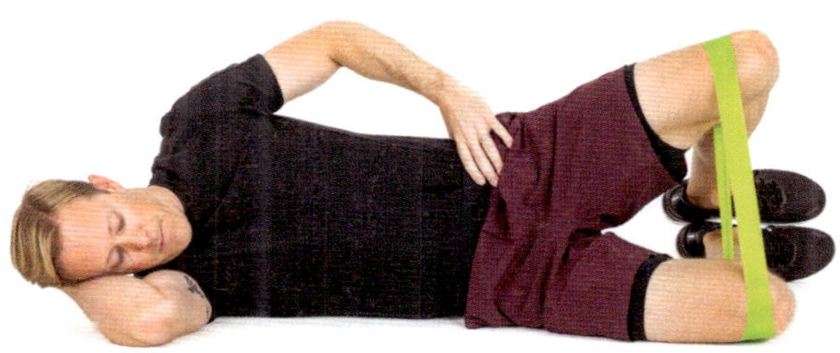

엉덩관절 굽힘근 통증(Hip Flexor Pain)

3단계

GOOD FOR:

- 엉덩관절 굽힘근 및 코어 근력 향상
- 엉덩관절 굽힘근 손상 예방

GUIDELINES:

- 일주일에 3~4일 수행한다.
- 별도의 설명이 없는 한 10-15회씩 3세트를 수행한다.
- 피곤할 때까지 세트 수행
- 난이도를 높이기 위해 반복 횟수 또는 시간 추가한다.
- 도구: 루프 밴드

다리 들고 팔을 뻗고 플랭크

(Plank With Leg Lifts And Arm Reaches)

플랭크 자세를 취한다. 팔꿈치를 어깨 아래에 정렬하고 등을 곧게 편 상태에서 다리를 엉덩이 너비만큼 벌리고 발끝으로 지지한다. 복부와 볼기근에 힘을 주어 자세를 유지한다. 그 상태에서 한쪽 다리를 바닥에서 들어 올리고, 잠시 유지 한 뒤 내린다. 반대쪽도 똑같이 반복한다. 한 세트당 2~4회 반복한다.

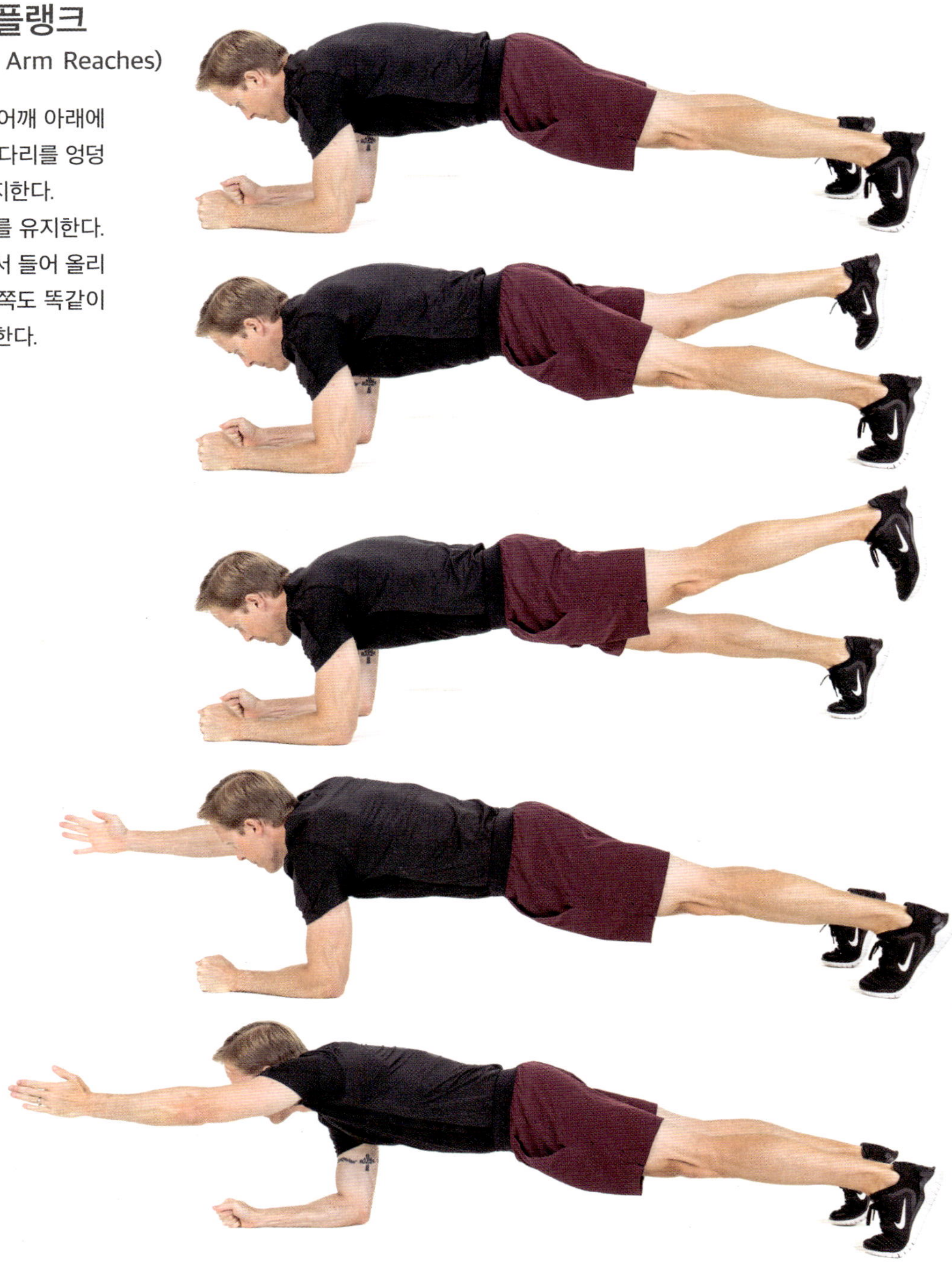

밴드 엉덩관절 굽힘근 다리 들기
(Banded Hip Flexor March)

저항 루프를 발 주위에 감고, 발을 곧게 뻗고 엉덩이 아래에 일직선으로 정렬된 자세로 선다. 발은 바닥과 평행하게 유지한 채, 한쪽 무릎을 엉덩이 높이까지 또는 통증 없이 가능한 만큼 들어 올린다. 이 때 골반에 손을 얹거나 튼튼한 물건을 잡고 균형을 유지할 수 있다.

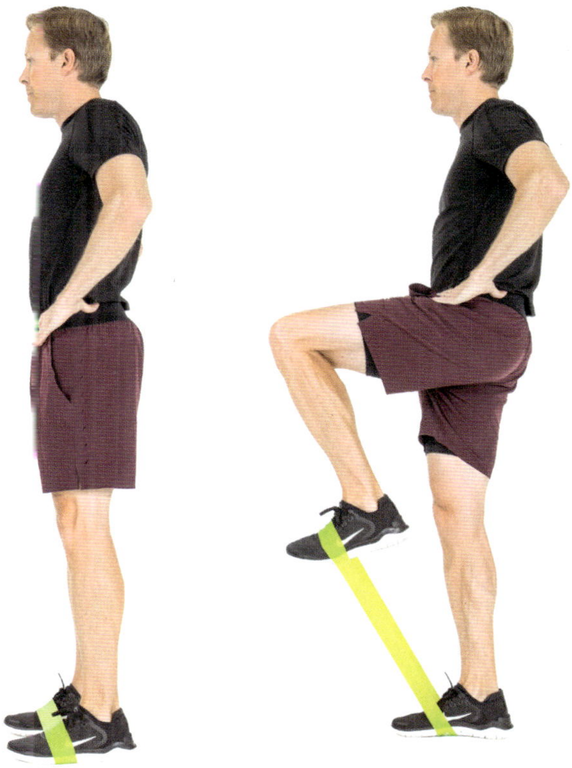

한쪽 무릎을 구부린 상태에서 복부 컬 운동(Abdominal Curl With One Knee Bent)

등을 대고 바닥에 누운 자세에서 한쪽 무릎을 구부리고 양손을 몸통 옆에 놓는다.
양손을 발 쪽으로 뻗으며 허리와 엉덩이를 구부려 가슴을 무릎까지 끌어올려 앉는다.

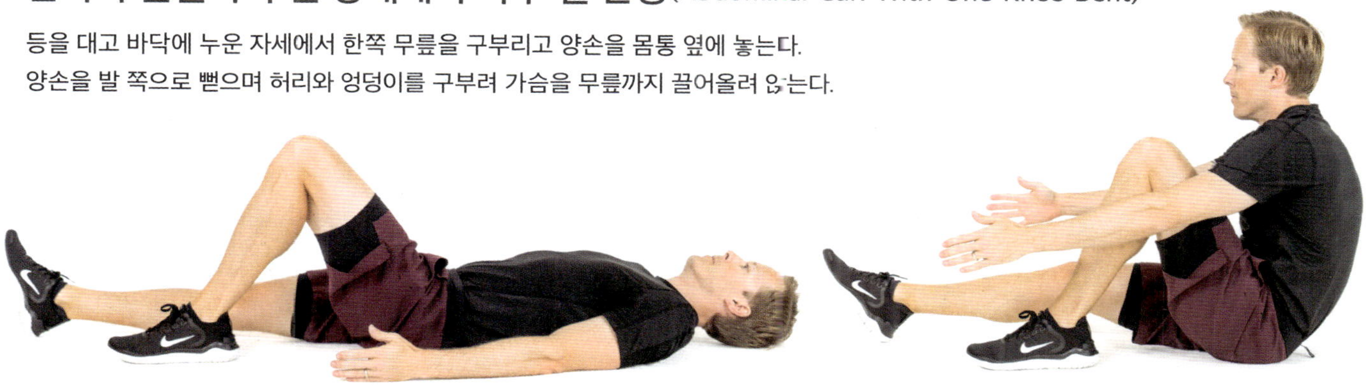

앉아서앉아서 무릎펴고 다리 들기(Seated Straight-Leg Raise)

한쪽 다리는 곧게 펴고 다른 쪽 다리는 구부려 발이 바닥에 평평하게 놓이도록 앉는다. 무릎을 편 채로 곧게 편 다리를 반대쪽 무릎 바로 위까지 천천히 들어 올렸다가 바닥으로 내린다.

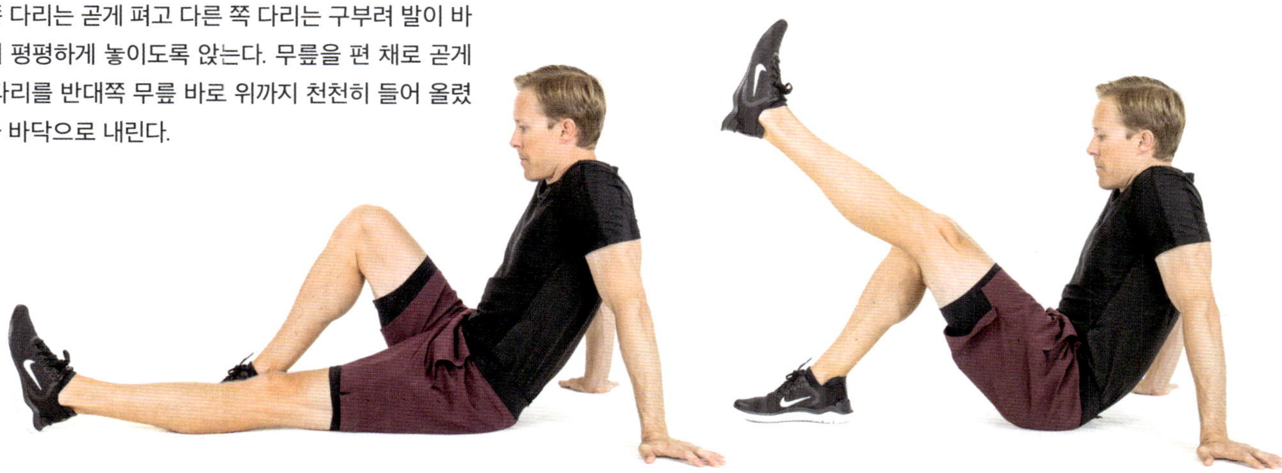

햄스트링 통증(Hamstring Pain)

다음 프로그램에 따라 치료하시오:

- 허벅지 뒤쪽 또는 좌골에서 발생하는 통증
- 햄스트링 좌상Hamstring strain(햄스트링 과긴장)
- 햄스트링 힘줄병증Hamstring tendinopathy(스트레칭 및 앉아 있을 때 엉덩이 또는 궁둥뼈 통증)

햄스트링 좌상(Hamstring Strain)

설명: 햄스트링(넙다리두갈래근biceps femoris, 반힘줄근semitendinosus, 반막근semimembranosus)은 허벅지 뒤쪽에 위치하며 엉덩이를 곧게 펴고 무릎을 구부리는 역할을 한다. 햄스트링 좌상Hamstring strains은 일반적으로 근육이 길어지면서 강하게 수축할 때(신장성 수축eccentric contraction) 발생한다. 이는 스프린트의 동작의 후반 스윙 단계에서 흔히 볼 수 있다. 이 단계에서 햄스트링은 최대 길이로 신장되며, 동시에 엉덩관절 굽힘과 무릎 폄을 감소하는 역할을 수행한다. 이 때 햄스트링은 무릎이 완전히 펴지지 않도록 제동을 거는 역할을 하는데, 근육이 과하게 늘어난 상태에서 강한 긴장을 받으면 좌상(찢어짐)이 발생한다.[23,24]

햄스트링 좌상은 근육의 위쪽 또는 아래쪽에서 발생할 수 있다. 가장 큰 차이점은 아래쪽 염좌는 무릎에 가까운 증상을 일으키고 위쪽 염좌는 엉덩관절에 가까운 증상을 일으킨다는 것이다. 두 경우 모두 치료 전략은 비슷하다.

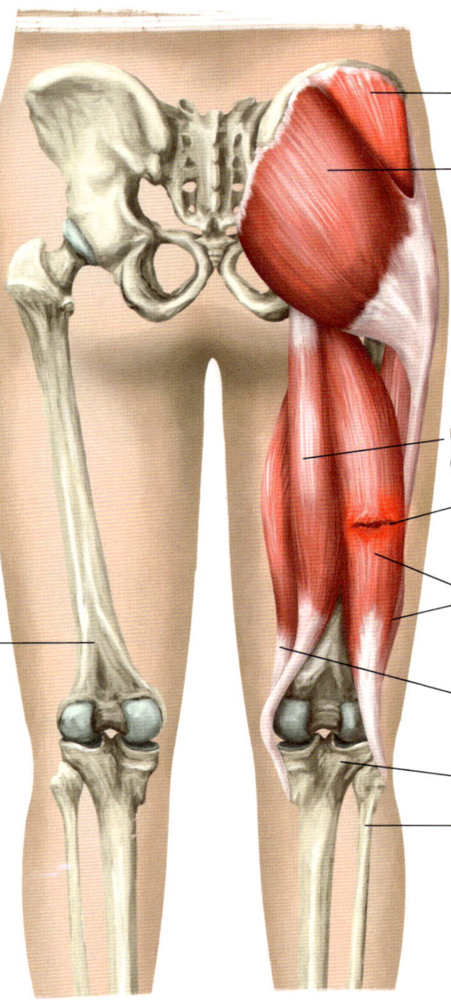

징후와 증상: 통증은 일반적으로 허벅지 뒤쪽, 즉 햄스트링 근육이 위치한 엉덩이뼈와 무릎 사이에에서 나타난다. 근육을 수축할 때 날카로운 통증을 느끼며 근육을 사용하지 않을 때는 둔한 통증을 느낄 수 있다. 근육 섬유가 찢어지는 '펑'하는 소리가 들리거나 느껴질 수 있다.

악화 요인: 데드리프트 및 햄스트링 스트레칭과 같은 달리기 및 엉덩관절 경첩 동작은 발작과 통증을 유발할 수 있다. 회복 초기에는 햄스트링을 늘리거나 긴장을 유발하는 동작들은 수정해야 한다.

예후: 치유 시간은 손상의 중증도(등급 I–III)와 위치에 따라 다르다. 근육 자체의 긴장은 치유하는 데 약 3~6주가 걸린다. 근육과 힘줄의 접합부(근건 부위 musculotendinous region) 손상은 평균 4주에서 8주 정도 더 오래 걸린다. 햄스트링 힘줄 손상(근건 접합부 또는 근육이 힘줄로 변하는 부위의 힘줄)은 회복 속도가 가장 느리며 완전히 회복하는 데 최대 4개월이 걸릴 수 있다.

치료 전략: 햄스트링 좌상은 손상된 근육과 힘줄에 서서히 부하를 주는 강화 운동이 필요하다.[24] 근육이 완전히 찢어지거나 뼈에서 떨어져 나가는 심한 경우(견열) 수술이 필요할 수 있다.

햄스트링 완전 파열을 나타내는 세 가지 주요 징후가 있다. 첫 번째는 허벅지 뒤쪽 전체에 심한 멍이 드는 것이다. 근육이 뼈에서 분리되면 힘줄이 떨어져 나간 부위에 움푹 파인 부분이 생기고 근육이 연결되지 않은 틈이 느껴진다. 마지막으로 근력이 현저히 감소한다. 이 마지막 증상은 파열이 아닌 고통스러운 손상도 근력 약화를 유발할 수 있기 때문에 까다로울 수 있다. 하지만 중요한 것은 이 두 가지의 조합이다. 이러한 증상이 나타나면 의사와 상담해야 한다. 필요에 따라 또는 기능, 손상의 심각도 등에 따라 다양한 옵션이 있다. 근골격계에는 많은 중복성이 있기 때문에 수술 없이 지낼 수 있을 수도 있다. 이 책에 소개된 거의 모든 질환(심각한 외상 제외)의 경우 일반적으로 먼저 프로토콜을 시도하는 것이 나쁘지 않다. 그래도 증상이 나아지지 않는다면 의료 전문가와 상담하여 정보에 입각한 결정을 내릴 수 있도록 해야 한다.

1

재활 프로토콜은 햄스트링 근육에 점진적으로 자극한다. 1단계는 뒤꿈치 슬라이드로 시작한다. 스트랩이나 벨트를 사용하여 동작을 보조한 다음, 통증이 줄어들고 손상이 회복되면 팔의 도움 없이 햄스트링으로 동작을 수행한다. 발가락을 들어 올린 브릿지는 전통적인 볼기근 브릿지를 햄스트링에 더 집중할 수 있게 해주지만, 발가락을 들어 올린 변형이 통증을 유발하는 경우 발을 바닥에 평평하게 댄 상태에서 일반 브릿지를 할 수 있다. 양-다리 발가락-들기 브릿지를 쉽게 할 수 있다면, 양쪽 다리로 올라갔다가 다친 쪽 다리로 내려오는(신장성 수축eccentric contraction) 신장 변형eccentric variation으로 진행하는 것이 좋다. 근육은 단축성 수축보다 신장성 수축이 자연적으로 더 강하기 때문에 이렇게 하면 근력을 증가하기 시작된다. 또 다른 초기 근력 강화 및 신경근 조절 운동인 스탠딩 햄스트링 컬로 마무리한다.

2 3

2단계와 3단계는 햄스트링 근육에 대한 자극이 점차 증가하므로, 통증이 경미하거나 없는 운동만해야 한다. 너무 세게 누르면 조직이 손상되어 치유가 지연될 수 있다. 햄스트링은 엉덩관절 폄근과 무릎 굽힘근이므로, 모든 운동에는 이 두 가지 동작 중 하나 또는 두 가지 동작이 모두 포함된다. 긴장이 치유된 후에는 2단계와 3단계의 운동을 다리 훈련에 통합하여 또 다른 긴장이 발생할 가능성을 줄여야 한다. 예를 들어 노르딕 운동은 재활뿐만 아니라 두 번째 긴장이 발생할 가능성을 줄이는 데도 효과적이다.[25,26]

위쪽 햄스트링 힘줄병증(PHT, Proximal Hamstring Tendinopathy)

설명: 위쪽 햄스트링 힘줄병증(PHT)은 햄스트링 힘줄이 골반 뒤쪽의 궁둥뼈 결절ischial tuberosity에 부착되는 부위에서 발생되는 통증을 설명하는 비교적 최근에 정립된 진단명이다. 주로 햄스트링 힘줄에 반복적으로 과도한 부하가 가해질 때 발생한다. 무릎을 곧게 펴며 엉덩관절을 굽히는 자세(햄스트링 폄)에서 통증이 발생한다. 이는 딱딱한 바닥에 오래 앉거나, 햄스트링 스트레칭을 반복적으로 수행할 때 궁둥뼈결절 부위에 압박과 가해지는 상황과 관련이 있다.[27]

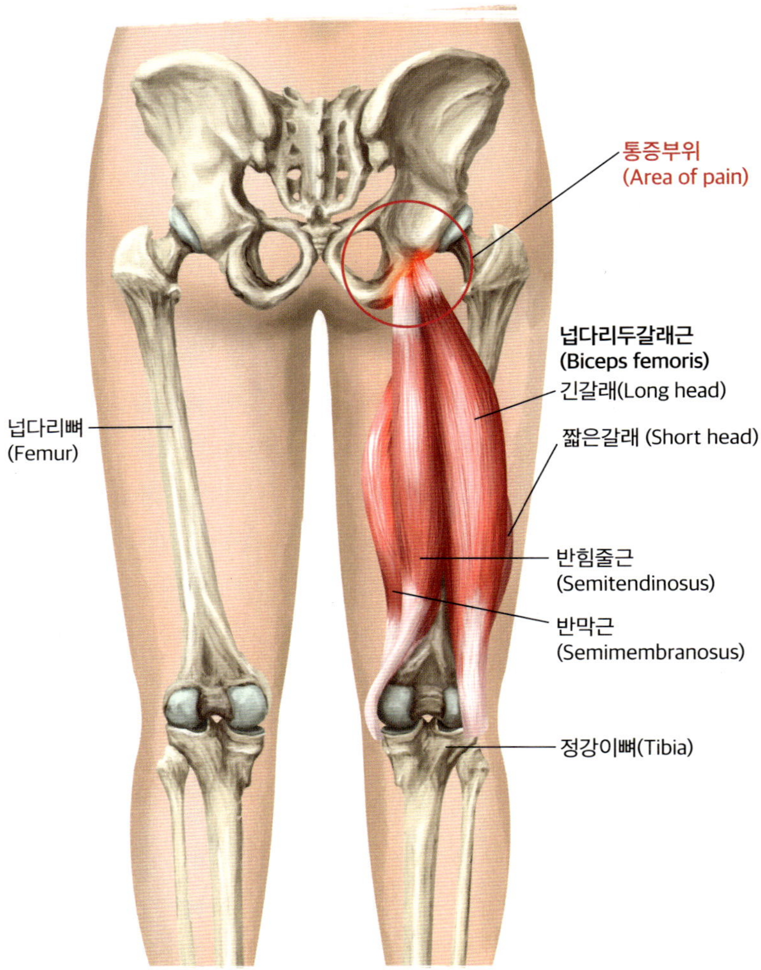

징후와 증상: PHT는 엉덩관절을 굽히거나 햄스트링이 수축 또는 늘어날 때 엉덩이 아래쪽 궁둥뼈 부위(엉덩이뼈 하부)와 사타구니 안쪽 부위에 통증을 유발한다. 특히 엉덩관절이 구부러질 때나 햄스트링이 늘어날 때 통증이 재현된다. 일반적으로 힘줄에 스트레스를 주는 활동(빠른 움직임, 햄스트링 스트레칭)을 할 때 통증이 심해지고 휴식 시에는 해당 부위가 아프다.

위쪽 햄스트링 힘줄병증과 위팔 햄스트링 긴장(파열)을 어떻게 구별하나?

대부분의 사람들은 위쪽 햄스트링에 힘줄병증이 발생할 수 있다는 사실을 잘 모르기 때문에 파열이라고 생각하곤 한다. 이 두 질환의 통증 증상은 매우 비슷할 수 있지만, 통증의 위치는 대개 다르다. 위쪽 햄스트링 힘줄병증은 일반적으로 오르막이나 장거리 달리기 또는 전력 질주(염좌와 유사)로 인해 발생하며, 햄스트링 스트레칭과 앉아서 허벅지 결절에 대해 힘줄을 압박하는 동작으로 인해 악화된다. 그 결과 일반적으로 힘줄이 뼈와 연결되는 부위, 즉 골반 뒤쪽의 좌골 근처에서 통증을 느끼게 된다. 반면에 위쪽 햄스트링의 염좌는 스프린트나 다리 뻣뻣이 들기 등의 강한 근육 수축으로 인해 힘줄 아래 또는 허벅지 중앙의 1~2인치 아래 조직에 파열이 생길 때 발생한다. 따라서 근육 섬유가 찢어지는 '펑'하는 소리가 들리거나 느껴질 수 있다. 힘줄병증과 부분 근육 파열(긴장)은 증상이 비슷하기 때문에 MRI를 통해서만 감별할 수 있다. 하지만 대부분의 경우 재활 과정이 거의 동일하기 때문에 완전한 파열이나 박리가 아니라고 생각되는 경우가 아니라면 영상 촬영은 필요하지 않다.

악화 요인: 햄스트링 스트레칭, 엉덩관절 접기 운동(데드리프트 등), 오르막길 달리기, 전력 질주 및 이와 유사한 활동은 종종 이 문제를 유발한다. 스트레칭을 일시적으로 중단하고 장시간 앉아 있는 것을 제한하여 힘줄이 둔감해지고 치유될 수 있도록 해야 한다.

증상: 이러한 유형의 손상은 대부분의 사람들이 앉아서 보내는 시간이 길기 때문에 해당 부위에 스트레스를 주기 쉽기 때문에 치유하는 데 오랜 시간이 걸릴 수 있다. 하지만 대부분의 경우 PHT는 악화시키는 활동을 수정하고 힘줄을 강화하기 위해 노력하면 6~12주 이내에 해결된다. 자주 재발하는 경우 힘줄 문제가 개선되거나 완전히 치유되는 데 최대 4개월이 걸릴 수 있다.

치료 전략: PHT는 주로 햄스트링 힘줄의 힘과 능력을 점진적으로 증가시키는 저항 훈련 운동을 통합한 물리 치료로 치료한다.[27,28] 힘줄에 영향을 미치는 많은 문제와 마찬가지로, 스트레칭은 PHT를 악화시킬 수 있다. 스트레칭은 예방 프로토콜에 포함될 수 있지만, 급성기에는 손상된 힘줄을 압박하여 증상을 악화시킬 수 있다. 그렇기 때문에 이 프로그램에는 스트레칭 운동이 포함되지 않고 대신 힘줄과 근육에 서서히 부하를 주고 강화하는 데 중점을 둔다.

프로토콜 초기에는 발가락 들고 브릿지toe-elevated bridge, 스탠딩 햄스트링 컬standing hamstring curl, 볼 햄스트링 컬ball hamstring curl, 스텝업step-up과 같이 엉덩관절이 많이 구부러지지 않는 저부하 운동이 진행된다. 단계를 진행하면서 스플릿 스쿼트split squat, 엘리베이티드 햄스트링 브릿지elevated hamstring bridge, 스케이터 스쿼트skater squat, 데드리프트deadlift, 노르딕Nordic과 같은 운동을 추가하여 햄스트링의 요구량과 엉덩관절 굽힘 각도를 점차적으로 늘릴 수 있다. 이 프로토콜은 데드리프트 또는 런지 자세를 취하면 골반의 궁둥뼈에 대해 위쪽 햄스트링 힘줄이 압박을 받기 때문에 초반에 엉덩관절 굽힘을 제한한다. 재활 과정에서 이 자세를 너무 일찍 취하면 일반적으로 문제가 악화되고 치유가 지연된다. 중요한 것은 각 운동을 테스트하는 것이다. 통증이 없다면 프로그램에 추가해도 괜찮다. 문제가 해결되면 2단계와 3단계 운동을 주기적으로 수행하여 햄스트링 근육과 힘줄의 힘을 유지해야 한다.

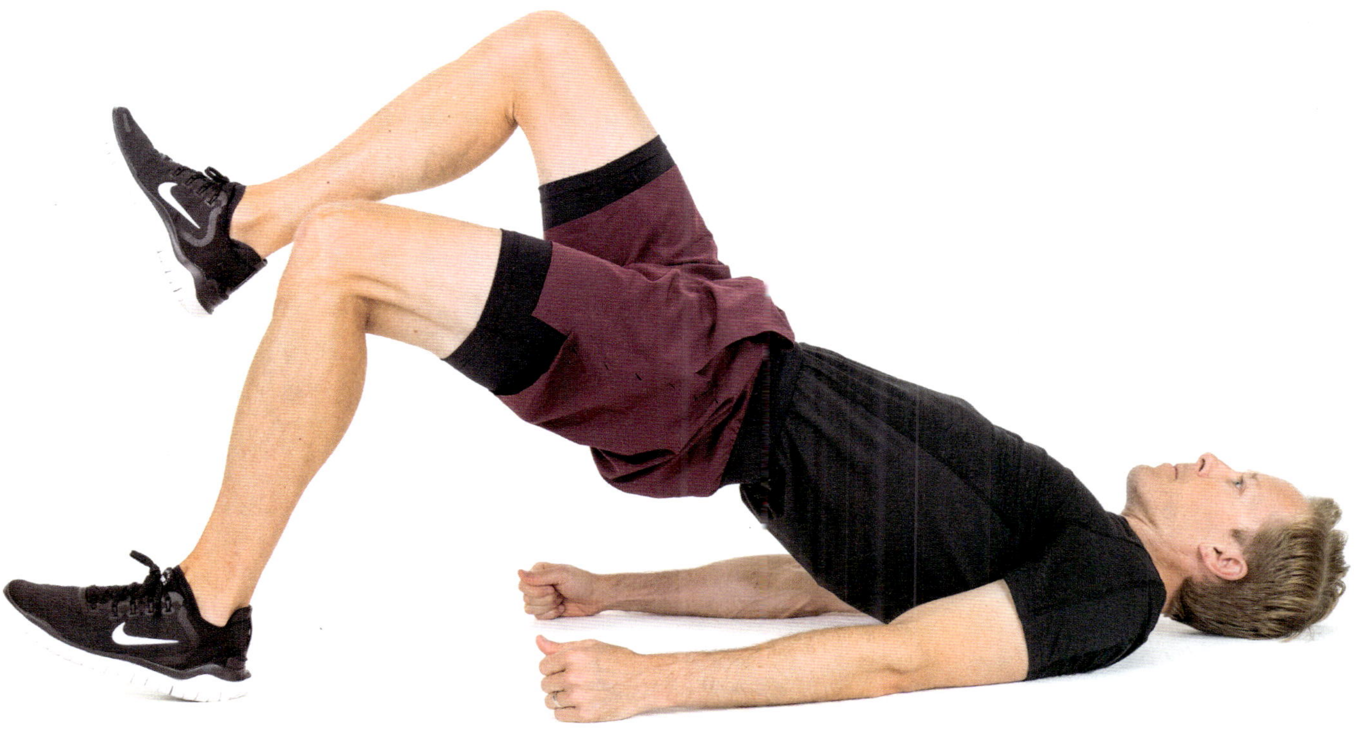

햄스트링 좌상(Hamstring Strain)

1 단계

GOOD FOR:

- 햄스트링 통증 완화
- 신경근 조절 능력 향상
- 2단계 및 3단계 운동을 위한 워밍업

GUIDELINES:

- 매일 힐 슬라이드와 햄스트링 컬을, 일주일에 3~4회 발가락을 들어 올리는 브릿지를 수행한다.
- 도구: 스트레치 스트랩
- 휴식 시 통증이 없고 운동 시 경미한 통증(3/10)이 없을 때 2단계를 추가한다. 매일 힐 슬라이드와 햄스트링 컬을, 일주일에 3~4회 발가락을 들어 올리는 브릿지를 수행한다.

힐 슬라이드(하나 선택) (Heel Slide)

발에 스트랩을 감는다. 한쪽 무릎을 구부리고 뒤꿈치를 엉덩이 쪽으로 밀면서, 스트랩을 당겨 움직임을 돕는다.
통증이 느껴지지 않는다면 스트랩 없이 가벼운 통증이 느껴지지 않을 정도로 최대한 멀리 이동한다.
10회씩 3세트 반복한다.

스트랩 사용
(with strap)

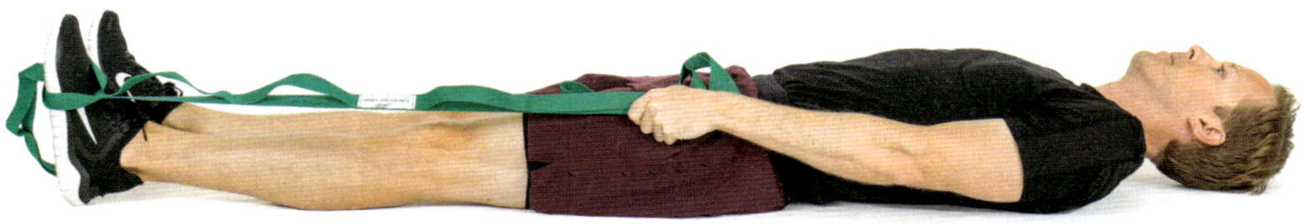

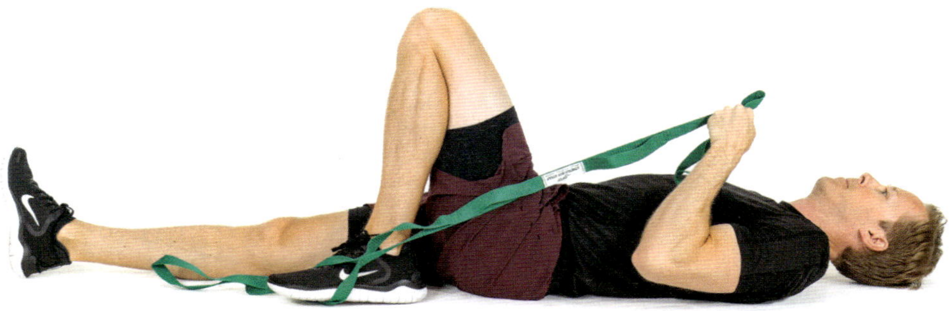

스트랩 미사용
(without strap)

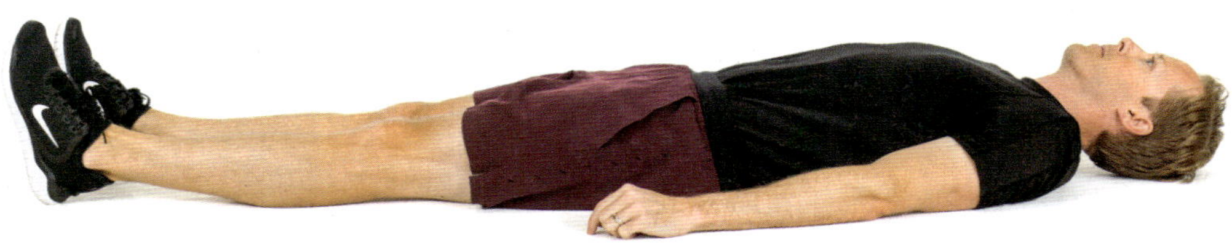

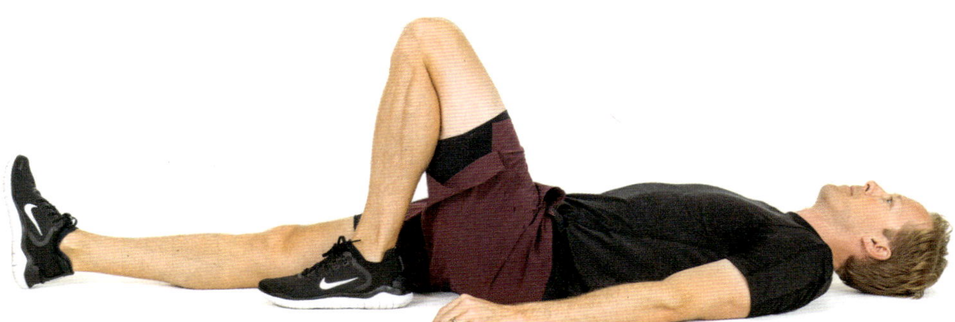

발가락 들고 브릿지(하나 선택) (Toe-Elevated Bridge)

더블 레그(Double-Leg)

무릎을 구부린 상태에서 발가락을 들어 올린다. 뒤꿈치를 지나 엉덩이를 들어 올리면서 엉덩관절을 완전히 편다. 엉덩관절을 완전히 펴면서 볼기근을 조이고 상단 자세에서 1-2초간 멈춘다. 10회씩 3세트 반복한다. 이 운동을 통증 없이 수행할 수 있다면 싱글-레그 신장성 변형(eccentric variation) 동작을 시도해 보는것도 좋다.

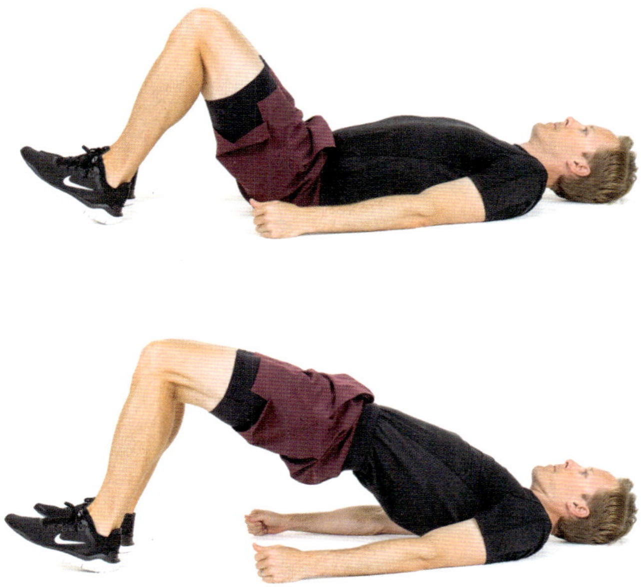

싱글-레그 신장(Single-Leg Eccentric)

발끝을 들어 올린 양발 브릿지를 수행한다. 정상 자세에서 한쪽 다리를 바닥에서 들어 올린 후, 천천히 엉덩이를 내려 운동의 신장성(내리기) 단계를 수행한다. 다시 더블 레그 시작 자세로 돌아와 두 다리는 올리고 한 다리는 내리는 동작을 반복한다.

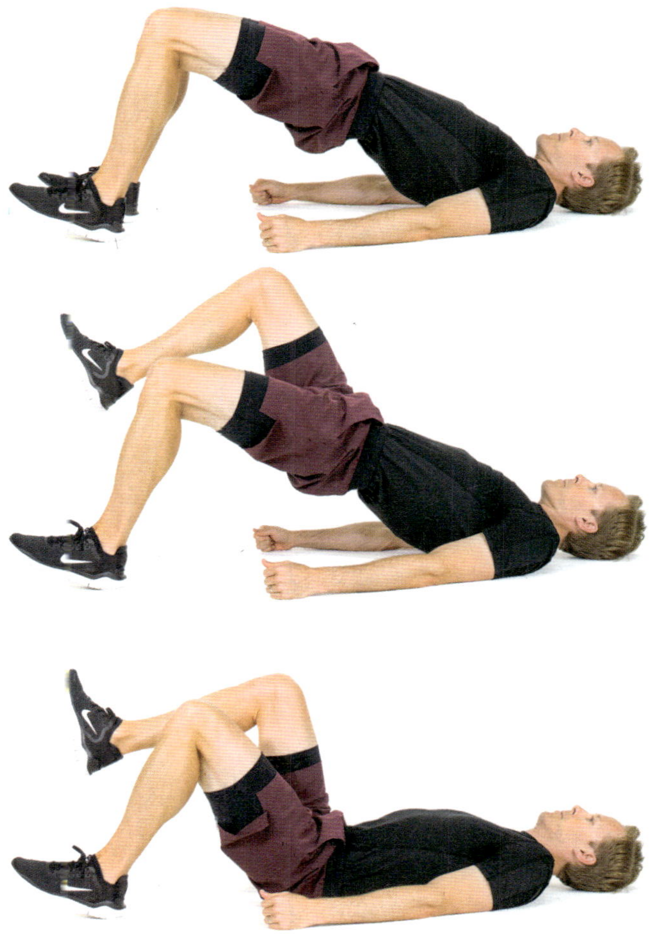

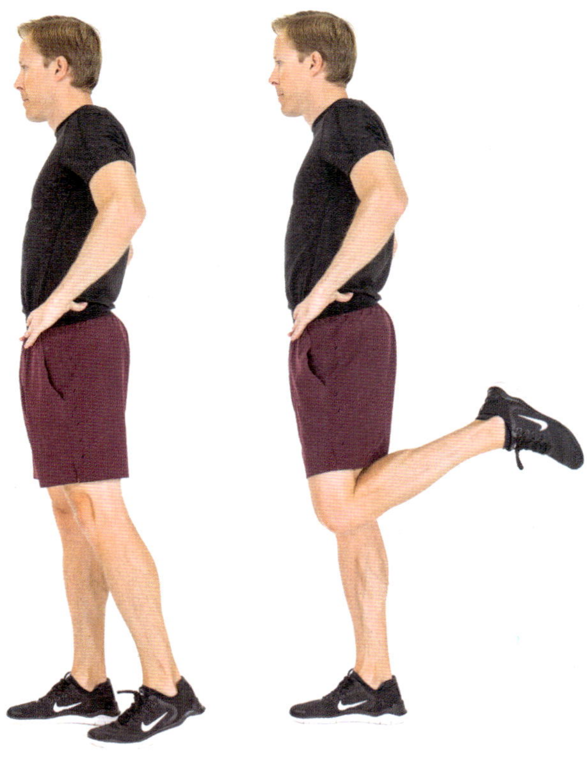

스탠딩 햄스트링 컬(Standing Hamstring Curl)

체중을 한쪽 다리에 실은 상태로 균형을 잡는다. 반대쪽 다리의 뒤꿈치를 엉덩이 쪽으로 당기듯이 구부린다. 무릎은 바닥을 향하게 하고 엉덩이를 쭉 편 상태에서 무릎이 앞으로 튀어나오거나 엉덩관절이 굽혀지지 않도록 주의한다. 10~15회씩 3세트 반복한다.

햄스트링 좌상(Hamstring Strain)

2 단계

GOOD FOR:

- 햄스트링 통증 감소
- 초기 햄스트링 강화
- 3단계 운동을 위한 워밍업

GUIDELINES:

- 일주일에 3일 또는 4일 수행한다.
- 10-15회씩 3세트 수행한다.
- 도구: 피지오볼, 플라이오 박스
- 가벼운 통증 없이 운동을 할 수 있을 때 3단계 추가(3/10) 한다.

킥백(Kickback)

어깨는 손목 위, 엉덩이는 무릎 위로 정렬하여 네발 기기 자세를 취한다. 등은 평평하게 유지하고, 복부에 힘을 주어 코어를 안정시킨다. 무릎을 약 90도로 구부린 상태에서 한쪽 발을 천장 방향으로 들어 올린다. 볼기근에 힘을 주어 허벅지가 바닥과 평행이 되도록 다리를 들어올린다. 등을 과도하게 굽히지 않도록 주의하고, 필요 시 동작 범위를 줄인다. 무릎 위에 저항 루프를 놓으면 운동의 난이도를 더 높일 수 있다.

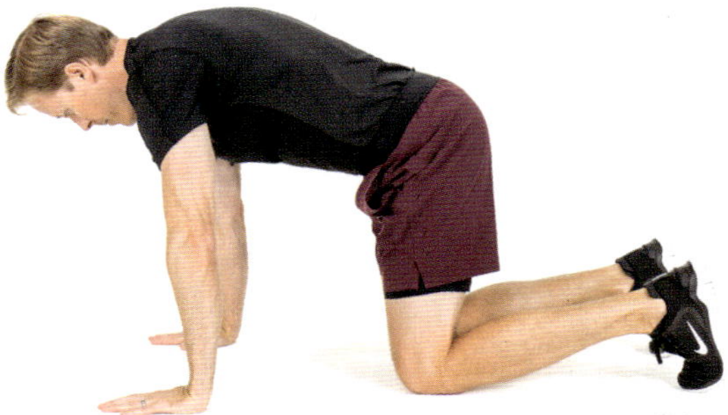

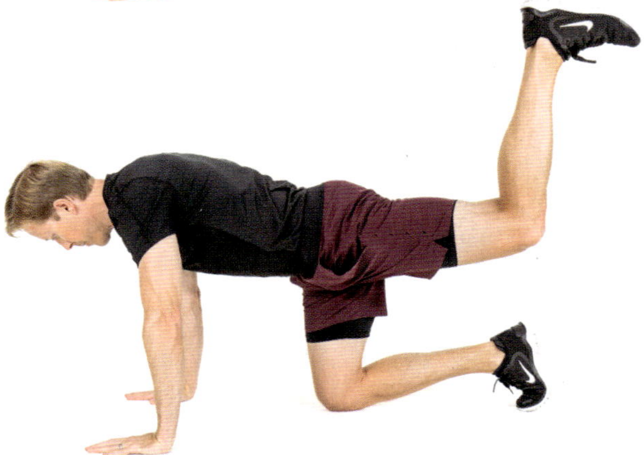

발가락 위치 올리며 햄스트링 브릿지
(Toe-Elevated Hamstring Bridge)

발가락을 들어 올리는 브릿지(366페이지)를 하는 것처럼 자세를 취하되, 무릎을 45도 정도 구부린 상태에서 발을 몸에서 멀리 떨어뜨려 놓는다. 한쪽 다리를 바닥에서 들어 올린다. 엉덩이를 펴려면 뒤꿈치를 엉덩이 쪽으로 당긴다고 상상한다. 다리의 각도로 인해 발은 움직이지 않지만, 햄스트링 활성화는 증가한다. 이 동작이 너무 어렵거나 통증을 유발한다면, 양쪽 발뒤꿈치를 바닥에 대고 위쪽 자세를 유지한 후, 한쪽 다리를 들어 올리고 나머지 한쪽 다리로만 아래쪽 자세로 투업, 원다운 변형 동작을 수행할 수 있다.

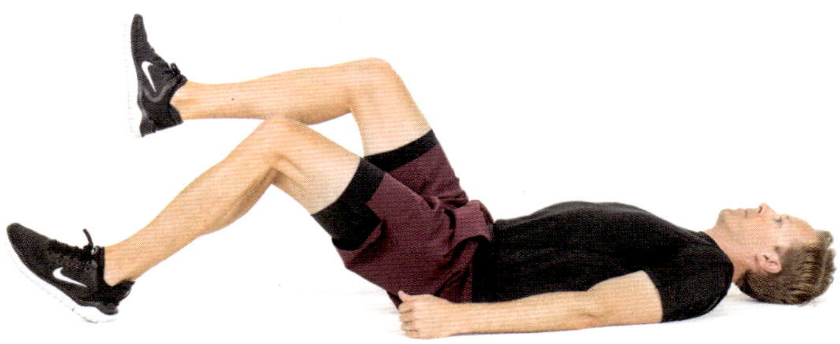

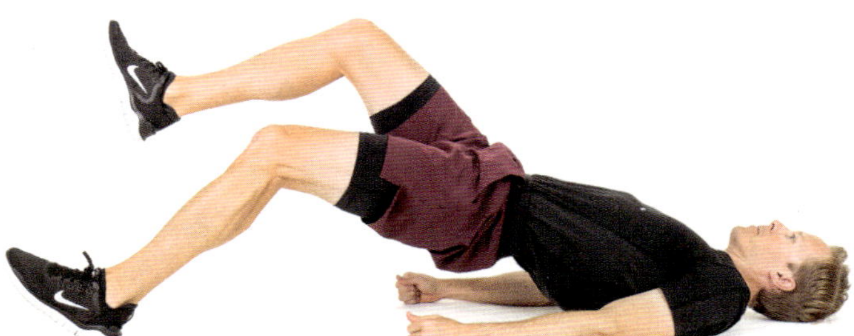

볼 햄스트링 컬(Ball Hamstring Curl)

등을 대고 누워 피지오볼 위에 발을 중앙에 댄다. 팔을 약간 벌리고 바닥과 수평을 유지한다. 뒤꿈치를 공 안으로 밀어 넣고 엉덩이를 쭉 뻗는다. 엉덩이를 완전히 펴면서 뒤꿈치를 엉덩이 쪽으로 천천히 구부린다.

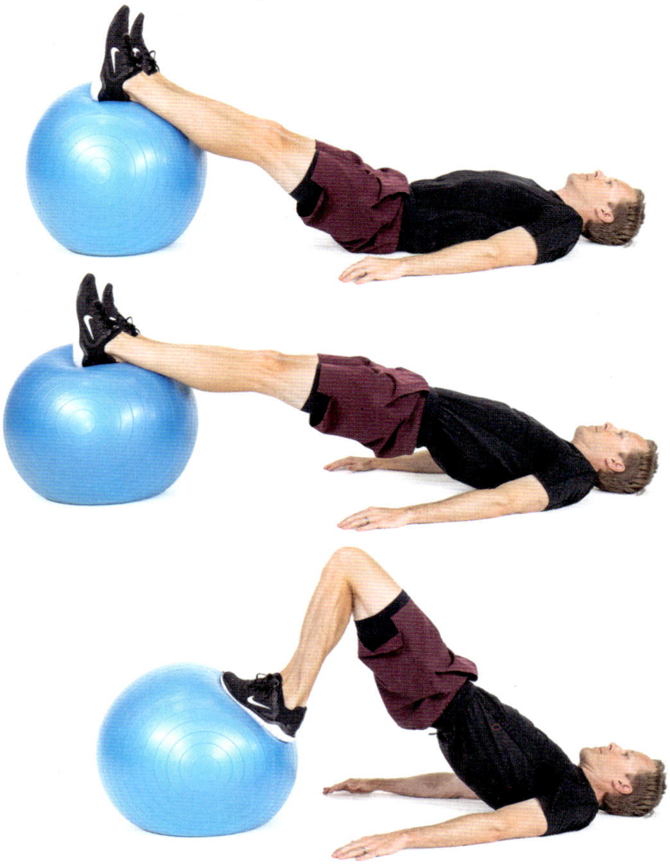

스텝업(Step-Up)

무릎을 발 위로 정렬한 상태에서 플라이오 박스를 밟는다. 바닥에서 밀지 않고 높은 다리로 체중을 이동하고 발뒤꿈치 또는 발바닥 중앙을 지나 몸통과 엉덩이를 한 번에 부드럽게 들어 올린다. 이 운동 진행하기 상자의 높이를 높이거나 덤벨을 들고 운동을 진행한다.

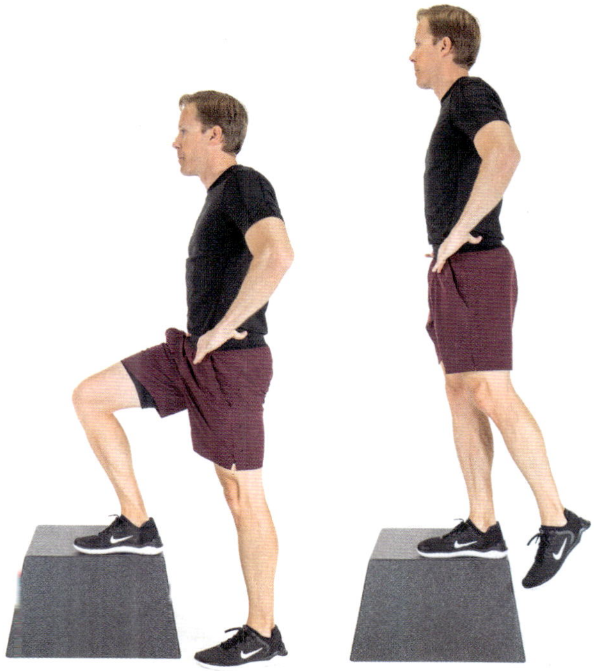

스플릿 스쿼트(Split Squat)

몸통을 똑바로 세우고 앞다리는 약간 구부려 정강이를 수직으로 세우고 뒷다리는 곧게 펴는 스플릿 스쿼트 자세를 취한다. 엉덩이를 똑바로 아래로 내리고 뒤쪽 무릎을 을 바닥으로 내린다. 앞발의 뒤꿈치와 뒷발의 볼을 떼고 무릎을 펴면서 몸을 다시 시작 위치로 올린다. 덤벨을 하나 들고 몸통의 안정성에 도전하거나 두 개의 덤벨을 들고 동작에 부하를 더할 수 있다.

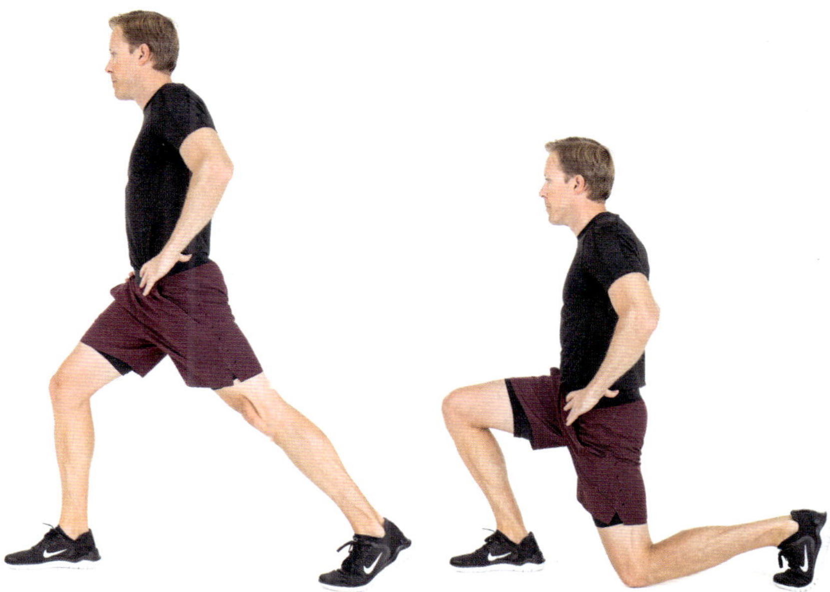

햄스트링 좌상(Hamstring Strain)

3 단계

GOOD FOR:

- 햄스트링 근력 향상
- 햄스트링 통증 및 손상 예방

GUIDELINES:

- 일주일에 3일 또는 4일 수행한다.
- 별도의 설명이 없는 한 10-15회씩 3세트 수행한다.
- 피곤할 때까지 세트 반복한다.
- 도구: 벤치, 피지오볼, 덤벨, 밸런스 패드

발 위치 올리며 햄스트링 브릿지(Foot-Elevated Hamstring Bridge)

등을 대고 누워 양팔을 옆으로 벌린다. 무릎을 90도 바깥쪽으로 구부린 상태에서 뒤꿈치를 벤치 중앙에 놓는다. 다른 쪽 다리를 벤치에서 떼고 무릎을 90도 정도 구부린 상태에서 뒤꿈치를 벤치 안으로 밀어 넣고 엉덩이를 바닥에서 완전히 뻗을 때까지 엉덩이를 들어 올린다. 목표는 무릎, 엉덩이, 어깨가 같은 대각선이 되도록 하는 것이다.

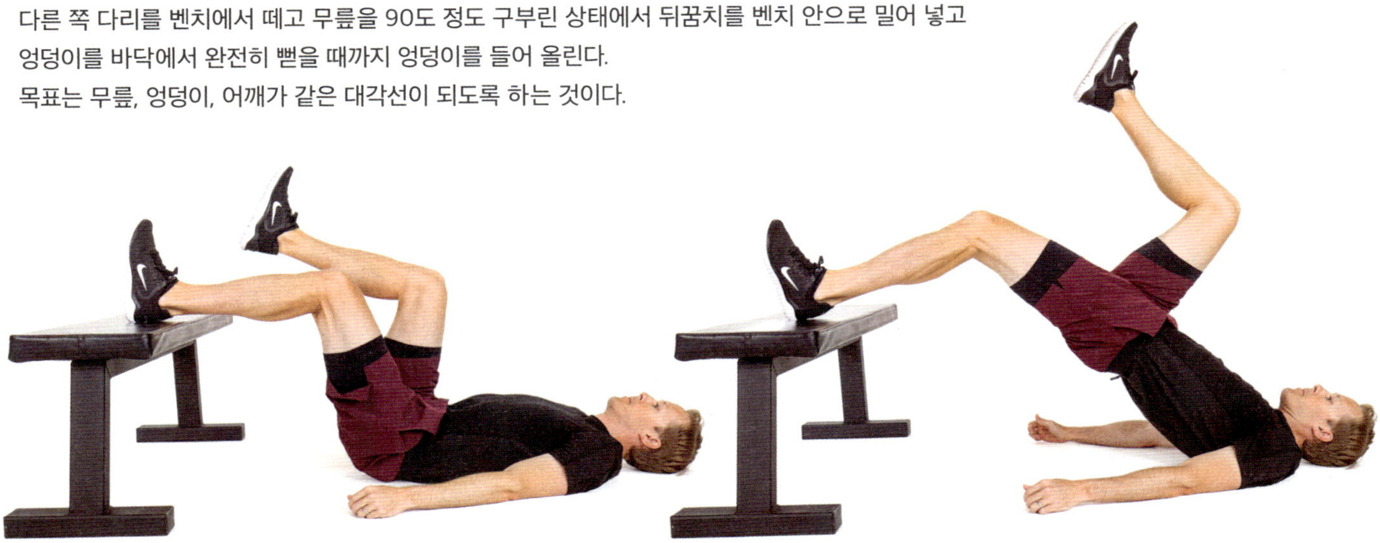

스케이터 스쿼터(Skater Squat)

한 쪽 다리로 서서 체중이 실리지 않은 무릎을 구부리고 발을 몸 뒤에 위치시킨다. 몸통과 엉덩이를 정사각형으로 유지하면서 엉덩이를 앞으로 숙이고 몸통을 앞으로 기울인 후 무중력 무릎을 바닥 쪽으로 바닥을 향해 내린다. 무릎을 패드에 대고 거리를 측정한다. 가벼운 무게의 플레이트나 덤벨을 앞에 들고 체중의 균형을 맞출 수도 있다.

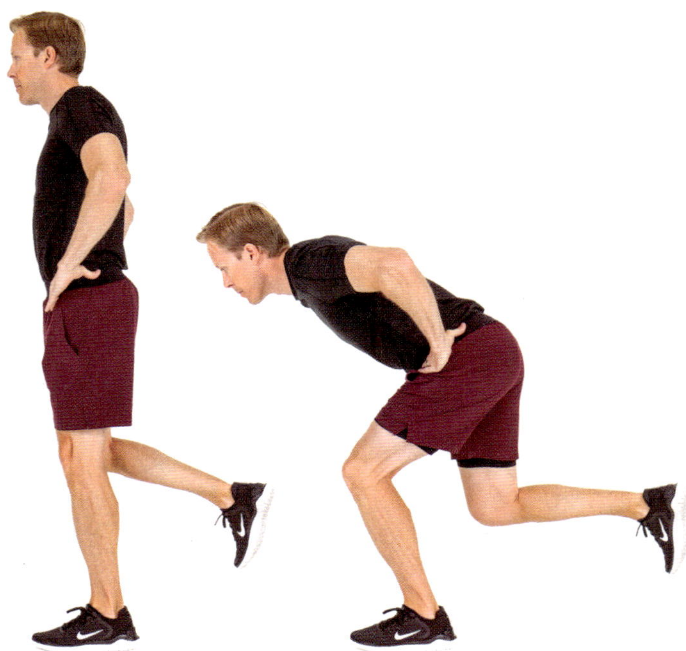

싱글-레그 힙 스러스터(Single-Leg Hip Thrust)

등 가운데를 벤치 가장자리에 놓고 한쪽 다리를 들어 올리되, 다리를 곧게 펴거나 90도 정도 구부린 상태로 유지한다. 다리를 바닥에 밀착하고 엉덩이를 쭉 뻗는다. 엉덩이를 완전히 펴면서 볼기근을 조이는 데 집중하고 1~2초 동안 수축을 유지한다.

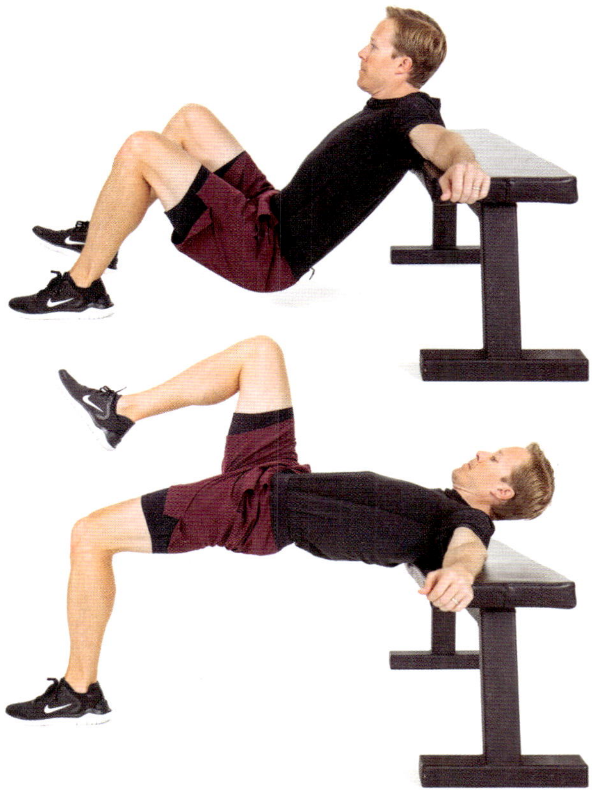

싱글-레그 햄스트링 컬 (Single-Leg Hamstring Curl)

등을 대고 누워 한쪽 발을 피지오볼의 중앙에 두고 다른 쪽 다리는 볼에서 떨어뜨린 채 구부린다. 양팔을 약간 벌려 바닥과 수평을 유지한다. 뒤꿈치를 공 안으로 밀어 넣으며 엉덩이를 쭉 뻗는다. 엉덩이를 완전히 폈다가 뒤꿈치를 엉덩이 쪽으로 천천히 구부린다.

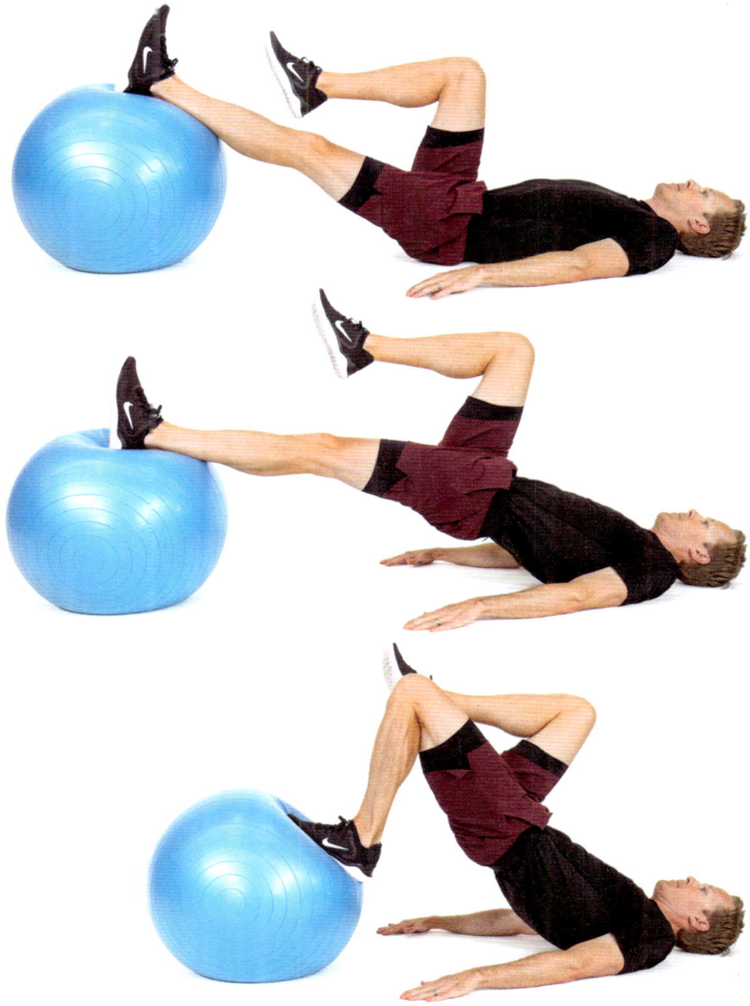

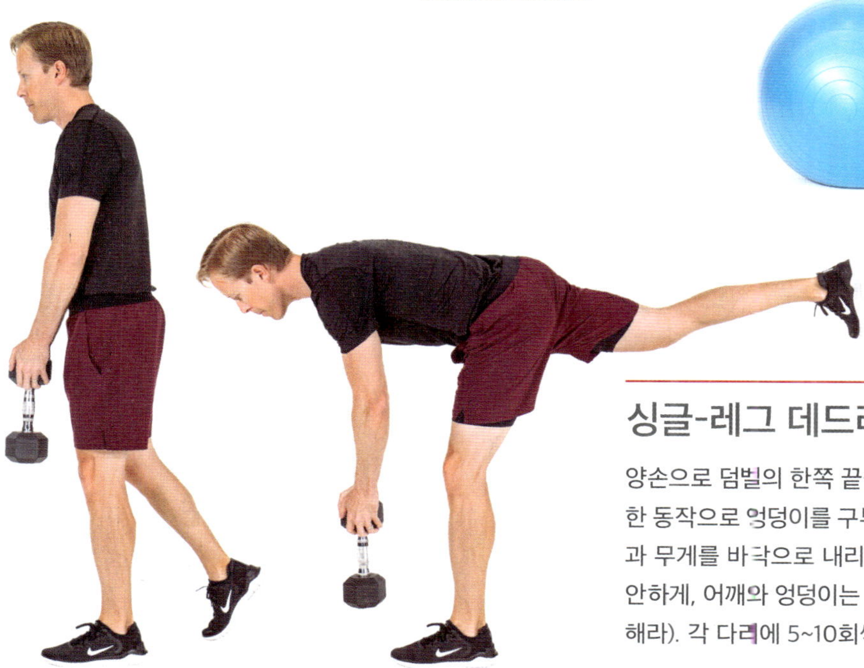

싱글-레그 데드리프트(Single-Leg Deadlift)

양손으로 덤벨의 한쪽 끝을 잡고 체중의 대부분을 한쪽 다리로 옮긴다. 한 동작으로 엉덩이를 구부리면서 무게를 실은 무릎을 살짝 구부린다. 몸통과 무게를 바닥으로 내리면서 등은 평평하게, 정강이는 수직으로, 팔은 편안하게, 어깨와 엉덩이는 직각을 유지한다(비틀거나 회전하지 않도록 주의해라). 각 다리에 5~10회씩 3세트씩 반복한다.

노르딕 햄스트링 컬(Nordic Hamstring Curl)

패드 위에 무릎을 꿇고, 파트너가 발뒤꿈치를 눌러주거나 레그 컬 머신을 사용하여 발을 고정한다. 파트너의 도움을 받아 변형 동작을 하는 경우, 발바닥은 바닥과 수평이 되도록 유지한다. 엉덩이를 완전히 펴고 무릎을 90도로 구부린 똑바로 선 자세에서 시작한다. 무릎만 움직이도록 주의하면서, 상체를 천천히 앞으로 기울이며 바닥으로 내려간다. 이때 발뒤꿈치를 파트너의 손 쪽으로 말아 하강 속도를 조절한다. 햄스트링에 지속적인 긴장을 유지하며, 바닥으로 내려갈 때 팔을 사용하여 상체의 무게를 흡수한다. 한계점에 도달했을 때 그냥 넘어지지 말고 팔을 충분히 사용하여, 제어하면서 계속 내려간다. 동작의 전체 신장성(eccentric) 단계에서 햄스트링에 긴장이 유지되는 것을 느껴야 한다. 바닥을 밀어내는 발뒤꿈치의 추진력과 햄스트링의 수축령을 결합하여 몸을 다시 시작 위치로 끌어당긴다. 3~6회씩 3세트를 반복한다.

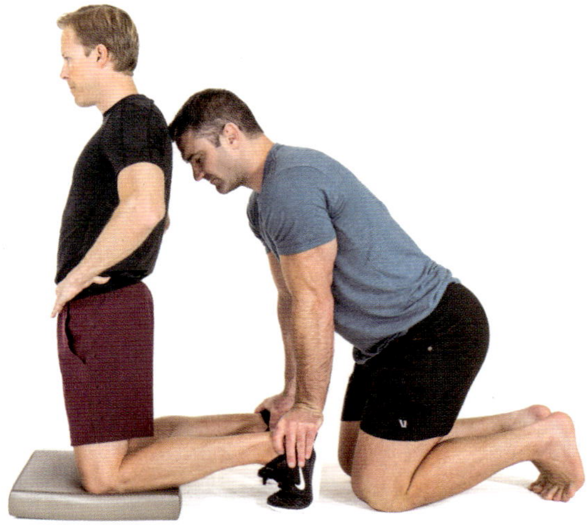

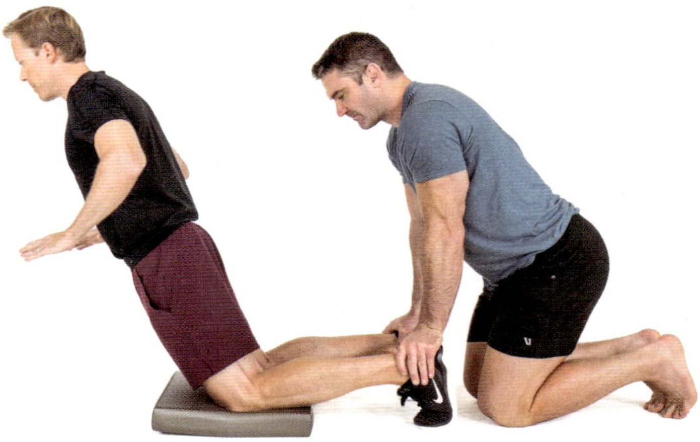

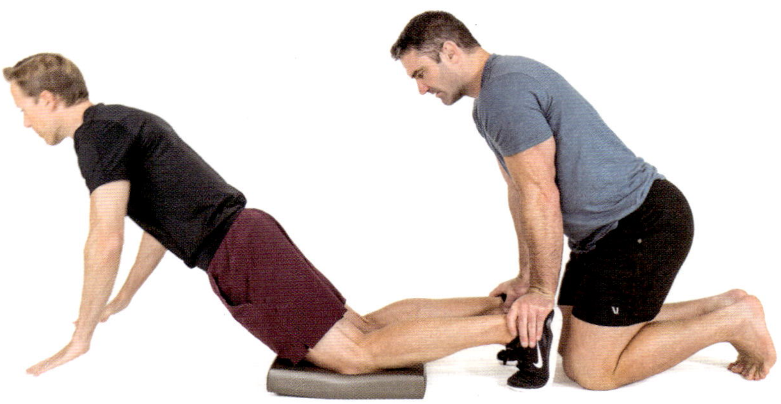

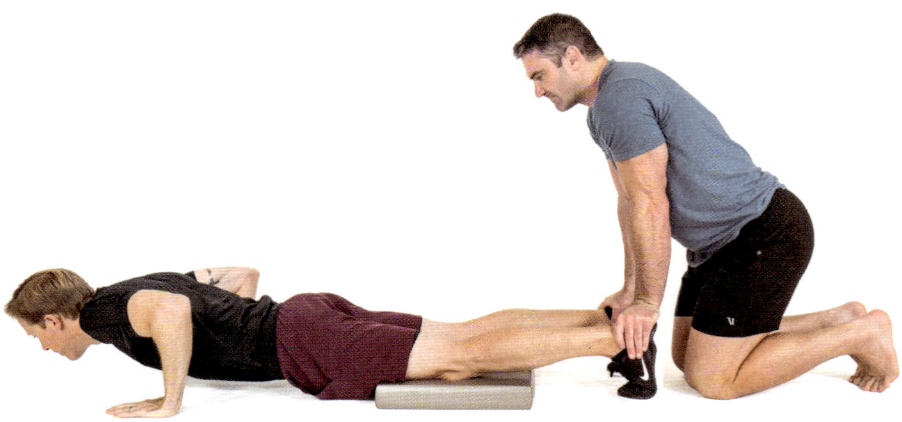

사타구니 좌상(Groin Strain)

다음 프로그램에 따라 치료하시오:

- 엉덩이와 허벅지 안쪽의 통증
- 모음근 긴장Adductor strain(사타구니 당김)

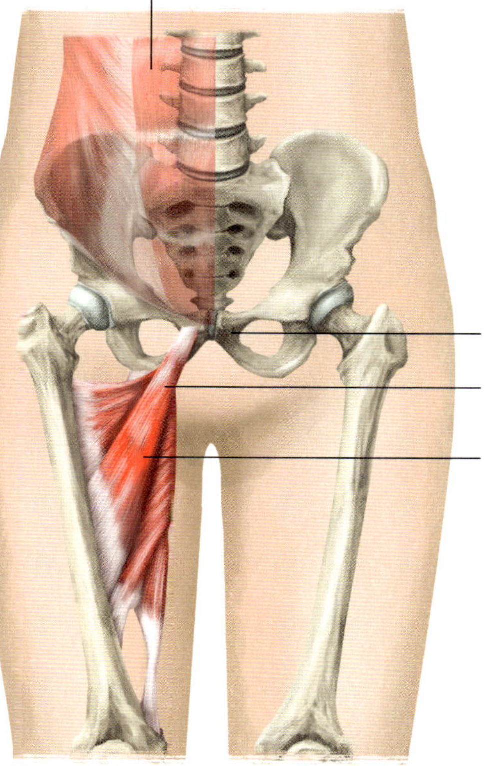

설명: 엉덩관절 모음근hip adductors 또는 사타구니 근육은 허벅지 안쪽을 따라 이어 진다. 엉덩관절 벌림 위치에서 몸의 중심선 쪽으로 끌어당기는 모음 작용을 하고, 서거나 걷기, 뛰기, 한쪽 다리를 좌우로 움직이는 등 활동 중에 하지를 안정화시키는 역할을 한다. 주요 사타구니 근육 중 긴모음근adductor longus이 가장 흔하게 긴장되는 것으로 알려져 있지만, 모든 모음근이 관련될 수 있다.

가장 흔하게 손상되는 부위는 근육힘줄이음부musculotendinous junction(근육이 힘줄로 변하는 부위)로, 이 부위의 조직은 탄력이 떨어지는 것으로 알려져 있다. 모음근 손상은 종종 발차기, 피벗, 스케이트, 전력 질주와 같은 동작과 하키, 체조, 축구, 무술, 축구, 육상 등의 스포츠와 관련이 있다.[29,30]

징후 및 증상: 사타구니 염좌는 허벅지 안쪽에 통증을 유발하며, 일반적으로 허벅지 아래쪽보다는 사타구니에 더 가깝게 느껴진다. 근육이 수축할 때 통증이 날카롭게 느껴지며 근육을 사용하지 않을 때는 둔한 통증을 느낄 수 있다.

악화 요인: 사타구니 근육은 엉덩관절을 안정화하고 다리를 모으며 안정시키는 데 도움을 주기 때문에 일반적으로 다음과 같은 경우에 통증이 발생한다.

고도의 엉덩관절 안정성이 요구되는 활동(서핑, 아이스 스케이팅, 달리기, 점프 등)과 계단 오르기, 앉은 자세에서 일어서기, 자동차(특히 낮은 차)에 타고 내릴 때 통증이 심해진다.

사타구니 좌상과 햄스트링 좌상을 어떻게 구별하나요?

모음근 염좌adductor strain인지 햄스트링 위쪽 염좌인지 판단하는 것은 비슷한 증상을 유발할 수 있기 때문에 까다로울 수 있다. 촉진(만져보기), 손상 메커니즘, 그리고 악화 요인 등을 종합적으로 고려하여 판단할 수 있다. 통증이 사타구니와 엉덩이 안쪽에 더 가깝다면 375페이지의 사타구니 좌상 375페이지의 프로토콜이 더 효과적일 수 있다. 통증이 다리 뒤쪽에 더 가깝다면 366페이지의 햄스트링 통증 프로토콜을 먼저 시도해 볼 수 있다. 하지만 두 프로토콜 모두 도움이 되는 운동이 포함되어 있다.

예후: 치유 시간은 손상의 중증도(등급 I–III)와 부위에 따라 다르다. 근육 좌상Muscle strains은 치유하는 데 약 3~6주가 걸린다. 근육과 힘줄의 접합부 손상은 평균 4~8주가 소요된다. 힘줄 손상은 회복 속도가 가장 느리며 완전히 회복하는 데 최대 4개월이 걸릴 수 있다.

치료 전략: 모음근 염좌Adductor strains는 손상된 근육 및/또는 힘줄에 서서히 부하를 주는 강화 운동으로 치료한다. 스트레칭은 때때로 통증을 줄이는 데 유용하지만, 연구에 따르면 저항 훈련은 조직의 완전성을 회복하고 긴장 빈도를 줄이며 재손상을 예방하는 데 도움이된다.[31,32]

근육이 완전히 찢어지거나 뼈에서 떨어져 나가는 심한 경우(박리)에는 수술이 필요할 수 있다. 모음근은 치골에 붙어 있기 때문에 근육이 찢어지면 구조의 일관성이 무너지고 사타구니에 출혈과 멍이 생기며 심한 통증과 쇠약감을 유발할 수 있다. 이러한 징후가 나타나면 의료 전문가와 상담해야 한다.

1단계는 급성 통증을 줄이는 데 중점을 두며, 기본적인 엉덩관절 운동(굽힘flexion, 벌림abduction, 모음adduction)과 등척성 모음근 스퀴즈isometric adductor squeeze 브릿지를 포함한다. 등척성 모음근 스퀴즈는 통제된 방식으로 힘을 가하면서 손상된 근육을 강화하기 시작한다. 통증이 느껴지지 않는 범위 내에서 수축한다. 근육을 너무 세게 수축하면 손상이 악화되고 치유가 지연될 수 있다.

2단계의 저항 훈련 운동은 모음근에 대한 요구를 점차적으로 증가시킨다. 옆으로 누워서 모음근을 단련하는 운동은 다리의 무게만 들어 올리면 된다. 너무 고통스럽다면 다른 2단계 운동을 하고 1~2주 후에 옆으로 누워 모음 운동을 다시 시작해야 한다. 옆으로 누워서 들기가 너무 쉬우면 발목에 웨이트를 추가한다. 오프셋 사이드 플랭크는 다리가 위쪽 위치에 있을 때 손상된 모음근을 강화한다. 위쪽 다리가 오프셋 되어 있기 때문에 모음근이 바닥을 밀어 골반을 들어올리는 데 도움이 된다. 싱글-레그 브릿지와 체어 스쿼트는 엉덩관절 확장에 중점을 두는데, 일부 모음근은 엉덩관절 확장을 통해 볼기근을 보조하기 때문에 이 부분을 해결하는 것이 중요하다.

3단계 운동은 모음근을 더 많이 사용하므로 근육의 힘과 완전성을 극대화하는 데 도움이 된다. 스모 스쿼트sumo squat의 더 넓은 자세는 사타구니 근육을 사용한다.

스플릿 스쿼트split squat는 엉덩관절 확장에 효과적이지만 다리가 분리되어 있기 때문에 체어 스쿼트보다 더 어렵다. 레터럴 런지lateral lunge와 레터럴 스텝업lateral stepup도 엉덩관절 폄에 효과가 있지만, 엉덩관절이 몸에서 멀어지는 동작(벌림)은 엉덩관절을 안정시키고 자세 다리 위로 몸을 당기기 위해 모음근을 수축시켜야 한다. 코펜하겐Copenhagen 또는 모음근 플랭크adductor plank는 가장 어려운 사타구니 운동이지만, 이러한 근육을 강화하고 다시 손상 당할 가능성을 줄이는 데 가장 좋은 운동이다.[33,34] 짧은 레버 옵션으로 시작하고, 통증 없는 상태로 동작 수행이 쉽다면 긴 레버 변형으로 넘어간다.

다른 유형의 스트레칭과 마찬가지로, 손상이 회복된 후에는 근육과 힘줄을 건강하게 유지하기 위해 2단계 및 3단계 운동을 정기적인 훈련 프로그램에 추가해야한다.

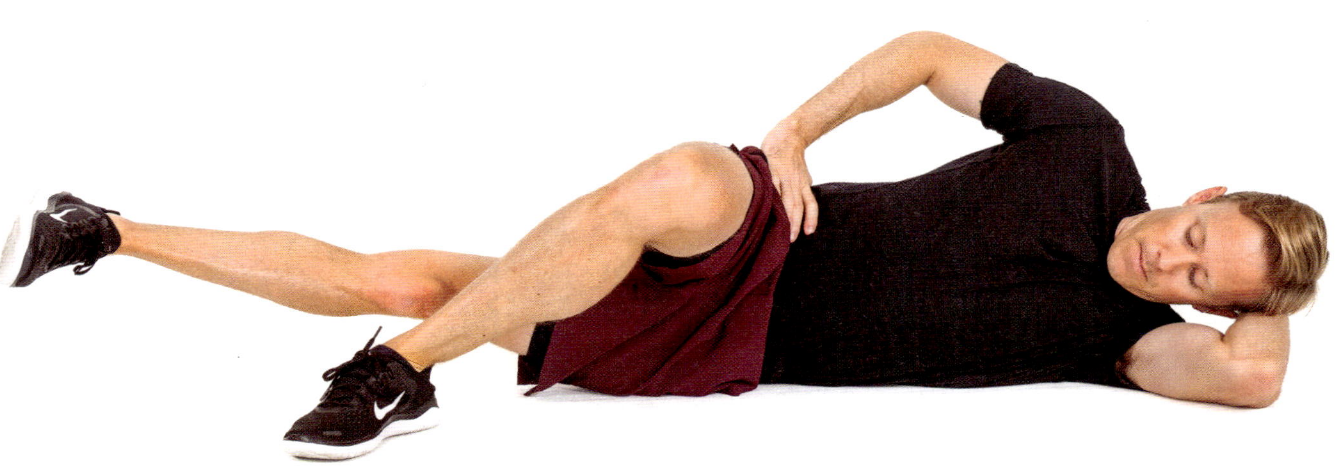

사타구니 좌상(Groin Strain)

1단계

GOOD FOR:

- 사타구니 통증 완화
- 신경근 조절력 향상
- 2단계 및 3단계 운동을 위한 워밍업

GUIDELINES:

- 매일 수행한다.
- 도구: 다월(dowel), 피지오볼(physio ball)
- 휴식 시 통증이 없고 운동 시 경미한 통증(3/10)이 없을 때 2단계 추가한다.

엉덩관절 굽힘(Hip Flexion)

무릎을 곧게 편 상태에서 엉덩이 아래에 발이 위치하도록 서 있는다.
한쪽 무릎을 최대한 높이 들어 올린다.
끝까지 도달하면 무릎 앞쪽을 양손으로 컵 모양으로 감싸고 가슴 쪽으로 당긴다
10~15회씩 3세트 반복하고, 종료 범위에서 2~3초간 멈춘다.

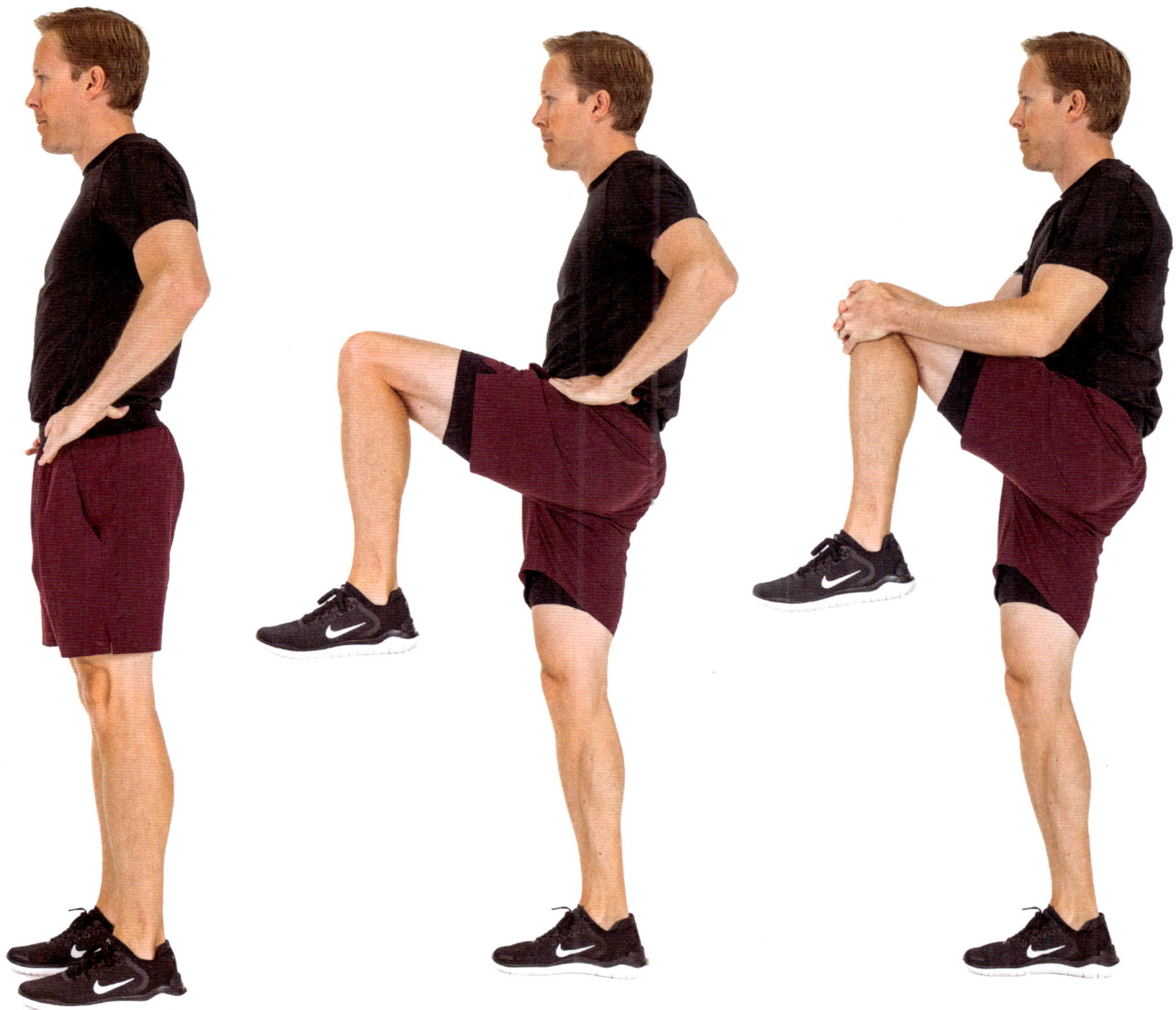

엉덩관절 벌림(Hip Abduction)

균형을 잡기 위해 다월을 사용하여 체중을 한쪽 다리로 옮긴 다음 엉덩이와 둔부 근육을 사용하여 체중이 실리지 않은 다리를 옆으로 들어 올린다(벌림). 다리를 과도하게 숙이거나 회전하지 않도록 주의하여야 한다. 즉, 몸을 똑바로 세우고 움직이는 발이 앞쪽을 향하도록 유지한다. 10~15회씩 3세트 반복한다.

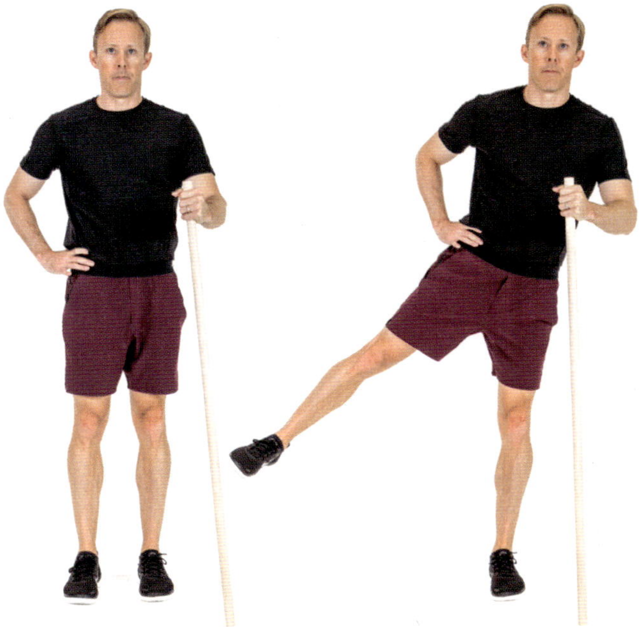

엉덩관절 모음(Hip Adduction)

체중을 한쪽 다리로 옮긴 다음 모음근을 사용하여 체중이 실리지 않은 다리를 몸 전체로 움직인다. 10~15회씩 3세트 반복한다.

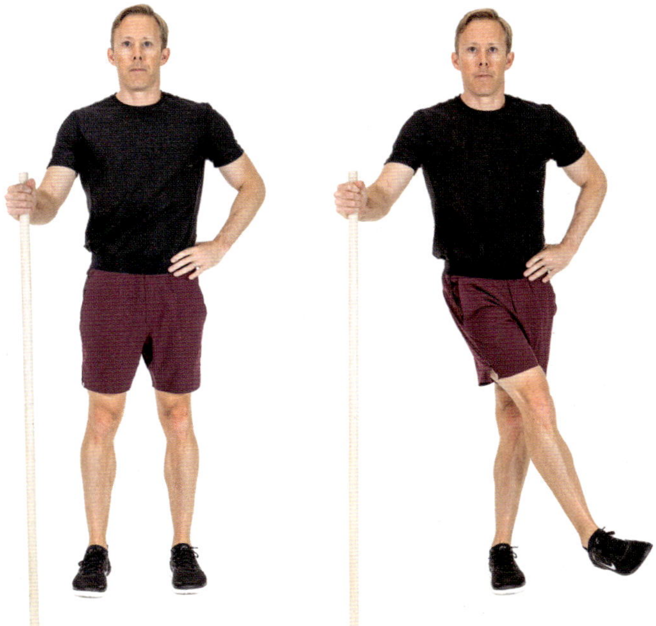

모음과 함께 브릿지(Bridge With Adduction)

무릎 사이에 배구공, 축구공 또는 농구공을 놓는다. 뒤꿈치를 바닥에 대고 엉덩이를 쭉 펴면서 무릎을 공에 밀착시키고 볼기근을 수축하는 브릿지 동작을 수행한다. 전체 동작 범위에서 공에 압력을 유지한다. 10~15회씩 3세트 반복한다.

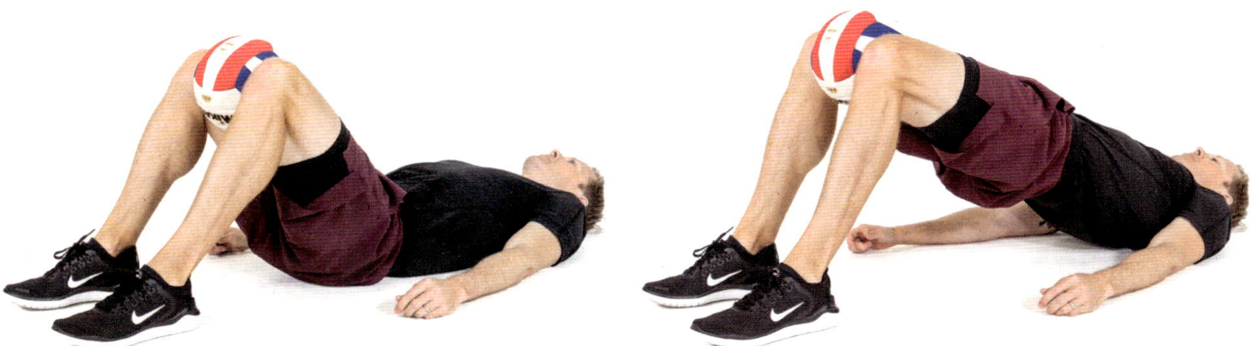

사타구니 좌상(Groin Strain)

2단계

GOOD FOR:

- 사타구니 통증 감소
- 초기 모음근/사타구니 강화
- 3단계 운동을 위한 워밍업

GUIDELINES:

- 일주일에 3~4일 수행한다.
- 별도의 언급이 없는 한 10-15 회 반복 3 세트를 수행한다.
- 가벼운 통증 없이 운동을 할 수 있을 때 3단계 운동을 추가한다(3/10).

옆으로-누워 모음(Side-Lying Adduction)

옆으로 누운 자세에서 위쪽 다리를 아래쪽 다리 위로 교차한다. 무릎을 편 상태에서 아래쪽 발을 똑바로 들어 올린다. 위쪽 자세를 1~2초간 유지한다.

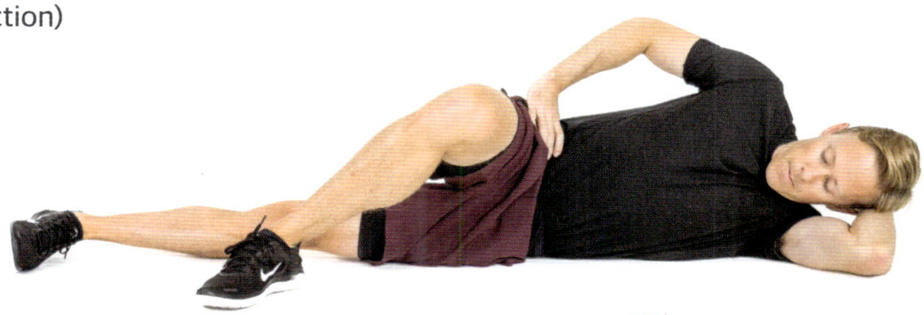

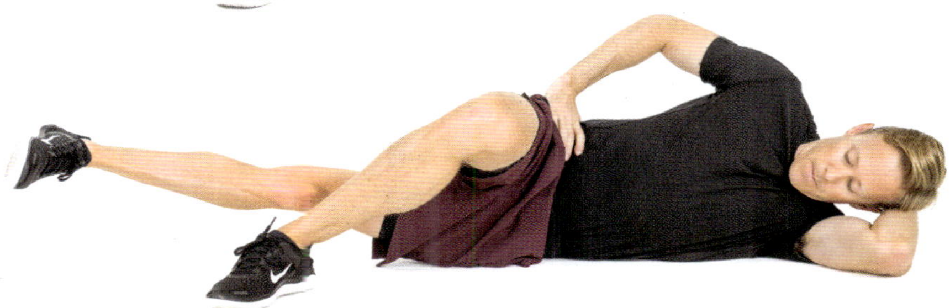

사이드 플랭크 오프셋 (Side Plank Offset)

옆으로 누운 자세에서 팔꿈치를 어깨 아래에 위치시켜 몸통을 들어 올려 사이드 플랭크 기본 자세를 취한다. 위쪽 다리를 아래쪽 다리 위로 교차하여, 움직이는 쪽(위쪽) 다리의 발이 바닥에 닿도록 한다. 몸통과 모음근을 사용하여 엉덩이를 들어 올린다. 20~30초간 유지하면서 3회 반복한다.

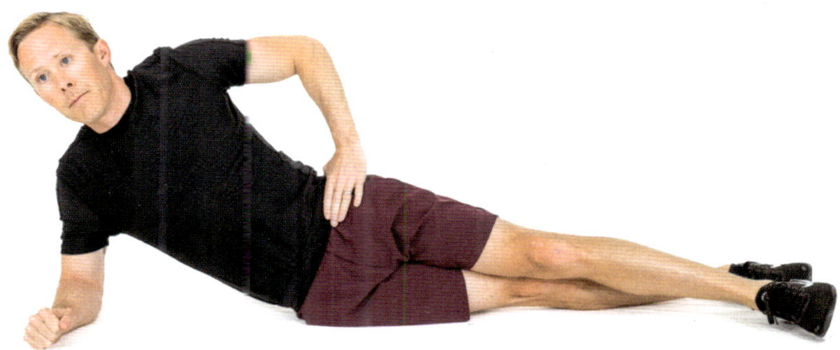

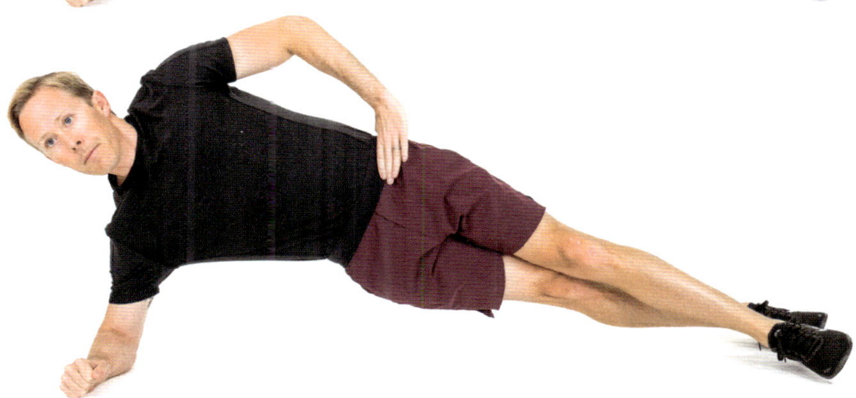

싱글-레그 브릿지(Single-Leg Bridge)

브릿지 시작 자세를 취하고 한쪽 다리를 들어 올리되, 다리를 곧게 펴거나 90도 정도 구부린 상태로 유지한다. 다리를 바닥에 밀고 엉덩이를 쭉 뻗는다. 엉덩이를 완전히 펴면서 볼기근을 조이는 데 집중하고 1~2초 동안 수축을 유지한다. 무릎 위에 저항 루프를 추가하거나 한쪽 다리로 엉덩이 밀기(371페이지)를 하면 운동의 난이도를 더 높일 수 있다.

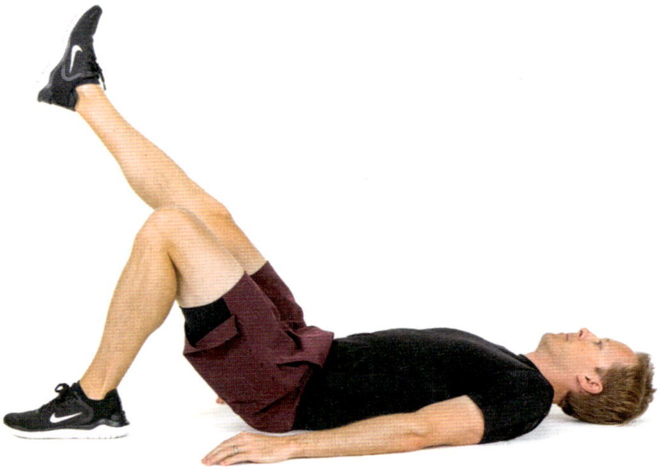

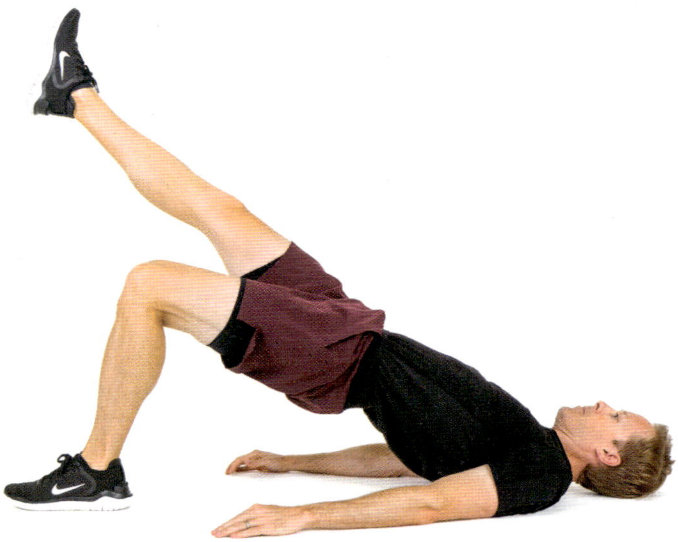

체어 스쿼트(Chair Squat)

의자나 상자 앞에 서서 발을 어깨 너비 정도로 벌리고 선다. 발끝은 정면을 향하거나 약간 바깥쪽(발 플레어)으로 돌린다. 팔을 앞으로 뻗어 체중의 균형을 맞추고 엉덩이를 약간 뒤로 뺀 다음 똑바로 앉는다. 바닥 자세로 내려갈 때 척추를 중립 상태를 유지하고(과도하게 굽히거나 둥글지 않도록) 무릎이 발끝을 넘지 않도록 한다.

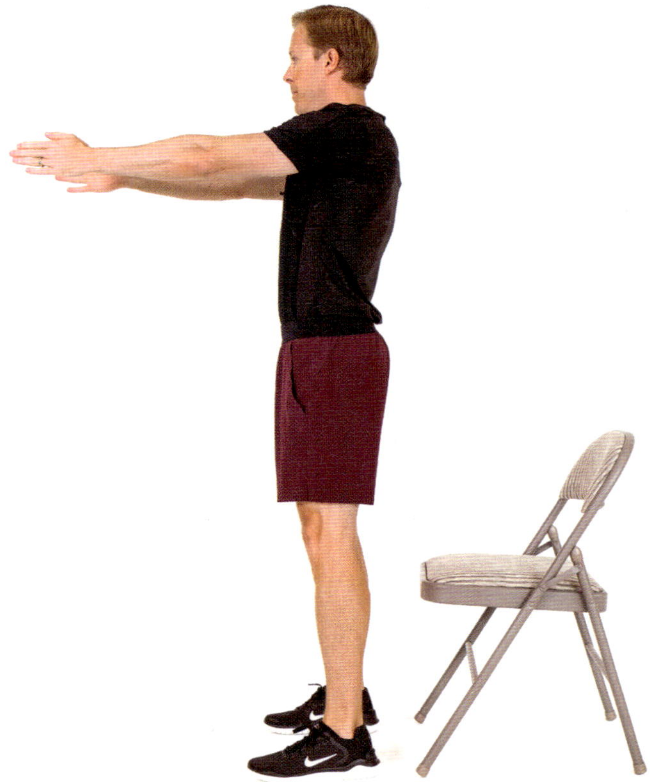

엉덩이가 의자에 닿는 순간 바로 다시 일어난다.

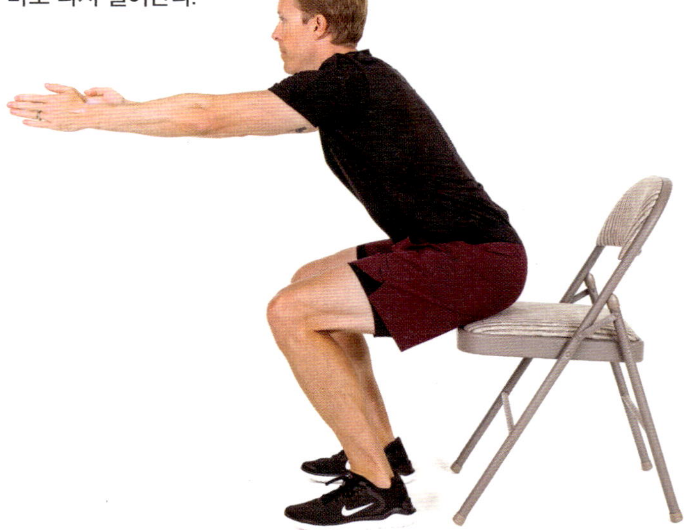

사타구니 좌상(Groin Strain)

3단계

GOOD FOR:

- 사타구니 및 하체 근력 향상
- 사타구니 통증 및 손상 예방

GUIDELINES:

- 일주일에 3~4일 수행한다.
- 10-15회씩 3세트 수행한다.
- 피곤할 때까지 세트 푸시한다.
- 도구: 덤벨, 플라이오 박스, 밸런스 패드, 벤치

스모 스쿼트(Sumo Squat)

덤벨의 한쪽 끝을 몸 앞에서 잡고 발을 어깨 너비 바깥쪽에 위치시킨 후 발가락을 45도 정도 바깥쪽으로 돌린다.
몸통을 똑바로 세우고 팔에 힘을 뺀 상태에서 엉덩이를 뒤로 젖히고 덤벨을 바닥으로 내린다.
뒤꿈치로 밀어 올리면서 엉덩이와 무릎을 동시에 위로 뻗는다

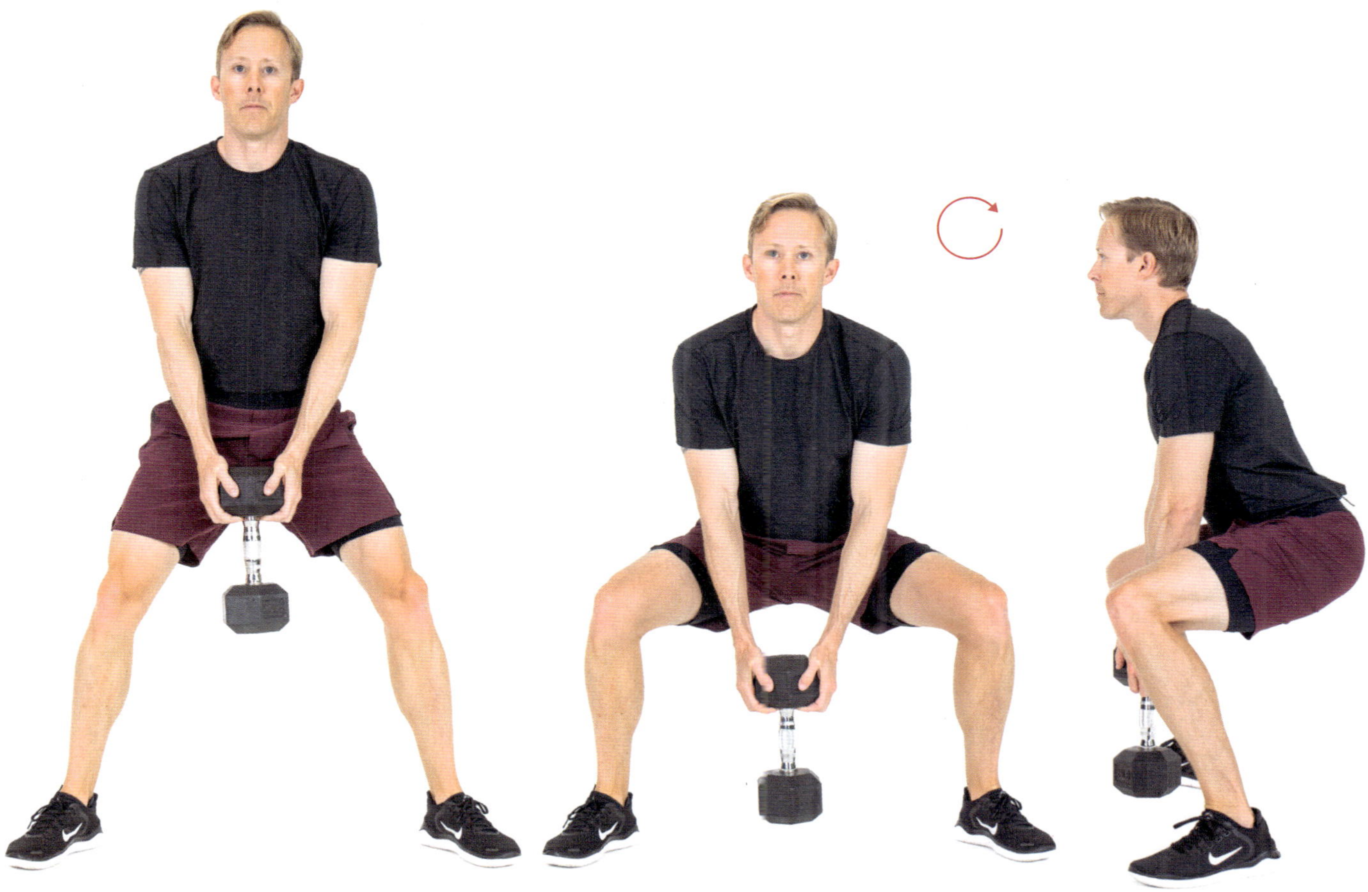

스플릿 스쿼트(Split Squat)

몸통을 곧게 세운 상태에서 한쪽 다리를 앞에 두고, 앞에 있는 다리는 무릎을 약간 굽혀 정강이가 수직이 되도록, 뒤에 있는 다리는 무릎을 펴고 발끝은 바닥을 지지하는 스클릿 스쿼트 자세를 취한다. 엉덩이를 곧게 아래로 내리고 뒤쪽 무릎을 바닥 가까이 닿도록 천천히 내려간다. 앞발의 뒤꿈치와 뒷발의 볼을 떼고 무릎을 펴면서 몸을 다시 시작 위치로 올린다.

한 손에만 덤벨을 들어 몸통의 안정성에 도전하거나 양 손에 덤벨을 들고 동작에 부하를 더할 수 있다

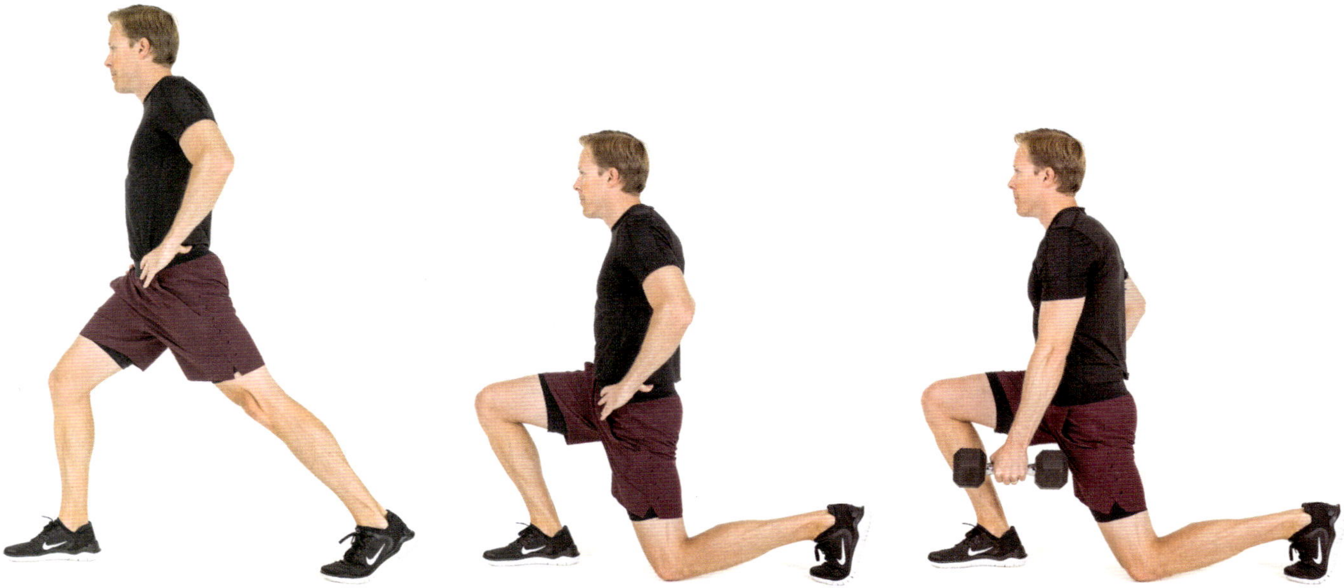

레터럴 런지(Lateral Lunge)

발을 골반 아래에 위치시킨 채 서 있는다. 발이 어깨 바깥쪽에 위치하도록 옆으로 크게 내딛는다.
발이 바닥에 닿을 때 체중을 그 발로 옮기고 엉덩이를 구부린 다음 상체를 약간 앞으로 기울인다.
반대쪽 다리를 곧게 펴고 엉덩이와 어깨를 일직선으로 유지한 상태에서 무릎을 구부리고 엉덩이를 내린다.
구부린 무릎이 발 위나 발 바깥쪽에 위치하도록 하고 무릎이 안쪽으로 들어가지 않도록 한다.
팔을 앞으로 뻗어 체중의 균형을 맞출 수 있다. 엉덩이와 무릎을 동시에 펴면서 발 가운데를 밀고 시작 위치로 돌아간다.

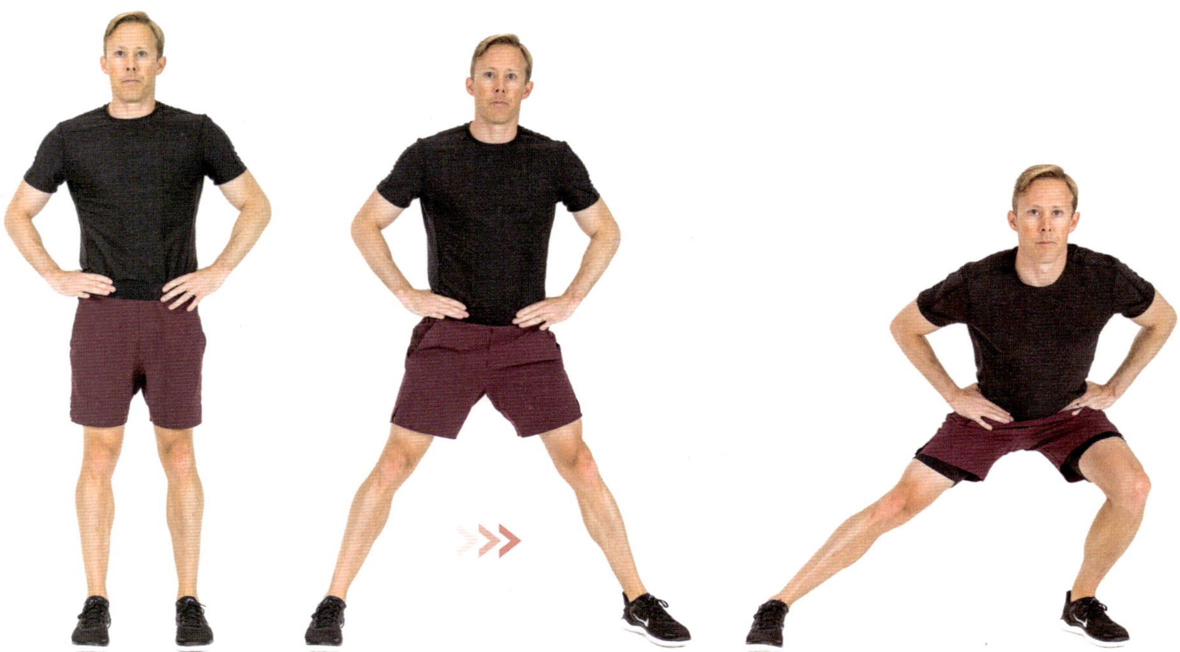

레터럴 스텝-업(Lateral Step-Up)

플라이오 박스 옆에 서서, 한쪽 발 전체를 상자에 위에 올린다. 발은 어깨 너비정도로 벌리고, 지지하는 다리는 바닥에 둔다. 상자 위에 올린 다리로 체중을 옮기며, 엉덩이와 무릎을 동시에 부드럽게 뻗으며 몸을 들어올린다. 이 때 바닥에 있는 다리로 밀어 올리지 않아야 한다. 운동 강도를 높이고 싶다면 상자의 높이를 올린다. 상자의 높아질수록 상체를 앞으로 더 많이 숙여지고, 체중은 상자 위 발쪽으로 기울여지게 된다. 팔을 앞으로 뻗어 체중의 균형을 맞출 수 있다.

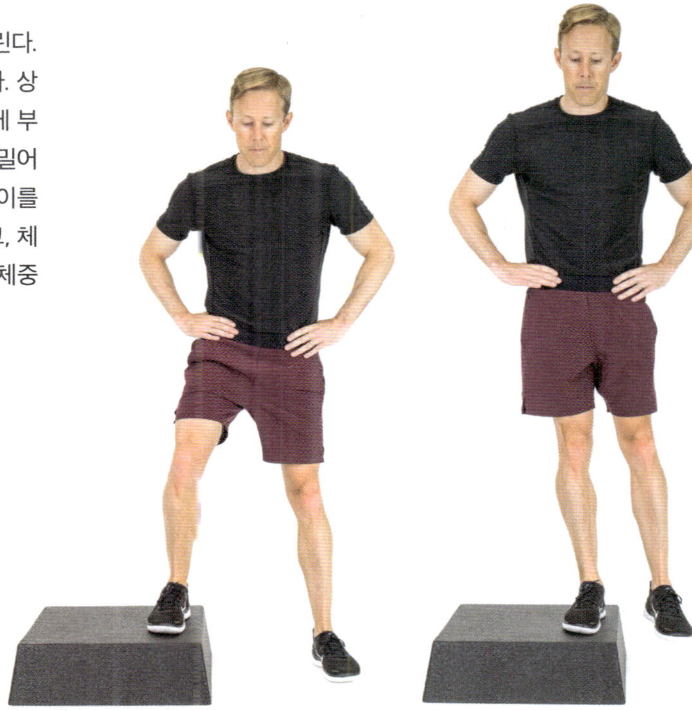

모음근 올리기(하나 선택) (Adductor Raise)

짧은 레버 또는 긴 레버 변형 중 하나를 수행한다. 짧은 레버를 먼저 시도하고 너무 쉬우면 긴 레버를 시도하면 된다.

숏 레버 모음근 올리기는 먼저 밸런스 패드나 쿠션을 벤치 위에 놓고 옆으로 눕는다.

정강이 안쪽이 패드와 수평이 되도록 무릎을 살짝 구부린다.

아래쪽 다리를 바닥에서 들어 올린 다음 모음근을 사용해 엉덩이를 들어 올리면서 아래쪽 무릎을 위쪽 무릎 쪽으로 가져온다.

긴 레버 변형은 동일한 근육을 사용하지만, 위쪽 다리는 곧게 펴고 다리를 모으면서 발목과 발 안쪽을 벤치에 밀어 넣듯 들어올린다.

짧은 레버(short lever)

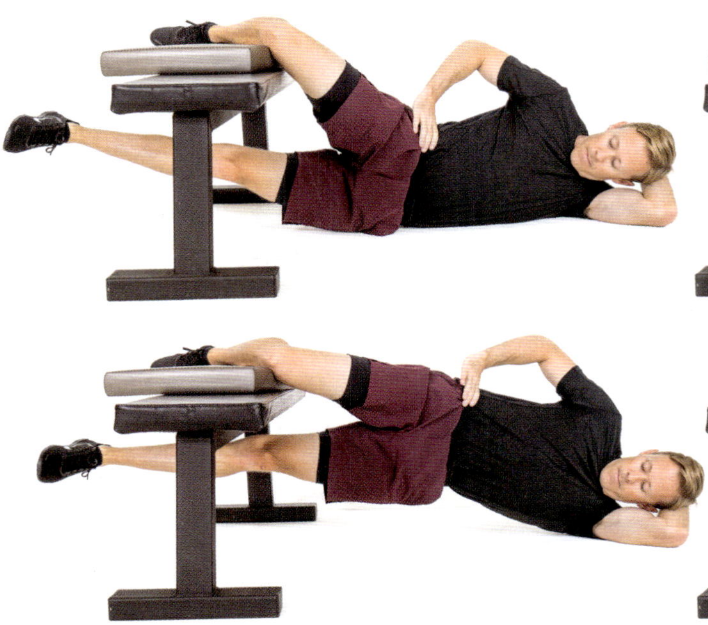

긴 레버(long lever)

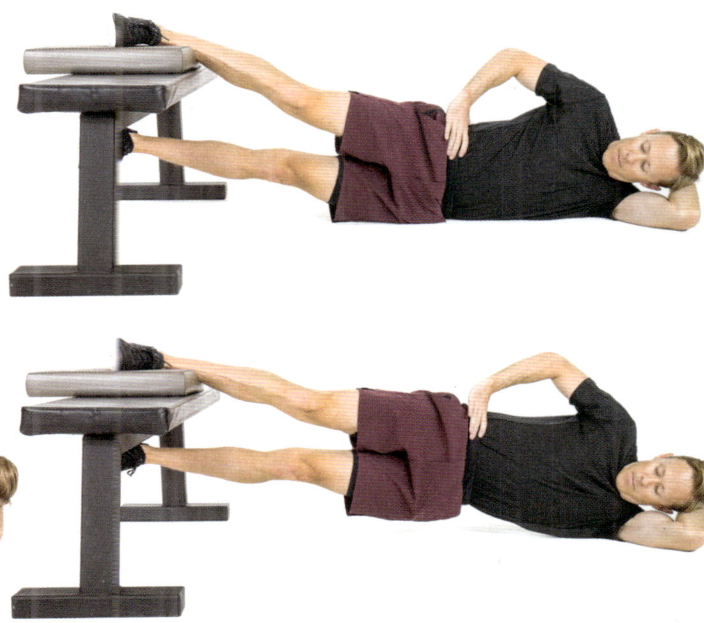

chapter 21

무릎 통증 (Knee Protocols)

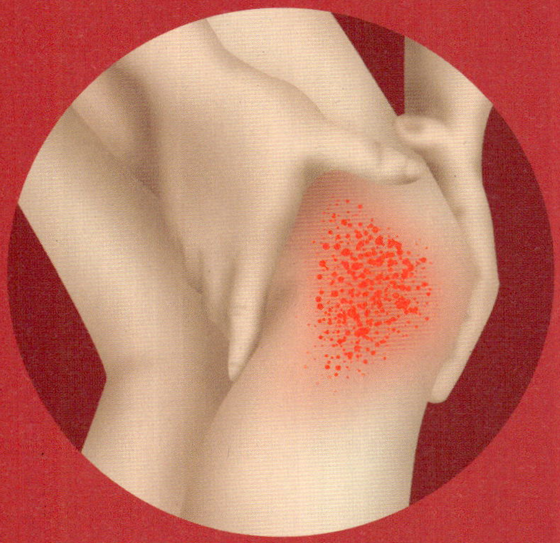

무릎 통증(Knee Pain)
(P. 383)

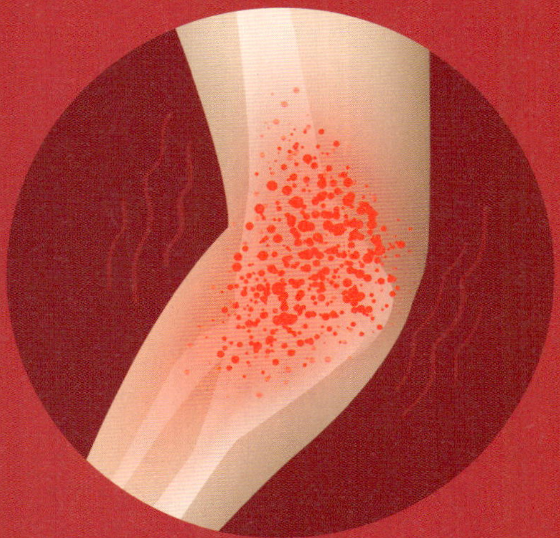

무릎 불안정성
(Knee Instability)
(P. 393)

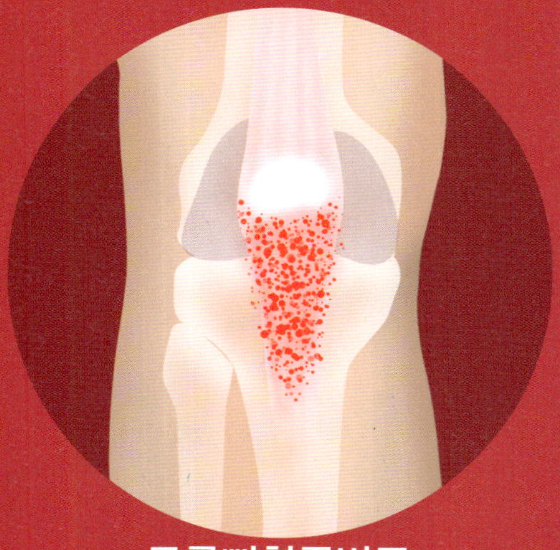

무릎뼈힘줄병증
(Patellar Tendinopathy)
(P. 408)

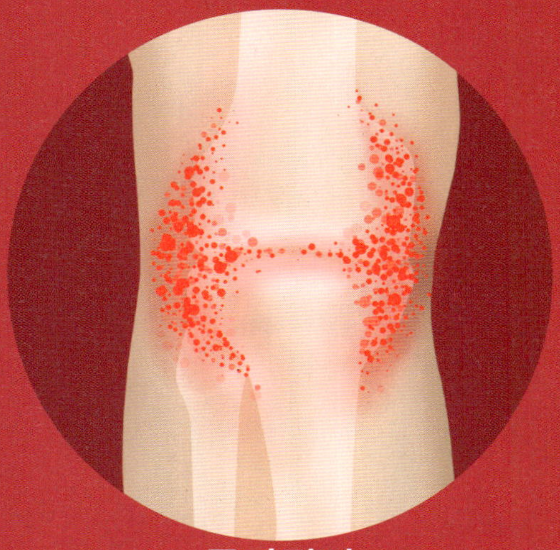

골관절염
(Osteoarthritis)
(P. 418)

무릎 통증(Knee Pain)

다음 프로그램에 따라 치료하시오:

- 일반적인 무릎 통증
- 무릎넙다리관절 통증Patellofemoral joint pain(무릎 앞쪽 또는 무릎 뒤쪽의 통증)
- 엉덩정강근막띠 증후군Iliotibial (IT) band syndrome(무릎 바로 위 허벅지 바깥쪽의 통증)

무릎넙다리관절 통증(Patellofemoral Joint Pain)

설명: 무릎넙다리관절은 무릎뼈kneecap, patella와 넙다리뼈femur의 홈 사이의 상호 작용을 포함하는 윤활관절이다. 본질적으로 무릎이 굽힘과 폄을 통해 움직일 때 무릎이 넙다리뼈 홈을 통해 미끄러지듯 움직이기 때문에 우리는 무릎 통증이 홈을 통해 적절하게 움직이지 않는 추적 문제와 관련이 있다고 생각하고 있다. 무릎 추적 불량과 같은 기계적 문제가 통증의 원인이 되는 경우도 있지만, 우리는 무릎넙다리 통증이 더 복잡하고 심리적, 정서적 상태와 같은 비기계적 변수에 의해 영향을 받을 수 있다는 것을 알고 있다.

무릎 넙다리관절통증증후군PFPS, Patellofemoral joint pain syndrome은 무릎 뒤쪽에 통증을 유발하는 일반적인 질환이다.

무릎힘줄병증(408페이지 참조)과 유사하게, PFPS 통증은 일반적으로 많은 달리기(특히 넙다리네갈래근과 무릎에 더 많은 부하를 가하는 힐 스트라이커(뒷꿈치착지 러너)의 경우), 점프 및 쪼그려 앉기 등의 활동으로 인해 발생한다. 본질적으로 해롭지는 않지만 무릎이 발가락 위쪽에서 앞으로 움직여야 하는 동작(런지, 프론트 스쿼트front squats, 하이바 백 스쿼트high-bar back squats, 내리막 하이킹hiking downhill, 계단 걷기 등)은 무릎넙다리관절을 압박하

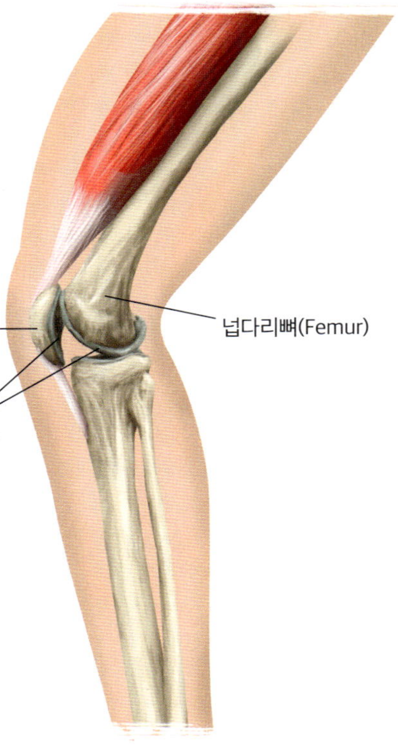

건강한 무릎

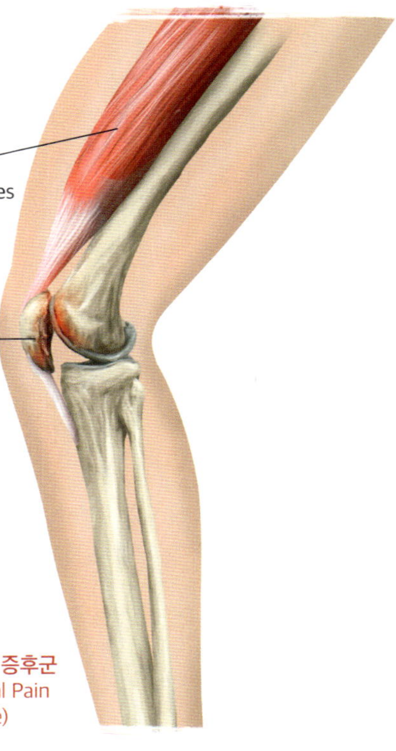

무릎넙다리통증 증후군
(Patellofemoral Pain Syndrome)

여 이 부위에 추가적인 스트레스를 가하기 때문에 상태를 증폭시킬 수 있다. 대부분의 사람들에게 PFPS는 과도한 사용과 염증으로 인한 일시적인 자극이다. 그러나 이는 무릎 뒤쪽의 연골(무릎 연골연화증chondromalacia patellae)의 점진적인 악화와 관련이 있을 수 있다. 이는 관절염으로 간주된다. 무릎 연골연화증 진단이 두렵게 들릴 수 있지만, 이 프로토콜에 설명된 것과 동일한 운동으로 치료할 수 있다.

관절염 및 PFPS와 관련된 통증을 예방하는 가장 좋은 방법은 악화 요인을 해결하고, 엉덩관절과 무릎의 근력을 강화하고, 관절이 감당할 수 있는 것 보다 더 많은 부하나 부피를 관절에 가하는 활동을 피하는 것이다.

징후와 증상: 무릎 뒤쪽에 통증이 있으며 일반적으로 날카로운 통증이 있다. 통증은 무릎 뒤쪽 관절에서 발생하기 때문에 해당 부위의 연부 조직을 만져도 증상이 재현되지 않는 것이 일반적이다.

악화 요인: PFPS는 쪼그려 앉기, 계단 오르내리기, 장시간 앉아 있기, 달리기(특히 발뒤꿈치에 부하를 가하는 힐 스트라이커heel strikers(뒷꿈치착지 러너)의 경우), 자전거 타기 등 관절을 압박하고 스트레스를 증가시키는 활동으로 인해 악화된다.

예후: PFPS는 일반적으로 악화시키는 활동을 수정하고 엉덩관절과 무릎을 강화하는 재활 운동을 시행하면 4~6주 이내에 개선된다.

치료 전략: PFPS는 운동 사슬(무릎을 보조하기 위해 함께 작용하는 관절과 조직)을 강화하고 악화되는 활동(달리기, 쪼그려 앉기 등)에 대한 신경 근육 조절을 개선하는 데 중점을 둔 물리 치료로만 치료한다. 모음이 심한 경우 보조기를 일시적으로 사용하고 무릎넙다리관절 테이핑을 하는 것도 도움이 될 수 있다.[2] 얼음찜질, 소염제 복용, 통증을 악화시키는 활동을 자제하는 것도 통증을 줄이는 데 도움이 된다.

1단계에서는 무릎 앞쪽의 통증을 줄이기 위해 연부 조직 운동과 스트레칭을 한다. 무릎 주변 근육(특히 넙다리네갈래근)을 움직이고 스트레칭하면 관절에 가해지는 스트레스를 일시적으로 바꾸고 민감한 구조에 휴식을 주어 통증을 완화하는 것으로 알려져 있다.

1단계 전략은 일반적으로 일시적인 증상 변화를 일으키기 때문에 2단계와 3단계에서는 감각 운동 조절과 강화 운동으로 이어진다. 무릎넙다리 통증에 대처하는 가장 좋은 첫 단계 중 하나는 볼기근, 특히 벌림근과 가쪽돌림근을 강화하는 것이다. 넙다리뼈는 엉덩관절의 절반과 무릎 관절의 절반을 구성하기 때문에 이러한 근육을 강화하고 엉덩관절과 넙다리뼈를 조절하는 방법을 배우면 무릎 통증을 줄일 수 있다. 엉덩관절은 절구관절ball & socket joint이기 때문에 제어력이 떨어지면 무릎넙다리관절과 같은 무릎 구조에 스트레스가 증가할 수 있다. 따라서 많은 운동이 이러한 근육을 목표로 한다(옆으로 누워 엉덩관절 벌림side-lying hip abduction, 싱글-레그 브릿지single-leg bridge, 파이어 하이드랜트fire hydrant, 외측 스쿼트lateral squat 걷기).

엉덩관절에 집중한 후 무릎 근육, 특히 넙다리네갈래근을 강화하는 운동을 추가한다. 그러나 고강도 넙다리네갈래근 운동은 무릎넙다리 통증과 관련이 있으므로 관절에 가해지는 압박 부하를 제한하는 운동부터 시작해야 한다. 예를 들어, 레터럴 스텝업lateral step-up, 리버스 런지reverse lunge, 스플릿 스쿼트split squat, 스케이터 스쿼트skater squat는 모두 무릎넙다리관절에 큰 스트레스를 주지 않으면서 넙다리네갈래근과 볼기근을 강화하는 운동이다. 최근 무릎을 꿇고 발끝으로 걷는 운동이 인기를 끌고 있지만, 이러한 유형의 운동은 무릎넙다리관절 통증을 악화시킬 수 있다. 무릎이 발가락을 지나서 움직일 때 무릎넙다리관절의 접촉력이 증가하여 무릎이 준비되지 않은 경우 통증이 더 심해질 수 있다. 이러한 운동이 영원히 금지되는 것은 아니지만, 이 프로그램에 설명된 운동부터 시작하고 증상이 해결되면 전방 런지forward lunges, 피스톨 스쿼트pistol squats, 프론트 스쿼트front squats와 같이 넙다리네갈래근과 무릎넙다리관절patellofemoral joint에 더 많은 스트레스를 주는 운동을 통합하는 것을 고려할 수 있다.

무릎 뒤에서 딸깍 소리(염발음)가 나거나 터질까 걱정해야 하나요?

대부분의 경우, 그렇지 않다. 건강한 관절에서는 종종 소리가 나며, 소음이 향후 병이 생길 수 있다는 연구 결과는 없다. 쪼그려 앉을 때 무릎에서 소리가 난다면 대개 무릎에서 나는 소리다. 삐걱거리는 소리가 통증과 함께 나타난다면 문제를 자세히 살펴보는 것이 현명하다. 이 프로토콜에 포함된 재활 운동은 신경근 조절 능력(신경계와 근육 사이의 연결)을 키우고 엉덩이와 무릎을 강화하는 데 도움이 되며, 두가지 모두 삐걱거리는 소리 및 그와 관련된 통증을 줄일 수 있다.

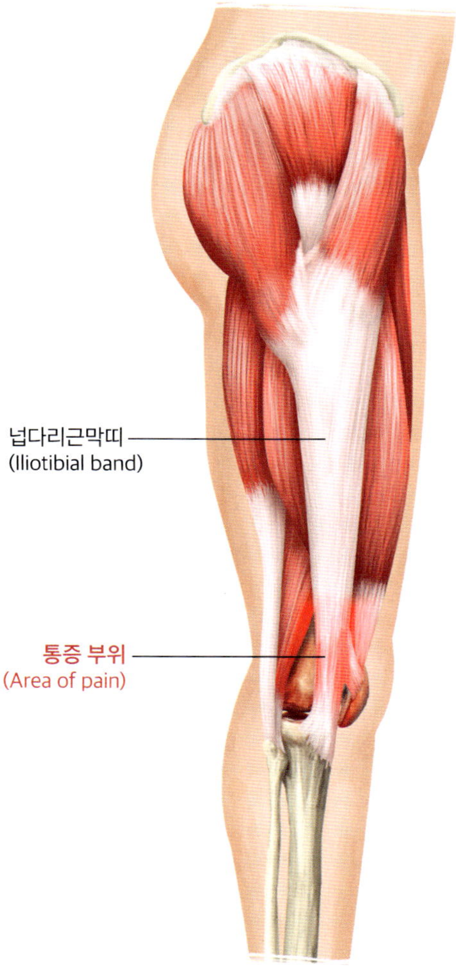

엉덩정강근막띠 증후군
[Iliotibial (IT) Band Syndrome]

설명: 엉덩정강근막띠IT, iliotibial IT band는 허벅지 옆쪽(바깥쪽)을 따라 엉덩이에서 무릎까지 이어지는 조밀하고 섬유질로 이루어진 결합 조직 밴드이다. 이는 달리기 선수의 외측 무릎 통증의 주요 원인 중 하나이다.[4]

해부학, 운동양, 역학 등 여러 요인이 엉덩정강근막띠 증후군의 원인이 될 수 있지만, 엉덩정강근막띠 아래의 지방 패드 및/또는 윤활낭을 반복적으로 압박되면 염증과 통증이 유발되는 것으로 알려져 있다.[5,6] 지방 패드와 윤활낭은 압축력을 수용하도록 설계되어 있지만, 많은 양의 하중(예: 장거리 달리기)이나 익숙하지 않은 하중(예: 새로운 스포츠 또는 활동)은 염증 반응을 일으킬 수 있다. 러너의 발이 중립에서 안쪽(외반슬valgus) 또는 바깥쪽(내반슬varus)으로 편향된 상태로 착지하면 상황이 더욱 악화될 수 있다.

이 질환을 예방하고 치료하려면 역학(신경근 조절), 엉덩관절 및 무릎 근력, 운동량 등 세 가지 잠재적 원인을 살펴보는 것이 중요하다.

대부분의 경우 이 프로토콜에 포함된 운동을 통해 엉덩관절과 무릎을 강화하고, 자세를 개선하는 새로운 신발을 신어보고, 무릎을 발 위로 정렬한 채 스쿼트를 하거나 중립 무릎 착지 패턴을 연습하는 등 기술에 더 주의를 기울여 기계적 문제를 해결할 수 있다.

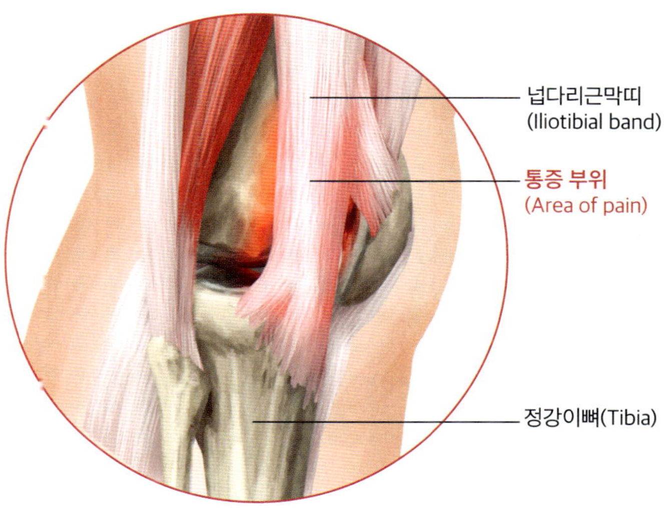

그러나 어떤 사람들은 무릎이 중립에서 안쪽 또는 바깥쪽으로 움직여도 무릎에 문제가 없다. 이러한 경우에는 무릎 조직이 무릎에 가해지는 힘을 견딜 수 있는 조직이 발달했을 가능성이 높으므로 움직임 패턴을 바꿀 필요가 없다. 무릎에 통증이 있고 무릎이 중립에서 벗어나는 것을 느낀다면 이러한 경향을 바꾸려고 노력해 볼 가치가 있다. 다시 한 번 강조하지만, 통증 관리와 예방에 있어 움직이는 방식은 빙산의 일각에 불과하다.

대부분의 결합 조직 질환을 예방하고 치료하는 가장 좋은 전략은 근력 운동과 프로그램 설계(운동량 관리)이다. 교정할 수 없는 기계적 문제라 하더라도(부정적이거나 기능 장애로 인식해서는 안 된다) 운동을 통해 엉덩이와 무릎을 강화하면 조직의 용량을 개선할 수 있으므로 이점을 얻을 수 있다.

또한 엉덩정강근막띠 증후군IT band syndrome은 무릎이나 아킬레스 힘줄병증과 같은 결합 조직 장애로, 일반적으로 조직이 감당할 수 있는 수준보다 더 많이 사용했을 때 통증이 발생한다. 이 질환은 주로 달리기 선수에게 영향을 미치므로 운동량을 조절하는 것이 중요하다. 운동량을 서서히 늘려 조직이 적응할 시간을 주는 것을 잊지 말아야 한다. 지능형 프로그램 설계와 엉덩정강근막띠와 밴드가 부착된 근육을 대상으로 하는 재활 운동을 결합하면 통증을 완화하고 더 잘 움직이며 운동 능력을 향상시킬 수 있는 템플릿을 얻을 수 있다.

징후 및 증상: 엉덩정강근막띠 증후군은 일반적으로 달리기와 같은 활동 중에 무릎 바깥쪽에 날카로운 통증이 발생한다. 일부 사람들은 터지거나 찢어지는 느낌을 받기도 한다. 엉덩정강근막띠 증후군은 때때로 엉덩이와 같이 더 높은 곳에서 아플 수 있지만 무릎에서 가장 흔하게 발생한다.

악화 요인: 많은 양의 달리기, 내리막길이나 고르지 않은 지형에서 달리기, 새로운 달리기 프로그램 시작, 쪼그려 앉는 자세는 일반적으로 이러한 유형의 통증과 관련이 있다.

증상: 대부분의 경우 엉덩정강근막띠 증후군은 악화시키는 활동을 수정하고 엉덩관절과 무릎을 강화하는 재활 운동을 시행하면 4~6주 이내에 호전된다.

치료 전략: 엉덩정강근막띠 증후군은 조직에 가해지는 스트레스를 관리하여 치료하는데, 이는 러닝량을 줄이고 일시적으로 평지에서 러닝을 하며 발의 모음을 제한하고 무릎의 중립 정렬을 촉진하는 러닝화나 보조기를 착용하는 것을 의미한다. 또한 중간볼기근과 큰볼기근 및 무릎 근육을 강화하고 기능적인 작업을 하는 동안 중립적인 무릎 정렬 메커니즘을 해결하는 것도 중요하다.

1

엉덩정강근막띠 증후군을 해결하는 것은 무릎넙다리관절 통증을 해결하는 것과 유사하다. 1단계에서는 넙다리네갈래근과 종아리를 움직이고 스트레칭하여 외측 무릎에 가해지는 스트레스를 일시적으로 변화시킴으로써 통증을 줄일 수 있다.

2 3

통증이 조절되면 2단계와 3단계의 운동을 통해 엉덩관절 및 무릎 근력과 움직임 조절 능력을 향상시킨다. 엉덩관절 강화 운동에는 옆으로 누워서 벌림sidelying abduction, 측면 스쿼트 걷기lateral squat walk, 파이어 하이드란트fire hydrant, 벌림근(중간볼기근gluteus medius과 작은볼기근gluteus minimus)과 가쪽돌림근을 목표로 한다. 이 근육은 엉덩관절과 넙다리뼈를 제어하는 데 도움을 주며, 이는 운동 사슬을 통해 무릎을 더 잘 제어할 수 있도록 도와준다. 측면 스텝업lateral step-up, 스플릿 스쿼트split squat, 스케이터 스쿼트skater squat, 리버스 런지reverse lunge 및 기타 강화 운동은 넙다리네갈래근quadriceps과 볼기근gluteal 강화 동작을 결합하여 다시 조직 능력과 제어력을 키운다. 움직임에 집중하고 무릎이 안쪽이나 바깥쪽으로 움직이지 않도록 주의한다. 이는 엉덩정강근막띠 증후군의 발생과 관련이 있다.

무릎 통증(Knee Pain)

PHASE 1

GOOD FOR:

- 무릎 통증 완화
- 무릎 위와 아래의 근육 긴장 완화
- 2단계와 3단계 연습을 위한 워밍업

GUIDELINES:

- 매일 수행
- 도구: 폼 롤러, 경사 보드
- 휴식 시 통증이 없고 운동 시 경미한 통증(3/10)을 넘지 않을 때 2단계를 추가한다

연부조직 가동술 (Soft Tissue Mobilizations)

- ▶ 각 부위당 1~2분간 실시
- ▶ 양쪽에서 임의의 순서로 수행
- ▶ 10~20초간 압통 부위에서 정지 한다.

넙다리네갈래근 가동술(Quad Mobilization)

팔이나 손으로 체중을 지탱하고 발가락이 바닥을 향하도록 한쪽 다리를 폼 롤러 위에 올려놓고 엎드린다. 바닥에 닿은 발과 팔로 체중을 지탱하면서 롤러를 위아래로 굴려 허벅지 앞쪽의 넙다리네갈래근 전체(엉덩이부터 무릎까지)를 움직인다. 무릎을 구부렸다 펴면서 근육과 넙다리신경을 동적으로 움직인다.

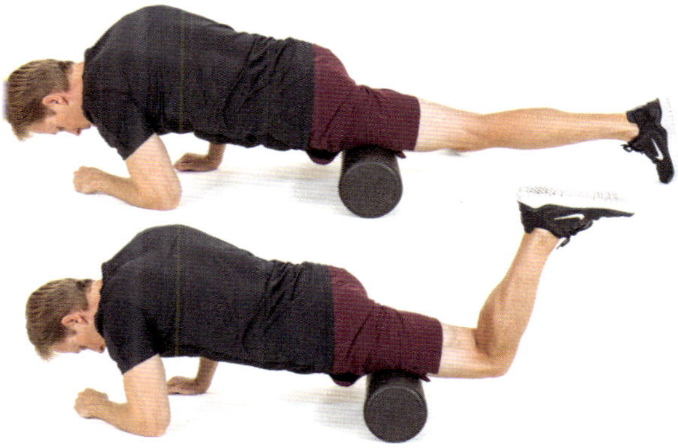

측면 넙다리네갈래근 가동술(Lateral Quad mobilization)

준비 자세는 여기에서도 동일하다:
팔과 지면에 닿은 발을 사용하여 압력을 조절하고, 허벅지 전체(엉덩이에서 무릎까지)를 위아래로 굴리고, 부드럽거나 뻣뻣한 부위에서 멈추고 다리를 구부렸다 펴준다. 허벅지 앞쪽을 움직이는 대신 다리 바깥쪽의 측면 넙다리네갈래근을 목표로 한다.

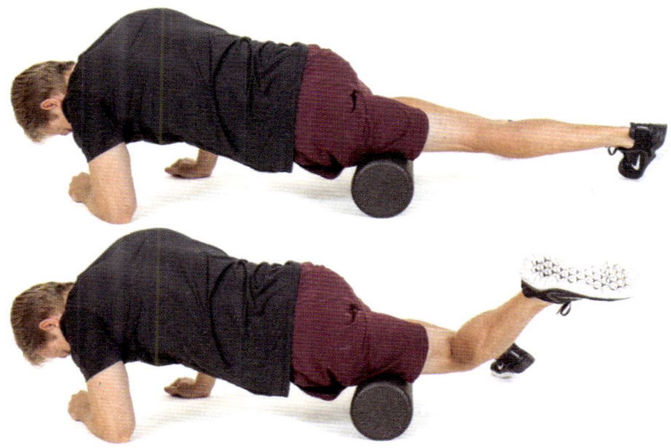

종아리 가동술(Calf Mobilization)

바닥에 앉아 종아리를 폼 롤러 위에 올려놓는다. 손으로 바닥을 밀고 엉덩이를 바닥에서 들어 올려 발목에서 무릎까지 아래쪽 다리를 위아래로 굴린다.

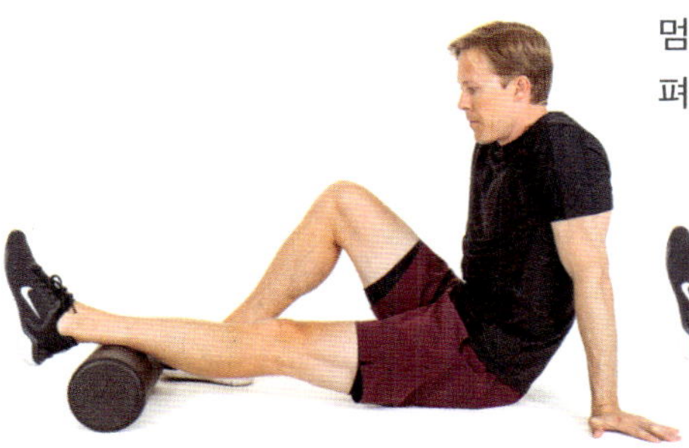

부드럽거나 뻣뻣한 부위가 있으면 멈추고 발을 움직인다(구부리고, 펴고, 좌우로 돌린다).

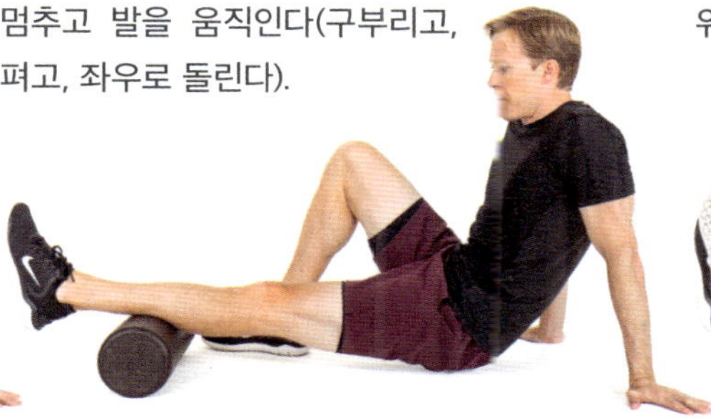

압력을 높이려면 다른 쪽 다리를 위에 얹는다.

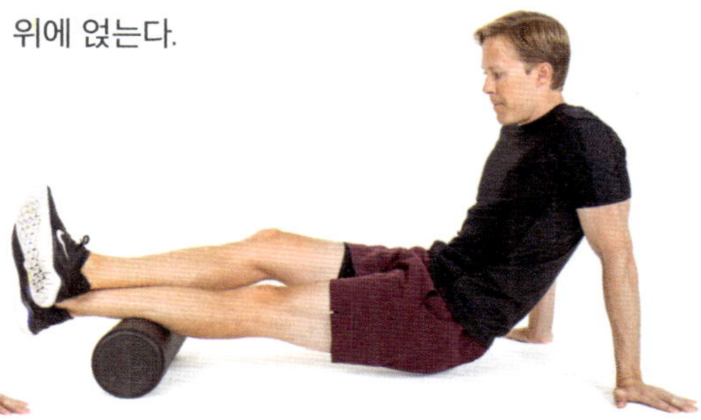

스트레칭 운동
(Stretching Exercises)

- ▶ 30~60초간 유지하면서 3회 반복한다.
- ▶ 양쪽 순서와 상관없이 수행한다.
- ▶ 통증이 느껴질 정도로 스트레칭하지 말아라.

넙다리네갈래근 스트레칭
(하나 선택) (Quad Stretch)

서서(Standing)

발목을 잡고 팔로 무릎을 구부려 허벅지 앞쪽을 늘려준다.
자세를 똑바로 세우고 무릎을 수직으로 유지하여 스트레칭.

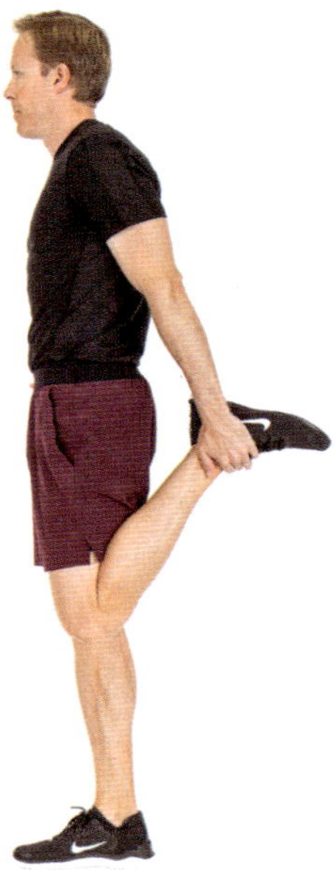

옆으로 누워서(Side-Lying)

옆으로 누운 상태에서도 같은 스트레칭을 할 수 있습니다. 스트레칭 효과를 극대화하려면 다리를 몸과 일직선(앞이 아닌)이 되게 하거나 약간 뒤로 당겨(엉덩관절 폄) 준다.

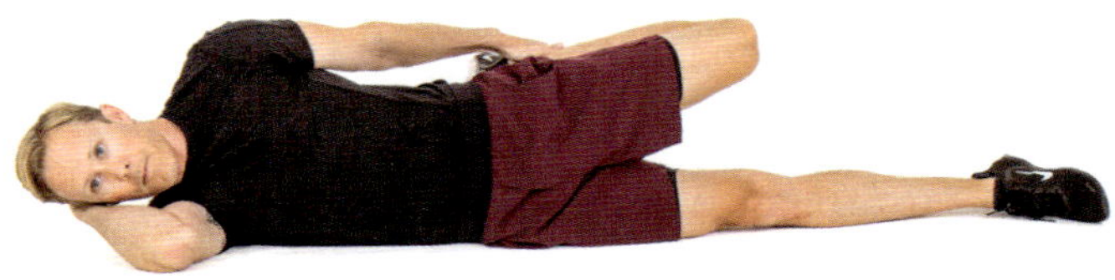

가쪽굽힘 스트레칭/ 가쪽굽힘 스트레칭
(Side-Bend Stretch/Lateral Flexion Stretch)

한쪽 다리를 다른 쪽 다리 앞으로 교차한다. 같은 쪽 팔로 같은 쪽 팔을 뻗습니다. 척추를 앞뒤로 구부리지 않고, 몸의 옆구리가 늘어나는 느낌이 들 때까지 꼬은 다리에서 몸을 옆으로 젖힌다.

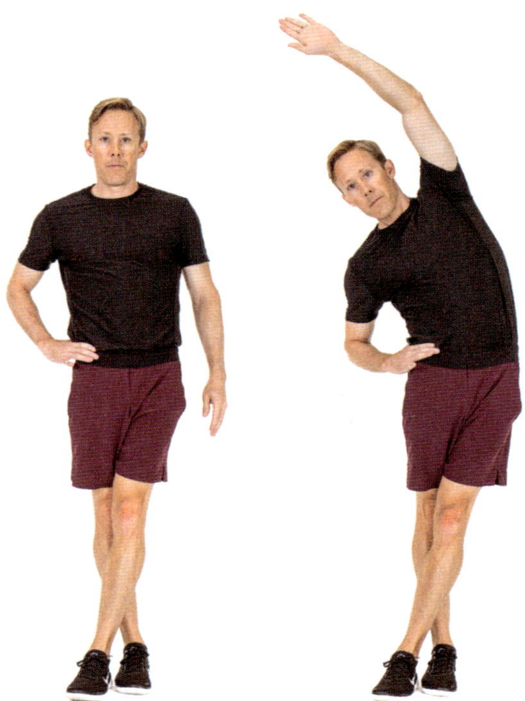

서서 종아리 스트레칭(Standing Calf Stretch)

발바닥을 경사진 보드에 대고 서서, 경사면 또는 높은 곳에 선다. 다른 쪽 발을 스트레칭하는 다리 앞으로 내딛는다. 종아리와 발목 뒤쪽이 늘어나는 느낌이 들어야 한다. 가자미근을 단련(대상으로)하려면 엉덩이를 뒤로 젖히고 상체를 앞으로 기울인 다음 무릎을 구부린다.

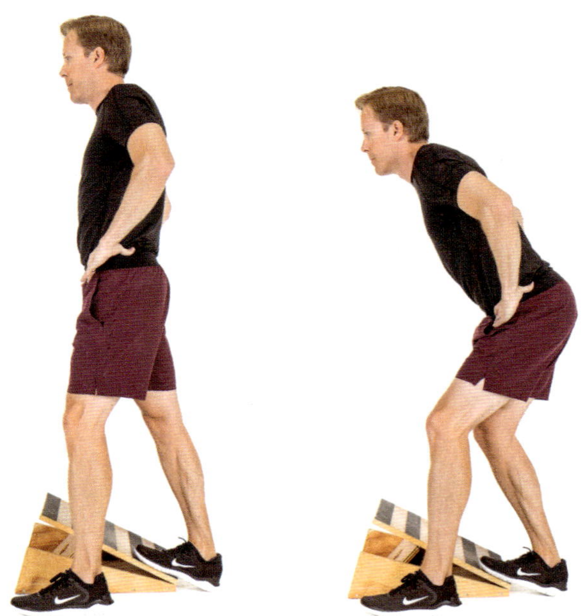

무릎 통증(Knee Pain)

2단계

GOOD FOR:

- 무릎 통증 완화
- 초기 무릎 및 엉덩관절 강화
- 3단계 운동을 위한 워밍업

GUIDELINES:

- 일주일에 3~4일 수행
- 특별한 경우가 아니라면 10~15회씩 3세트 반복
- 도구: 저항 밴드, 플라이오 박스
- 운동을 할 수 있게 되면 3단계 추가하기 경미한 통증이 없는 경우(3/10)

옆으로 누워 엉덩관절 벌림
(Side-Lying Hip Abduction)

옆으로 누워 엉덩이를 바닥 쪽으로 돌리고 약간 회전해서 위쪽 다리를 안쪽으로 돌려서 엄지발가락이 발바닥 아치 쪽으로 향하도록 위쪽 다리를 안쪽으로 회전한다. 위쪽 다리를 뒤쪽 방향으로 들어 올린다. 척추를 중립으로 유지하고 상단 위치에서 1~2초간 멈춘다. 허리를 과도하게 굽히기 시작하면 동작의 범위를 줄인다. 무릎 위에 저항 루프를 추가하여 볼기근을 강화하고 활성화하여 운동을 더 어렵게 만들 수 있다.

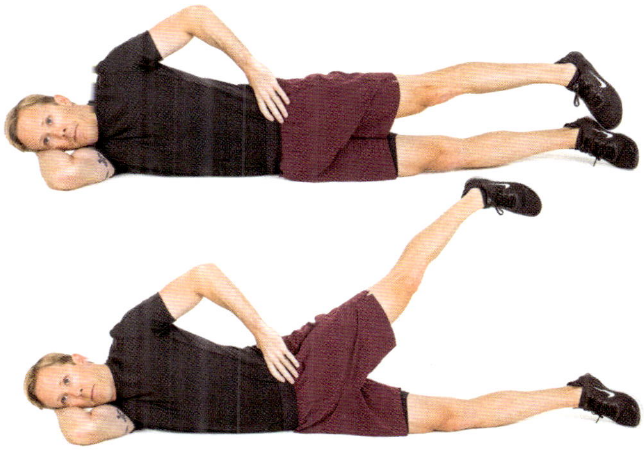

싱글-레그 브릿지(Single-Leg Bridge)

무릎을 구부린 채 등을 대고 누워 발을 바닥에 평평하게 댄다. 한쪽 다리를 들어 올려 곧게 펴거나 90도 정도 구부린 상태로 유지한다. 바닥을 밀면서 엉덩이를 쭉 편다.

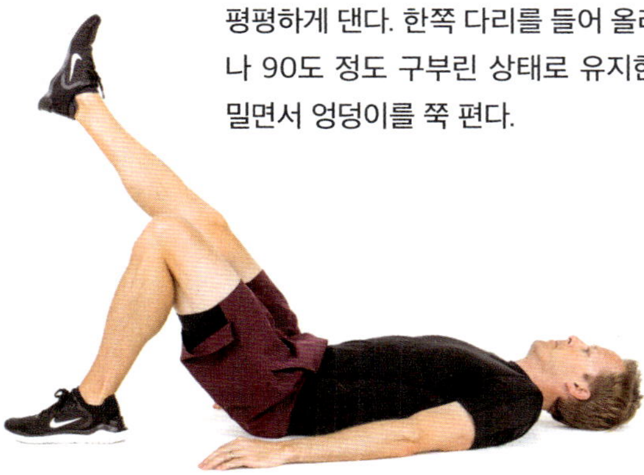

엉덩이를 완전히 펴면서 볼기근을 조이는 데 집중하고 1~2초 동안 수축을 유지한다.

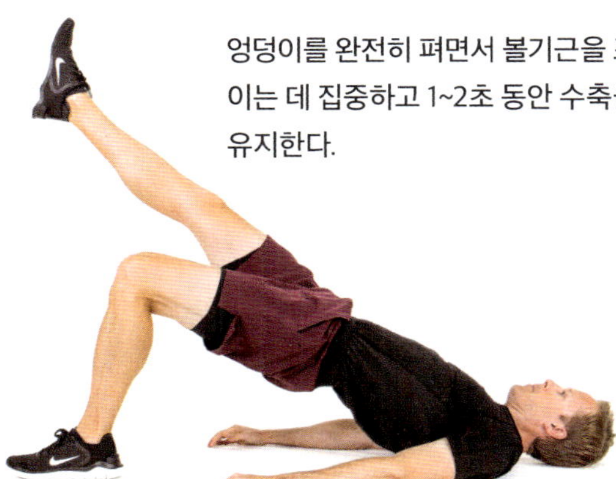

측면 스쿼트 걷기(Lateral Squat Walk)

발목에 저항밴드를 감는다. 발을 어깨 너비만큼 벌리고 엉덩이와 무릎을 약간 구부린다. 밴드가 충분히 늘어날 수 있도록 옆으로 넓은 보폭을 취한다. 한 줄을 따라 걷다가 정해진 걸음 수 후에 전환하거나 한 영역에 머물면서 다리를 앞뒤로 전환할 수 있다. 일반적으로 각 방향으로 15~20걸음씩 도전할 수 있는 거리 또는 반복 범위를 선택한다. 스텝 사이에 멈추지 말고, 전체 동작을 하는 동안 밴드의 긴장을 유지한다

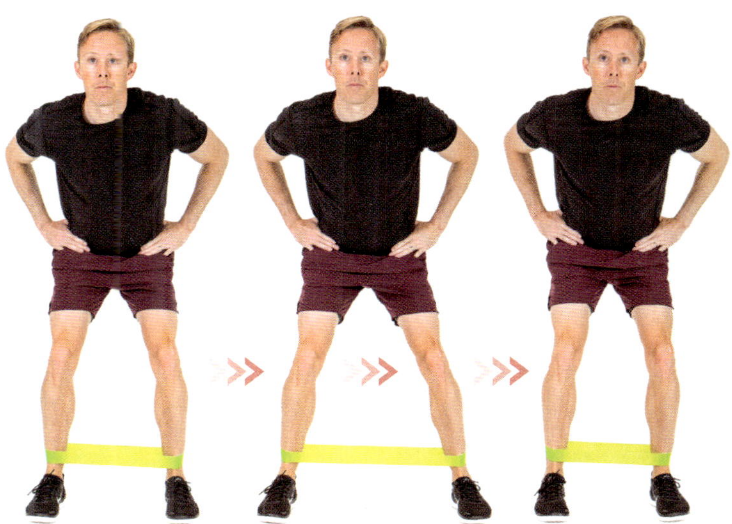

밴드 스쿼트(Banded Squat)

저항 밴드를 무릎 위쪽에 두르고, 발을 어깨너비 정도로 벌리고 선다. 발끝 방향은 정면을 향하거나 약간 바깥으로 벌려도 괜찮다. 본인이 가장 편안하게, 무릎에 무리 없이 낮은 자세까지 내려갈 수 있는 방향으로 맞춘다.

동작을 수행할 때, 엉덩이를 살짝 뒤로 보내며 곧바로 아래로 앉아 내려온다. 아래로 내려갈수록 무릎이 안쪽으로 모이지 않도록 밴드를 바깥으로 밀어주는 느낌으로 버텨준다. 이때 척추는 과하게 꺾거나 말리지 않도록 중립 자세(Neutral spine)를 유지한다. 무릎은 반드시 발끝 라인 위쪽에 위치하도록 정렬해 준다. 좋은 자세를 유지한 상태로 가능한 범위까지 천천히 내려간다.

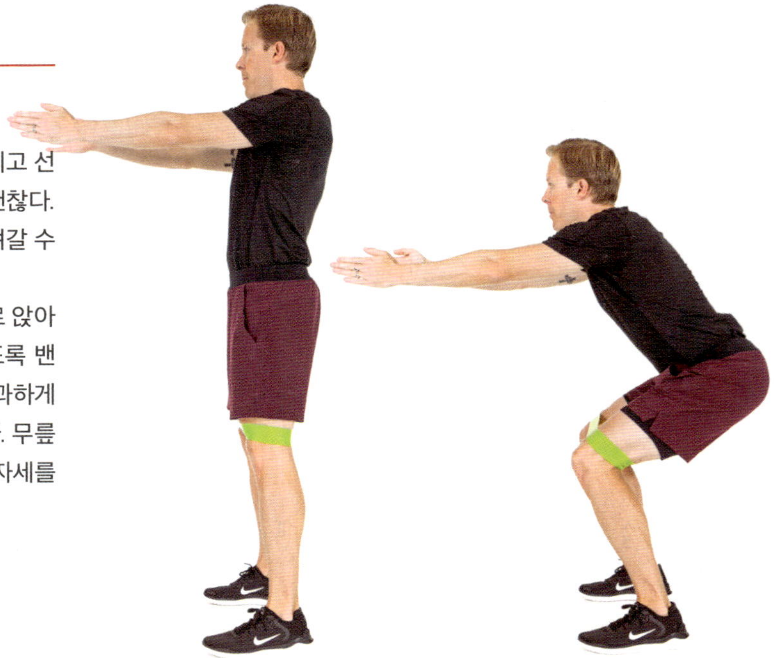

측면 스텝업(Lateral Step-Up)

플라이오 박스 옆에 선다. 발을 박스에 올려놓고 박스위에 발을 딛는다. 발을 어깨 너비만큼 벌린다. 올린 다리로 체중을 이동하면서, 엉덩이와 무릎을 한번에 자연스럽게 편다. 지지하는 다리로 바닥을 밀지 않는다. 박스의 높이를 높여 운동의 난이도를 높일 수 있다. 박스의 높이가 높을수록 균형을 맞추기 위해 체중을 높은 발 위로 비스듬히 기울여야 한다. 팔을 앞으로 뻗어 균형을 맞출 수 있다.

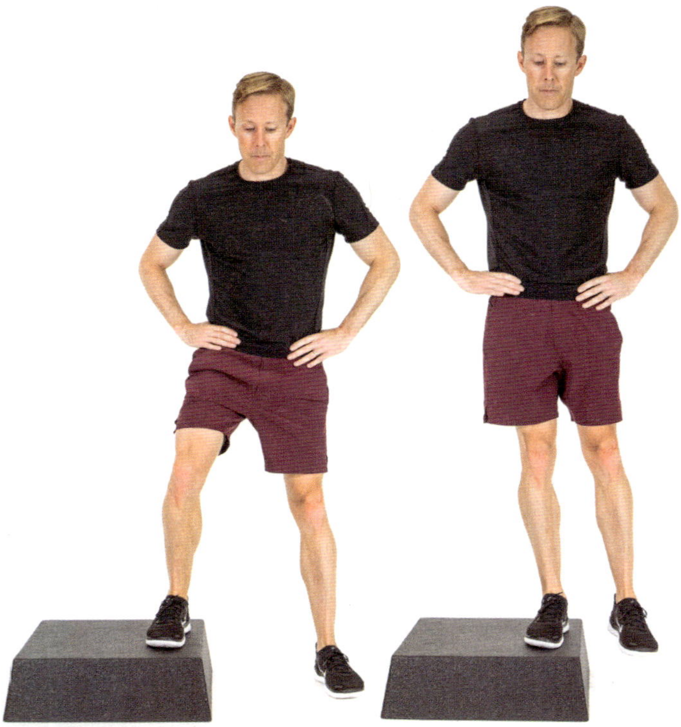

싱글-레그 카프레이즈(Single-Leg Calf Raise)

한쪽 발을 높은 지면이나 계단 위에 올려놓고 선다. 최대 가능한 동작 범위에서 종아리 올리기를 수행한다. 내려가는 동작에서는 발뒤꿈치가 발가락보다 아래로 내려가야 한다.

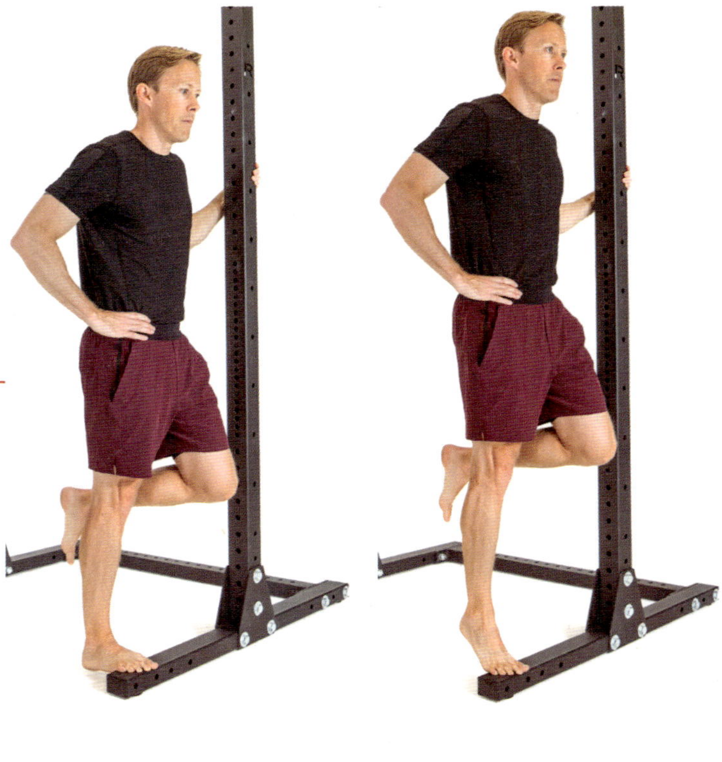

무릎 통증(Knee Pain)

3단계

GOOD FOR:

- 무릎, 다리, 엉덩이 강화
- 무릎 통증 및 손상 예방

GUIDELINES:

- 일주일에 3~4일 수행
- 10~15회씩 3세트 반복
- 피곤할 때까지 세트 푸시
- 도구: 저항 밴드, 피지오볼, 덤벨, 플라이오 박스.

스탠딩 밴드 하이드랜트(Standing Banded Hydrant)

저항 밴드를 무릎 바로 위에 위치시킨다. 엉덩이를 앞으로 숙이고 무릎을 약간 구부리고, 정강이를 수직으로 유지한다. 한 동작으로 다리를 옆으로(벌림), 뒤로(폄) 들어 올리면서 발을 바깥쪽으로 회전시킨다(가쪽돌림). 지면에 닿은 무릎을 곧게 펴거나 발 바깥쪽으로 유지하는데 집중해야 한다. 무릎이 안쪽으로 구부러지지 않도록 한다.

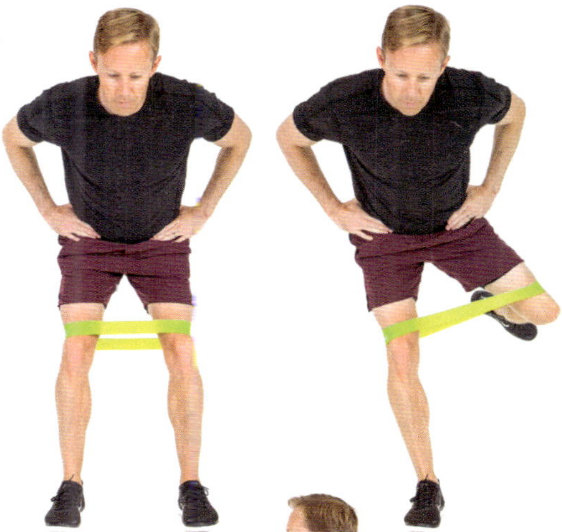

리버스 런지(Reverse Lunge)

다리를 모으고 선다. 한쪽다리를 뒤로 보내면서 무릎을 천천히 바닥쪽으로 내리고, 상체를 바로 세우거나 약간 앞으로 숙인다. 뒤에 있는 다리의 무릎이 거의 수직이 될 정도로 충분히 구부려 준다. 체중의 대부분을 앞쪽에 싣고 내려갈 때 무릎이 바닥에 닿지 않도록 주의해야 한다.

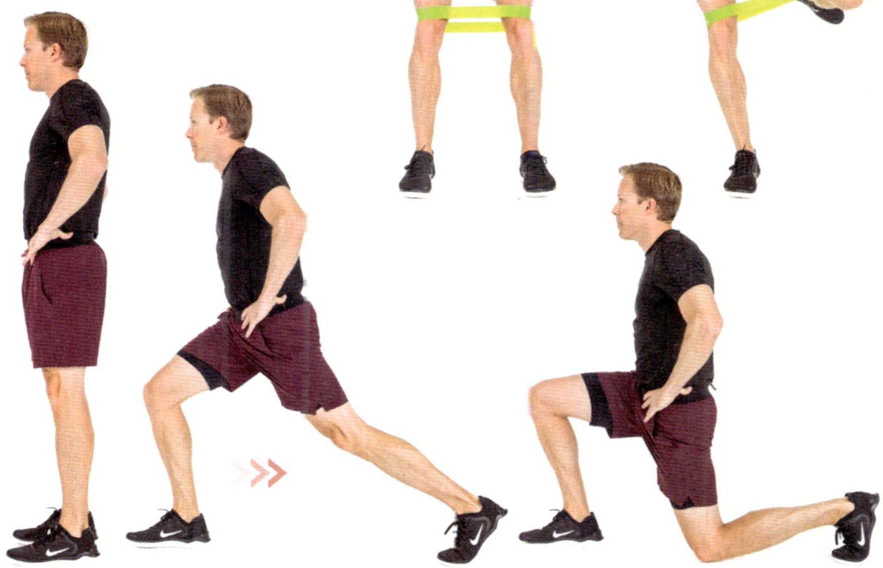

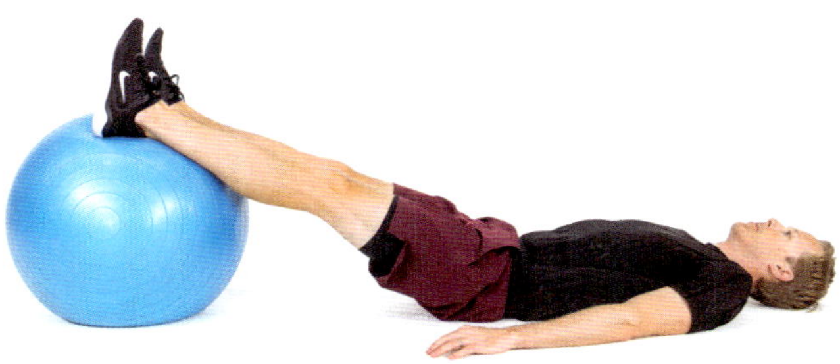

피지오볼 햄스트링 컬(Ball Hamstring Curl)

똑바로 누워 피지오볼 위에 발을 올려놓는다. 팔을 약간 벌려 바닥과 수평을 유지한다. 뒤꿈치를 공 안쪽으로 밀어 넣으며 엉덩이를 쭉 편다. 엉덩이를 완전히 펴면서 뒤꿈치를 엉덩이 쪽으로 천천히 구부린다.

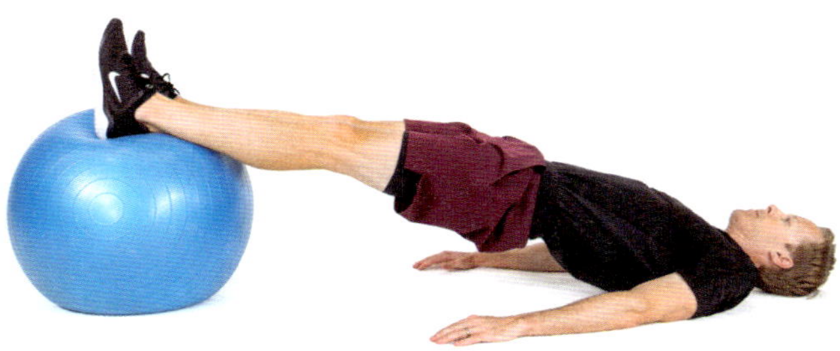

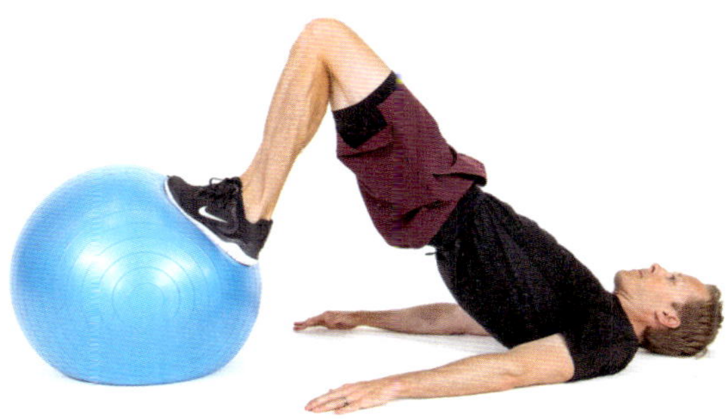

스플릿 스쿼트(Split Squat)

상체를 똑바로 세우고 앞쪽 다리를 약간 구부려 정강이를 수직으로 세우고 뒤쪽 다리는 곧게 펴는 스플릿 스쿼트 자세를 취한다. 엉덩이를 아래로 내리고 뒤쪽 무릎을 바닥으로 내려준다. 앞발 뒤꿈치와 뒷발의 앞꿈치(뒤발의 아치와 발가락 사이)에 힘을 주고, 무릎을 펴면서 몸을 다시 시작 위치로 올려준다.

덤벨을 하나 들고 몸통 안정성에 도전하거나 덤벨 두 개를 들고 동작에 부하를 추가할 수 있다.

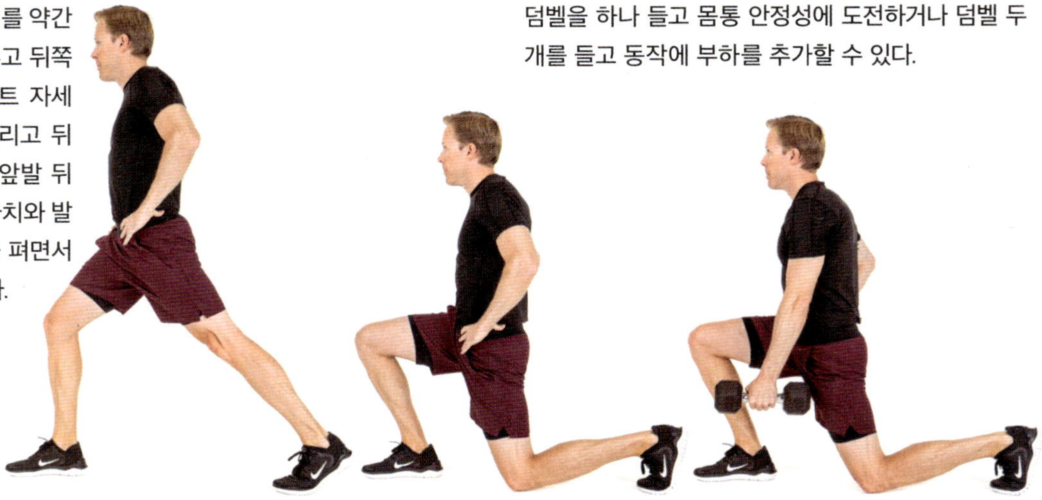

스케이터 스쿼트(Skater Squat)

체중이 실리지 않은 무릎을 구부린 채 한쪽 다리로 서서 발을 몸 뒤에 위치시킨다. 상체와 엉덩이를 정사각형으로 유지하면서 엉덩이를 앞으로 숙이고 상체를 앞으로 기울인 다음 체중이 실리지 않은 무릎을 바닥 쪽으로 내린다. 무릎을 패드에 내려 거리를 측정한다. 또한 가벼운 무게의 플레이트나 아령을 앞에 들고 몸의 균형을 맞출 수도 있다.

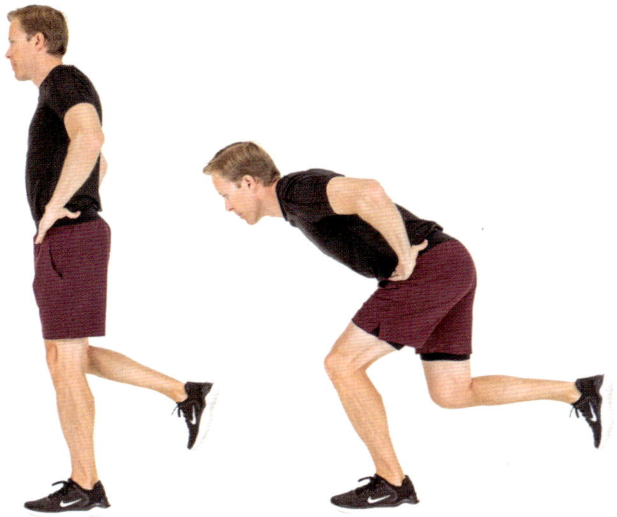

측면 스텝 다운(Lateral Step-Down)

플라이오 박스 옆에 서거나 작은 계단 옆에 선다. 박스 가장자리에 한 발을 올려놓고 똑바로 서서 측면 스텝업을 수행한다. 반대쪽 다리를 앞으로 약간 앞으로 위치시킨다. 반대쪽 다리를 곧게 편 채로 천천히 앉으면서 박스 위 다리의 무릎을 구부려 반대쪽 다리의 뒤꿈치를 바닥을 향해 뻗는다. 뒤꿈치가 바닥에 닿자마자 무릎을 곧게 펴고 엉덩이를 뻗어 시작 자세로 돌아간다. 무릎을 발 위로 정렬하고 무릎이 안쪽이나 바깥쪽으로 움직이지 않도록 한다.

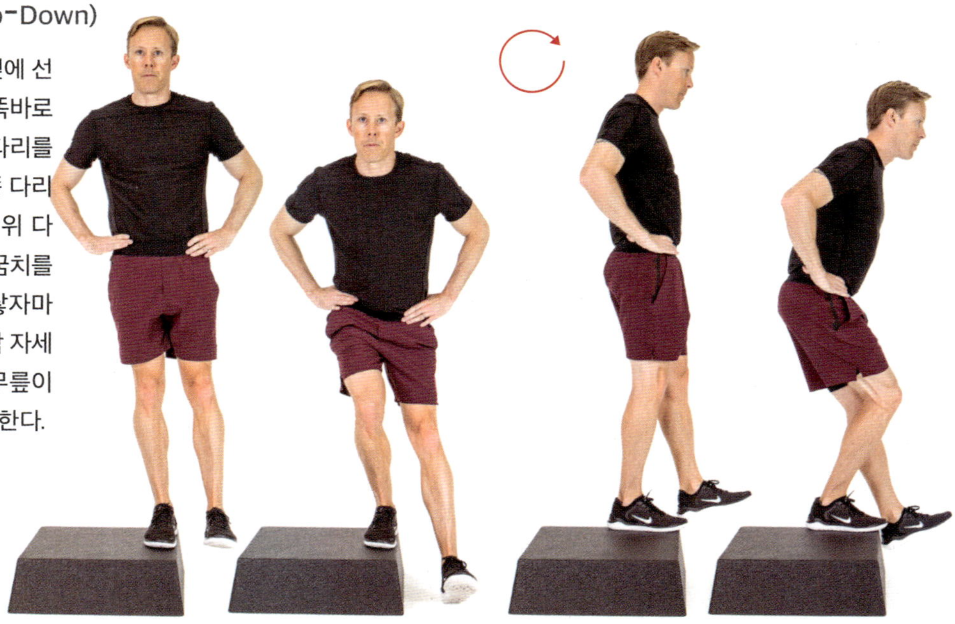

무릎 불안정성(Knee Instability)

다음 프로그램에 따라 치료하시오:

- 무릎이 빠지거나 꺾일 것 같은 느낌
- 반달연골판 파열Meniscus tear(무릎 운동 범위가 제한되고 무릎이 걸리거나 잠기는 증상, 불안정성, 다친 다리로 서있거나 비틀때 통증)
- 인대파열(앞십자인대, 뒤십자인대, 안쪽곁인대, 가쪽곁인대)Ligament tear (ACL, PCL, MCL, LCL)
- 무릎뼈 탈구Kneecap dislocation

반달연골판 파열(Meniscus Tear)

설명: 반달연골판menisci은 C자 모양의 섬유 연골 구조로 넙다리뼈femur와 정강이뼈tibia 사이에 위치하며 무릎의 주요 충격 흡수 장치 역할을 한다. 무릎을 통한 힘 전달을 최적화할 뿐만 아니라 내측 반월판은 앞십자인대ACL, anterior cruciate ligament의 보조 안정제 역할을 하여 관절을 안정시키는데 도움을 준다. 반달연골판 파열은 퇴행성 또는 외상으로 인해 발생할 수 있으며 일반적으로 다리를 디딘 상태에서 뒤틀리면서 발생한다(예를 들어 축구선수가 경기장에서 가로질러 달리기 위해 딛거나 컷팅하는 모습을 상상해 보자). 그러나 중년기에 더 자주 발생하는 퇴행성 파열은 차에서 내릴 때 어색하게 비틀거나 테니스와 같은 레크리에이션 스포츠를 할 때와 같이 조직에 낮은 힘을 가하는 간단한 활동으로도 발생할 수 있다. 많은 사람들이 퇴행성 반달연골판 파열이 있지만 통증이나 기능장애를 경험하지 않는다.[7,8] 다른 경우에는 관절염과 같이 주기적으로 나타나기 때문에 종종 무릎의 골관절염과 관련이 있다. 재발이 잦고 통증으로 인해 기능적 작업이 제한되는 경우 의사가 수술을 권할 수 있다.

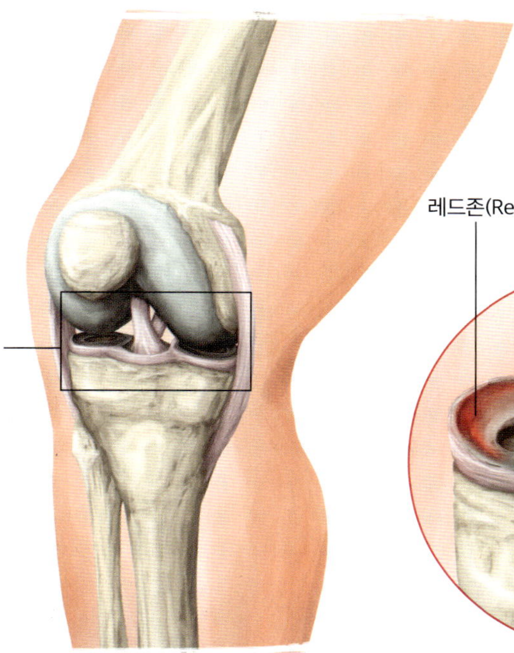

오른쪽 무릎 관절

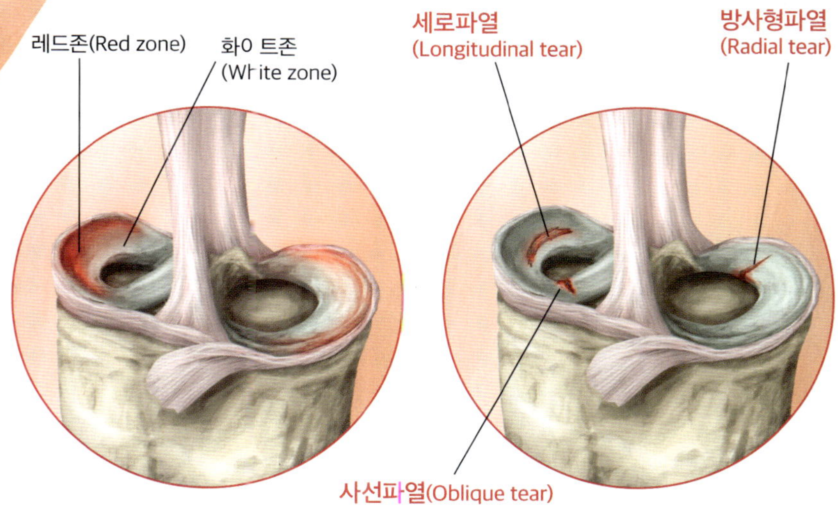

언제 수술을 고려해야 하나요?

수술을 받아야 하는지 여부는 크게 나이, 생활 방식, 기능적 능력, 통증의 정도 그리고 파열의 위치에 따라 달라진다. 예를 들어, 쪼그려 앉을 때마다 통증이 느껴지고 무릎을 구부리려고 할 때 무릎이 걸리거나 달라붙는 등의 기계적 증상이 있는 경우 일반적으로 수술을 받는 것이 좋다. 또한 반달연골판의 중앙 부분이 파열되어 무릎의 움직임을 방해하고 운동에 지장을 주는 젊은 선수는 해당 부위가 저절로 치유될 가능성이 낮기 때문에 수술을 받는 것이 좋다. 하지만 퇴행성 파열이거나 덜 심한 외상성 파열로 무릎이 안정적이고 운동범위가 충분하다면 소염제, 물리치료, 코르티코스테로이드 또는 히알루론산 주사를 포함한 보존적 치료에 집중해야 한다. 이러한 치료가 실패하여 통증이 재발하고 3개월 이상 기능이 제한되는 경우에만 수술적 치료를 고려해야 한다.

징후와 증상: 반달연골판 파열은 일반적으로 무릎을 구부리거나 펴거나 비틀때 관절이 붓고(삼출액) 날카롭거나 쑤시는 통증을 유발한다 더 심한 경우에는 무릎이 걸리거나 잠기면서 무릎 운동 범위가 제한되고 불안정해지거나 무릎이 꺾이는 듯한 느낌을 받기도 한다. 반월상 연골이 찢어질 때 '뚝'하는 소리가 들리거나 느껴진다는 보고도 많다.

악화 요인: 아픈 다리 쪽으로 서서 무릎을 비틀거나 쪼그려 앉을 때와 같이 무릎을 전체 동작 범위로 움직이려고 하면 일반적으로 통증이 재현된다. 장시간 앉아 있거나 서 있으면 관절의 통증과 붓기가 증가할 수 있다.

예후: 반달연골판의 치유와 회복은 증상, 손상의 정도, 파열 위치에 따라 다소 차이가 있다. 반달연골판의 주변부(바깥 쪽 1/3)는 혈액 공급이 더 잘되고 치유 가능성이 더 높다. 반달연골판의 중앙 3분의 2는 혈관이 잘 형성되어 있지 않고 혈액 순환이 원활하지 않아 잘 낫지 않을 수 있다. 결론은 모든 반달연골판 파열이 똑같이 발생하는 것은 아니라는 것이다. 반월상 연골 주변이 찢어졌지만 관절이 불안정하거나 잠기는 증상이 나타나지 않으면 2~3개월 이내에 크게 호전되는 경우가 많다. 반달연골판의 중앙 3분의 2가 파열된 경우 재활 치료를 통해 통증과 기능을 개선할 수 있지만, 무릎의 기능을 완전히 회복하기 위해서는 수술이 필요할 가능성이 높다.

치료 전략: 연구에 따르면 대부분의 반월상 연골파열, 특히 퇴행성 파열과 덜 심한 외상성 파열은 재활 치료를 먼저 받아야 한다고 한다.[11] 수술은 관절의 움직임과 기능을 방해하는 심한 통증이나 파열이 있는 젊은 사람이나 운동선수에게 적합하다. 대부분의 경우, 악화 요인을 수정하거나 제거하면 6~12주간의 재활 치료 후 증상이 호전된다.

그러나 사람들은 종종 재활 치료를 건너뛰고 바로 병원을 찾는다. 의사는 파열이 보이는 MRI를 찍으라고 지시하고 즉시 수술을 권유한다. 하지만 대부분의 경우 수술은 필요하지 않다. 활동적인 활동을 하고 있으며 손상으로 인해 업무에 지장을 받고 있나요? 외상성 반달연골판 파열로 인해 기능이 제한되나요? 12주간의 치료를 시도했지만 통증과 기능적 문제가 지속되나요? 이 질문 중 하나라도 '예'라고 답했다면 수술이 좋은 선택일 수 있다.

이 프로토콜에는 연조직 가동술이나 스트레칭 기술이 포함되어 있지 않다. 이러한 부분이 금지된 것은 아니지만, 관절 가동 범위를 회복하는데 집중하고(뒤꿈치 슬라이드 운동에서와 같이) 무릎의 힘과 안정성을 높이는 데 집중하는 것이 좋다. 허벅지 앞쪽의 넙다리네갈래근(무릎폄근)은 무릎 관절 안정성에 가장 중요한 근육이므로 넙다리네갈래근 등척성, 짧은각도 무릎폄, 스쿼트, 무릎폄, 스텝 업 등 다양한 운동이 이 근육을 강화시켜 준다. 볼기근은 엉덩관절과 무릎 관절의 절반을 구성하는 넙다리뼈를 제어하는데 중요하므로 옆으로 누워 벌림, 싱글-레그 브릿지, 밴드 하이드란트, 그리고 스케이터 스쿼트 등으로 근육을 강화시켜 준다. 또한 볼 햄스트링 컬과 싱글-레그 데드리프트와 같은 운동도 포함했는데, 이는 무릎을 굽히는 주요 근육인 햄스트링이 무릎관절을 안정시키는데 도움을 주기 때문이다.

반달연골판 손상에 대한 외과적 수술에는 어떤 종류가 있나요?

가장 흔한 유형은 반달연골판 절제술로, 관절경으로 파열 부위를 청소하고 파열을 제거하는 수술이다. 파열이 정강이뼈와 넙다리뼈 사이에 끼어 움직임을 방해하거나 통증을 유발할 수 있으므로 외과의는 절개나 봉합을 하지 않고 파열을 제거한다. 이 시술을 받으면 바로 무릎에 체중을 실을 수 있으며 몇 주 안에 정상적인 활동으로 돌아갈 수 있다. 많은 사람이 반달연골판 절제술을 시행하지만, 가벼운 수술이기 때문에 의료인 및 운동재활전문가에게 의뢰되지 않을 수 있으며, 이러한 경우 이 프로토콜을 통해 수술 후 재활을 할 수 있다. 반달연골판 절제술의 가장 큰 단점은 무릎 골관절염의 조기 발병과 관련이 있는 것으로 밝혀졌다.[10-13] 외과의가 반달연골판(무릎의 주요 충격 흡수 장치)의 일부를 잘라내면 밑에 있는 연골에 더 많은 힘이 전달되어 해당 조직이 악화될 수 있다.

반달연골판 재건술은 더 심한 외상성 파열에 대비한 재건 수술이다. 이 수술은 일반적으로 혈류가 잘 통하는 반월상 연골 부위를 봉합하는 방식으로 진행되며, 수술 후 6주동안 목발을 사용해야 한다. 이러한 경우에서는 배정된 의료인 및 운동재활 전문가와 함께 자신에게 맞는 재활 프로그램을 진행하게 된다. 프로토콜을 완료한 후에는 계속 따르거나 이 프로토콜의 3단계를 사용하여 최적의 근력과 기능을 유지할 수 있다.

서 있는 운동에서는 감각 운동 제어에 집중하여 천천히 움직이고 다리의 정렬을 생각하면서 무릎이 좌우로 움직이거나 흔들리지 않도록 한다. 예를 들어, 레터럴 스텝 다운lateral step-down 및 클락 운동clock exercises에서, 시간을 들여 정확하게 움직이는데 주의를 기울여야 한다. 이러한 유형의 훈련은 신경근 기능을 극대화하고 회복을 돕는다.

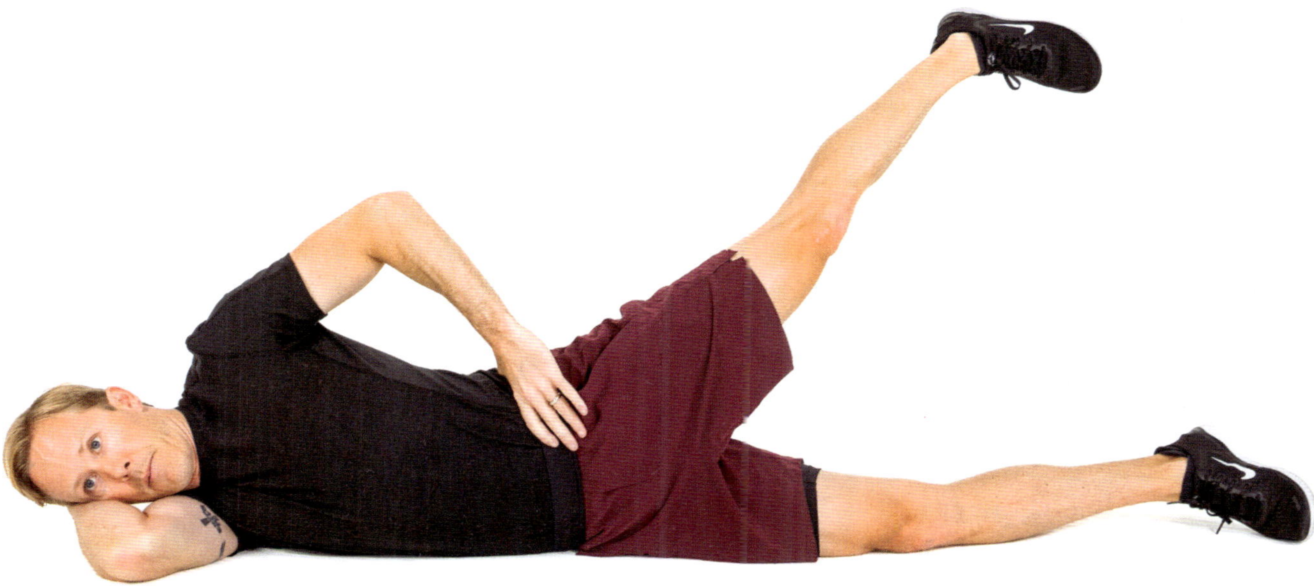

인대 파열(앞십자인대, 뒤십자인대, 안쪽곁인대, 가쪽곁인대) [Ligament Tear (ACL, PCL, MCL, LCL)]

설명: 인대는 뼈와 뼈를 연결하고 관절을 안정적으로 유지하는 결합 조직이다. 무릎 관절의 중앙에는 두 개의 십자인대(앞 및 뒤)가 있고 무릎 안쪽(내측medial)과 바깥쪽(외측lateral)에는 두 개의 곁인대가 있다. 이 인대는 넙다리뼈(허벅지 뼈thigh bone)을 정강이뼈와 종아리뼈(정강이 뼈shin bones)에 고정하고 관절의 안정성을 유지하는데 중요한 역할을 한다. 앞십자인대ACL, Anterior CruciateLigament는 정강이뼈의 돌림과 앞쪽의 움직임을 제어하고, 뒤십자인대PCL, Posterior Cruciate Ligament는 정강이뼈의 뒷쪽 움직임을 제어한다. 안쪽곁인대MCL, Medial collateral ligament는 무릎이 안쪽으로 지나치게 꺾이는 동작(외반valgus)을 막고, 가쪽곁인대LCL, Lateral Collateral Ligament는 바깥쪽으로 지나치게 꺾이는 동작(내반 varus)을 막아 무릎의 안정성을 제공 제공한다.

이러한 인대는 무릎을 부자연스러운 방식으로 움직일 때(일반적으로 극단적으로 옆으로, 비스듬히, 또는 회전하는 동작) 늘어나거나 찢어질 수 있다.

ACL 및 MCL 파열은 무릎의 동적인 외반슬valgus knee의 움직임으로 인해 발생하는 경향이 있다. 발이 땅에 닿거나 비틀리는 동작으로 인해 무릎이 안쪽으로 움푹 들어간다고 상상해 보자. 무릎이 들어가면서 무릎 안쪽의 조직이 늘어나 MCL이 찢어지거나 파열될 수 있다. 여기에 회전이 더해지면 일반적으로 ACL이 손상된다.[14–16]

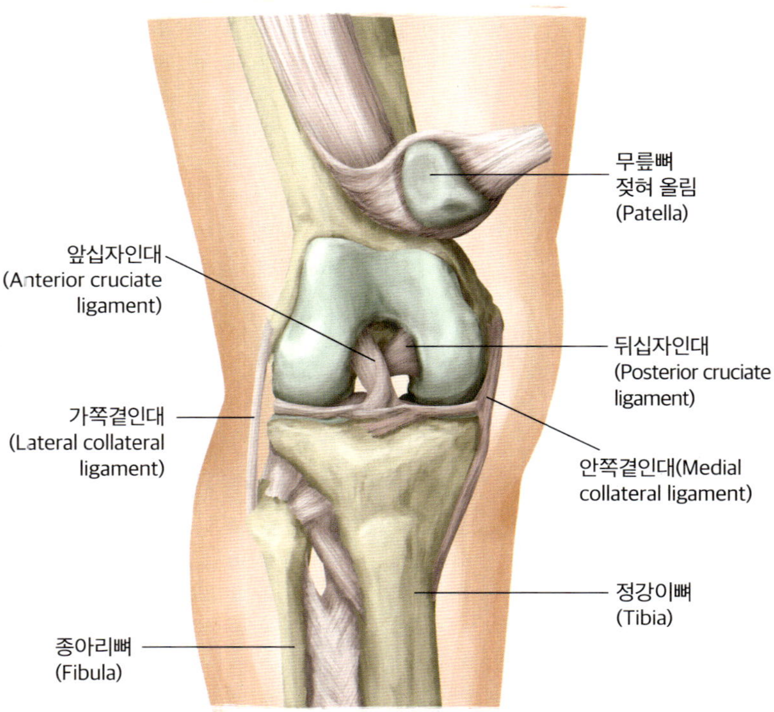

LCL파열은 보통 발을 디뎌 무릎이 바깥쪽으로 구부러져 무릎 바깥쪽의 인대가 늘어나거나 파열될 수 있는 내반 스트레스로 인해 발생한다. 이 시나리오는 덜 흔하며 일반적으로 축구 태클이나 관절에 외상성 충격이 가해졌을 때 발생한다.

PCL 파열의 가장 흔한 손상 메커니즘은 무릎을 구부린 상태에서 넘어지는 것이다. 무릎을 꿇고 앞으로 넘어지는 운동선수(축구, 럭비, 농구)나 무릎이 대시보드에 부딪히는 자동차 사고에서 흔히 볼 수 있다.

징후와 증상: 무릎 인대 손상은 일반적으로 관절 부종(삼출액), 통증, 그리고 다리에 체중이 실릴 때 관절이 흔들리거나 미끄러지는 불안정감을 유발한다. 인대 파열을 경험한 사람은 일반적으로 손상 당시 '뚝'하는 소리가 나며 무릎을 완전히 움직이기 어렵다고 호소한다.

MCL과 LCL 파열은 무릎 안쪽이나 바깥쪽에 있어 해당 부위를 만지면 통증이 나타나기 때문에 더 명확하게 판단할 수 있다. 내부에 있는 ACL 및 PCL 파열의 경우 무릎 뒤쪽에서 통증이 발생하는 경우가 많지만, 통증이 확산되고 깊게 퍼질 수 있다.

다리에 체중을 싣는 순간 다리가 빠지는 것처럼 불안정하고 통제력이 없는 느낌은 인대 파열에 특유한 증상이다. 복잡하거나 힘든 동작이 아니더라도 한쪽 다리로 서 있거나 계단을 내려갈 때, 몸을 잡기 위해 발을 내디딜 때 불안정감을 느낄 수 있다.

어느 정도의 불안정성을 허용할 수 있나요?

어느 정도의 불안정성은 관리할 수 있는 것도 있고 그렇지 않은 것도 있다. 특징적인 징후는 무릎이 터지는 듯한 느낌의 외상을 입은 후 통증뿐 아니라 특정 자세와 움직임에서 무릎이 미끄러지거나 분리될 것 같은 느낌이 드는지에 대한 여부이다. 이는 종종 수술이 필요한 3도 파열에서 더 흔하게 나타난다. 1도 또는 2도 파열의 경우, 조직이 어느 정도 안정되어 있어 여전히 "붙어 있는" 느낌이 들며 일반적으로 전체 운동 범위를 통해 움직임을 조절할 수 있다(약간의 통증이 있을 수 있음). 이러한 가벼운 파열은 수술이 필요하지 않은 경우가 많으며 적절한 치료 전략과 활동 수정을 통해 치유될 수 있다.

언제 치료를 받아야 하나요?

무릎이 불안정한 경우(예: 서 있을 때 무릎이 미끄러지거나 꺾이는 느낌) 의사의 진찰을 받아 손상 정도와 수술이 필요한지 여부를 확인한다.

의사는 손상의 위치와 등급을 어떻게 결정하나요?

무릎이 불안정한 경우(예: 서 있을 때 무릎이 미끄러지거나 꺾이는 느낌) 의사의 진찰을 받아 손상 정도와 수술이 필요한지 여부를 확인한다. MRI와 같은 영상 촬영은 손상의 위치와 등급을 파악하는 가장 좋은 방법이다. 하지만 임상의, 정형외과 의사 또는 운동재활 전문가가 다른 일반적인 검사를 수행할 수도 있다. 예를 들어, 의사는 일반적으로 스트레스 테스트를 사용하여 내반슬과 외반슬을 구별한다. MCL 또는 LCL 파열을 검사하기 위해 의사는 환자의 아래쪽 다리를 잡고 발을 안쪽 또는 바깥쪽으로 밀어 넣는다. 파열된 경우 넙다리뼈와 정강이뼈를 안쪽 또는 바깥쪽에서 분리될 수 있다. 뼈가 떨어져 나갔다가 다시 붙는다.

ACL의 경우 drawer test가 있다. ACL은 정강이뼈가 앞으로 미끄러지는 것을 막아주기 때문에 ACL 파열이 있는 사람은 정강이뼈를 당겼을 때 정강이뼈가 앞으로 움직이는 것을 볼 수 있다.

악화 요인: 한쪽 다리로 서기(특히 비틀거나 몸을 돌릴 때), 쪼그려 앉기, 돌진하기, 계단 오르기 등의 활동, 달리기, 점프와 같은 활동은 일반적으로 통증과 관절 불안정성을 유발한다.

증상: 일부 인대 파열은 근력 강화와 신경 근육 조절 능력 향상에 초점을 맞춘 재활 치료로 성공적으로 치료할 수 있다. 이러한 중재를 시행한 후에는 3~4개월 이내에 상당한 변화를 볼 수 있다. 통증과 불안정성이 계속 발생하면 수술적 재건술이 필요할 수 있다.

치료 전략: LCL 및 MC의 고립된 손상Isolated injuries은 주로 재활 운동으로 치료한다. ACL 또는 PCL 손상의 치료 방법은 기능에 미치는 영향에 따라 다르다.[17] 인대 파열이 있는 일부 사람들은 수술이 필요하지 않으며 근력 및 신경근 조절 운동을 통해 관절의 안정성을 유지할 수 있다.[18] 다른 사람들은 무릎이 계속 움직이므로 추가 손상을 방지하기 위해 수술적 인대 재건술을 받아야 한다.

인대와 반달연골판 파열은 모두 무릎 관절에 통증과 불안정성을 유발하고 수동적인 하위 시스템(인대 및 연골)에 영향을 미치므로 재활 치료의 목표는 대부분 동일하다. 재활 초기에는 부기를 줄이고 무릎 관절 운동 범위를 회복하는 데 집중해야 한다.[19] 다리를 올리고, 압박 슬리브를 붙이고, 얼음과 소염제를 사용하여 통증과 부기를 완화할 수 있다. 통증과 부기가 조절되고 관절 운동성이 충분히 회복된 후에는 스쿼트, 다리 뻗기, 스텝업, 레터럴 스텝다운, 피지오볼 컬, 스케이터 스쿼트 등의 신경근 조절 운동을 통해 근력과 관절 안정성을 극대화하는 데 초점을 맞춰야 한다. 인대와 같은 수동적인 하위 시스템 요소가 손상되면 특정 동작과 운동을 통해 능동적인 하위 시스템(근육과 신경)으로 이러한 안정성 손실을 보완해야 한다.

모든 서 있는 운동에서는 무릎이 좌우로 움직이거나 흔들리지 않도록 천천히 움직이고 다리의 정렬을 생각하면서 신경근 조절에 집중한다. 예를 들어, 레터럴 스텝다운 및 클락 운동에서는 시간을 들여 정확하게 움직이는 데 주의를 기울여야 한다. 이러한 유형의 훈련은 신경근 기능을 극대화하고 회복을 도우며 향후 손상 위험을 줄여준다.

참고: 이 프로토콜은 인대 재건 수술을 받은 분들을 위한 것이 아니다. 이러한 경우 무릎을 평가하고 재활 과정을 안내할 수 있는 의료인 및 운동재활 전문가를 만나는 것이 중요하며, 이러한 유형의 재활은 전문적이고 손상의 정도와 수술 방법에 따라 사람마다 다르므로 의료인 및 운동재활 전문가를 만나는 것이 좋다.

수술을 받아야 하나요?

모든 외과적 수술과 마찬가지로 수술 여부를 결정하기 전에 수많은 요소를 고려해야 한다. 손상의 정도는 어느 정도인가요(예: 인대가 두 개 이상 파열되었는지)? 완전히 파열되어 불안정한 상태인가, 아니면 부분적으로 파열되어 어느 정도 안정된 상태인가? 손상이 생활에 어떤 영향을 미치고 있나요? 얼마나 오래 치료해야 하나요? 재활을 통해 안정을 되찾을 수는 있지만 원하는 수준의 기능을 회복할 수 있을 만큼 충분히 회복할 수 있나요? 이러한 질문은 스스로에게 물어봐야 할 몇 가지 유형의 질문일 뿐이다.

수술이 필요 없는 3등급 파열 환자도 있고, 그 중에는 수준급 운동선수도 있을 것이다. 그렇기 때문에 어떤 종류의 운동을 할 수 있는지, 해당 운동에서 얼마나 안정감을 느끼는지, 회복에 얼마나 많은 시간을 할애할 수 있는지 등을 고려하여 결정해야 한다. 모든 사람의 상황은 다르며 이러한 유형의 손상에 대한 재활은 수술을 하더라도 시간이 걸릴 수 있다.

앞십자인대나 뒤십자인대 파열이 있는 경우 강화 운동으로 충분히 회복할 수 있다. 다음과 같은 경우 PCL 또는 ACL이 파열된 경우, 강화 운동부터 시작할 수 있지만 몇 달이 지나도 개선되지 않는다면 재건 수술이 필요할 수 있다. 또는 바로 수술을 받기로 결정할 수도 있다. 안정성이 전혀 없고 가능한 한 빨리 활동으로 복귀하고 싶기 때문일 수도 있다.

일반적으로 어떤 유형의 수술이 시행되며 회복 기간은 얼마나 걸리나요?

손상의 정도에 따라 달라진다. 인대 파열의 경우 일반적으로 재건 수술을 권장한다. 이 경우 외과의는 무릎힘줄 또는 반힘줄근(햄스트링) 힘줄 조각과 같은 조직의 일부를 떼어내어 인대를 뼈에 다시 고정하여 인대를 재건한다.

대부분의 운동선수는 재건 수술 및 재활 후 9~12개월 동안은 운동에 복귀하지 않는 것이 좋다.[20] 더 빨리 복귀하면 재손상의 위험이 훨씬 더 높지만, 파열의 정도와 기능에 따라 다르다. 수술을 받지 않는 경우, 수술은 디컨디셔닝 및 기타 부작용을 동반할 수 있으므로 기간이 다소 짧아질 수 있지만 재활을 모두 거친 후에도 불안정성이 지속되어 결국 수술이 필요하다고 결정할 위험이 있다. 재활만으로 안정성이 회복될지 알 수 없기 때문에 어린 선수들에게는 어려운 선택이 될 수 있다.

무릎뼈 탈구(Kneecap Dislocation)

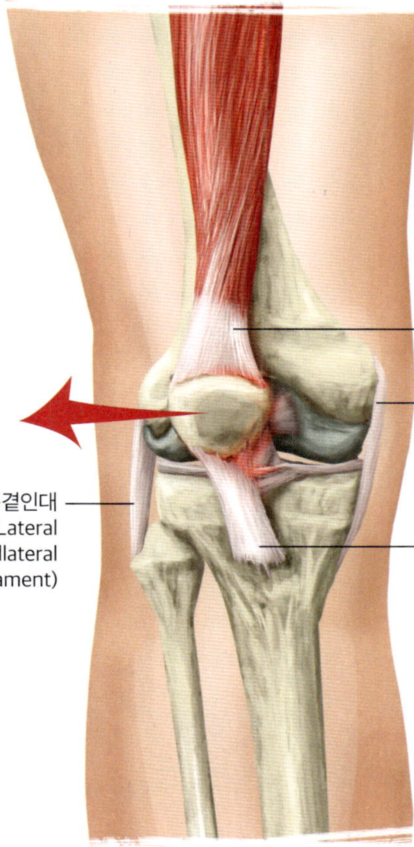

무릎뼈 탈구(Patella displaced)

설명: 무릎뼈kneecap 또는 무릎patella은 움직일 때 넙다리뼈femur의 홈을 통해 미끄러지지만 특정 손상으로 인해 이 홈에서 빠져나올 수 있다. 무릎뼈 탈구는 전체 인구의 2~3%에서만 발생하는 매우 드문 질환이다.[21] 이러한 질환은 청소년기 여성 운동선수에게 더 자주 나타나며 일반적으로 외상이나 발을 디딘 후 갑자기 방향 전환을 하거나 한쪽 다리로 세게 착지하는 등의 동작과 관련이 있다. 대부분의 경우 안쪽 무릎넙다리인대medial patellofemoral ligament가 손상되어 무릎이 넙다리뼈 사이의 정상적인 위치에서 측면으로 이동한다.

징후와 증상: 무릎뼈 탈구는 일반적으로 '퍽'하는 소리와 함께 강렬하고 날카로운 통증을 유발한다. 무릎이 부어 오르고 체중을 지탱하기 어렵다. 관절이 원래 위치로 돌아간 후에는 둔하고 쑤시는 통증이 나타나는 경우가 많다.

악화요인: 회전, 점프, 쪼그려 앉기, 달리기등 무릎넙다리관절에 무리를 주는 동작.

예후: 무릎뼈 탈구가 처음인 경우, 특히 볼기근과 넙다리네갈래근 강화에 집중하면 예후가 좋다.[22] 재활 6주 후에는 6~8주 정도 재활을 하면 증상이 좋아질 것이다. 무릎이 여러 번 탈구된 경우(만성 무릎 불안정성chronic patellar instability) 예후가 나빠지고 향후 탈구를 예방하기 위해 수술이 필요한 경우가 많다.

치료전략: 처음 탈구가 발생하면 물리치료를 통해 관리해야 하지만, 보존적 치료 후 재탈구 발생률은 15~44%에 이른다. 연골이나 뼈가 다치거나 탈구가 재발하면 관절을 안정시키기 위해 외과적 개입이 필요한 경우가 많다.

재활 치료 시에는 6주 동안 깁스나 운동 범위 보조기를 사용하여 무릎을 고정한다. 고정 기간이 끝나면 운동 범위를 회복하고 운동 조절 능력을 향상하며 넙다리네갈래근, 햄스트링 및 엉덩관절 근력을 강화하기 위한 운동을 시작한다.

무릎넙다리 탈구Patellofemoral dislocations는 관절 불안정성을 유발하기 때문에 반달연골판 및 인대 파열과 함께 다루어야 한다. 치료법 중 1단계에서는 무릎의 이동성과 운동 조절 능력을 회복하는 과정으로 진행한다. 그런 다음 2단계와 3단계에서 근력과 신경근 조절력을 키우는 데 도움이 되는 운동으로 전환하여 무릎 안정성을 향상시킨다.

무릎 불안정성(Knee Instability)

1단계

GOOD FOR:

- 무릎 통증 완화
- 무릎 안정성 및 신경근 조절 능력 향상
- 2단계 및 3단계 운동을 위한 워밍업

GUIDELINES:

- 매일 수행
- 특별한 경우가 아니라면 10~15회씩 3세트 반복
- 도구: 스트레치 스트랩, 폼 롤러
- 동작 범위가 90도 이상이면 2단계 추가(뒤꿈치 슬라이드 운동의 마무리 위치 참조)

힐 슬라이드(하나 선택) (Heel Slide)

발에 스트랩을 감는다. 무릎을 구부리고 뒤꿈치를 엉덩이 쪽으로 당기면서 스트랩을 당겨 움직임을 돕는다. 통증이 느껴지지 않는다면 스트랩 없이 가벼운 통증이 느껴지지 않는 범위 내에서 최대한 멀리 이동한다.

스트랩 사용(with strap)

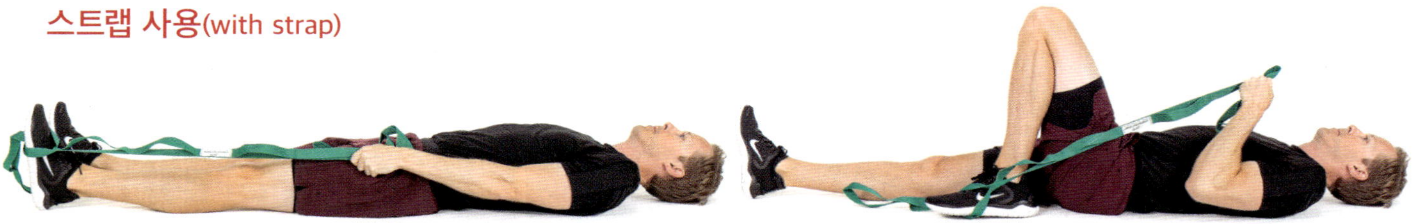

스트랩 없이(without strap)

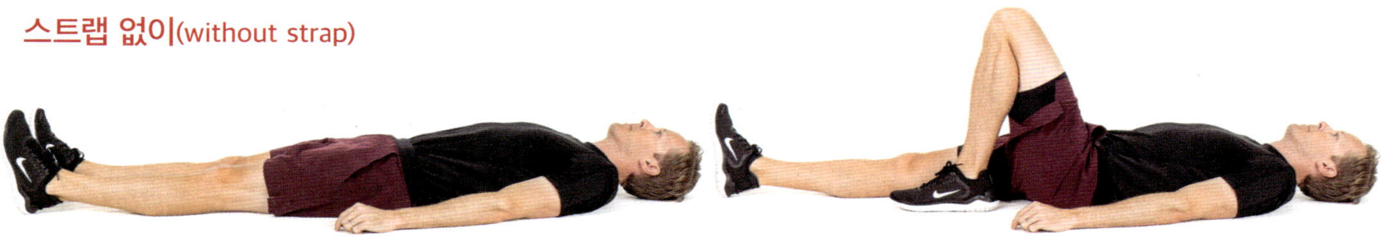

쿼드 아이소메트릭(넙다리네갈래근 등척성) (Quad Isometrics)

한쪽 다리를 곧게 펴고 앉는다. 넙다리네갈래근을 수축한다(넙다리네갈래근을 수축할 때 무릎을 곧게 편다고 생각한다). 수축하면서 무릎이 살짝 위로 당겨지는 것을 느껴야 한다. 10초간 수축을 유지한 후 10회 반복한다.

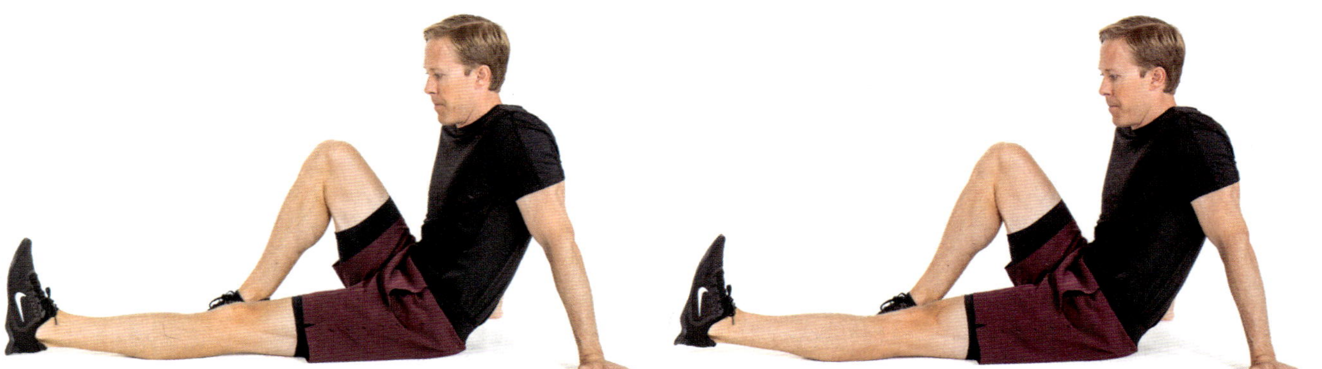

숏 아크 쿼드(Short Arc Quad)

무릎 아래에 폼 롤러를 놓는다. 넙다리네갈래근을 수축하면서 다리를 곧게 편다. 움직이는 근육에 주의를 집중한다. 천천히 제어하면서 움직인다. 1-2초 동안 수축을 유지한다.

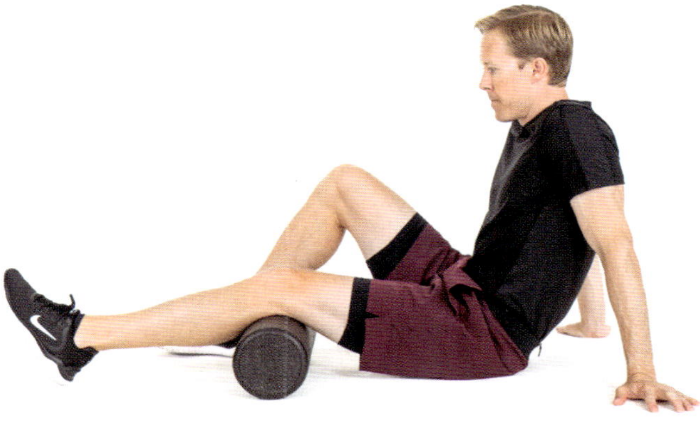

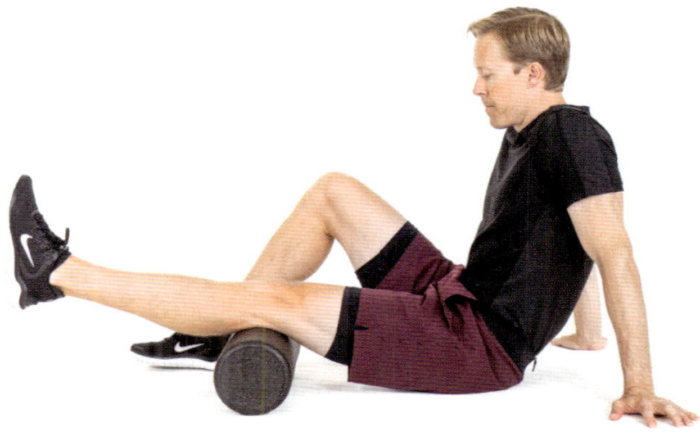

누워서 다리 펴고 들기
(Supine Straight-Leg Raise)

한쪽 다리를 구부린 채 등을 대고 누우면 허리가 구부러지는 것을 방지하는 데 도움이 된다. 무릎을 고정하고 곧게 뻗은 다리를 반대쪽 무릎 바로 위까지 천천히 올렸다가 바닥으로 내린다.

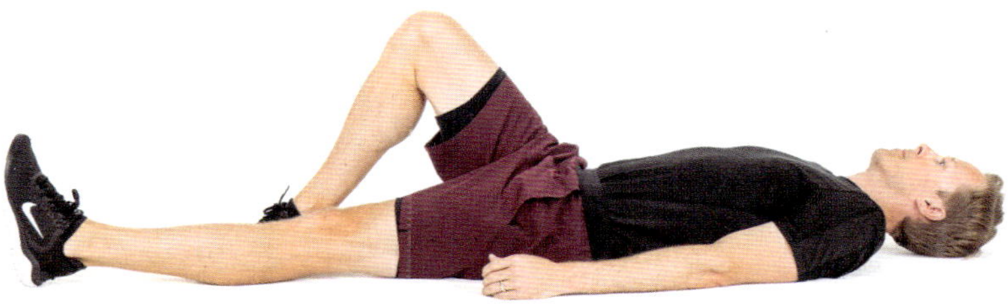

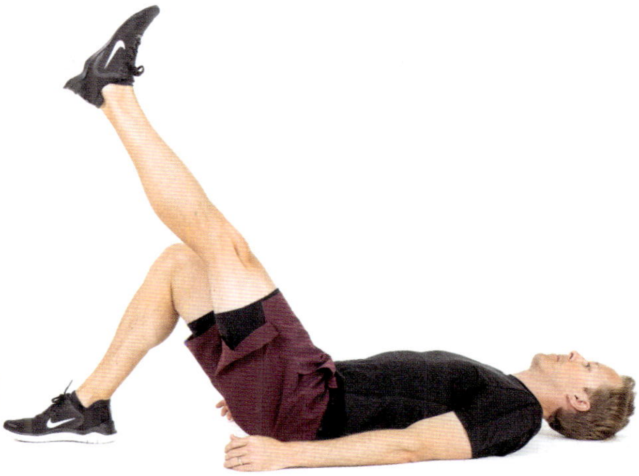

옆으로 누워서 엉덩관절 벌림
(Side-Lying Hip Abduction)

옆으로 누워 엉덩이를 바닥 쪽으로 살짝 돌리고 위쪽 다리를 안쪽으로 돌려 엄지발가락이 아래쪽 발의 아치 쪽으로 기울어지도록 한다. 위쪽 다리를 뒤로 비스듬히 들어 올린다. 척추를 중립으로 유지하고 위쪽 자세에서 1~2초간 멈춘다. 등이 과도하게 굽어지기 시작하면 동작 범위를 줄인다. 무릎 위에 저항 루프를 추가하여 볼기근 활성화를 높이고 운동을 더 어렵게 만든다.

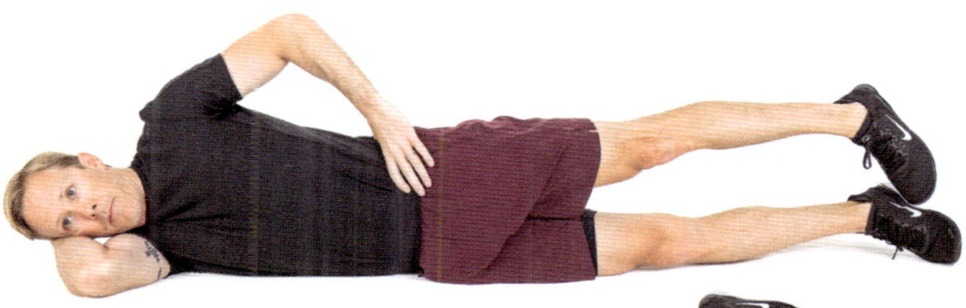

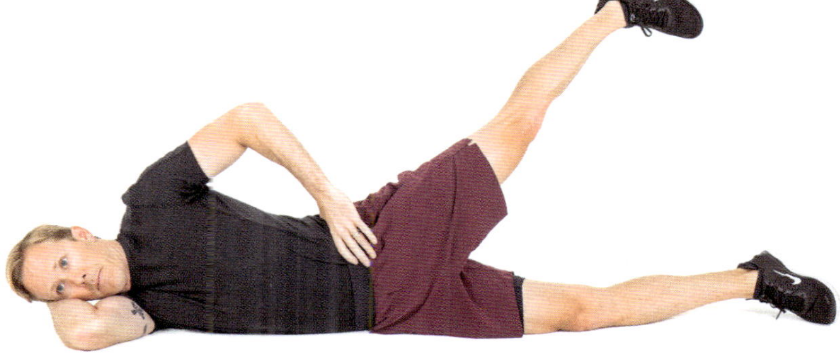

무릎 불안정성(Knee Instability)

2단계

GOOD FOR:

- 무릎 통증 완화
- 무릎 안정성 개선 및 신경근 조절
- 초기 무릎 및 엉덩관절 강화
- 3단계 운동을 위한 워밍업

GUIDELINES:

- 일주일에 3~4일 수행
- 특별한 경우가 아니라면 10~15회씩 3세트 반복
- 도구: 저항 밴드, 피지오볼, 플라이오 박스, 덤벨
- 무릎을 완전히 움직일 수 있고 통증이나 불안정성 없이 운동을 할 수 있으면 3단계 추가

밴드 스쿼트(Banded Squat)

저항 밴드를 무릎 위에 두고 두 발을 어깨 너비만큼 벌리고 선다. 발 방향의 경우, 발을 똑바로 펴거나 약간 바깥쪽으로 돌리는 등 어느 쪽이 더 편하고 불편함 없이 낮은 높이에 도달할 수 있는지 확인한다. 동작 수행 시 엉덩이를 살짝 뒤로 빼면서 똑바로 앉는다. 앉으면서 무릎을 밴드 바깥쪽으로 밀면서 척추를 중립 영역에 유지하고(과도하게 굽히거나 둥글지 않게) 무릎을 발가락 위에 정렬한다. 바른 자세를 유지하면서 최대한 몸을 낮춘다.

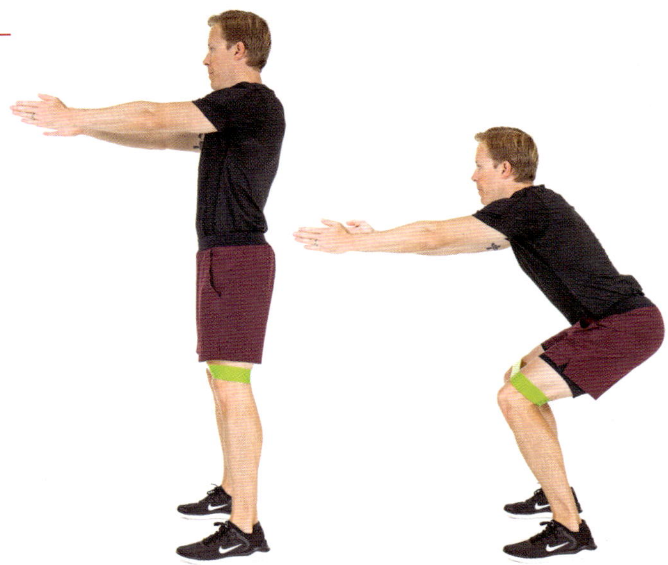

무릎 폄(Knee Extension)

벤치나 의자에 엉덩이와 무릎을 90도 정도 구부린 채 앉는다. 넙다리네갈래근을 구부려 한쪽 무릎을 천천히 뻗는다. 제어력을 가지고 움직이며 다리를 곧게 편 상태에서 무릎을 완전히 펴려고 노력한다. 1~2초 동안 수축을 유지한다.

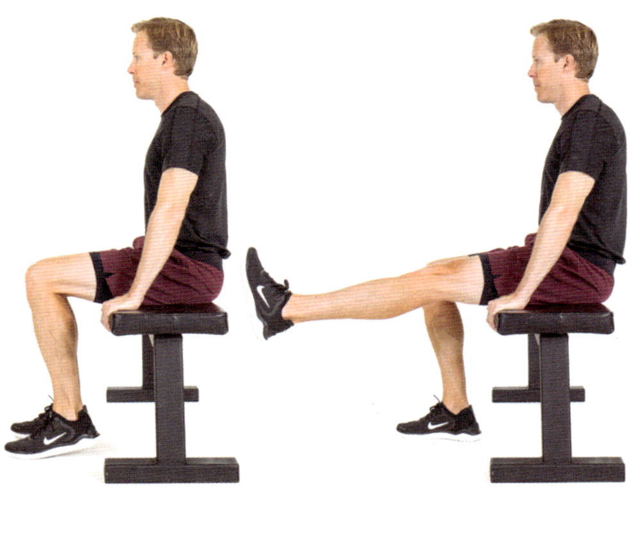

싱글-레그 브릿지(Single-Leg Bridge)

무릎을 구부린 채 등을 대고 누워 발을 바닥에 평평하게 댄다.

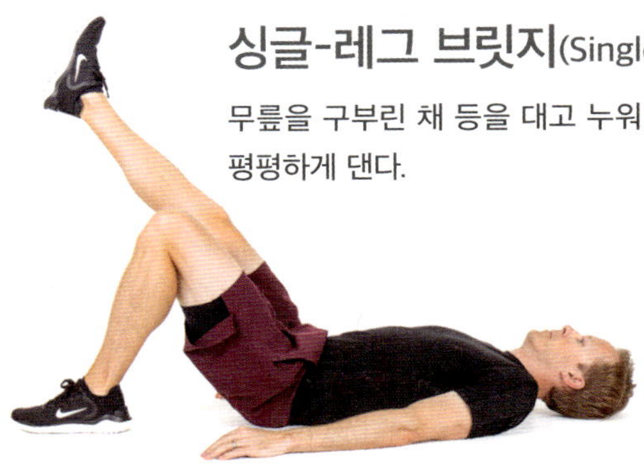

한쪽 다리를 들어 올려 곧게 펴거나 90도 정도 구부린 상태로 유지한다. 바닥을 밀면서 엉덩이를 쭉 편다. 엉덩이를 완전히 펴면서 볼기근을 조이는 데 집중하고 1~2초 동안 수축을 유지한다.

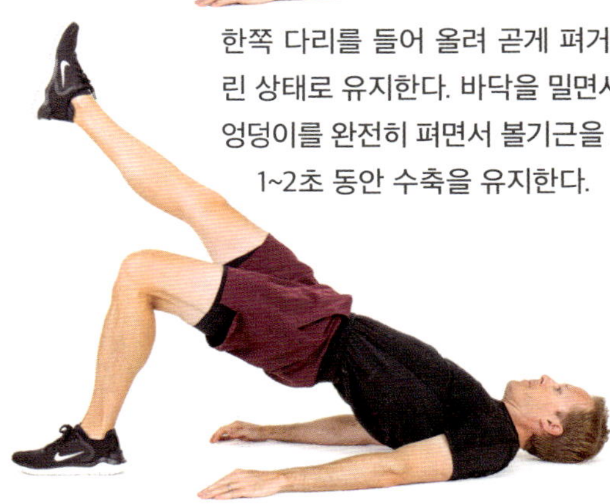

피지오볼 햄스트링 컬(Ball Hamstring Curl)

똑바로 누워 피지오볼 위에 발을 올려놓는다. 팔을 약간 벌려 바닥과 수평을 유지한다. 뒤꿈치를 공 안쪽으로 밀어 넣으며 엉덩이를 쭉 편다. 엉덩이를 완전히 펴면서 뒤꿈치를 엉덩이 쪽으로 천천히 구부린다.

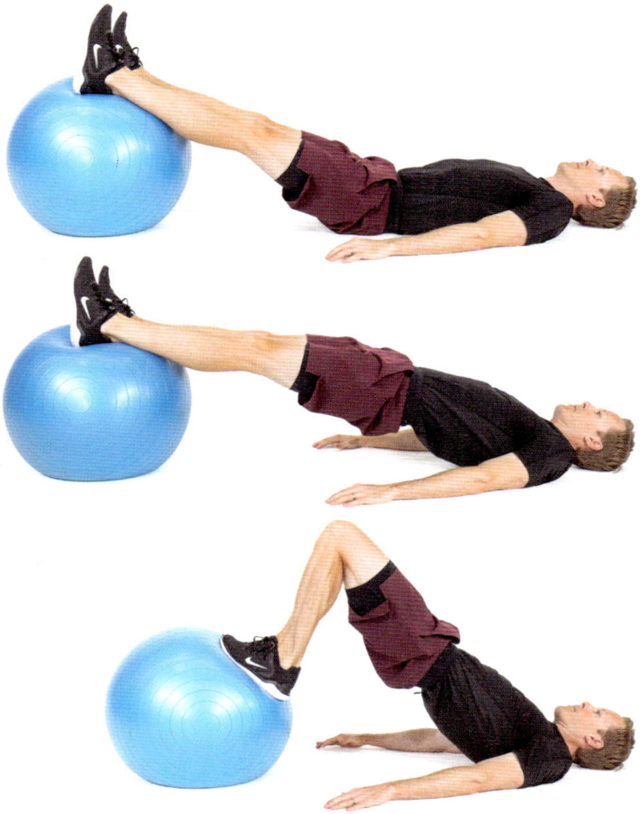

스텝 업(Step-Up)

무릎을 발 위로 정렬한 상태에서 플라이오 박스를 밟는다. 바닥을 밀지 않고 높은 다리로 체중을 옮기고 발뒤꿈치나 발바닥 중앙을 지나 몸통과 엉덩이를 한 번에 부드럽게 들어 올린다. 상자의 높이를 높이거나 덤벨을 들고 이 운동을 진행한다.

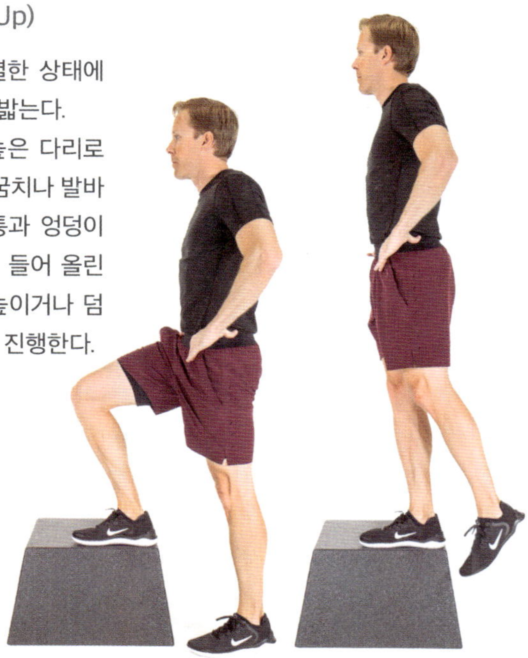

스플릿 스쿼트(Split Squat)

상체를 똑바로 세우고 앞쪽 다리를 약간 구부려 정강이를 수직으로 세우고 뒤쪽 다리는 곧게 펴는 스플릿 스쿼트 자세를 취한다. 엉덩이를 아래도 내리고 뒤쪽 무릎을 바닥으로 내려준다. 앞발 뒤꿈치와 뒷발의 앞꿈치(뒤발의 아치와 발가락 사이)에 힘을 주고, 무릎을 펴면서 몸을 다시 시작 위치로 올려준다. 덤벨을 하나 들고 몸통 안정성에 도전하거나 덤벨 두개를 들고 동작에 부하를 추가할 수 있다.

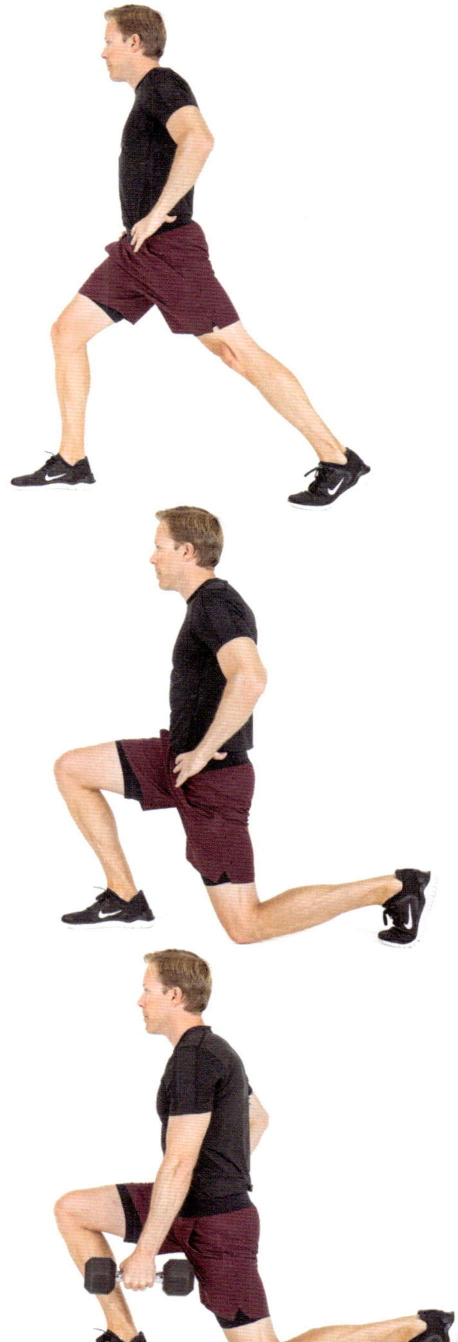

무릎 불안정성(Knee Instability)

3단계

GOOD FOR:

- 무릎 및 다리 근력 강화
- 무릎 통증 및 손상 예방

GUIDELINES:

- 8~12주 동안 일주일에 3~4일 또는 안정이 회복될 때까지 수행
- 특별한 경우가 아니라면 10~15회씩 3세트 반복
- 피로할 때까지 세트 반복
- 도구: 저항 밴드, 벤치, 덤벨, 플라이오 박스

스탠딩 밴드 하이드랜트 (Standing Banded Hydrant)

저항 밴드를 무릎 바로 위에 위치시킨다. 엉덩이를 앞으로 숙이고 무릎을 약간 구부리고, 정강이를 수직으로 유지한다. 한 동작으로 다리를 옆으로, 뒤로 들어 올리면서 발을 바깥쪽으로 회전시킨다. 지면에 닿은 무릎을 곧게 펴거나 발 바깥쪽으로 유지하는데 집중해야 한다. 무릎이 안쪽으로 구부러지지 않도록 한다.

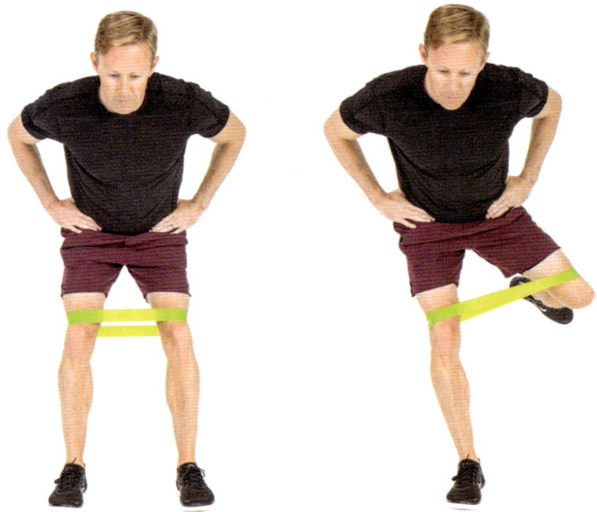

불가리안 스플릿 스쿼트 (Bulgarian Split Squat)

벤치에서 약 2피트 앞에 선다. 한쪽 다리를 뒤로 뻗어 발 앞꿈치를 벤치 위에 올려놓는다. 체중의 대부분을 앞다리에 실은 상태에서 앞쪽 허벅지가 바닥과 거의 평행이 될 때까지 엉덩이를 비스듬히 아래로 내리고 등을 비스듬히 뒤로 젖히면서 천천히 몸을 내린다. 뒷다리는 최대한 긴장을 풀고 벤치에서 밀리지 않도록 한다.

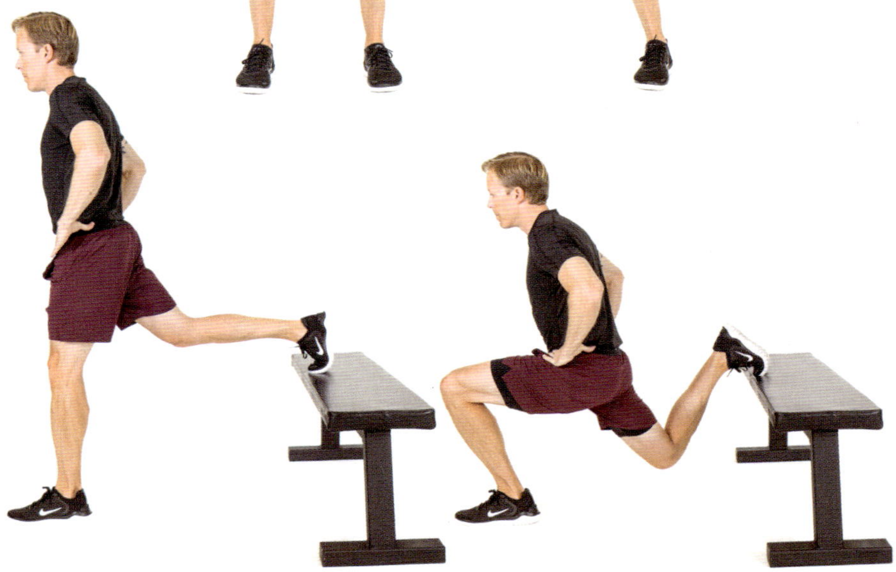

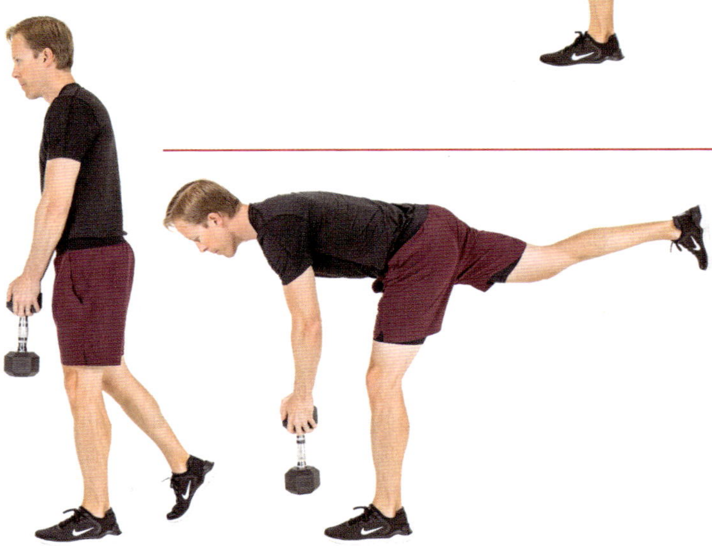

싱글-레그 데드리프트(Single-Leg Deadlift)

양손으로 덤벨의 한쪽 끝을 잡고 체중의 대부분을 한쪽 다리로 옮긴다. 한 동작으로 엉덩관절을 굽힘시키고 무게를 실은 무릎을 살짝 구부린다. 몸통과 무게를 바닥으로 내리면서 등은 평평하게, 정강이는 수직으로, 팔은 편안하게, 어깨와 엉덩이는 직각을 유지한다(비틀거나 회전하지 않도록 주의한다). 각 다리에 5~10회씩 3세트씩 반복한다.

측면 스텝 다운(Lateral Step-Down)

플라이오 박스 옆에 서거나 작은 계단 옆에 선다. 박스 가장자리에 한 발을 올려놓고 똑바로 서서 측면 스텝업을 수행한다.
반대쪽 다리를 앞으로 약간 앞으로 위치시킨다.
반대쪽 다리를 곧게 편 채로 천천히 앉으면서 박스 위 다리의 무릎을 구부려 반대쪽 다리의 뒤꿈치를 바닥을 향해 뻗는다.
뒤꿈치가 바닥에 닿자마자 무릎을 곧게 펴고 엉덩이를 뻗어 시작 자세로 돌아간다.
무릎을 발 위로 정렬하고 무릎이 안쪽이나 바깥쪽으로 움직이지 않도록 한다.

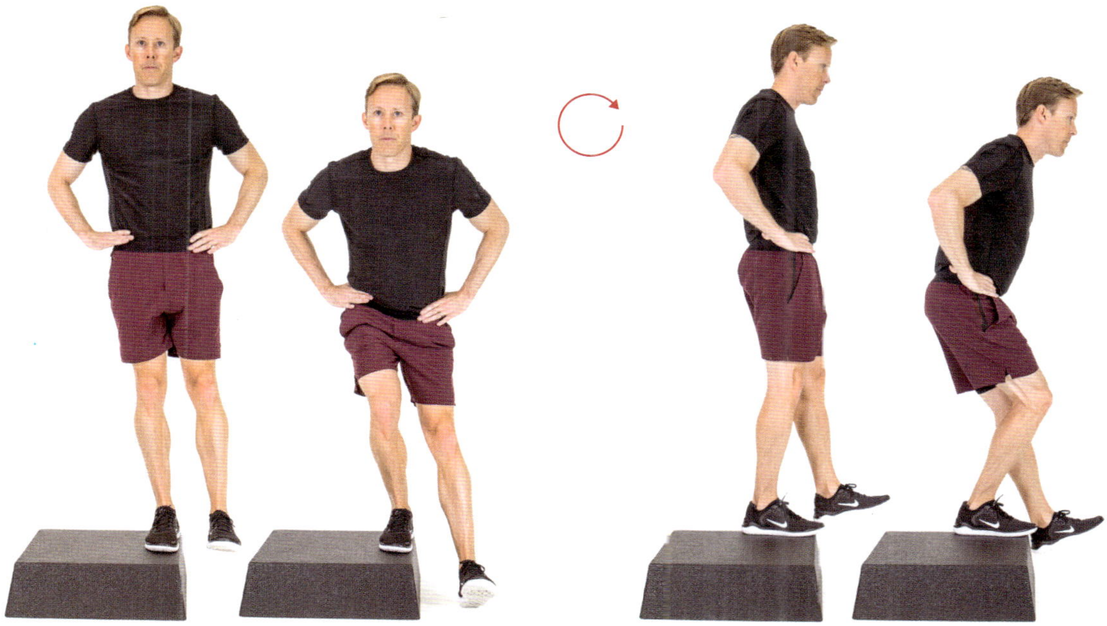

클락(Clock)

발을 엉덩이 아래에 위치시킨 채 서 있는다. 체중을 한쪽 다리로 옮긴다.
엉덩이를 뒤로 젖히고 바닥에 닿은 다리 쪽 무릎을 구부린 다음 반대쪽 다리로 가상의 시계 위치로 발을 뻗는다.
12시 방향에서 시작하여 6시 방향에 도달할 때까지 한 걸음씩 시간 위치로 돌아와서 매 시간마다 동작을 수행한다.
각 다리는 시계의 절반을 움직이게 되며, 이는 한 번의 반복으로 적용한다.

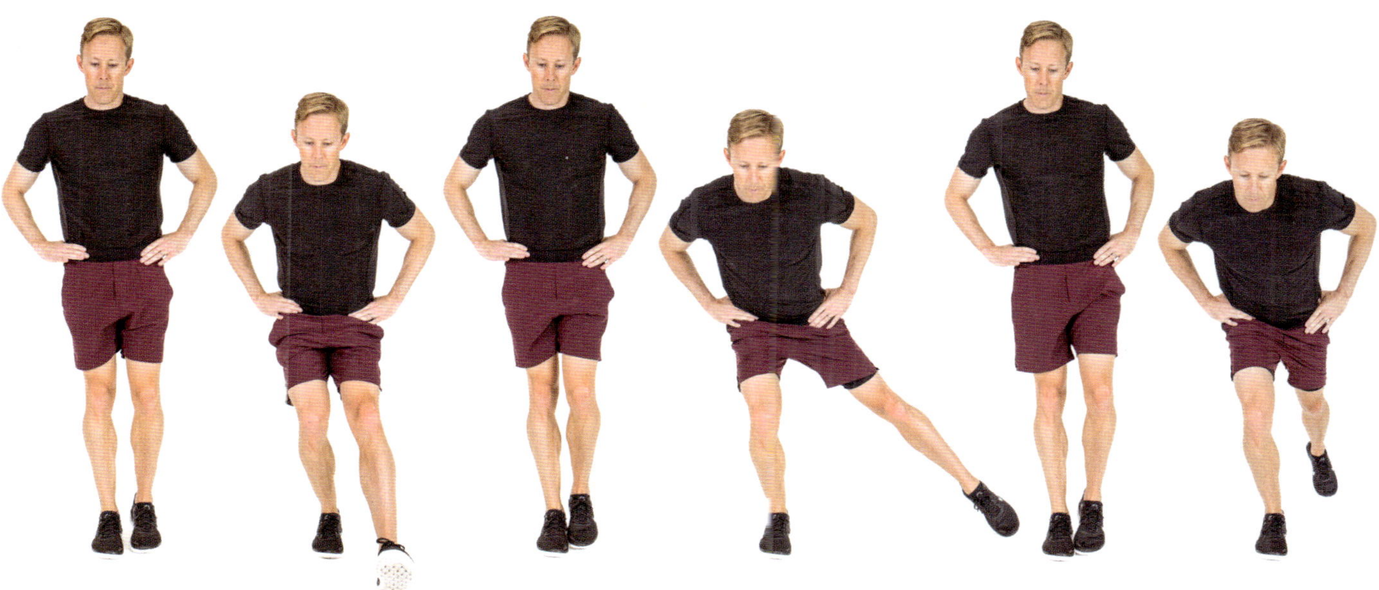

스케이터 스쿼트(Skater Squat)

체중이 실리지 않은 무릎을 구부린 채 한쪽 다리로 서서 발을 몸 뒤에 위치시킨다. 상체와 엉덩이를 정사각형으로 유지하면서 엉덩이를 앞으로 숙이고 상체를 앞으로 기울인 다음 체중이 실리지 않은 무릎을 바닥 쪽으로 내린다. 무릎을 패드에 내려 거리를 측정한다. 또한 가벼운 무게의 플레이트나 아령을 앞에 들고 몸의 균형을 맞출 수도 있다.

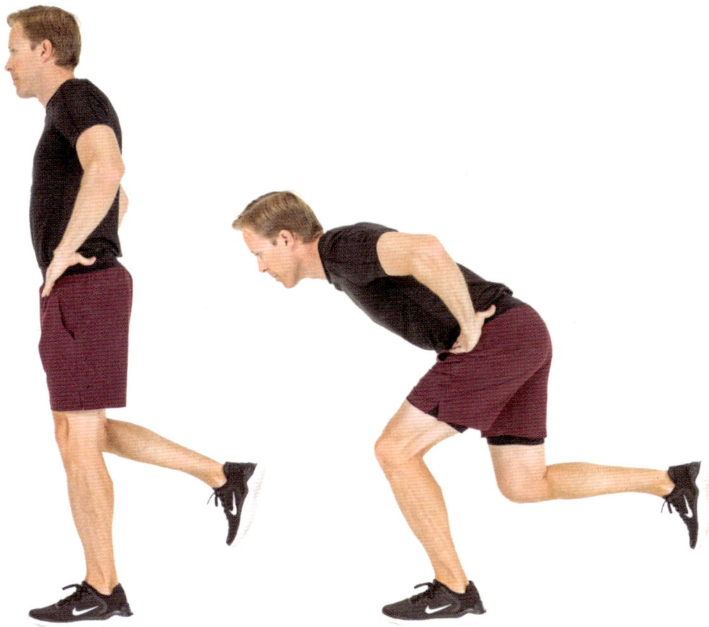

싱글-레그 햄스트링 컬 (Single-Leg Hamstring Curl)

등을 대고 누워 한쪽 발을 피지오(피지오볼) 공의 중앙에 두고 다른 쪽 다리는 공에서 떨어뜨린 채 구부린다. 팔을 약간 벌려 바닥과 수평을 유지한다. 뒤꿈치를 공 안으로 밀어 넣고 엉덩이를 쭉 뻗는다. 엉덩이를 완전히 펴면서 뒤꿈치를 엉덩이 쪽으로 천천히 구부린다.

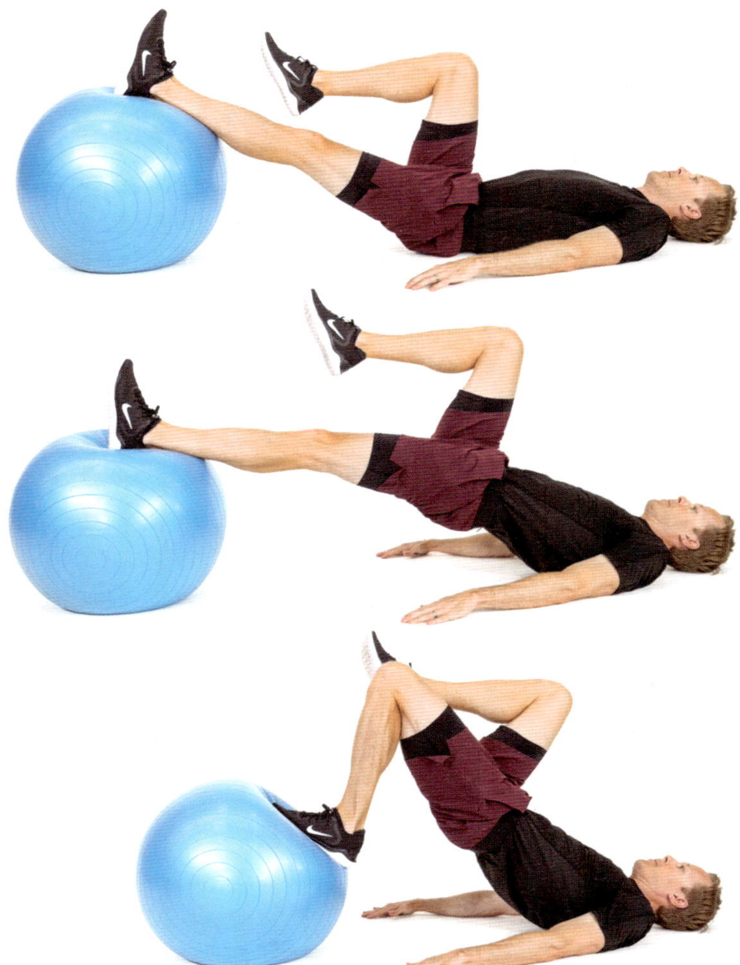

발끝으로 걷기(Tiptoe Walk)

덤벨을 사용하거나 사용하지 않고도 이 운동을 할 수 있다. 먼저 무게 변화를 시도한 다음 너무 쉬우면 덤벨을 추가한다.
엉덩이를 구부리고 상체를 앞으로 기울인 다음 무릎을 구부리는 하프 스쿼트 자세로 시작한다.
발바닥을 바닥에 대고 작은 발걸음을 내딛는다.
무릎을 발가락 위로 올리고 발뒤꿈치가 바닥에서 떨어지도록 한다.
보통 15~20걸음 정도의 도전할 수 있는 거리 또는 반복 횟수 범위를 선택한다.

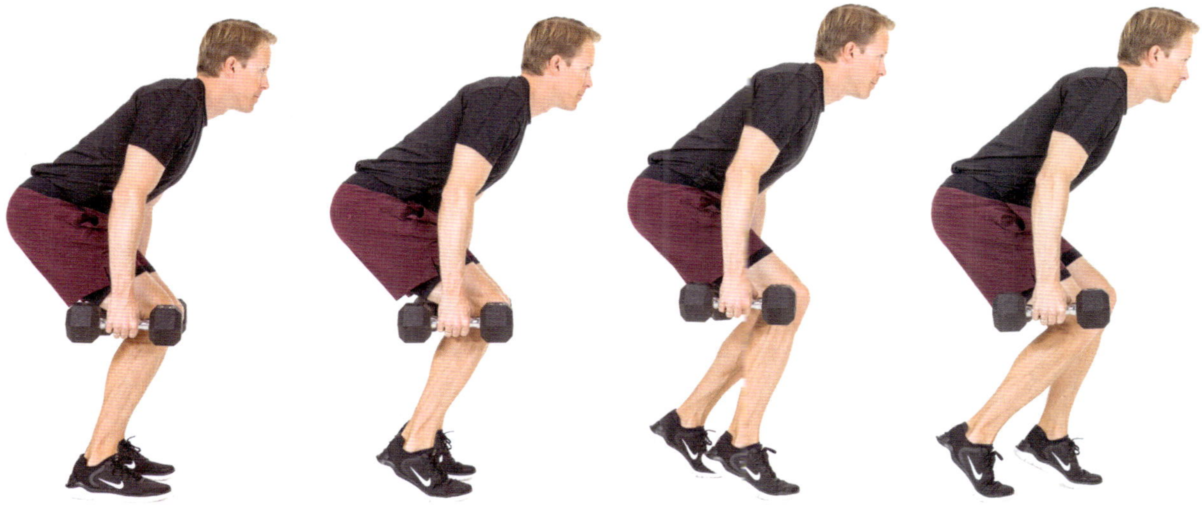

양발 점프 후 한발 착지(Bilateral Jump To Unilateral Landing)

발을 어깨 너비로 벌리고 선다. 하프 스쿼트 자세로 몸을 낮추고 팔을 뒤로 보낸다. 한 동작으로 엉덩이와 무릎을 펴고 팔을 앞으로 휘두르며 수직으로 점프한다. 공중에 떠 있는 동안 한쪽 다리를 뒤로 당겨 한쪽 다리로 착지할 준비를 한다.
무릎을 구부리고 앞으로 구부려 착지할 때 완충 효과를 준다.
무릎이 발가락 위로 정렬되도록 착지하고 무릎이나 발목이 과도하게 안쪽으로 쏠리지 않도록 주의한다.
균형을 유지하기 위해 팔을 벌린다. 6~12회씩 3세트(점프)를 반복한다.

이 운동은 무릎 안정성이 매우 높고 일상 생활에서 점프 동작을 수행할 수 있는 경우에만 수행한다.

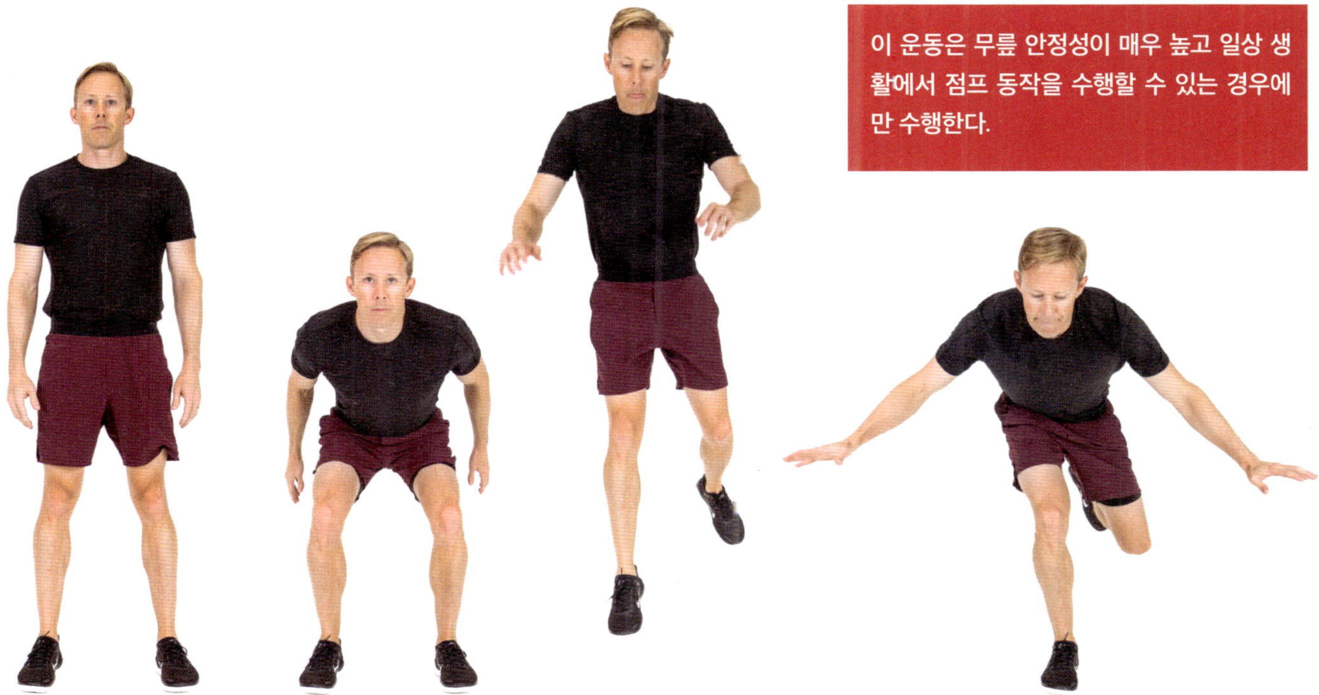

무릎힘줄병증(Patellar Tendinopathy)

다음 프로그램에 따라 치료하시오:

- 점퍼스 니Jumper's knee
- 넙다리네갈래근 힘줄병증Quadriceps tendinopathy
- 무릎 아래 또는 위 통증

설명: 무릎힘줄병증Patellar tendinopathy 또는 "점퍼스 니jumper's knee"은 넙다리네갈래근quadriceps muscles을 정강이 앞쪽에 부착하는 힘줄이 자극을 받아 발생하는 질환으로, 주로 점프를 많이 할 때 발생한다. 점프할 때 넙다리네갈래근이 강하게 수축하여 무릎힘줄에 긴장이 가해지게 된다. 대부분의 힘줄병증과 마찬가지로 통증은 조직이 부하나 운동량을 처리할 수 있는 상태가 되지 않을 때 나타난다. 이는 시간이 지남에 따라 스트레스가 쌓이는 일을 매일 하거나 단기간에 평소보다 더 많은 일을 하는 것을 의미할 수 있다. 점프는 무릎힘줄병증의 일반적인 원인이지만, 넙다리네갈래근을 반복적으로 수축시키는 활동, 즉 쪼그리고 앉거나 내리막길을 걷거나 계단을 내려가는 등의 활동은 힘줄을 자극하여 과사용 또는 반복적인 스트레스 손상을 유발시킬 수 있다.

무릎을 발보다 앞으로 움직이면 이 문제가 발생하나요?

점프, 쪼그려 앉기, 런지 동작을 할 때 무릎을 발가락보다 앞으로 내미는 것은 일반적인 패턴이다. 무릎 통증을 유발할 수 있지만 반드시 무릎 통증의 원인은 아니다. 다시 말하면, 이는 조직에 가해지는 스트레스의 정도와 조직이 처리할 수 있는 조건에 따라 달라지게 된다. 무릎이 발가락 위로 움직일 때 신장성 하중은 무릎 힘줄에 지속적인 긴장을 가하는데, 이는 넙다리네갈래근이 움직임을 늦추고 제어하기 위해 수축해야 하기 때문이다. 하지만 이 동작이 본질적으로 잘못되거나 해로운 것은 아니다. 오히려 내리막길이나 계단을 내려갈 때, 수직 점프, 똑바로 앉아서 하는 스쿼트(하이 바 백 스쿼트high bar back squat 또는 프론트 스쿼트front squat) 등 몸통을 똑바로 세운 상태에서 엉덩이를 구부릴 때마다 균형을 유지하는 데 필요한 동작이다. 너무 많이 하면 힘줄이 자극을 받을 수 있다. 이미 통증이 있는 경우, 무릎에서 발끝으로 움직이는 패턴은 재활 초기에 수정해야 할 수 있는 잠재적인 악화 요인이라는 점을 인식해야 한다.

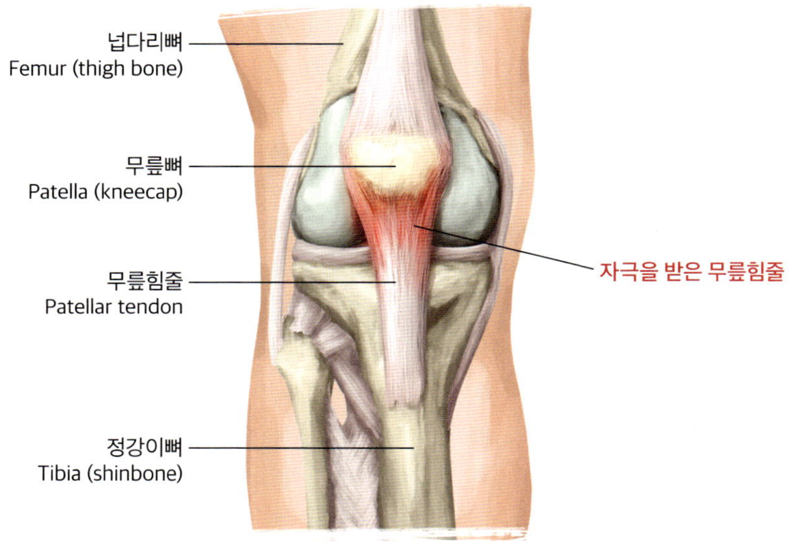

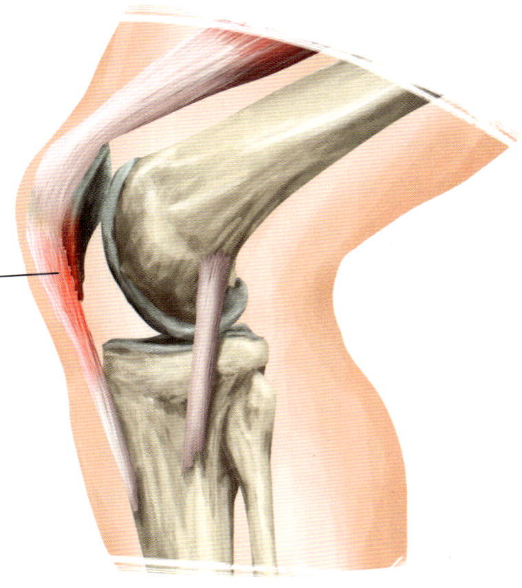

징후와 증상: 통증은 일반적으로 날카로우며, 활동을 악화시킨 후 휴식 시 무릎이 아프고 욱신거릴 수 있다. 무릎힘줄 통증은 보통 무릎의 아래쪽 지점(하극inferior pole)과 힘줄이 정강이 앞쪽에 부착되는 지점(경골거친면tibial tuberosity) 사이에서 발생하지만 무릎 위쪽에서도 나타날 수 있다.

악화 요인: 점프, 쪼그려 앉기, 런지, 계단 오르내리기, 자체 하이킹, 달리기 등 넙다리네갈래근을 강하게 수축해야 하는 활동.

예후: 대부분의 경우 재활 프로토콜을 따르고 악화시키는 활동을 수정하거나 일시적으로 제거하면 8~12주 이내에 해결된다.

치료 전략: 무릎힘줄병증은 힘줄의 힘과 능력을 향상시키는 운동으로 치료한다.[23,24] 힘줄이 회복할 시간을 주기 위해 악화되는 활동의 양과 강도를 조절해야 할 수도 있다. 급성기에는 며칠 간의 휴식과 가벼운 운동으로 통증을 완화한다. 무릎힘줄 보호대를 사용할 수 있지만 만성적으로 사용하면 힘줄이 약해질 수 있으므로 매우 일시적인 전략으로 사용해야 한다. 내성이 강한 경우 코르티코스테로이드 주사를 맞으면 통증을 줄일 수 있지만, 이러한 약물은 힘줄을 약화시키므로 가능하면 피하는 것이 좋다.

프로토콜의 1단계에서는 급성 통증을 조절하기 위한 전략을 실행한다. 무릎힘줄은 넙다리네갈래근에 붙어 있기 때문에 넙다리네갈래근의 연조직을 이완시켜 주는 것이 도움이 될 수 있다. 이 문제가 있는 대부분의 사람들은 운동 범위가 제한되어 있지 않으므로 뒤꿈치 슬라이드가 일반적인 통증 완화 운동으로 사용된다. 무릎 폄 등척성 운동은 30~45초 동안 유지하면 힘줄 통증을 줄이고 힘줄의 힘과 능력을 회복할 수 있다. 1단계는 엉덩관절 근력을 향상시키고 무릎 건강을 증진시키는 몇 가지의 엉덩관절/볼기근 운동으로 마무리한다.

2단계와 3단계는 엉덩관절 및 등급별 넙다리네갈래근/무릎힘줄 부하에 중점을 둔다. 2단계에는 등척성 벽 앉기, 앞쪽 플랭크 리치, 발끝으로 걷기, 신장성 벤치 스쿼트와 같은 저부하 넙다리네갈래근 운동이 포함된다. 등척성 수축으로 힘줄 통증이 진정되면 신장성 수축(근육이 동시에 수축하고 길어지는 운동)을 시작한다. 벤치 스쿼트에서는 아래쪽으로 내려가는 동작을 하므로 이 단계는 한쪽 다리로만 하고 단축성(일어날 때) 부분은 두 다리로 수행한다. 근력이 강해지고 힘줄이 더 많은 하중을 견딜 수 있게 되면 한쪽 다리로 전체 동작 범위(앉고 일어날 때)를 수행한다. 3단계는 엉덩이, 햄스트링, 넙다리네갈래근을 목표로 하는 외다리 운동을 결합한 운동이다. 디클라인 스쿼트는 넙다리네갈래근과 무릎 힘줄을 강화시키는 데 가장 좋은 운동 중 하나이다. 3단계는 힘줄의 에너지 저장 및 방출 능력에 도움이 되는 호핑 동작으로 마무리한다. 운동선수가 아닌 사람은 이 동작을 생략하고 2단계와 3단계의 다른 운동에 집중한다.

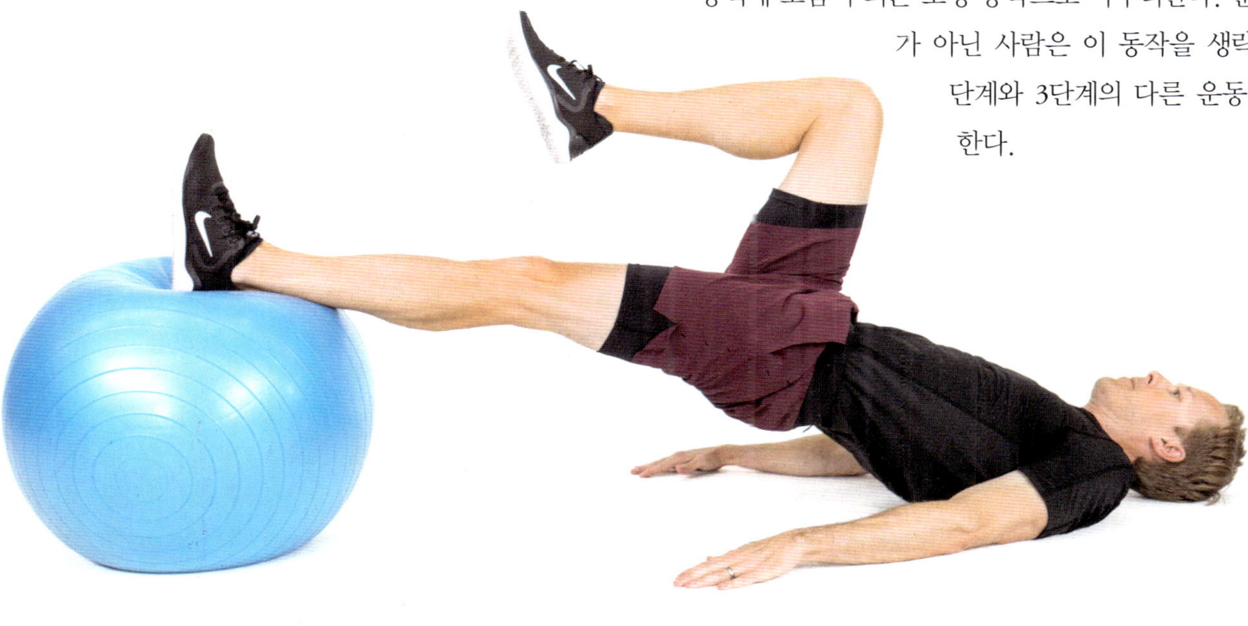

무릎힘줄병증(Patellar Tendinopathy)

1단계

GOOD FOR:

- 무릎 통증 완화
- 무릎 위와 아래 근육 긴장 완화
- 2단계 및 3단계 운동을 위한 워밍업

GUIDELINES:

- 매일 또는 힘줄 통증이 심해지면 격일로 수행
- 도구: 폼 롤러, 스트레칭 스트랩
- 휴식 시 통증이 없고 운동 시 경미한 통증(3/10) 이하일 때 2단계를 추가

넙다리네갈래근 가동술(Quad Mobilization)

엎드려서 팔뚝이나 손으로 체중을 지탱하고 한쪽 다리를 폼 롤러 위에 올려놓는다. 바닥에 닿은 발과 팔로 체중을 지탱하면서 롤러를 위아래로 굴려 허벅지 앞쪽의 엉덩이부터 무릎까지 넙다리네갈래근 전체를 움직인다. 무릎을 구부렸다가 펴서 근육과 넙다리신경을 동적으로 움직인다. 각 다리에 1~2분간 실시한다.

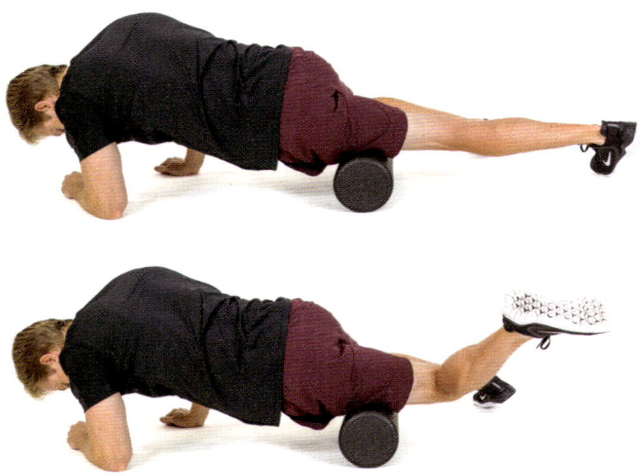

측면 넙다리네갈래근 가동술 (Lateral Quad Mobilization)

설정과 실행은 동일하다. 팔과 지면에 닿은 발을 사용하여 압력을 조절하고, 허벅지 전체(엉덩이에서 무릎까지)를 위아래로 굴리고, 부드럽거나 뻣뻣한 부위에서 멈추고 다리를 구부렸다 펴는 동작이다. 단, 허벅지 앞쪽을 움직이는 대신 다리 바깥쪽의 측면 넙다리네갈래근을 목표로 한다. 각 다리에 1~2분간 운동한다.

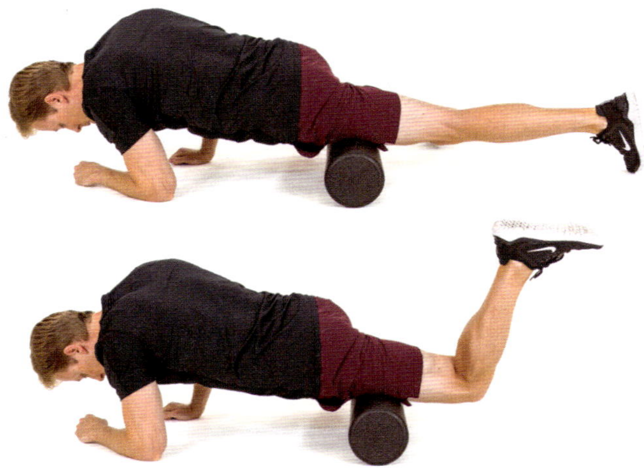

힐 슬라이드(하나 선택) (Heel Slide)

발에 스트랩을 감는다. 무릎을 구부리고 뒤꿈치를 엉덩이 쪽으로 당기면서 스트랩을 당겨 움직임을 돕는다. 통증이 느껴지지 않는다면 스트랩 없이 가벼운 통증이 느껴지지 않는 범위 내에서 최대한 멀리 움직인다. 10회씩 3세트 반복한다.

스트랩 사용(with strap)

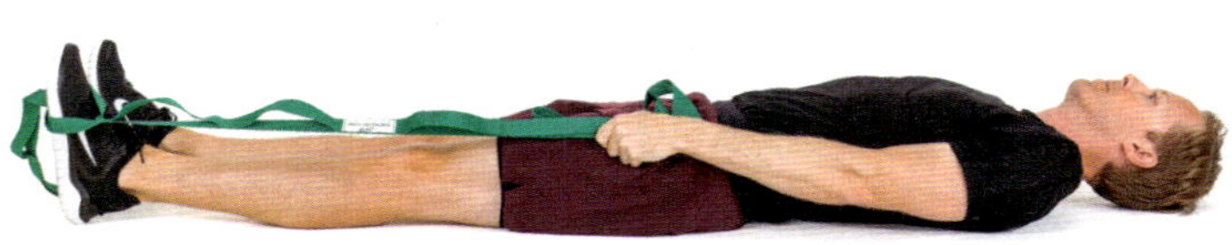

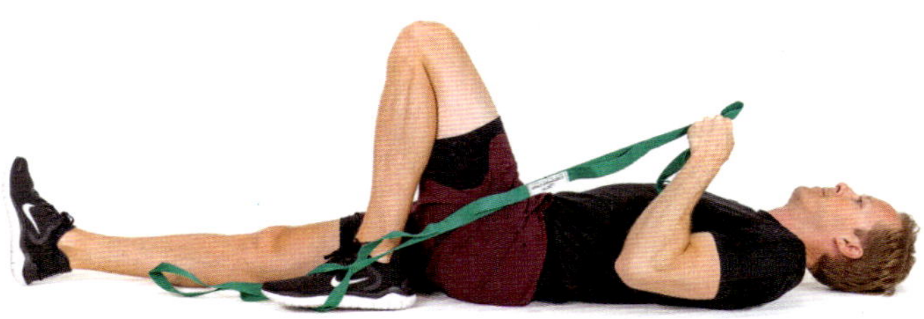

스트랩 없이(with strap)

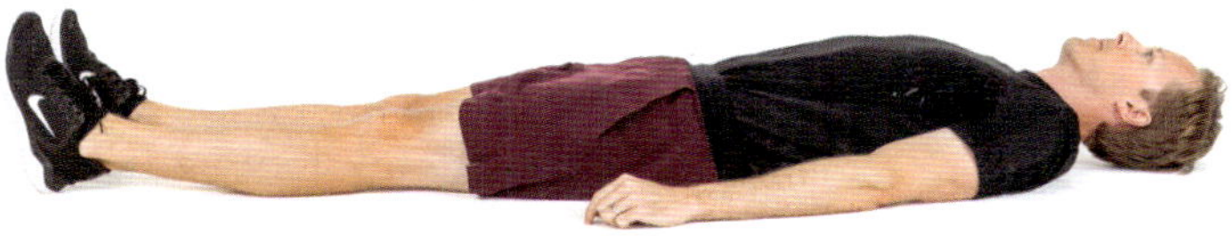

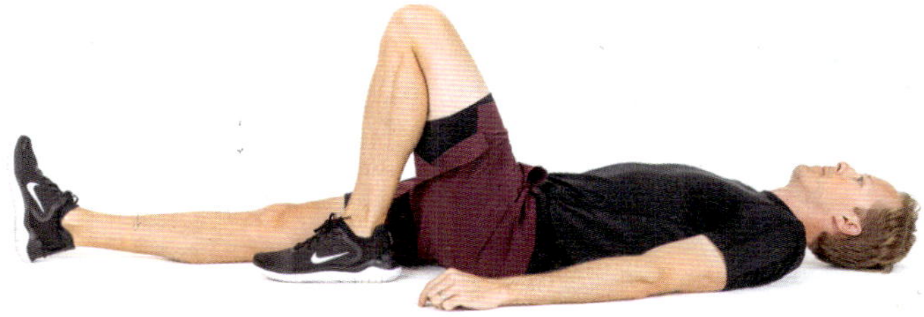

무릎 폄 등척성(Knee Extension Isometrics)

벤치나 의자에 엉덩이와 무릎을 90도 정도 구부린 채 앉는다. 넙다리네갈래근을 구부려 무릎을 천천히 펴준다. 제어력을 가지고 움직이며 다리를 곧게 편 상태에서 무릎을 완전히 펴도록 노력한다. 위와 같은 자세에서 30~45초간 수축한 상태로 4~5회 반복한다.

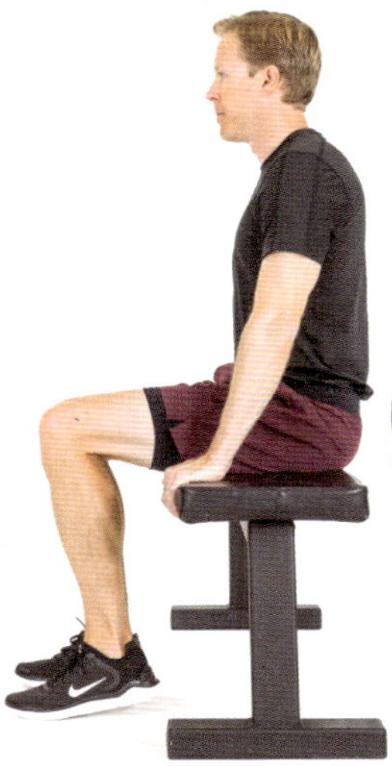

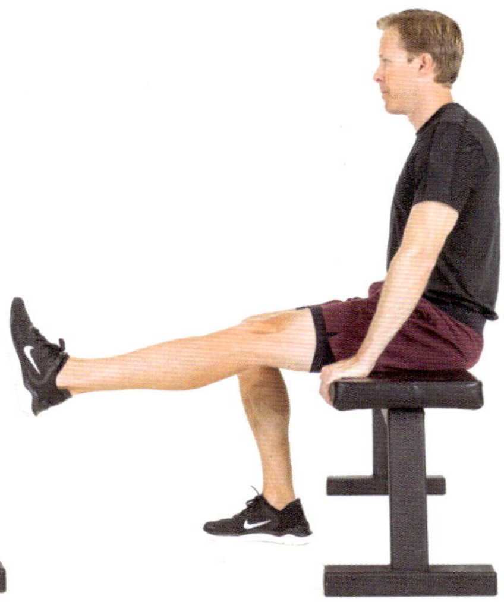

옆으로 누워 엉덩관절 벌림 (Side-Lying Hip Abduction)

옆으로 누워 엉덩이를 바닥 쪽으로 살짝 돌리고 위쪽 다리를 안쪽으로 돌려 엄지발가락이 아래쪽 발의 아치 쪽으로 기울어지도록 한다. 위쪽 다리를 뒤로 비스듬히 들어 올린다. 척추를 중립으로 유지하고 위쪽 자세에서 1~2초간 멈춘다. 등이 과도하게 굽어지기 시작하면 동작 범위를 줄인다. 무릎 위에 저항 루프를 추가하여 볼기근 활성화를 높이고 운동을 더 어렵게 만든다.

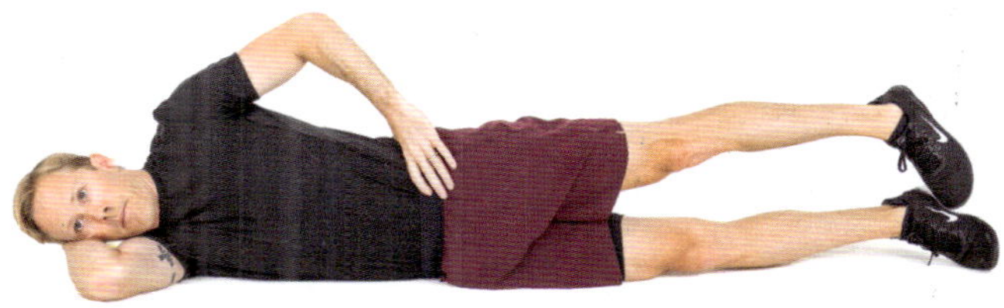

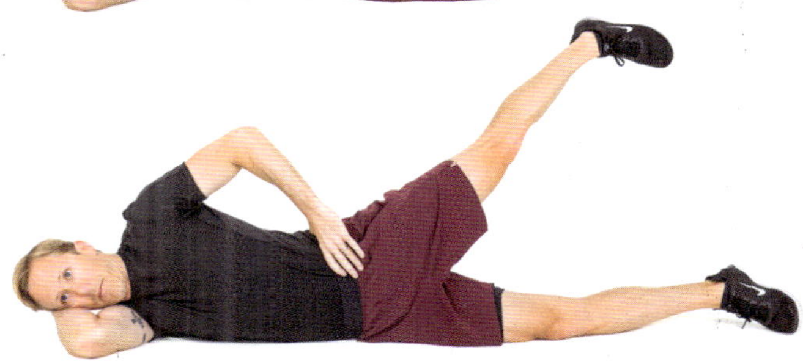

싱글-레그 브릿지(Single-Leg Bridge)

무릎을 구부린 채 등을 대고 누워 발을 바닥에 평평하게 댄다. 한쪽 다리를 들어 올려 곧게 펴거나 90도 정도 구부린 상태로 유지한다.

바닥을 밀면서 엉덩이를 쭉 편다. 엉덩이를 완전히 펴면서 볼기근을 조이는데 집중하고 1~2초 동안 수축을 유지한다.

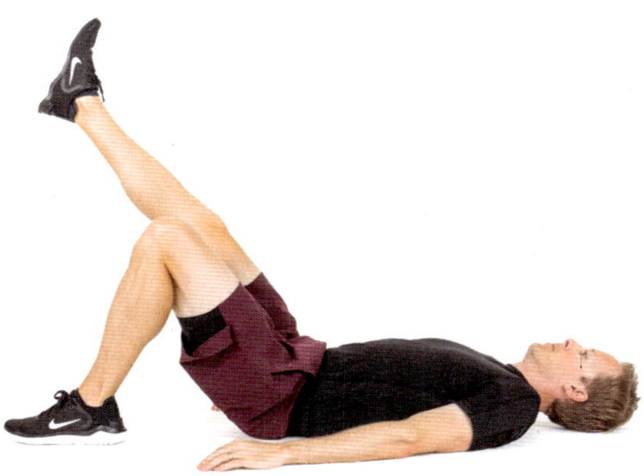

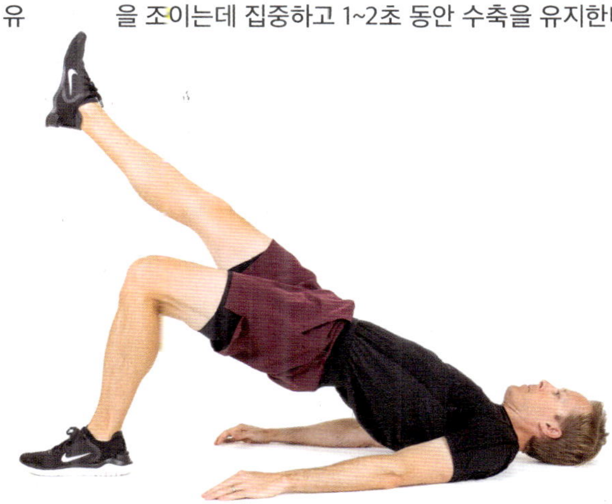

무릎힘줄병증(Patellar Tendinopathy)

2단계

GOOD FOR:

- 무릎 통증 완화
- 초기 무릎 및 엉덩관절 강화
- 3단계 운동을 위한 워밍업

GUIDELINES:

- 일주일에 3~4일 수행
- 각 운동의 세트, 반복 및 유지 시간은 캡션에 설명되어 있음
- 도구: 저항 밴드, 스틱, 덤벨, 피지오볼
- 통증을 유발하는 운동은 건너뛰고 3단계에 추가
- 운동을 할 수 있게 되면 3단계 추가하기 경미한 통증이 없는 경우(3/10)

밴드 엉덩관절 벌림(Banded Hip Abduction)

무릎 위에 저항 밴드를 위치시킨다. 체중을 한쪽 다리로 옮긴 다음 체중이 실리지 않은 다리를 옆으로 들어 올린다(벌림). 상체를 과도하게 숙이지 않도록 주의하고 발은 앞을 똑바로 향하게 유지한다. 벽에 손을 대거나 다월을 사용하여 균형을 유지한다. 10~15회씩 3세트 반복한다.

벽에 기대어 앉기(월 싯) (Wall Sit)

벽이나 선반에 등을 대고 발을 어깨너비로 벌리고 벽에서 1~2피트 떨어진 곳에 선다. 벽에 밀착해 스쿼트 자세를 취한다. 무릎을 발가락 위로 올린 상태에서 발을 앞뒤로 조절하여 정강이가 거의 수직이 되도록 한다. 스쿼트 깊이는 허벅지가 바닥과 평행이 되게 하고가벼운 통증 이상을 유발하지 자세를 찾는다. 30~45초간 유지하면서 4~5회 반복한다.

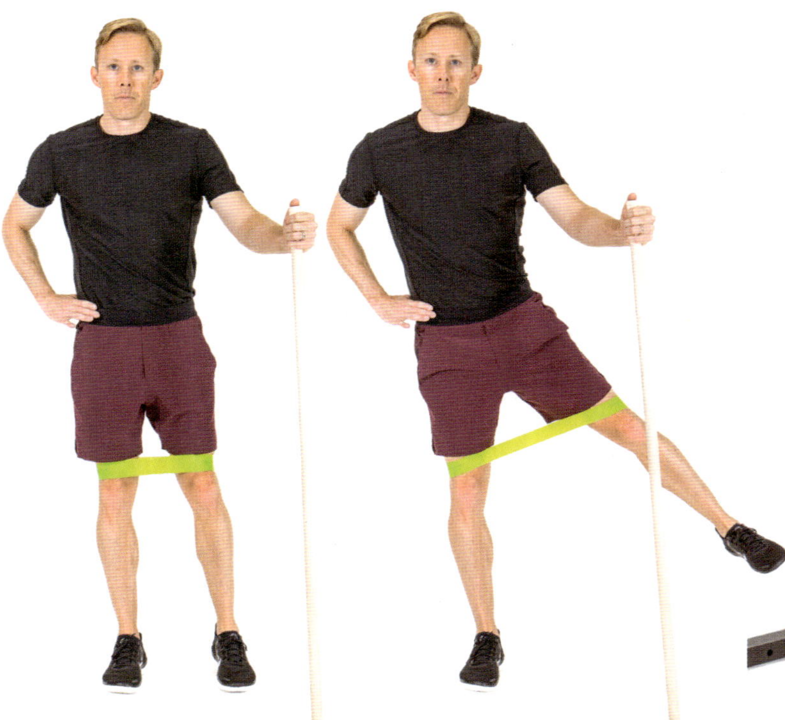

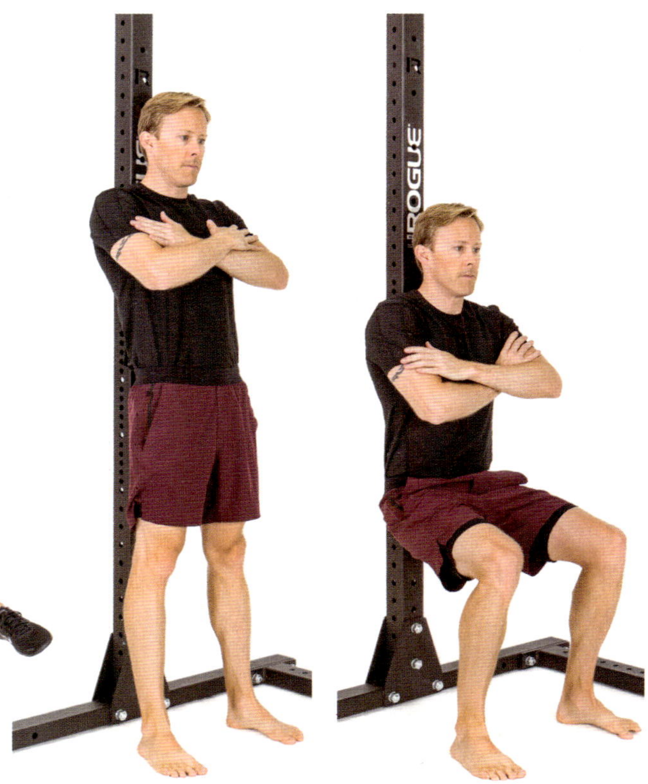

다리 들고 팔을 뻗고 플랭크
(Plank With Leg Lifts And Arm Reaches)

플랭크 자세를 취한다: 팔꿈치를 어깨 아래에 정렬하고 등을 편 상태에서 다리를 엉덩이 너비만큼 벌리고 발바닥을 위로 올린다. 복부에 힘을 주고 볼기근에 힘을 주어 자세를 유지한다. 그런 다음 지지대에서 한쪽 팔다리를 떼고 한 번에 한 다리씩 들어 올린 다음 한 번에 한 팔을 뻗는다.
3세트를 하고 한 세트당 2~4회 반복한다.

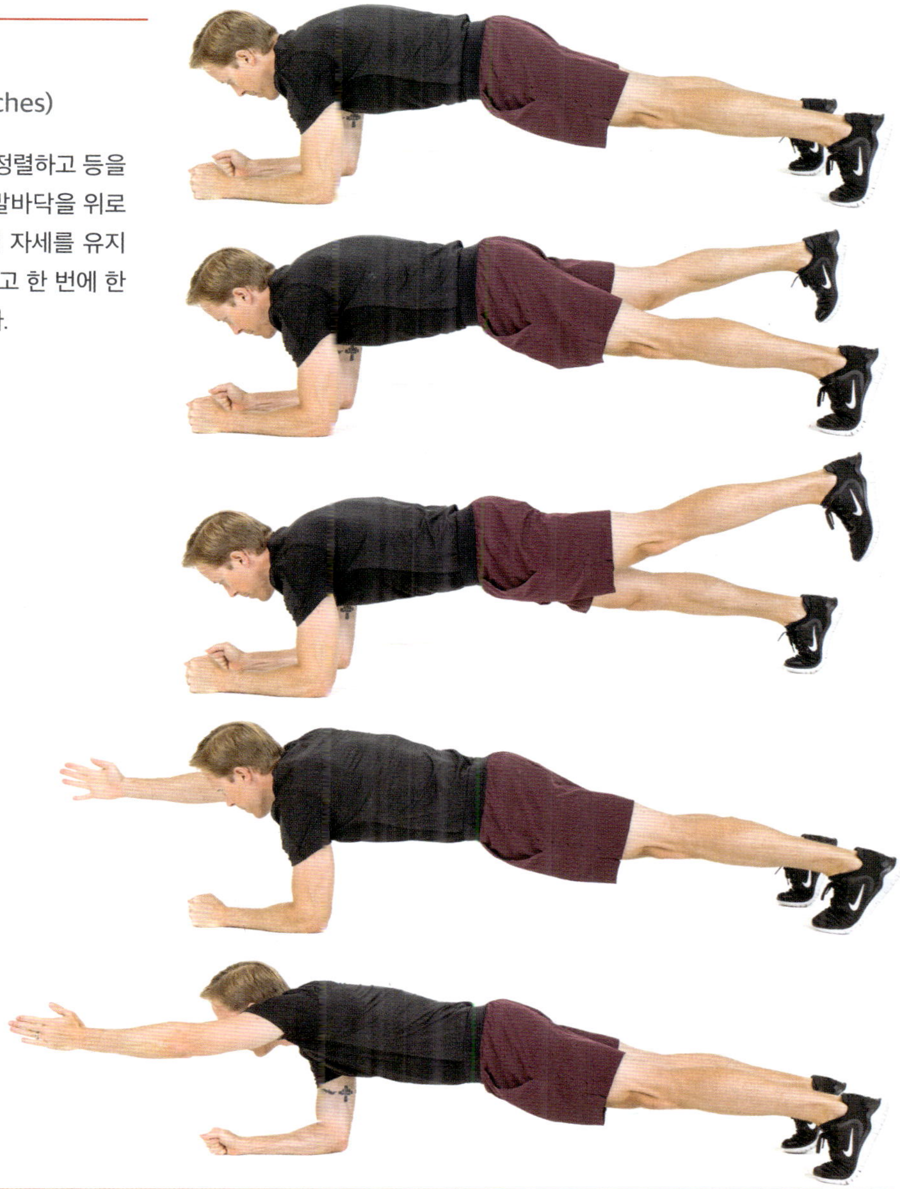

발끝 걷기(Tiptoe Walk)

덤벨을 사용하거나 사용하지 않고도 이 운동을 할 수 있다. 먼저 무게 변화를 시도한 다음 너무 쉬우면 덤벨을 추가한다. 엉덩이를 구부리고 상체를 앞으로 기울인 다음 무릎을 구부리는 하프 스쿼트 자세로 시작한다. 발바닥을 바닥에 대고 작은 발걸음을 내딛는다. 무릎을 발가락 위로 올리고 발뒤꿈치가 바닥에서 떨어지도록 한다. 보통 15~20걸음 정도의 도전할 수 있는 거리 또는 반복 횟수 범위를 선택한다.

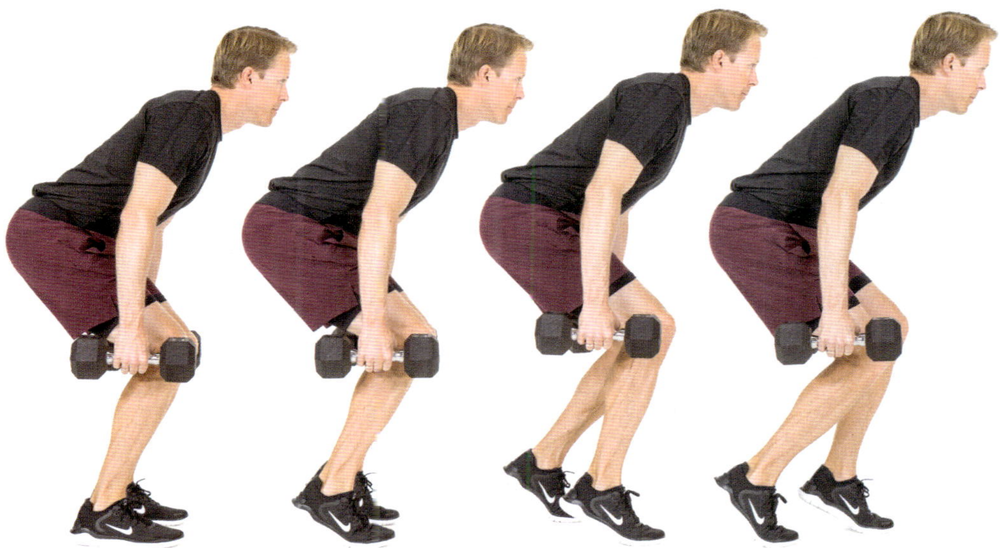

싱글-레그 신장성 벤치 스쿼트

(Single-Leg Eccentric Bench Squat)

벤치나 의자를 등지고 선다. 뒤꿈치를 벤치에서 6~12인치 정도 띄우고 발을 엉덩이 아래에 맞춘다. 한쪽 다리를 몸 앞으로 들어 올린다. 천천히 벤치에 쪼그리고 앉는다. 들어 올린 발을 다른 발 옆의 바닥에 놓고 체중을 실어 스쿼트를 한 다리는 아래로, 두다리는 위로 올려 스탠딩 자세로 돌아간다. 이 운동을 진행하려면 다리를 바닥에서 떼고 한쪽 다리로 전체 동작을 수행한다. 10~15회씩 3세트 반복한다.

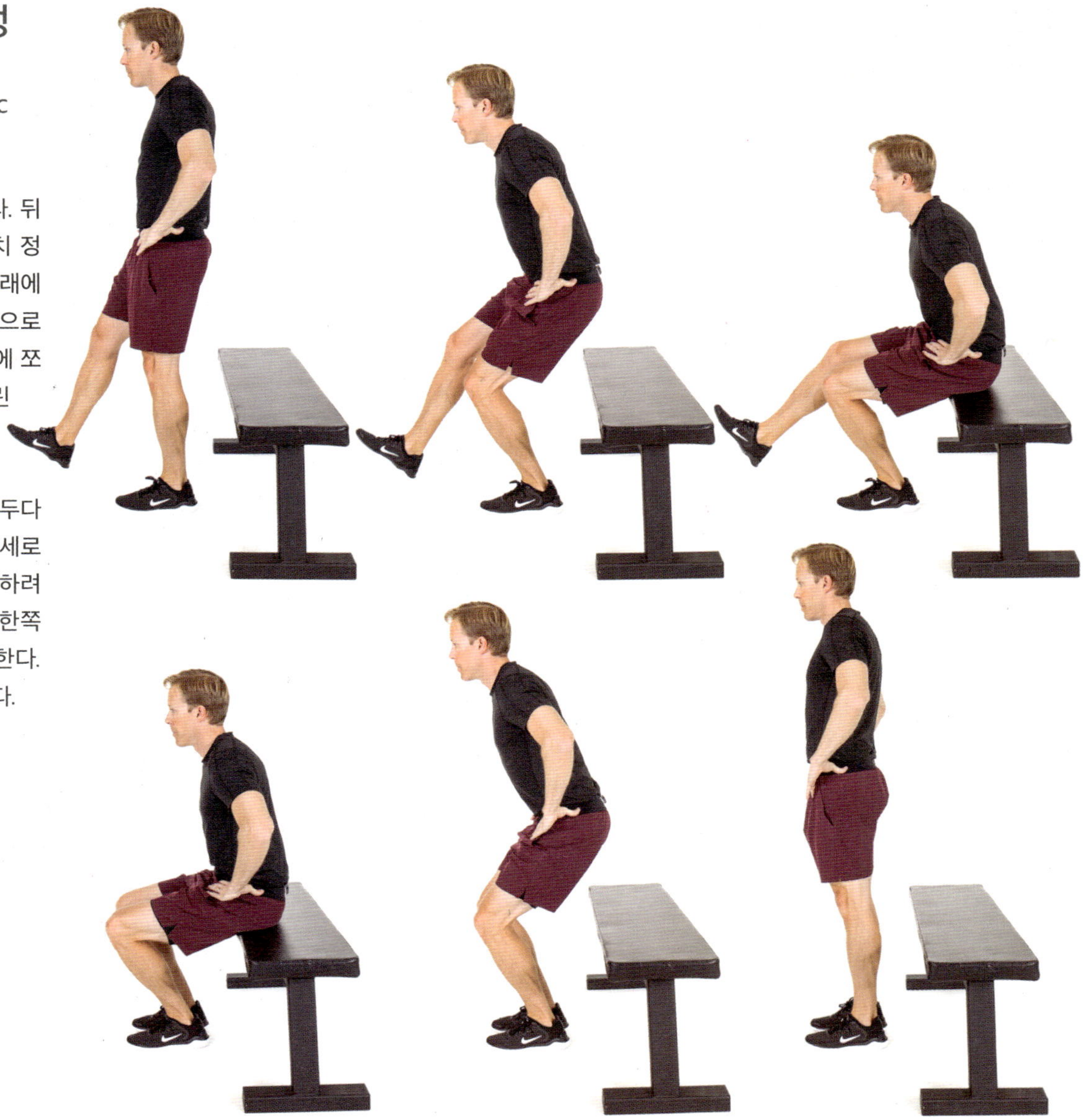

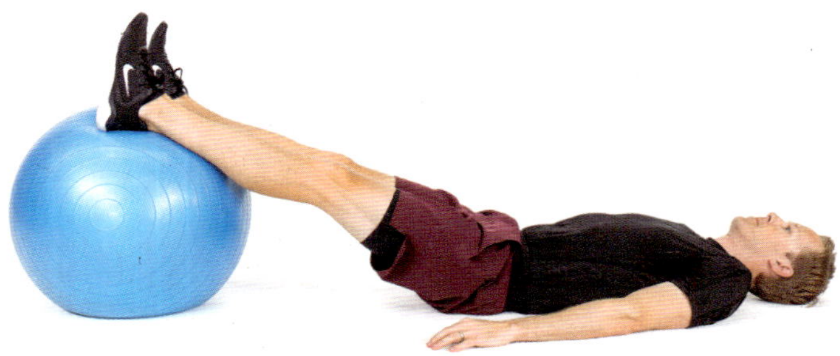

피지오볼 햄스트링 컬(Ball Hamstring Curl)

등을 대고 누워 피지오볼 위에 발을 중앙에 둔다. 팔을 약간 벌려 바닥과 수평을 유지한다. 뒤꿈치를 공 안으로 밀어 넣고 엉덩이를 쭉 뻗는다. 엉덩이를 완전히 펴면서 뒤꿈치를 엉덩이 쪽으로 천천히 구부린다. 10~15회씩 3세트 반복한다.

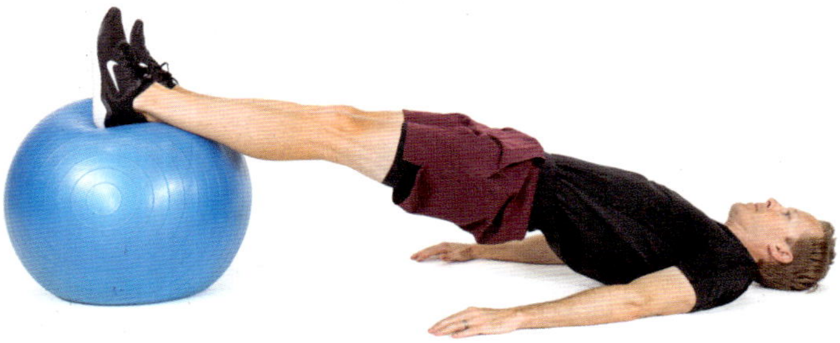

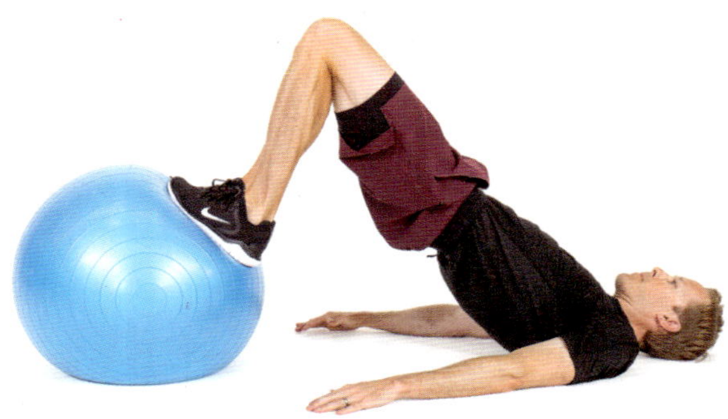

무릎힘줄병증(Patellar Tendinopathy)

3단계

GOOD FOR:

- 무릎 및 다리 근력 강화
- 무릎 통증 및 손상 예방

GUIDELINES:

- 일주일에 3~4일 운동
- 특별한 경우가 아니라면 10~15회씩 3세트 반복
- 피로할 때까지 세트 반복
- 도구: 저항 밴드, 플라이오 박스, 피지오볼, 경사 보드

스탠딩 밴드 하이드랜트
(Standing Banded Hydrant)

저항 밴드를 무릎 바로 위에 위치시킨다. 엉덩이를 앞으로 숙이고 무릎을 약간 구부리고, 정강이를 수직으로 유지한다. 한 동작으로 다리를 옆으로(벌림), 뒤로(폄) 들어 올리면서 발을 바깥쪽으로 회전시킨다(가쪽돌림). 지면에 닿은 무릎을 곧게 펴거나 발 바깥쪽으로 유지하는데 집중해야 한다. 무릎이 안쪽으로 구부러지지 않도록 한다.

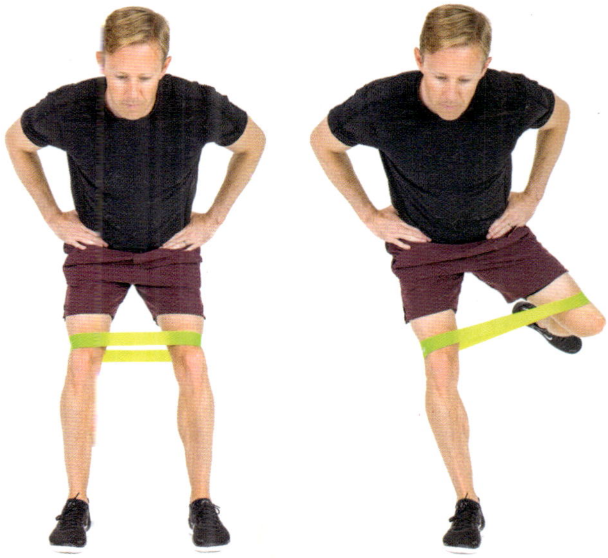

스텝 업(Step-Up)

무릎을 발 위로 정렬한 상태에서 플라이오 박스를 밟는다. 바닥을 밀지 않고 높은 다리로 체중을 옮기고 발뒤꿈치나 발바닥 중앙을 지나 몸통과 엉덩이를 한 번에 부드럽게 들어 올린다. 상자의 높이를 높이거나 덤벨 하나를 옆에 들고 몸통 안정성에 도전하거나 덤벨 두개를 들고 무게를 늘려 이 운동을 진행한다.

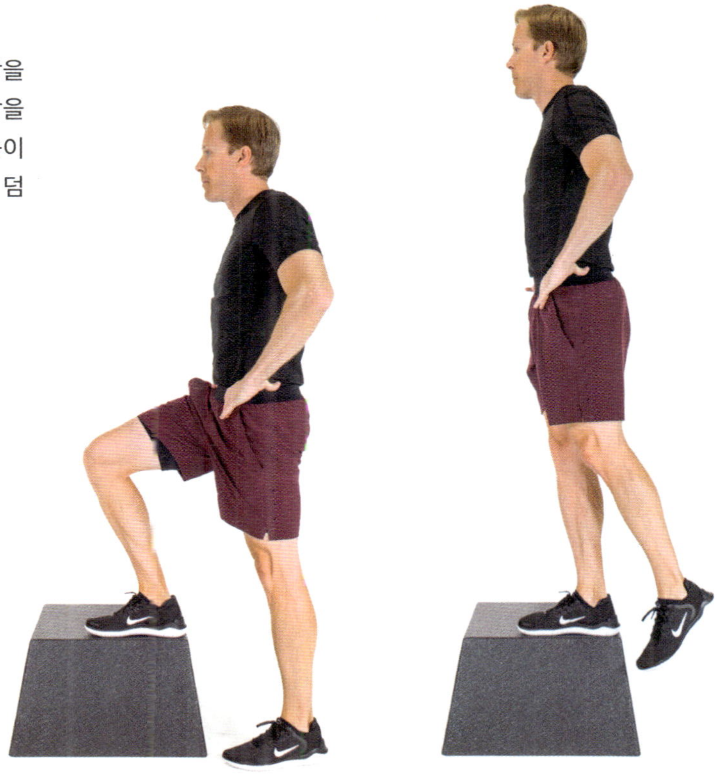

싱글-레그 햄스트링 컬
(Single-Leg Hamstring Curl)

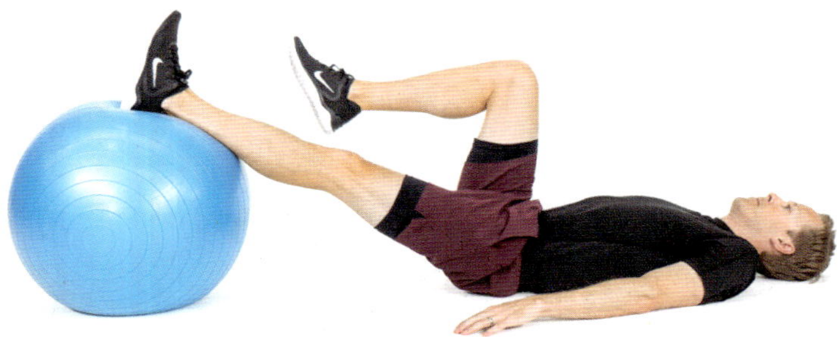

등을 대고 누워 한쪽 발을 피지오볼의 중앙에 두고 다른 쪽 다리는 공에서 떨어뜨린 채 구부린다. 팔을 약간 벌려 바닥과 수평을 유지한다. 뒤꿈치를 공 안으로 밀어 넣고 엉덩이를 쭉 뻗는다. 엉덩이를 완전히 펴면서 뒤꿈치를 엉덩이 쪽으로 천천히 구부린다.

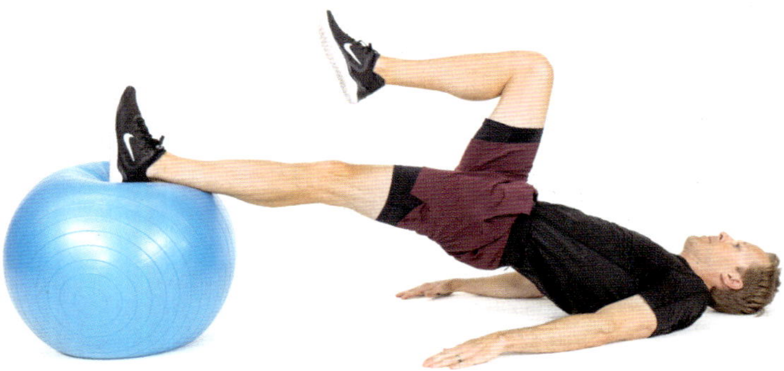

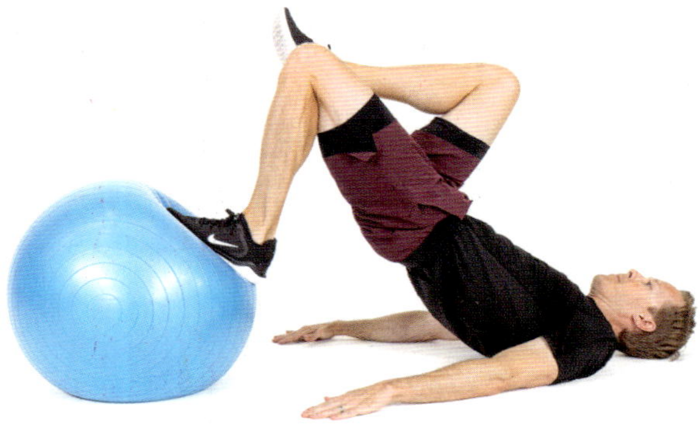

디클라인 싱글-레그 신장성 스쿼트(Decline Single-Leg Eccentric Squat)

경사진 보드(또는 스쿼트 웨지 블록) 위에 서서 발뒤꿈치를 발가락보다 높게 하고 발을 엉덩이 아래에 둔다.
한쪽 발을 몸 앞으로 들어 올린 후 등을 편평하게 유지하면서 몸통을 앞으로 기울이고 엉덩이를 내려 앉는 스쿼트 자세로 천천히 내려간다.
무릎을 발가락 위에 일직선으로 유지한다.
좋은 자세와 균형을 유지하면서 최대한 내려간다.
올라간 발을 다른 발 옆의 보드에 올려놓고 체중을 실어 스쿼트 자세로 돌아와 한쪽 다리는 아래로, 두 다리는 위로 올린다.
이 운동을 진행하려면 동작 범위를 늘리거나 보드에서 다리를 떼고 한쪽 다리로 전체 동작을 수행한다.

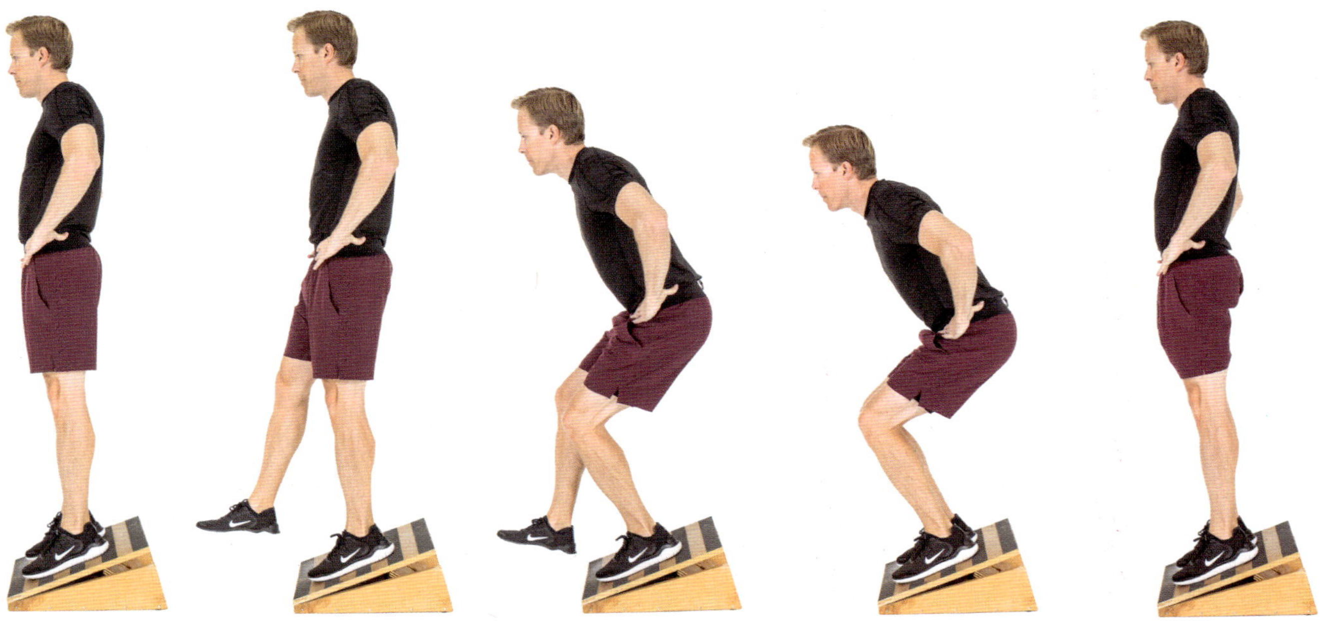

양발 점프 후 한발 착지(Bilateral Jump To Unilateral Landing)

발을 어깨 너비로 벌리고 선다. 하프 스쿼트 자세로 몸을 낮추고 팔을 뒤로 보낸다. 한 동작으로 엉덩이와 무릎을 펴고 팔을 앞으로 휘두르며 수직으로 점프한다. 공중에 떠 있는 동안 한쪽 다리를 뒤로 당겨 한쪽 다리로 착지할 준비를 한다.
무릎을 구부리고 앞으로 구부려 착지할 때 완충 효과를 준다.
무릎이 발가락 위로 정렬되도록 착지하고 무릎이나 발목이 과도하게 안쪽으로 쏠리지 않도록 주의한다.
균형을 유지하기 위해 팔을 벌린다. 6~12회씩 3세트(점프)를 반복한다.

이 운동은 무릎 안정성이 매우 높고 일상 생활에서 점프 동작을 수행할 수 있는 경우에만 수행한다.

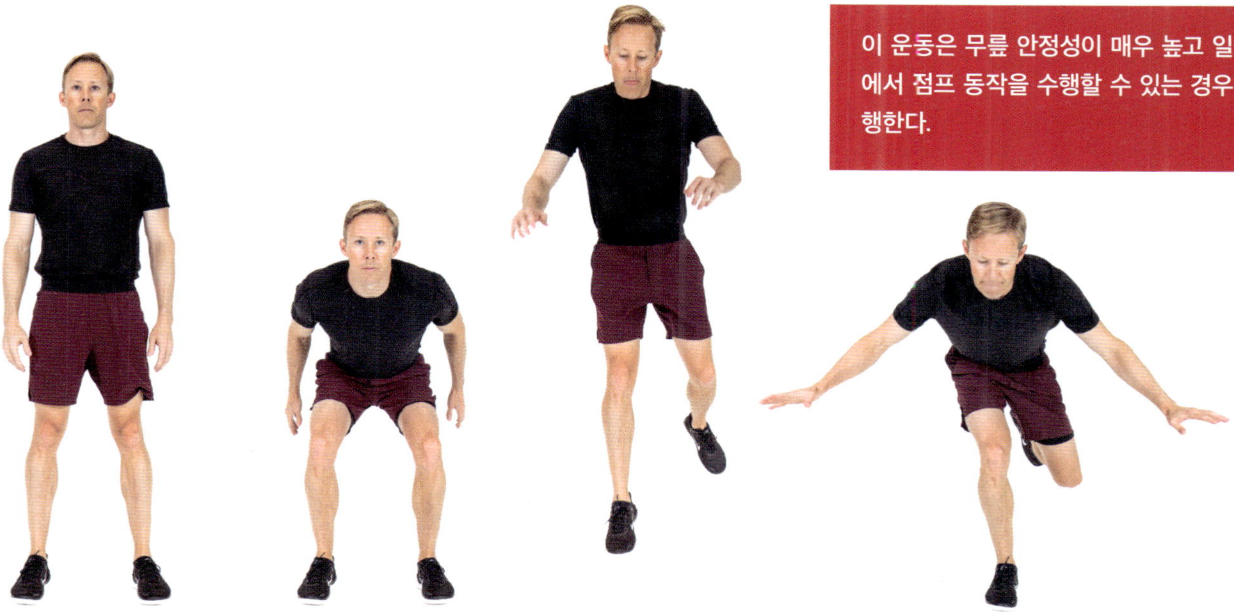

스케이터 점프(Skater Jumps)

발을 어깨너비로 벌리고 선다. 측면 점프를 위한 추진력을 생성하려면 골반을 앞으로 구부리고 한쪽 다리를 뒤로 찬다.
이때 어깨를 땅에 닿은 다리 쪽으로 회전한다. 빙판 위에서 스케이터의 보폭을 성각하며 시작과 마무리 자세를 취한다.
발 바깥쪽 가장자리에서 발을 떼고 들어 올린 다리를 점프 방향으로 옆으로 뻗는다.
발이 바닥에서 떨어질 때 어깨의 긴장을 풀고 무릎을 구부린다.
엉덩이에서 반대쪽의 시작 자세를 되찾고 외다리(스케이터) 스쿼트 자세로 몸을 낮춘 다음 어깨를 착지한 다리 쪽으로 회전하여 착지 시 안정감을 준다. 즉시 이 동작을 반복하면서 좌우로 리드미컬하게 점프한다. 6~12회씩 3세트(점프)를 반복한다.

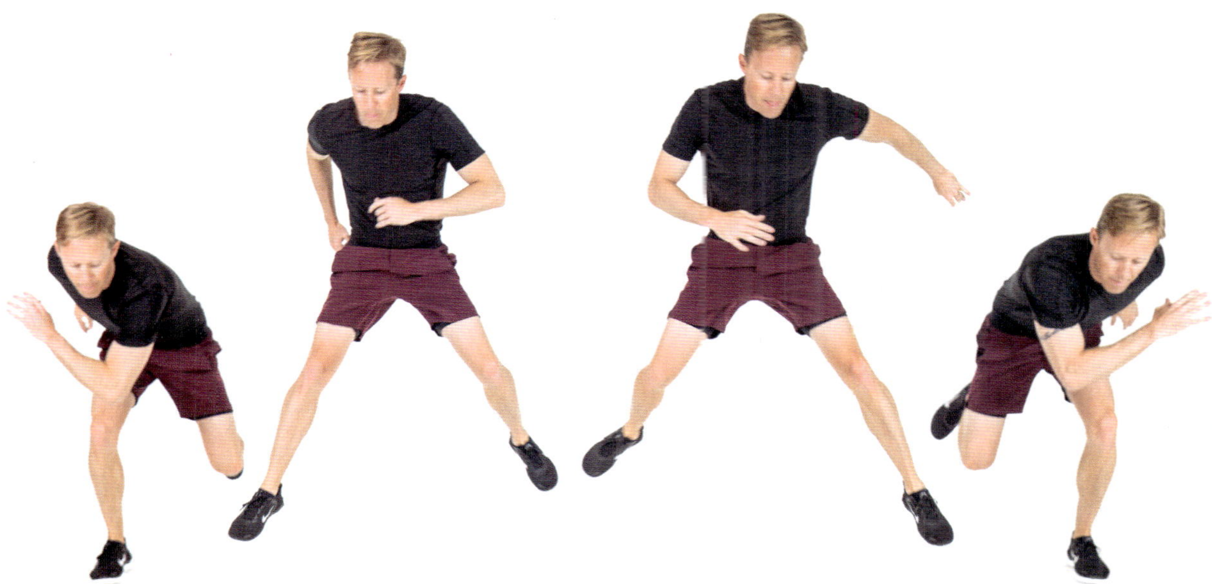

골관절염(Osteoarthritis)

다음 프로그램에 따라 치료하시오:

- 무릎 관절염Knee arthritis
- 무릎 관절 안쪽의 통증

설명: 골관절염(OA)은 보통 무릎과 엉덩관절에 영향을 미치는 유리연골Hyaline cartilage의 퇴행성 질환이다. 무릎에서는 정강이뼈tibia과 넙다리뼈femur 끝에 있는 연골이 손상된다. 시간이 지남에 따라 연골이 악화되어 뼈와 뼈 사이에 마찰이 생길 수 있다. 이 단계에서 OA는 일상적인 작업을 수행하는 데 제한을 주는 심각한 상태가 되어 의사가 인공관절 치환술을 권할 수 있다.

이러한 결과를 피하려면 자신의 몸에 귀를 기울이고 문제를 일으킬 수 있는 생활 습관 요인을 해결하는 것이 필수적이다.[25,26] 무릎 통증의 빈도와 정도가 심해지면 관절염의 초기 징후일 수 있다. 무릎 손상의 병력이 있는 경우 관절염에 더 취약하므로 주변 조직을 강화하고 행동을 수정하는 데 특별한 주의를 기울여야 한다.[27]

연골은 주로 앉아서 생활하거나 활동량이 많은 사람일수록 더 빨리 손상되는 반면, 적당한 활동량은 연골을 보호한다는 사실을 기억해야 한다.[28] 또한 관절염은 연골의 손상을 가속화할 수 있는 염증성 질환이다. 따라서 4장을 참조하여 염증을 줄이고 진행 속도를 늦추기 위해 어떤 행동을 수정할 수 있는지(예: 수면 시간 늘리기, 식단 조절, 스트레스 줄이기 등) 알아보는 것이 좋다.

징후와 증상: 골관절염은 일반적으로 관절의 통증, 부종(삼출), 관절 경직, 운동 범위(굽힘 및 폄) 제한, 서기, 쪼그리고 앉기, 걷기, 달리기와 같은 기능적 작업의 어려움을 유발한다.

악화 요인: 쪼그리고 앉거나 의자에 앉았다 일어서는 등 동작 범위를 넓혀야 하는 활동.

장시간 서 있거나 오래 걷는 등 관절에 부하가 걸리면 통증이 심해질 수 있다.

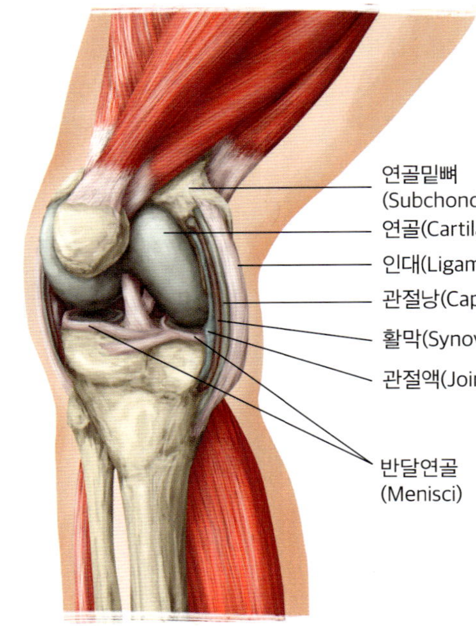

건강한 무릎

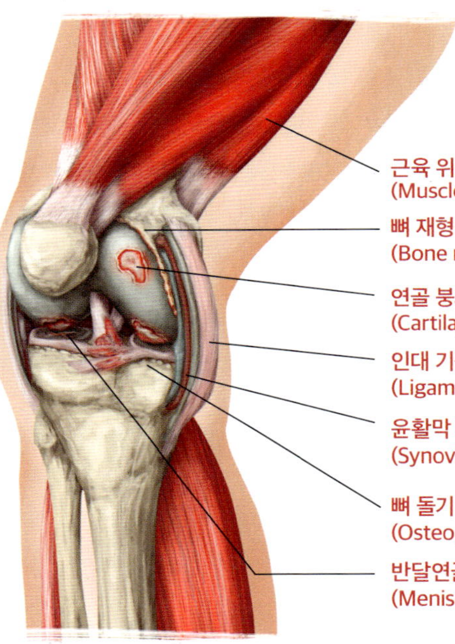

골관절염 무릎

예후: 재활 운동으로 관절염의 변화를 되돌릴 수는 없지만, 운동 범위를 개선하고 무릎 관절 주변 근육을 강화하면 연골 건강을 개선하고 진행 속도를 늦출 수 있다. 어떤 경우에는 운동만으로 통증과 기능 제한을 관리할 수 있다.

치료전략: 물리 치료는 무릎과 엉덩관절의 근력을 키우고 일상 활동에 필요한 관절 운동 범위를 유지하기 위한 이동성 운동을 실시하는 데 중점을 둔다. 휴식, 소염제, 얼음찜질, 온찜질로 일시적으로 통증을 줄일 수 있다.

1 1단계는 통증 완화를 위한 단계다. 종아리 근육, 넙다리네갈래근, 햄스트링 등 무릎 관절에 직접적인 영향을 미치는 주요 근육 그룹을 자극하는 연부 조직 운동과 스트레칭을 시행한다.

2 많은 무릎 관절염 환자는 무릎 굽힘, 폄 또는 둘 다 제한이 있기 때문에 2단계는 수동 및 능동적 움직임 운동으로 시작한다. 뒤꿈치 슬라이드를 사용하여 다리를 안으로 당겼다가 가벼운 통증이 느껴지지 않을 정도로 최대한 쭉 펴준다. 관절에 힘을 주되 관절에 무리가 가지 않도록 한다. 스탠딩 햄스트링 컬standing hamstring curl과 무릎 익스텐션knee extension과 같은 능동적인 움직임 훈련은 뒤꿈치 슬라이드에서 얻은 운동 범위를 활용할 수 있도록 신경근육 시스템을 훈련한다. 2단계의 마지막 세 가지 운동은 충격을 흡수하고 무릎을 지지하는 볼기근과 종아리 근육을 강화하는 운동이다.

3 3단계의 근력 운동은 조금 더 난이도가 높다. 한쪽 다리로만 운동할 때 통증이 느껴진다면 양다리로 운동하거나 2단계의 변형 동작 중 하나를 선택한다. 2단계와 3단계의 근력 강화 운동은 무릎에 가해지는 스트레스를 덜어주고 통증을 줄여준다. 근육이 강해지면 더 많은 하중을 견딜 수 있으므로 민감한 관절 구조에 전달되는 힘이 줄어든다.

무릎 인공관절 수술은 언제 고려해야 하나요?

X-ray에서 뼈와 뼈가 맞닿아 있고 통증 조절이 불가능하며 기능이 심각하게 제한되는 경우 일반적으로 무릎 인공관절 치환술을 권장한다.

수술 예정인 경우 재활 운동 프로토콜을 따를 수 있나요?

연구에 따르면 수술 전에 근력을 키우면 수술 후 회복이 빨라진다고 보고하고 있다.[29] 무릎 인공관절 수술을 계획하고 있다면 이 프로토콜의 운동이 도움이 될 수 있다. 수술 후 재활을 꾸준히 하는 것도 중요하다. 무릎 인공관절 전치환술은 심각한 수술이므로 자신에게 맞는 프로그램을 설계할 수 있는 의료인 및 운동재활 전문가와 협력해야 한다. 프로그램을 따라가며 끝까지 진행하자. 의료인 및 운동재활 전문가와의 시간이 끝나면 다음과 같이 할 수 있다. 그들이 만든 프로그램을 그대로 사용하거나 이 프로토콜의 재활 운동을 실행할 수 있다. 결론은 PT를 끝낸다고 해서 운동이 끝난 것이 아니라는 것이다. 기능을 유지하고 통증을 예방하려면 적당히 활동적인 상태를 유지하는 것이 필수적이다.

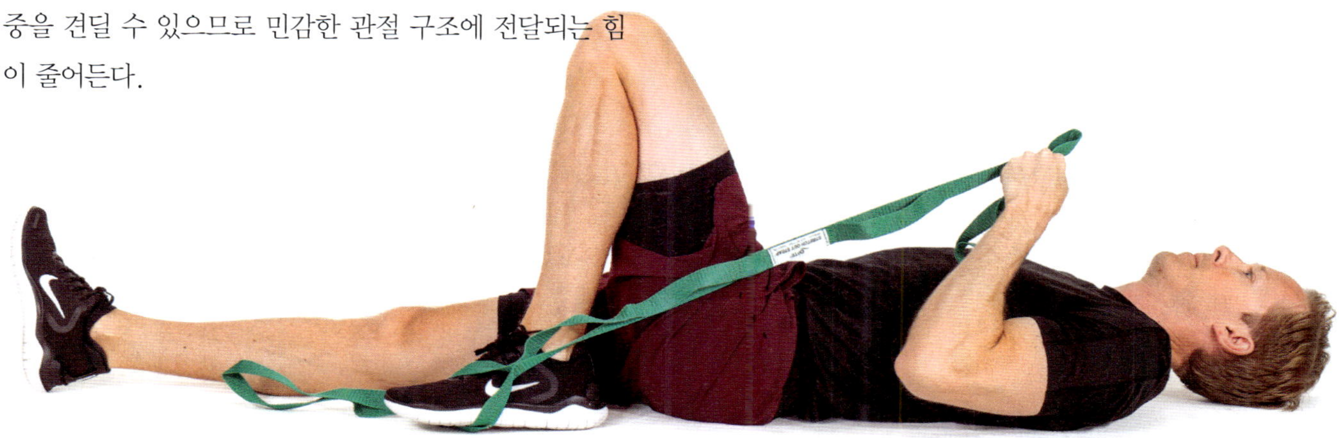

골관절염(Osteoarthritis)

1단계

GOOD FOR:

- 무릎 통증 완화
- 무릎 위와 아래 근육 긴장 완화
- 2단계 및 3단계 운동을 위한 워밍업

GUIDELINES:

- 매일 수행
- 도구: 폼 롤러, 마사지 볼, 스트레칭 스트랩, 경사 보드
- 2주 후 2단계 추가

연부조직 가동술 (Soft Tissue Mobilizations)

- ▶ 각 부위당 1~2분간 실시
- ▶ 양쪽에서 임의의 순서로 수행
- ▶ 10~20초간 압통 부위에서 정지한다.

넙다리네갈래근 가동술(Quad Mobilization)

엎드려서 팔뚝이나 손으로 체중을 지탱하고 한쪽 다리를 폼 롤러 위에 올려놓는다. 바닥에 닿은 발과 팔로 체중을 지탱하면서 롤러를 위아래로 굴려 허벅지 앞쪽의 엉덩이부터 무릎까지 넙다리네갈래근 전체를 움직인다. 무릎을 구부렸다가 펴서 근육과 넙다리신경을 동적으로 움직인다.

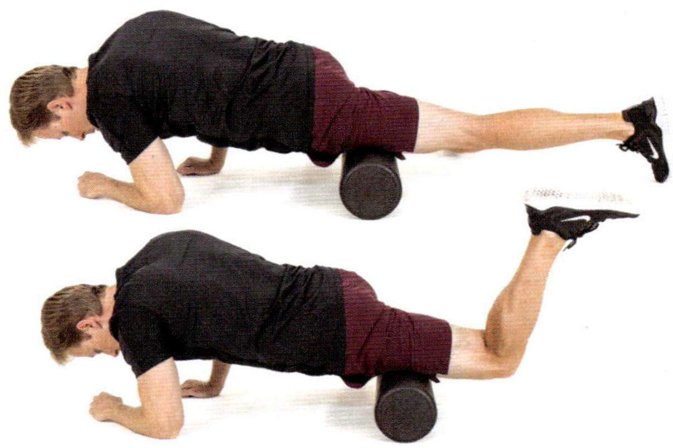

햄스트링 가동술(Hamstring Mobilization)

벤치나 의자에 앉아 크고 작은 마사지 볼을 햄스트링 근육 아래에 놓는다. 햄스트링 근육 전체 길이에서 위아래로 굴린다. 무릎을 구부렸다 폈다 하면서 근육을 동적으로 움직여 준다

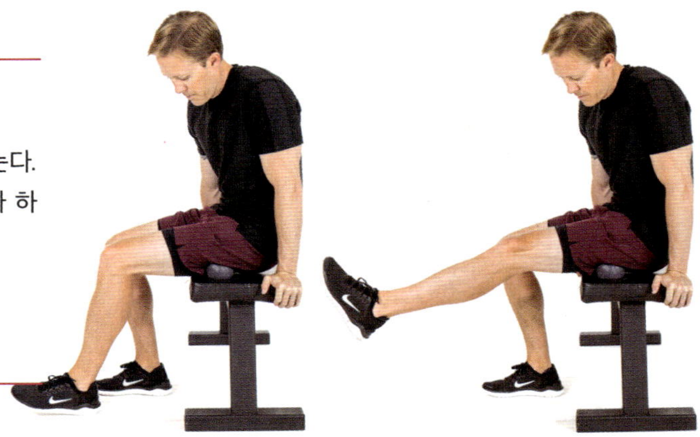

종아리 가동술(Calf Mobilization)

바닥에 앉아 종아리를 폼 롤러 위에 올려놓는다.
손으로 바닥을 밀고 엉덩이를 바닥에서 들어 올려 발목에서 무릎까지 아래쪽 다리를 위아래로 굴린다.

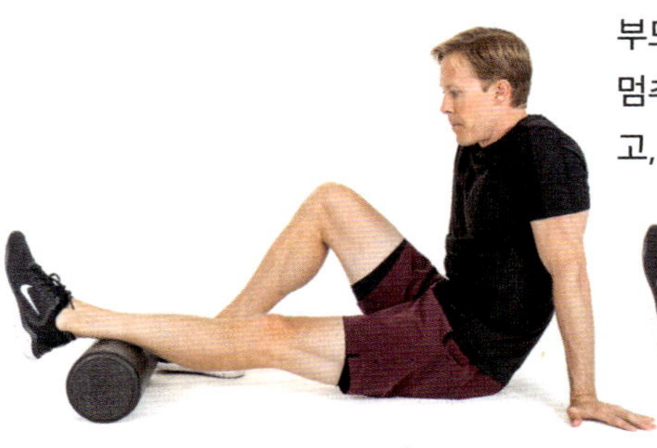

부드럽거나 뻣뻣한 부위가 있으면 멈추고 발을 움직인다(구부리고, 펴고, 좌우로 돌린다).

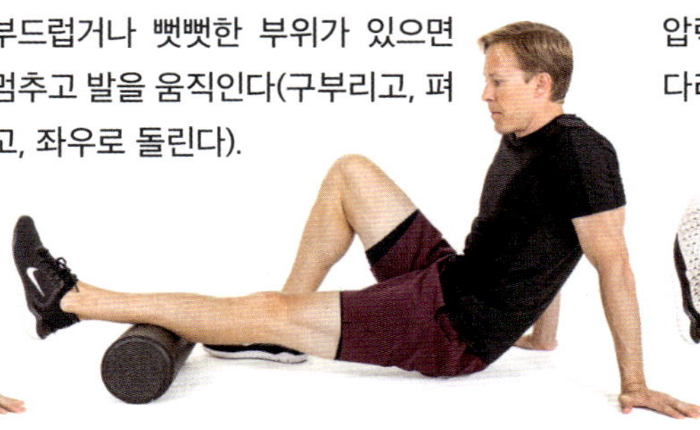

압력을 높이려면 다른 쪽 다리를 위에 얹는다.

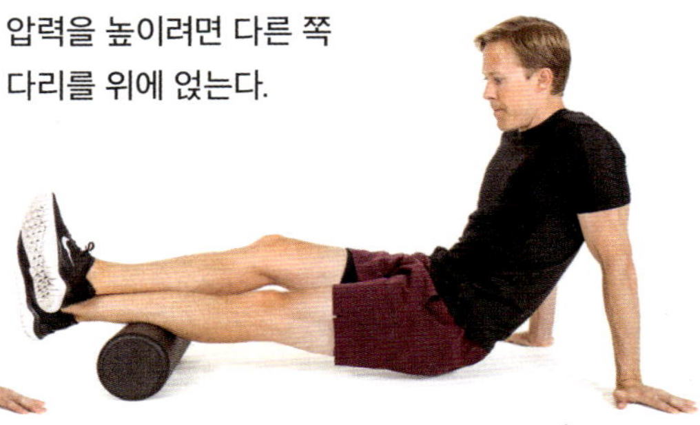

스트레칭 운동
(Stretching Exercises)

- ▶ 30~60초간 유지하면서 3회 반복한다.
- ▶ 양쪽 순서와 상관없이 수행한다.
- ▶ 통증이 느껴질 정도로 스트레칭하지 말아라.

넙다리네갈래근 스트레칭
(하나 선택) (Quad Stretch)

서서(Standing)

발목을 잡고 팔로 무릎을 구부려 허벅지 앞쪽을 늘려준다.
자세를 똑바로 세우고 무릎을 수직으로 유지하여 스트레칭.

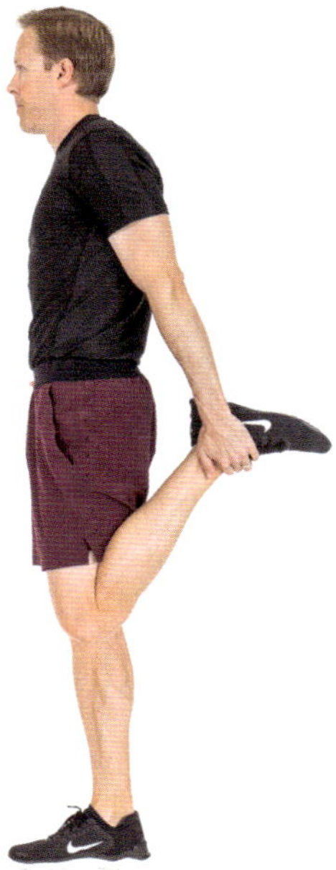

옆으로 누워서(Side-Lying)

옆으로 누운 상태에서도 같은 스트레칭을 할 수 있습니다. 스트레칭 효과를 극대화하려면 다리를 몸과 일직선(앞이 아닌)이 되게 하거나 약간 뒤로 당겨(엉덩관절 폄) 준다.

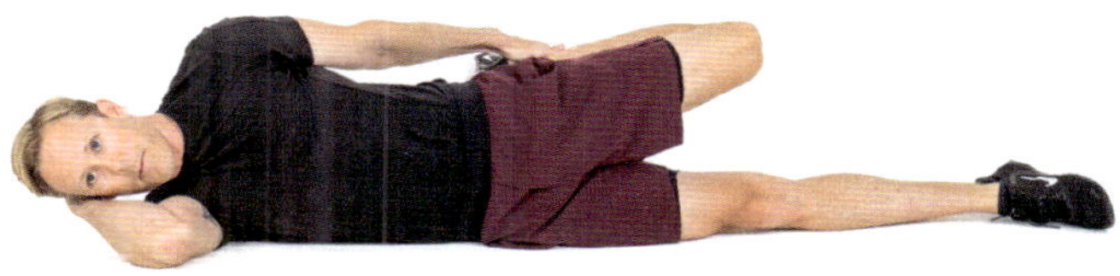

스트랩을 사용한 햄스트링 스트레칭
(Hamstring Stretch With Strap)

한쪽 발에 스트랩을 감고 등을 대고 눕는다. 다리에 완전히 힘을 뺀 상태에서 팔을 이용해 발을 머리 쪽으로 당기고 적당한 스트레칭이 느껴지면 제자리에 고정한다.

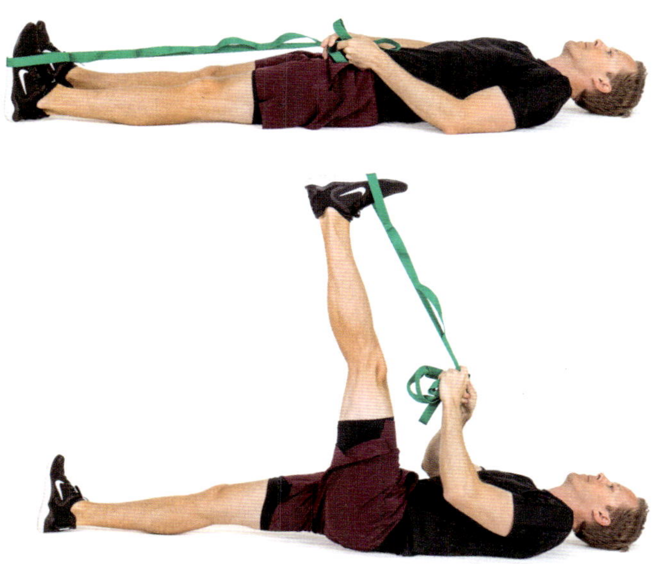

서서 종아리 스트레칭(Standing Calf Stretch)

발바닥을 경사진 보드에 대고 서서, 경사면 또는 높은 곳에 선다. 다른 쪽 발을 스트레칭하는 다리 앞으로 내딛는다. 종아리와 발목 뒤쪽이 늘어나는 느낌이 들어야 한다. 가자미근을 단련하려면 엉덩이를 뒤로 젖히고 상체를 앞으로 기울인 다음 무릎을 구부린다.

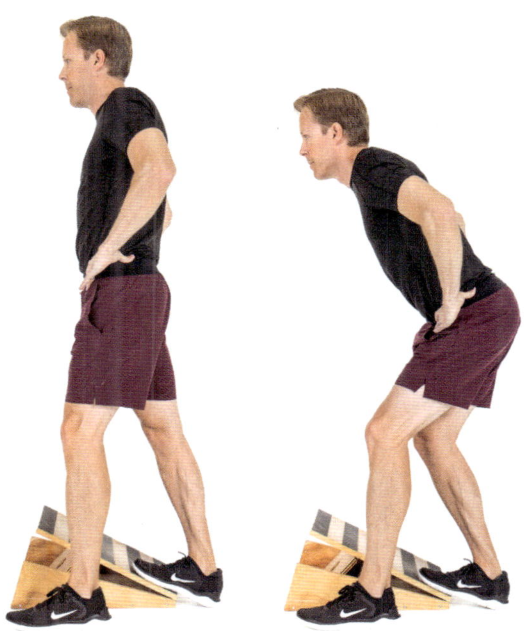

골관절염(Osteoarthritis)

2단계

GOOD FOR:

- 무릎 통증 완화
- 초기 무릎 및 엉덩관절 강화
- 3단계 운동을 위한 워밍업

GUIDELINES:

- 일주일에 3~4일 수행
- 10~15회씩 3세트 반복
- 도구: 스트레치 스트랩, 저항 밴드
- 운동을 할 수 있게 되면 3단계 추가하기 경미한 통증이 없는 경우(3/10)

힐 슬라이드(하나 선택) (Heel Slide)

발에 스트랩을 감는다. 무릎을 구부리고 뒤꿈치를 엉덩이 쪽으로 당기면서 스트랩을 당겨 움직임을 돕는다. 통증이 느껴지지 않는다면 스트랩 없이 가벼운 통증이 느껴지지 않는 범위 내에서 최대한 멀리 이동한다.

스트랩 활용(with strap)

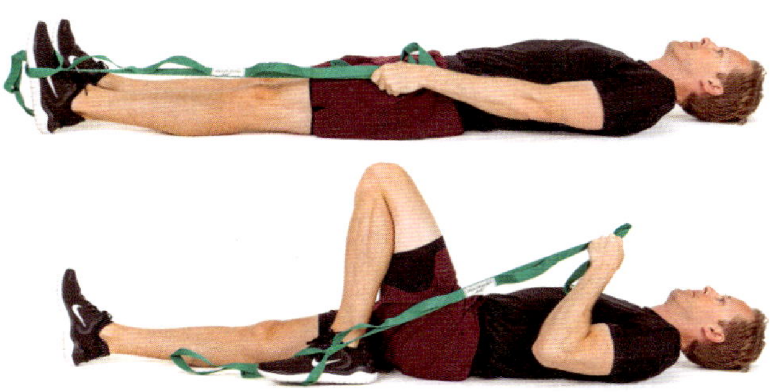

스트랩 없이(without strap)

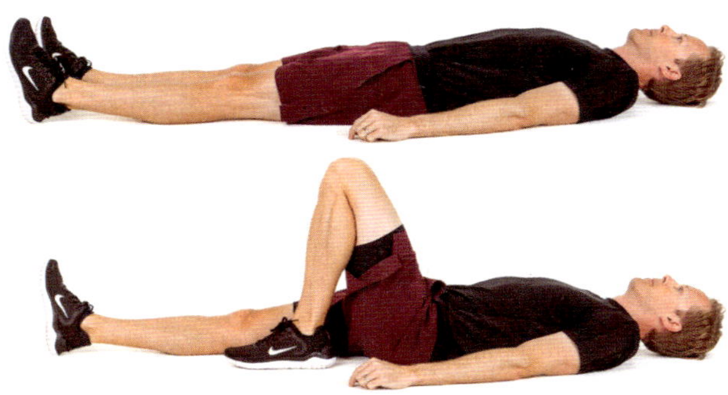

스탠딩 햄스트링 컬(Standing Hamstring Curl)

체중을 한쪽 다리로 옮긴 다음 체중이 실리지 않은 발의 뒤꿈치를 엉덩이 쪽으로 구부린다. 무릎을 바닥을 향하게 하고 엉덩이를 쭉 편 상태에서 무릎을 앞으로 가져가거나 엉덩이를 구부리지 않는다.

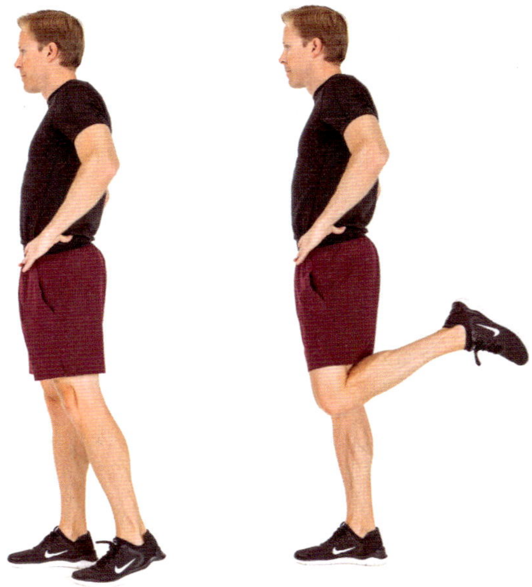

무릎 폄(Knee Extension)

벤치나 의자에 엉덩이와 무릎을 90도 정도 구부린 채 앉는다.
넙다리네갈래근을 구부려 한쪽 무릎을 천천히 뻗는다.
제어력을 가지고 움직이며 다리를 곧게 편 상태에서 무릎을 완전히 펴려고 노력한다. 1~2초 동안 수축을 유지한다.

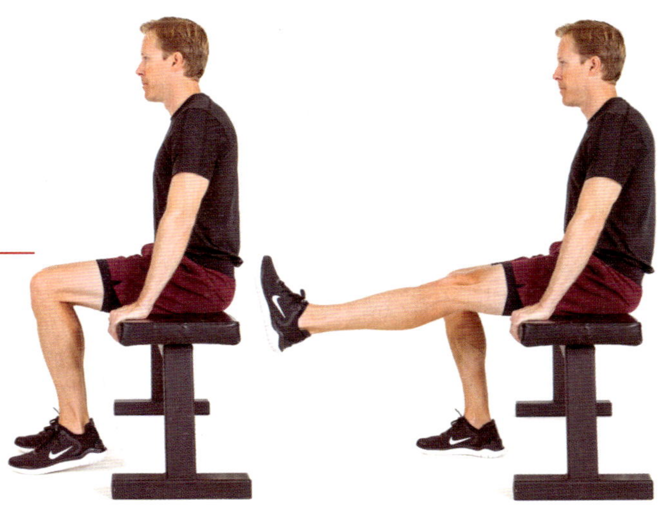

측면 스쿼트 걷기(Lateral Squat Walk)

발목에 저항밴드를 감는다. 발을 어깨 너비만큼 벌리고 엉덩이와 무릎을 약간 구부린다. 밴드가 충분히 늘어날 수 있도록 옆으로 넓은 보폭을 취한다. 한 줄을 따라 걷다가 정해진 걸음 수 후에 전환하거나 한 영역에 머물면서 다리를 앞뒤로 전환할 수 있다. 일반적으로 각 방향으로 15~20걸음씩 도전할 수 있는 거리 또는 반복 범위를 선택한다. 스텝 사이에 멈추지 말고, 전체 동작을 하는 동안 밴드에 긴장을 유지한다.

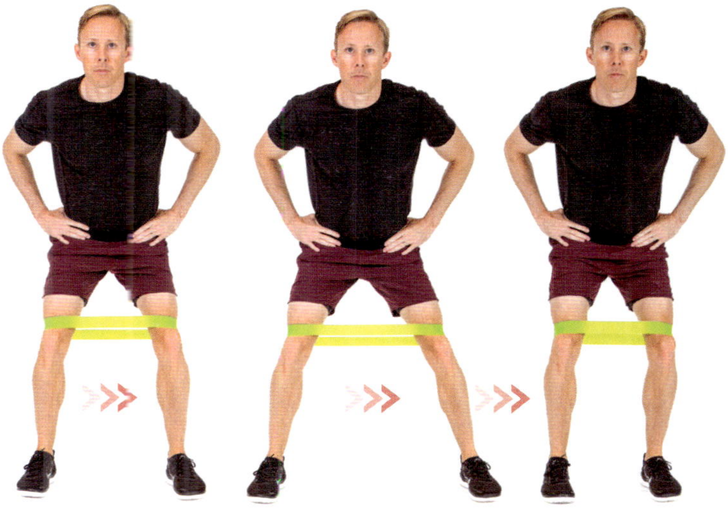

체어 스쿼트(Chair Squat)

의자나 벤치 앞에 서서 발을 어깨너비 정도로 벌린다. 발 방향의 경우, 발을 똑바로 펴거나 약간 바깥쪽으로 돌리는 등 어느 쪽이 더 편하고 불편함 없는지 확인한다. 동작을 수행하려면 팔을 앞으로 뻗어 체중의 균형을 맞추고 엉덩이를 약간 뒤로 뺀 다음 똑바로 앉는다. 앉으면서 내려갈 때 척추를 중립 영역(과도하게 굽히거나 둥글지 않게)에 유지하고 무릎을 발가락 위에 일직선으로 유지한다. 엉덩이가 의자에 닿는 순간 동작을 반대로 바꾸고, 앉은 자세에서 멈추지 않는다.

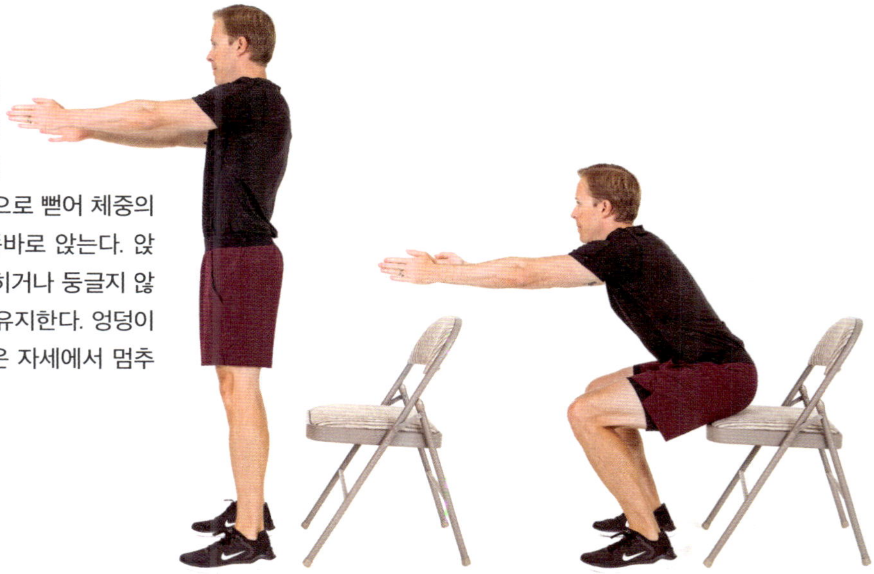

더블 레그 카프 레이즈(Double-Leg Calf Raise)

높은 표면이나 계단위에 발바닥으로 선다. 발 뒤꿈치가 바닥을 향하도록 한다. 전체 동작 범위에서 천천히 종아리를 들어 올린다. 내려갈때는 발 뒤꿈치가 발가락 보다 약간 더 아래로 내려가야 한다.

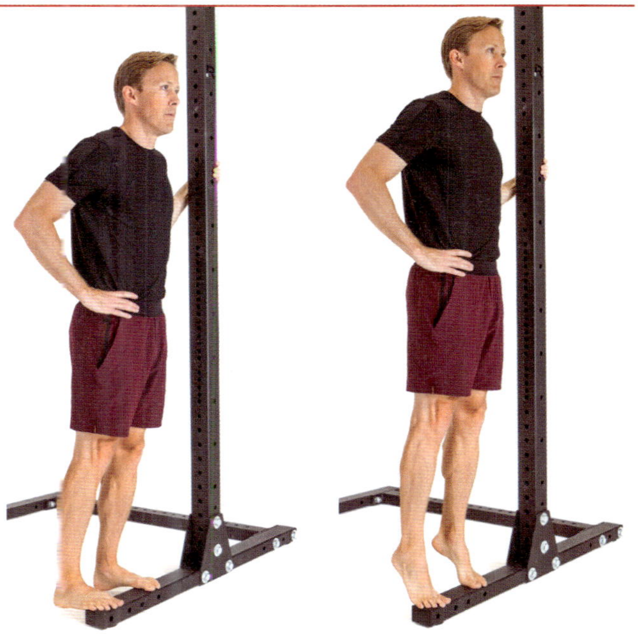

골관절염(Osteoarthritis)

3단계

GOOD FOR:

- 무릎 및 다리의 근력 강화
- 기능성 움직임 향상
- 무릎 통증 및 손상 예방

GUIDELINES:

- 일주일에 3~4일 수행
- 10~15회씩 3세트 반복
- 피곤할 때까지 세트 푸시
- 도구: 피지오볼, 덤벨, 플라이오 박스

피지오볼 햄스트링 컬(Ball Hamstring Curl)

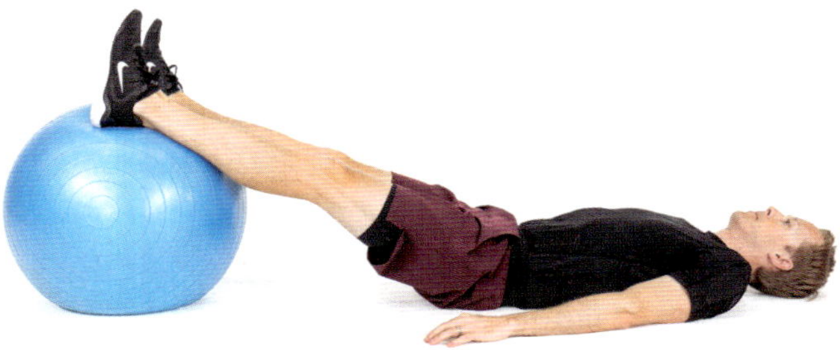

뚝바로 누워 피지오볼 위에 발을 올려놓는다. 팔을 약간 벌려 바닥과 수평을 유지한다. 뒤꿈치를 공 안쪽으로 밀어 넣으며 엉덩이를 쭉 편다. 엉덩이를 완전히 펴면서 뒤꿈치를 엉덩이 쪽으로 천천히 구부린다.

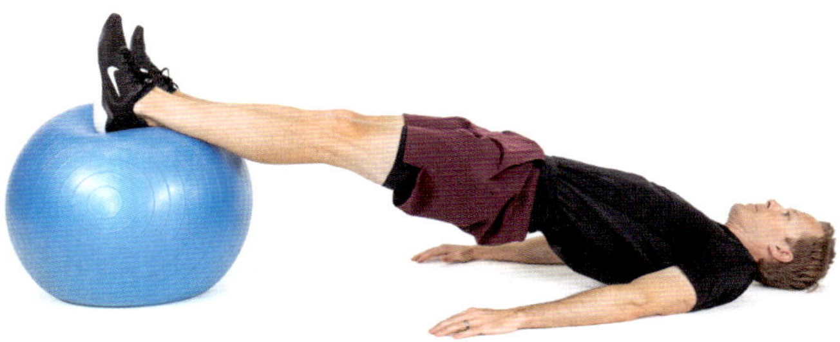

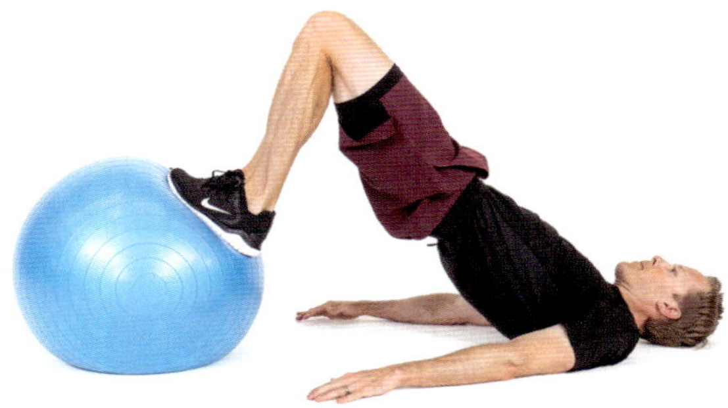

브릿지(한가지 선택)(Bridge)

더블 레그(Double-Leg)

무릎을 구부린 채 등을 대고 누워 발을 바닥에 평평하게 댄다. 엉덩이를 바닥에 밀착시키고 엉덩이를 완전히 펴서 어깨에서 무릎까지 일직선이 되도록 들어 올린다. 엉덩이를 완전히 펴면서 볼기근을 조이고 올라간 자세에서 1~2초간 멈춘다.

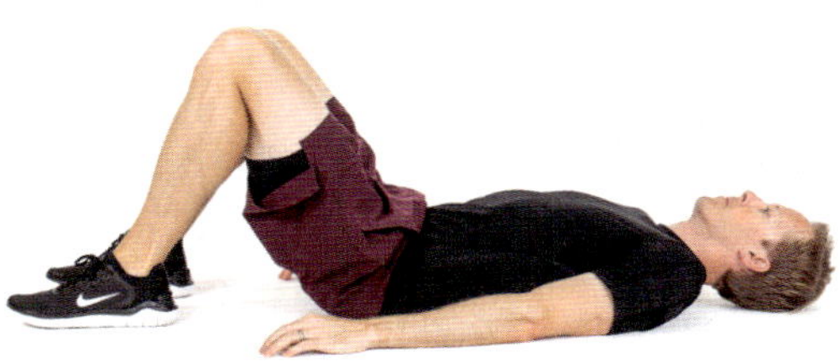

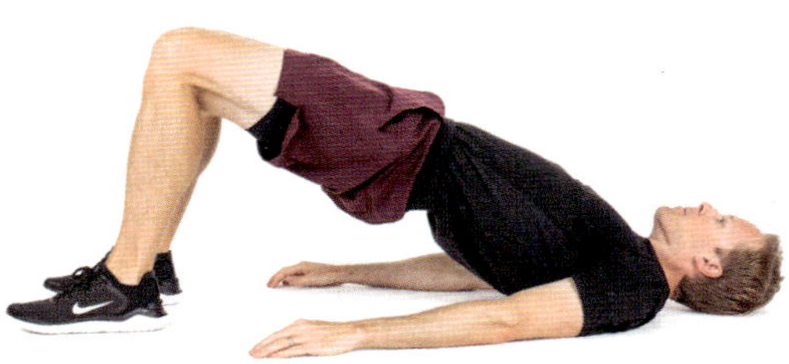

싱글-레그(Single-Leg)

무릎을 구부린 채 등을 대고 누워 발을 바닥에 평평하게 댄다. 한쪽 다리를 들어 올려 곧게 펴거나 90도 정도 구부린 상태로 유지한다. 바닥을 밀면서 엉덩이를 쭉 편다. 엉덩이를 완전히 펴면서 볼기근을 조이는 데 집중하고 1~2초 동안 수축을 유지한다.

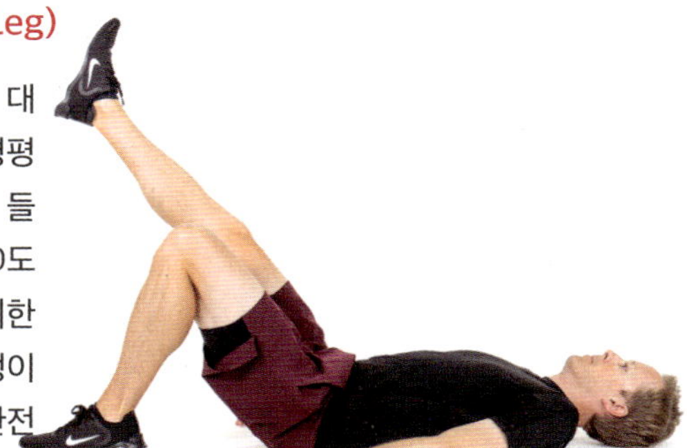

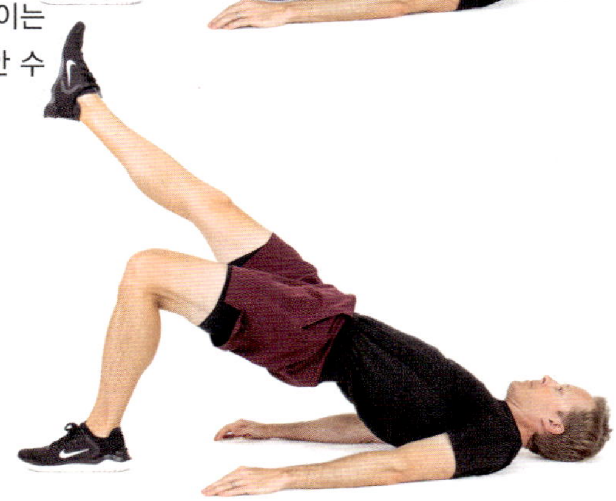

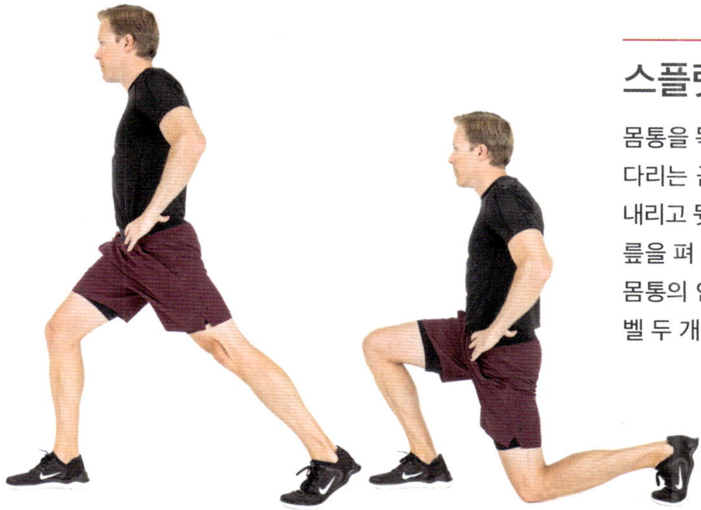

스플릿 스쿼트(Split Squat)

몸통을 똑바로 세우고 앞다리를 약간 구부려 정강이를 수직으로 세우고 뒷다리는 곧게 펴는 스플릿 스쿼트 자세를 취한다. 엉덩이를 똑바로 아래로 내리고 뒷무릎을 바닥으로 내린다. 앞발 뒤꿈치와 뒷발 앞꿈치를 밀면서 무릎을 펴 몸을 다시 시작 위치로 일어난다.

몸통의 안정성을 위해 덤벨 하나를 들거나 동작에 부하를 더하기 위해 덤벨 두 개를 들 수도 있다.

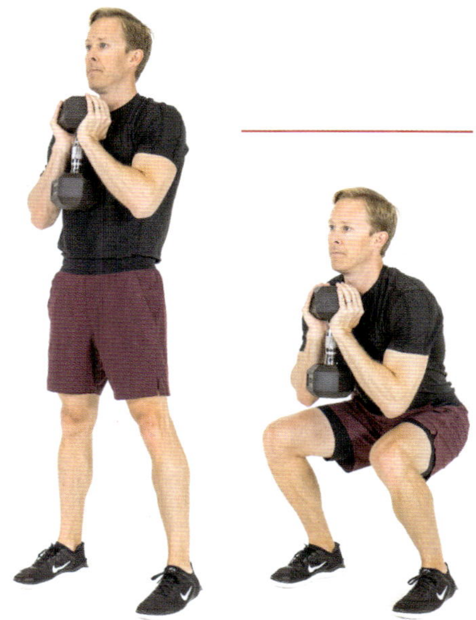

고블릿 스쿼트(Goblet Squat)

발을 어깨너비 정도로 벌리고 선다. 발 방향의 경우, 발을 똑바로 펴거나 약간 바깥쪽으로 돌리는 등 어느 쪽이 더 편하고 불편함 없이 낮은 높이에 도달할 수 있는지 확인한다. 양손으로 덤벨의 한쪽 끝을 가슴 중앙에서 컵 모양으로 잡는다. 동작을 수행하려면 엉덩이를 약간 뒤로 빼면서 똑바로 앉는다. 앉으면서 내려갈 때 척추를 중립 영역(과도하게 굽거나 둥글지 않게)에 유지하고 무릎은 발가락 위에 정렬하며 체중은 몸에 가깝게 유지한다. 목표는 좋은 자세를 유지하면서 상체를 최대한 똑바로 세우고 최대한 몸을 낮추는 것이다.

스텝 업(Step-Up)

무릎을 발 위로 정렬한 상태에서 플라이오 박스를 밟는다. 바닥을 밀지 않고 높은 다리로 체중을 옮기고 발뒤꿈치나 발바닥 중앙을 지나 몸통과 엉덩이를 한 번에 부드럽게 들어 올린다. 상자의 높이를 높이거나 덤벨 하나를 옆에 들고 몸통 안정성에 도전하거나 덤벨 두개를 들고 무게를 늘려 이 운동을 진행한다.

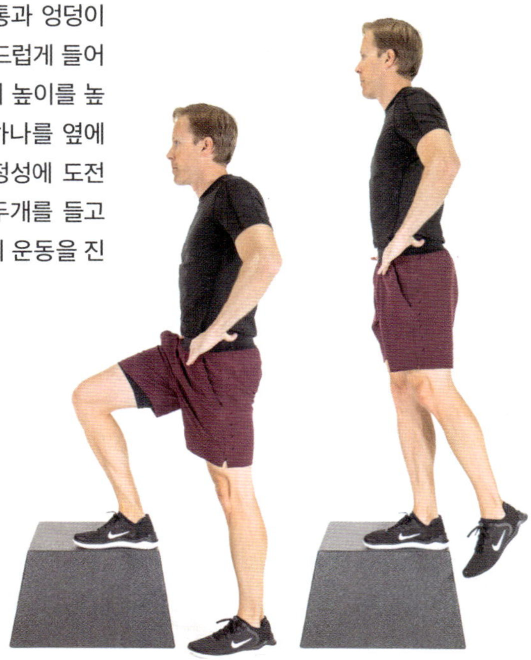

한 발 카프레이즈(Single-Leg Calf Raise)

한쪽 발을 높은 지면이나 계단 위에 올려놓고 선다. 최대 가능한 동작 범위에서 종아리 올리기를 수행한다. 내려가는 동작에서는 발뒤꿈치가 발가락보다 아래로 내려가야 한다.

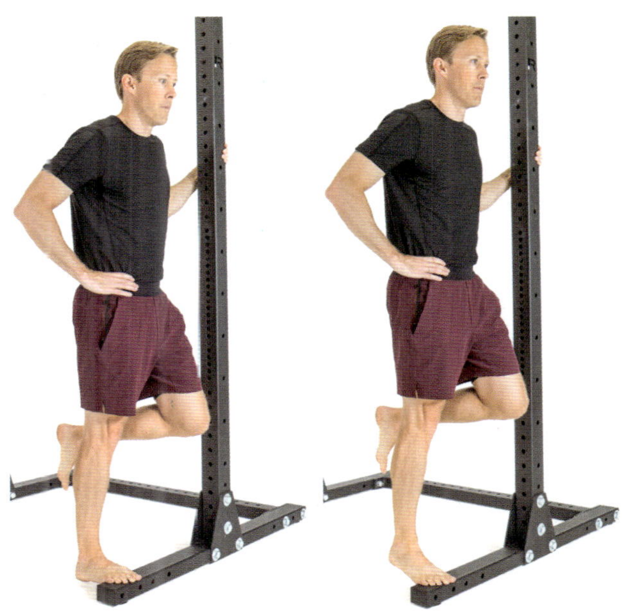

chapter 22

발목과 발 프로토콜 (Ankle & Foot Protocols)

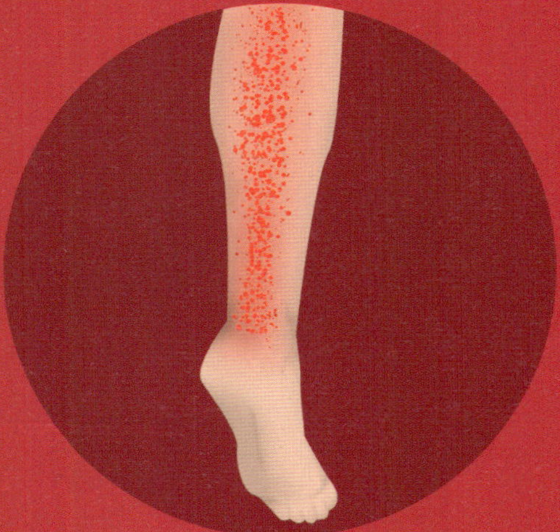

종아리와 아킬레스 통증
(Calf And Achilles Pain)
(P. 427)

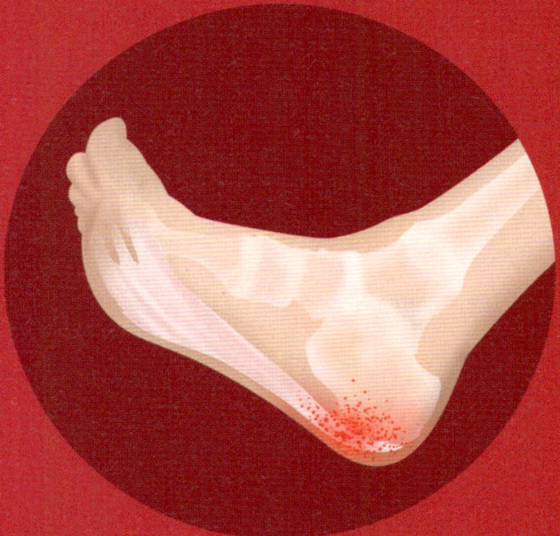

발바닥근막병증(근막염)
Plantar Fasciopathy
(Fasciitis)
(P. 436)

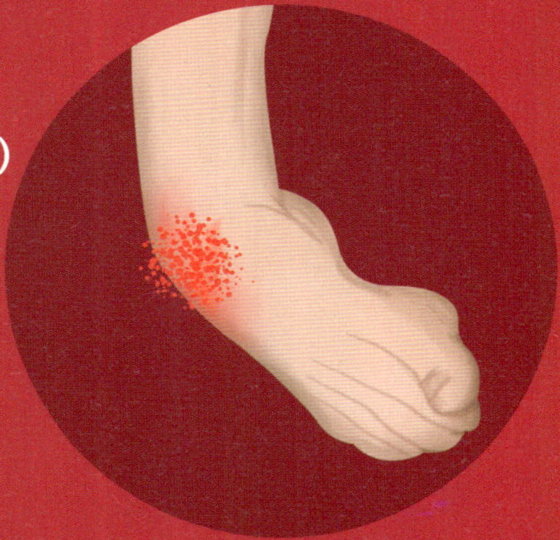

발목염좌(Ankle Sprain)
(P. 445)

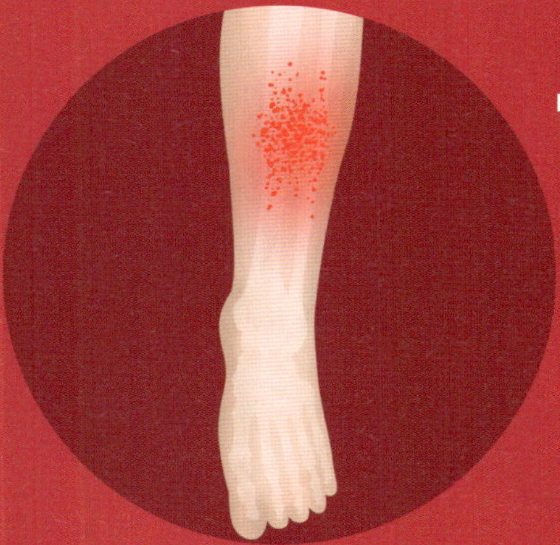

정강이 통증 증후군
(Shin Splints)
(P. 454)

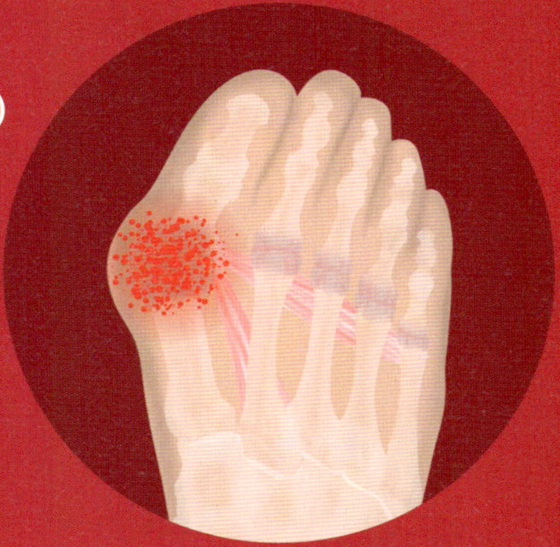

엄지발가락가쪽휨증
(Bunion)
(P. 463)

종아리와 아킬레스 통증(Calf And Achilles Pain)

다음 프로그램에 따라 치료하시오:

- 아킬레스 힘줄병증(Achilles tendinopathy)
- 아킬레스 힘줄 파열(Achilles tear)
- 종아리 근육좌상(Calf strain)

아킬레스 힘줄병증/ 손상 (Achilles tendinopathy/ Tear)

설명: 아킬레스 힘줄병증은 종아리 근육(장딴지근gastrocnemius과 가자미근soleus)과 뒤꿈치뼈(종골calcaneus)을 연결하는 힘줄이 자극을 받아 통증, 발목 뻣뻣함, 발바닥쪽 굽힘(발목을 펴주는 동작)이 어려워지는 질환을 말한다.

아킬레스 힘줄을 에너지를 저장하고 방출하는 스프링이라고 생각하자. 전력 질주, 조깅, 걷기 등 점프, 착지, 걸음마를 할 때 뒤꿈치를 들어 올리면 아킬레스 힘줄과 종아리 근육이 움직임을 추진한 다음 발이 땅에 닿는 충격을 흡수하는 데 도움을 준다. 좀 더 구체적으로 말하면, 아킬레스 힘줄과 종아리 근육은 뒤꿈치가 부드럽게 지면에 닿을 수 있도록 근육이 늘어난 상태에서 수축하는 움직임을 감속시킨다(스프링의 에너지 저장). 그런 다음 그 에너지를 다음 스텝이나 점프로 전환할 수 있다(스프링의 에너지 방출).

아킬레스 힘줄병증은 일반적으로 과도한 사용 때문에 발생하지만, 준비운동을 하지 않았거나 많은 양의 점프, 스프린트, 오르막길 러닝 같은 활동의 부하를 조직이 감당하기 어려웠을 때 급성으로 발생할 수 있다. 통증을 포함한 모든 증상은 심각한 손상에 취약 할 수 있다는 신체의 경고로, 귀 기울이는 것이 필요하다. 특히 아킬레스 힘줄병증의 경우 더욱 그렇다.

아킬레스 힘줄이 약화된 상태에서 파열될 가능성이 더욱 높고, 완전 또는 부분 파열은 수술이 필요한 경우가 흔하다. 흥미롭게도 아킬레스 힘줄은 인체에서 가장 튼튼하고 두꺼운 건이지만, 가장 자주 파열되는 건 이기도 하다.[1,2] 따라서 종아리 부위에 통증이 있다면, 악화시킬 만한 활동을 중단하고 재활 프로토콜에 따라 조직 강화를 시작해야 한다. 재활 프로토콜의 실행은 통증을 완화하고 기능을 개선할 뿐만 아니라 더욱 심각한 손상으로부터 당신을 보호하는데 도움이 된다.

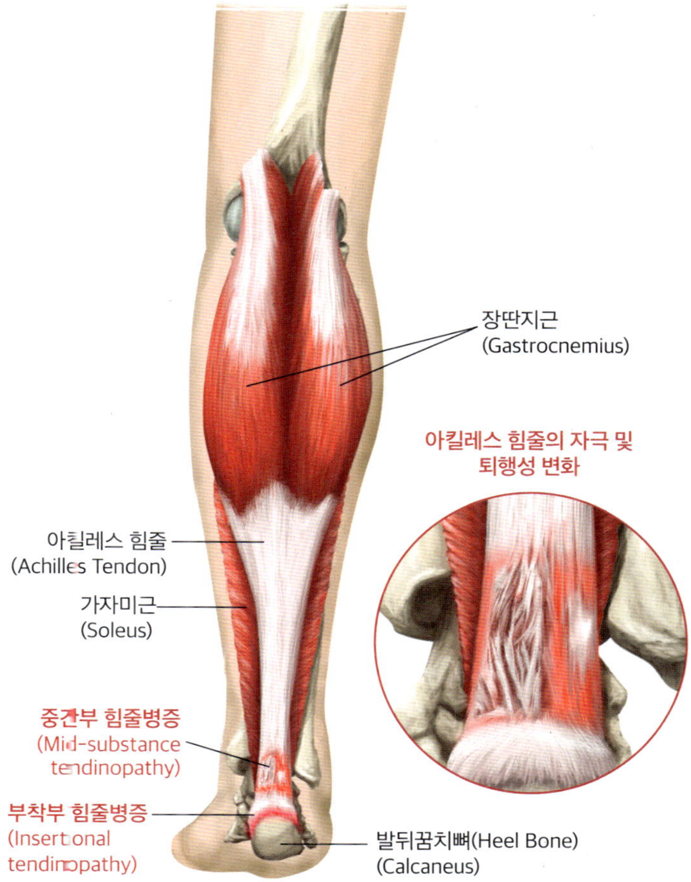

어떻게 힘줄병증과 파열을 구별하는가?

파열의 경우 일반적으로 '툭'하는 소리가 들리거나 느껴지지만, 동료들이 도와줄 수 있는 톰슨 검사라는 간단한 테스트가 있다. 소파나 테이블에 엎드려 발목을 가장자리에 걸고 엎드린 상태에서 친구가 종아리 근육을 움켜 쥐어 본다. 아킬레스 힘줄이 붙어 있는 경우 종아리 근육을 움켜 쥐면 종아리가 수축하는 것처럼 발이 뾰족해진다(발목이 펴진다). 아킬레스 힘줄이 파열된 경우 종아리를 쥐어도 발이 움직이지 않는다. 이 경우 수술이 유일한 방법일 수 있다. 의료 전문가는 영상을 통해 힘줄이 부분적으로 또는 완전히 파열되었는지 여부와 수술이 필요한지 여부를 결정할 수 있다.

징후와 증상: 아킬레스 힘줄병증은 증상의 위치에 따라 두 가지 범주로 나뉜다:

- 중간부 힘줄병증Mid-substance tendinopathy은 발뒤꿈치 뼈에서 몇 센티미터 위에 통증을 유발한다
- 부착부 힘줄병증Insertional tendinopathy은 아킬레스 힘줄이 부착되는 발뒤꿈치 뼈 뒤쪽에 통증을 유발한다.

힘줄에 스트레스를 주는 활동 시 통증이 날카롭게 느껴질 수 있으며, 휴식 중이나 활동 후에 해당 부위가 아픈 경우가 많다.

악화요인: 걷기, 달리기, 전력 질주, 점프, 계단 오르기 및 발뒤꿈치를 들어 올리고 내리는 모든 활동.

예후: 아킬레스 힘줄병증은 일반적으로 2~12주 이내에 완화된다. 문제의 심각성 및 만성 여부에 따라, 일시적으로 증상을 악화시키는 활동을 수정하거나 중단하고 아킬레스 힘줄 강화 프로그램을 시행한다.

치료 전략: 아킬레스 힘줄병증의 치료에는 건이 치유될 수 있도록 행동을 수정하고 저항 훈련으로 아킬레스 힘줄과 종아리 근육에 서서히 부하를 가한다.[3,4]

힘줄병증이 있는 경우 안내할 프로토콜을 사용하여 아킬레스 힘줄 재활을 시작할 수 있다. 아킬레스 힘줄 파열 시, 의사의 치료를 받아야 하며, 의사가 자신의 조직이나 사체 조직을 사용하여 아킬레스 힘줄을 봉합하여 뒤꿈치 뼈에 다시 붙이는 재건술이 필요할 수 있다. 또한 아킬레스 힘줄이 치유될 수 있도록 발목을 90도로 고정하는 보조기를 착용할 수도 있으며, 보통 6주 동안 보조기를 착용한다. 재활운동 프로토콜에서 스트레칭을 하지 않는다. 아킬레스 힘줄병증에 스트레칭은 좋지 않은 예후가 발생하는데, 예를 들어 종아리 스트레칭은 통증을 악화시킬 수 있다.

1

1단계는 통증을 줄이는데 중점을 둔다. 종아리 및 발바닥 운동은 근육의 긴장과 긴장을 줄여준 다. 종아리 등척성 운동은 일반적으로 아킬레스 힘줄 통증을 감소시킨다. 무릎을 꿇고 카프 레이즈는 종아리 표면 근육(장딴지근)을 목표로 하는 반면, 무릎을 구부린 버전은 아킬레스 재활에 중요한 것으로 밝혀진 종아리 심부 근육(가자미근)을 목표로 한다.[5] 통증이 심해 양 다리 카프 레이즈calf raise를 수행할 수 없다면, 연부 조직 가동 운동과 종아리 등척성 운동을 계속하고 통증 이 진정된 후에 카프 레이즈를 추가한다.

2

2단계에서는 종아리 신장성eccentrics 운동으로 종아리와 아킬레스 힘줄 근력을 계속 키운다. 아킬레스 힘줄병증이 있는 경우 카프 레이즈calf raise의 위쪽 부분이 일반적으로 더 아프기 때문에 두 다리로 올라가서 스트레스를 줄여준다. 그런 다음 통증이 있는 다리로 체중을 옮기고 신장성 수축eccentric contraction(근섬유가 길어지며 수축)으로 천천히 내린다. 다시 무릎을 곧게 펴고 무릎을 구부리는 버전으로 양쪽 종아리 근육을 목표로 한다. 이 운동 다음에는 종아리 근육을 보조하는, 특히 뒤정강근tibialis posterior을 목표로 하는 밴드 안쪽번짐inversion운동을 시행한다. 2단계는 종아리와 아킬레스 힘줄을 지탱하는 운동 사슬을 연결하는 근육사용을 목표로 하는 스플릿 스쿼트split squat와 볼 햄스트링 컬ball hamstring curl로 마무리한다.

3

3단계에서는 더욱 도전적인 저항 훈련을 실시한다. 당신은 한쪽 다리 카프 레이즈를 할 수 있다. 특히 스포츠 관련 활동에서 완전한 기능을 회복하려면 최소 20~25회 이상의 한쪽 다리 카프 레이즈(최대 근력의 척도)를 할 수 있어야 한다.[6] 스케이터 스쿼트skater squat와 포워드 런지forward lunge는 종아리 복합체를 지탱하는 운동 사슬의 더 위쪽에 있는 근육들을 일하게 한다. 마지막으로 발끝으로 걷기tiptoe walk는 종아리 근육과 발목 안정화 근육, 특히 가자미근soleus을 목표로 하는 운동이다.

종아리 근육 좌상(Calf Strain)

설명: 장딴지근과 가자미근은 다리 뒤쪽을 따라 내려와 아킬레스 힘줄을 통해 발꿈치뼈에 부착되어 있다.

이 두 종아리 근육은 함께 작용하여 걷기, 달리기(특히 앞발로 뛰는 운동선수), 점프와 같은 활동 중에 발목을 발바닥굽힘(까치발)을 통해 움직이고 충격을 흡수하며 몸을 추진하는 역할을 한다. 언덕에서 스프린트를 할 때 종아리 경련이 느껴지는 등 갑자기 강한 하중이 가해지면 근섬유에 경미한 손상이 발생하여 종아리에 무리가 갔을 가능성이 있다.

징후 및 증상: 염좌는 일반적으로 근육을 사용할 때 종아리 근육 부위(아킬레스 힘줄이 아닌)에 날카로운 통증이 발생하고, 특히 초기에는 안정 시에도 둔한 통증이 나타난다. 대부분의 경우 근육과 힘줄이 연결되는 부위 즉, 종아리 아래에서 통증이 발생한다.

악화 요소: 걷기, 달리기, 점프, 발끝으로 서기

예후: 회복 시간은 좌상의 정도에 따라 다르지만 대부분의 종아리근육 좌상은 재활 운동 프로그램을 따라 하면 3~6주 이내에 회복된다.

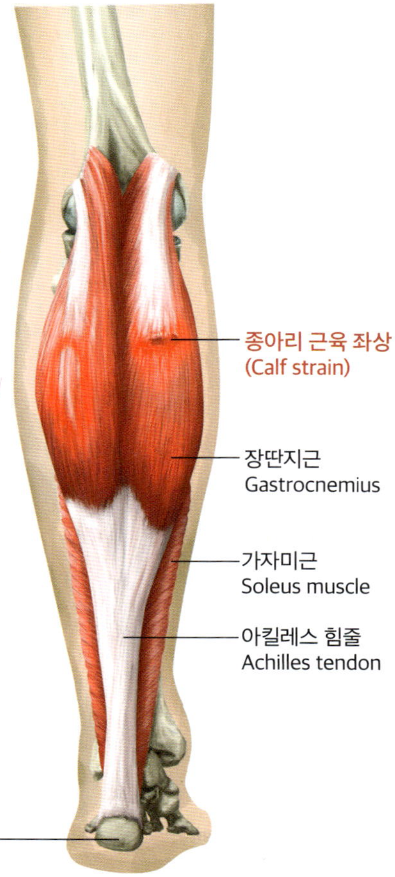

치료 전략: 종아리 근육좌상은 근력과 온전함을 점진적으로 증가시키는 치료적 운동 위주로 치료한다.

종아리 염좌와 아킬레스 힘줄병증은 거의 동일한 방식의 프로토콜로 접근한다. 1단계는 통증을 줄이는데 중점을 둔다. 종아리 염좌의 경우 종아리 운동을 건너뛰면 불편함이 더 커지고 회복이 지연될 수 있다. 따라서 종아리 근육에 통증이 있는 경우 이 운동을 조심스럽게 시도할 수 있지만 경미한 수준의 불편함 이상으로 통증이 느껴진다면 운동을 중단해야 한다. 발바닥 가동술plantar mobilization을 통해 근육의 긴장과 압박력을 줄여야 한다. 종아리 등척성운동은 수축하는 동안 움직임이 없기 때문에 근력을 키우고 운동 후 회복에 대한 스트레스를 감소시킬 수 있다. 무릎을 펴는 등척성 카프 레이즈는 겉표면의 종아리 근육(장딴지근gastrocnemius)을 목표로 하는 반면, 무릎을 굽혀 카프 레이즈는 더 깊은 층의 종아리 근육(가자미근soleus)을 목표로 하는 운동이다. 통증이 심해 양쪽 카프 레이즈를 할 수 없는 경우, 운동 범위를 줄인 카프 레이즈를 하거나 손상이 더 회복될 때까지 등척성 운동을 하다가 카프 레이즈를 추가하면 된다.

2단계와 3단계는 아킬레스 힘줄병증(반대쪽)에 대한 접근 방식을 반영한다.

위험신호 증상: 혈전(Blood Clot)의 흔적

종아리 상단 부위에 통증이 있는 경우, 혈전의 흔적은 종아리 좌상 통증으로 오인할만한 증상일 수 있으므로 증상과 손상 메커니즘을 평가하는 것이 중요하다.

저자의 클리닉에 한 환자가 종아리 좌상인 것 같다며 찾아왔는데, 평가 결과 몇 가지 위험 신호가 발견되었다. 첫째, 손상의 메커니즘이 명확하지 않았다. 달리거나 점프하다가 종아리를 다친 것이 아니었다; 그저 다리가 붓고 부드러워진 상태로 깨어났을 뿐이었다. 둘째, 종아리를 만졌을 때 따뜻했다. 이는 혈전이 생길 수 있다는 명백한 징후이므로 의사에게 보내 도플러 초음파를 시행하고 진단을 확인했다. 혈전은 피임약의 부작용으로 인한 것으로 밝혀졌다. 앞서 말했듯이 몸이 보내는 신호에 세심한 주의를 기울여야 한다. 특히 하체 통증이 의심스러우면 주저하지 말고 의사의 진료를 받아야 한다. 다리가 붓거나 부드럽거나 만졌을 때 따뜻하고 손상의 기전이 없는 경우(모든 위험 신호 증상)에는 즉시 의사의 진료를 받아야 한다.

종아리와 아킬레스 통증(Calf And Achilles Pain)

1단계

GOOD FOR:

- 종아리 및 아킬레스 통증 완화
- 발목 및 발 경직도 완화
- 2단계 및 3단계 운동을 위한 준비운동

GUIDELINES:

- 매일 수행
- 도구: 폼롤러, 작은 마사지볼
- 휴식시 통증이 없고 운동시 가벼운 통증(3/10) 미만일 때 2단계 운동을 추가

종아리에 좌상을 입었거나 가벼운 수준 이상의 통증이 있다면 이 운동을 건너뛰고 다음 단계로 넘어가시오.

종아리 가동술(Calf Mobilization)

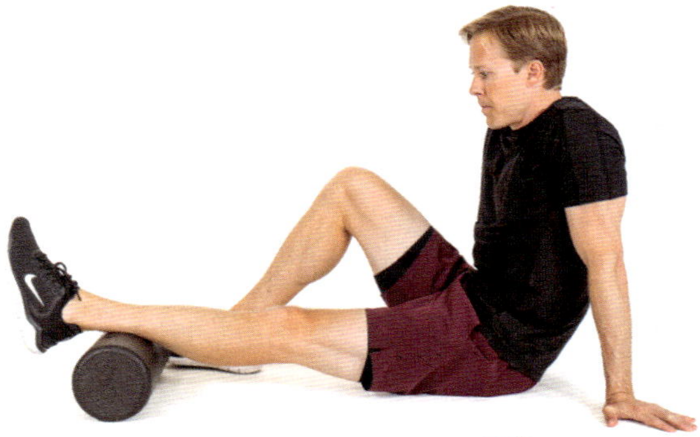

바닥에 앉아 종아리를 폼롤러 위에 올려놓는다.
엉덩이를 바닥에서 들어 올린 상태에서 손과 바닥에 닿은 발로 밀어 발목에서 무릎까지 아래쪽 다리를 위아래로 굴린다.
부드럽거나 뻣뻣한 부위가 있으면 멈추고 발을 움직인다(구부리고, 펴고, 좌우로 돌리기). 종아리 한쪽 당 1~2분간 진행한다.

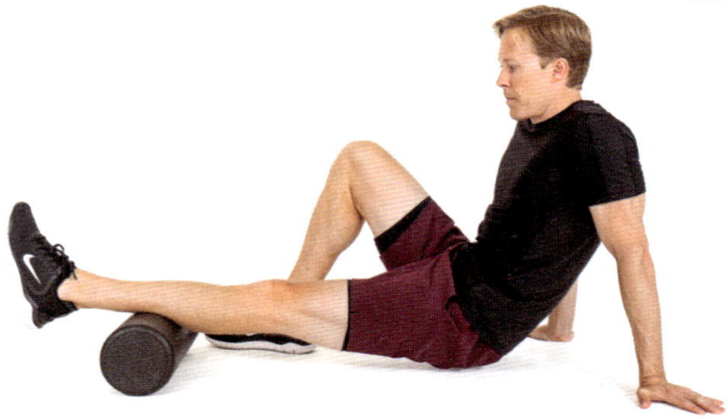

압력을 높이려면 바닥을 지지하던 다리를 폼롤러 위에 올려놓은 다리를 위에 얹어서 실시한다.

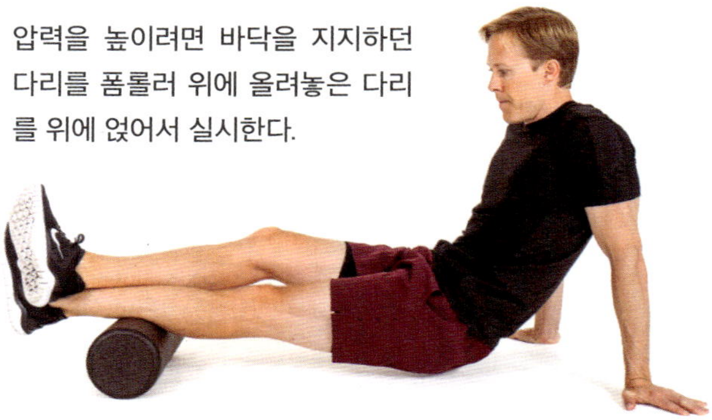

발바닥 가동술
(Plantar Mobilization)

마사지 볼을 발바닥 아치 아래에 놓고 밟는다. 발바닥 근막을 앞뒤로, 좌우로 굴리면서 발바닥에서 발뒤꿈치 앞쪽까지 마사지 볼을 굴린다. 발가락을 굽혔다 폈다를 반복하여 발바닥 근막과 발의 근육을 활발하게 움직인다. 각 발에 1~2분간 실시한다.

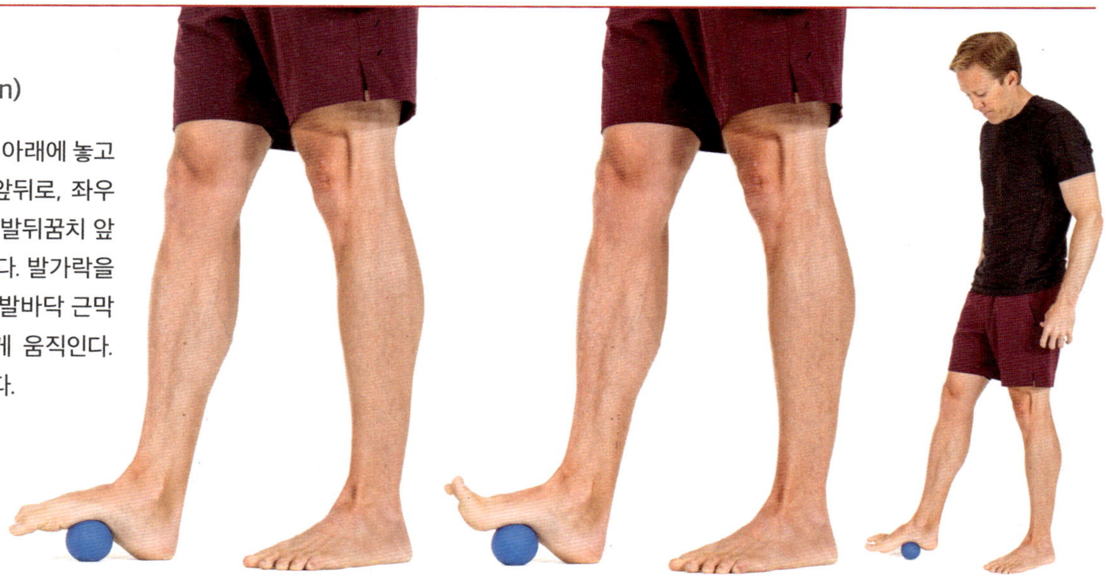

더블 레그 카프 레이즈(무릎 펴고) [Double-Leg Calf Raise) (Knees Straight)]

높은 표면이나 계단 위에 발바닥으로 선다.
발뒤꿈치가 바닥을 향해 가까이 내려가도록 한다.
전체 동작 범위에서 천천히 종아리를 들어 올린다.
내려올 때는 발뒤꿈치가 발가락보다 약간 아래로 내려가야 한다. 10~15회씩 2세트 반복한다.

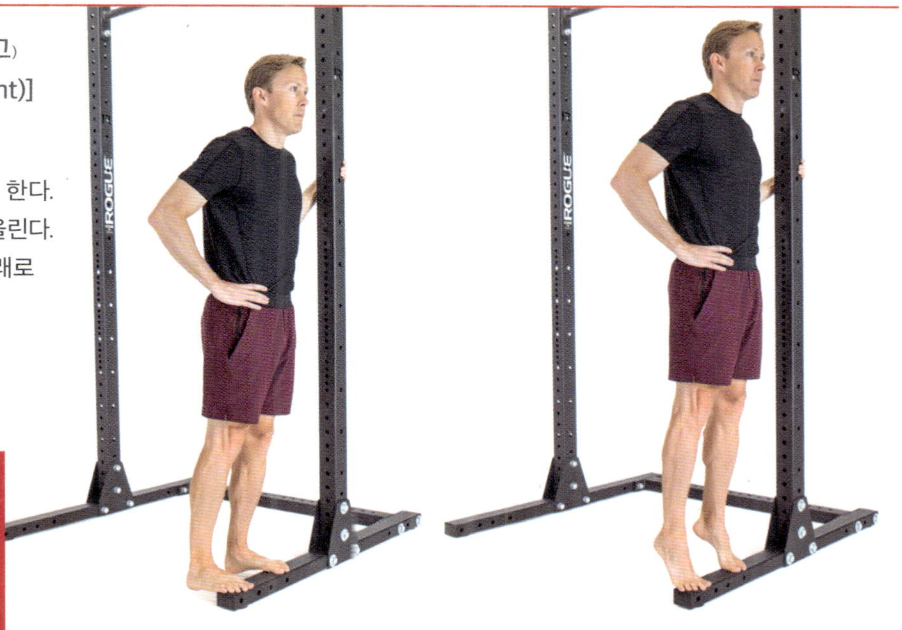

부착부 아킬레스 힘줄병증인 경우 종아리 들어올리기를 바닥에서 한다.
발 뒤꿈치를 발가락 아래로 내리면 부착부 아킬레스 힘줄병증이 악화될 수 있다.

더블 레그 카프 레이즈(무릎 굽혀서) [Double-Leg Calf Raise) (Knees Bent)]

문틀이나 선반을 잡는다.
엉덩이를 뒤로 빼주고 무릎을 하프 스쿼트 자세 만큼 구부린다.
무릎 각도를 유지하면서 카프 레이즈를 수행하여 가자미근 공략을 목표로 한다.
10~15회씩 3세트 반복한다.

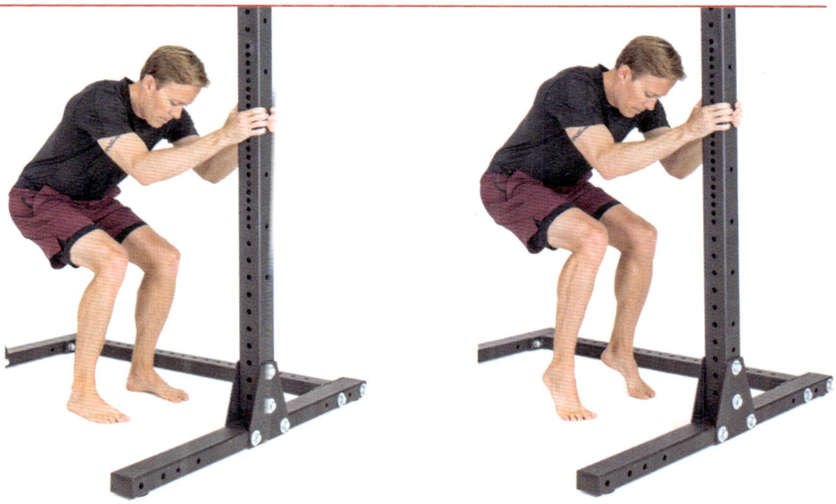

싱글-레그 카프 레이즈 등척성 운동 (Single-Leg Calf Isometrics)

발 앞부분을 계단이나 높은 표면에 올린 상태에서 종아리 들기(calves raise)를 수행한다.
최고점에서 한쪽 다리에 모든 체중을 실어 한 다리 카프 레이즈 자세를 유지한다. 균형을 잡기 위해 기둥 같은 물체를 잡는다. 30-45초 동안 유지, 4-5회 반복한다. 반대쪽 발을 내려놓고 양발을 사용해 천천히 시작 자세로 돌아간다.

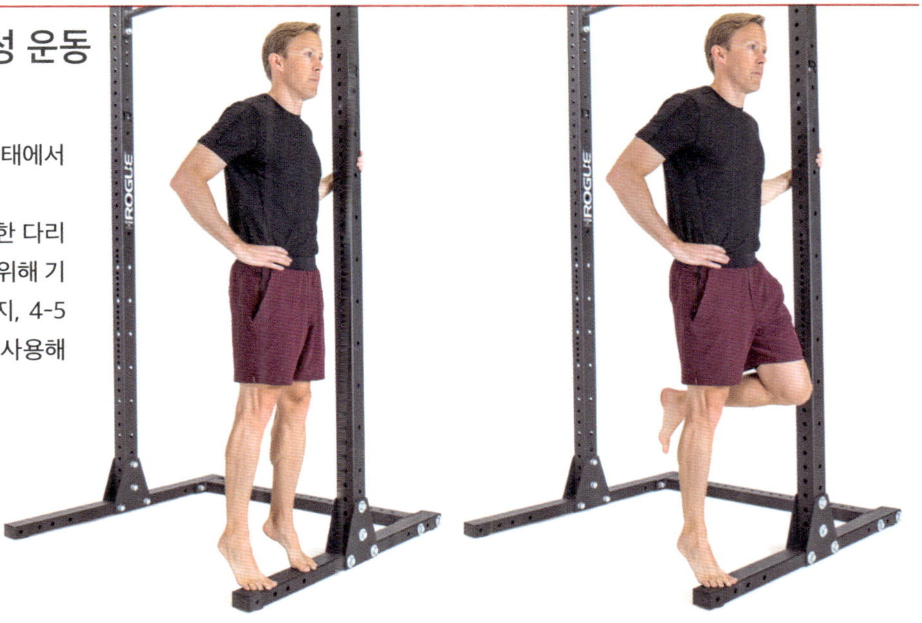

종아리와 아킬레스 통증(Calf And Achilles Pain)

2단계

GOOD FOR:

- 종아리 및 아킬레스 통증 감소
- 초기 근육 및 아킬레스 힘줄 근력 강화
- 3단계 운동을 위한 워밍업

GUIDELINES:

- 일주일에 3~4일 수행
- 별도의 설명이 없는 한 10-15회씩 3세트 반복
- 도구: 저항 밴드, 덤벨, 피지오볼
- 가벼운 통증 미만(3/10)으로 운동할 수 있을 때 3단계 추가

싱글-레그 종아리 신장성 운동(무릎 펴서) [Single-Leg Calf Eccentrics (Knee Straight)]

높은 바닥이나 계단에 발바닥을 대고 서서 더블 레그 카프 레이즈를 한다.
정상 위치에서 체중을 한쪽 다리로 옮긴 후 한쪽 다리(편측)로 시작 자세를 취하는 외다리(편측) 신장성 수축을 한다.
그런 다음 양쪽 다리로 다시 들어 올리고 싱글-레그는 아래로 반복한다.
15회씩 2세트 반복한다.

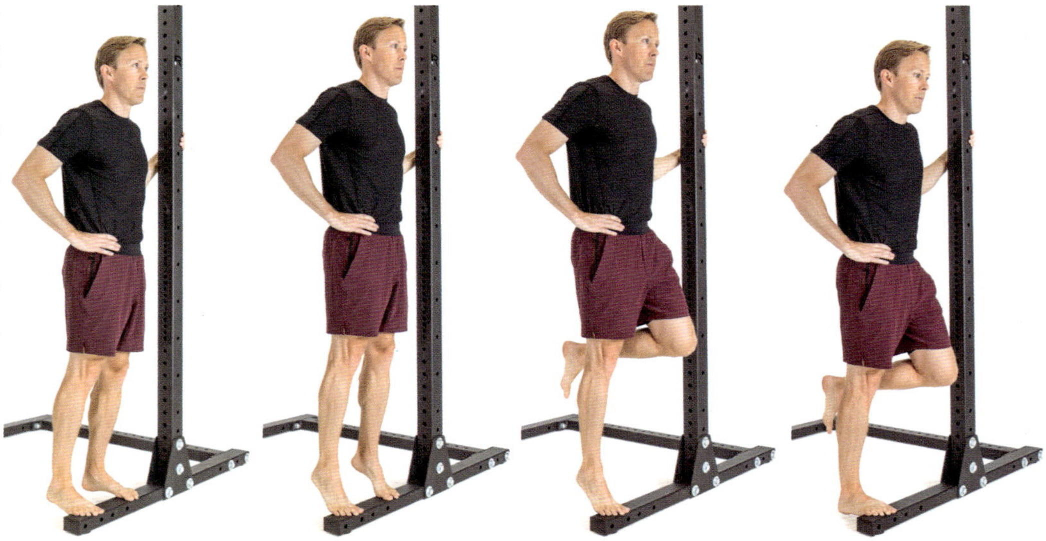

부착부 아킬레스 힘줄병증이 있다면 카프레이즈 운동을 바닥에서 수행한다.

싱글-레그 종아리 신장성 운동(무릎 굽혀서) [Single-Leg Calf Eccentrics (Knee Bent)]

문틀이나 선반을 잡는다. 엉덩이를 뒤로 빼주고 무릎을 하프 스쿼트 자세만큼 구부린다.
무릎 각도를 유지하면서 더블 레그 카프 레이즈를 한다.
가장 높은 위치에서 체중을 한쪽 다리로 옮기고 시작 자세로 싱글-레그 신장성 수축으로 내려온다.
그런 다음 양쪽 다리로 다시 들어 올리고 두 번 위로, 한 번 아래로 반복 수행한다. 15회씩 2세트 반복한다.

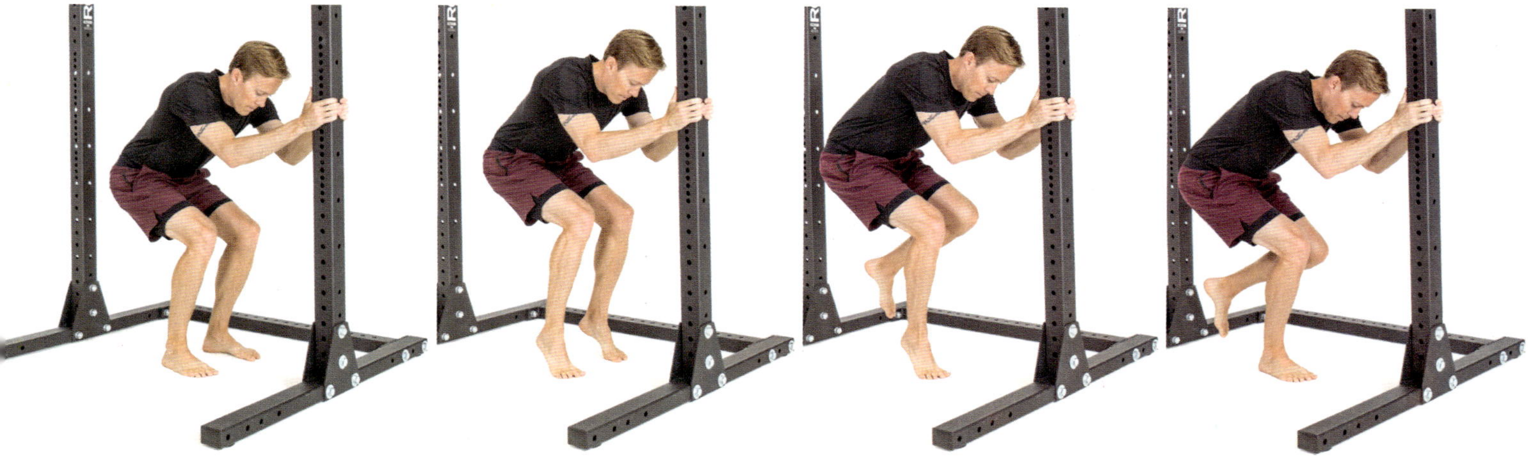

밴드 안쪽번짐(Band Inversion)

저항 밴드에 고리를 만들어 발 윗부분을 감싼다. 몸으로부터 비스듬히 밴드에 장력을 전달한다. 다리의 나머지 부분은 움직이지 않고 발목을 안으로 돌린다. 이때 무릎뼈가 계속 위를 향해야 한다. 천천히 움직이고 시작 위치로 돌아올 때 밴드가 발을 뒤로 꺾지 않도록 주의한다.

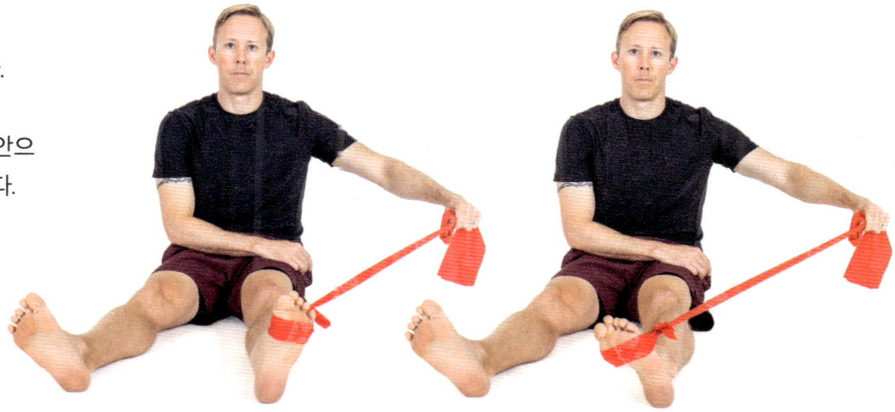

스플릿 스쿼트 (Split Squat)

몸통을 똑바로 세우고 앞다리를 약간 구부려 정강이를 수직으로 세우고 뒷다리는 곧게 편다. 엉덩이를 똑바로 아래로 내리고 뒤 무릎을 바닥으로 내린다. 앞발의 뒤꿈치와 뒷발의 볼에 힘을 주어 무릎을 펴고 몸을 다시 시작 위치로 올라간다.

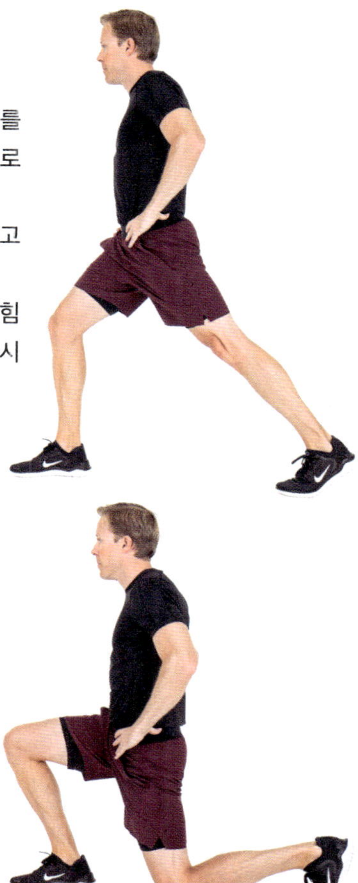

덤벨을 하나 들고 몸통 안정성에 도전하거나 덤벨 두 개를 들고 동작에 부하을 증가시킬수 있다.

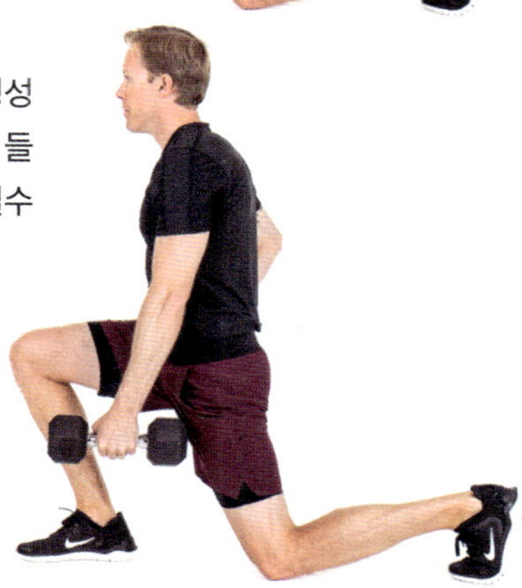

볼 햄스트링 컬(Ball Hamstring Curl)

등을 대고 누워 피지오볼 중앙 위에 발을 올려놓는다. 팔을 약간 벌리고 바닥과 수평을 유지한다. 뒤꿈치를 공 안으로 밀어 넣고 엉덩이를 세운다. 엉덩이 세우면서 뒤꿈치를 엉덩이 쪽으로 천천히 구부린다.

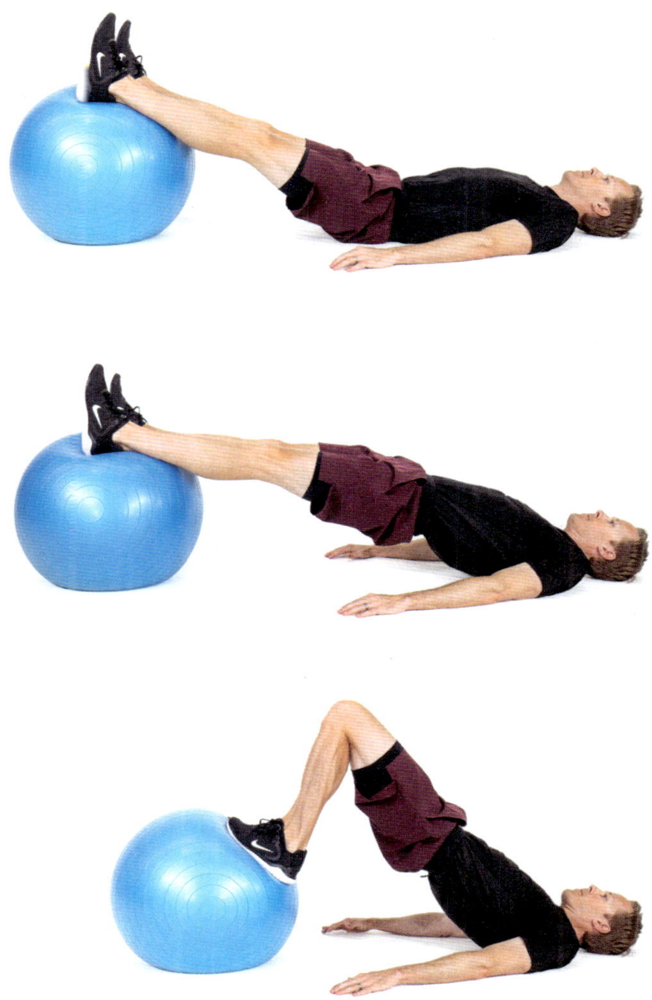

종아리와 아킬레스 통증(Calf And Achilles Pain)

3단계

GOOD FOR:

- 아킬레스, 발목 및 종아리 근력 향상
- 발목 통증 및 손상 예방

GUIDELINES:

- 일주일에 3~4일 수행
- 별도의 설명이 없는 한 10-15회씩 3세트를 수행
- 피곤지점까지 세트 반복
- 도구: 덤벨

싱글-레그 카프 레이즈(무릎 펴고) [Single-Leg Calf Raise (Knee Straight)]

한쪽 발의 앞꿈치를 바닥보다 높이 차이가 있는 표면이나 계단 위에 올려놓고 선다. 전체 동작 범위에서 천천히 종아리를 들어 올린다. 내려올 때는 발 뒤꿈치가 발가락보다 약간 아래로 내려가도록 한다.

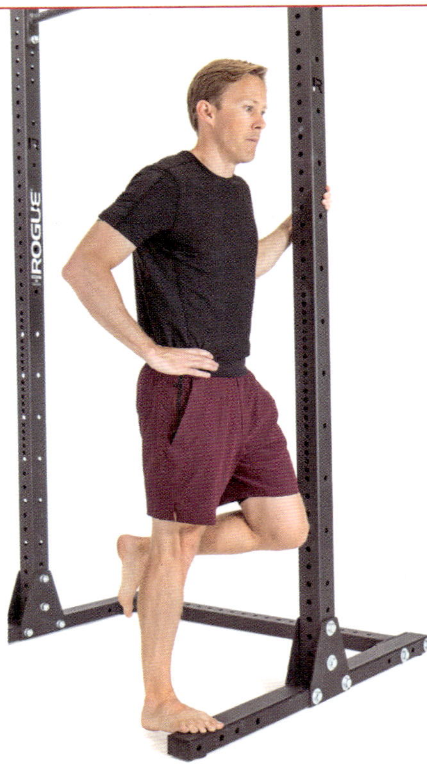

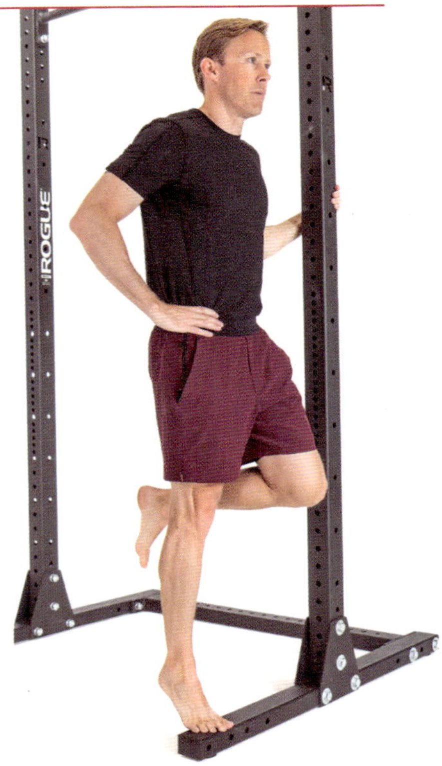

부착부 아킬레스 힘줄병증인 경우 편평한 바닥에서 시작하여 증상이 호전되면 단 차이가 있는 바닥으로 진전시킨다`

싱글-레그 카프 레이즈(무릎 구부리기) [Single-Leg Calf Raise (knee bent)]

문틀이나 선반을 잡는다.
엉덩이를 뒤로 빼고 무릎을 하프 스쿼트 자세만큼 굽히고 몸을 낮춘다.
한쪽 다리로 체중을 이동하고 한다리로 카프 레이즈를 수행한다.
동작 수행 동안 무릎과 엉덩이 각도를 유지한다.

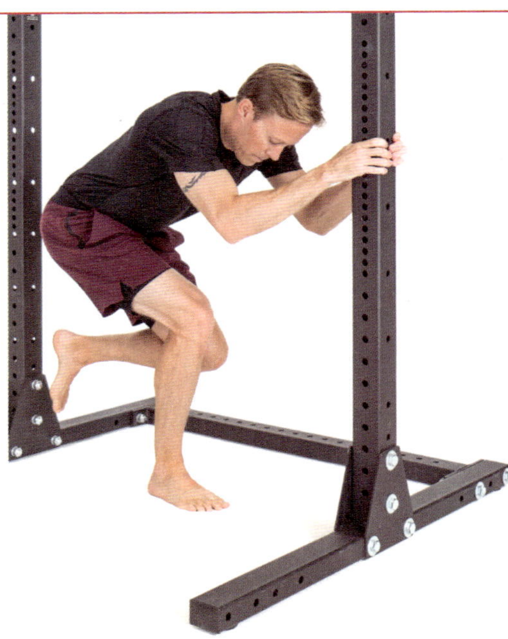

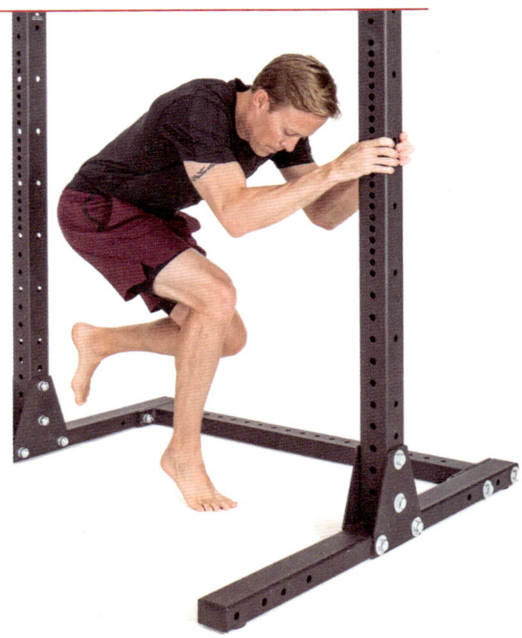

스케이터 스쿼트(Skater Squat)

한쪽 다리로 서서 체중이 실리지 않은 무릎을 구부리고 발을 몸 뒤에 위치시킨다.

몸통과 엉덩이를 정사각형으로 유지하면서 엉덩관절을 굽혀 상체를 앞으로 숙인 다음 뒷다리의 무릎을 바닥 쪽으로 내린다. 무릎을 패드에 내려 거리를 측정한다. 가벼운 무게의 플레이트나 덤벨을 들고 체중의 균형을 맞추는 방법도 있다

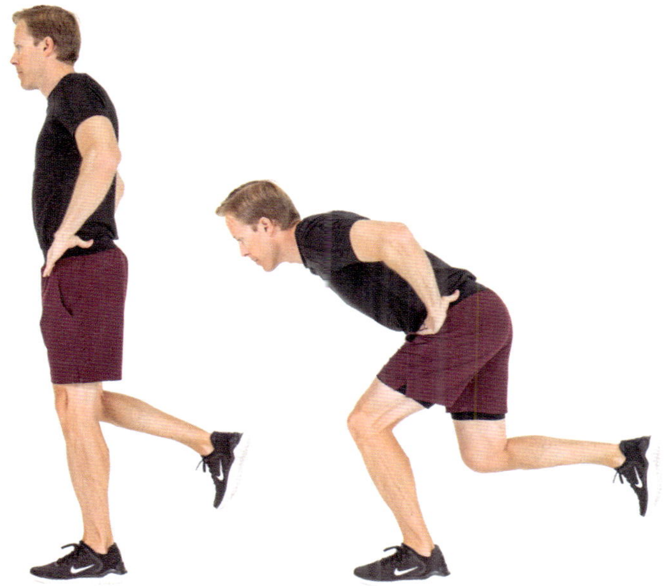

포워드 런지(Forward Lunge)

발을 어깨너비로 벌리고 선다. 앞으로 큰 발걸음을 내딛고 뒷발을 전진시켜 이동한다.

앞발이 닿는 순간 뒤 무릎을 천천히 바닥으로 내린다.

상체를 똑바로 세우거나 약간 앞으로 기울일 수도 있다.

체중을 앞발로 옮기고 앞발로 중심을 잡고 똑바로 선다. 시작 자세를 취하거나(두발을 포개어 서기) 반대쪽 다리로 전진 스텝으로 전환할 수 있다. 각 다리로 10~15걸음을 내딛는다.

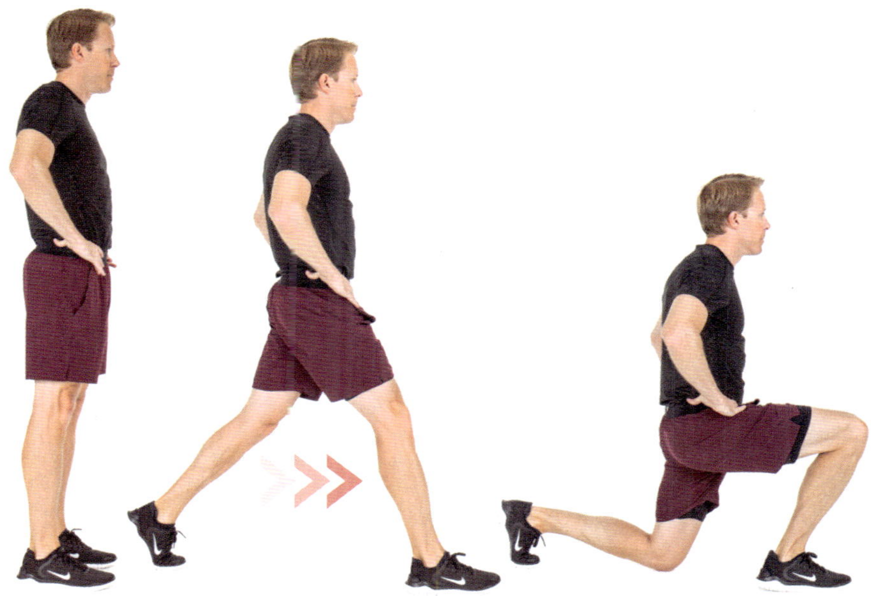

발끝으로 걷기(Tiptoe Walk)

이 운동은 덤벨을 사용하거나 사용하지 않고도 할 수 있습니다. 먼저 체중만을 이용하는 동작을 시도한 다음 너무 쉬우면 덤벨을 추가하면 된다.

엉덩관절을 굽히고 상체를 앞으로 기울인 후 무릎을 구부리는 하프 스쿼트 자세로 시작한다.

발바닥을 바닥에 대고 작은 걸음을 내딛는다. 무릎이 발끝을 덮고 발뒤꿈치가 바닥에서 떨어지도록 유지한다.

보통 15~20걸음 정도의 난이도 있는 거리 또는 반복 횟수를 선택한다.

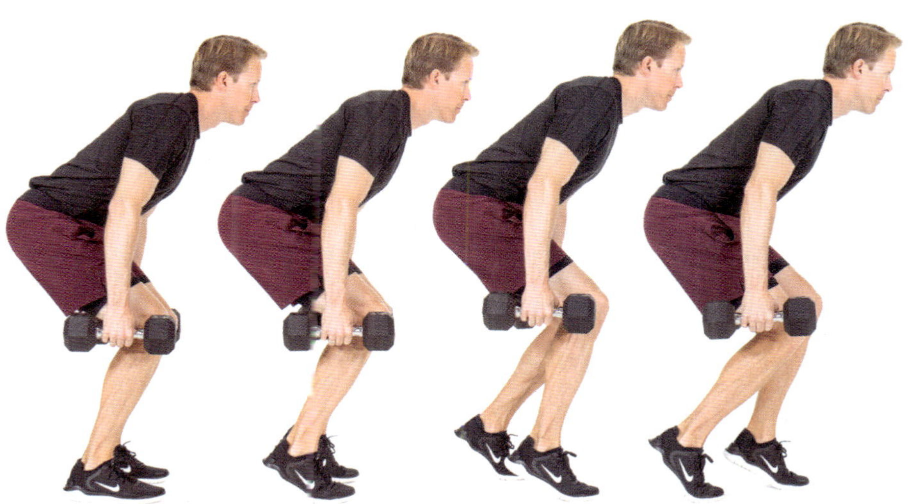

발바닥근막병증(발바닥근막염)
[Plantar Fasciopathy(Fasciitis)]

다음 프로그램에 따라 치료하시오:

- 발뒤꿈치의 앞쪽의 통증Pain at the front of the heel on the sole of the foot
- 발바닥의 통증Pain in the bottom of the foot

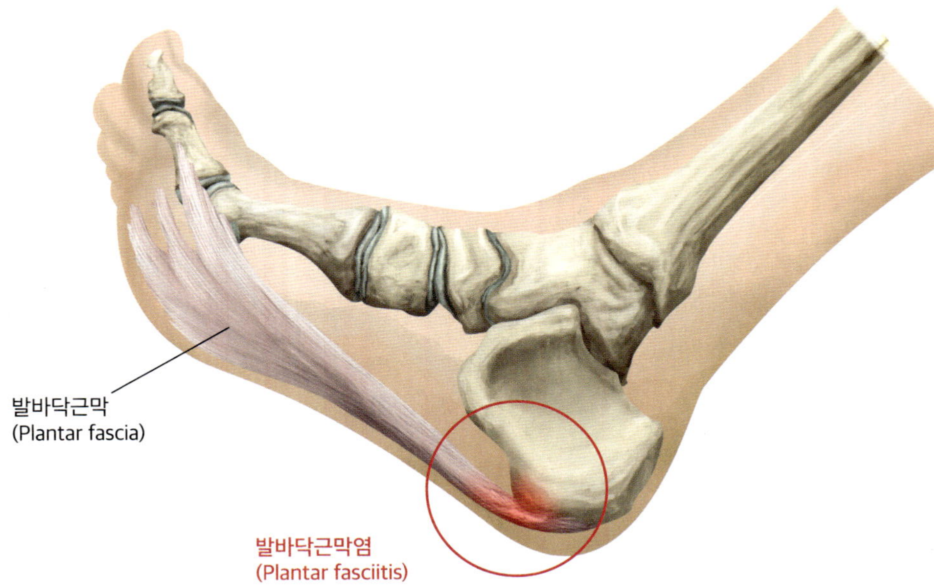

설명: 바닥근막염증Plantar fasciitis은 발뒤꿈치 뼈(종골calcaneus)에서 발가락 밑까지 이어지는 두꺼운 띠인 발바닥근막의 질환으로, 최근에는 바닥근막염증이라고 한다. 발뒤꿈치 통증의 가장 흔한 원인이며 활동적인 사람과 앉아서 생활하는 사람 모두에서 발생한다.[7,8] 통증은 일반적으로 발뒤꿈치 앞쪽에서 발바닥 근막이 발뒤꿈치 뼈에 부착되는 부위에 발생한다. 발바닥근막염은 달리기 선수와 과체중인 사람에게 더 흔하며 아치 높이, 하체 근력, 발목과 발의 가동성과 같은 다른 요인과 연관이 있다.

발바닥근막plantar fascia은 인대와 같은 결합 조직이다. 두 개의 뼈를 연결할 뿐만 아니라 근육 및 기타 인대와 함께 발의 아치를 유지한다. 아치 높이는 사람마다 다르지만 발바닥근막은 그 위치를 유지하는 데 도움을 주며, 발이 엎침pronation 또는 뒤침supiation에 따라 늘어나거나 짧아진다.에 따라 늘어나거나 짧아진다.

지나치게 오래 서 있거나 걷거나 뛰는 등 발바닥근막에 반복적인 스트레스 또는 과사용 손상으로 분류되는 바닥근막염이 발생할 수 있다.

징후와 증상: 통증은 특히 아침에 일어날 때, 장시간 앉아 있다가 다시 일어설 때, 또는 장시간 제자리에 서 있을 때 날카로운 통증이 느껴지는 경우가 많다.

또한 보통 발뒤꿈치 앞쪽이나 안쪽에서 둔한 통증이 느껴지거나 발바닥에 멍이 든 것처럼 느껴질 수도 있다.

악화 요인: 장시간 서 있거나 걷거나(특히 맨발이나 딱딱한 바닥에서), 달리거나 점프하거나, 새 신발에 적응 과정에서 악화될 수 있다.

예후: 대부분의 경우 악화 요인을 제거하거나 수정하고 발바닥근막을 목표로 하는 부하(근력 훈련)와 스트레칭을 포함한 적절한 재활 프로그램을 시행하면 2~12주 이내에 완화된다. 하지만 일부 발바닥근막염의 경우 12~18개월까지 지속될 수도 있다.[9]

치료 전략: 대부분의 경우 치료적 운동, 발과 다리 마사지, 항염증제, 야간 부목, 보조기 등으로 치료한다. 다른 신발이나 보조기는 발의 아치를 재배치하는 것이 아니라 조직의 하중을 변화시켜 스트레스의 원인을 변화시키기 때문에 도움이 되는 경우가 있다. 저항성이 있거나 만성적인 경우에는 스테로이드 주사와 체외 충격파 치료(치유과정을 자극하는 음파)를 사용할 수 있다.

통증을 예방하고 완화하기 위해 발을 곧게 펴고 달리거나 발목이 꺾이지 않도록 하는 등 걷기 및 달리기 동작을 바꾸는 요령에 대해 들어보았을 것이다. 동작수정 전략은 경우에 따라 통증을 줄일 수 있지만 완벽한 해결책은 아니다. 예를 들어 평생 아치가 낮았다고 가정해보자. 잠시 휴식을 취한 후 장거리 달리기를 했는데 발바닥에 통증이 생겼다. 대부분의 경우 통증의 원인은 아치가 낮아서가 아니라 몸이 아치에 적응했기 때문일 수 있다. 위와 같은 상황에서는 운동량과 강도와 같은 훈련 변수가 문제의 원인일 수 있다.

통증이 반복되는 문제라면 러닝의 속도, 거리 그리고 운동 지속 시간을 조정하고 몸이 치유할 수 있는 충분한 시간을 확보해야 한다.

1 재활 운동 프로토콜의 1단계는 종아리 및 발바닥 연부조직을 가동술하여 통증 감소를 목표로 한다. 그런 다음 통증을 없애고 스트레칭 내성을 개선하기 위해 무릎을 곧게 펴고 구부리는 발바닥근막 종아리 스트레칭을 실시한다.[10] 무릎 위치를 바꾸면 종아리 근육과 발바닥 근막에 부하가 걸리는 방식이 달라지므로 두 가지 버전을 모두 시도해 보자. 햄스트링 스트레칭을 1단계에 포함시킨 이유는 다리 후면 사슬의 유연성과 스트레치 내성을 개선하면 종아리와 발바닥의 통증을 줄일 수 있기 때문이다. 이는 발바닥에 있는 발바닥신경plantar nerves이 장딴지의 정강신경tibial nerve에서 갈라져 나오며, 이 정강신경이 궁둥신경sciatic nerve의 일부이다. 즉, 햄스트링(넙다리뒤근)을 스트레칭하면 궁둥신경까지 함께 신장되는데, 이러한 이유로 발바닥근막plantar fascia 관련 통증이 있는 사람들에게도 증상 완화에 도움이 되는 경우가 많다. 1단계의 마지막 운동은 수건 당기기towel curl로, 발바닥 아치에 있는 네 겹의 심부 내재근(많은 발의 관절을 지지하고 안정시키는 근육)을 활성화하고 강화하는 운동이다.

2 2단계는 장딴지근gastrocnemius과 가자미근soleus을 목표로 무릎을 펴거나 구부린 상태에서 카프 레이즈로 시작한다. 이러한 운동은 종아리 근육과 발목 관절이 발과 발바닥 근막에 직접적인 생체역학적 영향을 미치기 때문에 발바닥근막 통증을 줄일 수 있다.[11] 밴드 안쪽번짐 운동은 아치 위치 및 제어에 도움이 되는 뒤정강근tibialis poesterior을 강화한다. 뒤정강근의 기능을 개선하면 발바닥근막과 발 내재근incrinsic foot muscle에 가해지는 스트레스를 줄일 수 있다. 발 아치 운동doming exercise은 1단계의 수건 당기기와 유사하며 발 내재근의 힘과 조절능력을 향상시킨다. 이 작은 근육을 동원하는데 필요한 신경 근육 경로를 만드는데 시간이 걸릴 수 있으므로, 인내심을 갖고 계속 연습해야한다.

2단계의 마지막 운동은 케틀벨 데드리프트kettlebell deadlift로 햄스트링, 볼기근, 허리 근육을 강화하며 1단계의 햄스트링 스트레칭과 마찬가지로 후면사슬 유연성(궁둥신경 포함)을 향상하는 데 도움이 된다.

3 3단계는 무릎을 곧게 펴거나 굽혀서 하는 발바닥근막 카프 레이즈를 통해 발바닥근막의 하중 내성을 높이는 데 중점을 둔다. 이 동작은 엄지발가락이 발등쪽 굽힘dorsiflexion(바닥에서 떨어뜨리기)을 하여 발바닥근막에 부담을 준다는 점을 제외하면 기존의 카프 레이즈와 유사하다. 발바닥근막염을 위해 특별히 고안된 근막염 파이터(발가락이 들어올려지도록 하는 운동보조기구)를 사용하는 모습이 뒤에 제시되었다. 이 도구가 없는 경우 수건을 돌돌 말아 대신 사용할 수 있다. 하지만 발바닥근막염 때문에 자주 문제라면 근막염 파이터를 준비해두는 것도 좋은 방법이다. 마지막 세 가지 운동은 상부 운동 사슬의 주요 안정화 장치인 볼기근glutes, 햄스트링hamstring, 넙다리네갈래근quads을 목표로 한다. 엉덩이와 무릎의 근력과 조절능력을 향상시키면 발목과 발에 가해지는 스트레스를 줄일 수 있다.

1단계

GOOD FOR:

- 발바닥 통증 완화
- 발과 발목의 경직도 완화
- 2단계 3단계 운동을 위한 준비운동

GUIDELINES:

- 매일 수행
- 도구: 폼 롤러, 작은 마사지 볼, 근막염 파이터(Fasciitis Fighte), 스트레칭 스트랩(stretch strap), 타월
- 2단계는 휴식 시 통증이 없고 운동시 경미한 통증(3/10) 미만일 때 2단계를 추가

연부조직 가동술 (Soft Tissue Mobilizations)

- ▶ 각 부위 당 1-2분 씩 소요
- ▶ 양쪽을 원하는 순서로 실시
- ▶ 압통 부위에서 10~20초간 멈춰있기

종아리 가동술(Calf Mobilization)

바닥에 앉아 종아리를 폼 롤러 위에 올려놓는다.
손으로 바닥을 하방으로 밀고 엉덩이를 바닥에서 들어올려 발목에서 무릎까지 종아리 부위를 위아래로 굴려본다.
부드럽거나 뻣뻣한 부위에서 멈추고 발을 움직인다(구부리고, 펴고, 좌우로 돌려보자). 압력을 높이려면 바닥을 지지하던 다리를 들어서 올려준 상태로 실시한다.

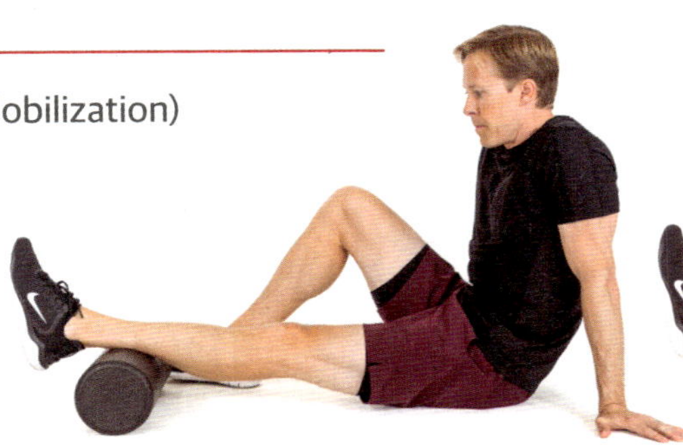

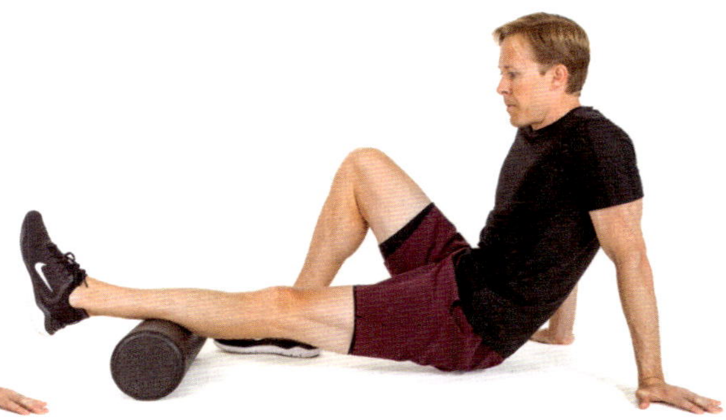

압력을 증가시키려면 다른 다리를 위에 올려놓는다

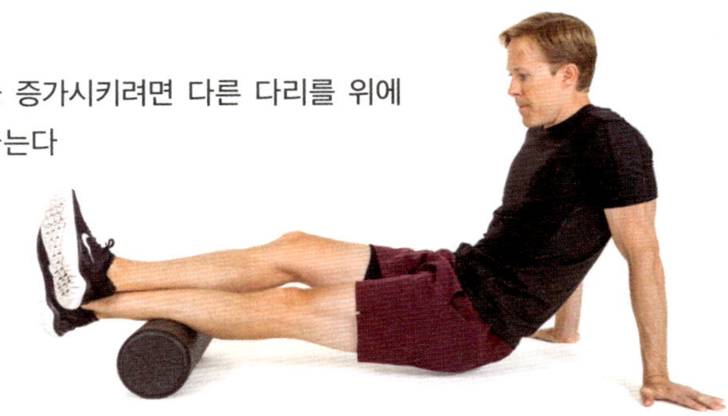

발바닥 가동술 (Plantar Mobilization)

작은 마사지 볼을 발바닥 아치 아래에 놓고 밟는다. 발볼부터 발뒤꿈치 앞쪽까지 발바닥 근막을 앞뒤로, 좌우로 굴린다.
발가락을 구부리고 펴서 발바닥 근막과 발바닥 근육을 활발하게 움직인다.

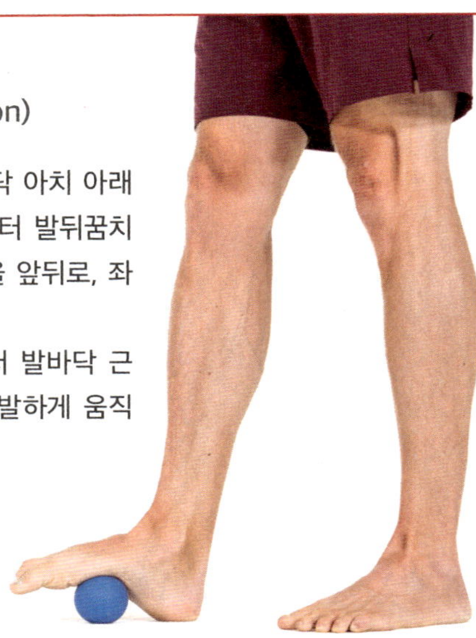

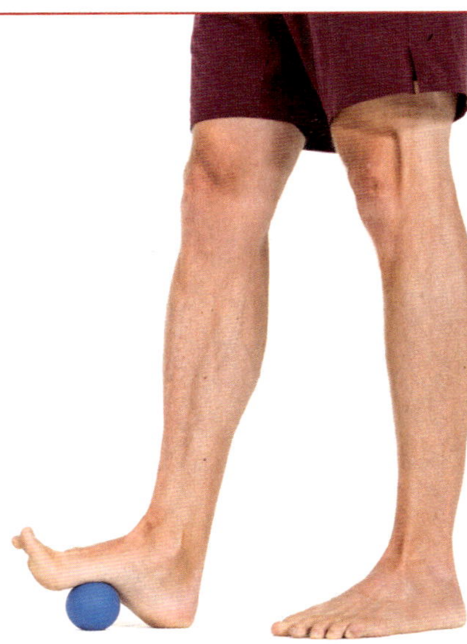

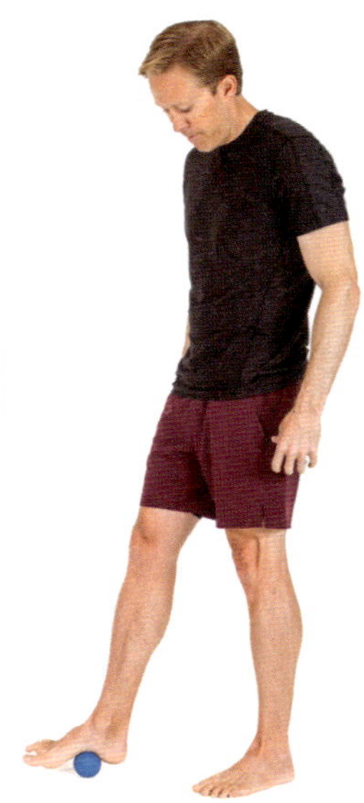

스트레칭 운동
(Stretching Exercises)

- 30~60초간 유지, 3회 반복
- 양쪽 순서와 상관없이 수행
- 통증이 느껴질 정도로 늘리지 말라.

발바닥근막 종아리 스트레칭(무릎펴서)
[Plantar Fascia Calf Stretch (Knee Straight)]

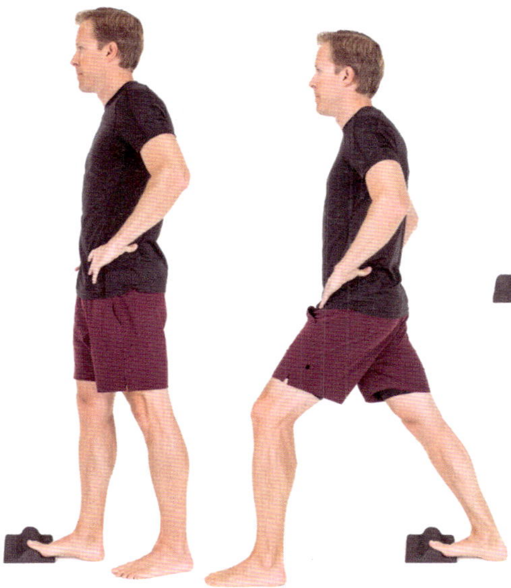

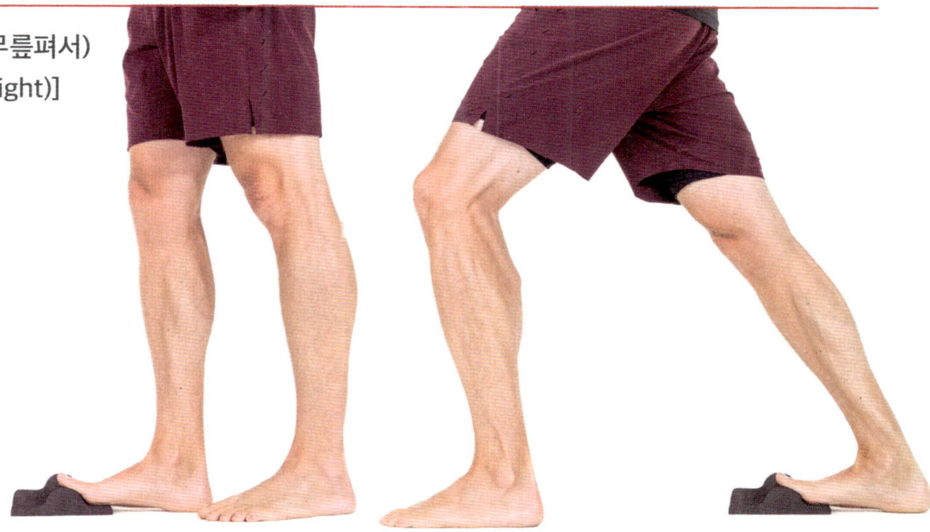

엄지발가락을 근막염 파이터(Fasciitis Fighter) 또는 말아 올린 수건 위에 올려놓는다.
반대쪽 다리로 앞으로 내딛는다.
무릎 후면을 곧게 펴고 종아리와 발바닥 근막이 늘어나는 느낌이 들 때까지 체중을 앞으로 이동한다.

발바닥근막 종아리 스트레칭
(무릎 굽혀서)
[Plantar Fascia Calf Stretch (Knee Bent)]

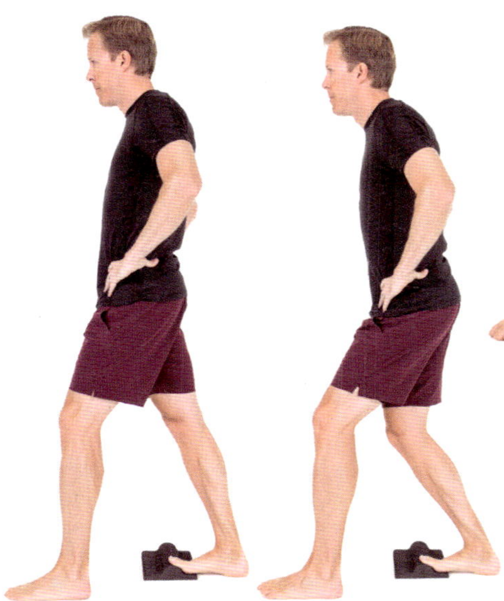

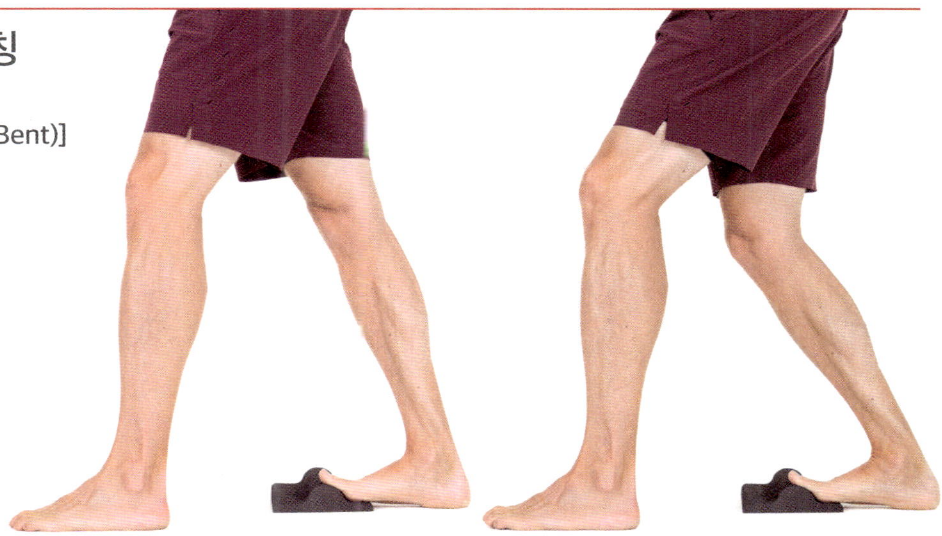

뒷무릎을 굽히면서 종아리와 발바닥근막이 늘어나는 느낌이 들 때까지 체중을 앞으로 이동한다.

햄스트링 스트레치(하나 선택)
(Hamstring Stretch)

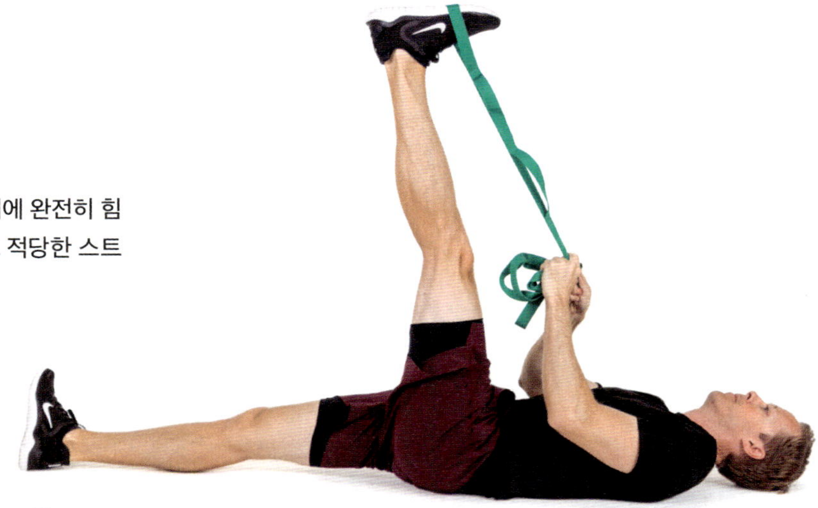

누워서(Supine)

등을 지면에 대고 누워 발에 스트랩을 걸어준다. 다리에 완전히 힘을 뺀 상태에서 팔을 이용해 발을 머리 쪽으로 당기고 적당한 스트레칭이 느껴지면 그 각도에서 고정한다.

일어서서(Standing)

벤치나 의자에 무릎을 펴고 발을 올려놓는다. 무릎을 곧게 편 상태에서 햄스트링이 늘어나는 느낌이 들 때까지 엉덩관절을 굽혀준다.

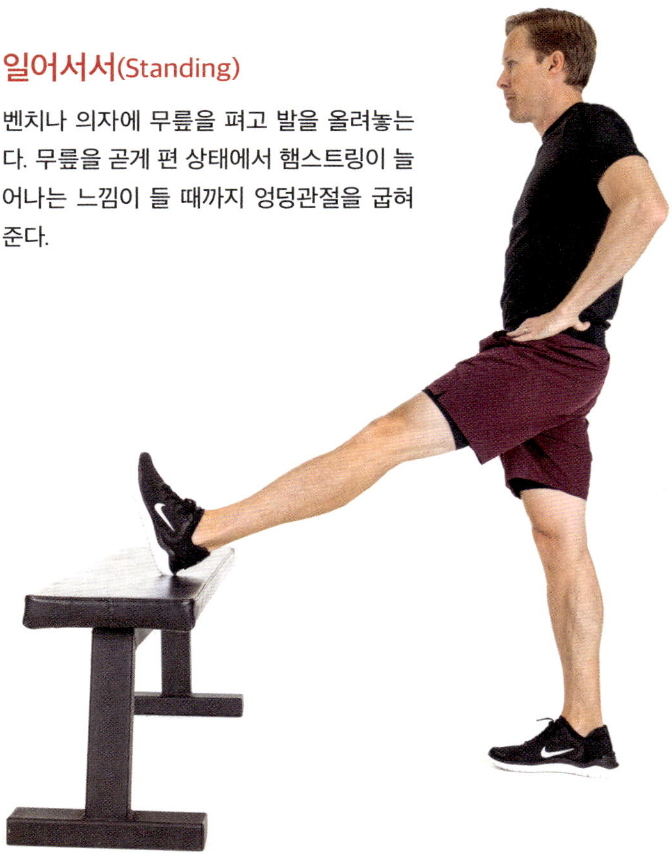

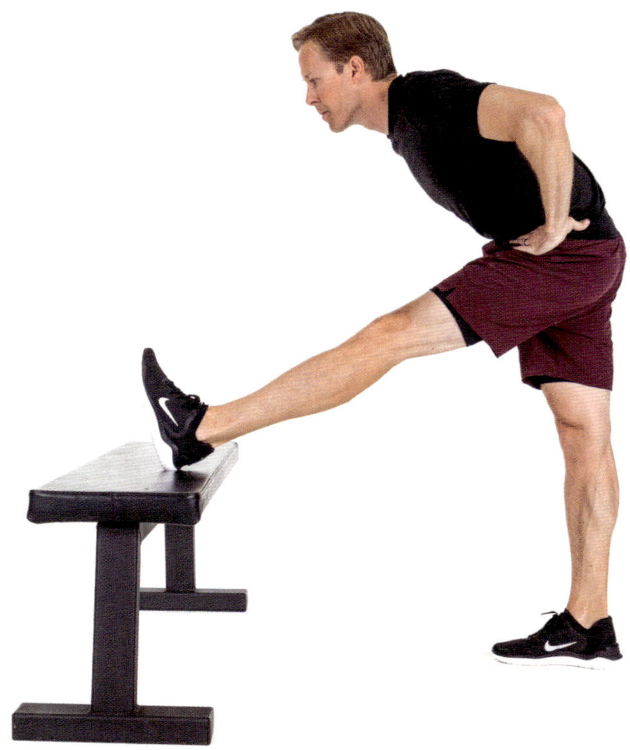

수건 당기기towel curl

발가락 아래에 수건을 놓는다.
발가락을 구부려 수건을 발뒤꿈치 쪽으로 당긴다.
수건 전체가 발바닥 아치 공간으로 모두 당겨서 모일 때까지 반복한다.

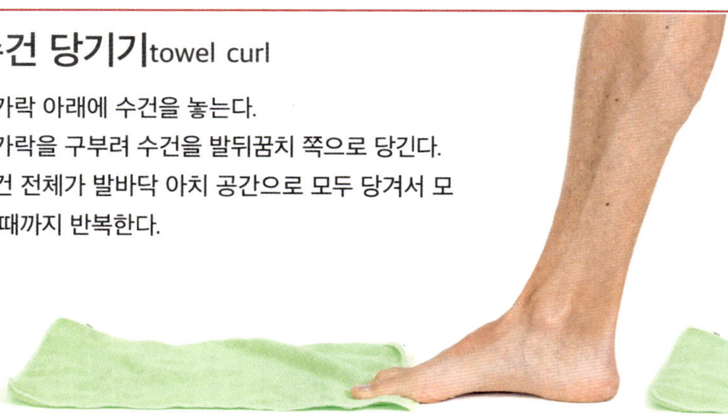

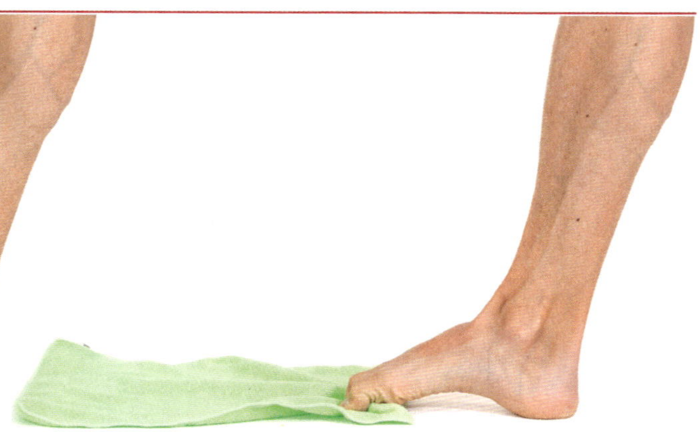

발바닥근막병증(Plantar Fasciopathy)

2단계

GOOD FOR:

- 발과 발목 통증 감소
- 발의 가동성과 신경근 조절의 향상
- 초기 발목과 발의 근력강화
- 3단계 운동을 위한 준비운동

GUIDELINES:

- 주 3-4회 수행
- 별도의 설명이 없는 한 10~15회씩 3세트 반복
- 경미한 통증(3/10) 없이 운동할 수 있을 때 3단계 운동 추가

더블 레그 카프 레이즈 (무릎 펴서)

[Double-Leg Calf Raise (Knees Straight)]

높은 표면이나 계단 위에 발바닥으로 선다.
발뒤꿈치가 바닥을 향해 내려가도록 한다.
동작의 모든 범위에서 천천히 종아리를 들어 올린다.
내려올 때는 발뒤꿈치가 발가락보다 약간 아래로 내려가야 한다.
10~15회씩 2세트 반복한다.

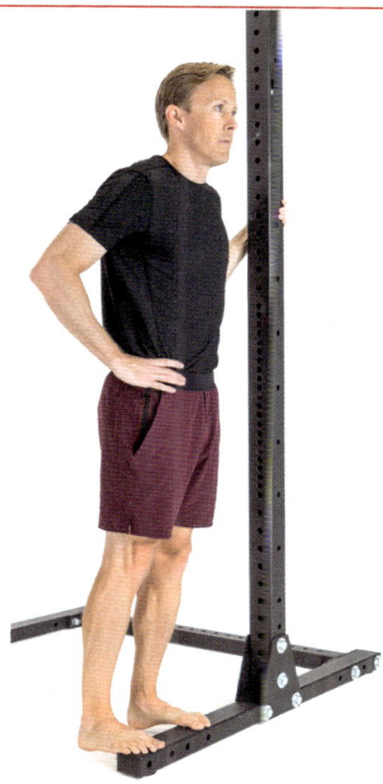

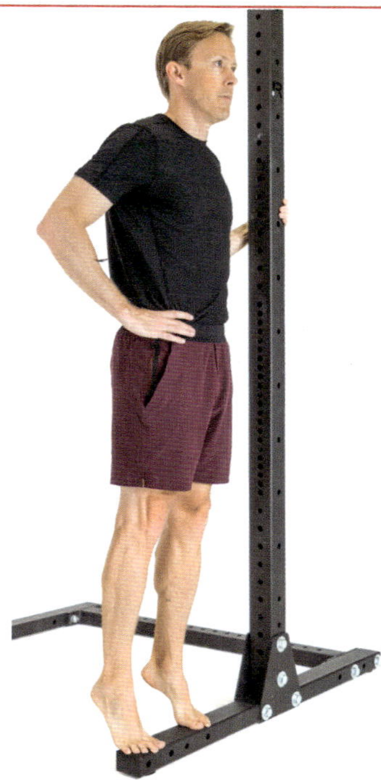

더블 레그 카프 레이즈 (무릎 굽혀서)

[Double-Leg Calf Raise (Knees Bent)]

문틀이나 선반을 잡는다.
엉덩이를 뒤로 빼고 무릎을 하프스쿼트 자세만큼 굽힌다.
무릎 각도를 유지하면서 카프 레이즈를 수행하여 가자미근을 목표로 한다.
10~15회씩 2세트 반복한다.

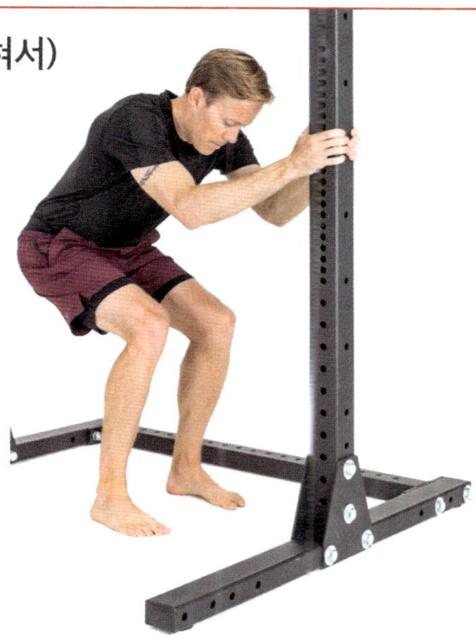

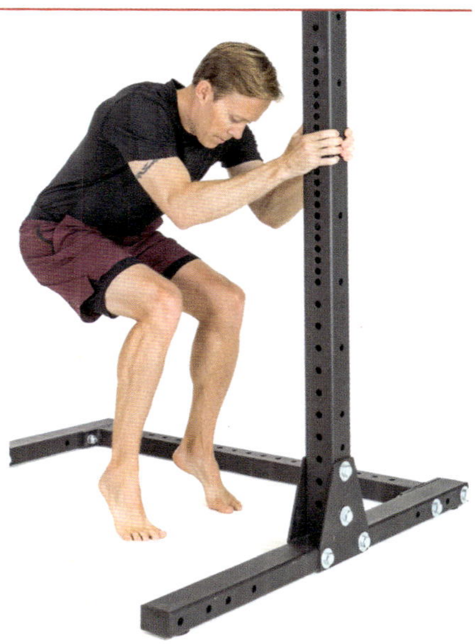

밴드 안쪽번짐(Band Inversion)

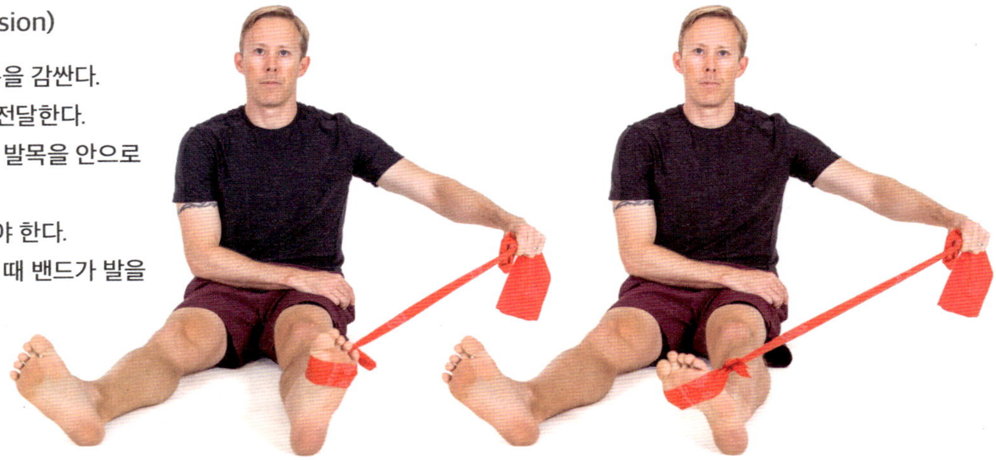

저항 밴드에 고리를 만들어 발 윗부분을 감싼다.
몸으로부터 비스듬히 밴드에 장력을 전달한다.
다리의 나머지 부분은 움직이지 않고 발목을 안으로 돌린다(안쪽번짐).
이때 무릎뼈(무릎)가 계속 위를 향해야 한다.
천천히 움직이고 시작 위치로 돌아올 때 밴드가 발을 뒤로 꺾지 않도록 주의한다.

발 아치운동(Doming)

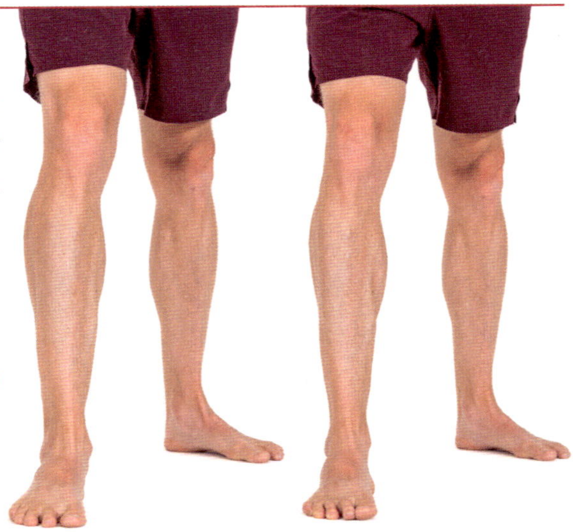

발을 엇갈리게 벌리고 서서 앞발의 근육을 꽉 쥐고 발의 아치가 바닥에서 더 높이 들어올라가도록 한다. 엄지발가락 쪽 앞꿈치를 발 뒤꿈치 쪽으로 당겨 발이 짧아지도록 한다고 상상해 보자. 엄지발가락 쪽 앞꿈치를 바닥에서 떨어지지 않도록 유지한다.
운동을 더 쉽게 하려면 앉은 자세에서 수행하여 발에 가해지는 체중을 줄여준다.

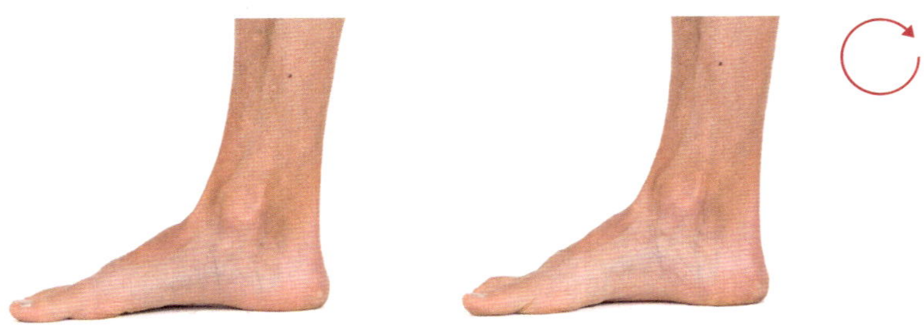

케틀벨 데드리프트(Kettlebell Deadlift)

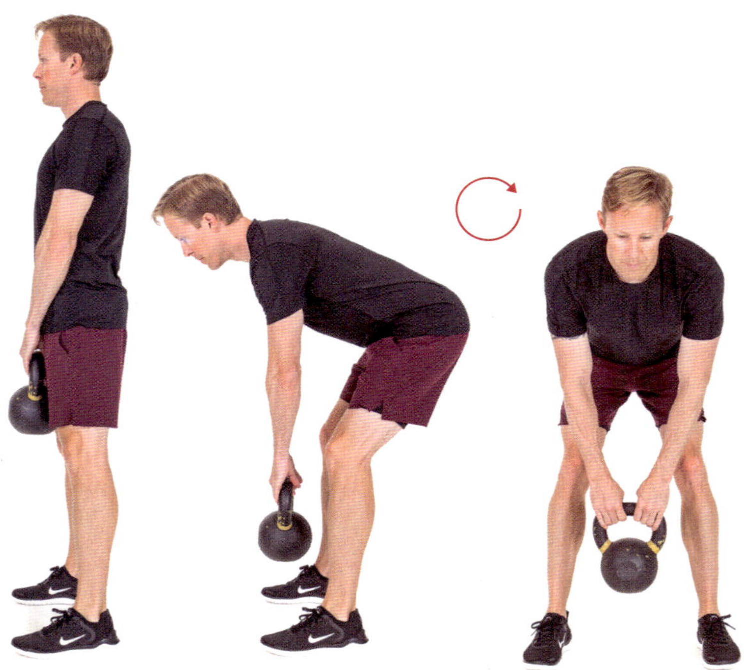

손바닥이 몸을 향하도록 다리 사이에 케틀벨을 잡는다.
발을 엉덩이 아래 또는 어깨 너비 바로 안쪽에 위치시킨다.
등을 편평하게 유지하고 팔에 힘을 뺀 상태에서 엉덩관절과 무릎 구부리면서 몸통이 앞으로 기울여주어 엉덩이, 햄스트링 등에 긴장이 느껴지도록 한다.
케틀벨을 몸에 밀착시키고 정강이를 최대한 수직으로 유지하면서 허리를 둥글게 만들지 않고 최대한 낮게 내려간다.
위로 움직이려면 엉덩관절과 무릎을 펴면서 뒤꿈치로 바닥을 밀어 올린다.
케틀벨이 없는 경우 덤벨의 윗부분을 잡거나 303페이지의 변형 동작을 수행할 수 있다.

발바닥근막병증(Plantar Fasciopathy)

3단계

GOOD FOR:

- 발과 발목의 근력 강화
- 발과 발목 통증과 손상 예방

GUIDELINES:

- 주 3-4회 수행
- 10~15회 씩 3세트
- 지칠 때까지 세트 반복
- 도구: 근막염 파이터(Fasciitis Fighter), 다웰(dowel), 루프 밴드, 덤벨

발바닥 근막 카프 레이즈(무릎 펴서) [Plantar Fascia Calf Raise (Knee Straight)]

문틀 안쪽에 자리를 잡고 균형을 잡기 위해 막대기 같은 물건을 잡고 엄지발가락을 근막염 파이터나 돌돌 말아 올린 수건 위에 올려놓는다. 무릎을 편 상태에서 한쪽 다리로 카프 레이즈를 수행하여 장딴지근(종아리)과 발바닥근막을 강화한다.

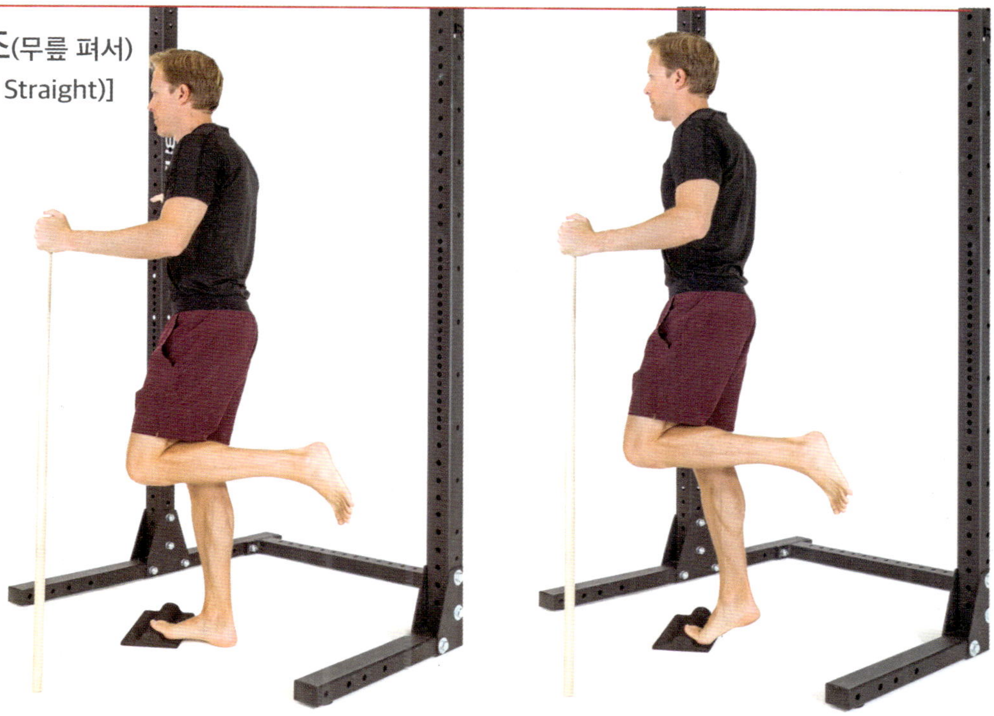

발바닥 근막 카프 레이즈 (무릎 굽혀서) [Plantar Fascia Calf Raise (Knee Bent)]

엄지발가락을 들어올린 상태에서 하프 스쿼트 만큼 몸을 낮추고 무릎 굽힌 상태에서 싱글-레그 카프 레이즈를 수행하여 가자미근과 발바닥근막을 강화한다.

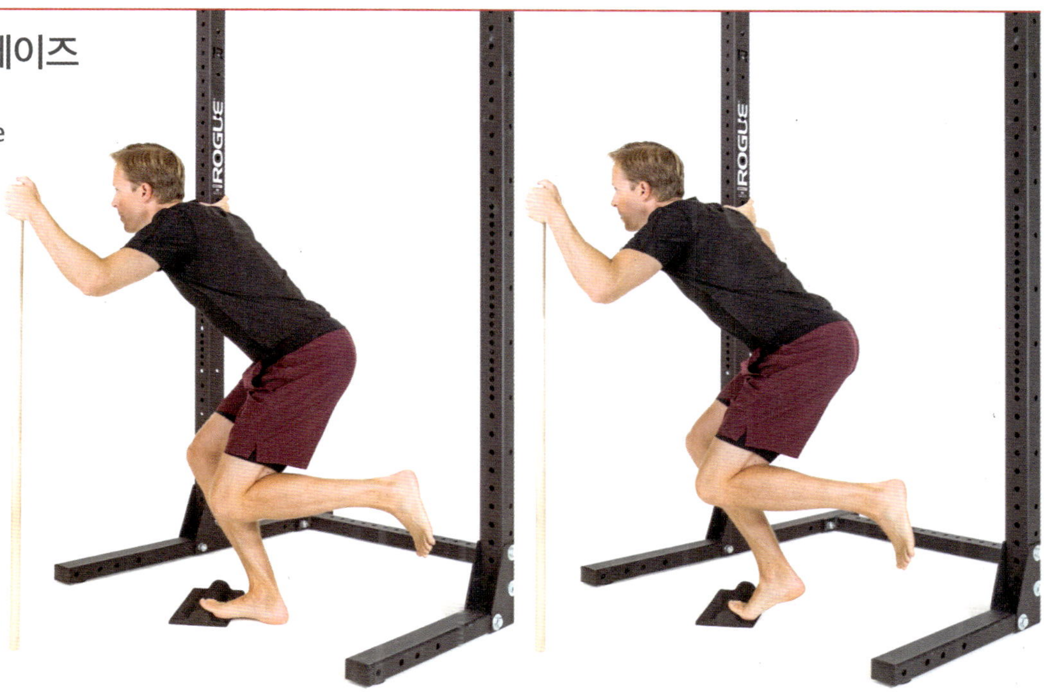

밴드 엉덩관절 벌림(Banded Hip Abduction)

무릎 위에 루프 밴드를 건다.
체중을 한쪽 다리로 옮긴 다음 체중이 실리지 않은 다리를 옆으로 들어 올린다(벌림). 상체를 과도하게 숙이지 않도록 주의하고 발은 정면을 향하도록 한다. 벽에 손을 대거나 막대기를 사용하여 균형을 유지한다.

스케이터 스쿼트(Skater Squat)

체중이 실리지 않은 무릎을 구부린 채 한쪽 다리로 서서 발을 몸 뒤에 위치시킨다.
몸통과 골반의 모양을 정사각형으로 유지하면서 엉덩관절을 굽혀 몸을 앞으로 숙이고 뒷다리의 무릎을 바닥 쪽으로 내린다.
무릎과 바닥의 패드의 거리를 측정한다.
가벼운 원판이나 덤벨을 앞에 들고 체중의 균형을 맞출 수도 있다.

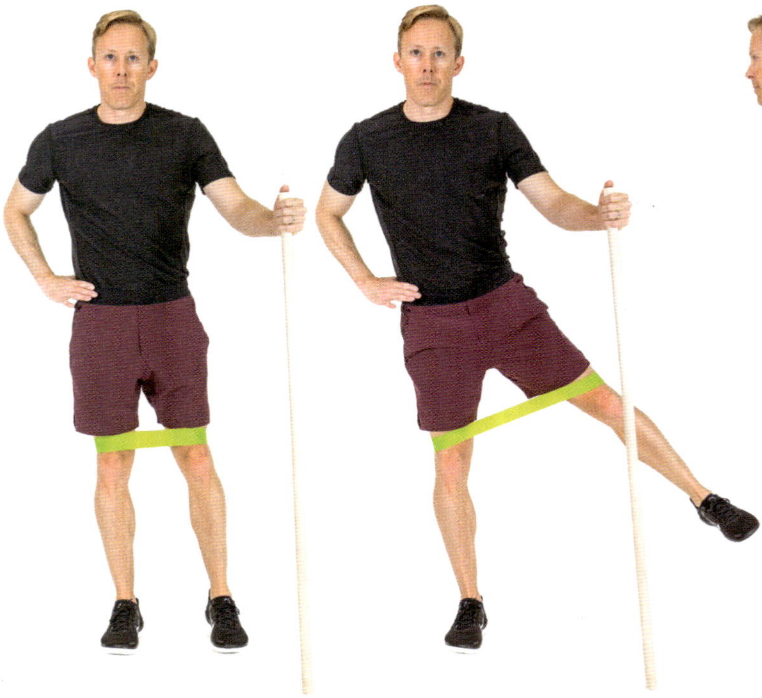

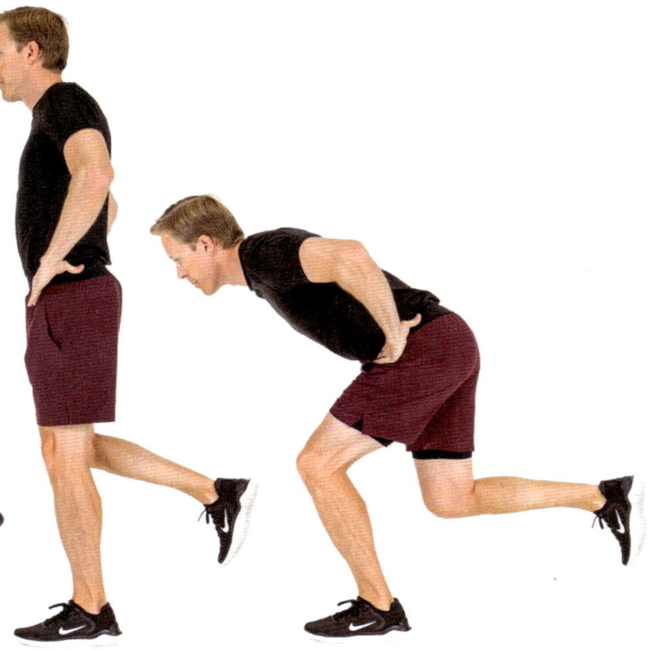

싱글-레그 데드리프트
(Single-Leg Deadlift)

양손으로 덤벨의 한쪽 끝을 잡고 체중의 대부분을 한쪽 다리로 조절한다.
동시에 엉덩이를 구부리고 무게를 실은 무릎을 살짝 구부린다. 몸통과 무게를 바닥으로 내리면서 등은 평평하게, 정강이는 수직으로, 팔은 편안하게, 어깨와 엉덩이는 정사각형으로 유지한다(비틀거나 회전하지 않도록 주의).

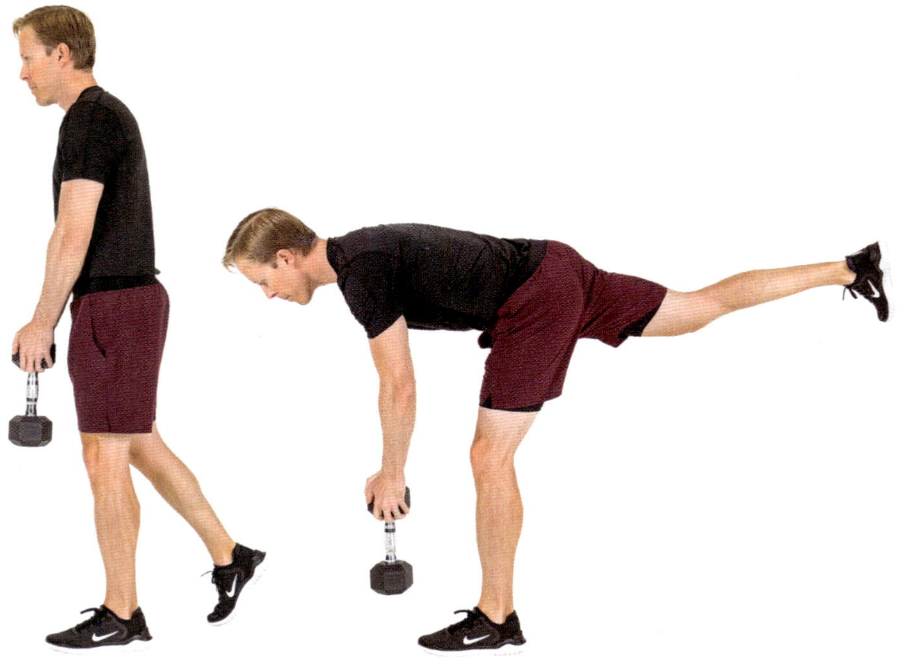

발목 염좌(Ankle Sprain)

다음 프로그램에 따라 치료하시오:

- 발목 통증과 불안정성Ankle pain and instability

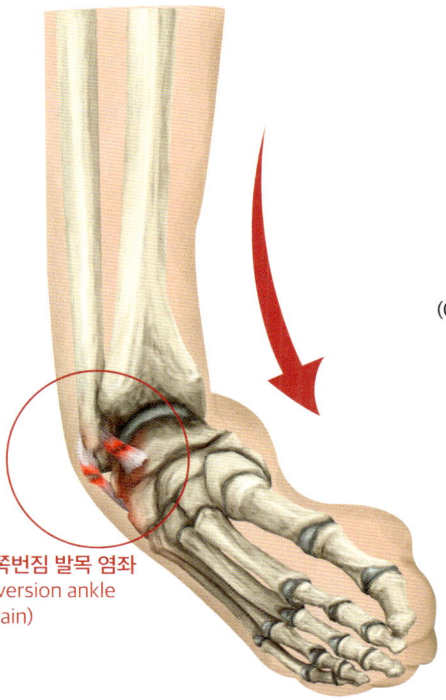

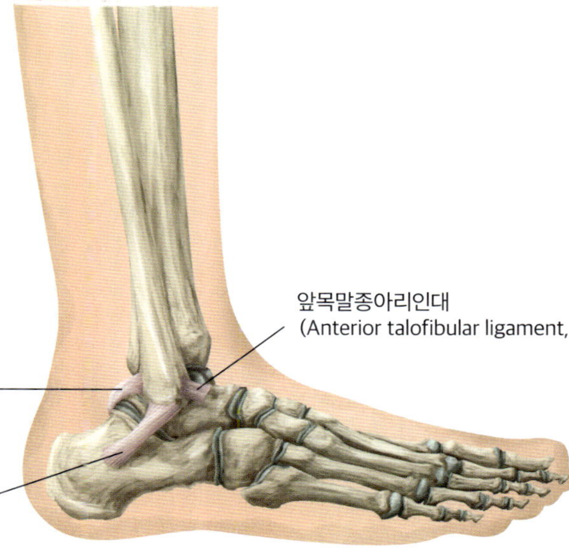

가쪽곁인대의 파열[Tears in lateral collateral ligaments (LCL)]

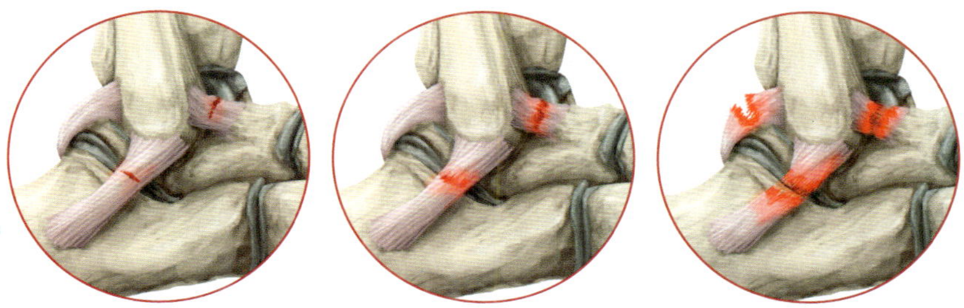

설명: 발목 염좌는 흔한 정형외과적 손상이며 72%에 달하는 사람들이 통증, 뻣뻣함, 보행 이상 등 장기적인 장애를 겪을 수 있다. 또한 염좌를 경험한 사람의 거의 80%가 재손상을 경험할 가능성이 높다.[12,13] 발목 염좌는 발이 안으로 말리는 안쪽번짐 염좌inversion sprain와 발이 밖으로 말리는 가쪽번짐 염좌eversion sprain로 나눌 수 있으며, 안쪽번짐염좌가 4분의 3 이상을 차지한다.[14,15]

안쪽번짐 염좌는 발목 바깥쪽의 인대가 손상된다. 발목에 위치한 4개의 인대 중 하나 또는 전체가 파열될 수도 있다. 농구에서 리바운드 후 착지할 때 발목이 삐죽하게 펴진 상태로 안쪽으로 돌아갔다고 상상해 보라(발바닥굽힘과 안쪽번짐). 일반적으로 안쪽의 인대가 너무 강해서 바깥쪽으로 돌리기 어렵기 때문에 안쪽으로 돌아가는데, 이것이 가쪽번짐 염좌가 덜 흔한 이유이다.

발목 염좌는 일반적으로 '퍽'하는 소리와 함께 날카롭게 찌르는 듯한 통증이 느껴진다. 통증에도 불구하고 다친 발에 약간의 체중을 지탱할 수 있고 손상 직후 최소 네 걸음은 걸을 수 있어야 한다. 체중을 지탱할 수 없다면 골절일 가능성이 높으므로 정확한 손상을 확인하기 위해 엑스레이 검사를 해야한다.

징후 및 증상: 염좌는 일반적으로 발목에 체중을 싣거나 움직일 때 발목의 바깥쪽 또는 안쪽에 날카로운 통증이 발생하고 휴식 시 욱신거리거나 아프다. 염좌가 심할 경우 주변 조직이 붓고 변색될 수 있다.

악화 요인: 발을 안팎으로 돌리거나, 고르지 않은 표면에서 걷거나 뛰는 등 인대의 치유과정에 스트레스를 주는 움직임.

예후: 발목 염좌는 일반적으로 손상수준과 적절한 재활 운동 프로그램을 얼마나 빨리 시행하느냐에 따라 4주에서 16주 이내에 치유된다.

치료 전략: 대부분의 염좌는 관절 안정성, 근력, 신경근 조절력 회복에 초점을 맞춘 재활 운동 프로그램이 필요하다.[14] 압박복을 착용하고 다리를 올리고 휴식을 취하면 부기와 통증을 줄일 수 있다. 인대 손상이 심하고 발목이 불안정한 경우 기능과 안정성을 회복하기 위해 수술적 재건술이 필요할 수 있다.

치료 전략은 염좌의 정도에 따라 달라진다. 다리가 붓고 멍이 드는 심한 염좌의 경우 3~7일 정도 휴식을 취하면서 해당 부위를 보호하고 다리를 들어 올리고 압박을 가하는 것이 좋다. 며칠 후 발목 펌프운동(발바닥굽힘-발등굽힘)을 할 수 있으며, 이는 초기 회복 기간 동안 혈류와 가동성에 도움이 될 수 있다. 핵심은 나머지 1단계 운동을 시작하기 전에 손상이 진정되도록 하는 것이다.

1

프로토콜의 1단계는 발바닥굽힘-발등굽힘 운동을 통해 통증을 줄이고 종아리의 가동술와 발목의 능동 가동성을 개선하는데 중점을 둔다. 발목 염좌 후에는 발목 발등굽힘dorsiflexion이 제한되는 것이 일반적이므로 그 다음에는 선 자세 발등굽힘 스트레칭을 실시한다.

이 동작에서는 불편함이 시작되는 지점까지만 밀어준다. 다음 두 가지 밴드 운동은 시상면(굽힘-폄)에서 근력을 키우는 운동이다. 이러한 동작은 손상된 인대에 스트레스를 주고 치유를 지연시킬 수 있으므로 너무 일찍 전두면(안쪽번짐-가쪽번짐)으로 이동하는 것은 바람직하지 않다.

2

2단계를 시작하면 운동 난이도가 높아진다. 이제 밴드를 이용한 발목 안쪽번짐, 가쪽번짐 동작을 볼 수 있다. 발목 안쪽번짐근과 가쪽번짐근은 종아리의 안쪽과 바깥쪽을 따라 움직이며 발목을 지지하므로 발목 안정성에 도전하는 동작으로 돌아가기 전에 발목을 튼튼하게 만들어야 한다. 무릎을 꿇고 발등굽힘 스트레칭은 1단계의 서 있는 옵션의 고급 버전이다. 다시 한 번 강조하지만 통증이 느껴질 정도로 무리하지 안된다. 종아리 근육은 관절을 제어하고 안정시키는데 도움이 되므로 더블 레그 카프 레이즈는 손상된 발목에 너무 많은 스트레스를 주지 않으면서 종아리 근력을 키울 수 있다.

2단계의 마지막 두 가지 운동인 스탠딩 밴드 하이드랜트banded hydrant와 레터럴 스텝다운lateral step down은 한쪽 다리로 균형을 잡고 운동 사슬의 위쪽에 있는 넙다리네갈래근과 볼기근을 강화하여 엉덩관절과 무릎 관절을 안정시키는 데 도움이 된다. 이러한 관절을 조절하는 방법을 배우면 다리가 발목을 손상시키는 자세로 움직일 가능성을 줄일 수 있다.

3

3단계는 발목으로 체중을 지탱하여 통증 없이 카프 레이즈 세트를 완료할 수 있도록 싱글-레그 카프 레이즈로 진행한다. 무릎을 곧게 편 버전은 표면에 가까운 장딴지근을 목표로 하는 반면, 무릎을 구부린 버전은 더 깊은 가자미근을 목표로 한다. 시계 운동은 동적 균형과 고유수용성 감각을 개선하여 관절 제어 능력과 인지력을 향상시키고 발목을 다시 삐끗할 가능성을 줄여준다. 발끝으로 걷기는 종아리 근육, 특히 가자미근을 대상으로 하지만 올바르게 수행하려면 발목의 안정성이 필요하다.

발목이 비틀어질 수 있으므로 천천히 움직이면서 관절을 조절하는데 집중해야 한다. 마지막 두 가지 운동은 주로 점프와 착지 동작으로 복귀하려는 운동선수를 위한 운동이다. 운동선수가 아니더라도 한 다리 점프를 연습하면 좀 더 도전적인 방식으로 착지하고 발목을 제어하는 방법을 배울 수 있다.

균형을 잃지 않고 착지하는 연습을 해보자.

발목 염좌(Ankle Sprain)

1단계

GOOD FOR:

- 발목 통증 완화
- 염증 감소
- 가동성 향상
- 2단계 및 3단계 운동을 위한 준비운동

GUIDELINES:

- 매일 수행
- 도구: 폼롤러 저항성 밴드
- 휴식 시 통증이 없고 운동시 가벼운 통증(3/10) 미만일 때 2단계 운동을 추가

종아리 가동술(Calf Mobilization)

바닥에 앉아 종아리를 폼 롤러 위에 올려놓는다.
손으로 바닥을 밀고 엉덩이를 바닥에서 들어 올려 발목에서 무릎까지 종아리를 위-아래로 굴리면서 각 다리에 1~2분간 압력을 가한다. 압력을 높이려면 한쪽 다리를 다른 쪽 다리 위에 올려놓는다.

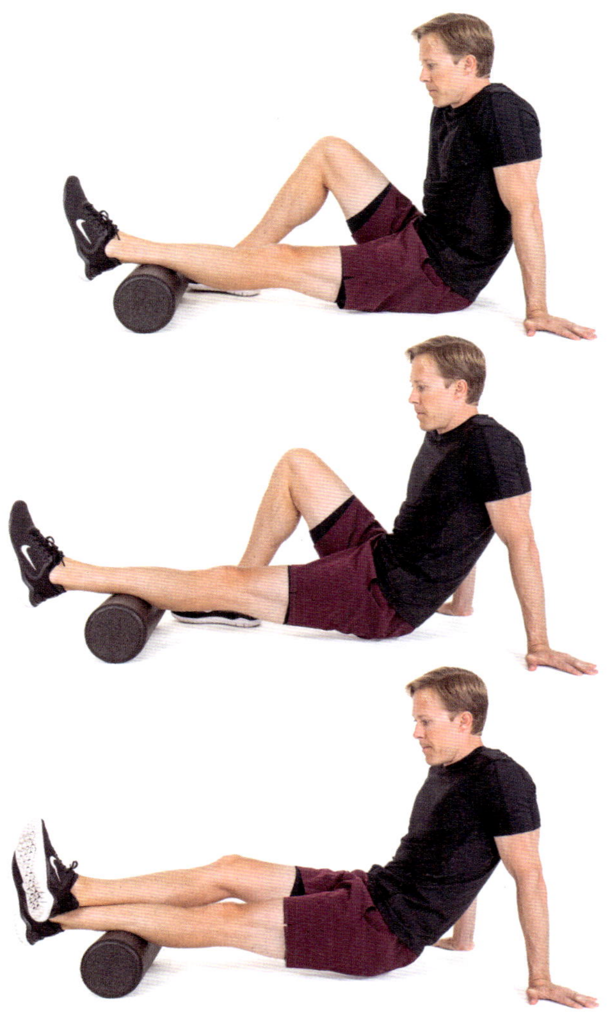

발목 가동술 발바닥굽힘-발등굽힘

(Ankle Mobility Plantarflexion-Dorsiflexion)

발목을 자유롭게 움직일 수 있는 자세로 바닥이나 의자에 앉는다. 무릎을 똑바로 유지하거나 구부릴 수 있다. 발가락을 정강이 쪽으로 끌어 올린 다음(발등굽힘) 발바닥을 향하게 한다(발바닥굽힘). 이는 한 번의 반복으로 카운트 된다. 가벼운 통증이 느껴지지 않는 범위에서 최대한 크게 움직일 수 있는 동작을 15~20회씩 3세트 반복한다.

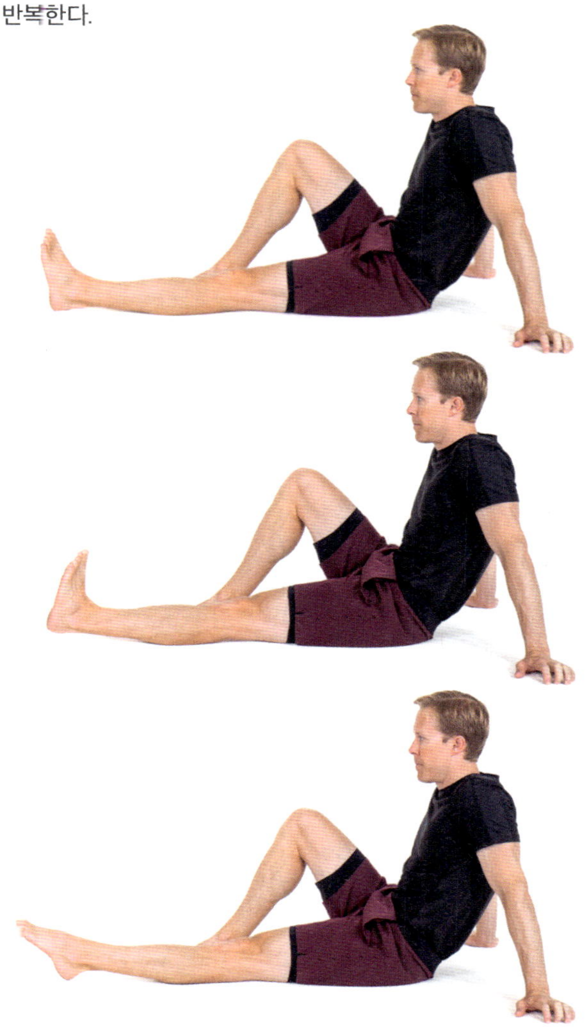

선자세에서 발등굽힘 스트레칭
(Standing Dorsiflexion Stretch)

엇갈린 자세(staggered stance)로 선다.
무릎을 곧게 펴고 발을 바닥에 평평하게 댄다. 체중을 앞으로 옮기고 무릎을 구부려 몸을 낮추고 종아리 아킬레스 힘줄이 늘어나는 느낌이 들 때까지 뒷다리의 무릎을 발가락 보다 앞으로 밀어낸다. 이 스트레칭은 발목 관절의 폄이 목표이므로 발목 앞쪽에서 뻐근함을 느낄 수 있다. 30~60초간 유지하면서 양쪽을 각각 3회씩 반복한다.

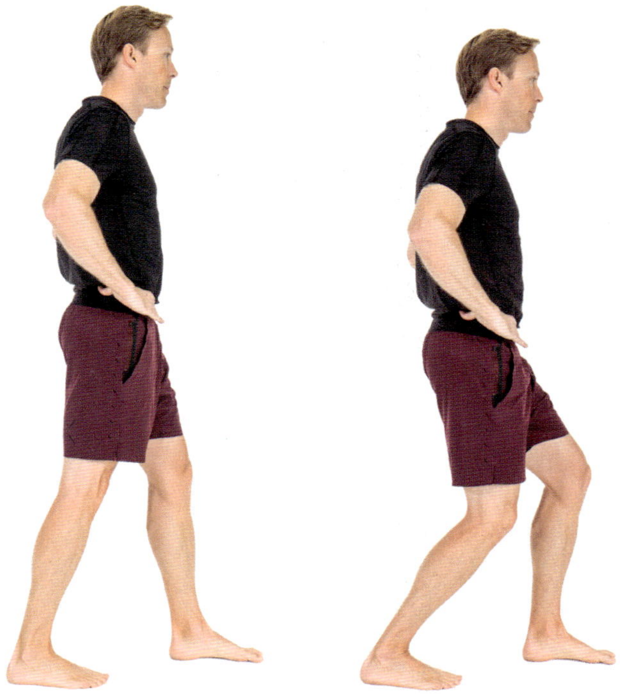

밴드 발바닥굽힘(Band Plantarflexion)

저항 밴드에 고리를 묶어 만들고 발 윗부분에 걸어주어 팔로 당겨서 밴드로 장력을 만든다. 가벼운 통증이 느껴지지 않을 정도로 발목 최대 범위로 발바닥굽힘한다. 천천히 시작 위치로 돌아간다. 10~15회씩 3세트 반복한다.

밴드 발등굽힘(Band Dorsiflexion)

밴드를 발에 감은 상태에서 다른 쪽 끝을 고정된 물체에 부착하거나 파트너가 잡아주어 발바닥굽힘 방향의 장력을 만든다. 통증이 느껴지지 않을 정도의 발목 최대 발등굽힘을 실시한다. 밴드탄성에 발목이 다시 끌려가지 않도록 천천히 동작을 실시한다.
20회씩 3세트 반복한다.

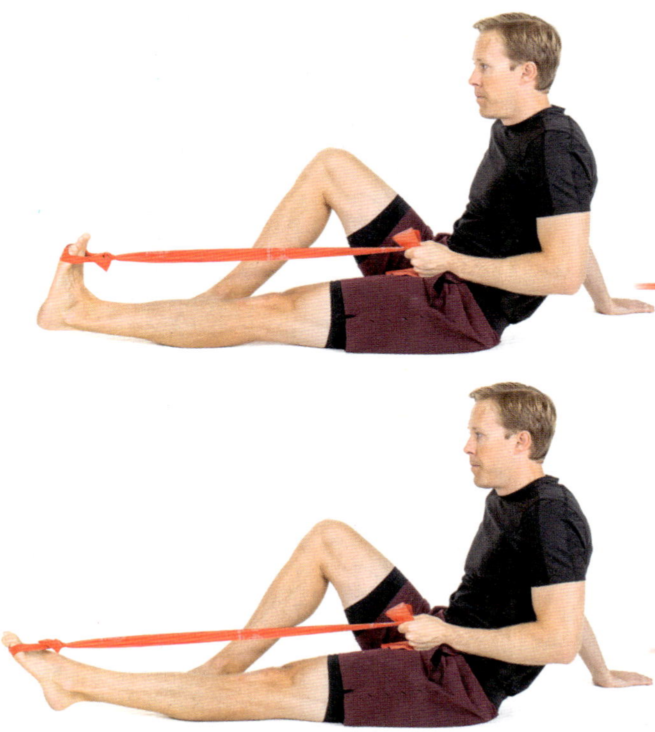

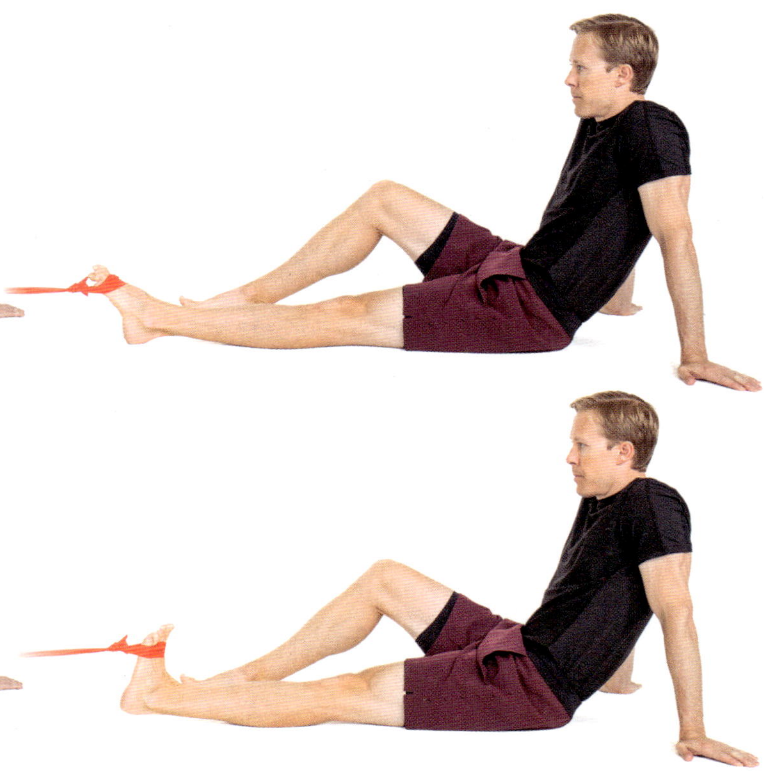

발목 염좌(Ankle Sprain)

2단계

GOOD FOR:

- 발목과 발의 통증 감소
- 초기 발목과 발의 근력 강화
- 3단계 운동을 위한 준비운동

GUIDELINES:

- 주 3-4회 실시
- 도구: 저항 밴드, 루프 밴드, 점프 박스
- 가벼운 통증(3/10)없이 운동할 수 있을 때 3단계 운동 추가

밴드 안쪽번짐(Band Inversion)

저항 밴드를 고리를 만들어 묶어 발 윗부분에 감는다. 몸에서 비스듬히 대각선 방향으로 밴드를 당겨 장력을 만든다. 다리의 나머지 부분은 움직이지 않고 발목을 안으로 돌린다(안쪽번짐). 이때 무릎뼈가 계속 위를 향해야 한다. 천천히 움직이고 시작 위치로 돌아올 때 밴드탄성 때문에 발목이 뒤로 꺾이지 않도록 주의한다. 15회씩 3세트 반복한다.

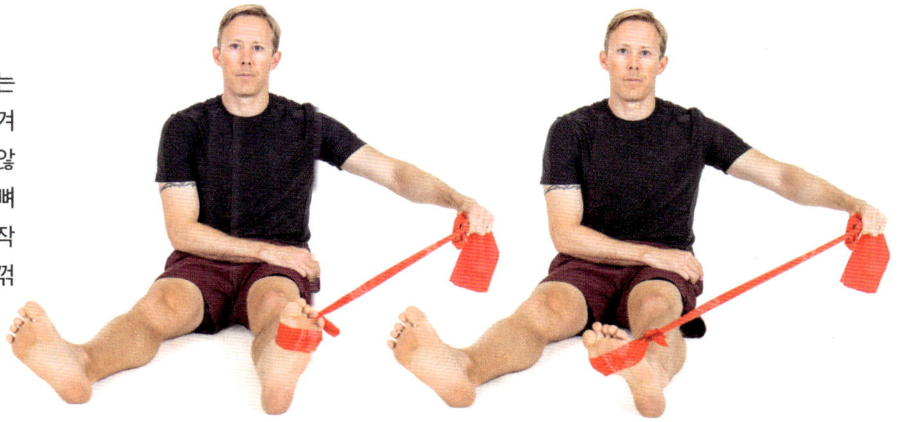

밴드 가쪽번짐(Band Eversion)

비운동측 팔로 밴드를 비운동측 발에 감아 당겨서 밴드 장력을 가한다. 발을 안으로 돌린 상태에서 시작(안쪽번짐)한 다음 나머지 다리는 움직이지 않고 발목을 밖으로 돌린다(가쪽번짐).
이때 무릎뼈는 계속 위를 향해야 한다.
15회씩 3세트 반복한다.

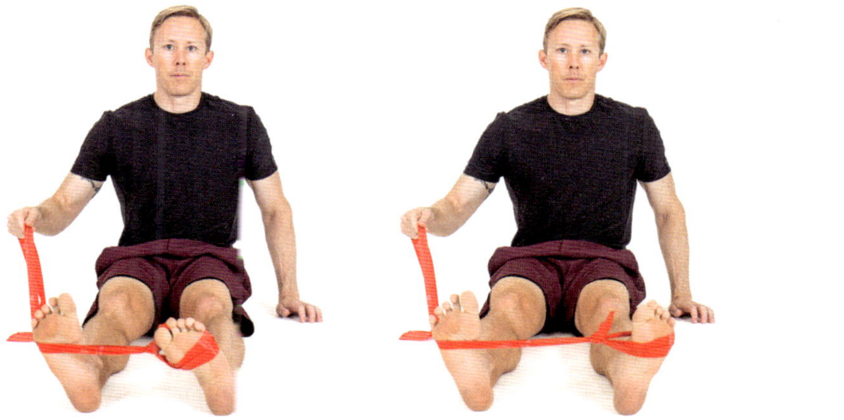

반무릎꿇고 발등굽힘 스트레칭 (Kneeling Dorsiflexion Stretch)

바닥에 무릎을 꿇고 스플릿 스쿼트 자세를 취한다. 뒤쪽 엄지발가락을 바닥과 수평을 유지하면서 체중을 앞으로 이동하여 앞쪽 발목이 발등굽힘이 되도록 한다. 통증 없는 범위에서 최대한 멀리 움직인다. 발목 앞쪽과 아킬레스 힘줄 근처의 뒤쪽이 늘어나는 느낌이 들어야 한다. 30~60초간 유지하면서 3회 반복한다. 통증이 느껴질 정도로 스트레칭하지 않는다.

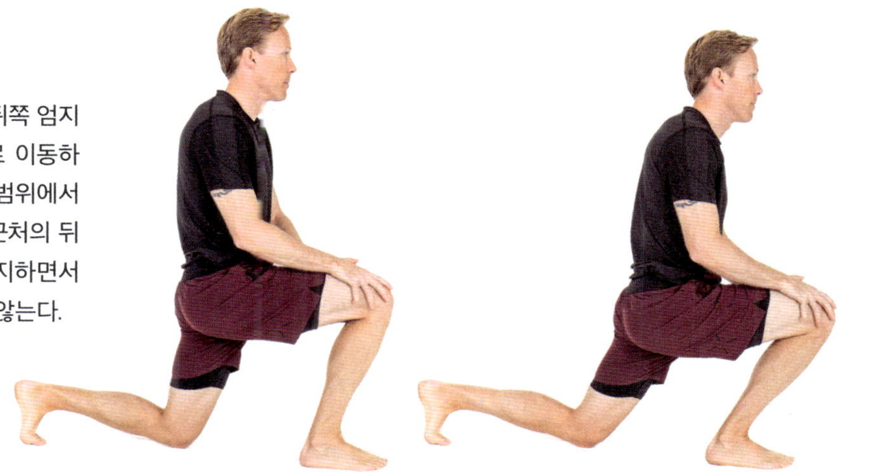

더블 레그 카프 레이즈 (Double-Leg Calf Raise)

지면과 높이차이가 있는 표면이나 계단 위에 발바닥으로 선다. 발뒤꿈치가 바닥을 향해 가라앉도록 한다. 뒤꿈치를 전체 동작 범위로 천천히 들어 올린다. 내려올 때는 발뒤꿈치가 발가락보다 약간 아래로 내려가야 한다. 3세트씩 10~15회 반복한다.

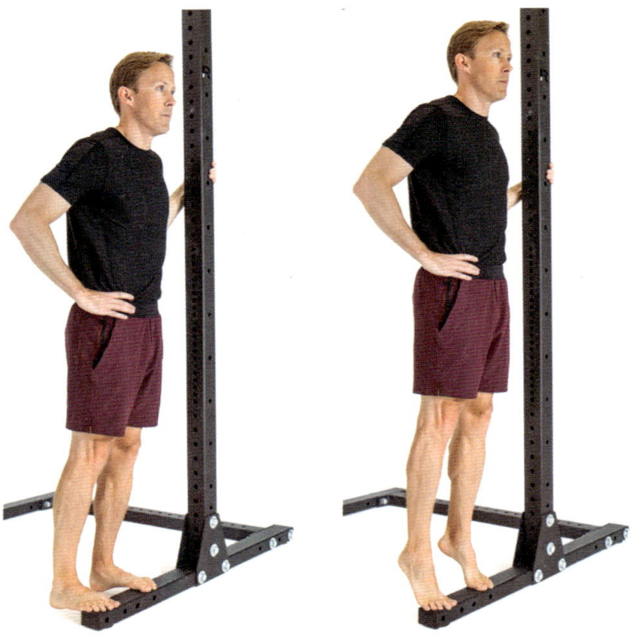

스탠딩 밴드 하이드랜트 (Standing Banded Hydrant)

무릎 바로 위에 루프 저항 밴드를 건다. 엉덩관절을 굽혀서 몸을 앞으로 숙이고 무릎을 약간 구부려 정강이를 수직으로 유지한다. 한 다리를 옆으로(벌림), 뒤로(폄) 들어 올리는 동시에 발을 바깥쪽으로 회전시킨다(가쪽돌림). 무릎이 안쪽으로 들어가지 않고 무릎이 곧게 세워지도록 유지하는데 집중해야 한다.
10~20회씩 3세트 반복한다.

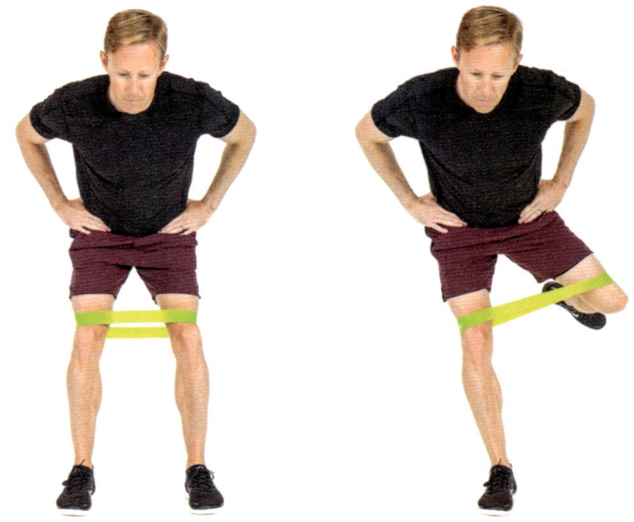

측면 스텝다운(Lateral Step-Down)

점프 박스 또는 작은 계단 옆에 선다. 박스 가장자리에 발 전체를 올려놓고 똑바로 선다. 허공에 떠있는 다리를 약간 앞으로 움직인다. 다리를 곧게 유지한 채 천천히 뒤로 물러나 바닥에 닿은 무릎을 구부려 발뒤꿈치를 바닥에 닿게 한다.
뒤꿈치가 바닥에 닿자마자 무릎을 곧게 펴고 엉덩이도 수축하여 엉덩관절도 펴주면서 시작 자세로 올라간다. 무릎이 발 위로 일직선이 되도록 유지하고 무릎이 안쪽이나 바깥쪽으로 움직이지 않도록 주의한다.
10~15회씩 3세트 반복한다.

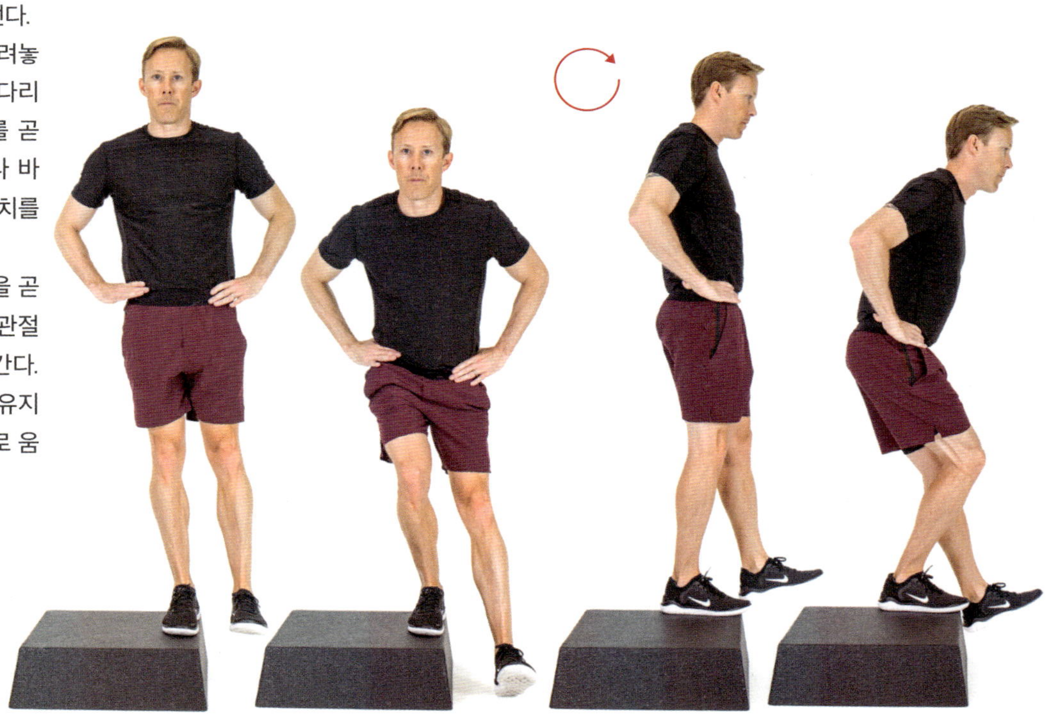

발목 염좌(Ankle Sprain)

3단계

GOOD FOR:

- 발목 근력 향상
- 안정성과 균형능력 향상
- 발목 통증과 손상 예방

GUIDELINES:

- 주 3-4회 실시
- 10-15회 3세트 수행
- 피근할 때까지 세트 반복
- 도구: 덤벨

싱글-레그 카프 레이즈

(무릎 펴서)

[Single-Leg Calf Raise (Knee Straight)]

한쪽 발의 앞 꿈치까지 지면과 높이 차이 있는 표면이나 계단 위에 올려놓고 선다. 동작 전범위에서 천천히 카프 레이즈를 수행한다.

내려올 때 발뒤꿈치가 발가락보다 약간 아래로 내려가야 한다.

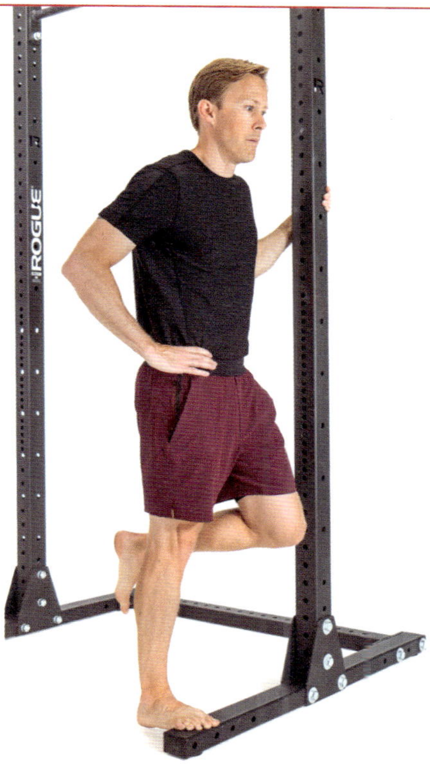

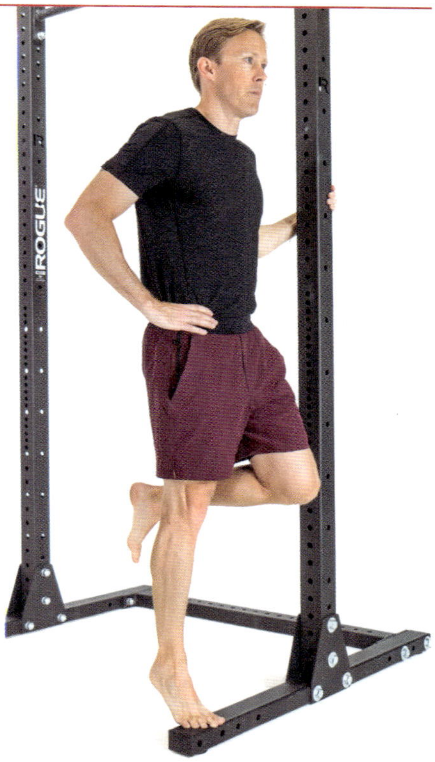

싱글-레그 카프 레이즈

(무릎 굽혀서)

[Single-Leg Calf Raise (Knee Bent)]

문틀이나 기둥을 잡고 엉덩관절을 굽혀 몸통을 낮추고 무릎을 굽힌 하프 스쿼트 자세를 취한다.

체중을 한쪽 다리로 옮기고 한쪽 다리로 동작을 수행한다. 동작 수행 동안 무릎과 엉덩이 각도를 유지해야 한다.

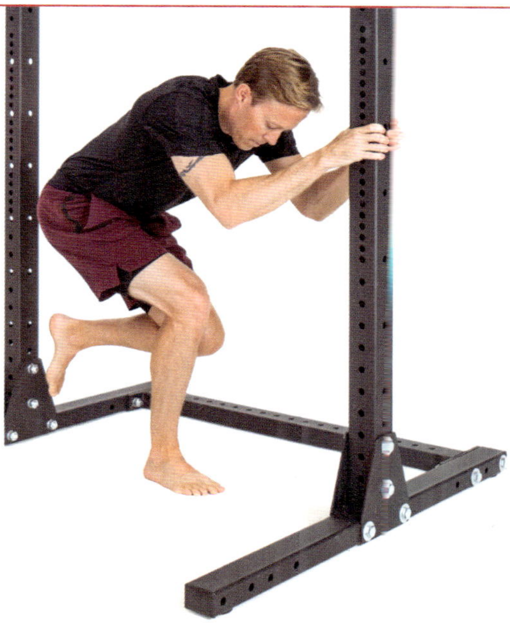

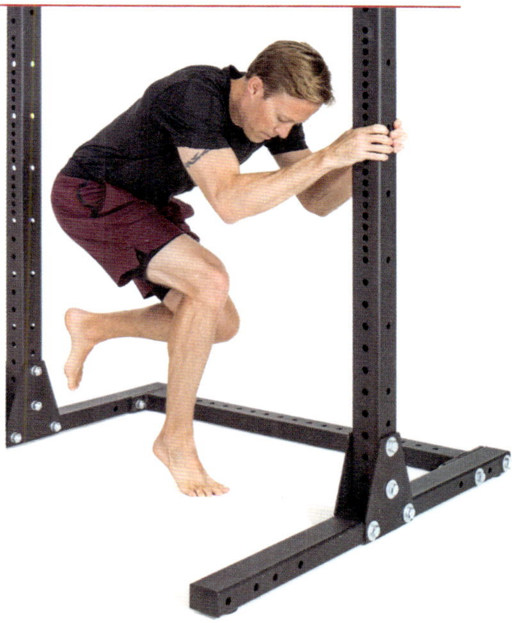

시계 운동(Clock)

발을 엉덩이 아래에 위치시켜 선다. 체중을 한쪽 다리로 옮긴다.
체중을 실은 쪽의 엉덩관절을 구부려 엉덩이를 뒤로 보내고 무릎을 구부리면서 다른 다리는 가상의 시간 방향으로 다리를 뻗는다.
12시 방향에서 시작하여 6시 방향에 도달할 때까지 각 시간 위치로 한다리를 뻗었다가 시작 위치로 돌아오는 동작을 반복한다.
각 다리는 시계의 절반 범위만 움직인다.

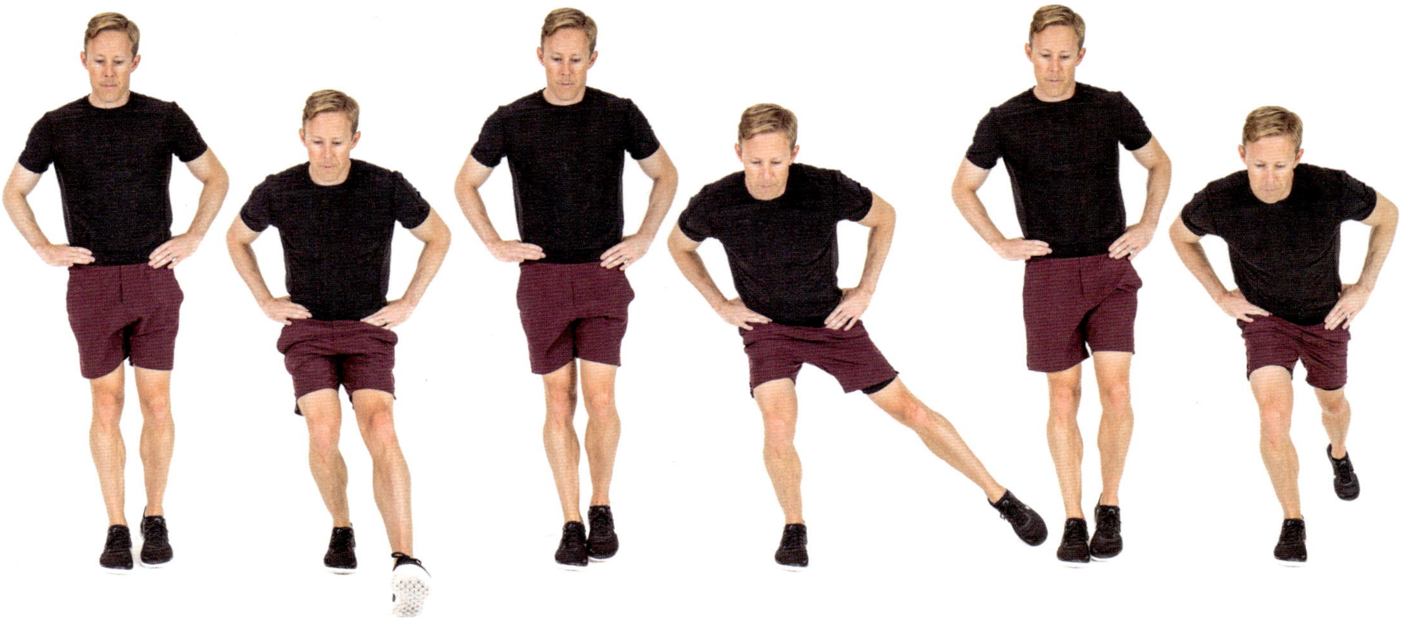

발끝으로 걷기(Tiptoe Walk)

이 운동은 덤벨을 사용하거나 사용하지 않고 맨몸으로 수행할 수 있다.
먼저 맨몸으로 시도한 다음 쉬우면 덤벨을 추가한다. 엉덩이를 구부리고 상체를 앞으로 기울인 다음 무릎을 구부리는 하프 스쿼트 자세로 시작한다. 발바닥을 바닥에 대고 작게 한 걸음을 내딛는다.
무릎의 위치를 발가락과 연장선상으로 유지하며 발뒤꿈치가 바닥에서 떨어지도록 한다.
보통 15~20걸음 정도에서 도전이 되는 거리 또는 반복 횟수를 실시한다.

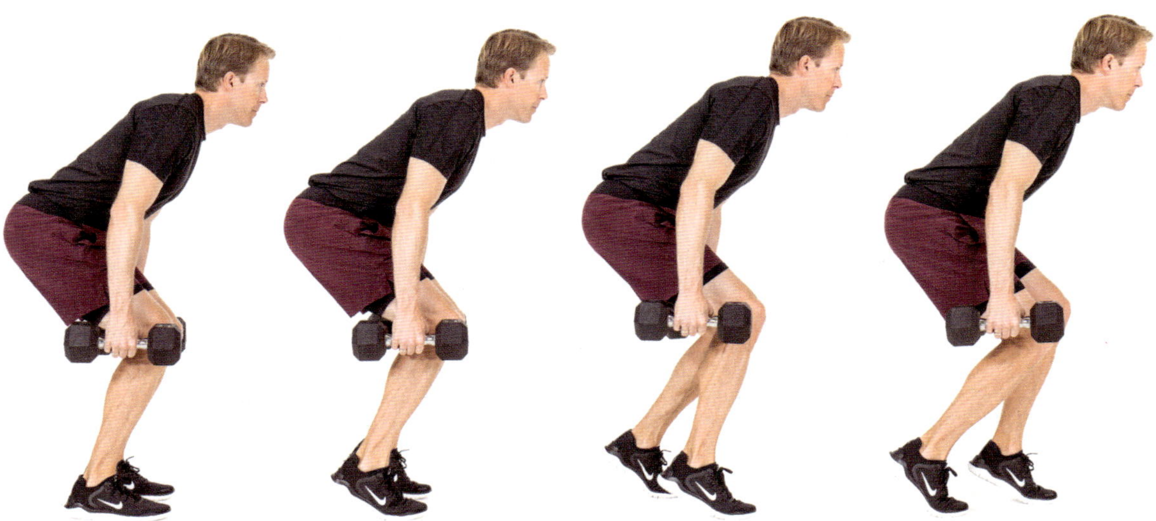

싱글-레그 깡충 뛰기(Single-Leg Hops)

한쪽 다리로 서서 수직방향으로 점프한다. 바닥에 부드럽게 착지하고 발뒤꿈치가 아래로 내려오도록 한다.
편안하고 안전하다고 느끼는 만큼의 높이로 점프해야 한다. 너무 높이 점프하면 또 다른 염좌의 우 험이 있다.
6~12회씩 3세트 반복한다.

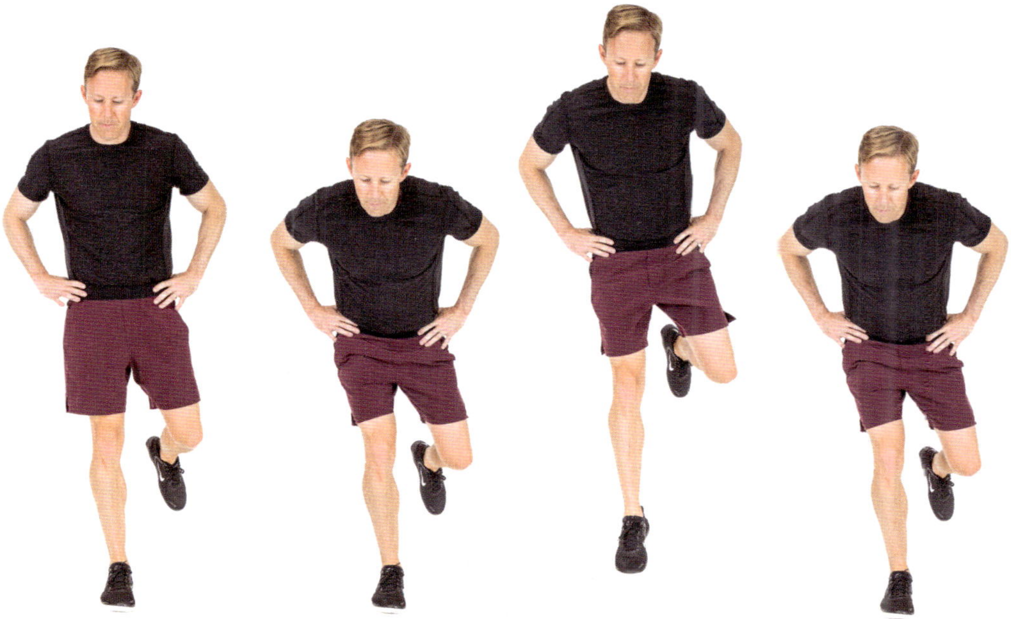

무릎 안정성의 필요성이 크고, 일상생활에서 점프를 수행해야 하는 경우에만 이 운동을 수행한다.

스케이터 점프(Skater Jumps)

발을 어깨너비로 벌리고 선다. 측면 점프를 위한 추진력을 생성하려면 엉덩관절을 구부리고 한쪽 다리를 뒤로 찬다.
이때 어깨를 지면에 닿는 다리 쪽으로 회전한다. 아이스 스케이팅 선수의 보폭을 생각해보라. 이것이 시작과 끝 자세다.
발 바깥쪽 가장자리에서 발을 떼고 들어 올린 다리를 점프 방향 옆으로 뻗는다. 발이 바닥에서 떨어질 때 어깨의 긴장을 풀고 무릎을 굽힌다. 엉덩이에서 반대쪽의 시작 자세를 준비하고 한 다리(스케이터) 스쿼트 자세로 몸을 낮춘 다음 어깨를 착지한 다리 쪽으로 회전하여 착지 시 충격을 완화해준다. 즉시 이 동작을 반복하면서 좌우로 리드미컬하게 점프한다.
6~12회씩 3세트(점프)를 반복한다.

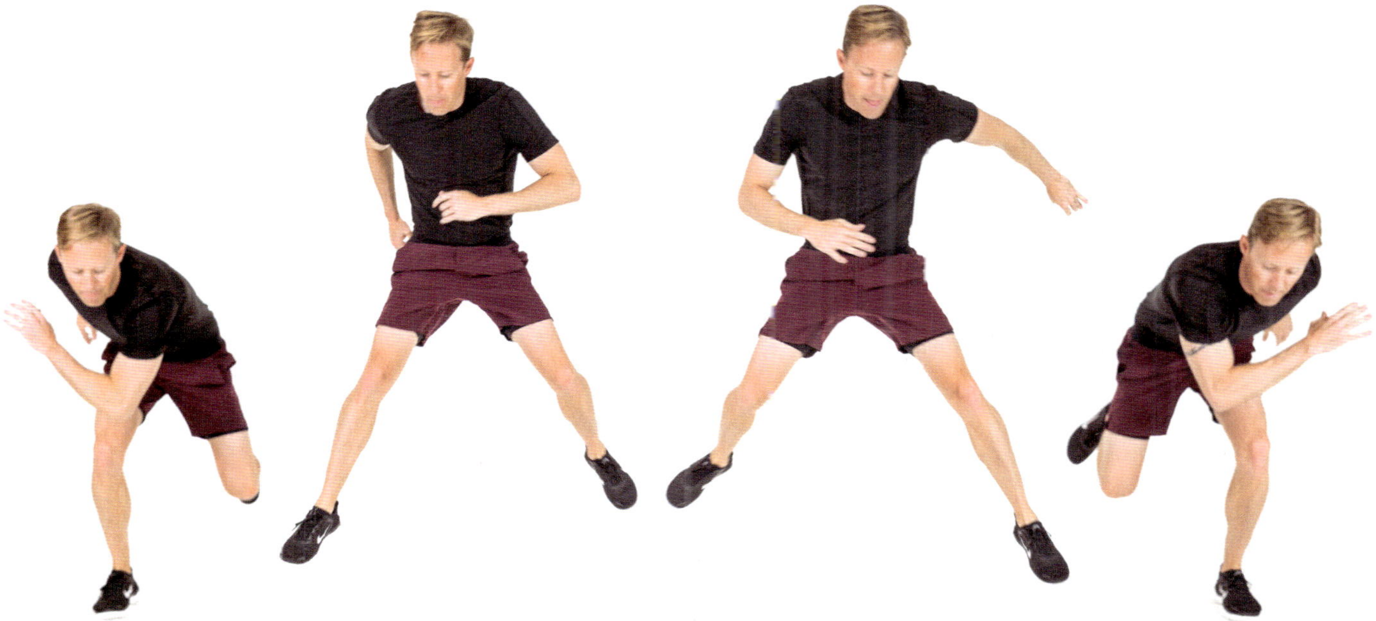

정강이 통증(안쪽정강이피로증후군)
Shin Splints (Medial Tibial Stress Syndrome)

다음 프로그램에 따라 치료하시오:

- 정강이 안쪽 또는 바깥 쪽의 통증
- 안쪽정강이피로증후군

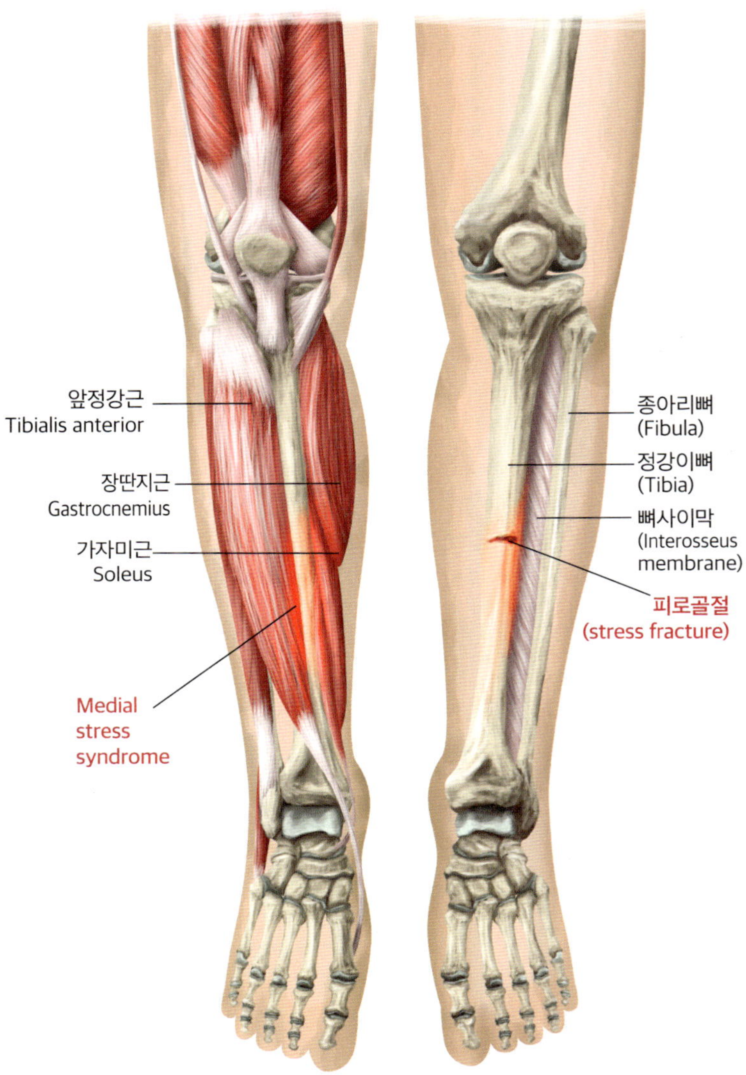

설명: 안쪽정강이피로증후군MTSS, medial tibial stress syndrome 또는 정강이 통증은 정강이 앞쪽(종아리의 내부) 부위의 반복적인 스트레스 손상을 말한다. 가장 흔한 달리기 관련 근골격계 손상인 MTSS는 일반적으로 신체가 치유할 수 없는 조직에 과도한 부하가 가해진다.[16] 대부분의 경우 정강이 통증은 훈련 강도, 거리 또는 기간의 증가로 인해 발생하지만 딱딱한 표면에서 달리거나 충격 흡수가 좋지 않은 신발을 신거나 해변에서 오래 걷는 것과 같은 새로운 활동에 참여하는 것과 같은 다른 변수를 포함할 수도 있다.

뼈나 힘줄에 문제가 생기면 비슷한 부위에서 증상이 나타나기 때문에 이 모든 것을 MTSS라는 포괄적인 용어로 묶는다. 정강이뼈의 안쪽, 뒤쪽 또는 앞쪽에 정강이 통증이 생기는 경우가 있다. 또한 정강이 앞쪽 또는 뒤쪽 통증은 다른 근육 구획에 영향을 줄 수 있다.

앞정강이 통증은 발목의 발등굽힘근ankle dorsiflexor, 특히 발 앞쪽을 들어올리는 앞정강근tibialis anterior과 더 관련이 높다. 앞정강근은 뒤꿈치가 지면에 닿은 후 발 앞쪽을 낮추는 브레이크 역할을 하기 때문에 뒤꿈치로 달리는 러너에게 더 흔하게 발생한다. 또한 내리막길을 많이 걷는 사람들에게도 발생하는데, 발을 내딛기 위해 이 근육이 계속 일해야 하기 때문이다.

뒤정강이 통증 증후군posterior shin splints) 뼈의 뒷쪽 근육인 장딴지근calf과 뒤정강근tibialis posterior이 위치한 뒷구획posterior compartment에서 더 자주 발생한다. 뒤정강이근은 장딴지근과 함께 발을 발바닥 쪽으로 굽히고plantarflexion, 안쪽번짐inversion 역할을 한다. 따라서 이 유형의 정강이 통증은 앞발 착지형 러너forefoot striker에게 더 흔하게 나타난다. 쿠션이 많은 러닝화를 신다가 맨발형 신발로 바꾸거나, 딱딱하거나 불규칙한 지면(예: 모래)에서 달리는 경우, 발의 앞꿈치로 지면을 강하게 딛게 되는데, 이때 뒤정강근과 장딴지근이 충격 흡수를 위해 과도하게 작동하게 되면서 뒤정강이 통증이 발생하기 쉽다.

징후 및 증상: 통증은 일반적으로 정강이 부위의 앞쪽과 안쪽에서 느껴지며, 달리거나 내리막길을 걸을 때와 같이 해당 부위에 스트레스가 가해지면 자극을 받는다. 정강이를 만지면 통증이 재현되는 것을 느낄 수 있다. 증상은 활동 중에 날카롭게 나타날 수 있으며, 활동 후에는 해당 부위가 아프거나 욱신거릴 수 있다.

악화 요인: 정강이 부위와 주변 근육 및 결합 조직에 스트레스를 주는 걷기, 달리기, 점프.

예후: 정강이 통증은 일반적으로 휴식과 재활로 해결되지만, 그 기간은 정도와 활동 수준에 따라 달라질 수 있다. 대부분의 사람들은 해당 부위가 둔감해지고 현재 조직의 능력에 맞게 훈련을 수정하면 6~8주 이내에 회복된다.

치료 전략: 정강이 통증은 일반적으로 물리 치료와 훈련 프로그램 수정을 통해 관리한다. 재활 운동은 통증을 줄이고 정강이 근육의 힘을 키우는 데 중점을 두며, 민감한 조직이 적응할 시간을 주기 위해 달리기나 점프의 양을 점차적으로 늘리는 데 중점을 둔다.

6~8주 후에도 증상이 개선되지 않는다면(악화 요인을 해결하고 재발 가능성을 줄였다고 가정했을 때) 스트레스 골절을 배제하기 위해 의사와 상담하는 것이 좋다.

1

1단계는 전방 및 후방 근육 구획의 통증을 줄이고 긴장을 완화하는 데 중점을 둔다. 종아리근과 뒤정강근tibialis posterior 가동술mobilization은 뒤정강이통증후군posterior shin splints 완화에, 앞정강근tibialis anterior 가동술은 앞정강이통증후군anterior shin splints 완화에 각각 특화되어 있다. 손상이 한 부위에만 국한되어 있더라도 이 모든 근육군을 다루는 것이 유익하다.

1단계에는 종아리 스트레칭도 포함되는데, 종아리 스트레칭은 뒤정강이 통증을 줄이는 데 도움이 될 수 있기 때문이다. 무릎을 편 자세의 스트레칭은 장딴지근을, 무릎을 구부린 버전은 가자미근을 대상으로 한다. 두 가지 앞정강근 스트레칭 옵션도 있다. 정강이 앞쪽을 더 잘 스트레칭할 수 있는 방법을 선택하라.

2

2단계에서는 밴드로 저항을 주고 운동하여 정강이 통증과 관련된 근육과 건을 강화하기 시작한다. 밴드 모음 운동은 뒤정강근tibialis posterior을 목표로 하고 밴드 발등굽힘 운동은 앞정강근과 힘줄에 부하를 준다. 뒤정강근은 종아리 근육과 함께 후방 구획에 있기 때문에 이 단계에서는 무릎을 펴고 실시하는 운동은 장딴지근 쪽으로, 무릎을 굽혀서 하는 운동은 가자미근 쪽으로 부하가 집중되도록 두 가지의 카프 레이즈 변형운동을 포함시켰다.

스케이터 스쿼트는 볼기근과 넙다리네갈래근의 운동 사슬 기능을 한층 더 강화시킨다. 이 근육은 충격을 흡수하는 중요한 근육이며 종아리 근육의 스트레스를 완화할 수 있다.

3

3단계에서는 운동 사슬의 근위부에 위치한 근육을 계속 강화한다. 종아리(그리고 넙다리근육), 특히 가자미근을 목표로 하며 종아리 근력을 향상시킬 수 있는 발끝 걷기를 제외하고는 모두 해당된다. 마지막에 하는 한발로 뛰기는 치유 조직에 가장 큰 스트레스를 주므로 통증이 거의 또는 전혀 없이 뛰고 착지할 수 있을 때만 이 운동을 시행한다.

정강이 통증(Shin Splints)

1단계

GOOD FOR:

- 정강이 통증 완화
- 근육 긴장도 감소
- 유연성 향상
- 2단계 3단계 운동을 위한 준비운동

GUIDELINES:

- 매일 실시
- 도구: 폼롤러, 작은 마사지볼, 경사면 보드
- 휴식시 통증이 없고 운동시 가벼운 통증(3/10) 미만일 때 2단계 운동을 추가

연부조직 가동술 (Soft Tissue Mobilizations)

▶ 각 부위별 1-2 분씩 실시
▶ 양쪽을 원하는 순서대로 수행
▶ 압통부위에서 10-20 초간 멈추는 방식

종아리 가동술(Calf Mobilization)

바닥에 앉아 종아리를 폼 롤러 위에 올려놓는다. 손으로 바닥을 밀어내어 엉덩이가 바닥에서 떨어지도록 올려 발목에서 무릎까지 종아리를 위아래로 굴려준다. 부드럽거나 뻣뻣한 부위가 있으면 멈추거나 발을 움직인다(구부리고, 펴고, 좌우로 돌림). 압력을 높이려면 다른 쪽 다리를 위에 올린다.

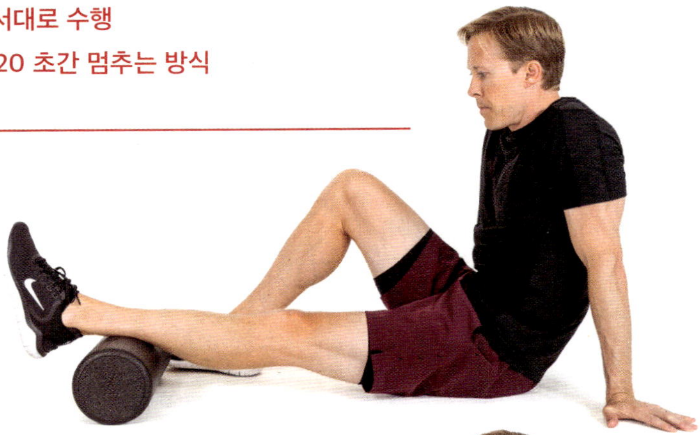

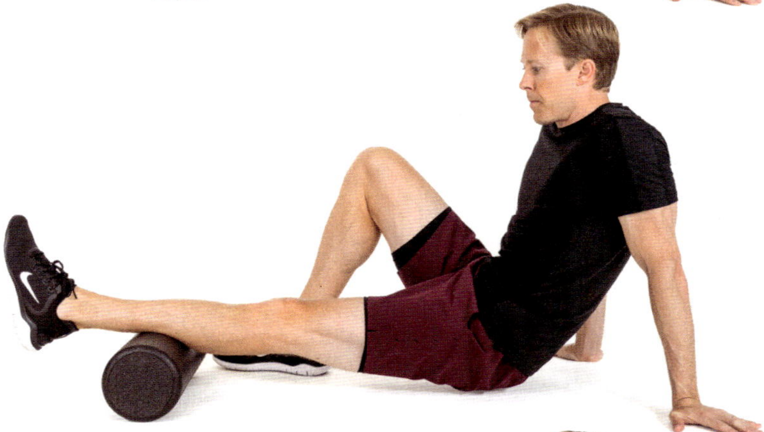

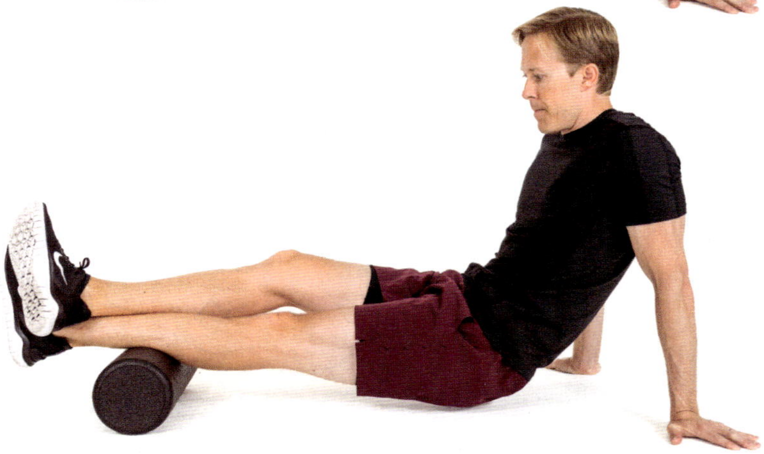

앞정강근 가동술(하나 선택)
(Tibialis Anterior Mobilization)

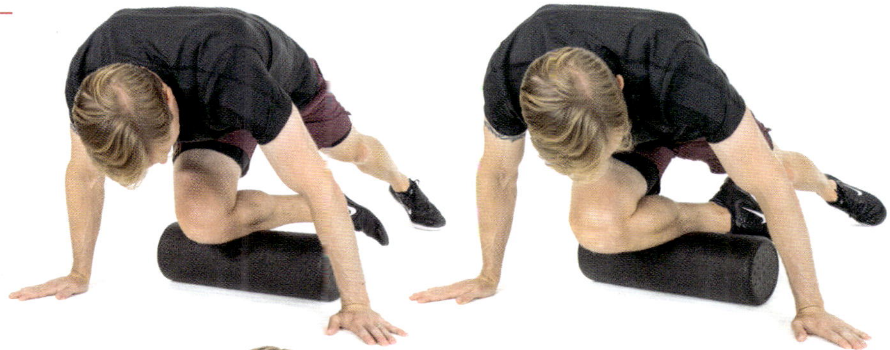

폼롤러로(With Foam Roller)

푸시업 자세를 취한 후, 정강이뼈가 아닌 종아리 바깥쪽 근육 부위를 폼롤러 위에 올려놓는다. 무릎에서 발목 방향으로 종아리 아래쪽을 천천히 굴리며 마사지한다. 엉덩이를 아래로 눌러 체중을 실어 압력을 가하면 더 효과적이다.

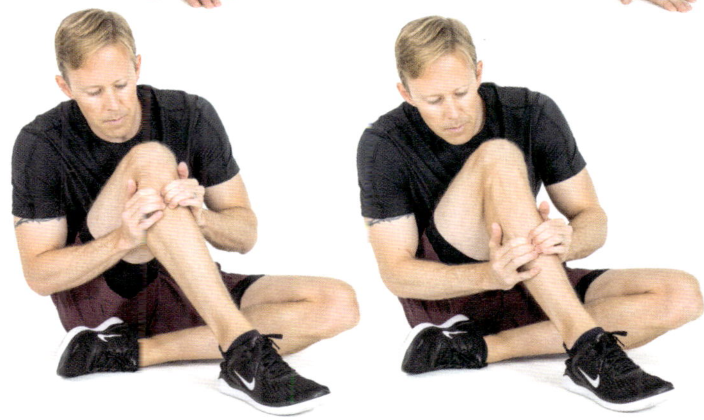

손으로(Manual Variation)

앉은 자세에서 무릎을 가슴 쪽으로 당겨 다리를 굽히고, 검지와 중지를 이용해 정강이 바깥쪽 근육(무릎부터 발목까지)을 따라 압박한다. 통증이 느껴지는 부위에서 멈추고, 발목을 굽혔다 펴면서 근육을 추가로 풀어준다.

뒤정강근 가동술(하나 선택)(Tibialis Posterior Mobilization)

작은 마사지 볼이나 엄지손가락을 사용하여 이 동작을 수행할 수 있다. 다리를 구부린 채(무릎을 가슴에 보내서) 앉은 자세에서 무릎에서 발목까지 정강이 안쪽의 근육에 압력을 가한다. 부드러운 지점에서 멈추고 발목을 구부렸다 펴면서 근육을 더 큰범위로 움직인다.

공으로(with ball)

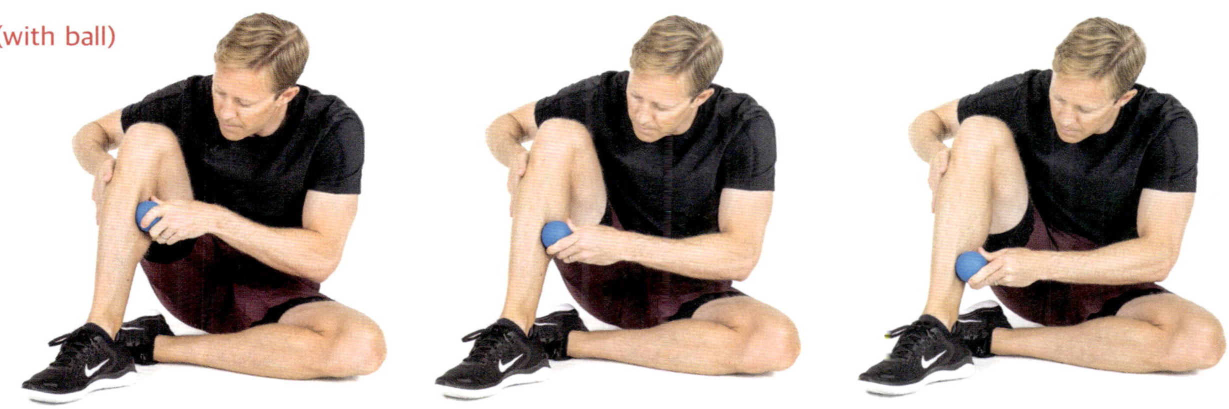

손으로(manual variation)

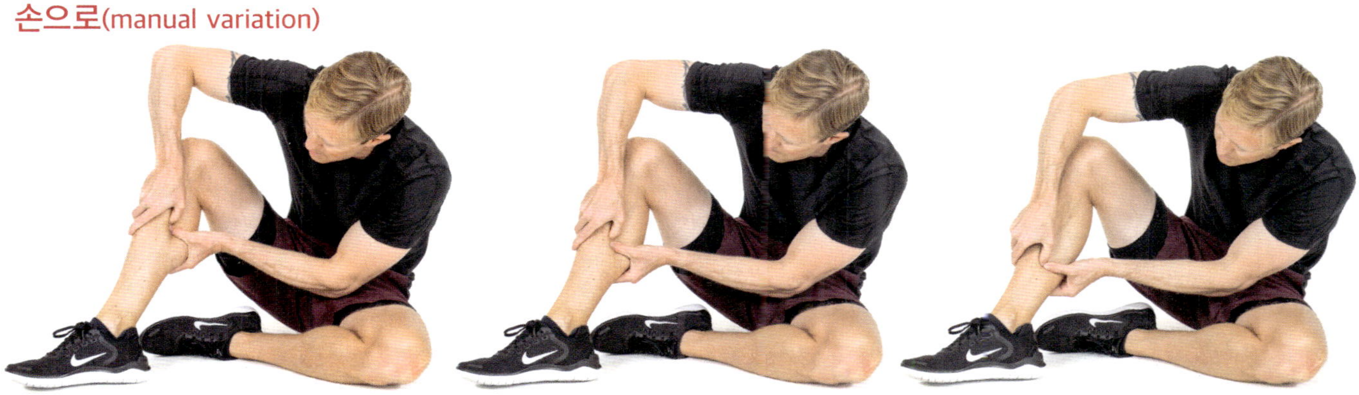

스트레칭 운동
(Stretching Exercises)

- ▶ 30~60초간 유지하며 3회 반복
- ▶ 양쪽 순서와 상관없이 수행
- ▶ 통증이 느껴질 정도로 스트레칭하지 않음

앞정강이 스트레칭(하나 선택)(Pretibial Stretch)

더블 레그(Double-Leg)

발등과 정강이가 바닥과 수평을 이루도록 자세를 잡는다. 무릎을 바닥에 붙인 채 엉덩이를 발뒤꿈치 쪽으로 앉는다. 발목에 통증이 있으면 이 동작을 건너뛰는게 좋다. 더 강력한 스트레칭을 위해 한쪽 다리로만 하는 변형 동작을 시도할 수 있다.

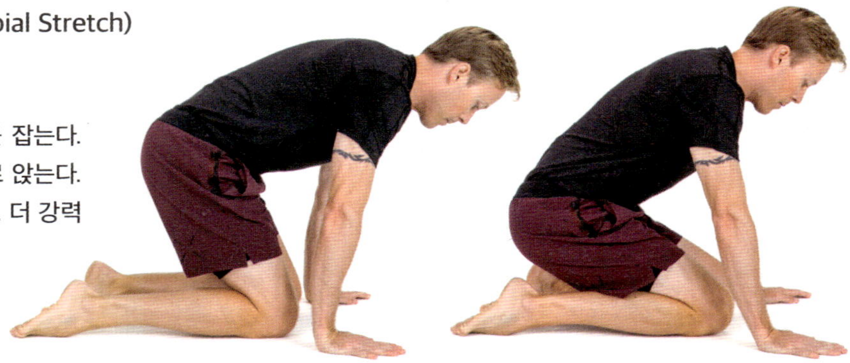

싱글-레그(Single-Leg)

한쪽 발을 바닥에 대고 다른 쪽 다리를 몸 아래로 구부려 앉아서 발을 엉덩이 아래에 위치시킨다.
발과 정강이가 바닥과 수평이 되도록 한다.
체중을 구부린 다리 쪽으로 옮기고 같은 쪽 팔로 몸을 지탱한다. 팔과 다리로 체중을 지탱하면서 무릎을 가슴 쪽으로 당긴다.

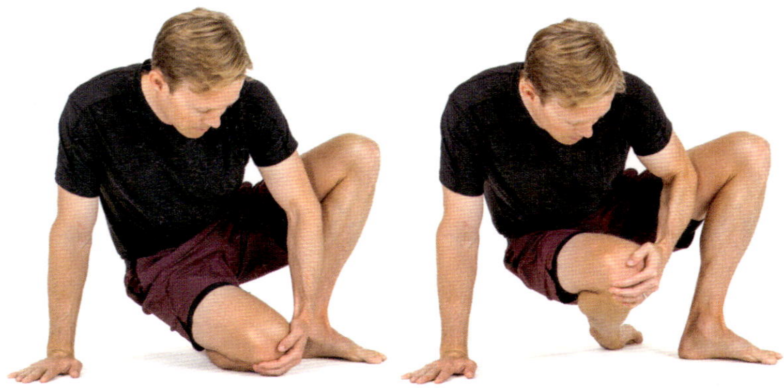

일어서서 종아리 스트레칭
(Standing Calf Stretch)

경사면 보드에 발 앞쪽 부분을 대고 선다. 스트레칭하는 다리 앞으로 다른 발을 내딛는다. 종아리와 발목 뒤쪽이 늘어나는 것을 느껴야 한다.
가자미근을 공략하려면 엉덩관절을 굽혀 몸통을 앞으로 숙여준 다음 무릎을 구부린다.

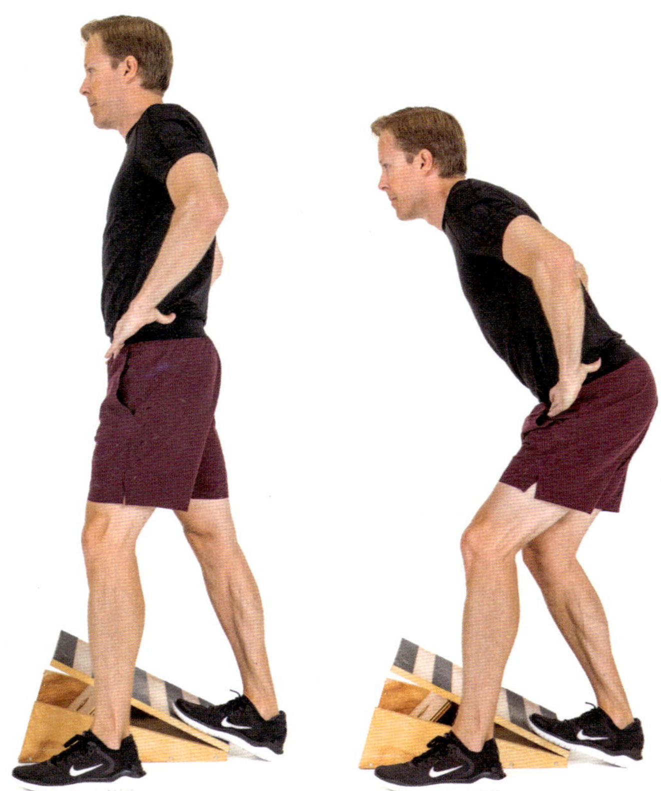

정강이 통증(Shin Splints)

2단계

GOOD FOR:

- 정강이 통증 감소
- 초기 발목 및 정강이 강화
- 3단계 운동을 위한 준비운동

GUIDELINES:

- 일주일에 3~4일 수행
- 10-15회씩 3세트
- 도구: 저항 밴드
- 가벼운 통증(3/10) 없이 운동을 할 수 있을 때 3단계 운동 추가

밴드 안쪽번짐(Band Inversion)

저항 밴드에 고리를 만들어 발 윗부분을 감싼다. 몸으로부터 비스듬히 밴드에 장력을 전달한다. 다리의 나머지 부분은 움직이지 않고 발목을 안으로 돌린다(안쪽번짐). 이때 무릎뼈(무릎)가 계속 위를 향해야 한다. 천천히 움직이고 시작 위치로 돌아올 때 밴드가 발을 뒤로 꺾지 않도록 주의한다.

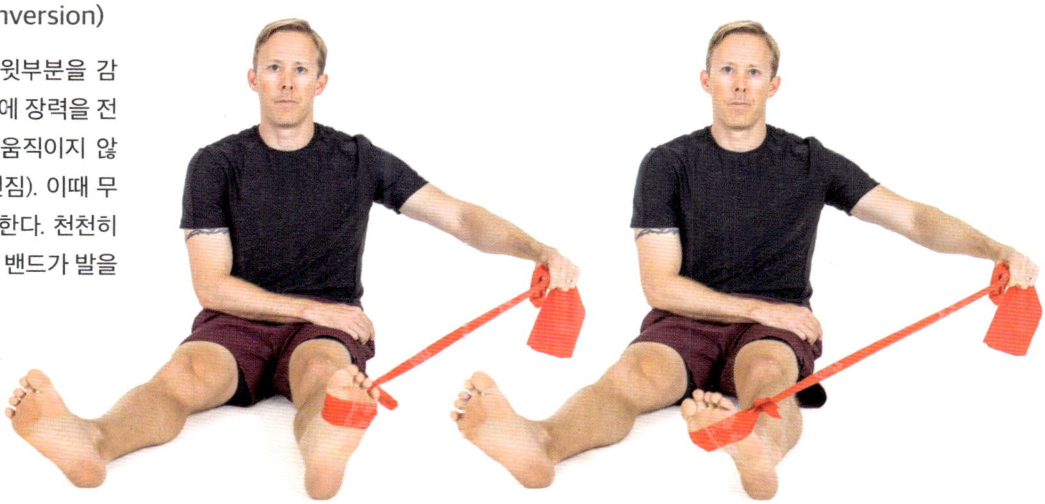

밴드 발등굽힘(Band Dorsiflexion)

밴드를 여전히 발에 감은 상태에서 다른 쪽 끝을 고정된 물체에 부착하거나 파트너가 잡아주어 장력을 만든다.
가벼운 통증이 느껴지지 않을 정도로 발목을 최대 범위 발등굽힘으로 당긴다.
밴드가 발목을 다시 아래로 꺾지 않도록 천천히 시작 위치로 돌아간다.

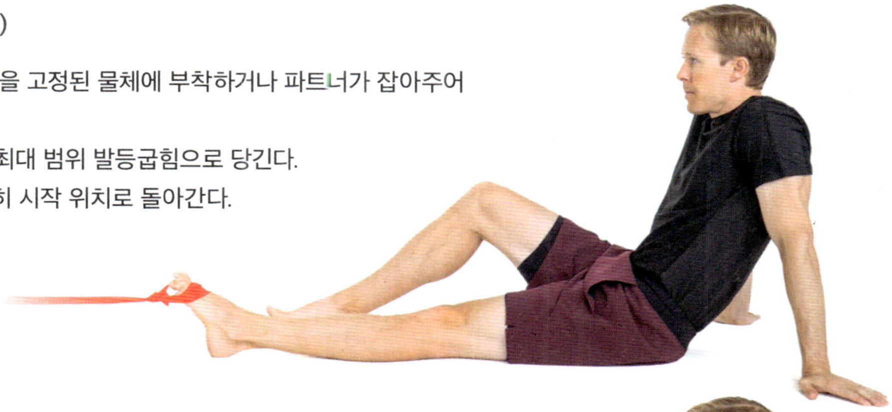

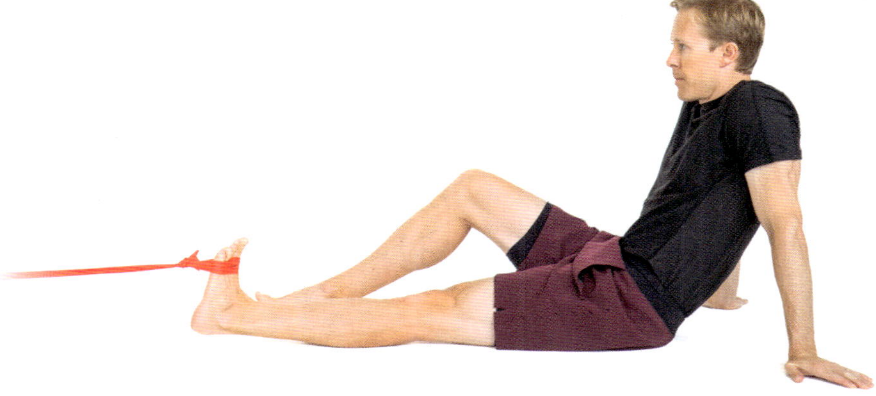

싱글-레그 카프 레이즈(무릎 펴서) [Single-Leg Calf Raise (Knee Straight)]

한쪽 발의 앞꿈치를 높이 차이가 나는 표면이나 계단 위에 올려놓고 선다. 동작 전범위에서 종아리를 천천히 들어 올린다.
내려올 때 발뒤꿈치가 발가락보다 약간 아래로 내려가야 한다.

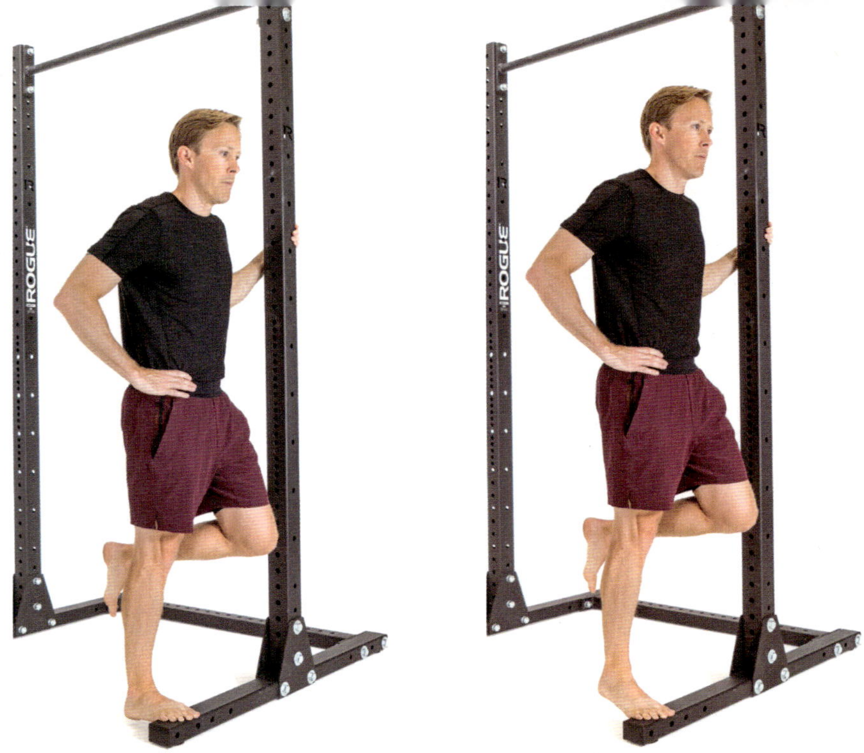

싱글-레그 카프 레이즈 (무릎 굽혀서) [Single-Leg Calf Raise (Knee Bent)]

문틀이나 선반을 잡고 엉덩관절을 접어 몸통을 숙이고 무릎을 구부린 다음 하프 스쿼트 자세로 몸을 낮춘다. 체중을 한쪽 다리로 옮기고 한 다리 종아리 올리기를 수행한다. 동작을 하는 동안 무릎과 엉덩이 각도를 유지한다.

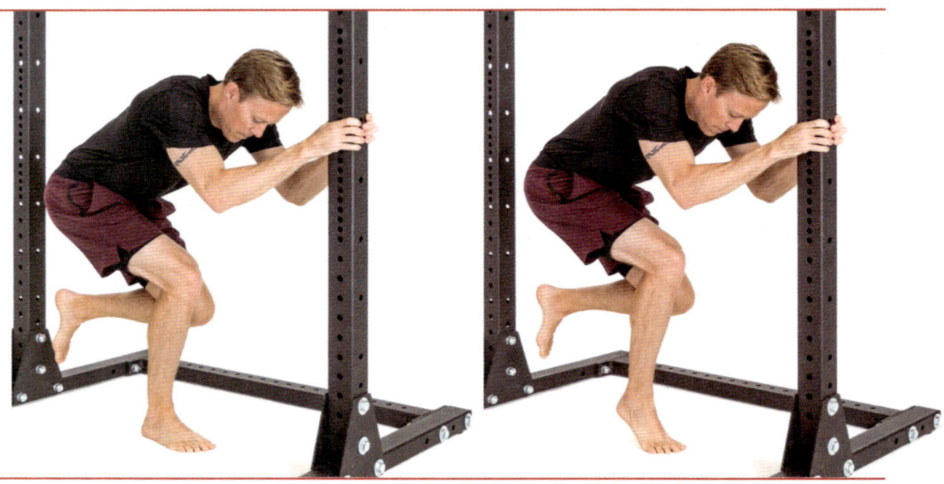

스케이터 스쿼트(Skater Squat)

한쪽 다리로 서서 체중이 실리지 않은 무릎을 구부리고 발을 몸 뒤에 위치시킨다.
몸통과 엉덩이를 정사각형으로 유지하면서 엉덩관절을 굽혀 상체를 앞으로 숙인다음 뒷다리의 무릎을 바닥 쪽으로 내린다. 무릎을 패드에 내려 거리를 측정한다. 가벼운 무게의 플레이트나 덤벨을 들고 체중의 균형을 맞추는 방법도 있다.

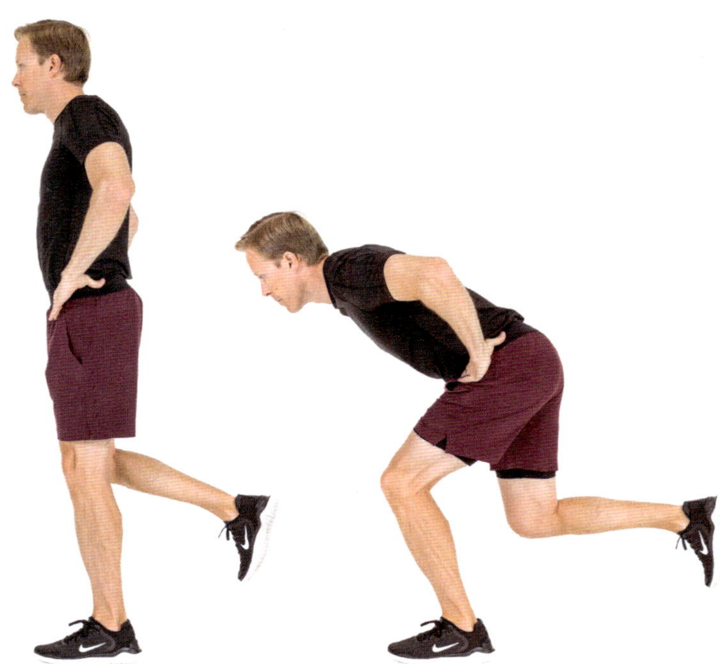

정강이 통증(Shin Splints)

3단계

GOOD FOR:

- 종아리의 근력 강화
- 정강이 통증 및 손상 방지

GUIDELINES:

- 주 3~4회 수행
- 10~15회 씩 3세트
- 피곤해 질 때까지 세트 반복
- 도구: 덤벨, 점프 박스

발끝으로 걷기(Tiptoe Walk)

이 운동은 덤벨을 사용하거나 사용하지 않고도 할 수 있다. 먼저 체중만을 이용하는 동작을 시도한 다음 너무 쉬우면 덤벨을 추가하면 된다.

엉덩관절을 굽히고 상체를 앞으로 기울인 후 무릎을 구부리는 하프 스쿼트 자세로 시작한다.

발바닥을 바닥에 대고 작은 걸음을 내딛는다. 무릎이 발끝을 덮고 발뒤꿈치가 바닥에서 떨어지도록 유지한다.

보통 15~20걸음 정도의 난이도 있는 거리 또는 반복 횟수를 선택한다.

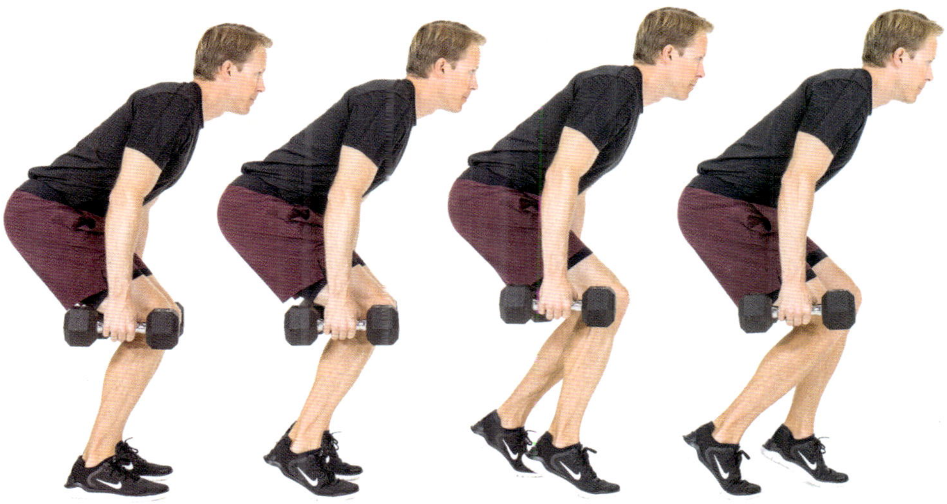

고블릿 스쿼트(Goblet Squat)

발을 어깨 너비 정도로 벌리고 선다.

발 각도의 경우 11자 정렬 혹은 약간 바깥쪽으로 돌리는 등

더 편하고 불편함 없이 가장 낮은 깊이에 도달할 수 있는 각도가 좋다.

양손으로 덤벨을 들고 가슴 중앙에 위치한다.

동작을 수행하려면 엉덩이를 약간 뒤로 보내면서 앉는다.

바닥 자세로 내려갈 때 척추 중립을 유지하고(과도하게 굽히거나, 둥그렇게 되지 않도록), 무릎과 발가락은 수직선상으로 정렬하고, 덤벨을 몸에 가깝게 유지한다.

목표는 몸통을 최대한 똑바로 세우고 좋은 자세를 유지하면서 최대한 깊게 앉는 것이다.

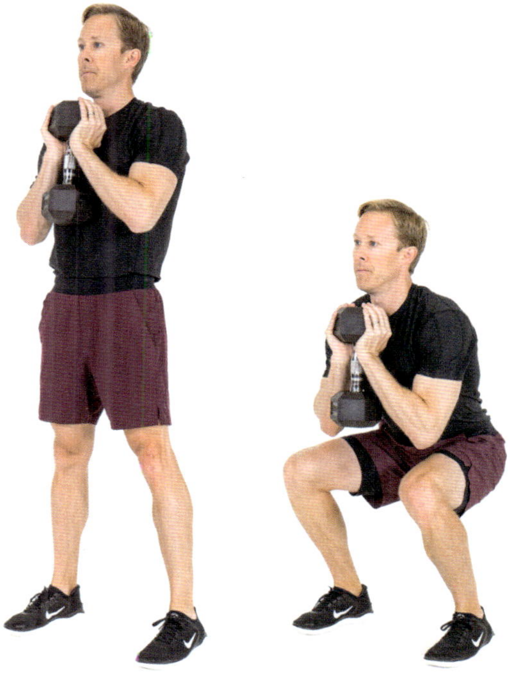

스텝 업(Step-Up)

무릎과 발이 수직선상으로 정렬한 상태로 점프 박스에 발을 올린다. 아래 다리를 이용하지 않고 점프박스에 올린 다리에 체중을 옮기고 발뒤꿈치나 발바닥 중앙을 지나 몸통과 엉덩이근육을 수축하여 한 번에 부드럽게 올라간다. 상자의 높이를 높이거나 덤벨을 들고 이 운동 난이도를 진전시킨다.

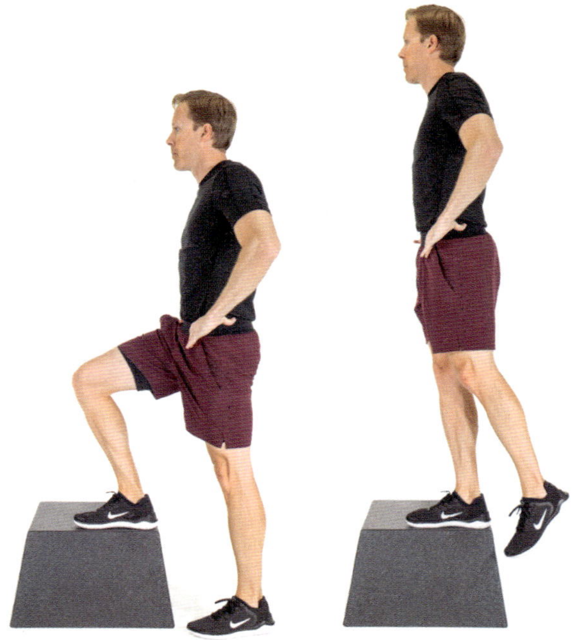

포워드 런지(Forward Lunge)

발을 어깨너비로 벌리고 선다. 앞으로 크게 한 발짝 내딛고 뒷발의 발 앞꿈치로 지면을 밀어준다. 앞발이 닿는 순간 뒷 다리의 무릎을 천천히 바닥으로 내리면서 굽힌다. 상체를 똑바로 세우거나 약간 앞으로 기울인 자세로 수행한다.

체중을 앞발로 옮기고, 앞발로 중심을 잡고 똑바로 선다. 시작 자세를 취하거나(두발을 모으거나) 반대쪽 다리로 다음 전진 스텝으로 전환할 수 있다. 각 다리로 10~15스텝을 수행한다.

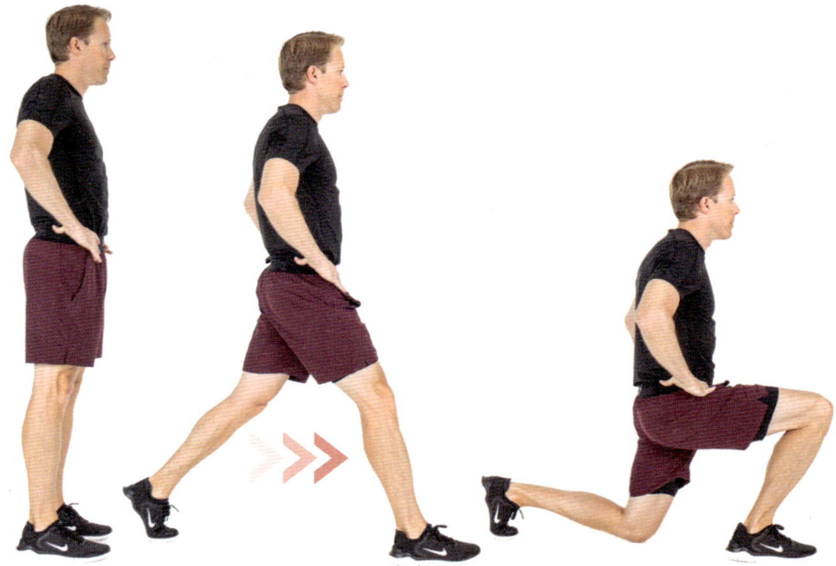

싱글-레그로 깡충 뛰기 (Single-Leg Hops)

한쪽 다리로 서서 수직방향으로 점프한다.

바닥에 부드럽게 착지하고 발뒤꿈치가 아래로 내려오도록 내려오도록 한다. 편안하고 안전하다고 느끼는 만큼의 높이로 점프해야 한다

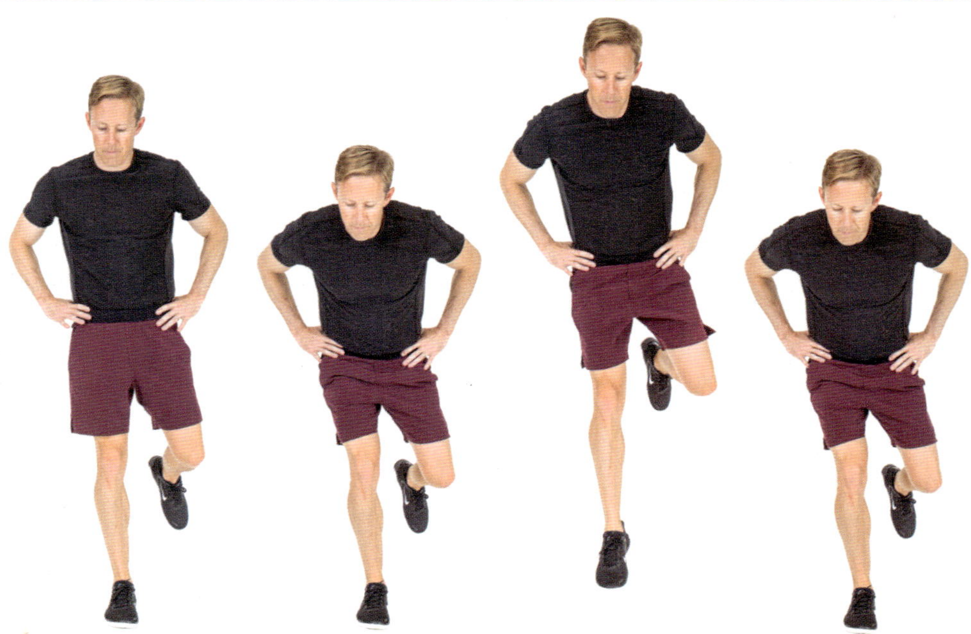

엄지발가락가쪽휨증(Bunion)

다음 프로그램에 따라 치료하시오:

- 엄지발가락의 통증이 있는 돌기Painful bump at the base of the big toe
- 엄지발가락 뻣뻣함, 부종, 발적Big toe stiffness, swelling, and redness

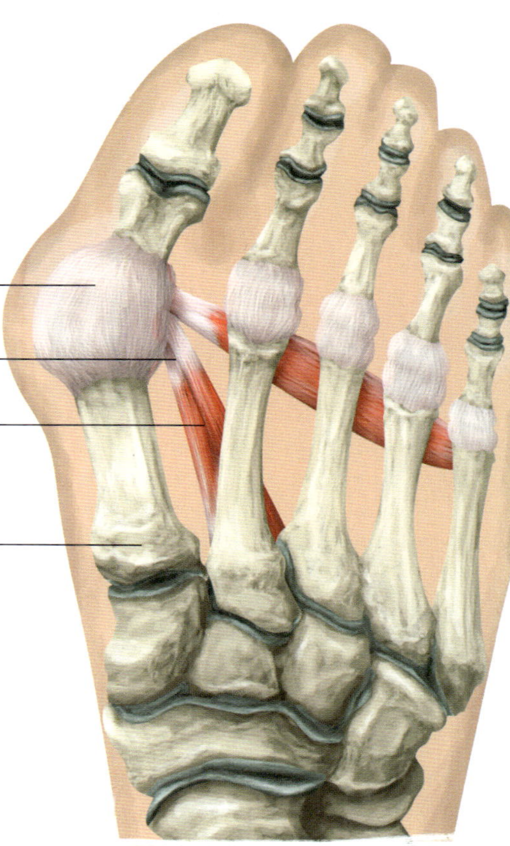

설명: 엄지발가락가쪽휨증Hallux valgus은 첫째 발허리뼈first metatarsophalangeal 또는 엄지발가락이 다른 발가락 쪽(내측)으로 휘어져 그 기저부에 돌기가 생기는 질환이다. 이 문제는 남성보다 여성에서 2:1에서 4:1의 비율로 더 자주 발생한다.[17] 엄지발가락가쪽휨증 환자의 약 70%가 가족력이 있으며, 이는 이 질환에 유전적 요인이 있음을 시사한다.[18-20]

발목과 발의 특정 생체 역학적 특성(엄지발가락과 발목의 발등굽힘 가동범위 제한)과 하이힐이나 발가락 공간이 좁은 신발 착용도 엄지발가락가쪽휨증 발병에 기여하는 것으로 보인다. 발목이나 엄지발가락 발등굽힘dorsiflexion이 제한되고 가동성이 제한되면 일반적으로 걸을 때 뒤침pronate된 발의 모양을 취하게 된다. 이러한 발의 뒤침는 엄지발가락에 전단력shearing을 발생시키고 다른 발가락 쪽으로 밀어내어 문제를 악화시킨다.

징후 및 증상: 엄지발가락가쪽휨증은 일반적으로 엄지발가락 기저부(첫째 발허리뼈, 또는 발허리발가락관절) 관절 안팎의 통증, 뻣뻣함, 발적, 부종을 유발한다.

악화 요인: 걷기, 달리기, 발가락으로 일어서기 등 엄지발가락에 스트레스를 주는 활동은 제1중족지관절에 작용하여 건막류 통증을 악화시킬 수 있다.

예후: 물리 치료 및 신발 수정과 같은 보존적 중재로 4~6주 이내에 엄지발가락가쪽휨증 통증을 크게 줄일 수 있다. 그러나 이러한 중재는 발가락의 정렬을 교정하지는 못한다. 통증이 계속되고 기능이 심각하게 손상된 상태라면 족부 전문의와 상담하는 것이 좋다.

이 프로토콜이 망치발가락(Hammertoe), 소건막류(Tailor's Bunion), 발허리뼈통증(Metatarsalgia), 모톤신경종(Morton's Neuroma) 등 다른 발가락 질환에 효과가 있을까?

재활 운동과 권장 사항은 다른 발가락 질환에도 도움이 될 수 있지만, 저자의 경험상(심한 건막류의 경우에도 마찬가지)이러한 질환은 운동만으로는 치료하기 어렵기 때문에 발 전문의 및 도수 치료 전문가와 협력하는 것이 가장 좋다. 또한 특수한 유형의 보조기나 맞춤신발이 필요할 수도 있으며, 이는 개인의 필요에 따라 전문가가 제작해야한다.

치료 전략: 비수술적 치료에는 일반적으로 발가락 공간이 넓은 신발을 선택하고 엄지발가락과 발목 관절의 가동성을 개선하고 통증을 줄이기 위해 근력, 스트레칭 운동을 하는 것을 포함된다. 수술적 치료는 엄지발가락을 외과적으로 재배열하는 수술이 포함된다. 하지만 수술을 받은 많은 환자가 발가락 강직과 기능적 제한을 겪게 되므로 수술은 신중하게 결정해야 한다.

1

1단계에서는 발목, 발, 엄지발가락에 직접적인 생체역학적 영향을 미치는 근육 이완 기술을 시행한다.

종아리와 발바닥 가동술를 통해 걷기를 포함한 많은 기능적 작업에 필요한 발등굽힘으로 발목과 엄지발가락을 더 쉽게 움직일 수 있다. 서서 종아리 및 발바닥 근막 스트레칭은 다음 단계로 발등굽힘 가동성을 다시 한번 개선한다. 1단계 마지막은 엄지발가락 가동술를 시행하는데 움직일 때는 손으로 발가락을 중립 위치에 놓은 다음 발바닥굽힘으로 아래로 당겼다가 발등굽힘으로 위로 당기는 동작이 포함된다. 엄지발가락 관절의 가동성이 개선되면 기능적인 작업을 할 때 통증이 줄어드는 것을 느낄 수 있다. 엄지발가락 관절은 최소 60도 이상 발등굽힘이 되어야 정상적으로 걸을 수 있다.

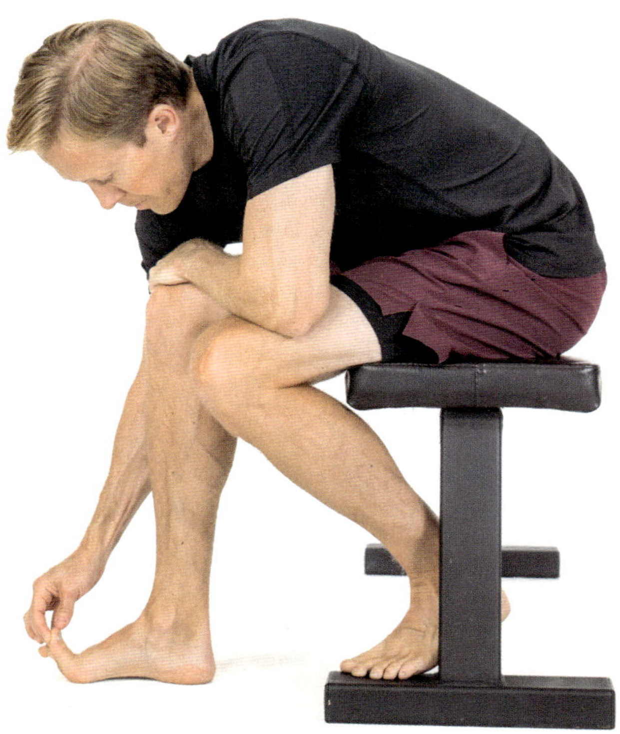

2

2단계에서는 엄지발가락과 발목의 발등굽힘을 더 공격적인 스트레칭을 적용하여 움직인다. 특히 엄지발가락 발등굽힘 스트레칭을 할 때는 통증이 느껴지지 않도록 주의한다. 햄스트링 스트레칭은 발바닥과 엄지발가락에 영향을 줄 수 있는 후방 사슬 유연성을 개선하는 데 도움이 된다. 이 세 가지 운동은 엄지발가락과 발바닥의 아치를 더 잘 조절하는 방법을 알려준다. 엄지발가락 벌림abduction 운동은 벌림근abductor을 사용하여 엄지발가락을 옆으로 당기고 새끼발가락에서 멀어지게 하여 보다 중립적인 정렬을 만드는 운동이다. 한 번도 연습해 본 적이 없다면 상당히 어렵다. 하지만 인내심을 갖고 꾸준히 하면 신경계가 알아서 하게 될 것이다.

엄지발가락의 발바닥쪽 굽힘 운동dorsiflexion exercise은 엄지발가락을 최대한 높이 들어 올린 다음 손을 이용해 위쪽으로 더 늘려주는 운동이다. 엄지발가락과 앞꿈치를 바닥에 유지하면서 발의 아치를 들어 올리는 도밍doming 운동은 아치 근육의 힘과 조절능력을 향상시킨다. 발아치 근육으로 크런치 운동을 한다고 상상해자.

3

3단계는 엄지발가락을 지지하고 보호하는 운동 사슬의 더 위쪽에 있는 근육을 강화하는 단계이다. 수건 당기기towel curl는 도밍doming 운동과 비슷하지만 발가락 굽힘 근육에 더 중점을 둔다. 밴드 발바닥굽힘band dorsiflexion 및 카프 레이즈calf raise 운동은 발목 근육을 목표로 하며, 레터럴 스텝다운lateral step-down은 넙다리네갈래근quads과 볼기근glutes을 강화한다. 엉덩이, 무릎, 발목의 근력과 조절 능력을 향상하면 민감한 발가락 구조에 가해지는 스트레스를 덜어주므로 엄지발가락을 포함한 다리 전체의 건강을 최적화하는 데 도움이 될 수 있다.

엄지발가락가쪽휨증(Bunion)

1단계

GOOD FOR:

- 엄지발가락 및 발 통증 완화
- 염증 감소
- 가동성 향상
- 2단계 및 3단계 운동을 위한 준비운동

GUIDELINES:

- 매열 실시
- 도구: 폼롤러, 작은 마사지볼, 경사면 보드
- 휴식시 통증이 없고, 운동시 가벼운 통증 미만일 때 2단계 운동을 추가

연부조직 가동술 (Soft Tissue Mobilizations)

- ▶ 각 부위별 1-2 분씩 실시
- ▶ 양쪽을 원하는 순서대로 수행
- ▶ 압통부위에서 10-20 초간 멈추는 방식

종아리 가동술(Calf Mobilization)

바닥에 앉아 종아리를 폼롤러 위에 올려놓는다.
엉덩이를 바닥에서 들어 올린 상태에서 손과 바닥에 닿은 발로 밀어 발목에서 무릎까지 아래쪽 다리를 위 아래로 굴린다.
부드럽거나 뻣뻣한 부위가 있으면 멈추고 발을 움직입니다(구부리고, 펴고, 좌우로 돌리기).

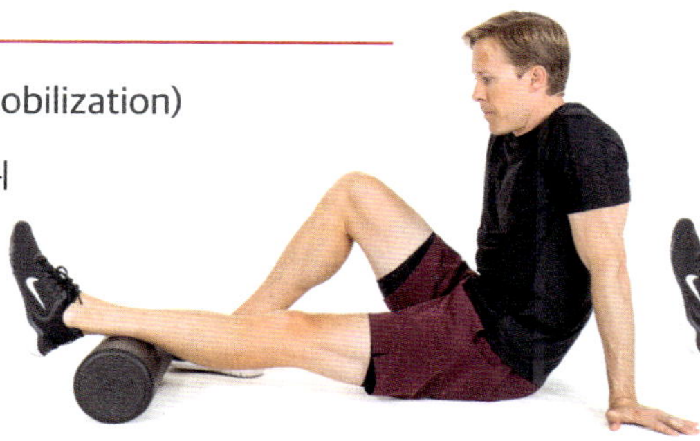

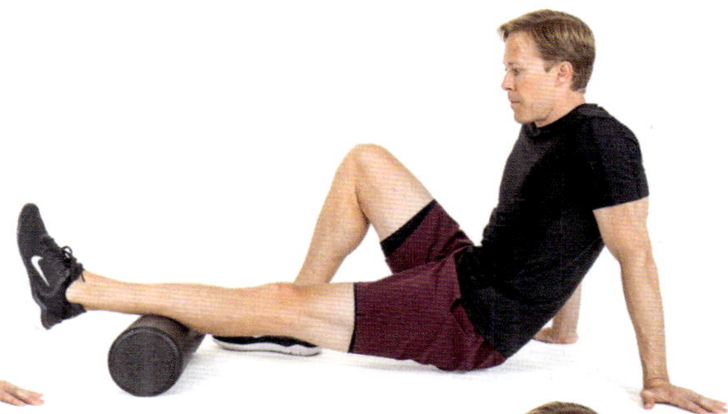

압력을 높이려던 바닥을 지지하던 다리를 폼롤러 위에 올려놓은 다리를 위에 얹어서 실시한다.

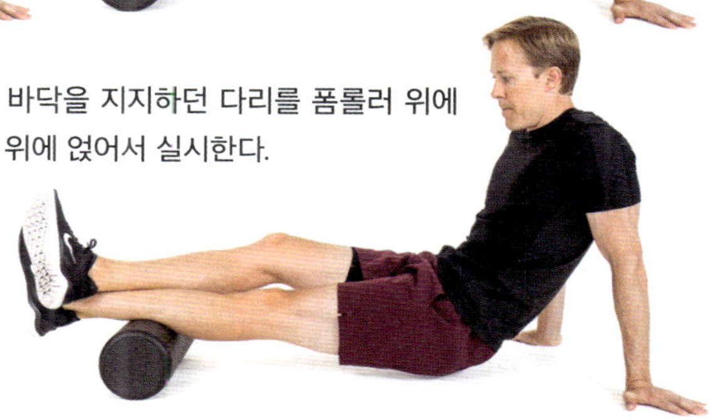

발바닥 가동술 (Plantar Mobilization)

마사지 볼을 발바닥 아치 아래에 놓고 밟는다. 발바닥 근막을 앞뒤로, 좌우로 굴리면서 발바닥에서 발뒤꿈치 앞쪽까지 마사지 볼을 굴린다.
발가락을 굽혔다 폈다를 반복하여 발바닥 근막과 발의 근육을 활발하게 움직인다.

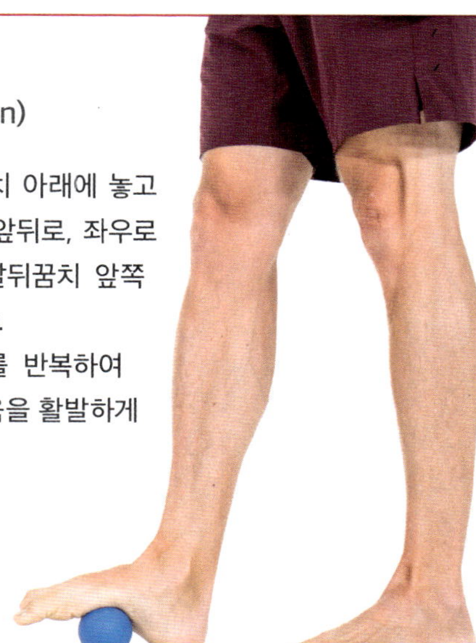

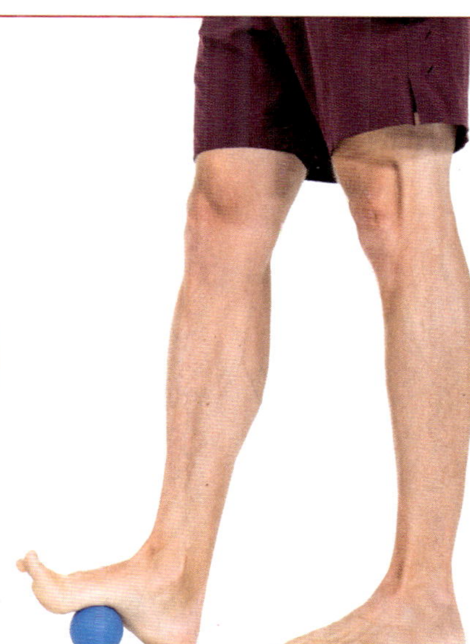

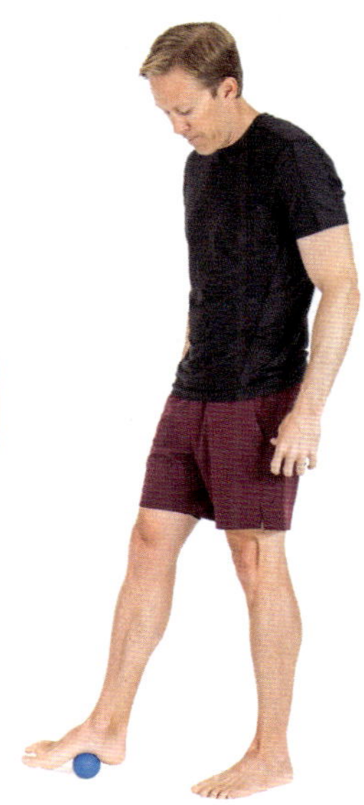

서서 종아리 스트레칭(Standing Calf Stretch)

경사면 보드에 발 앞쪽 부분을 대고 선다. 스트레칭하는 다리 앞으로 다른 발을 내딛는다. 종아리와 발목 뒤쪽이 늘어나는 것을 느껴야 한다.
가자미근을 공략하려면 엉덩관절을 굽혀 몸통을 앞으로 숙여준 다음 무릎을 구부린다. 30~60초간 유지하면서 3회 반복한다. 통증이 느껴질 정도로 늘리지 않는다.

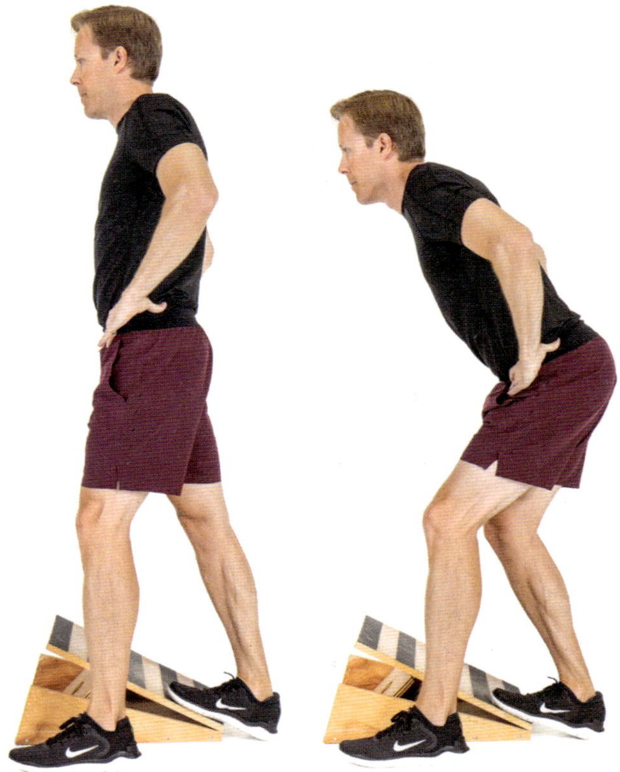

발바닥 근막 스트레칭(Plantar Fascia Stretch)

앉은 자세에서 발목을 발등굽힘(발가락이 정강이 쪽으로 향하게)으로 구부린다. 뒤꿈치 뒤쪽으로 바닥을 눌러 자세를 유지한다.
엄지발가락 아래쪽을 잡고 정강이 쪽으로 당겨올려 발바닥 근막과 엄지발가락 관절을 스트레칭한다. 30~60초간 유지하면서 3회 반복한다. 통증이 느껴질 정도로 늘리지 않는다.

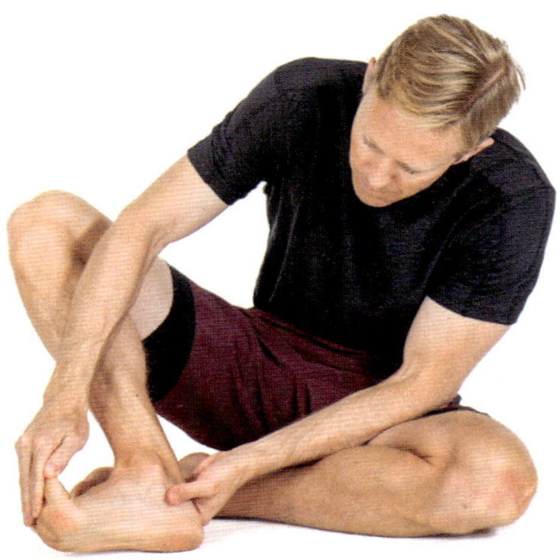

엄지발가락 가동술(Big Toe Mobilization)

엄지와 검지로 엄지발가락 밑부분을 감싸고 긴 뼈(발허리뼈)를 관절을 안정적으로 잡는다. 다른 손으로 엄지발가락을 꼬집듯이 잡아 중립 또는 일직선이 되도록 당긴다. 그립을 유지하면서 발가락을 발등굽힘 방향(위로), 발바닥굽힘 방향(아래)으로 늘려준다. 통증 없는 수준에서 발가락을 최대한 멀리 움직이고 2~3초간 유지하면서 10~15회씩 3세트 반복한다.

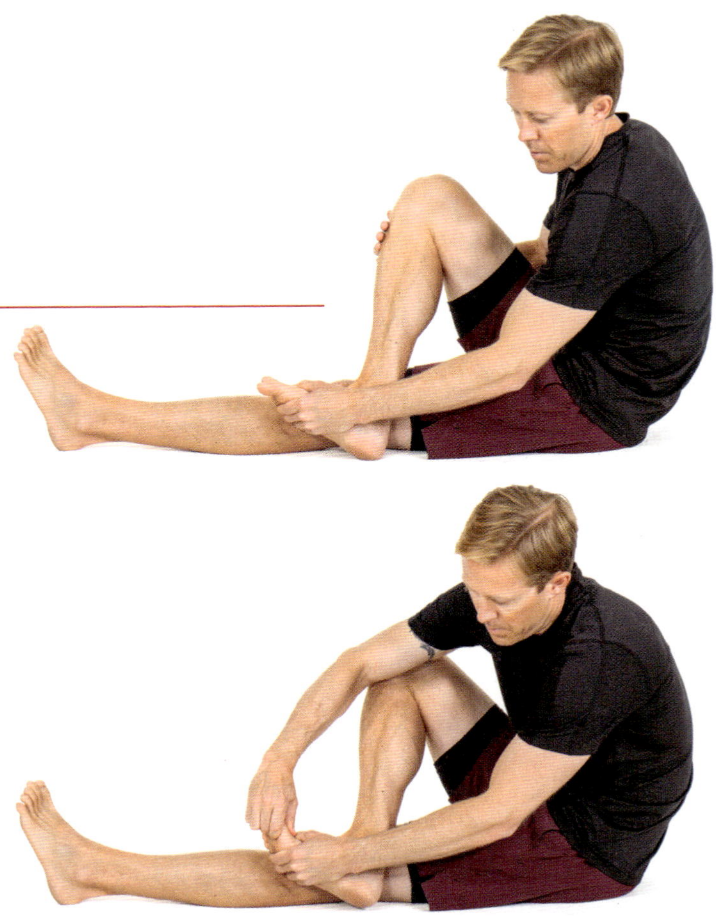

엄지발가락가쪽휨증(Bunion)

2단계

GOOD FOR:

- 엄지발가락 및 발 통증 감소
- 가동성 향상
- 3단계 운동을 위한 준비운동

GUIDELINES:

- 주 3~4회 수행
- 도구: 스트레치 스트랩
- 가벼운 통증 미만으로 운동을 할 수 있을 때 3단계 운동 추가(3/10)

스트레칭 운동 (Stretching Exercises)

- ▶ 30~60초간 유지 3회 반복
- ▶ 양쪽 순서 상관없이 수행
- ▶ 통증이 느껴질 정도로 늘리지 않아야 함

엄지발가락 발등굽힘 스트레칭 (Big Toe Dorsiflexion Stretch)

엇갈린 자세(staggerd stance)를 취하고 체중을 앞쪽 다리로 옮긴다. 뒤쪽 엄지발가락을 바닥과 수평을 유지한 채 무릎을 구부리고 뒤꿈치가 적당히 늘어나는 느낌이 들 때까지 들어 올린다. 스트레칭을 늘리려면 체중을 뒷다리로 더 많이 옮기고 무릎을 곧게 펴야한다.

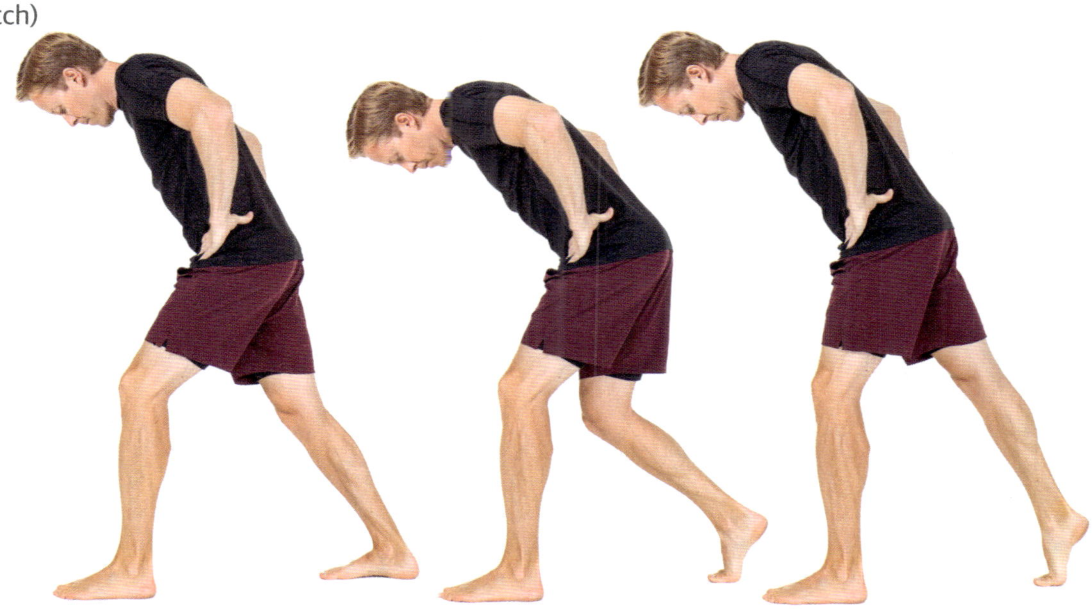

반무릎꿇고 발등굽힘 스트레칭 스트레칭 (Kneeling Dorsiflexion Stretch)

바닥에 무릎을 꿇고 스플릿 스쿼트 자세를 취한다.
뒤쪽 엄지발가락을 바닥과 수평을 유지하면서 체중을 앞으로 이동하여 앞쪽 발목이 발등굽힘이 되도록 한다.
통증 없는 범위에서 최대한 멀리 움직인다.
발목 앞쪽과 아킬레스 힘줄 근처의 뒤쪽이 늘어나는 느낌이 들어야 한다.

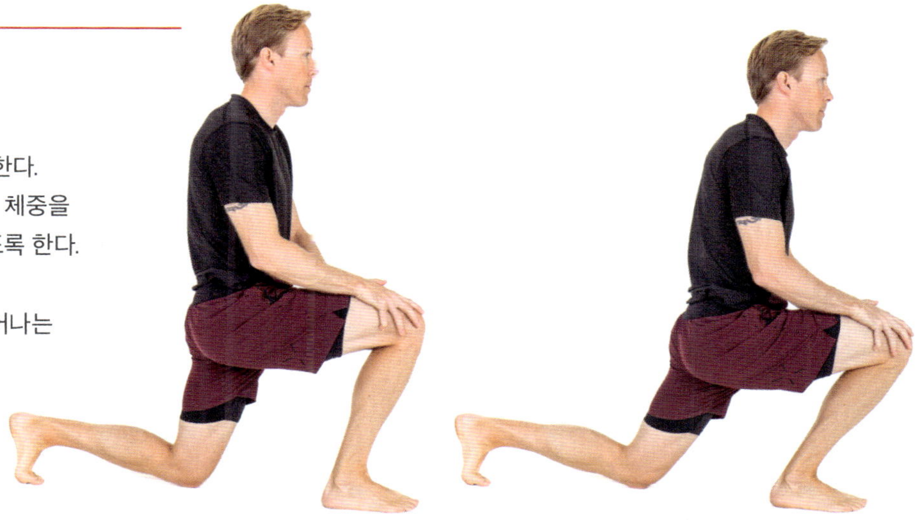

스트랩 햄스트링 스트레칭(Hamstring Stretch With Strap)

등을 지면에 대고 누워 발에 스트랩을 걸어준다. 다리에 완전히 힘을 뺀 상태에서 팔을 이용해 발을 머리 쪽으로 당기고 적당한 스트레칭이 느껴지면 그 각도에서 고정한다.

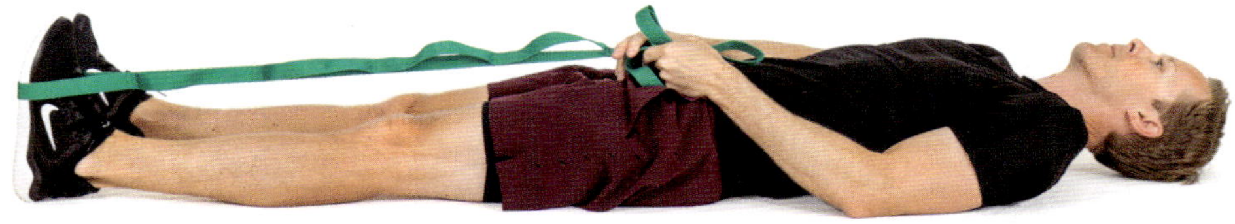

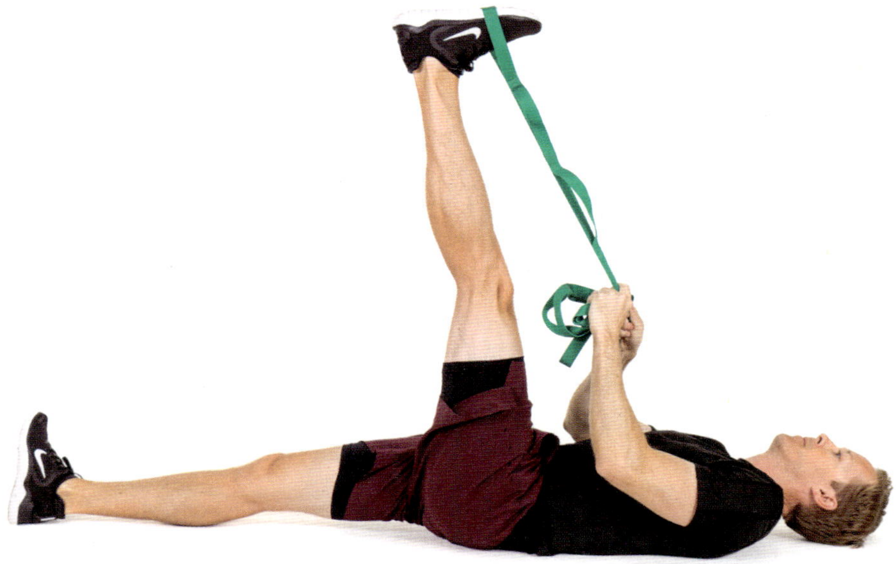

가동성 운동 (Mobility Exercises)

- ▶ 10-15회씩 3세트 수행
- ▶ 통증 없는 범위에서 최대의 능동적 운동 범위(AROM)로 수행
- ▶ 끝 범위에서 2~3초간 멈춤

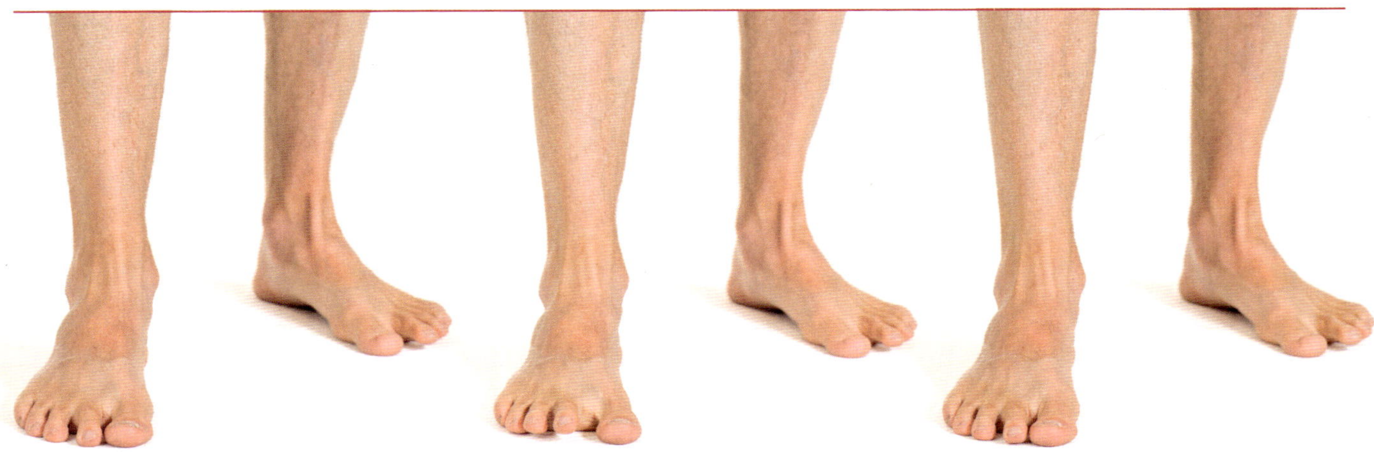

엄지 발가락 벌림(Big Toe Abduction)

앉거나 서 있는 자세에서 엄지발가락을 들고 움직여 다른 발가락과 간격을 벌려준다. 이렇게 하면 발가락 벌림근이 발가락을 똑바로 정렬하는 방법을 배울 수 있다. 이 운동은 꽤 어렵고 상당한 연습이 필요하다. 포기하면 안된다.

엄지 발가락 들어올리기(Big Toe Dorsiflexion)

엄지발가락을 정강이 쪽으로 통증 없이 최대한 끌어올린다.
가동 범위 끝에 도달하면, 엄지발가락 끝을 손가락으로 잡아 더 깊은 스트레칭이 되도록 살짝 당긴다.
이 상태를 1~2초간 유지한 후, 힘을 빼고 시작 자세로 돌아온다.

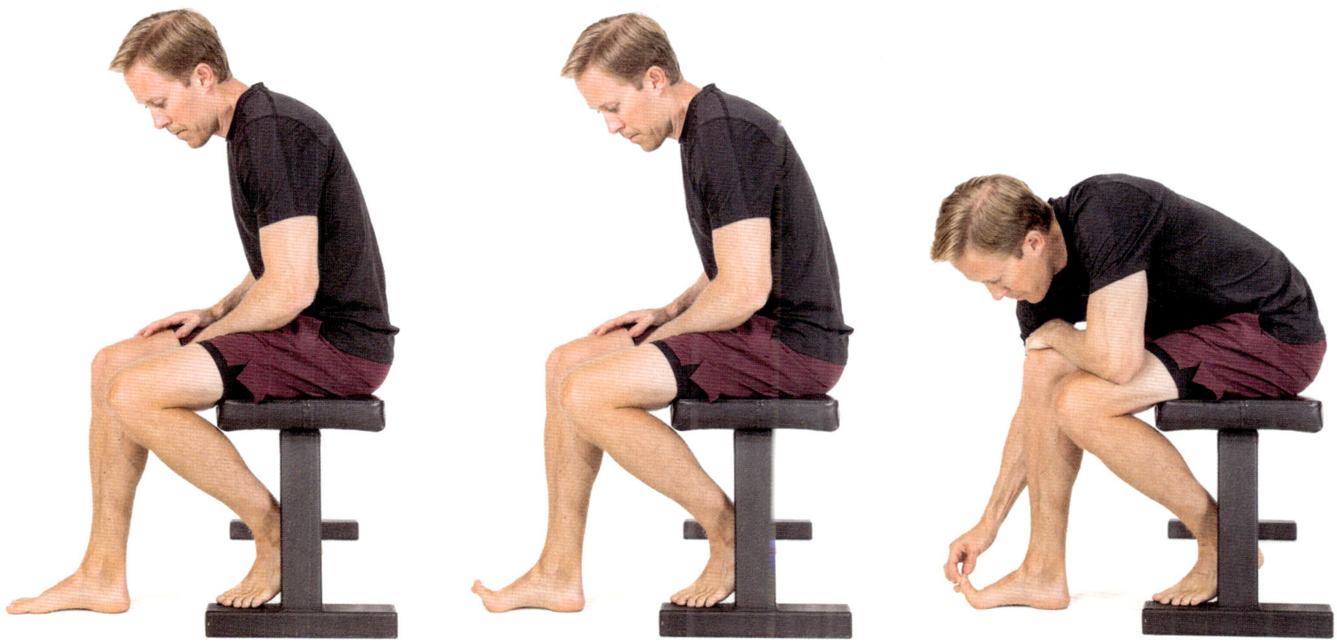

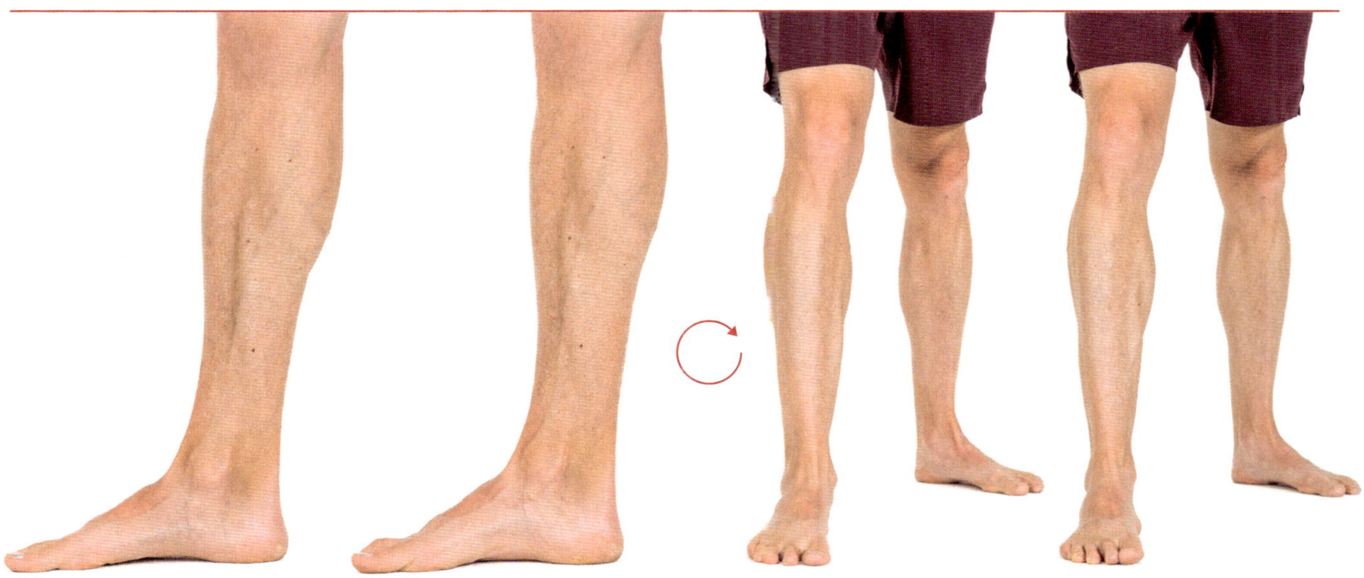

발 아치운동(Doming)

발을 엇갈리게 벌리고 서서 앞발의 근육을 꽉 쥐고 발의 아치가 바닥에서 더 높이 올라가도록 한다.
엄지발가락 쪽 앞꿈치를 발 뒤꿈치 쪽으로 당겨 발이 짧아지도록 한다고 상상혀 보자.
엄지발가락 쪽 앞꿈치를 바닥에서 떨어지지 않도록 유지한다.
운동을 더 쉽게 하려면 앉은 자세에서 수행하여 발에 가해지는 체중을 줄여준다

엄지발가락가쪽휨증(Bunion)

3단계

GOOD FOR:

- 발목, 발, 발가락 근력 향상
- 엄지발가락가쪽휨증 통증 및 엄지발가락 손상 예방

GUIDELINES:

- 주 3~4회 수행
- 10-15회씩 3세트
- 피곤할 때까지 반복 세트
- 도구: 수건, 저항 밴드, 점프 박스

수건 당기기(Towel Curl)

발가락 아래에 수건을 놓는다. 발가락을 구부려 수건을 발뒤꿈치 쪽으로 당긴다. 수건 전체가 발바닥 아치 공간으로 모두 당겨서 모일 때까지 반복한다.

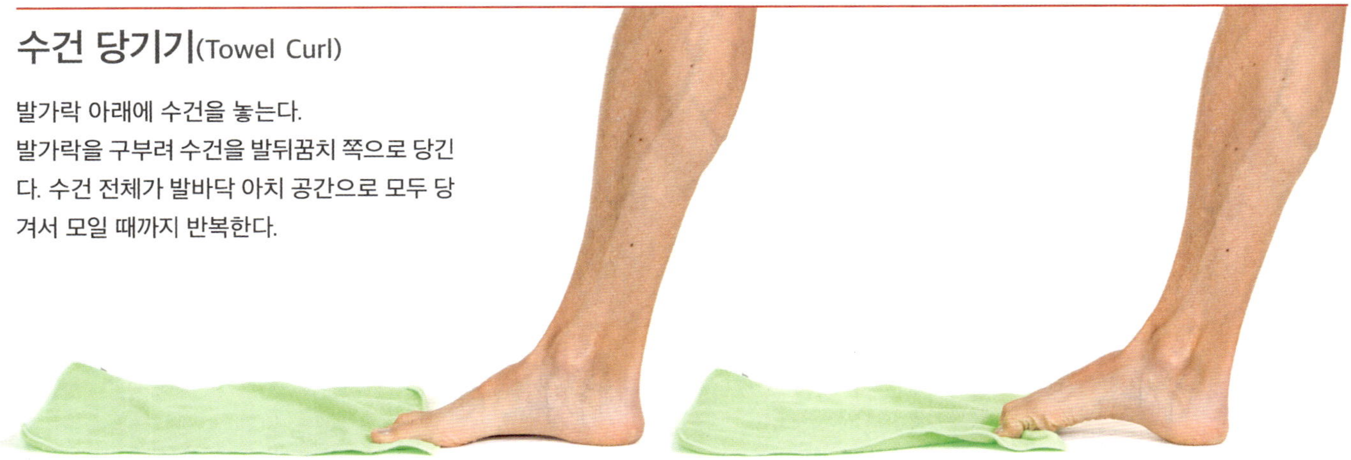

밴드 발등굽힘(Band Dorsiflexion)

밴드를 발에 감은 상태에서 다른 쪽 끝을 고정된 물체에 부착하거나 파트너가 잡아주어 발바닥굽힘 방향의 장력을 만든다.
통증이 느껴지지 않을 정도의 발목 최대 발등굽힘을 실시한다.
밴드 탄성에 발목이 다시 끌려가지 않도록 천천히 동작을 실시한다.
20회씩 3세트 반복한다.

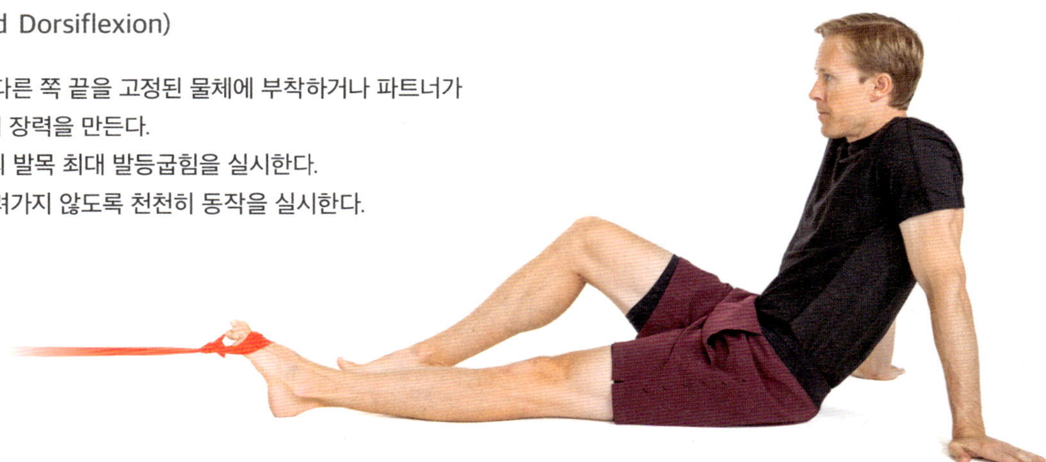

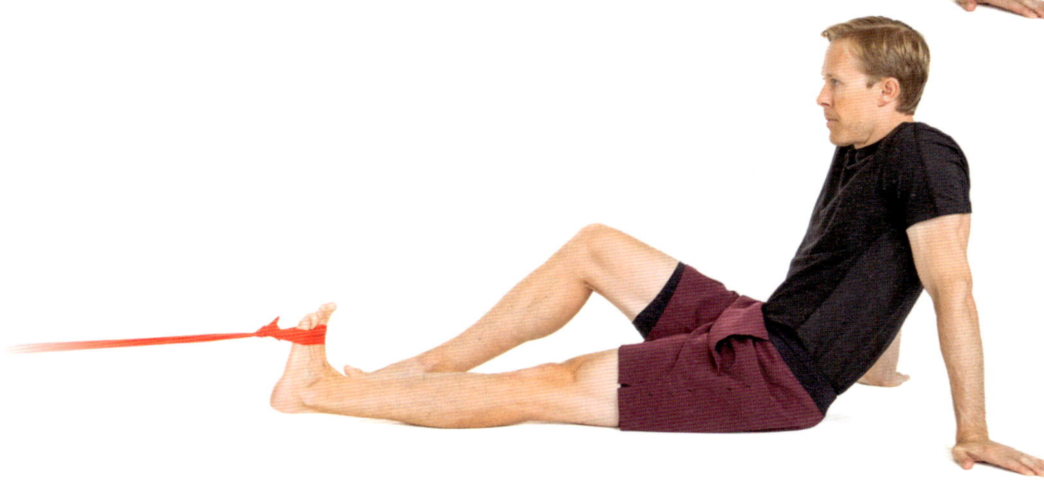

더블 레그 카프 레이즈 (무릎 펴서)
[Double-Leg Calf Raise (Knees Straight)]

높은 표면이나 계단 위에 발바닥으로 선다. 발뒤꿈치가 바닥을 향해 가까이 내려가도록 한다. 전체 동작 범위에서 천천히 종아리를 들어 올린다. 내려올 때는 발뒤꿈치가 발가락보다 약간 아래로 내려가야 한다.

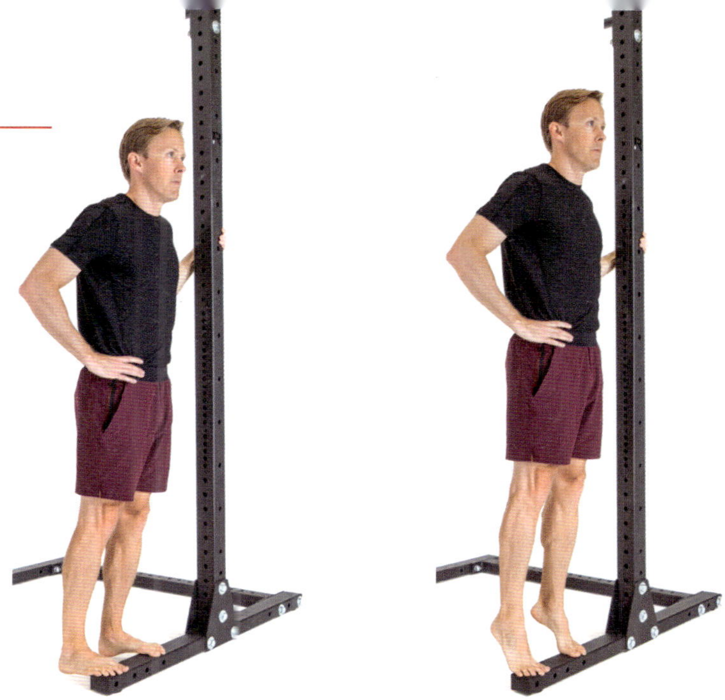

더블 레그 카프 레이즈(무릎 굽혀서)
[Double-Leg Calf Raise (Knees Bent)]

문틀이나 선반을 잡는다.
엉덩이를 뒤로 빼주고 무릎을 하프 스쿼트 자세만큼 구부린다. 무릎 각도를 유지하면서 카프 레이즈를 수행하여 가자미근 공략을 목표로 한다.

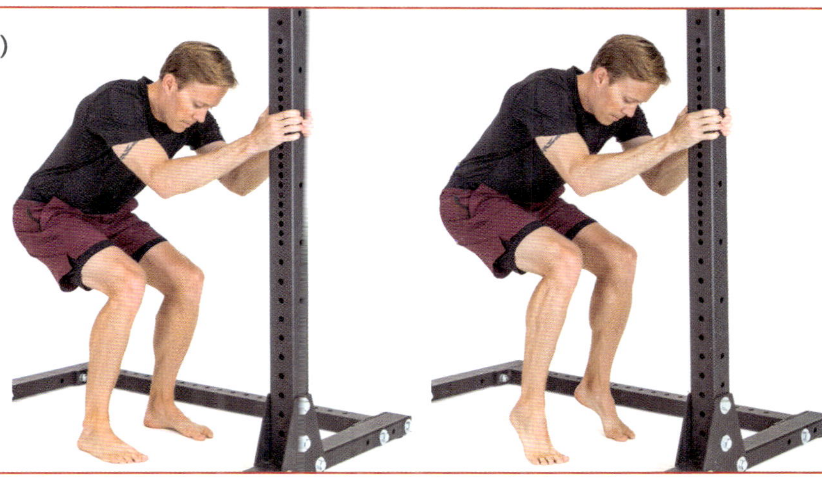

측면 스텝다운(Lateral Step-Down)

점프 박스 또는 작은 계단 옆에 선다. 박스 가장자리에 발 전체를 올려놓고 똑바로 선다. 허공에 떠있는 다리를 약간 앞으로 움직인다.
다리를 곧게 유지한 채 천천히 뒤로 물러나 바닥에 닿은 무릎을 구부려 발뒤꿈치를 바닥에 닿게 한다. 뒤꿈치가 바닥에 닿자마자 무릎을 곧게 펴고 엉덩이도 수축하여 엉덩관절도 펴주면서 시작 자세로 올라간다. 무릎이 발 위로 일직선이 되도록 유지하고 무릎이 안쪽이나 바깥쪽으로 움직이지 않도록 주의한다.

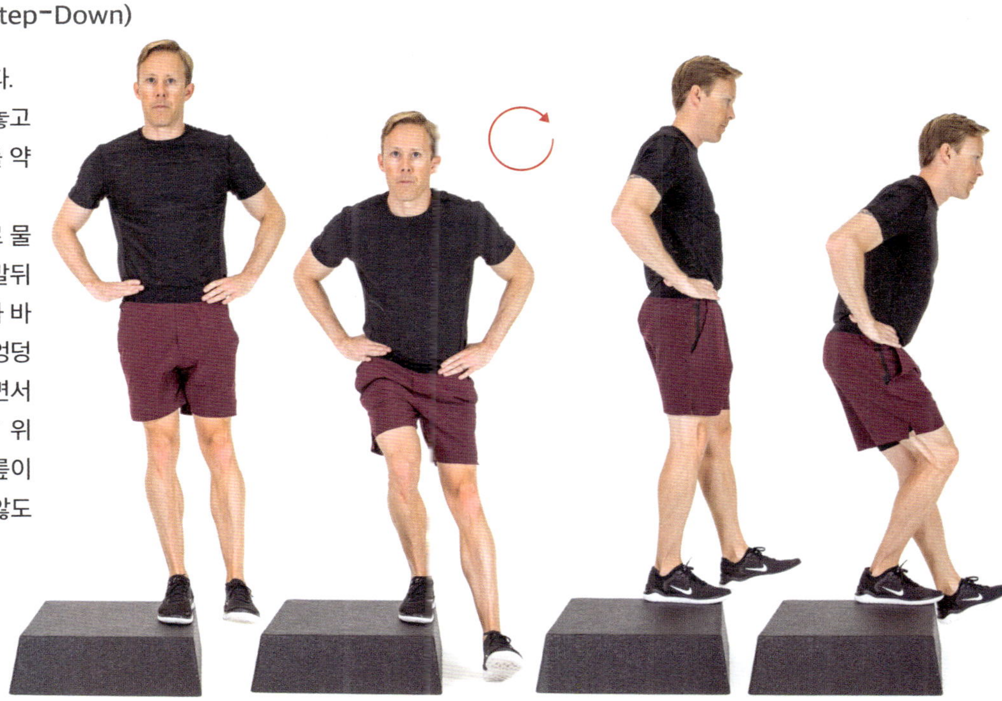

References

Chapter 1

1. Malik NA. Revised definition of pain by International Association for the Study of Pain: concepts, challenges and compromises. *Anaesthesia, Pain & Intensive Care.* 2020;24(5).
2. Descartes, R. (1644). *L'Homme.*
3. Kuffler DP. Coping with phantom limb pain. *Mol Neurobiol.* 2018;55(1):70–84.
4. Stankevicius A, Wallwork SB, Summers SJ, Hordacre B, Stanton TR. Prevalence and incidence of phantom limb pain, phantom limb sensations and telescoping in amputees: a systematic rapid review. *Eur J Pain.* 2021;25(1):23–38.
5. Davis RW. Phantom sensation, phantom pain, and stump pain. *Arch Phys Med Rehabil.* 1993;74(1):79–91.
6. Jensen TS, Krebs B, Nielsen J, Rasmussen P. Immediate and long-term phantom limb pain in amputees: incidence, clinical characteristics and relationship to pre-amputation limb pain. *Pain.* 1985;21(3):267–278.
7. Moseley GL, Arntz A. The context of a noxious stimulus affects the pain it evokes. *Pain.* 2007;133(1–3):64–71.
8. Brinjikji W, Luetmer PH, Comstock B, et al. Systematic literature review of imaging features of spinal degeneration in asymptomatic populations. *AJNR Am J Neuroradiol.* 2015;36(4):811–816.
9. Sher JS, Uribe JW, Posada A, Murphy BJ, Zlatkin MB. Abnormal findings on magnetic resonance images of asymptomatic shoulders. *J Bone Joint Surg Am.* 1995;77(1):10–15.
10. Moosmayer S, Smith HJ, Tariq R, Larmo A. Prevalence and characteristics of asymptomatic tears of the rotator cuff: an ultrasonographic and clinical study. *J Bone Joint Surg Br.* 2009;91(2):196–200.
11. Milgrom C, Schaffler M, Gilbert S, van Holsbeeck M. Rotator-cuff changes in asymptomatic adults. The effect of age, hand dominance and gender. *J Bone Joint Surg Br.* 1995;77(2):296–298.
12. Horga LM, Hirschmann AC, Henckel J, et al. Prevalence of abnormal findings in 230 knees of asymptomatic adults using 3.0 T MRI. *Skeletal Radiol.* 2020;49(7):1099–1107.
13. Zanetti M, Pfirrmann CW, Schmid MR, Romero J, Seifert B, Hodler J. Patients with suspected meniscal tears: prevalence of abnormalities seen on MRI of 100 symptomatic and 100 contralateral asymptomatic knees. *AJR Am J Roentgenol.* 2003;181(3):635–641.
14. *The Times,* 17 Feb 2003, p. 5, London.
15. Melzack R. Pain and the neuromatrix in the brain. *J Dent Educ.* 2001;65(12):1378–1382.
16. Moseley GL. A pain neuromatrix approach to patients with chronic pain. *Man Ther.* 2003;8(3):130–140.
17. Lederman E. The fall of the postural-structural-biomechanical model in manual and physical therapies: exemplified by lower back pain. *J Bodyw Mov Ther.* 2011;15(2):131–138.
18. Engel GL. The need for a new medical model: a challenge for biomedicine. *Science.* 1977;196(4286):129–136.

Chapter 2

1. Melzack R. Pain and the neuromatrix in the brain. *J Dent Educ.* 2001;65(12):1378–1382.
2. Moseley GL. A pain neuromatrix approach to patients with chronic pain. *Man Ther.* 2003;8(3):130–140.
3. Watson JA, Ryan CG, Cooper L, et al. Pain neuroscience education for adults with chronic musculoskeletal pain: a mixed-methods systematic review and meta-analysis. *J Pain.* 2019;20(10):1140.e1–1140.e22.
4. Louw A, Zimney K, Puentedura EJ, Diener I. The efficacy of pain neuroscience education on musculoskeletal pain: a systematic review of the literature. *Physiother Theory Pract.* 2016;32(5):332–355.
5. Moseley GL, Nicholas MK, Hodges PW. A randomized controlled trial of intensive neurophysiology education in chronic low back pain. *Clin J Pain.* 2004;20(5):324–330.
6. Meeus M, Nijs J, Van Oosterwijck J, Van Alsenoy V, Truijen S. Pain physiology education improves pain beliefs in patients with chronic fatigue syndrome compared with pacing and self-management education: a double-blind randomized controlled trial. *Arch Phys Med Rehabil.* 2010;91(8):1153–1159.
7. Clarke CL, Ryan CG, Martin DJ. Pain neurophysiology education for the management of individuals with chronic low back pain: systematic review and meta-analysis. *Man Ther.* 2011;16(6):544–549.
8. Louw A, Diener I, Butler DS, Puentedura EJ. The effect of neuroscience education on pain, disability, anxiety, and stress in chronic musculoskeletal pain. *Arch Phys Med Rehabil.* 2011;92(12):2041–2056.
9. Devor M. Sodium channels and mechanisms of neuropathic pain. *J Pain.* 2006;7(1 Suppl 1):S3–S12.
10. Devor M, Govrin-Lippmann R, Angelides K. Na+ channel immunolocalization in peripheral mammalian axons and changes following nerve injury and neuroma formation. *J Neurosci.* 1993;13(5):1976–1992.
11. Devor M. Response of nerves to injury in relation to neuropathic pain. In: McMahon S, Koltzenburg M. *Wall and Melzack's Textbook of Pain.* Philadelphia: Elsevier; 2013.
12. Flor H. The functional organization of the brain in chronic pain. *Prog Brain Res.* 2000;129:313–322.
13. Apkarian AV, Bushnell MC, Treede RD, Zubieta JK. Human brain mechanisms of pain perception and regulation in health and disease. *Eur J Pain.* 2005;9(4):463–484.
14. Tracey I, Mantyh PW. The cerebral signature for pain perception and its modulation. *Neuron.* 2007;55(3):377–391.
15. Doidge N. *The Brain That Changes Itself.* New York: Penguin Books; 2007.

Chapter 3

1. Treede RD, Rief W, Barke A, et al. A classification of chronic pain for ICD-11. *Pain.* 2015;156(6):1003–1007.
2. Bonica JJ. *The Management of Pain.* Philadelphia: Lea & Febiger; 1953.
3. Merskey H, Bogduk N. *Classification of Chronic Pain.* 2nd ed. Seattle: IASP Press; 1994. p. 1.

Chapter 4

1. Paller CJ, Campbell CM, Edwards RR, Dobs AS. Sex-based differences in pain perception and treatment. *Pain Med.* 2009;10(2):289–299.
2. Riley JL 3rd, Robinson ME, Wise EA, Myers CD, Fillingim RB. Sex differences in the perception of noxious experimental stimuli: a meta-analysis. *Pain.* 1998;74(2–3):181–187.
3. Assa T, Geva N, Zarkh Y, Defrin R. The type of sport matters: pain perception of endurance athletes versus strength athletes. *Eur J Pain.* 2019;23(4):686–696.
4. Peterson JA, Schubert DJ, Campbell J, Bemben MG, Black CD. Endogenous pain inhibitory function: endurance-trained athletes vs. active controls. *Pain Med.* 2019;20(9):1822–1830.
5. Tesarz J, Schuster AK, Hartmann M, Gerhardt A, Eich W. Pain perception in athletes compared to normally active controls: a systematic review with meta-analysis. *Pain.* 2012;153(6):1253–1262.
6. Geva N, Defrin R. Enhanced pain modulation among triathletes: a

possible explanation for their exceptional capabilities. *Pain.* 2013;154(11):2317-2323.

7. Ohel I, Walfisch A, Shitenberg D, Sheiner E, Hallak M. A rise in pain threshold during labor: a prospective clinical trial. *Pain.* 2007;132 Suppl 1:S104-S108.
8. Berlit S, Lis S, Häfner K, et al. Changes in birth-related pain perception impact of neurobiological and psycho-social factors. *Arch Gynecol Obstet.* 2018;297(3):591-599.
9. Sluka KA, Frey-Law L, Hoeger Bement M. Exercise-induced pain and analgesia? Underlying mechanisms and clinical translation. *Pain.* 2018;159 Suppl 1(Suppl 1):S91-S97.
10. Landmark T, Romundstad P, Borchgrevink PC, Kaasa S, Dale O. Associations between recreational exercise and chronic pain in the general population: evidence from the HUNT 3 study. *Pain.* 2011;152(10):2241-2247.
11. Landmark T, Romundstad PR, Borchgrevink PC, Kaasa S, Dale O. Longitudinal associations between exercise and pain in the general population—the HUNT pain study. *PLoS One.* 2013;8(6):e65279. Published 2013 Jun 12.
12. Bobinski F, Ferreira TAA, Córdova MM, et al. Role of brainstem serotonin in analgesia produced by low-intensity exercise on neuropathic pain after sciatic nerve injury in mice. *Pain.* 2015;156(12):2595-2606.
13. Brito RG, Rasmussen LA, Sluka KA. Regular physical activity prevents development of chronic muscle pain through modulation of supraspinal opioid and serotonergic mechanisms. *Pain Rep.* 2017;2(5):e618. Published 2017 Aug 21.
14. Lima LV, DeSantana JM, Rasmussen LA, Sluka KA. Short-duration physical activity prevents the development of activity-induced hyperalgesia through opioid and serotoninergic mechanisms. *Pain.* 2017;158(9):1697-1710.
15. Naugle KM, Riley JL III. Self-reported physical activity predicts pain inhibitory and facilitatory function. *Med Sci Sports Exerc.* 2014;46(3):622-629.
16. Gong WY, Abdelhamid RE, Carvalho CS, Sluka KA. Resident macrophages in muscle contribute to development of hyperalgesia in a mouse model of noninflammatory muscle pain. *J Pain.* 2016;17(10):1081-1094.
17. Leung A, Gregory NS, Allen LH, Sluka KA. Regular physical activity prevents chronic pain by altering resident muscle macrophage phenotype and increasing interleukin-10 in mice. *Pain.* 2016;157(1):70-79.
18. Bobinski F, Teixeira JM, Sluka KA, Santos ARS. Interleukin-4 mediates the analgesia produced by low-intensity exercise in mice with neuropathic pain. *Pain.* 2018;159(3):437-450.
19. Grace PM, Fabisiak TJ, Green-Fulgham SM, et al. Prior voluntary wheel running attenuates neuropathic pain. *Pain.* 2016;157(9):2012-2023.
20. Belavy DL, Van Oosterwijck J, Clarkson M, et al. Pain sensitivity is reduced by exercise training: evidence from a systematic review and meta-analysis. *Neurosci Biobehav Rev.* 2021;120:100-108.
21. Grooten WJA, Boström C, Dedering Å, et al. Summarizing the effects of different exercise types in chronic low back pain—a systematic review of systematic reviews. *BMC Musculoskelet Disord.* 2022;23(1):801.
22. Bair MJ, Robinson RL, Katon W, Kroenke K. Depression and pain comorbidity: a literature review. *Arch Intern Med.* 2003;163(20):2433-2445.
23. IsHak WW, Wen RY, Naghdechi L, et al. Pain and depression: a systematic review. *Harv Rev Psychiatry.* 2018;26(6):352-363.
24. Lewis GN, Rice DA, McNair PJ, Kluger M. Predictors of persistent pain after total knee arthroplasty: a systematic review and meta-analysis. *Br J Anaesth.* 2015;114(4):551-561.
25. Doan L, Manders T, Wang J. Neuroplasticity underlying the comorbidity of pain and depression. *Neural Plast.* 2015;2015:504691.
26. Kroslak M, Murrell GAC. Surgical treatment of lateral epicondylitis: a prospective, randomized, double-blinded, placebo-controlled clinical trial. *Am J Sports Med.* 2018;46(5):1106-1113.
27. Moseley JB, O'Malley K, Petersen NJ, et al. A controlled trial of arthroscopic surgery for osteoarthritis of the knee. *N Engl J Med.* 2002;347(2):81-88.
28. Buchbinder R, Osborne RH, Ebeling PR, et al. A randomized trial of vertebroplasty for painful osteoporotic vertebral fractures. *N Engl J Med.* 2009;361(6):557-568.
29. Blasini M, Corsi N, Klinger R, Colloca L. Nocebo and pain: an overview of the psychoneurobiological mechanisms. *Pain Rep.* 2017;2(2):e585.
30. Manaï M, van Middendorp H, Veldhuijzen DS, Huizinga TWJ, Evers AWM. How to prevent, minimize, or extinguish nocebo effects in pain: a narrative review on mechanisms, predictors, and interventions. *Pain Rep.* 2019;4(3):e699. Published 2019 Jun 7.
31. Petersen GL, Finnerup NB, Colloca L, et al. The magnitude of nocebo effects in pain: a meta-analysis. *Pain.* 2014;155(8):1426-1434.
32. Hohenschurz-Schmidt D, Thomson OP, Rossettini G, et al. Avoiding nocebo and other undesirable effects in chiropractic, osteopathy and physiotherapy: an invitation to reflect. *Musculoskelet Sci Pract.* 2022;62:102677.
33. Hasenbring MI, Chehadi O, Titze C, Kreddig N. Fear and anxiety in the transition from acute to chronic pain: there is evidence for endurance besides avoidance. *Pain Manag.* 2014;4(5):363-374.
34. Leeuw M, Goossens ME, Linton SJ, Crombez G, Boersma K, Vlaeyen JW. The fear-avoidance model of musculoskeletal pain: current state of scientific evidence. *J Behav Med.* 2007;30(1):77-94.
35. Miller GE, Cohen S, Ritchey AK. Chronic psychological stress and the regulation of pro-inflammatory cytokines: a glucocorticoid-resistance model. *Health Psychol.* 2002;21(6):531-541.
36. Thacker MA, Clark AK, Marchand F, McMahon SB. Pathophysiology of peripheral neuropathic pain: immune cells and molecules. *Anesth Analg.* 2007;105(3):838-847.
37. Togo F, Natelson BH, Adler GK, et al. Plasma cytokine fluctuations over time in healthy controls and patients with fibromyalgia. *Exp Biol Med* (Maywood). 2009;234(2):232-240.
38. Van Looveren E, Bilterys T, Munneke W, et al. The association between sleep and chronic spinal pain: a systematic review from the last decade. *J Clin Med.* 2021;10(17):3836.
39. Hirshkowitz M, Whiton K, Albert SM, et al. National Sleep Foundation's updated sleep duration recommendations: final report. *Sleep Health.* 2015;1(4):233-243.
40. Short sleep duration among US adults. National Center for Chronic Disease Prevention and Health Promotion, Division of Population Health. Centers for Disease Control and Prevention. Updated September 12, 2022. Accessed December 31, 2022. https://www.cdc.gov/sleep/data_statistics.html.
41. Dragan S, Şerban MC, Damian G, Buleu F, Valcovici M, Christodorescu R. Dietary patterns and interventions to alleviate chronic pain. *Nutrients.* 2020;12(9):2510.
42. Bjørklund G, Aaseth J, Doşa MD, et al. Does diet play a role in reducing nociception related to inflammation and chronic pain? *Nutrition.* 2019;66:153-165.
43. Correa-Rodríguez M, Casas-Barragán A, González-Jiménez E, Schmidt-RioValle J, Molina F, Aguilar-Ferrándiz ME. Dietary inflammatory index scores are associated with pressure pain hypersensitivity in women with fibromyalgia. *Pain Med.* 2020;21(3):586-594.
44. Comee L, Taylor CA, Nahikian-Nelms M, Ganesan LP, Krok-Schoen JL. Dietary patterns and nutrient intake of individuals with rheumatoid arthritis and osteoarthritis in the United States. *Nutrition.* 2019;67-68:110533.
45. Atherton K, Wiles NJ, Lecky FE, et al. Predictors of persistent neck pain after whiplash injury. *Emerg Med J.* 2006;23(3):195-201.
46. Ritchie C, Ehrlich C, Sterling M. Living with ongoing whiplash associated disorders: a qualitative study of individual perceptions and experiences. *BMC Musculoskelet Disord.* 2017;18(1):531.
47. Buskila D. Genetics of chronic pain states. *Best Pract Res Clin*

Rheumatol. 2007;21(3):535–547.

48. Clementi MA, Faraji P, Poppert Cordts K, et al. Parent factors are associated with pain and activity limitations in youth with acute musculoskeletal pain: a cohort study. *Clin J Pain.* 2019;35(3):222–228.
49. Walker SM. Long-term effects of neonatal pain. Semin Fetal *Neonatal Med.* 2019;24(4):101005.
50. Bates MS, Edwards TW, Anderson KO. Ethnocultural influences on variation in chronic pain perception. *Pain.* 1993;52(1):101–112.
51. Xygalatas D, Mitkidis P, Fischer R, et al. Extreme rituals promote prosociality. *Psychol Sci.* 2013;24(8):1602–1605.
52. Fischer R, Xygalatas D, Mitkidis P, et al. The fire-walker's high: affect and physiological responses in an extreme collective ritual. *PLoS One.* 2014;9(2):e88355. Published 2014 Feb 20.
53. Rabin BS. *Stress, Immune Function and Health: The Connection.* New York: Wiley Liss; 1999.
54. Lewis JS, Green A, Wright C. Subacromial impingement syndrome: the role of posture and muscle imbalance. *J Shoulder Elbow Surg.* 2005;14(4):385–392.
55. Lewis JS, Wright C, Green A. Subacromial impingement syndrome: the effect of changing posture on shoulder range of movement. *J Orthop Sports Phys Ther.* 2005;35(2):72–87.
56. Edmondston SJ, Chan HY, Ngai GC, et al. Postural neck pain: an investigation of habitual sitting posture, perception of "good" posture and cervicothoracic kinaesthesia. *Man Ther.* 2007;12(4):363–371.
57. Uvnas-Moberg K, Petersson M. Oxytocin, a mediator of anti-stress, well-being, social interaction, growth and healing. *Z Psychosom Med Psychother.* 2005;51(1):57–80.

Chapter 5

1. Belavy DL, Van Oosterwijck J, Clarkson M, et al. Pain sensitivity is reduced by exercise training: Evidence from a systematic review and meta-analysis. *Neurosci Biobehav Rev.* 2021;120:100–108.
2. Vaegter HB, Jones MD. Exercise-induced hypoalgesia after acute and regular exercise: experimental and clinical manifestations and possible mechanisms in individuals with and without pain. *Pain Rep.* 2020;5(5):e823. Published 2020 Sep 23.
3. Sluka KA, Frey-Law L, Hoeger Bement M. Exercise-induced pain and analgesia? Underlying mechanisms and clinical translation. *Pain.* 2018;159 Suppl 1(Suppl 1):S91–S97.
4. Bishop MD, Torres-Cueco R, Gay CW, Lluch-Girbés E, Beneciuk JM, Bialosky JE. What effect can manual therapy have on a patient's pain experience? *Pain Manag.* 2015;5(6):455–464.
5. Bialosky JE, Bishop MD, Price DD, Robinson ME, George SZ. The mechanisms of manual therapy in the treatment of musculoskeletal pain: a comprehensive model. *Man Ther.* 2009;14(5):531–538.
6. Quintner JL, Bove GM, Cohen ML. A critical evaluation of the trigger point phenomenon. *Rheumatology* (Oxford). 2015;54(3):392–399.
7. Shah JP, Thaker N, Heimur J, Aredo JV, Sikdar S, Gerber L. Myofascial trigger points then and now: a historical and scientific perspective. *PM R.* 2015;7(7):746–761.
8. Tan L, Cicuttini FM, Fairley J, et al. Does aerobic exercise effect pain sensitisation in individuals with musculoskeletal pain? A systematic review. *BMC Musculoskelet Disord.* 2022;23(1):113. Published 2022 Feb 3.
9. Tharmaratnam T, Civitarese RA, Tabobondung T, Tabobondung TA. Exercise becomes brain: sustained aerobic exercise enhances hippocampal neurogenesis. *J Physiol.* 2017;595(1):7–8.
10. Lima LV, Abner TSS, Sluka KA. Does exercise increase or decrease pain? Central mechanisms underlying these two phenomena. *J Physiol.* 2017;595(13):4141–4150.
11. Grooten WJA, Boström C, Dedering Å, et al. Summarizing the effects of different exercise types in chronic low back pain—a systematic review of systematic reviews. *BMC Musculoskelet Disord.* 2022; 23(1):801.
12. Sluka KA, Frey-Law L, Hoeger Bement M. Exercise-induced pain and analgesia? Underlying mechanisms and clinical translation. *Pain.* 2018;159 Suppl 1(Suppl 1):S91–S97.
13. Støve MP, Hirata RP, Palsson TS. Muscle stretching—the potential role of endogenous pain inhibitory modulation on stretch tolerance. *Scand J Pain.* 2019;19(2):415–422.
14. Marshall PW, Cashman A, Cheema BS. A randomized controlled trial for the effect of passive stretching on measures of hamstring extensibility, passive stiffness, strength, and stretch tolerance. *J Sci Med Sport.* 2011;14(6):535–540.
15. Halbertsma JP, Göeken LN. Stretching exercises: effect on passive extensibility and stiffness in short hamstrings of healthy subjects. *Arch Phys Med Rehabil.* 1994;75(9):976–981.
16. Busch V, Magerl W, Kern U, Haas J, Hajak G, Eichhammer P. The effect of deep and slow breathing on pain perception, autonomic activity, and mood processing—an experimental study. *Pain Med.* 2012;13(2):215–228.
17. Jafari H, Gholamrezaei A, Franssen M, et al. Can slow deep breathing reduce pain? An experimental study exploring mechanisms. *J Pain.* 2020;21(9–10):1018–1030.
18. Hilton L, Hempel S, Ewing BA, et al. Mindfulness meditation for chronic pain: systematic review and meta-analysis. *Ann Behav Med.* 2017;51(2):199–213.
19. Cherkin DC, Sherman KJ, Balderson BH, et al. Effect of mindfulness-based stress reduction vs. cognitive behavioral therapy or usual care on back pain and functional limitations in adults with chronic low back pain: a randomized clinical trial. *JAMA.* 2016;315(12):1240–1249.
20. Usuba M, Akai M, Shirasaki Y, Miyakawa S. Experimental joint contracture correction with low torque—long duration repeated stretching. *Clin Orthop Relat Res.* 2007;456:70–78.
21. Flowers KR, LaStayo P. Effect of total end range time on improving passive range of motion. *J Hand Ther.* 1994;7(3):150–157.
22. Light KE, Nuzik S, Personius W, Barstrom A. Low-load prolonged stretch vs. high-load brief stretch in treating knee contractures. *Phys Ther.* 1984;64(3):330–333.
23. Slaven EJ, Goode AP, Coronado RA, Poole C, Hegedus EJ. The relative effectiveness of segment specific level and non-specific level spinal joint mobilization on pain and range of motion: results of a systematic review and meta-analysis. *J Man Manip Ther.* 2013;21(1):7–17.
24. Beattie PF, Arnot CF, Donley JW, Noda H, Bailey L. The immediate reduction in low back pain intensity following lumbar joint mobilization and prone press-ups is associated with increased diffusion of water in the L5-S1 intervertebral disc. *J Orthop Sports Phys Ther.* 2010;40(5):256–264.
25. Moss P, Sluka K, Wright A. The initial effects of knee joint mobilization on osteoarthritic hyperalgesia. *Man Ther.* 2007;12(2):109–118.
26. Conroy DE, Hayes KW. The effect of joint mobilization as a component of comprehensive treatment for primary shoulder impingement syndrome. *J Orthop Sports Phys Ther.* 1998;28(1):3–14.
27. Rio E, Kidgell D, Purdam C, et al. Isometric exercise induces analgesia and reduces inhibition in patellar tendinopathy. *Br J Sports Med.* 2015;49(19):1277–1283.
28. Malliaras P, Barton CJ, Reeves ND, Langberg H. Achilles and patellar tendinopathy loading programmes: a systematic review comparing clinical outcomes and identifying potential mechanisms for effectiveness. *Sports Med.* 2013;43(4):267–286.
29. Cardoso TB, Pizzari T, Kinsella R, Hope D, Cook JL. Current trends in tendinopathy management. *Best Pract Res Clin Rheumatol.* 2019;33(1):122–140.
30. Rio E, Kidgell D, Moseley GL, et al. Tendon neuroplastic training: changing the way we think about tendon rehabilitation: a narrative review. *Br J Sports Med.* 2016;50(4):209–215.
31. Turner MN, Hernandez DO, Cade W, Emerson CP, Reynolds JM, Best TM. The role of resistance training dosing on pain and physical function in individuals with knee osteoarthritis: a systematic review.

Sports Health. 2020;12(2):200–206.

32. Ferreira RM, Torres RT, Duarte JA, Gonçalves RS. Non-pharmacological and non-surgical interventions for knee osteoarthritis: a systematic review and meta-analysis. *Acta Reumatol Port.* 2019;44(3):173–217.

Chapter 6

1. Lauersen JB, Bertelsen DM, Andersen LB. The effectiveness of exercise interventions to prevent sports injuries: a systematic review and meta-analysis of randomised controlled trials. *Br J Sports Med.* 2014;48(11):871–877.
2. Raja SN, Carr DB, Cohen M, et al. The revised International Association for the Study of Pain definition of pain: concepts, challenges, and compromises. *Pain.* 2020;161(9):1976–1982.
3. Culvenor AG, Øiestad BE, Hart HF, Stefanik JJ, Guermazi A, Crossley KM. Prevalence of knee osteoarthritis features on magnetic resonance imaging in asymptomatic uninjured adults: a systematic review and meta-analysis. *Br J Sports Med.* 2019;53(20):1268–1278.
4. Frank JM, Harris JD, Erickson BJ, et al. Prevalence of femoroacetabular impingement imaging findings in asymptomatic volunteers: a systematic review. *Arthroscopy.* 2015;31(6):1199–1204.
5. Brinjikji W, Luetmer PH, Comstock B, et al. Systematic literature review of imaging features of spinal degeneration in asymptomatic populations. *AJNR Am J Neuroradiol.* 2015;36(4):811–816.
6. Wood KB, Garvey TA, Gundry C, Heithoff KB. Magnetic resonance imaging of the thoracic spine. Evaluation of asymptomatic individuals. *J Bone Joint Surg Am.* 1995;77(11):1631–1638.
7. Jerosch J, Castro WH, Assheuer J. Age-related magnetic resonance imaging morphology of the menisci in asymptomatic individuals. *Arch Orthop Trauma Surg.* 1996;115(3–4):199–202.
8. Schibany N, Zehetgruber H, Kainberger F, et al. Rotator cuff tears in asymptomatic individuals: a clinical and ultrasonographic screening study. *Eur J Radiol.* 2004;51(3):263–268.
9. Hall AM, Aubrey-Bassler K, Thorne B, Maher CG. Do not routinely offer imaging for uncomplicated low back pain. *BMJ.* 2021;372:n291.
10. Jacobs JC, Jarvik JG, Chou R, et al. Observational study of the downstream consequences of inappropriate MRI of the lumbar spine. *J Gen Intern Med.* 2020;35(12):3605–3612.
11. Webster BS, Bauer AZ, Choi Y, Cifuentes M, Pransky GS. Iatrogenic consequences of early magnetic resonance imaging in acute, work-related, disabling low back pain. *Spine* (Phila Pa 1976). 2013;38(22):1939–1946.

Chapter 7

1. McCormick A, Charlton J, Fleming D. Assessing health needs in primary care. Morbidity study from general practice provides another source of information. *BMJ.* 1995;310(6993):1534.
2. Andarawis-Puri N, Flatow EL, Soslowsky LJ. Tendon basic science: development, repair, regeneration, and healing. *J Orthop Res.* 2015;33(6):780–784.
3. Alentorn-Geli E, Samuelsson K, Musahl V, Green CL, Bhandari M, Karlsson J. The association of recreational and competitive running with hip and knee osteoarthritis: a systematic review and meta-analysis. *J Orthop Sports Phys Ther.* 2017;47(6):373–390.
4. Lee DY, Park YJ, Kim HJ, et al. Arthroscopic meniscal surgery versus conservative management in patients aged 40 years and older: a meta-analysis. *Arch Orthop Trauma Surg.* 2018;138(12):1731–1739.
5. Giuffrida A, Di Bari A, Falzone E, et al. Conservative vs. surgical approach for degenerative meniscal injuries: a systematic review of clinical evidence. *Eur Rev Med Pharmacol Sci.* 2020;24(6):2874–2885.

Chapter 8

1. Sørensen LT. Wound healing and infection in surgery: the pathophysiological impact of smoking, smoking cessation, and nicotine replacement therapy: a systematic review. *Ann Surg.* 2012;255(6):1069–1079.
2. Santiago-Torres J, Flanigan DC, Butler RB, Bishop JY. The effect of smoking on rotator cuff and glenoid labrum surgery: a systematic review. *Am J Sports Med.* 2015;43(3):745–751.
3. Kanneganti P, Harris JD, Brophy RH, Carey JL, Lattermann C, Flanigan DC. The effect of smoking on ligament and cartilage surgery in the knee: a systematic review. *Am J Sports Med.* 2012;40(12):2872–2878.
4. Novikov DA, Swensen SJ, Buza JA 3rd, Gidumal RH, Strauss EJ. The effect of smoking on ACL reconstruction: a systematic review. *Phys Sportsmed.* 2016;44(4):335–341.
5. Scolaro JA, Schenker ML, Yannascoli S, Baldwin K, Mehta S, Ahn J. Cigarette smoking increases complications following fracture: a systematic review. *J Bone Joint Surg Am.* 2014;96(8):674–681.
6. Steiner JL, Lang CH. Dysregulation of skeletal muscle protein metabolism by alcohol. *Am J Physiol Endocrinol Metab.* 2015;308(9):E699–E712.
7. Lang CH, Kimball SR, Frost RA, Vary TC. Alcohol myopathy: impairment of protein synthesis and translation initiation. *Int J Biochem Cell Biol.* 2001;33(5):457–473.
8. Alfredson H, Pietilä T, Jonsson P, Lorentzon R. Heavy-load eccentric calf muscle training for the treatment of chronic Achilles tendinosis. *Am J Sports Med.* 1998;26(3):360–366.
9. Ohberg L, Alfredson H. Effects on neovascularisation behind the good results with eccentric training in chronic mid-portion Achilles tendinosis? *Knee Surg Sports Traumatol Arthrosc.* 2004;12(5):465–470.
10. Shalabi A, Kristoffersen-Wilberg M, Svensson L, Aspelin P, Movin T. Eccentric training of the gastrocnemius-soleus complex in chronic Achilles tendinopathy results in decreased tendon volume and intratendinous signal as evaluated by MRI. *Am J Sports Med.* 2004;32(5):1286–1296.
11. Bahr R, Fossan B, Løken S, Engebretsen L. Surgical treatment compared with eccentric training for patellar tendinopathy (jumper's knee). A randomized, controlled trial. *J Bone Joint Surg Am.* 2006;88(8):1689–1698.
12. Cook JL, Purdam CR. Is tendon pathology a continuum? A pathology model to explain the clinical presentation of load-induced tendinopathy. *Br J Sports Med.* 2009;43(6):409–416.
13. Grafstein B. Role of slow axonal transport in nerve regeneration. *Acta Neuropathol.* 1971;5:144–152.
14. Hoffman PN, Lasek RJ. Axonal transport of the cytoskeleton in regenerating motor neurons: constancy and change. *Brain Res.* 1980;202(2):317–333.

Chapter 9

1. McCrary JM, Ackermann BJ, Halaki M. A systematic review of the effects of upper body warm-up on performance and injury. *Br J Sports Med.* 2015;49(14):935–942.
2. Fradkin AJ, Zazryn TR, Smoliga JM. Effects of warming-up on physical performance: a systematic review with meta-analysis. *J Strength Cond Res.* 2010;24(1):140–148.
3. Herman K, Barton C, Malliaras P, Morrissey D. The effectiveness of neuromuscular warm-up strategies, that require no additional equipment, for preventing lower limb injuries during sports participation: a systematic review. *BMC Med.* 2012;10:75.
4. Gray SR, De Vito G, Nimmo MA, Farina D, Ferguson RA. Skeletal muscle ATP turnover and muscle fiber conduction velocity are elevated at higher muscle temperatures during maximal power output development in humans. *Am J Physiol Regul Integr Comp Physiol.* 2006;290(2):R376–R382.
5. Racinais S, Oksa J. Temperature and neuromuscular function. *Scand J Med Sci Sports.* 2010;20 Suppl 3:1–18.
6. Close R, Hoh JF. Influence of temperature on isometric contractions of rat skeletal muscles. *Nature.* 1968;217(5134):1179–1180.
7. Stewart D, Macaluso A, De Vito G. The effect of an active warm-up

on surface EMG and muscle performance in healthy humans. *Eur J Appl Physiol.* 2003;89(6):509–513.
8. Pearce AJ, Rowe GS, Whyte DG. Neural conduction and excitability following a simple warm up. *J Sci Med Sport.* 2012;15(2):164–168.
9. Simic L, Sarabon N, Markovic G. Does pre-exercise static stretching inhibit maximal muscular performance? A meta-analytical review. *Scand J Med Sci Sports.* 2013;23(2):131–148.
10. Behm DG, Chaouachi A. A review of the acute effects of static and dynamic stretching on performance. *Eur J Appl Physiol.* 2011;111(11):2633–2651.
11. Fulton J, Wright K, Kelly M, et al. Injury risk is altered by previous injury: a systematic review of the literature and presentation of causative neuromuscular factors. *Int J Sports Phys Ther.* 2014;9(5):583–595.
12. Murphy DF, Connolly DA, Beynnon BD. Risk factors for lower extremity injury: a review of the literature. *Br J Sports Med.* 2003;37(1):13–29.
13. Hägglund M, Waldén M, Ekstrand J. Previous injury as a risk factor for injury in elite football: a prospective study over two consecutive seasons. *Br J Sports Med.* 2006;40(9):767–772.
14. Gaal BT, Knapik DM, Karns MR, Salata MJ, Voos JE. Contralateral anterior cruciate ligament injuries following index reconstruction in the pediatric athlete. *Curr Rev Musculoskelet Med.* 2020;13(4):409–415.
15. Swärd P, Kostogiannis I, Roos H. Risk factors for a contralateral anterior cruciate ligament injury. *Knee Surg Sports Traumatol Arthrosc.* 2010;18(3):277–291.
16. Arøen A, Helgø D, Granlund OG, Bahr R. Contralateral tendon rupture risk is increased in individuals with a previous Achilles tendon rupture. *Scand J Med Sci Sports.* 2004;14(1):30–33.
17. Milewski MD, Skaggs DL, Bishop GA, et al. Chronic lack of sleep is associated with increased sports injuries in adolescent athletes. *J Pediatr Orthop.* 2014;34(2):129–133.
18. Viegas F, Ocarino JM, Freitas LS, et al. The sleep as a predictor of musculoskeletal injuries in adolescent athletes. *Sleep Sci.* 2022;15(3):305–311.
19. Azboy O, Kaygisiz Z. Effects of sleep deprivation on cardiorespiratory functions of the runners and volleyball players during rest and exercise. *Acta Physiol Hung.* 2009;96(1):29–36.
20. McLean SG, Samorezov JE. Fatigue-induced ACL injury risk stems from a degradation in central control. *Med Sci Sports Exerc.* 2009;41(8):1661–1672.
21. Small K, McNaughton L, Greig M, Lovell R. The effects of multidirectional soccer-specific fatigue on markers of hamstring injury risk. *J Sci Med Sport.* 2010;13(1):120–125.
22. Kekelekis A, Nikolaidis PT, Moore IS, Rosemann T, Knechtle B. Risk factors for upper limb injury in tennis players: a systematic review. *Int J Environ Res Public Health.* 2020;17(8):2744.
23. Steele J, Bruce-Low S, Smith D, Osborne N, Thorkeldsen A. Can specific loading through exercise impart healing or regeneration of the intervertebral disc? *Spine J.* 2015;15(10):2117–2121.
24. Bohm S, Mersmann F, Arampatzis A. Human tendon adaptation in response to mechanical loading: a systematic review and meta-analysis of exercise intervention studies on healthy adults. *Sports Med Open.* 2015;1(1):7.
25. Grzelak P, Podgorski M, Stefanczyk L, Krochmalski M, Domzalski M. Hypertrophied cruciate ligament in high performance weightlifters observed in magnetic resonance imaging. *Int Orthop.* 2012;36(8):1715–1719.
26. O'Bryan SJ, Giuliano C, Woessner MN, et al. Progressive resistance training for concomitant increases in muscle strength and bone mineral density in older adults: a systematic review and meta-analysis. *Sports Med.* 2022;52(8):1939–1960.
27. Lauersen JB, Bertelsen DM, Andersen LB. The effectiveness of exercise interventions to prevent sports injuries: a systematic review and meta-analysis of randomised controlled trials. *Br J Sports Med.* 2014;48(11):871–877.
28. Papalia GF, Papalia R, Diaz Balzani LA, et al. The effects of physical exercise on balance and prevention of falls in older people: a systematic review and meta-analysis. *J Clin Med.* 2020;9(8):2595.
29. Wall BT, Morton JP, van Loon LJ. Strategies to maintain skeletal muscle mass in the injured athlete: nutritional considerations and exercise mimetics. *Eur J Sport Sci.* 2015;15(1):53–62.
30. Smith-Ryan AE, Hirsch KR, Saylor HE, Gould LM, Blue MNM. Nutritional considerations and strategies to facilitate injury recovery and rehabilitation. *J Athl Train.* 2020;55(9):918–930.
31. Tipton KD. Nutritional support for exercise-induced injuries. *Sports Med.* 2015;45 Suppl 1:S93–S104.
32. Kvist J, Silbernagel KG. Fear of movement and reinjury in sports medicine: relevance for rehabilitation and return to sport. *Phys Ther.* 2022;102(2):pzab272.
33. Mir B, Vivekanantha P, Dhillon S, et al. Fear of reinjury following primary anterior cruciate ligament reconstruction: a systematic review [published online ahead of print, 2022 Dec 23]. *Knee Surg Sports Traumatol Arthrosc.* 2022;10.1007/s00167-022-07296-6.
34. Hsu CJ, Meierbachtol A, George SZ, Chmielewski TL. Fear of reinjury in athletes. *Sports Health.* 2017;9(2):162–167.
35. Tagesson S, Kvist J. Greater fear of re-injury and increased tibial translation in patients who later sustain an ACL graft rupture or a contralateral ACL rupture: a pilot study. *J Sports Sci.* 2016;34(2):125–132.
36. Hartigan EH, Lynch AD, Logerstedt DS, Chmielewski TL, Snyder-Mackler L. Kinesiophobia after anterior cruciate ligament rupture and reconstruction: noncopers versus potential copers. *J Orthop Sports Phys Ther.* 2013;43(11):821–832.
37. Nuccio RP, Barnes KA, Carter JM, Baker LB. Fluid balance in team sport athletes and the effect of hypohydration on cognitive, technical, and physical performance. *Sports Med.* 2017;47(10):1951–1982.
38. Knapik JJ, Trone DW, Tchandja J, Jones BH. Injury-reduction effectiveness of prescribing running shoes on the basis of foot arch height: summary of military investigations. *J Orthop Sports Phys Ther.* 2014;44(10):805–812.
39. Knapik JJ, Trone DW, Swedler DI, et al. Injury reduction effectiveness of assigning running shoes based on plantar shape in Marine Corps basic training. *Am J Sports Med.* 2010;38(9):1759–1767.
40. Molloy JM. Factors Influencing running-related musculoskeletal injury risk among U.S. military recruits. *Mil Med.* 2016;181(6):512–523.
41. Ghosh N, Kolade OO, Shontz E, et al. Nonsteroidal anti-inflammatory drugs (NSAIDs) and their effect on musculoskeletal soft-tissue healing: a scoping review. *JBJS Rev.* 2019;7(12):e4.
42. Kapetanos G. The effect of the local corticosteroids on the healing and biomechanical properties of the partially injured tendon. *Clin Orthop Relat Res.* 1982;(163):170–179.
43. Wiggins ME, Fadale PD, Barrach H, Ehrlich MG, Walsh WR. Healing characteristics of a type I collagenous structure treated with corticosteroids. *Am J Sports Med.* 1994;22(2):279–288.
44. Hall MM, Finnoff JT, Smith J. Musculoskeletal complications of fluoroquinolones: guidelines and precautions for usage in the athletic population. *PM R.* 2011;3(2):132–142.
45. Khaliq Y, Zhanel GG. Musculoskeletal injury associated with fluoroquinolone antibiotics. *Clin Plast Surg.* 2005;32(4):495–vi.

Chapter 11

1. American Physical Therapy Association. *Guide to Physical Therapist Practice.* Second Edition. American Physical Therapy Association. *Phys Ther.* 2001;81(1):9–746.
2. Sizer PS Jr, Brismée JM, Cook C. Medical screening for red flags in the diagnosis and management of musculoskeletal spine pain. *Pain Pract.* 2007;7(1):53–71.
3. Ramanayake RPJC, Basnayake BMTK. Evaluation of red flags minimizes missing serious diseases in primary care. *J Family Med Prim Care.* 2018;7(2):315–318.
4. Downie A, Williams CM, Henschke N, et al. Red flags to screen for malignancy and fracture in patients with low back pain: systematic

review [published correction appears in *BMJ*. 2014;348:g7]. *BMJ*. 2013;347:f7095.
5. Henschke N, Maher CG, Refshauge KM. A systematic review identifies five "red flags" to screen for vertebral fracture in patients with low back pain. *J Clin Epidemiol.* 2008;61(2):110–118.
6. Ghosh N, Kolade OO, Shontz E, et al. Nonsteroidal anti-inflammatory drugs (NSAIDs) and their effect on musculoskeletal soft-tissue healing: a scoping review. *JBJS Rev.* 2019;7(12):e4.

Chapter 12

1. Schoenfeld BJ, Vigotsky A, Contreras B, et al. Differential effects of attentional focus strategies during long-term resistance training. *Eur J Sport Sci.* 2018;18(5):705–712.
2. Calatayud J, Vinstrup J, Jakobsen MD, et al. Importance of mind-muscle connection during progressive resistance training. *Eur J Appl Physiol.* 2016;116(3):527–533.
3. Huygaerts S, Cos F, Cohen DD, et al. Mechanisms of hamstring strain injury: interactions between fatigue, muscle activation and function. *Sports* (Basel). 2020;8(5):65.

Chapter 14

1. Minshull C, Gallacher P, Roberts S, Barnett A, Kuiper JH, Bailey A. Contralateral strength training attenuates muscle performance loss following anterior cruciate ligament (ACL) reconstruction: a randomised-controlled trial. *Eur J Appl Physiol.* 2021;121(12):3551–3559.
2. Green LA, Gabriel DA. The cross education of strength and skill following unilateral strength training in the upper and lower limbs. *J Neurophysiol.* 2018;120(2):468–479.
3. Frazer AK, Williams J, Spittle M, Kidgell DJ. Cross-education of muscular strength is facilitated by homeostatic plasticity. *Eur J Appl Physiol.* 2017;117(4):665–677.
4. Gabriel DA, Kamen G, Frost G. Neural adaptations to resistive exercise: mechanisms and recommendations for training practices. *Sports Med.* 2006;36(2):133–149.
5. Farthing JP, Borowsky R, Chilibeck PD, Binsted G, Sarty GE. Neuro-physiological adaptations associated with cross-education of strength. *Brain Topogr.* 2007;20(2):77–88.
6. Grande-Alonso M, Garrigos-Pedron M, Cuenca-Martinez F, et al. Influence of the generation of motor mental images on physiotherapy treatment in patients with chronic low back pain. *Pain Physician.* 2020;23(4):E399–E408.
7. Salik Sengul Y, Kaya N, Yalcinkaya G, Kirmizi M, Kalemci O. The effects of the addition of motor imagery to home exercises on pain, disability and psychosocial parameters in patients undergoing lumbar spinal surgery: a randomized controlled trial. *Explore* (NY). 2021;17(4):334–339.
8. Limakatso K, Madden VJ, Manie S, Parker R. The effectiveness of graded motor imagery for reducing phantom limb pain in amputees: a randomised controlled trial. *Physiotherapy.* 2020;109:65–74.
9. Louw A, Farrell K, Nielsen A, O'Malley M, Cox T, Puentedura EJ. Virtual McKenzie extension exercises for low back and leg pain: a prospective pilot exploratory case series [published online ahead of print, 2022 Jun 23]. *J Man Manip Ther.* 2022;1–7.
10. Louw A, Schmidt SG, Louw C, Puentedura EJ. Moving without moving: immediate management following lumbar spine surgery using a graded motor imagery approach: a case report. *Physiother Theory Pract.* 2015;31(7):509–517.
11. Moseley GL. Graded motor imagery is effective for long-standing complex regional pain syndrome: a randomised controlled trial. *Pain.* 2004;108(1–2):192–198.
12. Hughes L, Paton B, Rosenblatt B, Gissane C, Patterson SD. Blood flow restriction training in clinical musculoskeletal rehabilitation: a systematic review and meta-analysis. *Br J Sports Med.* 2017;51(13):1003–1011.
13. Karanasios S, Korakakis V, Moutzouri M, Xergia SA, Tsepis E, Gioftsos G. Low-load resistance training with blood flow restriction is effective for managing lateral elbow tendinopathy: a randomized, sham-controlled trial. *J Orthop Sports Phys Ther.* 2022;52(12):803–825.
14. Kilgas MA, Lytle LLM, Drum SN, Elmer SJ. Exercise with blood flow restriction to improve quadriceps function long after ACL reconstruction. *Int J Sports Med.* 2019;40(10):650–656.
15. Hughes L, Rosenblatt B, Haddad F, et al. Comparing the effectiveness of blood flow restriction and traditional heavy load resistance training in the post-surgery rehabilitation of anterior cruciate ligament reconstruction patients: a UK National Health Service randomised controlled trial. *Sports Med.* 2019;49(11):1787–1805.
16. Ferraz RB, Gualano B, Rodrigues R, et al. Benefits of resistance training with blood flow restriction in knee osteoarthritis. *Med Sci Sports Exerc.* 2018;50(5):897–905.
17. Yildirim N, Filiz Ulusoy M, Bodur H. The effect of heat application on pain, stiffness, physical function and quality of life in patients with knee osteoarthritis. *J Clin Nurs.* 2010;19(7–8):1113–1120.
18. Michlovitz S, Hun L, Erasala GN, Hengehold DA, Weingand KW. Continuous low-level heat wrap therapy is effective for treating wrist pain. *Arch Phys Med Rehabil.* 2004;85(9):1409–1416.
19. French SD, Cameron M, Walker BF, Reggars JW, Esterman AJ. Superficial heat or cold for low back pain. *Cochrane Database Syst Rev.* 2006;2006(1):CD004750. Published 2006 Jan 25.
20. Nadler SF, Steiner DJ, Erasala GN, et al. Continuous low-level heat wrap therapy provides more efficacy than Ibuprofen and acetaminophen for acute low back pain. *Spine* (Phila Pa 1976). 2002;27(10):1012–1017.
21. Rodrigues P, Trajano GS, Stewart IB, Minett GM. Potential role of passively increased muscle temperature on contractile function. *Eur J Appl Physiol.* 2022;122(10):2153–2162.
22. Petrofsky J, Berk L, Bains G, et al. Moist heat or dry heat for delayed onset muscle soreness. *J Clin Med Res.* 2013;5(6):416–425.
23. Selsby JT, Rother S, Tsuda S, Pracash O, Quindry J, Dodd SL. Intermittent hyperthermia enhances skeletal muscle regrowth and attenuates oxidative damage following reloading. *J Appl Physiol* (1985). 2007;102(4):1702–1707.
24. Naito H, Powers SK, Demirel HA, Sugiura T, Dodd SL, Aoki J. Heat stress attenuates skeletal muscle atrophy in hindlimb-unweighted rats. *J Appl Physiol* (1985). 2000;88(1):359–363.
25. Hafen PS, Abbott K, Bowden J, Lopiano R, Hancock CR, Hyldahl RD. Daily heat treatment maintains mitochondrial function and attenuates atrophy in human skeletal muscle subjected to immobilization. *J Appl Physiol* (1985). 2019;127(1):47–57.
26. Selsby JT, Dodd SL. Heat treatment reduces oxidative stress and protects muscle mass during immobilization. *Am J Physiol Regul Integr Comp Physiol.* 2005;289(1):R134–R139.
27. Laukkanen JA, Laukkanen T, Kunutsor SK. Cardiovascular and other health benefits of sauna bathing: a review of the evidence. *Mayo Clin Proc.* 2018;93(8):1111–1121.
28. Laukkanen T, Khan H, Zaccardi F, Laukkanen JA. Association between sauna bathing and fatal cardiovascular and all-cause mortality events. *JAMA Intern Med.* 2015;175(4):542–548.
29. Laukkanen JA, Laukkanen T. Sauna bathing and systemic inflammation. *Eur J Epidemiol.* 2018;33(3):351–353.
30. Kunutsor SK, Laukkanen T, Laukkanen JA. Longitudinal associations of sauna bathing with inflammation and oxidative stress: the KIHD prospective cohort study. *Ann Med.* 2018;50(5):437–442.
31. Wu LC, Weng PW, Chen CH, Huang YY, Tsuang YH, Chiang CJ. Literature review and meta-analysis of transcutaneous electrical nerve stimulation in treating chronic back pain. *Reg Anesth Pain Med.* 2018;43(4):425–433.
32. Resende L, Merriwether E, Rampazo ÉP, et al. Meta-analysis of transcutaneous electrical nerve stimulation for relief of spinal pain. *Eur J Pain.* 2018;22(4):663–678.
33. Oosterhof J, Samwel HJ, de Boo TM, Wilder-Smith OH,

Oostendorp RA, Crul BJ. Predicting outcome of TENS in chronic pain: a prospective, randomized, placebo controlled trial. *Pain.* 2008;136(1-2):11-20.

34. Hauger AV, Reiman MP, Bjordal JM, Sheets C, Ledbetter L, Goode AP. Neuromuscular electrical stimulation is effective in strengthening the quadriceps muscle after anterior cruciate ligament surgery. *Knee Surg Sports Traumatol Arthrosc.* 2018;26(2):399-410.
35. Stevens-Lapsley JE, Balter JE, Wolfe P, Eckhoff DG, Kohrt WM. Early neuromuscular electrical stimulation to improve quadriceps muscle strength after total knee arthroplasty: a randomized controlled trial. *Phys Ther.* 2012;92(2):210-226.
36. Fitzgerald GK, Piva SR, Irrgang JJ. A modified neuromuscular electrical stimulation protocol for quadriceps strength training following anterior cruciate ligament reconstruction. *J Orthop Sports Phys Ther.* 2003;33(9):492-501.
37. Brown F, Gissane C, Howatson G, van Someren K, Pedlar C, Hill J. Compression garments and recovery from exercise: a meta-analysis. *Sports Med.* 2017;47(11):2245-2267.
38. Marqués-Jiménez D, Calleja-González J, Arratibel I, Delextrat A, Terrados N. Are compression garments effective for the recovery of exercise-induced muscle damage? A systematic review with meta-analysis. *Physiol Behav.* 2016;153:133-148.
39. Hill J, Howatson G, van Someren K, Leeder J, Pedlar C. Compression garments and recovery from exercise-induced muscle damage: a meta-analysis. *Br J Sports Med.* 2014;48(18):1340-1346.
40. Dubois B, Esculier JF. Soft-tissue injuries simply need PEACE and LOVE. *Br J Sports Med.* 2020;54(2):72-73.
41. Moffet HH. Sham acupuncture may be as efficacious as true acupuncture: a systematic review of clinical trials. *J Altern Complement Med.* 2009;15(3):213-216.
42. Kong JT, Puetz C, Tian L, et al. Effect of electroacupuncture vs sham treatment on change in pain severity among adults with chronic low back pain: a randomized clinical trial [published correction appears in *JAMA Netw Open.* 2022 Apr 1;5(4):e229687]. *JAMA Netw Open.* 2020;3(10):e2022787. Published 2020 Oct 1.
43. Mu J, Furlan AD, Lam WY, Hsu MY, Ning Z, Lao L. Acupuncture for chronic nonspecific low back pain. *Cochrane Database Syst Rev.* 2020;12(12):CD013814. Published 2020 Dec 11.
44. Farag AM, Malacarne A, Pagni SE, Maloney GE. The effectiveness of acupuncture in the management of persistent regional myofascial head and neck pain: a systematic review and meta-analysis. *Complement Ther Med.* 2020;49:102297.
45. Su X, Qian H, Chen B, et al. Acupuncture for acute low back pain: a systematic review and meta-analysis. *Ann Palliat Med.* 2021 ;10(4):3924-3936.
46. Tu JF, Yang JW, Shi GX, et al. Efficacy of intensive acupuncture versus sham acupuncture in knee osteoarthritis: a randomized controlled trial. *Arthritis Rheumatol.* 2021;73(3):448-458.
47. Gattie E, Cleland JA, Pandya J, Snodgrass S. Dry needling adds no benefit to the treatment of neck pain: a sham-controlled randomized clinical trial with 1-year follow-up. *J Orthop Sports Phys Ther.* 2021;51(1):37-45.
48. Sánchez-Infante J, Navarro-Santana MJ, Bravo-Sánchez A, Jiménez-Diaz F, Abián-Vicén J. Is dry needling applied by physical therapists effective for pain in musculoskeletal conditions? A systematic review and meta-analysis. *Phys Ther.* 2021;101(3):pzab070.
49. Liu L, Huang QM, Liu QG, et al. Effectiveness of dry needling for myofascial trigger points associated with neck and shoulder pain: a systematic review and meta-analysis. *Arch Phys Med Rehabil.* 2015;96(5):944-955.
50. Callaghan MJ, McKie S, Richardson P, Oldham JA. Effects of patellar taping on brain activity during knee joint proprioception tests using functional magnetic resonance imaging. *Phys Ther.* 2012;92(6):821-830.
51. Aguilar-Ferrándiz ME, Castro-Sánchez AM, Matarán-Peñarrocha GA, Guisado-Barrilao R, García-Ríos MC, Moreno-Lorenzo C. A randomized controlled trial of a mixed kinesio taping-compression technique on venous symptoms, pain, peripheral venous flow, clinical severity and overall health status in postmenopausal women with chronic venous insufficiency. *Clin Rehabil.* 2014;28(1):69-81.
52. Logan CA, Bhashyam AR, Tisosky AJ, et al. Systematic review of the effect of taping techniques on patellofemoral pain syndrome. *Sports Health.* 2017;9(5):456-461.
53. Cheatham SW, Lee M, Cain M, Baker R. The efficacy of instrument assisted soft tissue mobilization: a systematic review. *J Can Chiropr Assoc.* 2016;60(3):200-211.
54. Ikeda N, Otsuka S, Kawanishi Y, Kawakami Y. Effects of instrument-assisted soft tissue mobilization on musculoskeletal properties [published correction appears in *Med Sci Sports Exerc.* 2020 Feb;52(2):524]. *Med Sci Sports Exerc.* 2019;51(10):2166-2172.
55. Gunn LJ, Stewart JC, Morgan B, et al. Instrument-assisted soft tissue mobilization and proprioceptive neuromuscular facilitation techniques improve hamstring flexibility better than static stretching alone: a randomized clinical trial. *J Man Manip Ther.* 2019;27(1):15-23.
56. Kawashima M, Kawanishi N, Tominaga T, et al. Icing after eccentric contraction-induced muscle damage perturbs the disappearance of necrotic muscle fibers and phenotypic dynamics of macrophages in mice. *J Appl Physiol* (1985). 2021;130(5):1410-1420.
57. Singh DP, Barani Lonbani Z, Woodruff MA, Parker TJ, Steck R, Peake JM. Effects of topical icing on inflammation, angiogenesis, revascularization, and myofiber regeneration in skeletal muscle following contusion injury. *Front Physiol.* 2017;8:93.
58. Raynor MC, Pietrobon R, Guller U, Higgins LD. Cryotherapy after ACL reconstruction: a meta-analysis. *J Knee Surg.* 2005;18(2):123-129.
59. Barber FA, McGuire DA, Click S. Continuous-flow cold therapy for outpatient anterior cruciate ligament reconstruction. *Arthroscopy.* 1998;14(2):130-135.
60. Merrick MA, Rankin JM, Andres FA, Hinman CL. A preliminary examination of cryotherapy and secondary injury in skeletal muscle. *Med Sci Sports Exerc.* 1999;31(11):1516-1521.
61. Scott A, Khan KM, Roberts CR, Cook JL, Duronio V. What do we mean by the term "inflammation"? A contemporary basic science update for sports medicine. *Br J Sports Med.* 2004;38(3):372-380.
62. Mawhinney C, Low DA, Jones H, Green DJ, Costello JT, Gregson W. Cold water mediates greater reductions in limb blood flow than whole body cryotherapy. *Med Sci Sports Exerc.* 2017;49(6):1252-1260.
63. Wilson LJ, Cockburn E, Paice K, et al. Recovery following a marathon: a comparison of cold water immersion, whole body cryotherapy and a placebo control. *Eur J Appl Physiol.* 2018;118(1):153-163.
64. Crystal NJ, Townson DH, Cook SB, LaRoche DP. Effect of cryotherapy on muscle recovery and inflammation following a bout of damaging exercise. *Eur J Appl Physiol.* 2013;113(10):2577-2586.
65. Ghosh N, Kolade OO, Shontz E, et al. Nonsteroidal anti-inflammatory drugs (NSAIDs) and their effect on musculoskeletal soft-tissue healing: a scoping review. *JBJS Rev.* 2019;7(12):e4.
66. Kristensen DM, Desdoits-Lethimonier C, Mackey AL, et al. Ibuprofen alters human testicular physiology to produce a state of compensated hypogonadism [published correction appears in *Proc Natl Acad Sci USA.* 2018 Apr 16]. *Proc Natl Acad Sci USA.* 2018 ;115(4):E715-E724.
67. Bittermann A, Gao S, Rezvani S, et al. Oral ibuprofen interferes with cellular healing responses in a murine model of Achilles tendinopathy. *J Musculoskelet Disord Treat.* 2018;4(2):049.
68. Hammerman M, Blomgran P, Ramstedt S, Aspenberg P. COX-2 inhibition impairs mechanical stimulation of early tendon healing in rats by reducing the response to microdamage. *J Appl Physiol* (1985). 2015;119(5):534-540.
69. Connizzo BK, Yannascoli SM, Tucker JJ, et al. The detrimental effects of systemic ibuprofen delivery on tendon healing are time-dependent. *Clin Orthop Relat Res.* 2014;472(8):2433-2439.
70. Wang W, Shi M, Zhou C, et al. Effectiveness of corticosteroid

injections in adhesive capsulitis of shoulder: a meta-analysis. *Medicine* (Baltimore). 2017;96(28):e7529.

71. Kapetanos G. The effect of the local corticosteroids on the healing and biomechanical properties of the partially injured tendon. *Clin Orthop Relat Res.* 1982;(163):170–179.

72. Wiggins ME, Fadale PD, Barrach H, Ehrlich MG, Walsh WR. Healing characteristics of a type I collagenous structure treated with corticosteroids. *Am J Sports Med.* 1994;22(2):279–288.

73. Wang CJ. Extracorporeal shockwave therapy in musculoskeletal disorders. *J Orthop Surg Res.* 2012;7:11.

74. Lou J, Wang S, Liu S, Xing G. Effectiveness of extracorporeal shock wave therapy without local anesthesia in patients with recalcitrant plantar fasciitis: a meta-analysis of randomized controlled trials. *Am J Phys Med Rehabil.* 2017;96(8):529–534.

75. Cacchio A, Rompe JD, Furia JP, Susi P, Santilli V, De Paulis F. Shockwave therapy for the treatment of chronic proximal hamstring tendinopathy in professional athletes. *Am J Sports Med.* 2011;39(1):146–153.

76. van Leeuwen MT, Zwerver J, van den Akker-Scheek I. Extracorporeal shockwave therapy for patellar tendinopathy: a review of the literature. *Br J Sports Med.* 2009;43(3):163–168.

77. Staples MP, Forbes A, Ptasznik R, Gordon J, Buchbinder R. A randomized controlled trial of extracorporeal shock wave therapy for lateral epicondylitis (tennis elbow). *J Rheumatol.* 2008;35(10):2038–2046.

78. Belk JW, Kraeutler MJ, Houck DA, Goodrich JA, Dragoo JL, McCarty EC. Platelet-rich plasma versus hyaluronic acid for knee osteoarthritis: a systematic review and meta-analysis of randomized controlled trials. *Am J Sports Med.* 2021;49(1):249–260.

79. Kim CH, Park YB, Lee JS, Jung HS. Platelet-rich plasma injection vs. operative treatment for lateral elbow tendinosis: a systematic review and meta-analysis. *J Shoulder Elbow Surg.* 2022;31(2):428–436.

80. Chen X, Jones IA, Park C, Vangsness CT Jr. The efficacy of platelet-rich plasma on tendon and ligament healing: a systematic review and meta-analysis with bias assessment. *Am J Sports Med.* 2018;46(8):2020–2032.

81. Chahla J, Cinque ME, Piuzzi NS, et al. A call for standardization in platelet-rich plasma preparation protocols and composition reporting: a systematic review of the clinical orthopaedic literature. *J Bone Joint Surg Am.* 2017;99(20):1769–1779.

82. McIntyre JA, Jones IA, Han B, Vangsness CT Jr. Intra-articular mesenchymal stem cell therapy for the human joint: a systematic review. *Am J Sports Med.* 2018;46(14):3550–3563.

83. Chahla J, Piuzzi NS, Mitchell JJ, et al. Intra-articular cellular therapy for osteoarthritis and focal cartilage defects of the knee: a systematic review of the literature and study quality analysis. *J Bone Joint Surg Am.* 2016;98(18):1511–1521.

84. Chang CH, Tsai WC, Hsu YH, Pang JH. Pentadecapeptide BPC 157 enhances the growth hormone receptor expression in tendon fibroblasts. *Molecules.* 2014;19(11):19066–19077.

85. Krivic A, Majerovic M, Jelic I, Seiwerth S, Sikiric P. Modulation of early functional recovery of Achilles tendon to bone unit after transection by BPC 157 and methylprednisolone. *Inflamm Res.* 2008;57(5):205–210.

86. Staresinic M, Sebecic B, Patrlj L, et al. Gastric pentadecapeptide BPC 157 accelerates healing of transected rat Achilles tendon and in vitro stimulates tendocytes growth. *J Orthop Res.* 2003;21(6):976–983.

87. Ebadi S, Henschke N, Forogh B, et al. Therapeutic ultrasound for chronic low back pain. *Cochrane Database Syst Rev.* 2020;7(7):CD009169. Published 2020 Jul 5.

88. Desmeules F, Boudreault J, Roy JS, Dionne C, Frémont P, MacDermid JC. The efficacy of therapeutic ultrasound for rotator cuff tendinopathy: a systematic review and meta-analysis. *Phys Ther Sport.* 2015;16(3):276–284.

89. van den Bekerom MP, van der Windt DA, Ter Riet G, van der Heijden GJ, Bouter LM. Therapeutic ultrasound for acute ankle sprains. *Cochrane Database Syst Rev.* 2011;2011(6):CD001250. Published 2011 Jun 15.

90. Robertson VJ, Baker KG. A review of therapeutic ultrasound: effectiveness studies. *Phys Ther.* 2001;81(7):1339–1350.

91. Baker KG, Robertson VJ, Duck FA. A review of therapeutic ultrasound: biophysical effects. *Phys Ther.* 2001;81(7):1351–1358.

92. van der Windt DAWM, van der Heijden GJMG, van den Berg SGM, Ter Riet G, de Winter AF, Bouter LM. Ultrasound therapy for musculoskeletal disorders: a systematic review. *Pain.* 1999;81(3):257–271.

93. Almeida Silva HJ, Barbosa GM, Scattone Silva R, et al. Dry cupping therapy is not superior to sham cupping to improve clinical outcomes in people with non-specific chronic low back pain: a randomised trial. *J Physiother.* 2021;67(2):132–139.

94. Lauche R, Spitzer J, Schwahn B, et al. Efficacy of cupping therapy in patients with the fibromyalgia syndrome-a randomised placebo controlled trial. *Sci Rep.* 2016;6:37316.

95. Daly S, Thorpe M, Rockswold S, et al. Hyperbaric oxygen therapy in the treatment of acute severe traumatic brain injury: a systematic review. *J Neurotrauma.* 2018;35(4):623–629.

96. Deng Z, Chen W, Jin J, Zhao J, Xu H. The neuroprotection effect of oxygen therapy: a systematic review and meta-analysis. *Niger J Clin Pract.* 2018;21(4):401–416.

97. Kranke P, Bennett MH, Martyn-St James M, Schnabel A, Debus SE, Weibel S. Hyperbaric oxygen therapy for chronic wounds. *Cochrane Database Syst Rev.* 2015;2015(6):CD004123. Published 2015 Jun 24.

98. Bennett MH, Feldmeier J, Hampson NB, Smee R, Milross C. Hyperbaric oxygen therapy for late radiation tissue injury. *Cochrane Database Syst Rev.* 2016;4(4):CD005005. Published 2016 Apr 28.

99. Ince B, Ismayilzada M, Arslan A, Dadaci M. Does hyperbaric oxygen therapy facilitate peripheral nerve recovery in upper extremity injuries? A prospective study of 74 patients. *Eur J Trauma Emerg Surg.* 2022;48(5):3997–4003.

100. Millar IL, Lind FG, Jansson KÅ, et al. Hyperbaric oxygen for lower limb trauma (HOLLT): an international multi-centre randomised clinical trial. *Diving Hyperb Med.* 2022;52(3):164–174.

101. Webster AL, Syrotuik DG, Bell GJ, Jones RL, Hanstock CC. Effects of hyperbaric oxygen on recovery from exercise-induced muscle damage in humans. *Clin J Sport Med.* 2002;12(3):139–150.

102. Babul S, Rhodes EC, Taunton JE, Lepawsky M. Effects of intermittent exposure to hyperbaric oxygen for the treatment of an acute soft tissue injury. *Clin J Sport Med.* 2003;13(3):138–147.

Chapter 15

1. Childs JD, Cleland JA, Elliott JM, et al. Neck pain: clinical practice guidelines linked to the international classification of functioning, disability, and health from the orthopedic section of the American Physical Therapy Association [published correction appears in *J Orthop Sports Phys Ther.* 2009 Apr;39(4):297]. *J Orthop Sports Phys Ther.* 2008;38(9):A1–A34.

2. Côté P, Cassidy DJ, Carroll LJ, Kristman V. The annual incidence and course of neck pain in the general population: a population-based cohort study. *Pain.* 2004;112(3):267–273.

3. Borghouts JAJ, Koes BW, Bouter LM. The clinical course and prognostic factors of non-specific neck pain: a systematic review. *Pain.* 1998;77(1):1–13.

4. Kazeminasab S, Nejadghaderi SA, Amiri P, et al. Neck pain: global epidemiology, trends and risk factors. *BMC Musculoskelet Disord.* 2022;23(1):26.

5. Andersen LL, Saervoll CA, Mortensen OS, Poulsen OM, Hannerz H, Zebis MK. Effectiveness of small daily amounts of progressive resistance training for frequent neck/shoulder pain: randomised controlled trial. *Pain.* 2011;152(2):440–446.

6. Andersen LL, Kjaer M, Søgaard K, Hansen L, Kryger AI, Sjøgaard G. Effect of two contrasting types of physical exercise on chronic neck muscle pain. *Arthritis Rheum.* 2008;59(1):84–91.

7. Hidalgo B, Hall T, Bossert J, Dugeny A, Cagnie B, Pitance L. The

efficacy of manual therapy and exercise for treating non-specific neck pain: a systematic review. *J Back Musculoskelet Rehabil.* 2017;30(6):1149-1169.
8. Brinjikji W, Luetmer PH, Comstock B, et al. Systematic literature review of imaging features of spinal degeneration in asymptomatic populations. *AJNR Am J Neuroradiol.* 2015;36(4):811-816.
9. Gore DR. Roentgenographic findings in the cervical spine in asymptomatic persons: a ten-year follow-up. *Spine* (Phila Pa 1976). 2001;26(22):2463-2466.
10. Basson A, Olivier B, Ellis R, Coppieters M, Stewart A, Mudzi W. The effectiveness of neural mobilization for neuromusculoskeletal conditions: a systematic review and meta-analysis. *J Orthop Sports Phys Ther.* 2017;47(9):593-615.
11. Silveira A, Gadotti IC, Armijo-Olivo S, Biasotto-Gonzalez DA, Magee D. Jaw dysfunction is associated with neck disability and muscle tenderness in subjects with and without chronic temporomandibular disorders. *Biomed Res Int.* 2015;2015:512792.
12. Kraus S. Temporomandibular disorders, head and orofacial pain: cervical spine considerations. *Dent Clin North Am.* 2007;51(1):161-vii.

Chapter 16

1. Zhao J, Luo M, Liang G, et al. Risk factors for supraspinatus tears: a meta-analysis of observational studies. *Orthop J Sports Med.* 2021;9(10):23259671211042826.
2. Yamamoto A, Takagishi K, Osawa T, et al. Prevalence and risk factors of a rotator cuff tear in the general population. *J Shoulder Elbow Surg.* 2010;19(1):116-120.
3. Matthewson G, Beach CJ, Nelson AA, et al. Partial thickness rotator cuff tears: current concepts. *Adv Orthop.* 2015;2015:458786.
4. Tsuchiya S, Davison EM, Rashid MS, et al. Determining the rate of full-thickness progression in partial-thickness rotator cuff tears: a systematic review. *J Shoulder Elbow Surg.* 2021;30(2):449-455.
5. Kim HM, Dahiya N, Teefey SA, Keener JD, Galatz LM, Yamaguchi K. Relationship of tear size and location to fatty degeneration of the rotator cuff. *J Bone Joint Surg Am.* 2010;92(4):829-839.
6. Eajazi A, Kussman S, LeBedis C, et al. Rotator cuff tear arthropathy: pathophysiology, imaging characteristics, and treatment options. *AJR Am J Roentgenol.* 2015;205(5):W502-W511.
7. Diercks R, Bron C, Dorrestijn O, et al. Guideline for diagnosis and treatment of subacromial pain syndrome: a multidisciplinary review by the Dutch Orthopaedic Association. *Acta Orthop.* 2014;85(3):314-322.
8. Pieters L, Lewis J, Kuppens K, et al. An update of systematic reviews examining the effectiveness of conservative physical therapy interventions for subacromial shoulder pain. *J Orthop Sports Phys Ther.* 2020;50(3):131-141.
9. Haik MN, Alburquerque-Sendín F, Moreira RF, Pires ED, Camargo PR. Effectiveness of physical therapy treatment of clearly defined subacromial pain: a systematic review of randomised controlled trials. *Br J Sports Med.* 2016;50(18):1124-1134.
10. Guerrero P, Busconi B, Deangelis N, Powers G. Congenital instability of the shoulder joint: assessment and treatment options. *J Orthop Sports Phys Ther.* 2009;39(2):124-134.
11. Misamore GW, Sallay PI, Didelot W. A longitudinal study of patients with multidirectional instability of the shoulder with seven- to ten-year follow-up. *J Shoulder Elbow Surg.* 2005;14(5):466-470.
12. Burkhead WZ Jr, Rockwood CA Jr. Treatment of instability of the shoulder with an exercise program. *J Bone Joint Surg Am.* 1992;74(6):890-896.
13. de la Serna D, Navarro-Ledesma S, Alayón F, López E, Pruimboom L. A comprehensive view of frozen shoulder: a mystery syndrome. *Front Med* (Lausanne). 2021;8:663703.
14. Favejee MM, Huisstede BM, Koes BW. Frozen shoulder: the effectiveness of conservative and surgical interventions—systematic review. *Br J Sports Med.* 2011;45(1):49-56.
15. Challoumas D, Biddle M, McLean M, Millar NL. Comparison of treatments for frozen shoulder: a systematic review and meta-analysis. *JAMA Netw Open.* 2020;3(12):e2029581. Published 2020 Dec 1.
16. Dempsey AL, Mills T, Karsch RM, Branch TP. Maximizing total end range time is safe and effective for the conservative treatment of frozen shoulder patients. *Am J Phys Med Rehabil.* 2011;90(9):738-745.
17. Wilk KE, Hooks TR. The painful long head of the biceps brachii: nonoperative treatment approaches. *Clin Sports Med.* 2016;35(1):75-92.
18. Nho SJ, Strauss EJ, Lenart BA, et al. Long head of the biceps tendinopathy: diagnosis and management. *J Am Acad Orthop Surg.* 2010;18(11):645-656.
19. Cardoso TB, Pizzari T, Kinsella R, Hope D, Cook JL. Current trends in tendinopathy management. *Best Pract Res Clin Rheumatol.* 2019;33(1):122-140.

Chapter 17

1. Lenoir H, Mares O, Carlier Y. Management of lateral epicondylitis. *Orthop Traumatol Surg Res.* 2019;105(8S):S241-S246.
2. Kim YJ, Wood SM, Yoon AP, Howard JC, Yang LY, Chung KC. Efficacy of nonoperative treatments for lateral epicondylitis: a systematic review and meta-analysis. *Plast Reconstr Surg.* 2021;147(1):112-125.
3. Landesa-Piñeiro L, Leirós-Rodríguez R. Physiotherapy treatment of lateral epicondylitis: a systematic review. *J Back Musculoskelet Rehabil.* 2022;35(3):463-477.
4. Cullinane FL, Boocock MG, Trevelyan FC. Is eccentric exercise an effective treatment for lateral epicondylitis? A systematic review. *Clin Rehabil.* 2014;28(1):3-19.
5. Amin NH, Kumar NS, Schickendantz MS. Medial epicondylitis: evaluation and management. *J Am Acad Orthop Surg.* 2015;23(6):348-355.
6. Cardoso TB, Pizzari T, Kinsella R, Hope D, Cook JL. Current trends in tendinopathy management. *Best Pract Res Clin Rheumatol.* 2019;33(1):122-140.
7. Andres BM, Murrell GA. Treatment of tendinopathy: what works, what does not, and what is on the horizon. *Clin Orthop Relat Res.* 2008;466(7):1539-1554.
8. Casadei K, Kiel J, Freidl M. Triceps tendon injuries. *Curr Sports Med Rep.* 2020;19(9):367-372.

Chapter 18

1. Atroshi I, Gummesson C, Johnsson R, Ornstein E, Ranstam J, Rosén I. Prevalence of carpal tunnel syndrome in a general population. *JAMA.* 1999;282(2):153-158.
2. Ferry S, Pritchard T, Keenan J, Croft P, Silman AJ. Estimating the prevalence of delayed median nerve conduction in the general population. *Br J Rheumatol.* 1998;37(6):630-635.
3. Yoshii Y, Zhao C, Amadio PC. Recent advances in ultrasound diagnosis of carpal tunnel syndrome. *Diagnostics* (Basel). 2020;10(8):596.
4. Harris-Adamson C, Eisen EA, Kapellusch J, et al. Biomechanical risk factors for carpal tunnel syndrome: a pooled study of 2474 workers. *Occup Environ Med.* 2015;72(1):33-41.
5. Meng S, Reissig LF, Beikircher R, Tzou CH, Grisold W, Weninger WJ. Longitudinal gliding of the median nerve in the carpal tunnel: ultrasound cadaveric evaluation of conventional and novel concepts of nerve mobilization. *Arch Phys Med Rehabil.* 2015;96(12):2207-2213.

Chapter 19

1. Deyo RA, Weinstein JN. Low back pain. *N Engl J Med.* 2001;344(5):363-370.
2. Gianola S, Bargeri S, Del Castillo G, et al. Effectiveness of treatments for acute and subacute mechanical non-specific low back pain: a systematic review with network meta-analysis. *Br J Sports Med.* 2022;56(1):41-50.

3. Almeida M, Saragiotto B, Richards B, Maher CG. Primary care management of non-specific low back pain: key messages from recent clinical guidelines. *Med J Aust.* 2018;208(6):272–275.
4. Saragiotto BT, Maher CG, Yamato TP, et al. Motor control exercise for nonspecific low back pain: a Cochrane review. *Spine* (Phila Pa 1976). 2016;41(16):1284–1295.
5. Quentin C, Bagheri R, Ugbolue UC, et al. Effect of home exercise training in patients with nonspecific low-back pain: a systematic review and meta-analysis. *Int J Environ Res Public Health.* 2021;18(16):8430.
6. Seyedhoseinpoor T, Taghipour M, Dadgoo M, et al. Alteration of lumbar muscle morphology and composition in relation to low back pain: a systematic review and meta-analysis. *Spine J.* 2022;22(4):660–676.
7. Goubert D, Oosterwijck JV, Meeus M, Danneels L. Structural changes of lumbar muscles in non-specific low back pain: a systematic review. *Pain Physician.* 2016;19(7):E985–E1000.
8. O'Sullivan K, O'Keeffe M, Forster BB, Qamar SR, van der Westhuizen A, O'Sullivan PB. Managing low back pain in active adolescents. *Best Pract Res Clin Rheumatol.* 2019;33(1):102–121.
9. Warner WC Jr, de Mendonça RGM. Adolescent spondylolysis: management and return to play. *Instr Course Lect.* 2017;66:409–413.
10. Gagnet P, Kern K, Andrews K, Elgafy H, Ebraheim N. Spondylolysis and spondylolisthesis: a review of the literature. *J Orthop.* 2018;15(2):404–407.
11. Donaldson LD. Spondylolysis in elite junior-level ice hockey players. *Sports Health.* 2014;6(4):356–359.
12. Kalichman L, Hunter DJ. Diagnosis and conservative management of degenerative lumbar spondylolisthesis. *Eur Spine J.* 2008;17(3):327–335.
13. Vibert BT, Sliva CD, Herkowitz HN. Treatment of instability and spondylolisthesis: surgical versus nonsurgical treatment. *Clin Orthop Relat Res.* 2006;443:222–227.
14. Bernard TN Jr, Kirkaldy-Willis WH. Recognizing specific characteristics of nonspecific low back pain. *Clin Orthop Relat Res.* 1987;(217):266–280.
15. Hansen HC, McKenzie-Brown AM, Cohen SP, Swicegood JR, Colson JD, Manchikanti L. Sacroiliac joint interventions: a systematic review. *Pain Physician.* 2007;10(1):165–184.
16. Al-Subahi M, Alayat M, Alshehri MA, et al. The effectiveness of physiotherapy interventions for sacroiliac joint dysfunction: a systematic review. *J Phys Ther Sci.* 2017;29(9):1689–1694.
17. Koes BW, van Tulder MW, Peul WC. Diagnosis and treatment of sciatica. *BMJ.* 2007;334(7607):1313–1317.
18. Parreira P, Maher CG, Steffens D, Hancock MJ, Ferreira ML. Risk factors for low back pain and sciatica: an umbrella review. *Spine J.* 2018;18(9):1715–1721.
19. Vanti C, Panizzolo A, Turone L, et al. Effectiveness of mechanical traction for lumbar radiculopathy: a systematic review and meta-analysis. *Phys Ther.* 2021;101(3):pzaa231.
20. Brinjikji W, Luetmer PH, Comstock B, et al. Systematic literature review of imaging features of spinal degeneration in asymptomatic populations. *AJNR Am J Neuroradiol.* 2015;36(4):811–816.
21. Brinjikji W, Diehn FE, Jarvik JG, et al. MRI findings of disc degeneration are more prevalent in adults with low back pain than in asymptomatic controls: a systematic review and meta-analysis. *AJNR Am J Neuroradiol.* 2015;36(12):2394–2399.
22. Zhong M, Liu JT, Jiang H, et al. Incidence of spontaneous resorption of lumbar disc herniation: a meta-analysis. *Pain Physician.* 2017;20(1):E45–E52.
23. Videman T, Battié MC, Gibbons LE, Maravilla K, Manninen H, Kaprio J. Associations between back pain history and lumbar MRI findings. *Spine* (Phila Pa 1976). 2003;28(6):582–588.
24. Hahne AJ, Ford JJ, McMeeken JM. Conservative management of lumbar disc herniation with associated radiculopathy: a systematic review. *Spine* (Phila Pa 1976). 2010;35(11):E488–E504.
25. Katz JN, Harris MB. Clinical practice. Lumbar spinal stenosis. *N Engl J Med.* 2008;358(8):818–825.
26. Lurie J, Tomkins-Lane C. Management of lumbar spinal stenosis. *BMJ.* 2016;352:h6234.
27. Wood KB, Blair JM, Aepple DM, et al. The natural history of asymptomatic thoracic disc herniations. *Spine* (Phila Pa 1976). 1997;22(5):525–530.
28. Gundersen A, Borgstrom H, McInnis KC. Trunk injuries in athletes. *Curr Sports Med Rep.* 2021;20(3):150–156.
29. Foley CM, Sugimoto D, Mooney DP, Meehan WP 3rd, Stracciolini A. Diagnosis and treatment of slipping rib syndrome. *Clin J Sport Med.* 2019;29(1):18–23.
30. Proulx AM, Zryd TW. Costochondritis: diagnosis and treatment. *Am Fam Physician.* 2009;80(6):617–620.

Chapter 20

1. Griffin DR, Dickenson EJ, O'Donnell J, et al. The Warwick Agreement on femoroacetabular impingement syndrome (FAI syndrome): an international consensus statement. *Br J Sports Med.* 2016;50(19):1169–1176.
2. Hoit G, Whelan DB, Dwyer T, Ajrawat P, Chahal J. Physiotherapy as an initial treatment option for femoroacetabular impingement: a systematic review of the literature and meta-analysis of 5 randomized controlled trials. *Am J Sports Med.* 2020;48(8):2042–2050.
3. Wall PD, Fernandez M, Griffin DR, Foster NE. Nonoperative treatment for femoroacetabular impingement: a systematic review of the literature. *PM R.* 2013;5(5):418–426.
4. Zhu Y, Su P, Xu T, Zhang L, Fu W. Conservative therapy versus arthroscopic surgery of femoroacetabular impingement syndrome (FAI): a systematic review and meta-analysis. *J Orthop Surg Res.* 2022;17(1):296. Published 2022 Jun 3.
5. Heerey JJ, Kemp JL, Mosler AB, et al. What is the prevalence of imaging-defined intra-articular hip pathologies in people with and without pain? A systematic review and meta-analysis. *Br J Sports Med.* 2018;52(9):581–593.
6. Johnson VL, Hunter DJ. The epidemiology of osteoarthritis. *Best Pract Res Clin Rheumatol.* 2014;28(1):5–15.
7. Litwic A, Edwards MH, Dennison EM, Cooper C. Epidemiology and burden of osteoarthritis. *Br Med Bull.* 2013;105:185–199.
8. National Clinical Guideline Centre (UK). *Osteoarthritis: Care and Management in Adults.* London: National Institute for Health and Care Excellence (UK); February 2014.
9. Zampogna B, Papalia R, Papalia GF, et al. The role of physical activity as conservative treatment for hip and knee osteoarthritis in older people: a systematic review and meta-analysis. *J Clin Med.* 2020;9(4):1167. Published 2020 Apr 18.
10. Gay C, Chabaud A, Guilley E, Coudeyre E. Educating patients about the benefits of physical activity and exercise for their hip and knee osteoarthritis. Systematic literature review. *Ann Phys Rehabil Med.* 2016;59(3):174–183.
11. Wellsandt E, Golightly Y. Exercise in the management of knee and hip osteoarthritis. *Curr Opin Rheumatol.* 2018;30(2):151–159.
12. Long SS, Surrey DE, Nazarian LN. Sonography of greater trochanteric pain syndrome and the rarity of primary bursitis. *AJR Am J Roentgenol.* 2013;201(5):1083–1086.
13. Reid D. The management of greater trochanteric pain syndrome: a systematic literature review. *J Orthop.* 2016;13(1):15–28.
14. Pianka MA, Serino J, DeFroda SF, Bodendorfer BM. Greater trochanteric pain syndrome: evaluation and management of a wide spectrum of pathology. *SAGE Open Med.* 2021;9:20503121211022582. Published 2021 Jun 3.
15. Torres A, Fernández-Fairen M, Sueiro-Fernández J. Greater trochanteric pain syndrome and gluteus medius and minimus tendinosis: nonsurgical treatment. *Pain Manag.* 2018;8(1):45–55.
16. Park JW, Lee YK, Lee YJ, Shin S, Kang Y, Koo KH. Deep gluteal syndrome as a cause of posterior hip pain and sciatica-like pain. *Bone Joint J.* 2020;102-B(5):556–567.

17. Kizaki K, Uchida S, Shanmugaraj A, et al. Deep gluteal syndrome is defined as a non-discogenic sciatic nerve disorder with entrapment in the deep gluteal space: a systematic review. *Knee Surg Sports Traumatol Arthrosc.* 2020;28(10):3354-3364.
18. Hopayian K, Heathcote J. Deep gluteal syndrome: an overlooked cause of sciatica. *Br J Gen Pract.* 2019;69(687):485-486.
19. Vij N, Kiernan H, Bisht R, et al. Surgical and non-surgical treatment options for piriformis syndrome: a literature review. *Anesth Pain Med.* 2021;11(1):e112825. Published 2021 Feb 2.
20. Hölmich P. Long-standing groin pain in sportspeople falls into three primary patterns, a "clinical entity" approach: a prospective study of 207 patients. *Br J Sports Med.* 2007;41(4):247-252.
21. Rauseo C. The rehabilitation of a runner with iliopsoas tendinopathy using an eccentric-biased exercise-a case report. *Int J Sports Phys Ther.* 2017;12(7):1150-1162.
22. Blankenbaker DG, De Smet AA, Keene JS. Sonography of the iliopsoas tendon and injection of the iliopsoas bursa for diagnosis and management of the painful snapping hip. *Skeletal Radiol.* 2006;35(8):565-571.
23. Carlson C. The natural history and management of hamstring injuries. *Curr Rev Musculoskelet Med.* 2008;1(2):120-123.
24. Biz C, Nicoletti P, Baldin G, Bragazzi NL, Crimì A, Ruggieri P. Hamstring strain injury (HSI) prevention in professional and semi-professional football teams: a systematic review and meta-analysis. *Int J Environ Res Public Health.* 2021;18(16):8272.
25. Arnason A, Andersen TE, Holme I, Engebretsen L, Bahr R. Prevention of hamstring strains in elite soccer: an intervention study. *Scand J Med Sci Sports.* 2008;18(1):40-48.
26. Bahr R, Thorborg K, Ekstrand J. Evidence-based hamstring injury prevention is not adopted by the majority of Champions League or Norwegian Premier League football teams: the Nordic hamstring survey. *Br J Sports Med.* 2015;49(22):1466-1471.
27. Goom TS, Malliaras P, Reiman MP, Purdam CR. Proximal hamstring tendinopathy: clinical aspects of assessment and management. *J Orthop Sports Phys Ther.* 2016;46(6):483-493.
28. Beatty NR, Félix I, Hettler J, Moley PJ, Wyss JF. Rehabilitation and prevention of proximal hamstring tendinopathy. *Curr Sports Med Rep.* 2017;16(3):162-171.
29. Kerbel YE, Smith CM, Prodromo JP, Nzeogu MI, Mulcahey MK. Epidemiology of hip and groin injuries in collegiate athletes in the United States. *Orthop J Sports Med.* 2018;6(5):2325967118771676. Published 2018 May 11.
30. Maffey L, Emery C. What are the risk factors for groin strain injury in sport? A systematic review of the literature. *Sports Med.* 2007;37(10):881-894.
31. Hölmich P, Larsen K, Krogsgaard K, Gluud C. Exercise program for prevention of groin pain in football players: a cluster-randomized trial. *Scand J Med Sci Sports.* 2010;20(6):814-821.
32. Tyler TF, Nicholas SJ, Campbell RJ, Donellan S, McHugh MP. The effectiveness of a preseason exercise program to prevent adductor muscle strains in professional ice hockey players. *Am J Sports Med.* 2002;30(5):680-683.
33. Schaber M, Guiser Z, Brauer L, et al. The neuromuscular effects of the Copenhagen adductor exercise: a systematic review. *Int J Sports Phys Ther.* 2021;16(5):1210-1221.
34. Harøy J, Clarsen B, Wiger EG, et al. The Adductor Strengthening Programme prevents groin problems among male football players: a cluster-randomised controlled trial. *Br J Sports Med.* 2019;53(3):150-157.

Chapter 21

1. McClinton SM, Cobian DG, Heiderscheit BC. Physical therapist management of anterior knee pain. *Curr Rev Musculoskelet Med.* 2020;13(6):776-787.
2. Willy RW, Hoglund LT, Barton CJ, et al. Patellofemoral pain. *J Orthop Sports Phys Ther.* 2019;49(9):CPG1-CPG95.
3. Robertson CJ, Hurley M, Jones F. People's beliefs about the meaning of crepitus in patellofemoral pain and the impact of these beliefs on their behaviour: a qualitative study. *Musculoskelet Sci Pract.* 2017;28:59-64.
4. Aderem J, Louw QA. Biomechanical risk factors associated with iliotibial band syndrome in runners: a systematic review. *BMC Musculoskelet Disord.* 2015;16:356.
5. Hutchinson LA, Lichtwark GA, Willy RW, Kelly LA. The iliotibial band: a complex structure with versatile functions. *Sports Med.* 2022;52(5):995-1008.
6. Fairclough J, Hayashi K, Toumi H, et al. The functional anatomy of the iliotibial band during flexion and extension of the knee: implications for understanding iliotibial band syndrome. *J Anat.* 2006;208(3):309-316.
7. Horga LM, Hirschmann AC, Henckel J, et al. Prevalence of abnormal findings in 230 knees of asymptomatic adults using 3.0 T MRI. *Skeletal Radiol.* 2020;49(7):1099-1107.
8. Englund M, Guermazi A, Gale D, et al. Incidental meniscal findings on knee MRI in middle-aged and elderly persons. *N Engl J Med.* 2008;359(11):1108-1115.
9. Wells ME, Scanaliato JP, Dunn JC, Garcia EJ. Meniscal injuries: mechanism and classification. *Sports Med Arthrosc Rev.* 2021;29(3):154-157.
10. Beaufils P, Pujol N. Management of traumatic meniscal tear and degenerative meniscal lesions. Save the meniscus. *Orthop Traumatol Surg Res.* 2017;103(8S):S237-S244.
11. Chirichella PS, Jow S, Iacono S, Wey HE, Malanga GA. Treatment of knee meniscus pathology: rehabilitation, surgery, and orthobiologics. *PM R.* 2019;11(3):292-308.
12. Feeley BT, Lau BC. Biomechanics and clinical outcomes of partial meniscectomy. *J Am Acad Orthop Surg.* 2018;26(24):853-863.
13. Drobnič M, Ercin E, Gamelas J, et al. Treatment options for the symptomatic post-meniscectomy knee. *Knee Surg Sports Traumatol Arthrosc.* 2019;27(6):1817-1824.
14. Hewett TE, Myer GD, Ford KR, Paterno MV, Quatman CE. Mechanisms, prediction, and prevention of ACL injuries: cut risk with three sharpened and validated tools. *J Orthop Res.* 2016;34(11):1843-1855.
15. Kobayashi H, Kanamura T, Koshida S, et al. Mechanisms of the anterior cruciate ligament injury in sports activities: a twenty-year clinical research of 1,700 athletes. *J Sports Sci Med.* 2010;9(4):669-675. Published 2010 Dec 1.
16. Boden BP, Sheehan FT, Torg JS, Hewett TE. Noncontact anterior cruciate ligament injuries: mechanisms and risk factors. *J Am Acad Orthop Surg.* 2010;18(9):520-527.
17. van Melick N, van Cingel RE, Brooijmans F, et al. Evidence-based clinical practice update: practice guidelines for anterior cruciate ligament rehabilitation based on a systematic review and multidisciplinary consensus. *Br J Sports Med.* 2016;50(24):1506-1515.
18. Kaplan Y. Identifying individuals with an anterior cruciate ligament-deficient knee as copers and noncopers: a narrative literature review. *J Orthop Sports Phys Ther.* 2011;41(10):758-766.
19. Eitzen I, Moksnes H, Snyder-Mackler L, Risberg MA. A progressive 5-week exercise therapy program leads to significant improvement in knee function early after anterior cruciate ligament injury. *J Orthop Sports Phys Ther.* 2010;40(11):705-721.
20. Grindem H, Snyder-Mackler L, Moksnes H, Engebretsen L, Risberg MA. Simple decision rules can reduce reinjury risk by 84% after ACL reconstruction: the Delaware-Oslo ACL cohort study. *Br J Sports Med.* 2016;50(13):804-808.
21. Smith TO, Song F, Donell ST, Hing CB. Operative versus non-operative management of patellar dislocation. A meta-analysis. *Knee Surg Sports Traumatol Arthrosc.* 2011;19(6):988-998.
22. Smith TO, Chester R, Cross J, Hunt N, Clark A, Donell ST. Rehabilitation following first-time patellar dislocation: a randomised controlled trial of purported vastus medialis obliquus muscle versus general quadriceps strengthening exercises. *Knee.* 2015;22(4):313-320.

23. Challoumas D, Pedret C, Biddle M, et al. Management of patellar tendinopathy: a systematic review and network meta-analysis of randomised studies. *BMJ Open Sport Exerc Med.* 2021;7(4):e001110. Published 2021 Nov 29.
24. Malliaras P, Cook J, Purdam C, Rio E. Patellar tendinopathy: clinical diagnosis, load management, and advice for challenging case presentations. *J Orthop Sports Phys Ther.* 2015;45(11):887–898.
25. Allen KD, Golightly YM. State of the evidence. *Curr Opin Rheumatol.* 2015;27(3):276–283.
26. Litwic A, Edwards MH, Dennison EM, Cooper C. Epidemiology and burden of osteoarthritis. *Br Med Bull.* 2013;105:185–199.
27. Palazzo C, Nguyen C, Lefevre-Colau MM, Rannou F, Poiraudeau S. Risk factors and burden of osteoarthritis. *Ann Phys Rehabil Med.* 2016;59(3):134–138.
28. Alentorn-Geli E, Samuelsson K, Musahl V, Green CL, Bhandari M, Karlsson J. The association of recreational and competitive running with hip and knee osteoarthritis: a systematic review and meta-analysis. *J Orthop Sports Phys Ther.* 2017;47(6):373–390.
29. Calatayud J, Casaña J, Ezzatvar Y, Jakobsen MD, Sundstrup E, Andersen LL. High-intensity preoperative training improves physical and functional recovery in the early post-operative periods after total knee arthroplasty: a randomized controlled trial. *Knee Surg Sports Traumatol Arthrosc.* 2017;25(9):2864–2872.

Chapter 22

1. Myhrvold SB, Brouwer EF, Andresen TKM, et al. Nonoperative or surgical treatment of acute Achilles' tendon rupture. *N Engl J Med.* 2022;386(15):1409–1420.
2. Järvinen TA, Kannus P, Maffulli N, Khan KM. Achilles tendon disorders: etiology and epidemiology. *Foot Ankle Clin.* 2005;10(2):255–266.
3. von Rickenbach KJ, Borgstrom H, Tenforde A, Borg-Stein J, McInnis KC. Achilles tendinopathy: evaluation, rehabilitation, and prevention. *Curr Sports Med Rep.* 2021;20(6):327–334.
4. Zhi X, Liu X, Han J, et al. Nonoperative treatment of insertional Achilles tendinopathy: a systematic review. *J Orthop Surg Res.* 2021;16(1):233.
5. O'Neill S, Barry S, Watson P. Plantarflexor strength and endurance deficits associated with mid-portion Achilles tendinopathy: the role of soleus. *Phys Ther Sport.* 2019;37:69–76.
6. Hébert-Losier K, Wessman C, Alricsson M, Svantesson U. Updated reliability and normative values for the standing heel-rise test in healthy adults. *Physiotherapy.* 2017;103(4):446–452.
7. Rhim HC, Kwon J, Park J, Borg-Stein J, Tenforde AS. A systematic review of systematic reviews on the epidemiology, evaluation, and treatment of plantar fasciitis. *Life* (Basel). 2021;11(12):1287.
8. Albers IS, Zwerver J, Diercks RL, Dekker JH, Van den Akker-Scheek I. Incidence and prevalence of lower extremity tendinopathy in a Dutch general practice population: a cross sectional study. *BMC Musculoskelet Disord.* 2016;17:16.
9. Morrissey D, Cotchett M, Said J'Bari A, et al. Management of plantar heel pain: a best practice guide informed by a systematic review, expert clinical reasoning and patient values. *Br J Sports Med.* 2021;55(19):1106–1118.
10. Rompe JD, Cacchio A, Weil L Jr, et al. Plantar fascia-specific stretching versus radial shock-wave therapy as initial treatment of plantar fasciopathy. *J Bone Joint Surg Am.* 2010;92(15):2514–2522.
11. Rathleff MS, Mølgaard CM, Fredberg U, et al. High-load strength training improves outcome in patients with plantar fasciitis: a randomized controlled trial with 12-month follow-up. *Scand J Med Sci Sports.* 2015;25(3):e292–e300.
12. Herzog MM, Kerr ZY, Marshall SW, Wikstrom EA. Epidemiology of ankle sprains and chronic ankle instability. *J Athl Train.* 2019;54(6):603–610.
13. Doherty C, Bleakley C, Delahunt E, Holden S. Treatment and prevention of acute and recurrent ankle sprain: an overview of systematic reviews with meta-analysis. *Br J Sports Med.* 2017;51(2):113–125.
14. Vuurberg G, Hoorntje A, Wink LM, et al. Diagnosis, treatment and prevention of ankle sprains: update of an evidence-based clinical guideline. *Br J Sports Med.* 2018;52(15):956.
15. Kobayashi T, Tanaka M, Shida M. Intrinsic risk factors of lateral ankle sprain: a systematic review and meta-analysis. *Sports Health.* 2016;8(2):190–193.
16. Menéndez C, Batalla L, Prieto A, Rodríguez MÁ, Crespo I, Olmedillas H. Medial tibial stress syndrome in novice and recreational runners: a systematic review. *Int J Environ Res Public Health.* 2020;17(20):7457.
17. Nix S, Smith M, Vicenzino B. Prevalence of hallux valgus in the general population: a systematic review and meta-analysis. *J Foot Ankle Res.* 2010;3:21.
18. Nguyen US, Hillstrom HJ, Li W, et al. Factors associated with hallux valgus in a population-based study of older women and men: the MOBILIZE Boston Study. *Osteoarthritis Cartilage.* 2010;18(1):41–46.
19. Arbeeva L, Yau M, Mitchell BD, et al. Genome-wide meta-analysis identified novel variant associated with hallux valgus in Caucasians. *J Foot Ankle Res.* 2020;13(1):11.
20. Hannan MT, Menz HB, Jordan JM, Cupples LA, Cheng CH, Hsu YH. High heritability of hallux valgus and lesser toe deformities in adult men and women. *Arthritis Care Res* (Hoboken). 2013;65(9):1515–1521.

index

body area map 117
calf pain, 재활프로토콜 427–435
descending (efferent) pathways, for pain 24–25
diaphragmatic breathing 52
DOMS (delayed onset muscle soreness) 91, 136–137
dry needling, 137
FAI (femoracetabular hip impingement), 44
femoracetabular hip impingement (FAI), 44
IASTM (instrument–assisted soft tissue mobilization), 138
joint capsules, 72
joint mobilization/manipulation, 55
joint restrictions, 54
lateral collateral ligaments (LCL), 72
low–load long–duration (LLLD) stretches, 54, 55
mobilization, joint, 55
muscle knots, 49
NCV (nerve conduction velocity) tests, 77
NMES (neuromuscular electrical stimulation), 136
pain thresholds, 35
passive range of motion (PROM), 53
passive strategies, in physical therapy, 47
PRP (platelet–rich plasma) injections, 141–142
radicular pain, 30
rectus femoris muscle strain, 66
referred pain, 30
rehab, as prehab, 109
stem cell therapy, 줄기세포 치료, 142–143
TENS unit, 136
total end range time (TERT), 55
warm–ups (tissue temperature), 90–91

가

가동성 운동(mobility exercises)
골퍼 엘보(Golfer's Elbow), 246
두통(Headache Pain), 177–179
등과 갈비뼈우리 통증, 322
(Mid–Back And Rib Cage Pain)
등의 신경통(Nerve Pain), 312–313, 314–315
목 통증(Neck Pain), 156
사타구니 좌상(Groin Strain), 375–381
손목 통증(Wrist Pain), 265–266
손목굴증후군(Carpal Tunnel Syndrome), 275, 277–279
신경통(신경근병증), 166–167
어깨 통증(Shoulder Pain), 194–203
어깨관절 불안정성(Shoulder Instability), 208–209
엄지발가락가쪽휨증(Bunion), 468–471
엉덩관절 굽힘근 통증(Hip Flexor Pain), 356–361
엉덩관절 신경통(Nerve Pain), 348, 349
엉덩관절 통증(Hip Pain), 336–343
위팔두갈래근 힘줄병증(Biceps Tendinopathy), 228
유착성 관절낭염(Frozen Shoulder), 218–219
턱 통증(Jaw Pain), 183–185
테니스 엘보(Tennis Elbow), 238
통증완화(pain relief), 53–55
허리통증(Low Back Pain), 292–293
가슴문증후군(TOS, Thoracic Outlet Syndrome)
개요, 163
재활운동 프로토콜, 164–171
가시사이인대 염좌(Interspinous Ligament Sprain), 75
가쪽위관절융기통증(Tennis Elbow)
개요, 69, 235–236
재활운동 프로토콜, 237–242
갈비뼈 손상(Rib Injuries)
개요, 318–319
재활운동 프로토콜, 320–327
감각 민감성(Sensory Sensitivity), 20
결합 조직(Connective tissues), 67, 72, 77
경사(슬랜트) 보드(Slant Board), 131
고압 산소(HBO, Hyperbaric Oxygen), 144
골관절염(Osteoarthritis)
무릎 골관절염(Osteoarthritis), 418–425
엉덩관절 골관절염(Osteoarthritis), 332–333
골절(fractures)
그림, 28
염좌와 골절의 차이, 262

골퍼 엘보(Golfer's Elbow)
    개요, 243 - 244
    재활운동 프로토콜, 245 - 250
관절 가동, 55
관절 탈구(Dislocated joint), 28
관절와순 파열 및 탈구/
    아탈구(Labral Tears And Dislocations/Subluxations)
        개요, 204 - 206
        재활운동 프로토콜, 207 - 215
교차-전이(Cross-Transfer), 134
단축성 수축(Concentric Contraction), 56 - 57
구심성 입력(Afferent Input), 17
구축(contractures), 54
굽힘 민감성(flexion sensitivity), 20
궁둥구멍근 증후군(심부 둔부 통증 증후군)
    Piriformis Syndrome (Deep Gluteal Pain Syndrome)
        개요, 344 - 345
        재활운동 프로토콜, 346 - 353
궁둥신경통(sciatica) (from low back)
    개요, 29, 30, 304 - 305
    재활운동 프로토콜, 309 - 316
    재활프로토콜, 344 - 353
균형/고유수용성 감각(Balance/ Proprioception), 94
근막 이완 기술(myofascial release techniques), 48 - 49
근막(fascia), 67
근막염 파이터(Fasciitis Fighter), 130
근육 긴장(Muscle strain)
    개요, 65 - 67, 283 - 284
    그림, 28
    재활운동 프로토콜, 289 - 303
급성 통증 VS. 만성 통증: 차이점, 27
기계적(통각 수용성) 통증, 28 - 29

나

나쁜 동작, 37
냉각 치료(cryotherapy), 139
냉수 요법 및 냉각 치료, 139
능동보조운동범위
    (AAROM, Active Assisted Range Of Motion), 53
능동운동범위
    (AROM, Active Range Of Motion), 53
능동적 전략(active strategies), 47

다

다월(Dowel), 127
데카르트 통증 모델(The Cartesian model of pain), 11
도구
    특정 상황에 맞는 도구, 130 - 131
    필수 도구(Essential Tools), 127 - 129
도구를 이용한 연부조직 이완술(IASTM), 138
돌림근띠 손상(파열/힘줄병증)
    개요, 187 - 189
    재활운동 프로토콜, 192 - 203
동적 스트레칭 대 정적 스트레칭, 91
동적 스트레칭(dynamic stretching), 91
두려움-회피 모델(fear avoidance model), 32
두통(headache pain)
    개요, 172 - 173
    재활운동 프로토콜, 174 - 179
드퀘르벵 힘줄집염(de Quervain's tenosynovitis)
    개요, 263
    재활운동 프로토콜, 264 - 270
등과 갈비뼈우리 통증, 재활운동 프로토콜, 317 - 327
등뼈 척추원반 돌출(Thoracic Disc Bulge)
    개요, 317 - 318
    재활운동 프로토콜, 320 - 327
등의 신경통, 재활프르토콜, 304 - 316
등척성 수축(Isometric contraction), 56 - 57
등척성 운동(isometric exercises)
    목 통증(Neck Pain), 157 - 160
    어깨 통증(Shoulder Pain), 194
    어깨관절 불안정성(Shoulder Instability), 209 - 215
    위팔두갈래근 힘줄병증(Biceps Tendinopathy), 227
    유착성 관절낭염(Frozen Shoulder), 219
땅콩 볼(Peanut Tool), 128

라

류코테이프(Leukotape), 138

마

마사지 볼(Massage Balls), 128
만성 통증(Chronic or Persistent pain)
  개요, 31-33
  급성 통증(acute pain), 27
만성 통증(Chronic or Persistent pain), 31-33
망치발가락(Hammertoe), 463
면역력(Immunity), 19
모톤신경종(Morton's Neuroma), 463
목 좌상 및 염좌(neck strains and sprains (whiplash))
  개요, 149-150
  재활운동 프로토콜, 152-160
목 폄근 좌상(Extensor muscle strain), 75
목굽힘근 좌상(Flexor muscle strain), 75
목뼈 기원성 두통(Cervicogenic Headache)
  개요, 172-173
  재활운동 프로토콜, 174-179
목뼈 척추증(관절염)
  개요, 151
  재활운동 프로토콜, 152-160
목의 신경통(신경근병증), 재활프로토콜, 161-171
무릎 골관절염(Osteoarthritis)
  개요, 418-419
  재활운동 프로토콜, 420-425
무릎 불안정성(Knee Instability) (ACL, PCL, MCL, LCL)
  개요, 28, 396-398
  재활운동 프로토콜, 400-407
  재활프로토콜, 393-407
무릎 통증, 재활프로토콜, 383-392
무릎넙다리관절 통증(Patellofemoral Joint Pain)
  개요, 383-384
  재활운동 프로토콜, 387-392
무릎뼈 탈구(Kneecap Dislocation)
  개요, 399
  재활운동 프로토콜, 400-407
무릎힘줄병증(Patellar Tendinopathy)
  개요, 408-409
반달연골판 파열(Meniscus Tear)
  개요, 393-395
  재활운동 프로토콜, 400-407

바

발(feet), 재활운동 프로토콜, 426-471
발목
  발목 염좌(Ankle Sprain), 445-453
  발목 인대 손상 등급, 71
  재활운동 프로토콜, 426-471
발목 염좌(Ankle Sprain)
  개요, 445-446
  재활운동 프로토콜, 447-453
발바닥근막병증(발바닥근막염) Plantar Fasciopathy(Fasciitis)
  개요, 436-437
  재활운동 프로토콜, 438-444
발열, 오한 또는 식은땀, 위험신호, 111
발허리뼈통증(Metatarsalgia), 463
방광 기능 장애(bladder dysfunction) 위험신호, 111
밸런스 패드(Balance Pad), 130
벤치(Bench), 127
보완대체의학(CAM), 100
  보완 및 대체 의학 중재, 132-133
  침술(Acupuncture), 137
  혈류 제한(BFR, Blood Flow Restriction), 134-135
  보호대(Braces), 142
  냉수 요법(Cold Water immersion), 139
  압박 의류(Compression Garments), 136-137
  교차-전이(Cross-Transfer), 134
  냉각 치료(Cryotherapy), 139
  부황(Cupping), 143-144
  건식 니들링(Dry Needling), 137
  열(Heat), 135-136
  고압 산소(HBO, Hyperbaric Oxygen), 144
  냉각 치료(Ice), 138-139
  도구를 이용한 연부조직 이완술 (IASTM), 138
  약물 치료(Medication), 140
  정신적 이미지(Mental Imagery), 134
  신경근 전기 자극(NMES), 136
  펩타이드 요법(Peptide Therapy), 143
  자가혈청주사(Platelet-Rich Plasma, PRP), 141-142
  충격파(Shockwave) 치료, 141
  줄기세포 치료(Stem Cell Therapy), 142-143
  스테로이드(Steroid) 주사제, 140-141

    - 테이프(Tape), 138
    - 보완책, 145
    - 초음파(Ultrasound), 143
- 보호대(Braces), 142
- 부항(Cupping), 143-144
- 불안, 정신적 요인, 96
- 비스테로이드성 항염증제 (NSAIDs), 97, 140
- 비정상적 자세, 44
    - non-specific low back pain (acute and chronic)
        - 개요, 281-282
        - 재활운동 프로토콜, 289-303
- 뼈 골절(Bone Fractures), 85

사

- 사우나(sauna), 135
- 사타구니 좌상(Groin Strain)
    - 개요, 373-374
    - 재활운동 프로토콜, 375-381
- 생물심리사회적 모델(BPS), 14-15
- 생체역학(Biomechanics), 36
- 생체역학과 자세(Biomechanics And Posture), 89
- 성숙기(Maturation), 치유 단계, 81, 101-102
- 세트
    - 운동, 124
    - 휴식 사이, 124
- 소건막류(Tailor's Bunion), 463
- 손관절, 재활운동 프로토콜, 260-279
- 손목 염좌(Wrist Sprain)
    - 개요, 261-262
    - 재활운동 프로토콜, 264-270
- 손목 통증(Wrist Pain), 재활프로토콜, 261-270
- 손목, 재활운동 프로토콜, 260-279
- 손목굴증후군(Carpal Tunnel Syndrome)
    - 개요, 30, 76, 271-273
    - 재활운동 프로토콜, 274-279
- 손상 등급(심각도)
    - 근육, 66, 82
    - 신경, 76
    - 인대, 71, 83
- 손상 매커니즘
    - 근육, 65
    - 신경, 75-76
    - 연골, 73-74
    - 인대, 70
    - 힘줄, 68-70
- 손상 치유(Healing)
    - 리모델링 단계(Remodeling Phase), 103-104
    - 방법, 78, 98
    - 손상, 98-105
    - 성숙 단계(Maturation Phase), 101-102
    - 염증 단계(Inflammatory Phase), 100-101
    - 일반적인 치유 기간, 81-85
    - 치유 기간, 79
    - 치유 단계(The Phases Of Healing), 80-81, 99, 115
- 손상(injury)
    - 근육-염좌(Muscles—Strains), 65-67
    - 손상 예방 요인 분류 체계, 87
    - 손상 치유 방법, 98-105
    - 손상 치유에 걸리는 시간, 78-85
    - 손상에 영향을 미치는 요소들, 86-97
    - 손상을 통해 얻을 수 있는 통찰력, 61
    - 손상의 유형, 64-77
    - 손상이란?, 60, 64
    - 신경-긴장 및 압박, 75-77
    - 인대-염좌 및 파열, 70-72
    - 초자연골, 73-75
    - 통증과 손상 구별하기, 62-63
    - 힘줄-힘줄병증 및 파열, 68-70
- 수동운동범위(PROM, Passive Range Of Motion), 53
- 수면(Sleep), 40
- 수술 전 프로토콜, 114
- 수술 후 프로토콜, 114
- 스테로이드(Steroid) 주사제, 140-141
- 스트레치 스트랩, stretch strap, 129
- 스트레칭
    - 골퍼 엘보(Golfer's Elbow), 247
    - 두통(Headache Pain), 176
    - 등과 갈비뼈우리 통증, 323-324
    - 등의 신경통, 311-312
    - 목 통증(Neck Pain), 155
    - 무릎 골관절염(Osteoarthritis), 421-425
    - 무릎 불안정성(Knee Instability), 400-407
    - 무릎 통증, 388-392

발목 염좌(Ankle Sprain), 449-453
발바닥근막병증(Plantar Fasciopathy), 439-444
손목 통증, 266-270
손목굴증후군(Carpal Tunnel Syndrome), 276
엄지발가락가쪽휨증(Bunion), 467-468
엉덩관절 신경통, 350-351
엉덩관절 통증(Hip Pain), 335-336
유착성 관절낭염(Frozen Shoulder), 220-223
정강이 통증(Shin Splints), 458-462
테니스 엘보(Tennis Elbow), 239-242
햄스트링 좌상(Hamstring Strain), 366-372
허리통증(Low Back Pain), 290-291, 294-295
신경 압박, 75-77
신경가소성(Neuroplasticity), 21
신경계(Nervous System), 17-19, 21
신경근 전기 자극(NMES), 136
신경-긴장 및 압박(Tension And Compression), 75-77
신경매트릭스(Neuromatrix), 13, 23-24, 25
신경병성 통증(신경) 통증(Neuropathic Pain), 29-30
신경전도속도(NCV) 검사, 77
신경지문(neurosignature), 23-24
신경통(신경근병증) Nerve Pain (Radiculopathy), 168-171
심부조직 마사지(deep-tissue massage), 25

아

아킬레스 통증, 재활프로토콜, 427-435
아킬레스 힘줄병증(tendinopathy)/ 힘줄 파열(tear)
개요, 427-428
재활운동 프로토콜, 430-435
악력 강화 도구(Grip Strengtheners), 130
악화 요인(Aggravating Factors) 110
암 병력, 위험신호, 111
압력(Pressure), 18
압박 의류(Compression Garments), 136-137
앞세로인대 염좌(Anterior longitudinal ligament sprain), 75
앞십자인대(ACL, Anterior Cruciate Ligament), 70
약물 치료(Medication)
CAM 섹션, 140
외부 요인(External Variables) 손상, 97
어깨 관절와순 파열 및 탈구/ 아탈구
개요, 204-206
재활운동 프로토콜, 207-215
어깨 통증(Shoulder Pain), 재활프로토콜, 187-203
어깨(shoulders)
어깨관절와순 파열(labral tear), 73
재활운동 프로토콜, 186-233
어깨관절 불안정성(Shoulder Instability)
재활프로토콜, 204-215
어깨관절 탈구(dislocation, shoulder),
재활프로토콜, 204-215
어깨의 척추원반 탈출증 (disc bulge)
개요, 161-162
재활운동 프로토콜, 164-171
어깨충돌증후군(shoulder impingement)
개요, 190-191
재활운동 프로토콜, 192-203
엄지발가락가쪽휨증(Bunion)
개요, 463-464
재활운동 프로토콜, 465-471
엄지손가락 힘줄 통증(thumb tendon pain)
개요, 263
재활운동 프로토콜, 264-270
엉덩관절 골관절염(Osteoarthritis)
개요, 332-333
재활운동 프로토콜, 335-343
엉덩관절 굽힘근 긴장 및 힘줄병증
개요, 354-355
재활운동 프로토콜, 356-361
엉덩관절 굽힘근 통증(Hip Flexor Pain),
재활프로토콜, 354-361
엉덩관절 신경통(Nerve Pain), 재활프로토콜, 344-353
엉덩관절 절구테두리 파열(Labral Tear)
개요, 331
재활운동 프로토콜, 335-343
엉덩관절 충돌(Hip Impingement)
개요, 329-330
재활운동 프로토콜, 335-343
엉덩관절, 재활운동 프로토콜, 328-381
엉덩이 마비, 위험신호, 111
엉덩이 힘줄병증 및 큰돌기 윤활주머니염
개요, 333-334
재활운동 프로토콜, 335-343
엉덩정강근막띠 증후군(iliotibial (IT) band syndrome)

개요, 385-386
재활운동 프로토콜, 387-392
엉치엉덩관절 통증(Sacroiliac (SI) Joint Pain)
개요, 287-288
재활운동 프로토콜, 289-303
연골 손상
연골 손상 회복 기간, 83-84
외상성 및 퇴행성 손상, 73-75
연골 퇴행성 손상, degenerative injuries, of cartilage, 73-75
연부조직 가동술(soft tissue mobilizations)
가슴의 신경통(Nerve Pain), 164-166
골퍼 엘보(Golfer's Elbow), 245-246
두통(Headache Pain), 174-175
등과 갈비뼈우리 통증, 320-321
등의 신경통, 309-310
목 통증(Neck Pain), 152-154
무릎 골관절염(Osteoarthritis), 420
무릎 통증, 387
무릎힘줄병증(Patellar Tendinopathy), 410-417
발목 염좌(Ankle Sprain), 447-448
발바닥근막병증(Plantar Fasciopathy), 438
손목 통증(Wrist Pain), 264-265
손목굴증후군(Carpal Tunnel Syndrome)
어깨 통증(Shoulder Pain), 192-194
어깨관절 불안정성(Shoulder Instability), 207-208
엄지발가락가쪽휨증(Bunion), 465-466
엉덩관절 신경통, 346-347
위팔두갈래근 힘줄병증(Biceps Tendinopathy), 226-227
위팔세갈래근 힘줄병증(Triceps Tendinopathy), 253-259
정강이 통증(Shin Splints), 456-457
종아리와 아킬레스 통증(Calf And Achilles Pain), 430-435
턱 통증(Jaw Pain), 181-182
테니스 엘보(Tennis Elbow), 237-238
허리통증(Low Back Pain), 289-290
연부조직 가동술(Soft Tissue Mobilizations), 48-49
열(heat), 135-136
염증 사이토카인(anti-inflammatory cytokines), 36
염증(Inflammation) 단계, 81, 103-104
옥시토신(oxytocin), 45
외부 요인, 손상 예방 요인 분류 체계, 87, 97
외상성 손상(traumatic injuries), 73-75
요가 블록(yoga block), 131
운동
3단계 운동 프로그램, 124
세트와 반복 횟수, 124
운동과 통증의 과학, 50
운동재활(Rehab Exercises), 113-114
운동중 집중, 122-123
유산소 운동(Aerobic Exercise), 50
프로그램 수정, 122, 125
운동범위(range of motion)
능동보조운동범위(AAROM) , 53
능동운동범위(AROM) , 53, 54
수동운동범위(PROM), 53
신장성 수축(Eccentric Contraction), 56-57
신장성 입력(Efferent Output), 17
원인불명 체중 감소, 위험신호, 111
위쪽 햄스트링 힘줄병증(Proximal Hamstring Tendinopathy)
개요, 364-365
재활운동 프로토콜, 366-371
위팔두갈래근 힘줄병증(Biceps Tendinopathy)
개요, 224-225
재활운동 프로토콜, 226-233
위팔세갈래근 힘줄병증(Triceps Tendinopathy)
개요, 251-252
재활운동 프로토콜, 253-259
위험 수용, nociception ("danger reception"), 22-23
유산소 운동(Aerobic Exercise), 50
유연성/가동성(Flexibility/Mobility), 93
유착성 관절낭염(Frozen Shoulder)
개요, 140, 216-217
재활운동 프로토콜, 218-223
이부프로펜(ibuprofen), 140
인대(I gaments)
염좌, 28, 70-72
파열, 70-72
회복 시간, 83
일반적인(비-특이적, Non-Specific) 목 통증
개요, 147-148
재활운동 프로토콜, 152-160

자

자가혈청주사(Platelet-Rich Plasma, PRP), 141-142

자세 테이핑(posture taping), 138
장애(impairments)
 근육 손상, 66-67
 신경 손상, 77
 연골 손상, 74
 인대 손상, 72
 힘줄 손상, 69-70
재활운동 프로토콜
 가슴문증후군(TOS, Thoracic Outlet Syndrome), 163
 갈비뼈 손상(Rib Injuries), 318-319
 골퍼 엘보(Golfer's Elbow), 243-244
 관절와순 파열 및 탈구/ 아탈구, 204-206
 궁둥구멍근 증후군(piriformis syndrome), 344-345
 궁둥신경통(허리에서부터) sciatica, 304-305
 근육 좌상(Muscle Strain), 283-284
 돌림근띠 손상(파열/힘줄병증), 187-189
 두통(Headache Pain), 172-179
 드퀘르뱅 힙줄집염(엄지손가락 힘줄 통증), 263
 등과 갈비뼈우리 통증, 317-327
 등뼈 척추원반 돌출(Thoracic Disc Bulge), 317-318
 등의 신경통(Nerve Pain), 304-316
 목 좌상 및 염좌, 149-150
 목뼈 기원성 두통(Cervicogenic Headache), 172-173
 목뼈 척추증(관절염), 151
 목의 신경통(신경근병증), (radiculopathy), 161-171
 무릎 골관절염(Osteoarthritis), 418-425
 무릎 불안정성(Knee Instability), 393-407
 무릎 통증 프로토콜, 382-425
 무릎 통증, 383-392
 무릎넙다리관절 통증, 383-384
 무릎뼈 탈구(Kneecap Dislocation), 399
 무릎힘줄병증(Patellar Tendinopathy), 408-417
 반달연골판 파열(Meniscus Tear), 393-395
 발목 염좌(Ankle Sprain), 445-453
 발목과 발 프로토콜, 426-471
 발바닥근막병증(Fasciitis), 436-444
 비특이적 허리통증(급성 및 만성) , 281-282
 사타구니 좌상(Groin Strain), 373-381
 설명(Description), 110
 손목 염좌(Wrist Sprain), 261-262
 손목 통증, 261-270
 손목굴증후군(Carpal Tunnel Syndrome), 271-279
 수술 후 또는 수술 전, 114
 아킬레스 힘줄병증/ 손상, 427-428
 악화 요인(Aggravating Factors), 110
 어깨 통증(Shoulder Pain), 187-203
 어깨(Shoulder), 186-233
 어깨관절 불안정성(Shoulder Instability), 204-215
 어깨충돌증후군(shoulder impingement), 190-191
 엄지발가락가쪽휨증(Bunion), 463-471
 엉덩관절 골관절염(Osteoarthritis), 332-333
 엉덩관절 굽힘근 긴장 및 힘줄병증, 354-355
 엉덩관절 굽힘근 통증(Hip Flexor Pain), 354-361
 엉덩관절 신경통, 344-353
 엉덩관절 절구테두리 파열(Labral Tear), 331
 엉덩관절 충돌(Hip Impingement), 329-330
 엉덩관절 통증(Hip Pain), 329-343
 엉덩관절 프로토콜, 328-381
 엉덩이 힘줄병증 및 큰돌기 윤활주머니염, 333-334
 엉덩정강근막띠 증후군(iliotibial band syndrome), 385-386
 엉치엉덩관절 통증(Sacroiliac Joint Pain), 287-288
 예후(Prognosis), 112
 운동재활(Rehab Exercises), 113-114
 위쪽 햄스트링 힘줄병증, 364-365
 위팔두갈래근 힘줄병증(Biceps Tendinopathy), 224-233
 위팔세갈래근 힘줄병증(triceps tendinopathy), 251-252
 위험신호, 110, 111
 유착성 관절낭염(Frozen Shoulder), 216-223
 인대 파열(ACL, PCL, MCL, LCL), 396-398
 일반적인(비-특이적, Non-Specific) 목 통증, 147-148
 정강이 통증(안쪽정강이피로증후군), 454-462
 종아리 근육 좌상(Calf Strain), 429
 종아리와 아킬레스 통증, 427-435
 척추돌기사이관절 염좌(Facet Joint Sprain), 284-285
 척추분리증 및 척추전방전위증, 286
 척추원반 탈출증(Disc Herniation), 161-162, 306-307
 치료전략(Treatment Strategy), 112
 턱 통증(Jaw Pain), 180-185
 턱관절장애(TMD), 180
 테니스 엘보(가쪽위관절융기통증), 235-236
 팔꿈치, 234-259
 프로토콜 개요, 108-117
 프로토콜 선택, 109
 햄스트링 좌상(Hamstring Strain), 362-363

햄스트링 통증(Hamstring Pain), 362-372
허리 협착증(Lumbar Stenosis), 308
허리와 척주 프로토콜, 280-327
재활운동 프로토콜, 410-417
루프 밴드(Resistance Loops), 129
저항 밴드(롤), resistance band (roll), 129
저항 운동(Resistance Exercises)
등과 갈비뼈우리 통증, 324-327
등의 신경통(Nerve Pain), 315-316
엉덩관절 신경통(Nerve Pain), 351-353
위팔두갈래근 힘줄병증(Biceps Tendinopathy), 229-233
저항 운동에 적합한 부하, 121
허리통증(Low Back Pain), 295-303
저항 훈련(resistance training), 103-104
전문가 도움
근육 손상, 67
신경 손상, 77
인대 손상, 72
힘줄 손상, 70
정강이 통증(안쪽정강이피로증후군) (Shin Splints)
개요, 454-455
재활운동 프로토콜, 456-462
정신건강(Mental Health), 38
정신적 이미지(Mental Imagery), 134
정적 스트레칭, static stretching, 91
조직 온도 (워밍업=준비운동) (warm-ups), 90-91
종아리 근육 좌상(Calf Strain)
개요, 429
재활운동 프로토콜, 430-435
지연성 근육통(DOMS), 91, 136-137
징후 및 증상
근육 좌상, 66
기계적(통각 수용성) 통증, 28-29
만성 통증, 33
신경병성 통증(신경) 통증, 30
신경 손상, 76-77
연골 손상, 74
인대 손상, 71-72
재활 프로토콜 개요, 110, 111
힘줄 손상, 69

차

채찍질 손상(whiplash)
개요, 149-150
재활운동 프로토콜, 152-160
척추, 재활운동 프로토콜, 280-327
척추들기사이관절 염좌(Facet Joint Sprain)
개요, 284-285
재활운동 프로토콜, 289-303
척추분리증 및 척추전방전위증
개요, 286
재활운동 프로트트콜, 289-303
체중감소, 위험신호, 111
초음파(ultrasound), 143
초자연골(hyaline cartilage), 73
총 끝 범위 시간, TERT (total end range time), 55
최근 감염 , 위험신호, 111
충격파(Shockwave) 치료, 141
치료적 운동(therapeutic exercises), 57
치료전략(Treatment Strategy), 5-7, 112
치유 단계(inflammatory phase), 80, 100-101
침술(acupuncture), 137

카

큰돌기 윤활주머니염, 333-334
키네시오 테이프(Tape), 138

타

타이레놀(Tylenol), 140
턱 통증(Jaw Pain), 재활프로토콜, 180-185
턱관절장애(TMD)
개요, 180
재활운동 프로토콜, 181-185
테니스 엘보(Tennis Elbow)
개요, 69, 235-236
재활운동 프로토콜, 237-242
테이프(Tape), 138
통증
가동성 운동(Mobility Exercises), 53-55
감각 민감성(Sensory Sensitivity), 20

급성통증, 만성통증, 27
기계적(통각 수용성) 통증, 28–29
기분 좋은 통증, 25
데카르트 통증 모델(The Cartesian model of pain), 11
만성 통증(Chronic or Persistent pain), 31–33
신경가소성, 21
신경병성 통증(신경) 통증, 29–30
여러 부위에 통증, 115
연부조직 가동술(Soft Tissue Mobilizations), 48–49
영향을 미치는 요인들, 34–45
유산소 운동(Aerobic Exercise), 50
유연성(스트레칭) 운동, 51–52
저항 운동(Resistance Exercises), 56–57
통증 고리, 17–19
통증 과학, 12–13, 50
통증과 손상 구별하기, 62–63
통증은 뇌에서 온다, 14–15
통증을 극복하는 방법, 46–57
통증의 상행신경로(구심성), 22–23
통증의 종류, 26–33
통증이란, 10, 26
통증 고리, 17–19
통증 고리를 통한 감지, 17–19
통증 관리 단계, 100–101
통증 역치: 자각, 12
통증 유발점(trigger point), 49
통증은 뇌에서 온다, 14–15
통증을 극복하는 방법, 46–47, 105
통증의 상행신경로(구심성), 22–23
통증의 하행신경로, Descending(Efferent) Pathways, 24–25
트레이닝(training)
몸을 가이드로 이용하라, 116
프로그래밍 지침, 118–123
특정 상황에 맞는 도구, 130–131
팔꿈치, 재활운동 프로토콜, 234–259
펩타이드 요법(Peptide Therapy), 143
폼 롤러(Foam Roller), 128
프로그래밍 지침, 118, 123–125
프로토콜 설명, description, in protocols, 110
플라이오메트릭(플라이오) 박스, plyometric (plyo) boxes, 131
피로(인지 및 근신경), 92–93
피지오 ball, 128
피지오(엑서사이즈)볼, physio (exercise) ball, 128
피지오볼(Sports Ball), 131
필수 도구(Essential Tools), 127–129

하

하지 신경학적 결핍, 위험신호, 111
해부학, 사회적 상호작용, 43–44
햄스트링 좌상(hamstring strain)
개요, 65, 362–363
사타구니 좌상(Groin Strain)과 구별, 373
재활운동 프로토콜, 366–371
햄스트링 통증(hamstring pain),재활프로토콜, 362–372
허리 신경통(Nerve Pain), 재활프로토콜, 304–316
허리 협착증(Lumbar Stenosis)
개요, 308
재활운동 프로토콜, 309–316
허리의 척추원반 탈출증(Disc Herniation)
개요, 306–307
재활운동 프로토콜, 309–316
허리통증(Low Back Pain), 재활프로토콜, 281–303
허리통증(등 중간과 갈비우리), 재활프로토콜, 304–327
혈류 제한(BFR, Blood Flow Restriction), 134–135
혈류(Blood Flow), 19
혈전(Blood Clot), 429
협착된 신경(Pinched Nerves), 76
환지통(Phantom Limb Pain), 12
휴식, relaxation, 52
휴식/야간 통증, 위험신호, 111
흡연(smoking), 79